中医百病症治大全

（第二版）

韩志德 韩 联 韩 芳 主编

中医古籍出版社

图书在版编目（CIP）数据

中医百病症治大全/韩志德，韩联，韩芳主编. --

2版. -- 北京：中医古籍出版社，2017.4（2019.7）

ISBN 978-7-5152-1387-3

Ⅰ．①中… Ⅱ．①韩… ②韩… ③韩… Ⅲ．①常见病

－辨证论治 Ⅳ．①R241

中国版本图书馆CIP数据核字（2016）第303635号

中医百病症治大全

韩志德 韩 联 韩 芳 主编

责任编辑 杜杰慧

封面设计 陈 娟

出版发行 中医古籍出版社

经 销 全国各地新华书店

社 址 北京东直门内南小街16号（100700）

印 刷 北京博图彩色印刷有限公司

开 本 787mm×1092mm 1/16

印 张 52.75

字 数 1346千字

版 次 2017年4月第2版 2019年7月第2次印刷

印 数 2001～5000册

书 号 ISBN 978-7-5152-1387-3

定 价 128.00元

前　　言

从我国开始有文字记载的历史算起，自夏朝到如今，我国的医药学说已经有将近四千年的历史。如果加上远古传说，那就是五千年的历史了，它积累的浩瀚文献，是我们医务工作者继往开来的强大武器。在这渊源不断的历史长河中，无数卓有成就的医学家，在创立祖国医学继承开拓创新道路上，用他们的心血和毅力，高尚的情操，纯洁的医德，在与疾病作斗争的实践中，积累了丰富的医药知识和临床经验，形成了独特的中医诊断、药物学和系统的中医理论，对人类的繁衍昌盛、疾病的防治，做出极大贡献。今有感于唐容川先生《医学一见能》将最常见之症状条目，按人体部位从头到足由表及里分别胪列编排，用于临床论病，确有按图索骥之效。故整理收集临床症状条目七百多种，症状证型二千多种，悉按人体部位从头到足排列整理成册，兹定名为《中医百病症治大全》。计分，头面两耳症治、眼目症治、鼻唇口齿症治、舌本症治、咽喉症治、颈项肩背症治、胸膜症治、腹胁症治、二阴症治、四肢手足症治、妇科症治、儿科症治、全身症治共 13 类。在每个证型中又以主证、辨证、治法、方药、用法、食忌、方论、脉诊、舌诊分别论述，充分体现中医博大精深辨证施治的整体观。此书内容丰富，通俗易懂。以症辨病，治病祛症。适合各级中西医医务人员临床参考。

作者
二〇〇八年于长治

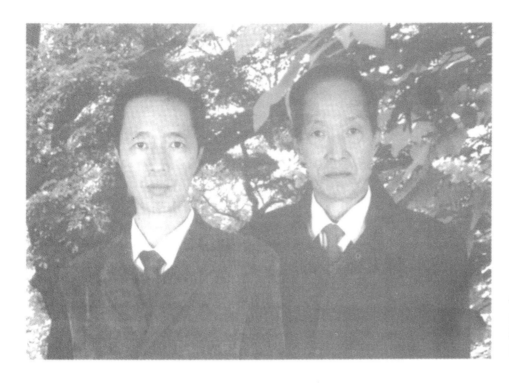

作者近照

内 容 提 要

　　韩志德，1941 年 8 月 22 日出生于山西省长治荫城坡头。从幼矢志学医，勤奋敬业，潜心研读中医经典，为求中医事业振兴发达颇操心力。论著有《百病针灸灵验方》、《中医百病症治大全》，曾载入《中国中医名人大辞典》。曾任《实用中西医结合杂志》国际学术中心特邀之中国保健协会会员。从事中医工作 50 年来，平日临证，凡遇有较好疗效的病例与方剂，均记录收藏，作为以后临床参考。日积月累，病例颇多。临床善将众家之长融为一体，主张灵活运用，凡有用的东西兼收并蓄，反对墨守成规，固步自封。

　　主要学术思想：整体观、重气血。临床治病以五脏为核心，注重医理和易理相结合。临证均以物质功能和形神之间的辩证观点来审视阴阳的盛衰、气机的升降，以求把握病机关键。立法用药悉从升降相求，以通调气机为首务，力求溯本穷源，概不扬汤止沸，注重整体治疗。

　　韩联，男，1963 年出生于山西省长治荫城坡头。现年 47 岁，师承父亲韩志德学习中医 30 载，重气血，遵医理和易理相结合，以调气机为首务，力求溯本穷源，概不扬汤止沸的治疗。临证均从物质功能和形神之间的辩证观点来审视阴阳的盛衰、气机的升降，以求把握病机关键，主长灵活运用，反对墨守成规、固步自封的临证治疗法。

　　韩芳，女，1985 年出生于山西省长治市。青少年时起即师承父辈学习中医。毕业于山西省中医学院，现就读研究生。注重辨证施治，整体治疗，善医理与易理相结合，以调理气机为首务。近几年来，协同父辈完成医学专著《中医百病症治大全》。

　　祖训："矢志医学者，志在救死扶伤。为人愈疾疗效卓著，医求精，德求高。临证治病不问亲疏贫富一视同仁"。

　　宗旨：安民治世望世间人安康。

目　录

一　头面两耳症治

1. 头痛 ……………………………… （1）
2. 头面红肿 ………………………… （7）
3. 头倾 ……………………………… （8）
4. 头摇 ……………………………… （10）
5. 脑鸣（肾脏真阴亏虚） …………… （11）
6. 脑内震荡如雷鸣（酒毒挟湿） …… （11）
7. 头胀 ……………………………… （11）
8. 头重 ……………………………… （12）
9. 头晕 ……………………………… （14）
10. 头发黄（阴虚血燥） ……………… （17）
11. 头发白（青年、老年） …………… （17）
12. 脱发 ……………………………… （19）
13. 雀斑（热郁孙络、风邪外束） …… （21）
14. 酒齄鼻（肺经血热） ……………… （22）
15. 面浮（肺气虚弱） ………………… （22）
16. 面虚浮（脾阳不足） ……………… （23）
17. 面痛 ……………………………… （23）
18. 面部抽搐 ………………………… （25）
19. 面部轰热（阴虚） ………………… （27）
20. 颧红（肝肾阴亏、虚火上浮） …… （27）
21. 口眼歪斜（风中络） ……………… （28）
22. 头皮发麻 ………………………… （28）
23. 头皮痒（风热） …………………… （29）
24. 面色青 …………………………… （30）
25. 面色红 …………………………… （32）
26. 面色白 …………………………… （33）
27. 面色萎黄 ………………………… （35）
28. 面色晦暗 ………………………… （36）
29. 耳鸣耳聋 ………………………… （38）
30. 暴聋 ……………………………… （39）
31. 耳瘘 ……………………………… （40）
32. 断耳疮 …………………………… （41）
33. 耳疖耳疮 ………………………… （41）
34. 旋耳疮 …………………………… （42）
35. 耳部火丹 ………………………… （43）
36. 耵耳（感染毒邪） ………………… （44）
37. 耳根毒 …………………………… （45）
38. 黄耳伤寒 ………………………… （45）
39. 耳痒 ……………………………… （47）
40. 耳痛 ……………………………… （49）
41. 耳衄 ……………………………… （50）
42. 脓耳 ……………………………… （51）
43. 耳内长肉（肝经怒火，肾经相火与胃
　　经积火郁结） …………………… （52）
44. 耳胀耳闭 ………………………… （53）
45. 耳壳流痰（流痰） ………………… （54）
46. 耳壳冻疮（冻疮） ………………… （55）

二　眼目症治

47. 老年白内障 ……………………… （56）
48. 惊震内障 ………………………… （58）
49. 神祟眼痛 ………………………… （59）
50. 眉棱骨痛 ………………………… （60）
51. 外伤失血眼病（目暗不明） ……… （62）
52. 目睛瞤动 ………………………… （62）
53. 偏视 ……………………………… （64）
54. 眼睛突肿 ………………………… （66）
55. 双目视花（精神俱衰） …………… （67）
56. 暴盲 ……………………………… （68）
57. 鹘眼凝睛 ………………………… （70）
58. 色盲 ……………………………… （71）
59. 雀目 ……………………………… （73）
60. 青盲 ……………………………… （74）
61. 云雾移睛 ………………………… （76）
62. 大眼角肿（太阳经风热） ………… （79）
63. 小眼角肿（少阳经风热） ………… （80）
64. 下眼皮肿（阳明经风热） ………… （80）
65. 目内痒痛（肝经风湿热） ………… （81）

66. 远视(肝肾真阴亏) ……… (81)
67. 近视(心脾两虚) …………… (81)
68. 针眼(麦粒肿) ……………… (82)
69. 眼丹 …………………………… (83)
70. 眼痈 …………………………… (84)
71. 脾肉黏轮 ……………………… (86)
72. 椒疮 …………………………… (87)
73. 胞生痰核 ……………………… (88)
74. 粟疮 …………………………… (89)
75. 神光自现 ……………………… (91)
76. 高风内障 ……………………… (92)
77. 视惑 …………………………… (94)
78. 视瞻昏渺 ……………………… (95)
79. 青风内障 ……………………… (97)
80. 黄风内障 ……………………… (99)
81. 黑风内障 …………………… (100)
82. 乌风内障 …………………… (102)
83. 绿风内障 …………………… (103)
84. 血灌瞳神 …………………… (105)
85. 瞳神缩小 …………………… (107)
86. 瞳神干缺 …………………… (109)
87. 瞳神散大 …………………… (110)
88. 赤膜下垂 …………………… (112)
89. 宿翳(黑睛疾患后遗瘢痕翳障)
　　 …………………………… (113)
90. 偃目侵睛 …………………… (113)
91. 银星独见 …………………… (114)
92. 风轮赤豆 …………………… (115)
93. 倒睫拳毛 …………………… (116)
94. 脾急紧小(气血亏虚) ……… (117)
95. 脾翻黏睑 …………………… (117)
96. 胞轮振跳(俗称眼跳) ……… (118)
97. 眼皮下垂 …………………… (119)
98. 风赤疮痍 …………………… (121)
99. 目劄(俗称眨眼) …………… (122)
100. 睑弦赤烂 …………………… (124)
101. 眦帷赤烂 …………………… (125)
102. 风热(鸡冠蚬肉) ………… (126)
103. 鱼石子榴(热毒上攻) …… (126)
104. 赤脉传睛 …………………… (127)

105. 流泪症 ……………………… (128)
106. 漏睛 ………………………… (130)
107. 漏睛疮 ……………………… (132)
108. 白睛猝红 …………………… (133)
109. 天行红眼(俗称红眼病) …… (135)
110. 天行红眼暴翳 ……………… (136)
111. 金疳 ………………………… (138)
112. 火疳 ………………………… (139)
113. 胬肉攀睛 …………………… (142)
114. 白睛黄油障 ………………… (144)
115. 双目时复赤痒 ……………… (144)
116. 白睛涩痛 …………………… (146)
117. 白睛赤丝虬脉 ……………… (148)
118. 白睛青蓝 …………………… (149)
119. 白睛溢血 …………………… (150)
120. 神水将枯 …………………… (151)
121. 白睛生漏 …………………… (152)
122. 白睛肿起状如鱼胞 ………… (153)
123. 白睛赤肿形如虾座(脾胃炽热)
　　 …………………………… (154)
124. 黑睛星翳 …………………… (156)
125. 凝脂翳 ……………………… (158)
126. 混睛翳 ……………………… (160)
127. 黑睛小疱 …………………… (161)
128. 暴露赤眼生翳 ……………… (163)
129. 星月翳蚀 …………………… (164)
130. 花翳白陷 …………………… (165)
131. 黄液上冲 …………………… (166)
132. 蟹睛 ………………………… (167)
133. 疔翳(肝经热盛) …………… (168)
134. 旋螺突起(肝经积热，毒邪外侵)
　　 …………………………… (169)
135. 正漏 ………………………… (169)
136. 血翳包睛 …………………… (170)
137. 白膜侵睛 …………………… (171)

三　鼻唇口齿牙症治

138. 鼻痛 ………………………… (173)
139. 鼻酸 ………………………… (174)
140. 鼻干 ………………………… (175)

141. 鼻痒 ……………………（177）
142. 鼻流涕 …………………（179）
143. 杨梅鼻烂（杨梅结毒）…（181）
144. 麻风鼻溃（麻风虫毒）…（182）
145. 鼻损伤 …………………（182）
146. 鼻瘜肉（肺热瘀积）……（183）
147. 酒渣鼻（肺脾热浊）……（184）
148. 鼻中生疮（肝肺经痰火）…（184）
149. 鼻赘（血瘀痰结）………（185）
150. 鼻臭 ……………………（185）
151. 失嗅 ……………………（186）
152. 鼻塞 ……………………（188）
153. 鼻根红赤（阳明经燥气）…（190）
154. 鼻衄 ……………………（190）
155. 口酸 ……………………（193）
156. 口臭 ……………………（194）
157. 口中腥臭（胃中血燥热）…（195）
158. 口辣（肺热）……………（195）
159. 口噤 ……………………（196）
160. 口歪（外中风）…………（198）
161. 紧唇（风痰入络）………（198）
162. 唇颤动 …………………（199）
163. 唇裂 ……………………（200）
164. 唇青紫 …………………（200）
165. 口疮 ……………………（202）
166. 口咽生虫（狐惑病）……（203）
167. 口角流涎 ………………（203）
168. 口糜（脾经湿热）………（205）
169. 口中肿痛（胃火上冲）…（205）
170. 口苦 ……………………（206）
171. 口甜 ……………………（207）
172. 口甜而腻（脾阳伤于厚味）……（207）
173. 口腻 ……………………（208）
174. 口渴 ……………………（209）
175. 口咸 ……………………（211）
176. 口淡 ……………………（212）
177. 口燥舌干（胃中阴液枯）…（213）
178. 牙龈出血 ………………（213）
179. 牙龈萎缩 ………………（215）
180. 牙齿焦黑 ………………（216）
181. 牙痛 ……………………（217）
182. 牙齿酸弱 ………………（219）
183. 牙齿动摇 ………………（220）
184. 齘齿（俗称磨牙）………（221）
185. 牙龈腐烂 ………………（224）

四　舌本症治

186. 舌胖 ……………………（226）
187. 舌肿 ……………………（226）
188. 舌痛 ……………………（228）
189. 舌痒 ……………………（230）
190. 舌裂 ……………………（231）
191. 舌痿 ……………………（232）
192. 舌纵 ……………………（234）
193. 舌卷 ……………………（235）
194. 舌强 ……………………（236）
195. 舌歪 ……………………（237）
196. 舌颤 ……………………（238）
197. 弄舌 ……………………（240）
198. 啮舌 ……………………（241）
199. 舌剥 ……………………（242）
200. 舌麻 ……………………（243）
201. 舌疮 ……………………（244）
202. 舌衄 ……………………（246）
203. 舌边齿痕 ………………（248）
204. 舌生瘀斑（瘀血停积）…（249）
205. 舌光 ……………………（249）
206. 舌干 ……………………（250）
207. 舌红绛 …………………（253）
208. 舌青 ……………………（253）
209. 舌紫 ……………………（254）
210. 舌苔白 …………………（256）
211. 舌淡白 …………………（257）
212. 凡舌有苔（三焦经郁热）…（258）
213. 舌苔滑润（真寒假热）…（258）
214. 舌苔腐垢 ………………（258）
215. 舌苔白腻 ………………（259）
216. 舌苔黄燥（胃中热邪）…（260）
217. 舌苔黄腻 ………………（261）
218. 舌苔灰黑 ………………（262）

219. 舌黑生刺 ……………… （263）
220. 舌苔黄 …………………… （264）

五　咽喉症治

221. 咽喉痛 …………………… （266）
222. 凡红喉证（血分热） …… （268）
223. 凡白喉证（气分热） …… （268）
224. 咽喉白烂（时行疫毒） …… （269）
225. 喉痛 ……………………… （272）
226. 喉癣 ……………………… （275）
227. 打鼾 ……………………… （276）
228. 喉疳 ……………………… （277）
229. 呛食喉风 ………………… （278）
230. 悬旗风（咽喉血泡） …… （280）
231. 悬雍垂肿 ………………… （280）
232. 喉痒 ……………………… （281）
233. 咽干 ……………………… （283）
234. 咽中生娥（心火上逆） …… （285）
235. 喉中梅核（俗称慢性咽炎、梅核气）
　　　　　　…………………… （285）
236. 喉风 ……………………… （286）
237. 咽喉红肿（风火壅塞） …… （288）
238. 喉瘖（俗称失音、嘶哑） …… （288）
239. 疫喉痧 …………………… （294）
240. 斑疹颐喉 ………………… （295）

六　颈项肩背、腰部症治

241. 颈粗 ……………………… （297）
242. 气瘿 ……………………… （299）
243. 瘿痈 ……………………… （300）
244. 石瘿 ……………………… （300）
245. 项强 ……………………… （301）
246. 颈项痛 …………………… （302）
247. 瘰疬 ……………………… （303）
248. 颈痈 ……………………… （305）
249. 背痛 ……………………… （305）
250. 肩痛 ……………………… （307）
251. 肩不举 …………………… （308）
252. 背冷 ……………………… （309）

253. 背部生痈 ………………… （310）
254. 背热 ……………………… （311）
255. 尾骶骨痛（肾虚） ……… （312）
256. 脊骨痛 …………………… （312）
257. 腰酸 ……………………… （313）
258. 腰痛 ……………………… （314）
259. 腰膝无力 ………………… （316）
260. 腰如绳束 ………………… （317）
261. 腰冷重 …………………… （318）
262. 缠腰火丹（俗称：带状疱疹） …… （319）

七　胸腋症治

263. 外感咳嗽 ………………… （321）
264. 久咳上气 ………………… （321）
265. 气喘而促（内有水停） …… （322）
266. 气紧而喘（风寒闭肺） …… （323）
267. 胸痛 ……………………… （323）
268. 胸前胀满 ………………… （325）
269. 胸前疼痛（寒气相攻冲） …… （326）
270. 胸前痹痛（心肺阳郁） …… （327）
271. 胸前结痛（水火相搏结） …… （327）
272. 胸前烦痛（火气结滞） …… （327）
273. 鸡胸（先天不足，风邪寒热壅塞肺气）
　　　　　　…………………… （328）
274. 胸部汗出（心气衰弱） …… （328）
275. 肺痈 ……………………… （329）
276. 肺痿 ……………………… （330）
277. 肺胀 ……………………… （331）
278. 肺痨 ……………………… （334）
279. 齁鼾有声（痰气为寒阻） …… （336）
280. 喘齁气逆（肺胃火逆） …… （336）
281. 咳痰 ……………………… （337）
282. 咳血 ……………………… （339）
283. 胸闷 ……………………… （341）
284. 心中懊憹 ………………… （342）
285. 嗳气 ……………………… （345）
286. 呃逆 ……………………… （346）
287. 呕吐 ……………………… （348）
288. 呕吐不食（火热相拒隔） …… （353）
289. 呕吐能食（两热相争冲） …… （353）

290. 食久乃吐 ……………（353）

291. 单吐痰涎（胃中痰饮）……（355）

292. 呕吐不止（脾气虚寒）……（355）

293. 呕吐发热（少阳气逆）……（356）

294. 猝然呕吐（感瘴疠异气）…（356）

295. 反胃 ………………………（356）

296. 胃痛 ………………………（359）

297. 胃缓 ………………………（363）

298. 痞满 ………………………（365）

299. 吐酸 ………………………（368）

300. 吞酸 ………………………（370）

301. 嘈杂 ………………………（371）

302. 恶心 ………………………（373）

303. 干呕 ………………………（375）

304. 误中虫毒（邪变入脏气）…（377）

305. 腋下潮湿（漏液）…………（377）

306. 腋臭（狐臭）………………（377）

307. 腋窝红肿 …………………（378）

308. 腋下结核（痰核）…………（379）

309. 腋痛 ………………………（379）

310. 食入气呛（会厌血滞）……（380）

311. 食后困顿 …………………（380）

312. 饮伤腹满（膀胱不化气）…（381）

313. 伤食腹痛（宿食停滞）……（381）

314. 食必饮送（胃气不降）……（382）

315. 喜热饮（脾胃虚寒）………（382）

316. 喜冷饮（胃中虚热）………（383）

317. 不善于食（脾胃两虚）……（383）

318. 食而善饱（胃强脾弱）……（383）

319. 饥而思食（脾强胃弱）……（384）

320. 食欲不振 …………………（384）

321. 善食易饥 …………………（387）

322. 喜食异物 …………………（387）

323. 吐蛔 ………………………（389）

324. 心悸 ………………………（390）

325. 心下悸 ……………………（393）

326. 心下痞 ……………………（394）

327. 呵欠 ………………………（396）

328. 吐血 ………………………（397）

329. 吐血口渴（火热伤阴）……（400）

330. 吐血口和（阳虚阴脱）……（401）

331. 吐后口渴（瘀血结腹）……（401）

332. 恶心吐血（血潮凌心）……（401）

333. 骤然吐血（外感伤经脉）…（402）

334. 先咳后吐血（肺燥伤阴）…（402）

335. 先吐血后咳嗽（阴阳不协调）

　　………………………………（403）

336. 吐血之后鱼鳞甲错（腹中有干血）

　　………………………………（403）

八　腹胁症治

337. 小腹满痛 …………………（404）

338. 小腹绞痛（下焦寒疝）……（404）

339. 小腹旁痛（厥阴寒邪侵袭）…（405）

340. 小腹疼痛 …………………（405）

341. 单腹胀 ……………………（406）

342. 腹冷 ………………………（408）

343. 脐腹痛 ……………………（410）

344. 脐下动悸 …………………（412）

345. 两胁下痛 …………………（413）

346. 两软胁痛（厥阴血不和）…（414）

347. 胁下偏痛（血气痰三积）…（414）

348. 胁胀（肝气郁结）…………（415）

349. 大腹绞痛（脾实而热闭）…（415）

350. 腹中绞痛（痰饮积聚）……（415）

351. 腹中切痛（脾虚发霍乱）…（416）

352. 腹中疼痛 …………………（416）

353. 腹中大痛（虚寒见实家）…（417）

354. 腹痛善按（蛔虫内扰）……（417）

355. 腹中刺痛（瘀血阻滞）……（417）

356. 腹中猝痛 …………………（418）

357. 腹中胀满 …………………（419）

358. 腹中痞块 …………………（419）

359. 肠鸣 ………………………（421）

360. 腹露青筋 …………………（423）

九　二阴症治

361. 尿频 ………………………（425）

362. 夜间尿多 …………………（426）

363. 肿胀尿清（阴结水停）………（427）
364. 尿后余沥 ………………………（427）
365. 前阴湿痒（肝经湿热）…………（429）
366. 男女阴部虫蚀（狐蜃病）………（429）
367. 前阴暴缩（肝肾虚寒）…………（429）
368. 阴囊缩入（肝经热邪）…………（430）
369. 阴囊胀结（肝经疝气）…………（430）
370. 小便赤短（小肠火盛）…………（430）
371. 小便短涩（膀胱热淋）…………（431）
372. 小便白浊（脾经湿气）…………（431）
373. 小便带血（热结膀胱）…………（432）
374. 小便不通 ………………………（432）
375. 小便不利 ………………………（433）
376. 小便过多（膀胱与肾寒）………（434）
377. 遗尿 ……………………………（435）
378. 热淋（湿热）……………………（437）
379. 冷淋（寒湿）……………………（438）
380. 血淋 ……………………………（438）
381. 气滞淋（气滞）…………………（440）
382. 气虚淋（气虚）…………………（440）
383. 石淋（湿热）……………………（440）
384. 膏淋（湿热）……………………（441）
385. 劳淋（五脏虚损）………………（441）
386. 尿血 ……………………………（442）
387. 肿胀尿赤（阳郁水壅）…………（445）
388. 尿浊 ……………………………（445）
389. 精液减少 ………………………（447）
390. 精液增多 ………………………（449）
391. 精液黏稠 ………………………（449）
392. 早泄 ……………………………（451）
393. 阳痿 ……………………………（452）
394. 阳强 ……………………………（454）
395. 阳缩 ……………………………（456）
396. 阴冷 ……………………………（457）
397. 白淫 ……………………………（458）
398. 遗精 ……………………………（459）
399. 遗精有梦（心肝火郁）…………（460）
400. 遗精无梦（肾元阳虚）…………（461）
401. 血精 ……………………………（461）
402. 不射精 …………………………（463）

403. 阴茎结核 ………………………（465）
404. 阴茎硬结 ………………………（466）
405. 子痛 ……………………………（467）
406. 子痰 ……………………………（468）
407. 子痈 ……………………………（469）
408. 阴囊瘙痒 ………………………（471）
409. 阴汗 ……………………………（473）
410. 脱囊 ……………………………（474）
411. 囊痈 ……………………………（475）
412. 隐睾 ……………………………（476）
413. 寒疝 ……………………………（477）
414. 水疝 ……………………………（478）
415. 气疝 ……………………………（479）
416. 狐疝 ……………………………（480）
417. 㿗疝 ……………………………（480）
418. 血疝（外伤）……………………（481）
419. 不育 ……………………………（482）
420. 肛周疮毒 ………………………（484）
421. 肛周痈疽 ………………………（485）
422. 肛门瘙痒 ………………………（486）
423. 肛裂 ……………………………（488）
424. 肛漏 ……………………………（489）
425. 大便不通 ………………………（490）
426. 大便溏泻 ………………………（490）
427. 大便完谷（肺热暴注）…………（491）
428. 便泻赤白（湿热郁痢）…………（492）
429. 便痢纯赤（热结血分）…………（492）
430. 下痢纯白（热郁气分）…………（493）
431. 下痢噤口（热伤中气）…………（493）
432. 大便久痢（寒热错杂）…………（493）
433. 大便失禁 ………………………（494）
434. 脱肛 ……………………………（495）
435. 便后出血（脾不统血）…………（496）
436. 便前出血（肠风痔疮）…………（497）
437. 痔疮 ……………………………（497）

十　四肢手足症治

438. 手颤 ……………………………（499）
439. 手丫疮（湿热蕴毒）……………（501）
440. 指头肿痛 ………………………（501）

441. 手脚厥冷（脾肾虚寒）……… （502）
442. 手发潮热（胃中燥屎）……… （502）
443. 手心发热 ……………………… （503）
444. 手腕疼痛（风寒湿痹）……… （504）
445. 手腕麻木（血虚风湿）……… （504）
446. 手指挛急（俗称鸡爪风）…… （504）
447. 手掌脱皮（风湿蕴毒）俗称鹅掌风
　　………………………………… （505）
448. 朱砂掌 ………………………… （506）
449. 足背肿（脾虚水湿下注）…… （507）
450. 足痛 …………………………… （507）
451. 足颤 …………………………… （509）
452. 足趾紫黑（寒湿内蕴，阴火燔灼）
　　………………………………… （509）
453. 足丫湿气（湿热下注）……… （510）
454. 足生鸡眼（伤及血脉）……… （510）
455. 脚冷厥逆（脾肾虚寒）……… （511）
456. 脚发厥热（肾阴亏虚）……… （511）
457. 脚跗肿大（寒湿）…………… （511）
458. 脚跗赤肿（湿热）…………… （512）
459. 脚痛瘦削（干脚气）………… （512）
460. 四肢强直 ……………………… （512）
461. 四肢肿胀 ……………………… （516）
462. 四肢瘦削 ……………………… （517）
463. 四肢抽搐 ……………………… （519）
464. 四肢疼痛 ……………………… （521）
465. 四肢麻木 ……………………… （524）
466. 四肢拘急 ……………………… （526）

十一　妇科症治

467. 月经过多 ……………………… （529）
468. 月经过少 ……………………… （530）
469. 月经先期 ……………………… （532）
470. 月经后期 ……………………… （534）
471. 月经先后无定期 ……………… （536）
472. 经期延长 ……………………… （537）
473. 经间期出血 …………………… （539）
474. 痛经 …………………………… （540）
475. 经前腹痛（血分瘀热）……… （544）
476. 经后腹痛（血虚）…………… （544）

477. 经行头痛 ……………………… （544）
478. 经行口糜 ……………………… （546）
479. 经行音哑 ……………………… （547）
480. 经行风疹块 …………………… （549）
481. 经行昏厥 ……………………… （550）
482. 经行抽搐（血虚）…………… （552）
483. 经行身痛 ……………………… （553）
484. 经前便血 ……………………… （555）
485. 经行眩晕 ……………………… （556）
486. 经行乳胀 ……………………… （557）
487. 经行浮肿 ……………………… （558）
488. 经行吐衄 ……………………… （559）
489. 经行泄泻 ……………………… （561）
490. 经行发热 ……………………… （562）
491. 经行目痛 ……………………… （564）
492. 逆经目衄（气不摄血）……… （565）
493. 闭经 …………………………… （566）
494. 崩漏 …………………………… （569）
495. 白崩 …………………………… （572）
496. 白带 …………………………… （572）
497. 黄带 …………………………… （573）
498. 赤带 …………………………… （574）
499. 赤白带 ………………………… （575）
500. 杂色带 ………………………… （576）
501. 青带 …………………………… （576）
502. 黑带 …………………………… （577）
503. 妊娠腹痛 ……………………… （578）
504. 妊娠腰痛（带脉懈弛）……… （579）
505. 妊娠恶阻 ……………………… （580）
506. 妊娠心烦 ……………………… （581）
507. 妊娠音哑 ……………………… （583）
508. 妊娠小便不通 ………………… （584）
509. 妊娠尿痛 ……………………… （586）
510. 妊娠肿胀（俗称子肿）……… （587）
511. 胎前水肿（胞宫水不化）…… （588）
512. 妊娠眩晕 ……………………… （589）
513. 子痫 …………………………… （590）
514. 胎前尿黄（胞热而水滞）…… （591）
515. 胎前燥屎（血虚胎燥）……… （591）
516. 胞胎下压（胞系不举）……… （592）

517. 胞胎上逼（血虚火逼）………（592）
518. 胎前咳嗽（肺热肝郁）………（592）
519. 妊娠目病 ………………………（593）
520. 胎漏 ……………………………（594）
521. 胎堕 ……………………………（596）
522. 滑胎 ……………………………（597）
523. 胎萎不长 ………………………（598）
524. 胎气上逆 ………………………（599）
525. 滑胎催生（气血不和）………（600）
526. 临产催生（气血不畅）………（600）
527. 胞衣不下 ………………………（600）
528. 产后发热 ………………………（601）
529. 恶露不下 ………………………（604）
530. 恶露不绝 ………………………（605）
531. 产后自汗 ………………………（607）
532. 产后身痛 ………………………（608）
533. 产后腰痛 ………………………（609）
534. 产后小便不通 …………………（610）
535. 产后尿频 ………………………（612）
536. 产后大便难 ……………………（613）
537. 产后泄泻 ………………………（614）
538. 产后惊风 ………………………（616）
539. 产后腹痛 ………………………（617）
540. 产后血晕 ………………………（618）
541. 产后诸虚（产后诸虚百损并见）
　　 ……………………………………（619）
542. 产后目病 ………………………（619）
543. 乳漏 ……………………………（621）
544. 产后缺乳 ………………………（622）
545. 产后发狂 ………………………（623）
546. 产后蓐劳 ………………………（625）
547. 不孕症 …………………………（626）
548. 脏躁 ……………………………（628）
549. 妇人脚心疼痛（少阴经瘀血）
　　 ……………………………………（629）
550. 乳卸 ……………………………（630）
551. 乳疠 ……………………………（631）
552. 乳头破碎（小儿吮乳咬破或肝郁化火）
　　 ……………………………………（631）
553. 外吹乳痈 ………………………（632）

554. 内吹乳痈（肝郁内热）………（633）
555. 乳漏 ……………………………（634）
556. 乳痨 ……………………………（635）
557. 乳泣 ……………………………（636）
558. 乳衄 ……………………………（637）
559. 乳疽 ……………………………（638）
560. 乳发 ……………………………（639）
561. 热入血室 ………………………（640）
562. 妇人干咳（冲任气逆）………（642）
563. 阴吹 ……………………………（642）
564. 阴痒 ……………………………（644）
565. 阴挺 ……………………………（646）
566. 阴冷 ……………………………（646）

十二　儿科症治

567. 小儿急惊风 ……………………（649）
568. 小儿发热 ………………………（651）
569. 小儿口噤（伤风动痰火）……（657）
570. 小儿昏迷 ………………………（657）
571. 小儿厥脱 ………………………（660）
572. 初生不乳 ………………………（662）
573. 初生不啼（肺气衰微）………（663）
574. 初生啼叫不休（瘀血积腹）……（664）
575. 初生儿大便不通 ………………（664）
576. 初生儿小便不通 ………………（665）
577. 小儿脐湿（湿邪内疼）………（666）
578. 小儿脐疮 ………………………（666）
579. 小儿脐出血 ……………………（666）
580. 脐突（小肠或腹腔脂膜突入脐中）
　　 ……………………………………（667）
581. 脐风 ……………………………（668）
582. 胎黄 ……………………………（669）
583. 新生儿硬肿症 …………………（671）
584. 小儿风疹 ………………………（671）
585. 喉痧 ……………………………（672）
586. 水痘 ……………………………（674）
587. 小儿痄腮 ………………………（675）
588. 麻疹 ……………………………（677）
589. 小儿白喉 ………………………（680）
590. 百日咳 …………………………（683）

591. 小儿肺痨 …………………… （684）
592. 小儿咳嗽 …………………… （685）
593. 小儿哮喘 …………………… （688）
594. 手足口病 …………………… （690）
595. 小儿呃逆 …………………… （692）
596. 小儿呕吐 …………………… （694）
597. 小儿胃痛 …………………… （696）
598. 小儿麻痹 …………………… （699）
599. 易感儿 ……………………… （701）
600. 疳症 ………………………… （702）
601. 小儿口疮 …………………… （705）
602. 滞颐（俗称：流口水） ……… （707）
603. 小儿腹痛 …………………… （707）
604. 小儿腹泻 …………………… （709）
605. 小儿厌食 …………………… （712）
606. 小儿积滞 …………………… （714）
607. 小儿遗尿 …………………… （716）
608. 小儿尿白 …………………… （717）
609. 小儿黄疸 …………………… （719）
610. 小儿肥胖症 ………………… （722）
611. 儿童多动症 ………………… （723）
612. 小儿痿症 …………………… （725）
613. 小儿痹症 …………………… （726）
614. 小儿自汗 …………………… （729）
615. 小儿盗汗 …………………… （730）
616. 小儿紫癜 …………………… （731）
617. 解颅 ………………………… （733）
618. 囟陷 ………………………… （734）
619. 囟填 ………………………… （735）
620. 五迟 ………………………… （736）
621. 五软 ………………………… （736）
622. 佝偻病 ……………………… （737）

十三　全身症治

623. 神昏 ………………………… （739）
624. 声音闭塞（寒邪侵袭） ……… （741）
625. 语言不利（痰火犯肺） ……… （741）
626. 语言謇滞（脾经中风） ……… （742）
627. 声音嘶小（肺阴虚痰闭） …… （742）
628. 昏冒不语（心肾受风） ……… （742）

629. 狂言见鬼（胃热炽盛） ……… （743）
630. 出言谩骂（痰迷心窍） ……… （743）
631. 出言颠倒（痰火扰心） ……… （744）
632. 猝倒不言（外邪骤中） ……… （744）
633. 猝倒作声（风痰发痛） ……… （745）
634. 谵语 ………………………… （745）
635. 郑声 ………………………… （749）
636. 语言错乱 …………………… （750）
637. 善惊 ………………………… （751）
638. 发热恶寒（风邪外袭肌表） … （753）
639. 发热恶风（风寒袭腠理） …… （754）
640. 但热不寒（阳明燥热） ……… （754）
641. 但寒不热（少阴阳虚） ……… （755）
642. 皮肤发热（阴虚血不濡阳） … （755）
643. 子午发热（虚劳骨蒸热） …… （755）
644. 寒热往来（少阳经疾） ……… （756）
645. 朝发潮热（阳气陷入阴） …… （756）
646. 身热面赤 …………………… （757）
647. 春月发热（感风热之气） …… （757）
648. 夏月发热（伤暑热之气） …… （758）
649. 真热假寒（热深厥深） ……… （758）
650. 身热肢寒（阴盛格阳） ……… （759）
651. 五心烦热 …………………… （759）
652. 心中大烦（少阴之阳烦） …… （760）
653. 心中大躁（少阴之阴躁） …… （760）
654. 心中怔忡（心脾血虚） ……… （760）
655. 心悸而怯（水气凌心） ……… （761）
656. 心惊而惕（心虚而气浮） …… （761）
657. 心神恍惚 …………………… （762）
658. 心神不定（百合病） ………… （762）
659. 善喜 ………………………… （763）
660. 善悲 ………………………… （765）
661. 善恐 ………………………… （766）
662. 善怒 ………………………… （767）
663. 善忧思 ……………………… （769）
664. 健忘 ………………………… （770）
665. 不寐 ………………………… （772）
666. 寐多 ………………………… （775）
667. 梦多 ………………………… （778）
668. 乍昏乍醒（热扰神明） ……… （781）

669. 痴呆 ················· (781)

670. 癫 ··················· (782)

671. 狂 ··················· (783)

672. 癫狂见鬼(神魄火扰) ··· (785)

673. 痫 ··················· (786)

674. 虚劳 ················· (788)

675. 身振摇 ··············· (792)

676. 身痛 ················· (793)

677. 身体沉重(湿邪困脾) ··· (794)

678. 筋惕肉动(湿伤阳水) ··· (794)

679. 牵动抽搐(少阳经痉病) ··· (795)

680. 头低足缩(阳明经痉病) ··· (795)

681. 转侧艰难(邪中少阳) ··· (795)

682. 角弓反张(邪犯太阳) ··· (796)

683. 卒然昏仆 ············· (796)

684. 疲乏 ················· (798)

685. 瘦弱 ················· (799)

686. 肥胖 ················· (801)

687. 浮肿 ················· (802)

688. 偏瘫(半身不遂) ······· (805)

689. 半身麻木 ············· (807)

690. 瘫痪 ················· (809)

691. 伤风(表虚发热) ······· (812)

692. 盗汗(阴虚) ··········· (813)

693. 自汗(阳虚) ··········· (813)

694. 遍体汗血(阴虚火旺) ······· (814)

695. 黄汗 ················· (814)

696. 汗出不止(亡阳) ········· (815)

697. 半身寒冷(肾阳气虚，血脉痹阻)

　　　　··················· (815)

698. 无汗 ················· (816)

699. 汗出偏沮(是指左半身或右半身出

　　汗而言) ··············· (817)

700. 战汗 ················· (818)

701. 善太息 ··············· (819)

702. 少气 ················· (820)

703. 凡汤火伤 ············· (822)

704. 梦魇猝死(痰浊内闭) ····· (822)

705. 跌压猝死(处伤昏迷) ····· (823)

706. 发斑红紫(阳明经血热) ··· (823)

707. 发黄明亮(脾蕴湿热) ····· (823)

708. 发黄紫暗(脾经守湿) ····· (824)

709. 疮痈初起(红肿痛痒) ····· (824)

710. 痈疽初起(白陷而不痛痒) ······· (825)

711. 凡疮初起(无论红白寒热) ······· (825)

712. 疮后阳虚(气血双虚) ····· (825)

713. 疮后阴虚(营血不足) ····· (826)

714. 刀伤亡血(阴亡阳越) ····· (826)

715. 刀伤冒风(血虚筋失养) ··· (827)

716. 刀伤溃烂(血瘀化脓) ····· (827)

717. 跌打损伤痛(四肢头面) ······· (827)

一 头面两耳症治

1. 头 痛

头痛泛指各种原因引起头部疼痛症状。其病因或为外感时邪的发热性疾病，或因痰湿为患的颅内疾病，或为血虚精亏肝阳上亢引起，或为其它疾病的伴随症状。另外尚有血瘀头痛、偏头痛、雷风头痛等。因而要仔细检查，详加辨证，以判断它的标本缓急。

在一般人当中，约有百分之九十以上都有过头痛，痛的程度也大不相同。有的患者在头痛时会感觉到好象头要裂开似的，但有的人则很轻微，这是因为导致头痛的原因不同。如精神紧张、睡眠不足、烟酒过度、感冒、近视等都会引起头痛，甚至于牙痛、鼻病、妇科一些疾病或高血压、糖尿病也会引起头痛。其他若人情绪不稳，也会产生头痛。头痛是一种症状，但致病原因很多，只有辨证施治才能收到立竿见影之效。

一、太阳头项痛（头痛）

太阳经伤寒发热，头痛，恶寒，无汗，身痛腰酸，骨节痛疼，呕逆，咳喘，舌苔薄白，脉紧。

主证：头项痛，恶寒，伤寒项强，壮热恶寒，舌苔薄白，脉紧。

中医辨证：风寒束表，正邪交争头痛。

治法：益气解表，祛邪散寒。

方药：人参败毒汤。

柴胡9克 甘草6克 桔梗10克 川芎6克 前胡10克 羌活10克 独活10克 桂枝6克 生姜6克 人参6克 枳壳6克

用法：上药加水600毫升，煎至300毫升，不拘时候服用，寒多热服，热多温服。

禁忌：萝卜、猪肉、一切酸。

方论：方中羌活、独活善祛一身风寒之邪、解表止痛；柴胡、桂枝、川芎疏散风寒之邪，助羌活、独活解表疏风寒；前胡、桔梗、枳壳、茯苓理气化湿；人参扶正祛邪，可鼓邪从汗解。正如吴崑所说："培其正气，败其邪气，故曰败毒。"综合全方，有益气解表、散风寒祛湿之功。对正气不足、感冒风寒湿邪皆可应用。

二、少阳经伤风（双侧头痛）

少阳病是半表半里的病。外邪侵入，或自他经传来，正邪相争在胸胁部位。少阳经起于头目，循于胸中，正邪相争其间致以双侧头痛。

主证：半表半里证，口苦，心烦，默默不欲食，胸中苦满，头痛双侧，舌苔薄白，脉弦。

中医辨证：少阳半表半里。

治法：和解少阳。

方药：小柴胡汤加味。

柴胡10克 钩藤10克 玉竹10克 黄芩10克 半夏10克 甘草3克 竹茹10克 大枣3枚 人参6克 生姜3片

用法：上药共煎加 600 毫升，煎至 300 毫升，分温服。

禁忌：发汗、泻下。服药期间禁食萝卜、羊肉、饴糖、海菜。

方论：方中柴胡清透少阳半表之邪从外而解为君；黄芩清泄少阳半里之热为臣；人参、甘草、半夏、玉竹、竹茹降逆和中为佐；生姜助半夏和胃，大枣助参、草益气，姜、枣合用，又可调和营卫为使。诸药合用共奏和解少阳之功。少阳枢解，诸症自消。

三、热伤阳明（前额头痛）

热伤阳明头痛在前额，是头痛的一种。指伤寒阳明经热伤出现的头痛，头痛发生在阳明经的循行部位。

主证：身热，不恶寒而恶热，汗出烦渴，脉洪大有力。

中医辨证：热伤阳明头痛。

治法：清热解痛。

方药：升葛汤加味。

升麻 6 克　葛根 10 克　甘草 6 克　杭白芍 10 克　白芷 10 克　黄芩 10 克　天花粉 12 克

用法：上诸药共煎加水 600 毫升，煎至 300 毫升，每服 100 毫升，食远温服。

禁忌：海菜、油腻食物。

方论：方中升麻、葛根治伤寒温热头痛为君；白芍凉血滋阴柔肝止痛，白芷专治阳明头痛，两药共为臣；黄芩、天花粉止渴清热为佐；甘草调和诸药，全方共奏清热生津滋阴止痛之功。

四、阳虚中风寒（雷风头痛）

雷头风，首见于《素问病机气宜保命集·大头论》，是指头面部感染引起的头痛。以自觉头痛，头上起核，伴有雷鸣响为特征，多因痰热内伏兼感风热毒邪引起，或因肝胆湿热火毒上犯头面而引起，多见于眼、耳鼻、副鼻窦、口腔和乳突等处炎症而伴有头痛、雷鸣响，阳虚中风寒。（下真寒上假热戴阳证）

主证：自觉头痛，头上起核，雷鸣声响，鼻、眼、口腔、耳有炎症，舌淡苔滑，脉迟细。

中医辨证：阳虚中风寒。

治法：破阴回阳、温通上下。

方药：白通汤加味。

葱白 4 茎　干姜 3 克　生附子 10 克　黄芪 10 克　白术 10 克　甘草 3 克　党参 10 克

用法：上药加水 600 毫升，煎至 200 毫升，分温再服。

禁忌：寒凉食物、冷饮。

方论：方中葱白、干姜、附子具有破阴回阳，通达内外之功效为君；用党参补元气，又能健脾益肺增强气血生化之源，黄芪益气，助党参补元气之力为臣；甘草调和诸药，全方共奏破阴回阳，温通上下之功。

五、真阳不能上达（天变头痛）

头痛每逢阴雨、风天病情加重。真阳不能上达，即少阴病阴盛于内、格阳于外。真阳不能上达头位，虚阳上浮出现喉肿痛、鼻齿出血的假热现象，脉虚浮大而空虚，甚者脉微细欲绝。

主证：阴雨风天头痛加重，舌滑，脉浮虚或微。

中医辨证：真阳不能上达头位而致头痛。

治法：破阴回阳、宣通上下。

方药：白通汤加味。

白术（土炒）15克　干姜6克　附子10克　葱白3根　黄芪10克　甘草3克　升麻2克

用法：上药加水600毫升，煎至300毫升，每次服用100毫升，每日三次，空腹服用。

禁忌：寒凉食物、白萝卜、冷水、海菜、菘菜。

方论：本方葱白、干姜、附子破阴回阳，通达上下为君；人参大补真元，健脾益肺，增强气血生化之源，黄芪、升麻合人参大补脾肺，升提清阳上达巅顶为臣；甘草调和诸药为佐使。全方合奏破阴回阳，宣通上下之功，使阳气升，阴气破，内外通，诸症自灭。

六、肝寒饮逆（头痛如裂）

肝寒饮逆指肝脏功能衰退而出现的虚寒症状。如倦怠易疲，四肢不温，饮逆头痛，以及胃中虚寒，食谷欲呕或呕而胸满；少阴吐利，手足逆冷，烦躁如死；厥阴头痛，吐涎沫等。常见于气质类型属于忧郁质者及神经衰弱的病人。

主证：肝寒饮逆头痛，头痛如裂，食谷欲呕，舌苔白滑，脉沉弦。

中医辨证：厥阴寒逆头痛。

治法：温肝暖胃、散寒降浊。

方药：吴茱萸汤加味。

吴茱萸10克　人参8克　生姜8克　大枣8枚　细辛3克　半夏10克　桂枝10克

用法：上药共煎600毫升，煎至300毫升，每次服用100毫升，分三次服用。

禁忌：生冷食品、白萝卜、桃李。

方论：方中吴茱萸温肝暖胃，散寒降浊为君；重用生姜辛散寒邪，温胃止呕为臣；人参、大枣补虚益胃，甘缓和中，其为佐使。诸药合用共奏温补降逆之功。

七、肝阳上亢（头痛）

肝阳上亢即肝阳偏旺，指因肝阳升发太过，亢而为害的一类综合症。主要表现为头晕，头痛，眼花，郁怒加重，头晕而眼痛，双侧或巅顶痛等。

主证：肝阴不足，阳动化风，风痰窜络。

中医辨证：头晕，耳鸣，眼花，烦躁易怒，肢体麻木，手颤口苦，便秘，舌质红，脉弦数。

治法：平肝熄风。

方药：天麻钩藤饮加味。

天麻9克　钩藤（后下）12克　石决明（先煎）18克　山栀9克　川牛膝12克　杜仲9克　益母草9克　桑寄生9克　夜交藤9克　朱茯神9克　半夏6克　竹茹6克

用法：上药共煎加水800毫升，煎至500毫升，分三次服用，微温空腹服。

禁忌：葱、蒜、羊肉、牛肉。

方论：方中天麻、钩藤、石决明平肝熄风；山栀、黄芩清肝泻火；杜仲、桑寄生补益肝肾；夜交藤、朱茯神养心安神；益母草活血利水；牛膝、半夏、竹茹活血降逆引血下行。诸药合用共成清热平肝，潜阳熄风之效。

注：现代本方也用于高血压病。

八、痰湿过盛、气逆上壅（头痛）

痰湿过盛、气逆上壅是厥证的一种，为突然昏倒，喉中有痰声的病症。多见于肥胖病人，平素痰湿过盛，气逆上壅，清阳被蒙，气道被阻，突然昏倒，喉中痰鸣或吐涎沫。

主证：头痛昏蒙，眩晕恶心，吐痰涎，胸脘痞闷，舌质淡，苔腻，脉滑。

中医辨证：痰湿过盛，气逆上壅头痛。

治法：燥湿理气化痰。

方药：半夏白术天麻汤。

半夏 12 克　炒白术 10 克　天麻 10 克　甘草 6 克　大枣 10 克　陈皮 6 克　黄芩 3 克　茯苓 12 克　天竺黄 10 克　生姜 3 片

用法：上诸药共煎加水 600 毫升，煎至 300 毫升，每次服用 100 毫升，分三次食远服用。

禁忌：羊血、饴糖、海菜、猪肉、菘菜。

方论：方中半夏燥湿化痰、降逆止呕，天麻平肝熄风而止头痛为君；白术运脾燥湿，茯苓健脾渗湿为臣；橘红理气化痰，生姜、大枣调和，脾胃为佐；甘草调和诸药为使。诸药相伍共奏燥湿化痰，平肝熄风之功。

加减：虚者加人参。

九、气滞血瘀（头痛）

气滞血瘀头痛为头痛的一种。证见头胀头晕，痛有定处，或刺痛剧烈，或持续漫痛，舌质紫暗或见瘀点，脉涩。其原因为气滞血瘀，常见于外伤、脑血管痉挛等症。

主证：头胀头晕，痛有定处，刺痛剧烈，舌质紫暗，脉涩。

中医辨证：气滞血瘀。

治法：活血化瘀，通行血脉。

方药：通窍活血汤加味。

当归 10 克　川芎 6 克　红花 6 克　白芷 10 克　郁金 10 克　赤芍 10 克　桃仁 10 克　老葱 5 根　炙甘草 6 克　大枣 10 枚　生姜 6 克

用法：上诸药共煎加水 600 毫升，煎至 300 毫升去滓，每服 100 毫升，临卧时服用。

禁忌：猪肉、海菜。

方论：方中赤芍、川芎行血活血共为君；桃仁、红花活血通络，葱姜通阳，黄酒通络共为臣；佐以大枣缓和芳香辛窜药物之性；白芷辛温止痛活血，郁金凉血行血，利气止痛为使。全方共奏通络开窍，解毒活血之功。

十、气虚（头痛）

气虚指肺气虚，另一方面指全身性衰弱，重病之后元气未复。症见面色发白，头晕，耳鸣，心悸，气短，语声低沉，动则自汗，头痛绵绵等。

主证：少气懒言，四肢无力，困倦少食，饮食乏味，不耐劳累，头痛绵绵，动则气喘，舌淡苔白，脉象虚弱。

中医辨证：气虚头痛。

治法：补中益气，升阳举陷。

方药：补中益气汤加减。

黄芪15克　炙甘草10克　人参10克　当归10克　橘皮10克　升麻9克　柴胡6克　白术10克　桂枝6克　白芷12克

用法：上药共煎加水600毫升，煎至300毫升，每服100毫升，食远温服。

禁忌：萝卜、湿面。

方论：方中黄芪补中益气、升阳固表为君；人参、白术、甘草甘温益气，补益脾胃为臣；陈皮调理气机，当归补血和营为佐；升麻、柴胡协同参、芪升举清阳为使，白芷、桂枝升阳行气止痛，助诸药增强行气升阳之效。全方共奏补气升阳，行气止痛之功。

十一、血虚（头痛）

血虚指体内血分不足。表现为面色苍白，头痛眼花，消瘦，闭经，心悸，心慌，气短，无力，舌色淡，脉细弱。多因久病脏腑虚损或失血过多引起。

主证：血分不足，面色苍白，头痛眼花，心悸，心慌，气短，无力，舌质色淡，脉象无力或细弱。

中医辨证：营血亏虚，血行不畅。

治法：补血活血。

方药：四物汤加味。

生熟地各15克　川芎6克　杭白芍10克　当归10克　蔓荆子10克　炙甘草10克　菊花10克

用法：上药共煎加水600毫升，煎至300毫升，分三次食远服。

禁忌：葱、蒜、萝卜、一切血。

方论：本方治疗营血亏虚、血行不畅之头痛。方中当归补血养肝，和血调经为君；熟地黄滋阴补血为臣；白芍药、白菊花柔肝养肝和营为佐；蔓荆子辛苦微寒散风止痛，甘草调和诸药为使。诸药合用，补而不滞，滋而不腻，养血活血。

十二、肾阴虚（头痛）

肾阴虚即肾水不足，肾阳、肝火相对亢盛所致。其原因有伤精、失血、耗液以及急性热病耗伤肾阴等。主要表现为腰酸神疲，头痛耳鸣，少寐健忘，遗精早泄，经闭不孕，口干咽痛，午后潮热，五心烦热，舌红无苔，脉沉细数等。

主证：头痛且空，腰膝酸软，耳鸣，耳聋，盗汗，口干咽燥，足跟痛，舌红，脉细数。

中医辨证：肾阴虚。

治法：滋补肾阴。

方药：杞菊地黄汤。

枸杞子10克　菊花10克　熟地黄12克　龙骨15克　牡蛎15克　泽泻10克　地骨皮10克　龟版10克　丹皮10克　茯苓10克　山药10克　山萸肉10克

用法：上药共煎1200毫升，煎至400毫升，分三次服用。

禁忌：肾阳虚不宜用。忌葱、蒜、萝卜、一切血、羊肉。

方论：方中熟地黄、山萸肉、菊花、枸杞补益肾阴，摄精气，清头目；山药、茯苓健脾渗湿；泽泻泄肾中水邪；牡丹皮清肝胆相火，龙骨、牡蛎治肝肾阳亢。全方共奏滋肾阴，补肝肾之功。

十三、肾阳虚（头痛）

肾阳为全身机能活动的原动力，肾阳虚弱，即出现人体机能活动低下。主要表现为面色发白，精神不振，身寒怕冷，体力下降，腰酸腿软，头痛头晕，阳痿，早泄，尿少浮肿，食少便溏，舌质胖嫩，舌苔白滑，脉沉无力等。肾阳虚气血运化无力，不能上达于头致以头痛头晕。

主证： 面色淡白，形寒肢冷，小便清长，腰膝酸软，头顶及前额冷痛而且眩晕，痛势绵绵得温则减，劳累则剧，苔白舌质淡，脉沉迟而弱。

中医辨证： 肾阳虚衰，气运无力，不能上达于头致以头痛。

治法： 温补肾阳。

方药： 肾气汤。

制附片 15 克　肉桂 3 克　山萸肉 10 克　怀山药 15 克　茯苓 10 克　熟地黄 12 克　炙甘草 10 克　泽泻 10 克　牡丹皮 10 克

用法： 上药共煎加水 1000 毫升，煎至 600 毫升，每服 100 毫升，食远服用。

禁忌： 葱、蒜、羊肉、羊血。肾阴虚不宜用。

方论： 方中熟地黄、山茱萸补益肾阴而摄精气；山药、茯苓健脾渗湿；泽泻泄肾中水邪；牡丹皮清肝胆相火；桂枝、附子温补命门真火。诸药合用共成温补肾气之效。

十四、肾阳亏耗（头痛）

肾阳亏耗的头痛又名真头痛，是头痛的一种，以头痛剧烈、难以忍受为特点。发作时，手足逆冷至肘膝关节以上，属重危之症。多因素体虚弱、年老久病、房劳过度而致肾阳亏损。

主证： 面色淡白，形寒肢冷，腰膝酸软，头痛剧烈，难以忍受，舌质淡苔白，脉沉迟而弱。

中医辨证： 肾阳亏虚。

治法： 温肾散寒，镇逆固脱。

方药： 黑锡丹。

炮附子 15 克　沉香 10 克　补骨脂 10 克　葫芦巴 10 克　肉豆蔻 10 克　阳起石（捣）10 克　川楝子 20 克　肉桂 15 克　炒茴香 10 克　广木香 15 克　硫磺 6 克

用法： 上诸药合煎加水 600 毫升，煎至 300 毫升，不拘时服用。

禁忌： 阴虚火旺及妊妇忌用。

方论： 方中附子、茴香、阳起石、肉桂、硫磺温肾壮阳；葫芦巴、肉豆蔻温肾阳、祛寒湿；沉香、川楝子、木香行气化滞；补骨脂能补肾助阳。全方共奏温肾壮阳，祛寒湿，行气化滞之功。肾阳壮，寒湿祛，气能行，滞能畅，诸症自消。

十五、脑震荡后遗（头痛）

由头部受伤而震荡其脑。在重伤患者，当时虽经治疗，但未能将脑中瘀血彻底消散，遗留后患，在气候变化时尤以巅顶部及后脑部为甚，舌苔白薄不润，脉象弦滑而数。

主证： 头脑昏闷胀痛，呕逆，尤以巅顶部及后脑部为甚，舌苔白薄不润，脉象弦滑而数。

中医辨证： 头部受伤，震荡其脑。

治法：消瘀活血，滋阴潜阳。

方药：消瘀滋潜镇降汤。

煅磁石 25 克　制首乌 6 克　制龟版 10 克　女贞子 15 克　青葙子 15 克　白芍 15 克 龙骨粉 15 克　牡蛎粉 15 克　杭菊花 10 克　苦丁茶 10 克　白蒺藜 10 克　牛膝 10 克　石斛 10 克　珍珠母粉 30 克　香白芷 15 克

用法：上药方中磁石、龙骨、牡蛎加工成粉剂混悬物易散发煎液中。全方共煎加 1200 毫升煎，至 600 毫升，不拘时服之。

禁忌：葱、蒜、萝卜、一切血。

方论：方中磁石、龙骨、牡蛎、珍珠母镇逆平肝，滋阴潜阳；首乌、女贞子、白芍、青葙子、石斛滋补肝肾，强阴益精，养血祛风；蒺藜、白芍、牛膝、苦丁茶散瘀活血，降逆敛阴。全方共奏活血化瘀，滋阴潜阳之功。

十六、偏头痛（头痛）

偏头痛，又称头偏痛。泛指头痛偏于一侧者，或左或右，尤以额角及耳上发际，前起眉棱，后至完骨一带最为显著，甚则牵引肩胛肘臂等处。古人有痛在右多病在气分，痛在左多病在血分之说。本人认为在临床上有一定的指导意义。

主证：头痛一侧，痛甚剧烈，呼叫不已，彻夜不能安睡，痛苦至极，舌质淡红，苔薄白根微腻，脉象弦细。

中医辨证：痰凝气滞，风邪上攻。

治法：祛风涤痰，通络化滞。

方药：五白汤加减。

川芎 30 克　白芷 2 克　柴胡 3 克　香附 6 克　白芥子 10 克　白芍 15 克　郁李仁 3 克 甘草 3 克

用法：上药加水 500 毫升，煎至 300 毫升，每服 100 毫升，一日三次，食远服。

禁忌：猪肉、葱、蒜、羊肉、羊血。

方论：方中川芎、白芷、白芥子祛风涤痰，香附、柴胡、白芍理血疏肝，柔筋止痛。诸药组合共奏祛风涤痰，通络化滞之功。

2. 头面红肿

头面红肿又名大头风、大头伤寒，瘟病之一，因感受风瘟时毒，侵犯脾胃二经，以头面红肿或咽喉肿痛为特征，严重的可伴有耳聋、口噤、神昏、谵妄等危候。

一、风热疫毒上犯（头面红肿）

感受风瘟时邪侵犯脾胃二经，头面红肿、耳聋、口噤、神昏等。

主证：面肿色赤，恶寒发热，恶心，咽喉不利，舌红苔白兼黄，脉浮有力。

中医辨证：风热邪毒，上乘头面。

治法：清热解毒，疏风散邪。

方药：普济消毒饮化裁。

元参 10 克　黄连 6 克　黄芩 10 板　板蓝根 10 克　桔梗 6 克　牛蒡子 10 克　柴胡 10 克 连翘 10 克　薄荷（后下）6 克　马勃 10 克　僵蚕 10 克

用法：诸药共煎加水 600 毫升，煎至 300 毫升，每服 100 毫升，微温服用。

禁忌：猪牛羊肉、葱、蒜。

方论：黄芩、黄连清泄上焦热毒为君药；牛蒡子、连翘、薄荷、僵蚕疏上焦风热为臣药；元参、马勃、板蓝根、桔梗、甘草清利咽喉，并增强清热解毒作用，陈皮理气而疏通壅滞，使气血流通而有利于肿毒消散共为佐药；升麻、柴胡升阳散火，疏散风热，使郁热疫毒之邪宣散透发，并协助诸药上达头面共为使药。诸药合用，使疫毒得以清解，风热得以疏散。

二、野菜中毒（头面红肿）

野菜中毒，头面红肿，畏寒发热，口干恶心。

主证：头面红肿，口干恶心，畏寒发热，苔白，脉浮数。

中医辨证：误食野菜中毒。

治法：清热解毒。

方药：普济消毒饮化裁。

黄连 6 克　黄芩 10 克　元参 10 克　板蓝根 10 克　桔梗 10 克　牛蒡子 10 克　柴胡 10 克　连翘 10 克　薄荷 6 克　僵蚕 10 克　马勃 10 克

用法：加水 600 毫升，煎至 300 毫升，每服 100 毫升，一日三次，微温服用。

禁忌：猪牛羊肉、葱、蒜。

方论：参照头面红肿第一条风热疫毒上犯普济消毒饮方论。

三、风热侵袭（头面红肿）

风热侵袭所致头面红肿属脂溢性皮炎、湿疹之类的皮肤病，任何年龄、性别均能发生。初起面目红肿，但痒如虫行，皮肤干燥，时起白屑，抓破流血，疼痛难忍。

主证：祛风活血，头目昏痛，皮肤顽麻，瘙痒瘾疹，头皮肿痒，舌红苔白腻，脉浮数滑。

中医辨证：风热侵淫，血行瘀滞。

治法：祛风活血，理气化湿。

方药：消风化湿汤。

防风 10 克　荆芥 6 克　川芎 6 克　羌活 10 克　白僵蚕 6 克　茯苓 10 克　甘草 6 克　蝉蜕 10 克　藿香叶（去梗）10 克　厚朴 3 克　陈皮 15 克　当归 10 克　苦参 10 克　牛蒡子 10 克　木通 10 克　麻仁 10 克　石膏 20 克

用法：上诸药共煎加水 800 毫升，煎至 400 毫升，微温服用。

禁忌：猪牛羊肉、葱、蒜。

方论：方中防风、荆芥、川芎、羌活、蝉蜕、当归疏风清热，行血化滞为君；茯苓、藿香叶、苦参、牛蒡子、白僵蚕、陈皮渗湿祛风为臣；木通、麻仁引湿热毒邪从大小便而解，再用厚朴护肠胃以防石膏大寒伤及肠胃，甘草调和诸药。全方共奏祛风活血，理气化湿，解痒止痛之功。

3. 头　倾

头倾，由髓海不足、肾气虚弱、筋失所养、脾胃运化失健、中气不足而致。

一、髓海不足（头倾）

髓海不足所致头倾多由发育不良，或房劳过度以及久病伤肾而来。肾藏精，精生髓，髓通脑，脑为髓海，髓海不足，精神失养，筋脉失荣。

主证：头倾不能上抬，耳鸣，耳聋，腰膝酸软，头目眩晕，遗精早泄，舌红少苔，脉细数。

中医辨证：肾精不足头倾。

治法：滋肾阴，益精髓，壮肾水。

方药：左归汤加味。

熟地15克　生地15克　山茱萸10板　山药12克　茯苓10克　泽泻10克　麦冬10克　龟版15克　炙甘草6克　枸杞子10克

用法：诸药共煎加水600毫升，煎至300毫升，微温服用。

禁忌：羊肉、羊血、葱、蒜、桃李。

方论：方中生地黄、熟地黄补肾阴，益精髓为君；山茱萸补肝肾，敛虚火，干山药既可补肾，又可健脾，共为臣药；阴虚则火旺，配麦冬、龟版加强滋阴补肾，泽泻、茯苓以利水湿共为佐；甘草调和诸药为使。全方共奏滋补肝肾，补益精髓之功。

二、中气虚衰（头倾）

中气即中焦之气，通常指脾胃的消化、吸收、升清、降浊的生理功能而言，有时单指脾的功能。脾主升，如果脾主升功能发生病理性改变，临床上表现为中气不足或中气下陷等。

主证：头倾无力抬举，面色萎黄，形体瘦弱，口渴，动即气喘或不欲饮食，少气懒言，四肢倦怠，舌质淡苔白，脉虚软无力。

中医辨证：中气虚衰头倾。

治法：补中健脾，益气升阳。

方药：补中益气汤。

黄芪15克　甘草（炙）6克　人参10克　当归10克　橘皮6克　升麻3克　柴胡3克　白术10克

用法：诸药共煎加水600毫升，煎至300毫升，分三次，食远温服。

禁忌：阴虚内热忌服。

方论：本方功能益气升阳，调补脾胃。脾胃为后天之本共居中焦，通连上下，是升降出入的枢机。所谓升降出入，即脾胃运化水谷精微，化生气血，以营养经络脏腑、皮毛筋肉、四肢百骸，传化糟粕的一系列生理机能。气血是脏腑功能活动的物质基础，而脾胃则是气血生化之源。而本方症治于饮食劳倦伤脾，致脾胃元气虚馁，清阳下陷，脾湿下流，郁遏阳气。本方根据"形不足者，温之以气"和《素问·至真要大论》"劳者温之"、"下者举之"的原则。方中黄芪补中益气，生用轻清而锐，轻清则能升阳举陷，通达内外。任以人参，则更增强了黄芪的功效。人参大补元气，炙甘草调和脾胃，白术苦温燥湿健脾，佐以橘皮行气和胃、理气调中、化痰湿而醒脾气，当归和血脉以调营，协参、芪以益气养血。使以少量升麻、柴胡升举下陷之阳气。升麻入脾肺胃三经而升阳，橘皮调理气机。综合全方，一则补气健脾，使后天生化有源，脾胃气虚诸症痊愈；一则提升中气，恢复中焦上焦之升降功能使下垂、下脱、头倾之症自复其位。

4. 头 摇

头摇指头部不自主摇动和颤动，为"风"的常见症状。常见头部摇动殊甚，不能自止，且伴眩晕，肢体震颤，热病后期头摇不由自知等。

一、风阳上扰（头摇）

风阳上扰所致头摇多由风热相结合所致的病症。主要表现为发热重，恶寒轻，口渴，舌边尖红，苔微黄，脉浮数，甚者口燥目赤，咽痛，衄血等。

主证：头摇殊甚，不能自止，且伴眩晕，肢体震颤，手足抽搐，舌尖红，脉弦而数。

中医辨证：风阳上扰致以头摇。

治法：平肝熄风，清热止痉。

方药：羚羊钩藤汤加味。

羚羊角10克　钩藤（后下）10克　桑叶10克　生地黄15克　川贝10克　菊花10克　白芍12克　竹茹10克　茯神12克　全蝎6枚　炙甘草6克

用法：用鲜竹茹15克与羚羊角先煎，加水600毫升，再纳入诸药煎至300毫升，微温分三次服用。

禁忌：葱、蒜、萝卜、一切血、醋。

方论：本症属于肝经热盛、热极动风所致。方中羚羊角咸寒，入肝心经，有较强的平肝熄风作用，又善清热。钩藤苦微寒，入肝心包经，清热平肝，熄风定惊。钩藤为手足厥阴药，足厥阴主风，手厥阴主火，惊痫眩晕，皆肝木相火之病，钩藤通心包于肝本，风静火熄则诸症自除。二药合用，清热凉肝，熄风止痉作用更强，共为君药；桑叶苦甘寒，入肺肝二经，既能散风热，又能清肝热。菊花辛甘苦微温，入肝肺经，疏风清热，二药协助主药清热熄风为臣药；全蝎、白芍、生地黄、甘草酸甘化阴，滋养阴液，以柔肝舒筋，缓解挛急。用竹茹、贝母清热化痰，茯神宁心安神共为佐药，甘草调和诸药为使。合而用之，攻补兼施，可使热去阴复，痰消风熄，共成凉肝熄风，清热定痉之功，其诸症自消。

二、虚风内动（头摇）

虚风内动所致头摇主要指阴虚、血虚而引起的一组风证。主要表现为眩晕，震颤，手足蠕动，昏仆，头摇常发生在热病后期，头摇不由自知，烦热盗汗等。

主证：头摇不由自知，烦热盗汗，手足蠕动，昏仆眩晕震颤，神倦瘛疭，脉气虚弱，舌绛苔少，时时欲脱。

中医辨证：温病后期，热邪久羁，吸烁真阴，不能濡养筋脉。

治法：滋阴养液，柔肝熄风。

方药：大定风珠汤。

生白芍18克　阿胶10克　生龟版12克　干地黄18克　麻仁6克　五味子6克　生牡蛎15克　麦门冬（连心）18克　炙甘草12克　鸡子黄2枚　鳖甲（生）15克

用法：先煎牡蛎、鳖甲加水1000毫升，煎至800毫升再纳入诸药再煎至500毫升，分三次微温服用，不拘时服用。

禁忌：阴液虽虚，可邪气仍盛者，非本方为宜。

方论：方中鸡子黄、阿胶滋阴养液以熄内风，地黄、麦门冬、白芍养阴柔肝，龟版、牡蛎育阴潜阳，麻仁养阴润燥，五味子、甘草酸甘化阴。诸药合用共奏滋阴养液，柔肝熄风之功。

5. 脑鸣（肾脏真阴亏虚）

脑鸣，古称天白蚁，见《医学纲目·肝胆部》。自觉头部有鸣响声，多伴有耳鸣、目眩。

主证： 腰酸遗泄，盗汗，口燥咽干，脑鸣，口渴欲饮，舌光红，脉细数。

中医辨证： 肾脏真阴亏损，精髓不足。

治法： 养阴补肾。

方药： 左归饮。

龟版 10 克　枸杞子 10 克　熟地黄 18 克　山萸肉 10 克　怀山药 12 克　杜仲 10 克　麦门冬 10 克

用法： 上药共煎加水 600 毫升，煎至 300 毫升去滓，分三次微温服用。

禁忌： 葱、蒜、萝卜、鲫鱼。

方论： 方中用大量熟地为主药，甘温滋肾以填真阴；辅以山茱萸、枸杞子养肝血，合主药以加强滋肾阴养肝血之效；佐以茯苓、炙甘草益气健脾，山药益阴健脾滋肾。诸药共用，共奏滋肾、养肝、益脾之功。

6. 脑内震荡如雷鸣（酒毒挟湿）

脑内震荡如雷鸣多因湿热酒毒挟痰上攻所致的雷头风。症见头痛如雷鸣，头面起核或肿痛红赤，头面疙瘩，憎寒拘急，发热，状如伤寒。

主证： 头面起核，肿痛红赤，憎寒拘急，发热，状如伤寒，头雷鸣，舌质红苔黄，脉滑数。

中医辨证： 湿热酒毒，挟痰上攻。

治法： 除湿化痰，解毒消痈。

方药： 清震汤。

荷叶 10 克　苍术 10 克　升麻 10 克

用法： 上药共煎加水 300 毫升，煎至 150 毫升，分三次微温服用。

禁忌： 服药期间忌食猪肉、羊血。

方论： 本方中苍术健脾燥湿，解郁辟秽，治湿盛困脾为君；荷叶利湿消瘀，升发清阳，治脑中雷鸣为臣；升麻透疹解毒，治时气疫疠，头痛寒热头雷鸣。三药共奏除湿化痰，解毒消痈之功。

7. 头　胀

头胀即头部的胀重不适感。其病因多与内、外湿邪有关。

一、湿热内蕴（头胀）

湿热内蕴指里热夹湿的病理表现。临床上常表现为热势缠绵，午后潮热，头晕，身重体乏，神疲懒言，胃脘痞闷，恶心纳呆，腹胀，便溏，小便不利或黄赤，或见黄疸，舌质红，脉滑数等。

主证：头胀，头晕，身重体乏，神疲懒言，胃脘痞闷，恶心纳呆，腹胀，大便不爽，舌红苔薄黄腻，脉滑弦。

中医辨证：醉酒后湿热内蕴，上扰清空。

治法：分消酒湿，温中健脾。

方药：葛花解醒汤。

葛花 10 克　青皮 6 克　陈皮 6 克　砂仁 3 克　蔻仁 3 克　人参 10 克　木香 10 克　神曲 12 克　猪苓 10 克　泽泻 10 克　干姜 6 克　茯苓 10 克

用法：上药共煎加水 600 毫升，煎至 300 毫升，微温服用。

禁忌：羊肉、羊血、葱、蒜、萝卜。

方论：方中葛花独入阳明，解酒醒脾；猪苓、茯苓、泽泻淡渗利湿，使酒湿之邪从小便而出；砂仁、白蔻仁、青皮、橘皮、木香、干姜温中健脾，行气和胃；人参、白术补气健脾；神曲解酒化食。诸药同用，共奏分消酒湿，温中健脾之功。

二、肝火上逆（头胀）

肝火上逆指肝气郁结，化火上逆而引起的头晕、头胀、耳鸣、耳聋、急躁易怒、面红目赤、胁肋疼痛、口苦、咽干大便燥结等证。

主证：头胀，头昏，耳鸣，心烦易怒，头筋突起，口苦，口干，昏沉觉热，苔黄，脉弦等。

中医辨证：肝火上逆，上扰清空，头目昏胀。

治法：泻肝胆实火，清肝经湿热。

方药：龙胆泻肝汤。

龙胆草（酒炒）12 克　黄芩（炒）10 克　栀子 10 克　泽泻 10 克　木通 10 克　车前子 10 克　当归（酒洗）10 克　生地黄（酒炒）10 克　柴胡 6 克　生甘草 6 克

用法：上药共煎加水 800 毫升，煎至 400 毫升，分三次服用，微温服尚佳。

禁忌：湿面、羊肉、羊血、蒜、葱、饴糖。

方论：方中龙胆草善泻肝胆实火，并能清下焦之湿热为君；黄芩、栀子、柴胡苦寒泻火，车前、木通、泽泻清利湿热，使湿热从小便而解，共为臣药；肝为藏血之脏，肝经有热则易伤阴血，故佐以生地、当归养血益阴；甘草调和诸药为使。诸药共用，共奏泻肝胆实火、清肝胆湿热之功。

8. 头　重

头重指头部重坠，不够清爽，多为某种疾病的伴随症状。如湿邪为患、外感表证、痰湿中阻、阳明实热、气血虚弱等。

一、风湿上蒙（头重）

风湿上蒙多由受风湿而致头重。主要表现为头重如裹，肢体困重，胸闷腹胀，恶心纳呆，口干少饮，苔腻，脉濡或浮缓等。

主证：风湿外侵，头沉而痛，阴雨转甚，胸闷腹胀，恶心纳差，口干不欲饮，苔腻，脉濡或浮缓。

中医辨证：风湿外袭，头目昏沉。

治法：祛风胜湿。

方药：祛风胜湿汤加味。

羌活12克 蔓荆子10克 防风10克 薄荷（后下）10克 木防己12克 制附片（先煎2小时）10克 川芎10克 柴胡10克 藁本10克 独活12克 炙甘草15克

用法：先煎附子（2小时）加水500毫升再纳诸药再煎30分钟，分三次温服，每次100毫升。

禁忌：冷饮、猪、羊、牛肉。

方论：方中羌活、独活祛风湿、利关节，防风、藁本祛风除湿，发汗止痛，川芎活血、祛风止痛，蔓荆子治头风疼痛；炙甘草调和诸药。全方共奏祛风胜湿之功。

二、风热上蒸（头重）

风热上蒸，由风和热相结合所致的病证。

主证：头重沉胀痛，午时加重，面赤身热，发热重，恶寒轻，咳嗽，口渴，甚者口燥目赤，咽痛，衄血，舌边尖红，苔黄，脉浮数等。

中医辨证：风热上蒸头重。

治法：清热泻火，化湿养阴。

方药：石膏白芷汤。

生石膏30克 白芷10克 天花粉10克 粉葛根10克 知母10克 栀子10克 升麻10克 玄参10克 炙草6克

用法：诸药共煎加水600毫升，煎至300毫升，食远微温服之。

禁忌：忌猪肉、冷水。

方论：方中白芷、石膏清热化湿为君；粉葛根解肌退热，栀子、知母、升麻、玄参清热凉血为臣；天花粉清上焦之火，解渴除烦为佐；甘草调和诸药。全方共奏清热泻火、化湿养阴之功。

三、痰湿阻滞（头重）

痰湿阻滞，由痰和湿相结合所致的病症。在临床见于脾肾阳虚而产生的机能障碍水湿痰饮等。

主证：头重，头晕，耳鸣，嗜睡，脘闷吐涎，痰饮上逆，恶心呕吐，舌苔白腻，脉弦滑。

中医辨证：痰湿阻滞。

治法：燥湿化痰。

方药：半夏白术天麻汤加味。

半夏10克 炒白术10克 天麻10克 橘红6克 茯苓10克 炙甘草3克 生姜3克 大枣3枚 蔓荆子10克

用法：上药共煎加水600毫升，煎至300毫升，饭后服。

禁忌：羊肉、羊血、饴糖、葱、蒜、萝卜。

方论：方中半夏燥湿化痰、降逆止呕，天麻平肝熄风而止头重眩晕为君；白术运脾燥湿，茯苓健脾渗湿，茯苓健脾渗湿为臣；橘红理气化痰，生姜、大枣调和脾胃为佐；甘草调和诸药为使。诸药相伍，共奏燥湿化痰，平肝熄风之功。

四、中气不足（头重）

中气不足指中焦脾胃功能不足，即胃肠消化吸收的功能减弱。表现为食欲减退，食后易胀，面白无华，倦怠无力，腹痛喜按，精神不振等。

主证：头重，头痛恶寒，渴喜热饮，少气懒言，饮食无味，四肢乏力，舌质淡苔白，脉软无力。

中医辨证：脾胃气虚，头晕头重。

治法：益气升阳，调补脾胃。

方药：补中益气汤。

黄芪 15 克　炙甘草 5 克　人参 10 克　当归 10 克　橘皮 6 克　升麻 3 克　柴胡 3 克　白术 10 克

用法：诸药共煎加水 600 毫升，煎至 300 毫升，分三次食远服用。

禁忌：海菜、猪肉、菘菜、雀肉、青鱼、诸果。

方论：方中黄芪补中益气，通达内外；元气不足则懒言、气喘，人参以补之为君；炙甘草之甘以泻心而除烦，补脾胃而生气，白术健脾，当归活血，二味协参芪益气养血为臣；佐以橘皮行气和胃，理气调中，化痰湿，醒脾气，补气而防气滞之弊。使以少量柴胡、升麻用以升举下陷之阳气。后天脾土，非得先天之气不行，此气因劳而下陷于肝肾，清气不升，浊气不降，故以升柴以佐参芪。本方所以补益后天中之先天，凡脾胃喜甘而恶苦，喜补而恶攻，喜温而恶寒，喜通而恶滞，喜升而恶降，喜燥而恶湿，精辨用之善妙。

9. 头 晕

头晕旋转不定，如坐车船，眼睛昏花，视物不清，因在头部故并称头晕。因头晕原因很多，肝阳上亢者，症见眩晕、耳鸣、头痛、头胀，急躁易怒，失眠多梦等；还有因痰湿中阻引起者，肾精不足引起者，用脑过度引起者等。

一、肝阳偏亢（头晕）

肝阳偏亢又称肝阳偏旺，指因肝阴不足而使肝阳升动太过、亢而为害的一种综合症。主要表现为头晕，头痛，眼花，耳鸣，烦躁易怒，肢体麻木，手颤，口苦，便秘等。

主证：头晕脑胀，眩晕耳鸣，眼花，烦躁易怒，肢体麻木，手颤口苦，便秘，舌质红，脉弦数。

中医辨证：肝阳偏旺，头晕脑胀。

治法：平肝熄风。

方药：天麻钩藤饮加味。

天麻 10 克　钩藤（后下）10 克　石决明（捣碎）10 克　益母草 30 克　栀子 10 克　黄芩 10 克　川牛膝 12 克　杜仲 10 克　桑寄生 12 克　茯神 12 克　夜交藤 30 克　竹茹 10 克　法半夏 10 克

用法：诸药共煎加水 800 毫升，煎至 400 毫升，微温分三次服用。

禁忌：羊血、羊肉、饴糖。

方论：方中天麻、钩藤、石决明平肝熄风；山栀、黄芩清热泻火；杜仲、桑寄生补益肝肾；夜交藤、朱茯神养心安神；益母草活血利水；牛膝活血通络，引血下行，诸药合用，共成清热平肝，潜阳熄风之功。

二、阴虚阳亢（头晕）

阴虚阳亢由于精血津液等属于阴性物质亏虚，使阳失去制约上亢引起的阴阳失调。临床表现为潮热，颧红，盗汗，五心烦热，咳血，消瘦和失眠，烦躁易怒或遗精，性欲亢进，舌红而干等。

主证：头晕，目胀耳鸣，面色潮红，烦躁易怒，口苦，口干，舌质红而干，脉细数。

中医辨证：阴虚阳亢，肝风内动，头目眩晕。

治法：镇肝熄风。

方药：镇肝熄风汤。

怀牛膝 12 克　　生赭石 15 克　　生龟版 10 克　　玄参 10 克　　生杭芍 10 克　　生龙骨 30 克　生牡蛎 30 克　　茵陈 10 克　　甘草 6 克　　生麦芽 10 克　　川楝子 10 克　　天冬 10 克

用法：诸药合煎加水 800 毫升，煎至 400 毫升，分三次服用。

禁忌：猪肉、海菜。

方论：本方具有平肝熄风、清热安神功效。对肝阳上亢，肝风内动所致的头痛、眩晕、耳鸣、眼花、真性失眠及半身不遂在临床运用效果善佳。

三、气血亏虚（头晕）

气血亏虚系由脾胃阳虚或长期受寒凉之药阳气虚弱、脾胃功能衰退，致以气血双亏，表现为面色㿠白，手足不温，食少便稀，舌质淡，苔白而润，脉虚弱。

主证：头晕，眼花，心悸健忘，失眠多梦，发热，体倦食少，面色萎黄，舌质淡，苔薄白，脉细弱。

中医辨证：气血双亏，头目眩晕。

治法：健脾养心，益气补血。

方药：归脾汤。

当归身 10 克　　白术 10 克　　茯神 12 克　　黄芪 15 克　　炙甘草 10 克　　木香 10 克　　远志 10 克　酸枣仁 15 克　　龙眼肉 10 克

用法：诸药共煎加水 800 毫升，煎至 400 毫升，分三次温服。

禁忌：生冷、油腻、猪肉、海菜。

方论：方中以参、芪、术、甘草甘温补气健脾；当归、龙眼肉补血养心，酸枣仁、茯神、远志宁心安神；更以木香理气醒脾，以防补益气血药腻滞碍胃。组合全方，健脾养心兼顾气血双补。

四、中气不足（头晕）

中气不足指中焦脾胃功能不足，即胃肠消化吸收的功能减弱。表现为食欲减退，食后易胀，面白无华，倦怠无力，腹痛喜按，精神不振等。

主证：头晕，目眩，少气懒言，四肢无力，困倦少食，饮食乏味，不耐劳累，动则气短；或气虚发热，气高而喘，身热而烦，渴喜热饮，其脉洪大，按之无力，皮肤不应风寒，而生寒热头晕头痛等。

中医辨证：中气不足，头晕目眩。

治法：补中益气，健脾益胃。

方药：补中益气汤。

黄芪 15 克　甘草（炙）6 克　人参 6 克　当归身（酒洗）10 克　橘皮 9 克　升麻 9 克　柴胡 9 克　白术 12 克

用法：诸药共煎加水 600 毫升，煎至 400 毫升，分三次温服，食远服用善佳。

禁忌：阴虚内热者忌服。

方论：方中黄芪补中益气，升阳固表为君；人参、白术、甘草甘温益气，补益脾胃为臣；陈皮调理气机、当归补血和营为佐；升麻、柴胡协同参、芪升举清阳为使。综合全方，一则补气健脾，使后天生化有源，脾胃气虚诸症自可痊愈；一则升提中气，恢复中焦升降之功能，使中气不足之症自复其位。

五、肾经虚火（头晕）

肾经虚火即肾水不足，肾阳、肝火相对亢盛所致。其原因有伤精、失血、耗液，以及急性热病耗伤肾阴等。主要表现腰酸神疲，头晕，耳鸣，少寐健忘，遗精早泄，经闭不孕，口干咽痛，五心烦热等证。

主证：头晕飘摇，两颧红赤，少寐健忘，五心烦热，舌红无苔，脉沉细数。

中医辨证：下元虚衰，虚阳上浮，痰浊上泛。

治法：滋阴潜阳，化痰开窍。

方药：地黄饮加减。

熟地黄 15 克　巴戟天（去心）12 克　山茱萸（炒）10 克　肉苁蓉（酒浸）10 克　附子（炮去皮）6 克　石斛 10 克　五味子 10 克　肉桂 6 克　白茯苓 10 克　麦冬 10 克　远志 6 克　菖蒲 12 克　磁石（研）10 克

用法：上药共煎加水 800 毫升，煎至 400 毫升，分三次服用。

禁忌：羊血、羊肉、饴糖、鲤鱼、葱、蒜、萝卜、一切酸。

方论：方中熟地黄、山萸肉滋补肝肾之阴；石斛、麦冬养阴生津，兼清虚火；巴戟天、肉苁蓉、附子、肉桂温养肾中真阳，上八味阴阳双补以治肾虚；再以菖蒲、远志、茯苓化痰开窍，交通心肾；五味子收敛耗散之真气，磁石潜阳纳气，生姜、大枣调和诸药，细辛通窍开闭。全方共奏补肾填精，化痰开窍之功。

六、痰火上泛（头晕）

痰火上泛即痰浊挟火，上蒙清阳所致。主要表现为头晕，头部肿胀，口苦，尿赤，舌苔黄腻，脉弦滑等。

主证：头晕郁冒，烦渴闷满，头部肿胀，口苦尿黄赤，舌苔黄腻，脉弦滑。

中医辨证：痰火上泛，上蒙清阳。

治法：清热化痰。

方药：加味银菊汤。

金银花 12 克　菊花 10 克　柴胡 10 克　茯苓 10 克　天花粉 10 克　甘草 3 克　黄芩 10 克　竹茹 10 克　枳壳 3 克　薄荷 3 克　杏仁 10 克　旋覆花 10 克

用法：诸药共煎加水 600 毫升，煎至 300 毫升，分三次微温服用。

禁忌：猪肉、海菜、一切酸。

方论：方中黄芩、金银花、菊花、薄荷、竹茹清热化痰，柴胡、枳壳、杏仁疏肝解郁，旋覆花降逆和胃消满胀，甘草调和诸药，全方共奏清热化痰，疏肝解郁之功。

七、瘀血阻络（头晕）

瘀血阻络头晕头痛多由人体内血液停滞壅塞经络，阻遏气机而产生的多种疾病。症见头晕，头胀，痛有定处，或头痛剧烈，或持续漫痛，舌质紫暗或见瘀点，脉涩。其原因为气滞血瘀等。

主证：眩晕，头昏胀痛或兼见健忘，失眠，心悸，痛有定处，舌有紫斑或紫暗，脉涩或弦紧。

中医辨证：血瘀内阻，气机失畅。

治法：活血祛瘀，行气止痛。

方药：血府逐瘀汤。

当归梢 10 克　赤芍 10 克　川牛膝 12 克　桃仁 10 克　红花 6 克　生地 12 克　枳壳 10 克　桔梗 10 克　川芎 10 克　炙甘草 6 克

用法：诸药共煎加水 600 毫升，煎至 300 毫升，分三次服用，饭后一小时服尚佳。

禁忌：油腻、湿面、猪肉、海菜、荤菜、葱、蒜。

方论：方中当归、川芎、赤芍、桃仁、红花活血化瘀，牛膝通血脉，祛瘀血并引血下行，为方中主要组成部分。气能行血，血的循行靠气的推动。柴胡疏肝解郁，升达清阳；配桔梗、枳壳开胸行气使气行则血行。生地黄凉血清热，配当归又能养血润燥，使祛瘀而不瘀结，活血而不耗血，祛瘀又能生新，合而用之，使瘀血去气滞行，不仅适用于血瘀的上述病症，并可作为通治一切气滞血瘀之方。

10. 头发黄（阴虚血燥）

头发枯黄不泽，多因阴虚血燥、肝肾阴虚、气血两虚而致。

主证：阳亢热盛，五心烦热，唇红口干，小便黄赤，腰膝酸软，舌质红，脉细数。

中医辨证：肝肾阴虚，血不荣发。

治法：滋肾阴，清肝胆，凉阴血。

方药：草还丹（汤）。

菟丝子 10 克　地骨皮 10 克　生地黄 15 克　菖蒲 6 克　牛膝 10 克　远志 6 克　侧柏叶 10 克　白芷 10 克　菊花 10 克　旱莲草 30 克　川芎 10 克　蔓荆子 10 克

用法：诸药共煎加水 800 毫升，煎至 400 毫升，分三次服用，食远服用（另以药渣煎发汤外洗）。

禁忌：羊肉、羊血、饴糖、一切血、葱、蒜、萝卜。

方论：生地黄、菟丝子、菊花、牛膝、旱莲草、远志、侧柏叶滋肾阴，清肝胆，补肝肾共为君；菖蒲、蔓荆子、川芎行气活血，补肾强肝，乌须发为臣；地骨皮祛虚火疗潮热，白芷行气活血为使；牛膝协诸药增强滋阴润燥凉血之功。全方共奏滋肝肾之阴，凉血清热之效。

11. 头发白（青年、老年）

头发胡须早白及青少年白发花白甚者渐至全部发白，多因肝肾亏损、肝肾阴虚、营血虚热、肝气郁滞多种原因而致。

一、肝肾亏损（须发早白）

头发白多因肝肾亏损，即肝肾阴虚。肝肾二脏皆具"阴常不足，阳常有余"的特点，肝肾极易亏损，一荣俱荣，一损俱损，因而临床上共存。由于肝肾亏损，气血两亏，周身痿痹，须发花白，渐至全部白发。症见头晕眼花、耳鸣、耳聋，系肾精亏损肝血不足须发早白之症。

主证：须发早白，头眩晕，耳鸣，视物模糊，失眠，多梦，男子遗精，妇女经血不调，舌质淡，脉弦细。

中医辨证：肝肾亏损，气血双亏。

治法：滋补肝肾。

方药：七宝美髯丹。

何首乌赤白各 15 克　菟丝子 15 克　当归 15 克　枸杞子 15 克　茯苓 15 克　补骨脂 12 克（黑芝麻拌炒）

用法：诸药共煎加水 800 毫升，煎至 400 毫升，分三次温服。

禁忌：葱、蒜、羊血、羊肉、湿面。

方论：方中用何首乌、牛膝、当归、枸杞子、菟丝子、补骨脂入肝肾，温养滋补，填精益髓，扶羸升陷，配茯苓渗湿健脾而补心气。通过滋补使肝肾精血旺盛，不但一切虚陷证可愈，并且须发自然润泽美华，全方共奏滋补肝肾，乌须发之效。

二、营血虚热（青春白发）

营血，营有营养、营运的意思，即指运营与循环中的血液具有营养全身各组织器官的作用。虚热与火相通，虚火，阴液耗损、虚热偏盛，表现为低热或午后潮热、五心烦热、盗汗、唇干、舌红、脉虚数等消耗性疾病。营血长期被虚热熏蒸，阴液耗损，毛发失去滋养，致以毛发花白或尽白。

主证：虚热偏盛，低热或午后潮热，五心烦热，盗汗，唇干，舌质红，脉虚数。

中医辨证：营血虚热，阴液被耗。

治法：补血养营，滋阴活血。

方药：四物汤合二至汤。

当归 10 克　女贞子 10 克　旱莲草 30 克　生地黄 15 克　川芎 6 克　白芍 10 克

用法：诸药合煎加水 600 毫升，煎至 300 毫升，分三次微温服用，每次 100 毫升。

禁忌：羊血、羊肉、葱、蒜、桃李。

方论：女真丹合四物汤（冬青子即女贞子冬至采，旱莲草夏至采故名二至丸）二至汤补肾养肝，主治肝肾阴虚。四物汤补血疏肝。二方组合，方中女贞子、旱莲草主治肝肾阴虚、腰膝酸软、头发早白，当归补血养肝，和血生血，熟地黄滋阴补血共为君；白芍药养柔肝和营为佐；川芎活血行气，畅通气血为使。二方合用补而不滞，滋而不腻，养血活血，可使营血调和，诸症自解。

三、肝郁气滞（发白）

多因异常精神刺激，导致肝的疏泄功能失常，而发生肝气郁结，甚则气滞血瘀。肝气郁结，则肝失条达，气机不畅等。

主证：精神抑郁，易怒，胁肋胀痛或窜痛，胸闷不畅，叹长气，纳呆嗳气，舌色紫暗，舌边有瘀斑，脉弦涩。

中医辨证：肝气郁结，气机不畅。

治法：疏肝理气解郁。

方药：膈下逐瘀汤。

五灵脂（炒）6克　当归9克　川芎6克　桃仁9克　牡丹皮6克　赤芍6克　乌药6克　元胡6克　甘草9克　香附6克　红花9克　枳壳3克

用法：诸药共煎加水600毫升，煎至300毫升，分三次温服，每次服100毫升，饭后服用。

禁忌：菘菜、胡荽、猪肉、海菜。

方论：方中当归、川芎、赤芍养血活血，牡丹皮清热凉血、活血化瘀，桃仁、红花、五灵脂破血逐瘀，配香附、乌药、枳壳、元胡行气止痛，且增强逐瘀之力，甘草调和诸药，全方以活血化瘀和行气药物居多，使气帅血行，更好发挥其活血逐瘀、舒肝解郁、通畅气机之功。

12. 脱　发

在正常的情况下，头发或其它部位毛发要有少量脱落，但脱落较多，或大批脱落属病理性的脱发。多因肝郁血虚、肾虚血虚、肝血不足、心阴虚等而致。

一、肝郁血虚（脱发）

多由精神刺激、久病、失血过多而发生肝气郁结，甚者气滞血瘀，肝气郁结则肝失条达，气机不畅。肝气亏耗不能濡养筋脉皮毛致以毛发脱落。

主证：精神抑郁，易怒，胁肋胀痛，窜痛，视物模糊，面色萎黄，肢体麻木，眩晕，舌色紫暗，脉弦涩等。

中医辨证：肝郁气滞，肝血不足。

治法：疏肝理气，补血散瘀。

方药：加味二至汤。

女贞子12克　菟丝子12克　旱莲草12克　制首乌12克　肉苁蓉9克　熟地黄12克　枸杞子12克　当归9克　茯苓12克　柴胡3克

用法：诸药合煎加水800毫升，煎至400毫升，饭后一小时服用，一日三次。

禁忌：醋、葱、蒜、萝卜、面汤。

方论：方中女贞子、旱莲草、柴胡、何首乌、肉苁蓉、菟丝子、熟地黄、枸杞子疏肝解郁，补肝养肾为君；当归活血润燥为臣；茯苓补虚劳，调脾胃为佐；甘草调和诸药为使。全方合奏疏肝理气，活血补血润燥之功。

二、肾阳虚血虚（脱发）

肾阳虚血亦虚而致脱发，症见头发稀疏，胡须稀少，面色晦黯，语言清晰，口不干苦，精神尚可，舌质黄白质红，脉弦弱，左尺脉沉细。

主证：头发稀疏，胡须稀少，面色晦黯，舌苔黄白，质红，脉弦弱，左尺沉细等。

中医辨证：肾阳虚血虚，气血不足，不能上行荣发。

治法：补肾益气养血。

方药：赞化血余丹加减。

血余炭 10 克　胡桃仁 10 克　熟地黄 10 克　党参 10 克　炙首乌 10 克　鹿角胶（炒珠）10 克　小茴香 6 克　枸杞子 12 克　女贞子 12 克　旱莲草 12 克　山药 12 克　茯苓 12 克　菟丝子 12 克　杜仲 6 克　续断 10 克

用法：诸药共煎加水 1000 毫升，煎至 500 毫升，分三次服用。

禁忌：葱、蒜、萝卜、醋及一切酸。

方论：方中鹿角胶、小茴香、菟丝子、杜仲、熟地黄、胡桃仁益气补阳，强骨髓，补精益肾为君；炙首乌、枸杞子、续断、女贞子、菟丝子、杜仲滋肾强肝，养血益肝，健筋骨，乌髭发，固精益肾为臣；茯苓、山药益脾养心渗湿为佐；旱莲草、女贞子益肝补肾乌须为使。诸药合共补肾益气养血之功。

三、血热生风（脱发俗称"鬼剃头"）

血热生风脱发俗称"鬼剃头"，头发成片脱落，头皮光滑油亮。

主证：头发突然脱落，油亮光滑，舌质红，脉数。

中医辨证：血热生风，头发暴脱。

治法：清热凉血消风。

方药：加味乌发汤。

当归 10 克　黑芝麻 10 克　女贞子 10 克　侧柏叶 10 克　桑椹子 10 克　旱莲草 15 克　牡丹皮 10 克　生地黄 15 克

用法：诸药加水 600 毫升，煎至 300 毫升，分三次服用，每服 100 毫升，微温服用。

禁忌：一切血、葱、蒜、萝卜、湿面。

方论：方中生地黄、牡丹皮、女贞子、旱莲草补肾养肝、凉血滋阴共为君；黑芝麻、当归补血润燥，生发益肾为臣；侧柏叶清肝热凉血，清血分湿热为佐；桑椹子助诸药增强养血益阴之功，全方共奏清热凉血消风滋补肝肾之功。

四、阴血亏虚（脱发）

阴血亏虚指体内血分不足，表现为面色苍白，头晕眼花，消瘦，须发脱落，稀少无色泽，心慌，气短，乏力，多因脏腑虚损或失血过多外受风寒暑湿所袭而致。

主证：毛发稀薄，枯干无泽，头晕眼花，面色苍白，舌淡脉细，头发油亮光滑屑多。

中医辨证：阴血亏损，血不营发。

治法：养血熄风。

方药：神应养真丹。

当归（酒洗）12 克　天麻 12 克　白芍药 12 克　川芎 6 克　生地黄 15 克　羌活 12 克　木瓜 10 克　菟丝子 12 克

用法：上诸药共煎加水 600 毫升，煎至 300 毫升，每次 100 毫升，一日三次，微温服用。

禁忌：一切血、葱、蒜。

方论：本方主治阴血亏虚，血行不畅的常用方剂。熟地、当归补血养血，和血化瘀为君；天麻、川芎、羌活理气活血，散风止痛为臣；白芍药补血活血，润燥疗血虚为佐；菟丝子补肝益肾。全方合奏滋肝补肾，养血熄风之功。

五、气血两虚（脱发）

气血双虚，多由脾阳虚或长期服用寒凉之药阳气虚弱，脾胃功能衰退，致以气血双亏，表现为面色苍白，四肢不温，食少便溏，头发日渐稀疏，头痒等。

主证：头发日渐脱落，毛发细软，干燥无华，面色无华，遇劳疲乏，食纳差，苔白舌淡，脉虚弱。

中医辨证：气血两虚，头发脱落。

治法：气血双补。

方药：十全大补汤。

人参 9 克　川芎 6 克　肉桂 3 克　熟地黄 15 克　白术 9 克　茯苓 9 克　当归 9 克　白芍药 12 克　炙甘草 6 克　黄芪 15 克

用法：全方共煎加生姜 3 片、大枣 5 枚，用水 1000 毫升，煎至 500 毫升，分三次食远服用。

禁忌：猪肉、海菜、一切酸、葱、蒜、萝卜。

方论：本方是由四君子汤合四物汤再加黄芪、肉桂所组成。方中四君子补气，四物补血，更与补气之黄芪和少佐温煦之肉桂组合，则补益气血之功更著。全方合奏气血双补之效。

六、瘀血阻滞（脱发）

瘀血是人体内血液停滞蓄积，壅塞经络，阻遏气机而产生的多种疾病。

主证：头发部分及全部脱落或须眉俱落，头晕，头痛，舌质紫暗，脉涩。

中医辨证：血液瘀滞，气机失畅。

治法：活血化瘀，通行血络。

方药：通窍活血汤加味。

川芎 6 克　桃仁 10 克　红花 9 克　白芷 9 克　郁金 9 克　赤芍 9 克　老葱 5 枚　当归 9 克　炙甘草 6 克　大枣 5 枚

用法：诸药共煎加水 600 毫升，煎至 300 毫升，每次 100 毫升，分三次温服，饭后服用。

禁忌：猪肉、犬肉、油腻食物。

方论：方中赤芍、川芎活血行血为君；桃仁、红花活血通络，葱姜通阳，黄酒活血化瘀为臣；佐以大枣缓和芳香辛窜之药性；白芷辛温活血通络。郁金凉血行血，利气止痛共为使。全方共合活血通络，气机通畅，诸症自消。

13. 雀斑（热郁孙络、风邪外束）

雀斑是生于面、颈、手背等暴露部位的多发性、散在的小斑痣。多由风邪外束、热郁孙络而逐渐形成。多生于面部，色淡黄或褐色等。

主证：生于面部较多，色淡黄或呈褐色或淡黑色，散在性分布，舌质暗，脉涩数。

中医辨证：风邪外束，热郁孙络。

治法：活血通络。

方药：通窍活血汤合玉容汤。

桃仁 6 克　红花 6 克　白芷 9 克　郁金 9 克　赤芍 9 克　当归 9 克　炙甘草 6 克　大枣

3 枚　郁金 6 克　猪牙皂 6 克　浮萍 3 克　生姜 3 克　牡丹皮 9 克

用法：诸药共煎加水 600 毫升，煎至 300 毫升，分三次，每次 100 毫升服用。

禁忌：海菜、猪肉、湿面、生蒜、猪犬肉。

方论：方中赤芍、川芎、浮萍活血通络为君；桃仁、红花、葱姜通阳活血化瘀为臣；皂刺辛散温通，直达脉络，大枣缓和芳香辛窜之药性为佐；白芷辛温活血通络，郁金凉血行血，利气止痛共为使。全方共合活血通络，散瘀清热。

14. 酒齄鼻（肺经血热）

粉刺多由肺经有热累及其所主的皮毛津液。因肺合皮毛，肺经血热，以及皮脂腺分泌过旺，腺口堵塞，皮脂郁积感染所致，多与膏粱厚味，皮肤刺激，使血热郁滞肌肤有关。多发于青春期男女的面胸背部。散在发生，毛孔处呈一小立疹或小黑立疹，周围红肿，以手挤压可出白色皮脂。若开口堵塞可渐渐增大，成为皮脂腺囊肿。

主证：粉刺，状如粟粒，周围红肿，舌红少津，苔黄脉滑数，或发于面鼻起碎疙瘩（酒齄鼻）。

中医辨证：肺经血热，皮脂腺分泌过旺。

治法：清泻肺热，疏风消肿。

方药：枇杷清肺饮。

人参 6 克　枇杷叶 12 克　生甘草 3 克　黄连 3 克　桑白皮 9 克　黄柏 12 克

用法：诸药共煎加水 600 毫升，煎至 300 毫升，空腹服用，每服 100 毫升，微温服用。

禁忌：猪肉、海菜、猪肉、冷水、生葱、滑滞。

方论：方中枇杷叶苦平入肺清肺润燥；人参润肺补肺气，桑白皮退风热之邪为臣；黄柏清热解毒为佐；黄连清泻心火，甘草调和诸药共为使。全方共奏清热解毒，泻热润燥之功。

15. 面浮（肺气虚弱）

肺气虚弱是一组肺气低下症候，又称肺气不足。多由劳伤过度，病后体虚弱而致。症见疲倦懒言，声音低弱，形寒怕冷，面色发白，自汗，咳喘少气等。

主证：面部虚弱浮肿，按之却应指而起，面部㿠白无华，兼有气短喘急，少气懒言，见于老年体弱及久喘咳不愈。

中医辨证：肺气虚弱，面部浮肿。

治法：补益肺气，化痰止咳。

方药：补肺阿胶汤。

阿胶（烊化）12 克　甘草 6 克　杏仁 10 克　马兜铃 10 克　牛蒡子 10 克　糯米 30 克

用法：（阿胶烊化兑服）其诸药加水 400 毫升，煎至 200 毫升，兑入阿胶，分三次食后分服。

禁忌：海菜、猪肉、犬肉、生葱、诸果。

方论：方中重用阿胶滋阴养血为君；糯米、甘草健脾益气、培土生金为臣；马兜铃、牛蒡子清热降气，利膈化痰为佐；杏仁润肺化痰，止咳平喘为使。诸药合用共奏养阴清肺，止咳平喘之效。

16. 面虚浮（脾阳不足）

脾阳不足即脾阳虚。脾阳不振而引起的脾胃虚寒症，主要表现为上腹部隐痛不止，喜热喜按，口流清水，呃逆呕吐，食欲不振，食后胀满，久泄不止，肢冷无力，尿少浮肿，舌淡苔白，脉沉细无力等。

主证：面部浮虚，面萎黄不泽，肢冷，纳呆，腹胀，上腹隐痛，口流清水，食后胀满，肢体无力，尿少，舌淡苔白，脉沉细无力，皮肤不任风寒等。

中医辨证：脾阳不振，面部虚浮。

治法：补中益气，升阳举陷。

方药：补中益气汤加味。

人参 10 克　黄芪 15 克　升麻 6 克　白术 10 克　当归 10 克　柴胡 10 克　陈皮 6 克　炙甘草 10 克　制附片（先煎 1 小时）15 克　干姜 6 克

用法：诸药共煎加水 1000 毫升，煎至 500 毫升，不拘时服用。

禁忌：阴虚内热者忌服。忌雀肉、青鱼、桃李。

方论：方中黄芪补气升阳固表为君；人参、白术、甘草甘温益气，补益脾胃为臣；陈皮调理气机，当归补血和营为佐；升麻、柴胡协同参、芪升举清阳为使。综合全方，一则补气健脾，使后天生化有源，脾胃气虚诸症自可痊愈；一则升提中气，恢复中焦升降之功能，使下垂下脱之症自复其位。

17. 面　痛

面部痛疼多由风寒夹痰阻络，多呈发作性、烧灼性、刀割样的疼痛而难忍；风寒夹痰阻络，多为发作性，抽搐样疼痛，剧烈难忍，遇冷加重，得温减轻；有肝郁化火面部烧灼样疼痛，每因情志抑郁或忧思恚怒而突发；气虚血瘀，面痛日久，疼痛持续时间长，痛如锥刺难忍等。

一、风热夹痰（面痛）

风热夹痰阻络，多呈发作性的、烧灼性或刀割样疼痛而难忍，多为风和热相结合所致的病症。主要表现为发热重，恶寒轻，口渴，咳嗽等。

主证：呈发作性、刀割样疼痛，发热重，恶寒轻，口渴，舌边尖红，苔微黄，脉浮数，甚者口燥咽干，目赤衄血等。

中医辨证：风热夹痰，刀割样痛疼。

治法：涤痰和络，疏风散热。

方药：芎荆汤。

川芎 6 克　荆芥 10 克　菊花 10 克　半夏 12 克　陈皮 6 克　蝉皮 10 克　赤芍 10 克　甘草 6 克　牡丹皮 10 克　丹参 10 克　当归 10 克　地龙 10 克

用法：全方共煎加水 800 毫升，煎至 400 毫升，饭后温服。

禁忌：羊肉、羊血、饴糖、蒜。

方论：方中荆芥、防风、菊花散风热清头目，化头目滞气，解上焦风邪共为君；半夏、丹皮、赤芍、丹参、地龙、当归除痰和血，化瘀凉血为臣；蝉衣清热宣肺，合菊花治风热表症皮肤及面部痛疼为佐；地龙、陈皮化滞气通络，甘草调和诸药，全方共奏疏风散热、涤痰和络之功。

二、风寒夹痰（面痛）

风寒夹痰阻络多为发作性、抽掣样痛疼，剧烈难忍，遇冷加重，得温减轻。

主证：发作性痛疼，剧烈难忍，遇冷加剧，得温减轻。

中医辨证：风寒夹痰，面部痛疼。

治法：疏风散寒，涤痰通络。

方药：川芎防风汤。

川芎6克　防风10克　制附子（先煎1小时）15克　桂枝9克　羌活9克　当归9克　半夏9克　白芷9克　丹参10克　地龙9克　甘草9克　细辛（后下）3克

用法：诸药共煎先煎附子一小时后，再加至600毫升水，煎至300毫升，分三次温服。

禁忌：醋、一切酸、湿面、海菜。

方论：方中川芎、防风、附子、桂枝、羌活疏风散寒，活血通络共为君；丹参、当归、地龙活血通络，补血行血为臣；半夏温肺豁痰，通行经络，丹参活血通络为佐；甘草调和诸药，细辛化痰祛风止痛为使。全方共奏疏风散寒，涤痰通络之功。

三、肝郁化火（面痛）

由于肝气郁滞而化火。症见面部烧灼痛疼，每因情志抑郁或忧思恚怒而突发。

主证：面部烧灼痛疼，情志抑郁痛疼尤盛，舌暗，脉弦数。

中医辨证：肝郁化火，面部灼痛。

治法：清肝泻火，通经活络。

方药：柴金汤。

柴胡10克　郁金10克　青黛（调冲）5克　赤芍10克　山栀10克　当归10克　川芎6克　地龙10克　牡丹皮10克　丹参10克　甘草6克　陈皮6克

用法：诸药同煎加水800毫升，煎至400毫升，食后分三次服用。

禁忌：海菜、湿面、蒜。

方论：方中柴胡苦辛微寒解热散郁和解表里，郁金行气解郁凉血破郁，青黛咸寒清热凉血共为君；赤芍酸苦辛有活血散瘀，泻肝清热之功，栀子凉血清热泻火共为臣；川芎、地龙、当归补血活血，散瘀止痛，理气活血，疏肝解郁为佐；丹参去瘀生新补虚，甘草调和诸药共为使。全方共奏清肝泻火，通经活络之功。

四、气虚血瘀（面痛）

气虚血瘀，气为血帅，血为气母，气行则血行，气滞则血滞，因而气虚最易血瘀。主要表现面部痛疼，日久不愈，痛疼时间较长等。

主证：面痛日久不愈，痛疼持续时间长，痛如锥刺难忍，舌暗苔白，脉涩虚。

中医辨证：气虚血瘀，面部痛疼。

治法：补气活血，化瘀通络。

方药：芪芎汤。

黄芪15克　川芎6克　赤芍10克　茯苓10克　当归10克　天麻10克　川牛膝12克

鸡血藤 30 克　丹参 10 克　红花 10 克　姜黄 10 克　甘草 6 克

用法：诸药合煎加水 800 毫升，煎至 300 毫升，分三次温服、食后服用。

禁忌：牛肉、醋、一切酸、猪肉、生葱、蒜。

方论：方中黄芪味甘性微温能补中升阳，川芎味辛性温有散风止痛、理气活血、疏肝解郁共为君；赤芍活血行气止痛，天麻祛风通络，丹参去瘀生新补虚，当归补血活血养血，鸡血藤去瘀生新流利经脉活血，五味合组为臣；红花、姜黄消瘀破血行气止痛，川牛膝引血下行，茯苓补虚健脾共为佐；甘草调和诸药为使。全方共奏补气活血，化瘀通络，行气止痛之功。

18. 面部抽搐

面部抽搐，面肌不随意的跳动或收缩抖动。多由肝气抑郁、肝血失荣、风邪阻络、风痰阻络、肝风内动而致。

一、肝气抑郁（颜面抽搐）

肝气抑郁多因异常精神刺激，导致肝的疏泄功能失常，而发肝气郁结，甚者气滞血瘀，肝气抑郁，肝失条达，气机不畅，每于情志波动而诱发，特别是与人发生口角时最为严重。

主证：耳鸣，头晕，颜面不由自主抽搐，急躁，易怒，纳呆，嗳气，胁肋胀痛，苔薄白，脉弦。

中医辨证：肝气抑郁，颜面抽搐。

治法：疏肝理气。

方药：逍遥汤。

当归 10 克　杭白芍 12 克　白术 10 克　炙甘草 6 克　柴胡 10 克　茯苓 12 克　煨姜 6 克　薄荷（后下）6 克

用法：诸药共煎加水 600 毫升，煎至 300 毫升，分三次温服，饭后服用尚佳。

禁忌：忌一切酸、雀肉、青鱼、桃李。

方论：方中柴胡疏肝解郁，当归、白芍养血柔肝；白术、甘草、茯苓健脾养心；薄荷助柴胡以散肝郁；煨生姜温胃和中。诸药合用，可收肝脾并治，气血兼顾的效果。

二、肝血失荣（颜面抽搐）

本症多由久病、出血或其它慢性病耗伤肝血。肝血不足，不能上荣于头面，肝血亏耗，不能濡养肢体筋脉及周身筋脉而致面部筋脉跳动抽搐。

主证：颜面肌肉筋脉不由自主波动，抽搐，时发时止，头晕，目昏，舌质淡，脉弦细。

中医辨证：肝血不足，血海空虚，筋脉失养。

治法：调和肝脾，舒肝养血，缓急止痛。

方药：芍药甘草汤加味。

杭白芍 15 克　炙甘草 10 克　当归 10 克　牡蛎 15 克　木瓜 10 克　鸡血藤 30 克

用法：诸药共煎加 600 毫升，煎至 300 毫升，饭后分三次服用。

禁忌：湿面、海菜、猪肉。

方论：本方主治津液受损，阴血不足，筋脉失濡所致病症。方中芍药、当归养血敛阴，柔肝止痛为君；甘草甘温健脾益气，缓急止痛为臣；鸡血藤苦甘温去瘀生新血，木瓜平肝和胃舒筋，二药合共为佐；牡蛎敛阴潜阳，解挛安神为使。全方相伍，共收酸甘化阴，调和肝脾，补血和血，柔筋通络之效。

三、风邪阻络（颜面抽搐）

风邪阻络。外感风邪的病变，寒暖不适，腠理不密，使风邪从表入里，使气机不畅致以阻塞脉络而致病。

主证：颜面突然抽搐，伴有鼻塞，头痛，恶风寒，头晕目眩，舌淡苔薄白，脉浮。

中医辨证：外感风邪，脉络阻闭。

治法：疏风解痉，清利头目。

方药：川芎茶调汤加减。

杭菊花 12 克　川芎 6 克　荆芥 6 克　细辛（后下）3 克　甘草 6 克　防风 9 克　白芷 12 克　薄荷（后下）6 克　羌活 10 克　僵蚕 9 克　蝉蜕 10 克

用法：上方后下之药另放，其余诸药先煎加水 800 毫升，煎至 600 毫升，再放入后下之药再煎至 300 毫升即可，分三次服用。

禁忌：驴肉、蟹、海菜、猪肉。

方论：方中菊花益血润容补血清头目，蝉蜕、荆芥疏风定惊解痉，薄荷、羌活、防风、白芷清头目疏风活络共为君；川芎祛风补血，僵蚕祛风解痉，助君药疏散上部之风邪，配伍细辛祛风邪止痛共为臣；甘草调和诸药和中益气，使升散不致耗气为使；取茶叶苦寒之性，既能上清风热又能监制风药过于温燥升散，使之升中有降。全方合用共奏疏风解痉，清利头目之效。

四、风痰阻络（颜面抽搐）

由风痰阻络面部抽搐。本症既有风，又有痰湿表现的一种疾患。如中风眩晕，咳痰，面部虚肿，患侧面肌发麻。

主证：颜面抽搐，患侧面肌发麻，伴有眩晕，面部虚浮，舌质淡，苔薄白，脉象缓弱。

中医辨证：风痰中阻，清阳不畅。

治法：健脾补气，和中化痰。

方药：千缗汤合六君子汤加味。

人参 10 克　半夏 10 克　甘草 6 克　天南星 10 克　茯苓 10 克　陈皮 6 克　皂角 6 克　白术 6 克

用法：诸药合煎加水 600 毫升，煎至 300 毫升去滓，分三次食后温服。

禁忌：羊肉、羊血、海菜、雀肉、桃李、青鱼。

方论：方中人参甘温益气补中，天南星辛苦温治风痰力专，二味为君药；白术健脾益气，半夏助天南星增强化痰之力共为臣；茯苓渗湿健脾，皂角辛散温通性锐力利，攻走血脉，陈皮理气健脾渗湿化痰共为佐；炙甘草甘缓和中为使。全方相伍，温而不燥，补而不峻。

注：千缗汤即半夏、皂角、甘草、生姜，治痰喘不能卧。

五、肝风内动（颜面抽搐）

肝风指内风，与外风相对而言。内动即风从内部发生出，凡非外感导致的抽搐、昏迷等，均属于肝风内动的范畴。如高血压、脑动脉硬化、脑卒中、心脏病等突然引起中枢神经功能障碍出现抽搐、痉挛、神志不清、昏迷不醒等均属肝风内动。

主证：面部肌肉神经抽动，遇事抽动加剧，头痛，头晕，舌质红，脉数。

中医辨证：肝阳上亢，阳动化风。

治法：平肝熄风。

方药：天麻钩藤饮加味。

天麻 10 克　钩藤（后下）10 克　石决明 30 克　川牛膝 12 克　山栀子 10 克　黄芩 10 克　桑寄生 12 克　杜仲 10 克　益母草 30 克　夜交藤 30 克　羚羊角 10 克　竹茹 10 克　川贝 10 克　茯神 12 克

用法：诸药共煎加水 1000 毫升，煎至 500 毫升，不拘时服用。

禁忌：牛肉、一切酸、醋。

方论：方中天麻、钩藤、石决明、羚羊角平肝熄风；川贝母、栀子、黄芩清肝泻火；杜仲、桑寄生补益肝肾；夜交藤、朱茯神养心安神；益母草活血利水；牛膝活血通络，合竹茹降逆引血下行。诸药合用共成清热平肝、潜阳熄风之效。

19. 面部轰热（阴虚）

面部轰热多因阴液不足而致。多表现为阳亢热盛，或面部轰热，潮热，手足心热，唇红口干，烦躁易激动，小便黄赤而少等。

主证：头面灼热之状，一阵一阵觉热，颊红耳赤，或伴汗出，数十分钟或十分钟即过。

中医辨证：阴虚内热，肾水不足。

治法：滋阴降火。

方药：知柏地黄汤加味。

知母 10 克　黄柏 10 克　生地黄 10 克　山茱萸 12 克　山药 12 克　牡丹皮 12 克　茯苓 12 克　泽泻 10 克　百合 12 克

用法：诸药共煎加水 600 毫升，煎至 300 毫升去滓，一日三次分服。

禁忌：一切血、葱、蒜、萝卜、饴糖。

方论：方中熟地黄、丹皮、山茱萸滋补肝肾而疏木；山药、茯苓、泽泻、知母、黄柏滋阴利水渗湿清热；百合味甘滋补阴血而清热；全方合用共奏滋阴降火之功。

20. 颧红（肝肾阴亏、虚火上浮）

颧红也称颧赤，多由肝、肾、肺阴虚，虚阳上浮所致。肝肾二脏皆具"阴常不足，阳常有余"的特点，肝肾极易亏损，一荣俱荣，一损俱损，因而临床上多共存。主要表现肝肾阴虚所致头胀，视力模糊，耳鸣，五心烦热，腰膝酸痛，两颧泛红，属水亏虚火上浮，金不生水，阴虚阳浮于上之症。

主证：颧骨泛红，头胀，耳鸣，五心烦热，盗汗，失眠多梦，腰腿酸痛，舌质红，少津，脉细数。

中医辨证：肝肾阴亏，虚阳上浮。

治法：滋补肾阴。

方药：八仙长寿汤。

怀生地 24 克　山茱萸 12 克　怀山药 12 克　白茯苓 9 克　泽泻 9 克　麦冬 9 克　五味子 8 克　牡丹皮 9 克

用法： 诸药共煎加水 800 毫升，煎至 300 毫升，分三次饭后一小时服用。

禁忌： 如有咽干、口燥、舌红、少苔、肾阴不足、肾火上炎不宜用。

方论： 方中地黄、山茱萸补肾益阴而摄精气，麦冬补肺养胃、滋阴生津，五味子酸温入肺肾二经，益肾涩精，敛肺止咳共为君；山药、茯苓健脾渗湿，泽泻泄肾中水邪；牡丹皮清肝胆相火，诸药合用共治肺肾两虚肝阳上浮而致病症。

21. 口眼歪斜（风中络）

风中络，中风证候类型之一，为中风中之最轻者。主要表现为口眼歪斜，或伴有轻度一侧肢体运动失灵，风湿痰瘀停经络而致病。

主证： 口眼歪斜，半边颜面突然失去知觉，病在右偏向左，病在左偏向右，苔薄白。

中医辨证： 风湿侵袭，脉络阻滞。

治法： 祛风化痰，通经活络。

方药： 牵正散加味。

僵蚕 10 克　全蝎 6 克　白附子 10 克　川芎 6 克　防风 10 克

用法： 诸药共煎加水 600 毫升，煎至 300 毫升，饭后一时服用，每次 100 毫升温服。

禁忌： 猪犬肉、油腻食物。

方论： 本方症病机为风痰阻络，经脉不利。本方白附子宜治头面之风，且有燥湿化痰作用；全蝎熄风止痉，善于通络，为定风止掣之要药；僵蚕熄内风、散外风，且能化痰；川芎善于祛头面之风，通络补血清头目；防风祛风湿，畅经络。全方合用，力专效著。更用热酒调服，酒性善走，宣通血脉，助药直达头面受病之所。诸药合用使风去痰消，经络通畅，则诸症痊愈。

22. 头皮发麻

多因脾阳虚弱，运化无力，聚湿成痰，形成痰湿阻络。症见眩晕，肢体倦怠，胸脘满闷，呕恶痰涎，舌苔厚腻；体内血分不足血虚症，症见面色苍白无华，头晕，头皮发麻，消瘦，心慌气短等。

一、痰湿阻络（头皮发麻）

痰湿阻络头皮发麻多因脾阳不振，运化失职，聚湿成痰，阻滞气机不畅而致病。

主证： 头皮麻木，眩晕，肢体倦怠，胸脘满闷，呕恶痰涎，舌苔厚腻，脉滑。

中医辨证： 痰湿阻络，脉络不畅。

治法： 消痰散滞。

方药： 消痰汤。

茯苓 10 克　半夏 10 克　瓜蒌仁 15 克　陈皮 6 克　细辛 3 克　黄芩 10 克　黄连 3 克　天麻 10 克　甘草 6 克　桔梗 6 克　枳壳 10 克　天南星 10 克

用法： 上药共煎加水 800 毫升，煎至 300 毫升，每服 300 毫升，分三次饭后服用。

禁忌：羊肉、羊血、猪肉、冷水。

方论：方中半夏、天南星、半夏味辛性温，有燥湿化痰、降逆止呕之功。天南星味苦辛性温，有祛风痰、燥湿解痉散结之功为君；天麻、茯苓熄风镇痉渗湿健脾，陈皮健脾行气，黄芩、黄连泻肝胆邪热，共为臣；枳壳苦酸微寒消积化痰，瓜蒌仁性甘寒既能清三焦之积热又可化浊痰之胶结，桔梗苦辛平祛痰宣肺，细辛祛风通络共为佐；甘草调和诸药为使。全方共合，痰湿去，脉络通，痰源健，诸症消。

二、血虚（头皮麻木）

血虚指体内血分不足。多因久病脏腑虚损或失血过多而致。

主证：面色苍白，头晕眼花，消瘦，心慌心悸，气短无力，唇爪甲无华，脉细，舌质淡等。

中医辨证：营血不足，血行不畅。

治法：补血养血，舒经和络。

方药：四物汤加味。

熟地黄 12 克　当归 10 克　川芎 10 克　白芍 10 克　地龙 10 克　羌活 10 克　鸡血藤 30 克

用法：诸药共煎加水 800 毫升，煎至 300 毫升，分三次每次 100 毫升，饭后服用。

禁忌：湿面、葱、蒜、萝卜、一切血。

方论：本方是治疗营血亏虚、血行不畅的常用方剂。方中当归补血养血，和血行瘀为君；熟地黄滋阴补血为臣；白芍药养血柔肝和营为佐；川芎活血行气，畅通气血为使。四药合用，补而不滞，滋而不腻，养血活血，则营血调和。

23. 头皮痒（风热）

风热，即是风和热相结合所致的病证。

主证：发热重，恶寒轻，口渴，头皮痒，咳嗽，脉浮数，舌尖红，苔微黄等。

中医辨证：风热侵袭，脉络阻滞。

治法：疏风养血，清热除湿。

方药：清风汤。

荆芥穗 6 克　陈皮 6 克　僵蚕 6 克　防风 10 克　川芎 10 克　厚朴 10 克　蝉蜕 10 克人参 6 克　茯苓 10 克　甘草 6 克　藿香 10 克　羌活 6 克　牛蒡子 10 克

用法：诸药共煎加水 1000 毫升，煎至 500 毫升，分三次服用，饭后服用善佳。

禁忌：猪犬肉、海菜、醋及一切酸。

方论：本方症病机为风毒湿热搏于肌腠。风毒宜疏散，湿热宜清除，又因风毒湿热之邪易伤人阴血。故治宜疏风养血，清热除湿。本方即由疏风、养血、清热、祛湿四法组成。方中荆芥、防风、牛蒡子、蝉蜕开发腠理，透解在表的风邪共为主药，有"痒自风来，止痒必先疏风"之意。由于湿热相搏，水液流溢，故以苍术辛苦温散风祛湿，苦参苦寒清热燥湿，木通渗利湿热共为辅药；风热客于肌肤，故用石膏、知母清热泻火。热久则伤阴血，并致血热瘀滞，故以当归和营血，生地黄清热凉血，麻仁养血润燥共为佐药；甘草解毒和中调和诸药为使药；诸药合用，既可疏散毒邪从外而出，又能渗利湿热从下而去。如此上疏下渗，内清外解，则风毒湿热之邪无容身之地。诸药合用，共奏疏风养血，清热除湿之效。

24. 面 色 青

面色青多因寒邪外束、阴寒内结、心肾阳衰、肺肾阳虚、热动肝风等多种原因而致。

一、寒邪外束（面色青）

寒邪外束，即风与寒两种病邪相结合引起的病症。

主证：恶寒重发热轻，面色青，头痛身痛，鼻流清涕，舌质淡，苔薄白，脉浮紧。

中医辨证：风寒外束，脉络瘀滞。

治法：辛温解表，祛风解滞。

方药：麻黄汤。

麻黄 6 克　桂枝 10 克　甘草 6 克　杏仁 10 克

用法：诸药合煎加水 400 毫升，煎至 200 毫升，分两次温服，每次 100 毫升。

禁忌：猪肉、海菜。外感风热及体虚外感者均忌用。

方论：方中麻黄发散风寒、宣肺平喘为君；桂枝辛温解肌为臣；杏仁宣降肺气，止咳平喘为佐；炙甘草调和诸药为使。诸药合用，具有发汗解表祛风解滞之功。风邪祛，瘀滞解，诸症自消。

二、心肾阳衰（面色青）

心阳衰、肾阳衰，即心肾阳衰症见形寒肢冷，心前区紧闷感和疼痛，面色无华，面色青暗，神志丧失，脉微欲绝等。

主证：形寒肢冷，面色青紫，大汗淋漓，呼吸浅表，神志丧失，脉微欲绝，舌淡苔薄白。

中医辨证：心肾阳衰。

治法：温补心肾。

方药：保元汤合真武汤。

人参 10 克　黄芪 15 克　肉桂 6 克　制附片 15 克　炙甘草 10 克　白术 10 克　茯苓 10 克　干姜 6 克　白芍 12 克

用法：诸药共煎加水 800 毫升，煎至 400 毫升，不拘时服用。

禁忌：阴虚阳亢、舌红、口干忌用。忌雀肉、桃李、海菜。

方论：本方是治脾肾阳虚、水湿内停的的要方。方中附子、桂肉温壮肾阳，人参、白术健脾燥湿、润肺宁心、调理脾胃，黄芪温阳补气止汗为君；茯苓利水渗湿为臣；干姜温散水气，芍药利小便止腹痛为佐；甘草调和诸药为使。诸药共用既温补脾肾之阳，又可利水祛湿。故适用于脾肾阳虚、水湿内聚所产生的诸症。

三、阴寒内结（面色青）

阴寒内结，症名，见《兰室宝藏》。冷闭者，唇淡口和，舌苔白，小便清，喜热恶寒等。

主证：面色青，腹痛暴急，遇冷加重，得暖减轻，唇淡口和，舌苔白，脉沉迟或弦。

中医辨证：胃中寒凝，肝郁气滞，不通则痛。

治法：温胃祛寒，疏肝理气，行气止痛。

方药：正气天香散合良附丸。

高良姜 10 克　制香附 12 克　生姜 6 克　陈皮 6 克　乌药 10 克　紫苏 10 克

用法：诸药合煎加水 600 毫升，煎至 300 毫升，分三次温服，每次 100 毫升，饭后温服。

禁忌：猪肉、油腻滞食物。

方论：本方由正气天香散合良附丸而成，功能温胃祛寒、疏肝理气、行气止痛。方中良姜温中暖胃、散寒止痛，香附专治气结为痛，疏肝开郁行气止痛为君药；乌药行气散郁通经络共为臣药；干姜温中散寒，紫苏发散风寒为佐药；陈皮行气解郁为使药。全方合用，寒凝温解，气滞散，诸症自消。

四、肺肾阳虚（面色青）

此证多由素体虚弱，或年老久病房劳过度损伤肾阳。因肺肾同源，肺属金，肾属水，二者有相生关系，在生理功能上，肺肾相互协调才能完成生理功能。肾阳虚，肺阳也虚。

主证：呼吸短少，喘促短气，动则尤甚，语言低怯，便溏，自汗，肢冷，面色青，腰膝酸软，苔白质淡，脉沉迟。

中医辨证：肺肾阳虚，面色青。

治法：温补肺肾。

方药：人参胡桃汤合黑锡丹。

人参 10 克　胡桃仁 10 克　生姜 6 克　黑锡丹 20 克　沉香 6 克　附子 6 克　茴香 6 克
阳起石 6 克　葫芦巴（酒炒）6 克　肉豆蔻 6 克　金铃子 6 克　木香 6 克　硫黄 6 克

用法：诸药共煎加水 300 毫升，煎至 150 毫升，分三次男用姜盐汤送服或用枣汤服，妇人用醋艾汤服用。

禁忌：诸果、猪肉、犬肉、油腻之物。

方论：本方由人参胡桃汤加味而成。方中肉桂、附子温肾助阳、引火归原，使虚阳复归肾中，均为君药；阳起石、破故纸、葫芦巴温命门除冷气，能接纳下归之虚阳为臣药；茴香、沉香、肉豆蔻温中调气降逆除痰，兼能温肾为佐药；然而又恐诸药温燥太过，故用一味苦寒川楝子既能监制诸药，又有疏利肝气之用。配合成方，共奏温壮元阳，镇纳浮阳之功。

五、热动肝风（面色青）

热动肝风又称肝阳偏旺，指因肝阴不足而致肝阳升动太过，亢而为害的一种综合症，主要表现为面色青紫，以眉间唇周最为显著，烦躁易怒等。

主证：面色青紫，眉间最为显著，烦躁易怒，高热，头痛，眼花，耳鸣，舌质红，脉弦数，手足躁扰，甚者瘛疭等。

中医辨证：肝阳偏亢，面色青紫。

治法：清热熄风。

方药：羚羊钩藤汤。

羚羊角 10 克　钩藤 10 克　川贝 10 克　生地黄 15 克　菊花 10 克　桑叶 10 克　竹茹 10 克　白芍 12 克　甘草 6 克　茯神 12 克

用法：诸药共煎加水 800 毫升，煎至 400 毫升，分三次服用，饭后服用。（安宫牛黄丸每丸 3 克，早晚各服一丸）

禁忌：醋、一切酸、萝卜、葱、蒜、海菜。

方论：方中以羚羊角、钩藤清热凉肝、熄风止痉共为君药；杭白芍、生地黄、甘草养阴增液、柔肝舒筋为臣；竹茹、贝母清热除痰，伏神宁心安神，均为佐药；甘草调和诸药，兼以为使。诸药合用共奏平肝熄风、清热止痉之效。

25. 面 色 红

面色红多由阳明经病、外感风热、热入营血三方面而致。

一、外感风热（面色红）

外感风热，即风和热相结合所致的病证。

主证：面色红赤，发热重，恶寒轻，咳嗽，口渴，舌边尖红，苔微黄，脉浮数，其则口燥目赤，咽痛，衄血等。

中医辨证：外感风热，面色红赤。

治法：辛凉透表，清热解毒。

方药：银翘汤。

连翘 10 克　银花 10 克　苦桔梗 6 克　薄荷 6 克　竹叶 6 克　生甘草 6 克　芥穗 3 克　淡豆豉 6 克　牛蒡子 6 克　苇根 10 克

用法：苇根汤煎至 600 毫升香气大出，即取服，勿过煎煮。病重者约三小时服一次，日三服夜一服；轻者一日二服，夜一服，病不解者，作再服。

禁忌：海菜、猪肉、羊肉、牛肉、油腻。

方论：方中金银花、连翘辛凉轻宣、透泄散邪、清热解毒为君；薄荷、牛蒡子辛散风清热，荆芥穗、淡豆豉辛散透表、解肌散风为臣；桔梗、甘草清热解毒而利咽喉为佐；竹叶、芦根清热除烦，生津止渴为使。诸药相合共成辛凉解表，清热解毒之功。

二、阳明经热（面色红）

阳明经病，即阳明经症。主要症状高热汗出，满脸通红，口渴引饮，不恶寒反恶热。

主证：壮热面赤，烦渴引饮，口舌干燥，大汗出，脉洪大有力。

中医辨证：阳明经热，满面通红。

治法：清热生津。

方药：白虎汤。

知母 18 克　石膏（碎）30 克　甘草（炙）6 克　粳米 18 克

用法：上四味药加水 1000 毫升，煎至 600 毫升，分三次服用，每次服 200 毫升，一日三次服用。

禁忌：海菜、羊肉、猪肉、犬肉、油腻。

方论：方中知母、石膏清肺胃之热而除烦渴；甘草、粳米益气生津、养胃和中。四味合用共收清热生津之功。

三、热入营血（面色红）

热入营血是温热病的极期和恢复期的病理表现。多因邪热炽盛，由营分传入血分表现为热极动风（高热、神昏、抽搐）热盛动血，躁烦不安，面色潮红。

主证：面色红赤，满面通红，口干不甚渴引，身热夜甚，舌绛而干，脉细数。

中医辨证：热入营血，面色红赤。

治法：清营透热，养阴活血。

方药：清营汤加味。

水牛角 20 克　赤芍 6 克　生地黄 15 克　玄参 9 克　竹叶心 3 克　麦冬 9 克　金银花 9 克　连翘 6 克　牡丹皮 10 克　丹参 10 克

用法：诸药共煎加水 800 毫升，煎至 500 毫升，分三次服用，一日三次饭后服用。

禁忌：舌苔白滑者，不可与之。忌葱、蒜、萝卜、一切血。

方论：方中水牛角、生地黄清营凉血；金银花、连翘、竹叶心清热解毒，并透热于外，使入营血之邪透出气分而解；热壅血瘀，故少配丹参活血消瘀以散热；邪热伤阴，故用麦门冬、玄参养阴生津。

26. 面 色 白

面色白即面部无血色，面色苍白，失去润泽。多见于血虚和各类失血病症以及阳虚阴寒内盛，外感风寒，阳虚暴脱，真寒假热病症。

一、血虚（面色白）

血虚指体内血分不足，久病脏腑虚损或失血过多而引起面色苍白。

主证：面色㿠白，头晕眼花，消瘦，气短，无力，失眠，心悸，手足发麻，唇舌淡，脉细。

中医辨证：脏腑虚损，失血过多。

治法：补血和血。

方药：四物汤加味。

当归 10 克　川芎 6 克　熟地 15 克　杭白芍 10 克　阿胶 15 克

用法：诸药加水 600 毫升，煎至 300 毫升，分三次服用，每次 100 毫升，饭后服用。

禁忌：湿面、葱、蒜、滑腻食物、猪犬肉。

方论：本方是治疗营血亏虚、血行不畅的常用方剂。方中当归补血养肝，和血调经为君；熟地黄滋阴补血为臣；白芍药养血柔肝和营为佐；川芎活血行气畅通气血，阿胶补血养血，滋阴润肺，五味药合用，补血而不滞，滋而不腻，养血活血，可使营血调和。

二、阳虚（面色白）

阳虚，指阳气虚弱或机能衰退。

主证：手足不温，面色白，怕冷易出汗，小便清长，大便稀，口唇色淡，舌质淡，苔白而润，脉虚弱。

中医辨证：阳气虚弱，面色无光。

治法：湿阳补肾。

方药：济生肾气汤（丸）。

山萸肉 10 克　白茯苓 10 克　怀山药 12 克　制附片 10 克　肉桂 3 克　车前子 12 克　牡丹皮 10 克　熟地黄 12 克　泽泻 10 克

用法：诸药合煎加水 1000 毫升，煎至 600 毫升，分三次服用，每服 200 毫升。

禁忌：一切血、羊肉、葱、蒜、萝卜。

方论：方中熟地黄、山萸肉补益肾阴而摄精气；山药、茯苓健脾渗湿；泽泻泄肾中水湿，合车前子加大泻水之功；牡丹皮清肝胆相火；桂枝、附子温补命门真火；牛膝活血通经滋补肝肾。诸药合用共成温补肾气之功。

三、阴寒内盛（面色白）

阴寒内盛即阴盛阳虚，指阳气虚弱或机能衰退。

主证：面色苍白，腹痛剧烈，喜暖恶寒，尿清便溏，口淡不渴，四肢蜷卧，脉虚弱，舌淡。

中医辨证：脾胃虚寒，面色苍白。

治法：温中祛寒，补气健脾。

方药：理中汤。

白术 10 克　人参 10 克　炙甘草 10 克　干姜 10 克

用法：诸药共煎加水 500 毫升，煎至 300 毫升，分三次服用，每次 100 毫升，饭后服用。

禁忌：雀肉、青鱼、菘菜、桃李、海菜。

方论：方中干姜温运中焦以散寒邪为君；人参补气健脾，协助干姜以振奋脾阳为臣；佐以白术健脾燥湿以促进脾阳健运；使以炙甘草调和诸药，而兼补脾调中。诸药合用使中焦重振，脾胃健运，升清降浊机能得以恢复，则诸症自去。

四、外感风寒（面色白）

外感风寒，是风与寒两种病因相结合所致的疾病。

主证：头身痛疼，恶寒重，发热轻，鼻流清涕，舌苔薄白，脉浮紧。

中医辨证：外感风寒，面色白。

治法：辛温解表，宣肺平喘。

方药：麻黄汤。

麻黄 6 克　炙甘草 6 克　桂枝 10 克　杏仁 10 克

用法：麻黄先煎去浮沫，共纳水 500 毫升，煎至 300 毫升，每服 100 毫升，分三次服用。

禁忌：表虚自汗、外感风热、体虚外感者均忌用。

方论：方中麻黄发散风寒宣肺平喘为君；桂枝辛温解肌为臣；杏仁宣降肺气，止咳平喘为佐；炙甘草调和诸药为使；四味合用，具有发汗解表，宣肺平喘之功。

五、阳虚暴脱（面色白）

阳虚暴脱指正气虚脱或阳气欲脱。主要表现出汗过多，体液丧失严重，出现虚脱或休克现象。手撒肢冷，久病元气虚弱，精气逐渐消亡引起的机能消退。

主证：面色苍白，大汗淋漓，四肢厥冷，汗出，大小便失禁，肢体瘫软，舌痿，脉微细而弱等。

中医辨证：阳虚暴脱，四肢厥冷。

治法：回阳救脱。

方药：四逆汤加味。

人参 10 克　干姜 10 克　制附子（先煎一小时）15 克　炙甘草 10 克

用法：先煎附子一小时，纳水 500 毫升，煎至 300 毫升，不拘时服用。

禁忌：海菜、白萝卜、猪肉、菘菜。

方论：方中干姜温运中焦以散寒邪为君；人参补气健脾，协助干姜而振奋脾阳，附片回阳救急温补命门真火共为佐；炙甘草调和诸药而兼补脾调中。诸药合用，阳回脱固，诸症自消。

六、真热假寒（面色白）

真热假寒，即内有真热而外见假寒的症状。病的本质属阳属热，但因其格阻了阳气，使之阳气不能表达于外，体表不温，故出现了寒象。临床上表现为患者体温升高，手足冰冷，恶寒而不欲衣服被褥，下利稀水而挟有燥屎，小便短赤，甚者谵语、烦躁等。

主证：四肢厥冷，体表不温，烦渴饮冷，恶寒而不欲衣服被褥，下利稀水而挟有燥屎，矢气极臭，小便短赤，甚者谵语，烦躁，脉洪有力，苔黄黑干燥等。

中医辨证：真热假寒，面色苍白。

治法：清热生津。

方药：白虎汤。

生石膏 30 克　知母 10 克　粳米 30 克　炙甘草 6 克

用法：四味共煎，石膏粉碎用，加水 500 毫升，煎至 300 毫升，每次 100 毫升，一日三次服用。

禁忌：海菜、猪肉、菘菜。

方论：方中知母、石膏清肺胃之热而除烦渴；甘草、粳米益气生津，养胃和中，四味合用共收清热生津之功。

27. 面色萎黄

面色萎黄指面部出现枯萎晦黄的病色。多为脾胃虚弱，气血不能上荣头面所致。为虚寒证，多见于各种慢性消耗性疾病。

一、脾胃气虚（面色萎黄）

脾胃气虚指脾胃运化腐熟，升清降浊，消化功能降低，即不能把食物中的精微部分上输心肺，供应全身。若脾胃不能协调工作，进食不能为身体利用，表现出营养不良证候，临床上多见面色无华，眩晕，腹胀，易汗，短气，食少倦怠等证候。

主证：面色萎黄，眩晕，易汗，短气，食少倦怠，腹胀便溏，乏味，不思饮食，眼花，神蒙，舌质淡嫩，苔薄白，脉虚缓等表现。

中医辨证：脾胃气虚，面色萎黄。

治法：益气补中，温养脾胃。

方药：四君子汤。

人参 10 克　炙甘草 10 克　茯苓 10 克　白术 10 克

用法：四味药共煎加水 500 毫升，煎至 300 毫升，不拘时服用。

禁忌：萝卜、雀肉、菘菜、桃李、一切酸、猪肉。

方论：方中人参甘温益气补中为君；白术健脾渗湿，合人参益气健脾为臣；茯苓渗湿健脾为佐；炙甘草甘缓和中为使。四味药性味平和，温而不燥，补而不峻。

二、脾虚湿阻（面色萎黄）

脾虚湿阻由脾虚而导致湿盛病，脾喜燥恶湿，脾虚则水湿停聚。主要症见饮食减少，上腹胀闷，恶心欲呕，口黏不渴，或渴不欲饮，头重如裹，身困肢沉等。

主证： 饮食减少，上腹满闷，恶心欲呕，面色苍白，口黏不渴，倦怠乏力，少气懒言，大便溏薄，头重如裹，身困肢沉，白带多，舌苔厚腻，脉濡缓，面浮肢肿等。

中医辨证： 脾虚湿阻，面色萎黄。

治法： 理气化湿，疏表和中。

方药： 藿朴夏苓汤。

藿香 10 克　真厚朴 10 克　半夏 10 克　茯苓 10 克　猪苓 10 克　杏仁 10 克　薏苡仁 10 克　白蔻仁 3 克　生姜 6 克　淡豆豉 10 克　泽泻 10 克　桂枝 10 克　苍术 10 克　陈皮 6 克

用法： 诸药加水 1000 毫升，煎至 600 毫升去滓，分三次服用。

禁忌： 羊肉、饴糖、海菜、雀肉、青鱼、菘菜、桃李。

方论： 本方具有宣化畅中，芳香化湿功效。主治湿温身热不渴，肢体倦怠，胸闷口腻，舌苔白滑，脉濡缓者善佳。

三、营血不足（面色萎黄）

营血不足。营有营养、营运的意思，即指运行于循环中血液及营养各组织器官的血液虚弱或亏少不能荣养，而致面色萎黄。

主证： 面色萎黄，头晕目眩，肢体麻木，心悸失眠，舌淡脉虚。

中医辨证： 营血不足，不能上荣。

治法： 补气益血，养血宁神。

方药： 人参养荣汤化裁。

人参 10 克　白术 10 克　茯苓 12 克　熟地黄 12 克　白芍 10 克　当归 10 克　大枣 10 克　黄芪 15 克　五味子 6 克　炙甘草 6 克　生姜 6 克

用法： 诸药合煎加水 1000 毫升，煎至 500 毫升，不拘时服用。

禁忌： 一切血、葱、蒜、羊肉、雀肉、桃李、青鱼、菘菜。

方论： 本方具有益气补血功效。治脾肺气虚，营血不足，惊悸，健忘，虚热自汗，食少无味，肢体倦怠，消瘦，皮肤枯燥，面色无华。方中熟地黄、当归、白芍补血养阴，人参、黄芪、白术、茯苓、甘草补气益脾，且可阳生阴长，补气以生血；五味子宁心安神；陈皮理气使诸药补而不滞。对气血不足、心神不宁诸症均可以治疗。

28. 面色晦暗

面色晦暗多由肾阳不足，肾精亏耗，瘀血内阻而致。症见耳鸣耳聋，遗精早泄，耳轮焦干，肌肤甲错，口干不欲饮，毛发不荣，腰膝酸软，面色晦暗等。

一、肾阳不足（面色晦暗）

肾阳虚。肾阳为全身机能活动的原动力，肾阳虚弱，即出现人体机能活动低下。

主证： 面色晦暗，腰酸腿软，食少便稀，阳萎，精神不振，耳鸣，头晕，舌质淡苔白滑，脉沉无力等。

中医辨证：肾阳不足，命门火衰。

治法：温补肾阳，补中健脾。

方药：右归汤（丸）。

附子9克　枸杞子6克　炙甘草6克　熟地黄30克　山萸肉3克　肉桂6克　白术10克　杜仲6克　茯苓10克　山药10克　黄芪15克

用法：诸药共煎加水800毫升，煎至300毫升，每次100毫升，分三次温服。

禁忌：葱、蒜、一切血、雀肉、青鱼、菘菜、稷米、醋及一切酸、猪肉、犬肉、油腻。

方论：肾阳不足，治宜培补肾脏之元阳，即"益火生源"。方中以熟地黄甘温滋肾填精为主药；以山萸肉、枸杞养肝血合主药以养肝肾；以山药、白术、炙甘草、黄芪补中养脾，以杜仲补肝肾壮筋骨；肉桂、附子、干姜以温阳散寒，合主药以温阳化气。全方共奏温补肾阳，补中健脾之功。

二、肾精亏耗（面色晦暗）

肾精亏耗多因房室不节，思虑过度，肾脏亏虚而致。

主证：腰膝酸软，耳轮焦干，头晕耳鸣，遗精早泄，小儿发育迟缓，智力和动作迟缓，舌干燥，脉虚。

中医辨证：肾精亏损，面色晦暗。

治法：填补肾精。

方药：左归丸加味。

枸杞子12克　麦门冬10克　龟版10克　山茱萸10克　杜仲12克　山药12克　人参10克　河车粉10克　熟地黄12克　茯苓10克

用法：诸药加水600毫升，煎至300毫升，分三次服用，每服100毫升。

禁忌：一切血、葱、蒜、萝卜、海菜、鲫鱼。

方论：左归饮系"右归饮"去杜仲、肉桂、附子，另加茯苓组成。变益火为壮水之法，重在滋补肾阴，若加入麦冬、龟版，可加强滋阴之功。

三、瘀血内阻（面色晦暗）

瘀血是人体内血液停滞蓄积，壅塞经络，阻遏气机而产生的多种疾病，与蓄血相同。本症中所说的瘀血，更重要的是多种疾病的原因和结果，包括一些痛有定处的心血管病见口唇、舌质、面部晦暗等。

主证：肌肤甲错，口渴不欲饮，毛发不荣，面色晦暗，血质暗红，脉细涩。

中医辨证：瘀血阻滞，面色晦暗。

治法：活血逐瘀，调肝化滞。

方药：血府逐瘀汤。

桃仁12克　当归9克　红花9克　生地9克　牛膝9克　枳壳6克　赤芍6克　川芎5克　桔梗5克　柴胡3克　甘草3克

用法：诸药同煎加水600毫升，煎至300毫升，分三次服用，每次100毫升，饭后一小时服用。

禁忌：一切血、葱、蒜、海菜、猪肉、菘菜。

方论：本方桔梗引血上行，牛膝引邪下行，甘草调和诸药，其余药物均入肝经。如当归、生地、柴胡养血活血清热疏肝；桃仁、赤芍、红花逐瘀活血。血不得气不活，气不得血不行，川芎为血分气药，枳壳擅长理气疏肝，二者合用，助本方理气活血，并调理肝脾作用。诸药配伍，共奏活血逐瘀，理气通络之功。

29. 耳鸣耳聋

耳鸣为不自主的耳部鸣响。实证多由肝经郁火，少阳经热而致。虚证多由肾阴虚损而致。

一、少阳经风热（耳鸣耳聋）

耳鸣耳聋，少阳经风热而致。

主证：口苦咽干，寒热往来，耳鸣耳聋，心烦喜呕，不欲食，半表半里症，脉弦。

中医辨证：少阳经风热。

治法：扶正祛邪，和解少阳。

方药：小柴胡汤。

柴胡 10 克　人参 6 克　半夏 10 克　甘草 3 克　黄芩 10 克　生姜 3 克　大枣 2 枚

用法：诸药共煎加水 500 毫升，煎至 300 毫升去滓，一日三次，一次 150 毫升，空腹服之。

禁忌：羊肉、羊血、饴糖、猪肉、海菜、萝卜。

方论：方中柴胡清透少阳半表之邪从外而解为君；黄芩清泄少阳半表之邪为臣；人参、甘草益气扶正，半夏降逆和中为佐；生姜助半夏和胃，大枣助参、草益气，姜、枣合用，又可调和营卫为使。诸药合用，共奏和解少阳之功。

二、肝经郁火（耳鸣耳聋）

耳鸣耳聋，或兼胁痛善怒者，多由精神郁闷和悲哀恼怒引起。表现为两胁疼痛，胸膈痞塞，筋脉拘急，腰肢困重，甚则胁痛难忍或胁腋牵痛，烦躁易怒，耳鸣，耳聋等。

主证：胁痛善怒，耳鸣耳聋，头痛口苦，目赤耳肿，脉弦数，苔黄舌红。

中医辨证：肝经郁火。

治法：清肝经郁火。

方药：加味泻肝汤。

龙胆草 10 克　车前子 10 克　木通 6 克　栀子 10 克　黄芩 10 克　柴胡 10 克　生地黄 10 克　甘草 3 克　当归 10 克　牡蛎 10 克　青皮 3 克

用法：诸药共煎加水 800 毫升，煎至 450 毫升去滓，一日三次服用，空腹服用。

禁忌：海菜、猪肉、蒜、葱、湿面、萝卜。

方论：方中龙胆草、黄芩、栀子清肝泻火，柴胡疏肝清热为君；车前子清肝热引热邪下行，牡蛎清热潜阳清肝肾虚火为臣；生地黄、当归滋阴补血，青皮清腑积滞为佐；木通清热活络，甘草调和诸药为使，诸药配伍共奏清肝泻火之功。

三、肾虚气逆（耳鸣耳聋）

肾虚气逆，耳鸣耳聋。

主证：耳聋耳鸣，头晕，精神不振，健忘失眠，腰酸腿困，阳萎早泄，舌红，脉细数。

中医辨证：肾虚气逆，耳聋耳鸣。

治法：滋补肾阳，重镇安神潜阳。

方药：加味磁朱丸。

磁石10克　朱砂3克　五味子6克　牡丹皮10克　怀山药10克　茯苓10克　山萸肉10克　熟地黄12克　泽泻10克

用法：诸药加水800毫升，煎至450毫升去滓，一日三次，一次150毫升，空腹服用。

禁忌：一切血、葱、蒜、萝卜。

方论：方中磁石、朱砂入肝肾，镇惊安神、潜阳纳气为君；五味子滋肝肾镇心安神，菖蒲开心气治耳聋耳鸣，生地黄、怀山药、山萸肉滋补肝肾，健脾益气共为臣；牡丹皮滋阴活络，茯苓调脾益肾为佐；泽泻清肾中水邪，助磁石、朱砂降阳邪上逆。

30. 暴　聋

暴聋为突然出现的听力下降或消失。多风热、风寒、肝火等引起。可有头痛、鼻塞、咽痛、耳聋、耳鸣证候同时出现。

一、邪毒侵略袭（暴聋）

邪毒侵袭暴聋，风邪侵聋，多从口鼻而入，首先犯肺，因七窍相通相互影响，因此风邪侵袭可出现耳窍症状。

主证：卒聋，耳鸣，自感耳中憋气作胀，阻塞感，回声增强，同时多伴有发热、恶寒、头痛等外感症状，舌红，脉浮数。

中医辨证：邪毒侵袭，暴聋。

治法：祛风清热除湿。

方药：银翘散加减。

金银花10克　连翘10克　芦根30克　薄荷（后下）6克　淡豆豉10克　荆芥10克　竹叶10克　牛蒡子10克　桔梗6克　升麻10克　菖蒲10克　桑叶10克　蔓荆子10克　路路通10克

用法：诸药共煎加水900毫升，煎至450毫升去滓，一日三次，空腹服之。

禁忌：鳖肉、羊肉、羊血、饴糖。

方论：方中金银花、连翘辛凉轻宣，透泄散邪清热解毒，薄荷、牛蒡子辛凉散风清热。荆芥、淡豆豉辛凉散风透表，解肌散风为臣；桔梗清热解毒，升麻、桑叶、蔓荆子散风清热，菖蒲活络聪耳，善治耳聋耳鸣，路路通通经活络共为佐；竹叶、芦根清热解毒除烦生津共为使。诸药相伍，共成辛凉解肌，宣散风热之功。

二、肝火上扰（暴聋）

肝火上扰，指肝气郁结，化火上逆而引起的头晕、头痛、耳鸣、耳聋、急躁易怒、面红目赤、胁肋疼痛、口苦、咽干、大便燥结等证。

主证：卒聋时重时轻，每于郁怒之后耳聋、耳鸣加剧，耳鸣如闻潮声或风雷之声，苔黄，脉弦。

中医辨证：肝火上炎，清空被扰。

治法：清泄肝热，解郁通窍。

方药：龙胆泻肝汤加减。

龙胆草15克　栀子10克　黄芩10克　木通6克　柴胡10克　甘草6克　车前子12克　当归10克　菖蒲6克　泽泻10克　路路通10克

用法：诸药共煎加水900毫升，煎至450毫升去滓，一日三次一次150毫升，空腹服用。

禁忌：蒜、葱、羊肉、羊血、饴糖、猪肉。

方论：方中龙胆草泻肝胆之火，并能清下之湿热为君；黄芩、栀子苦寒能泻肝清热降火，车前子、木通、泽泻清利肝胆热邪，柴胡疏肝清热散郁结，菖蒲、路路通活络开窍共为臣；肝经有热最宜伤阴，故以当归养血益阴为佐；甘草调和诸药为使，诸药组合共奏清泄肝热，解郁通窍之功。

三、痰火郁结（暴聋）

痰火郁结脉络阻滞以致暴聋。

主证：卒聋，时感耳聋闭塞憋气，听音不清，耳鸣如蝉不息，舌红苔腻，脉滑。

中医辨证：痰火郁结，脉络阻滞。

治法：渗湿和中，理气化痰。

方药：加味二陈汤。

陈皮6克　半夏10克　黄芩10克　薄荷（后下）6克　茯苓10克　菖蒲6克　黄连6克　枳实10克　炙甘草6克　生姜6克

用法：诸药加水800毫升，煎至450毫升去滓，一日三次，每次150毫升，空腹服用。

禁忌：冷水、猪肉、羊肉、羊血、饴糖。

方论：方中半夏燥湿化痰，和胃止呕，陈皮理气化痰，使气顺则痰降，气行则痰化，痰由湿生，故以茯苓健脾渗湿；黄芩、黄连、薄荷清热散风活络，菖蒲开窍通络；枳壳行气散结，生姜宣通上下；甘草健脾化痰化湿，诸药共奏温中理气化痰，开窍醒耳之功。

31. 耳瘘

耳瘘系指发生于耳前或耳后的瘘管而言。多由风热外袭，肝经热毒上犯而致。发生耳前者多为先天，发于耳后者多为耳根毒，治疗不彻底，或体虚气血不足邪毒去之不尽，溃口经久不愈而成。

一、风热外袭（耳瘘）

风热外袭耳瘘。风和热外袭所致的病证。

主证：耳瘘处疼痛，头痛恶寒发热，舌红，脉浮数，病灶部流毒液，溃口经久不愈。

中医辨证：风热外袭，经络阻滞。

治法：疏风清热，活络消肿。

方药：牛蒡解肌汤加减。

牛蒡子10克　荆芥10克　连翘10克　夏枯草30克　赤芍药10克　蒲公英12克　栀子10克　金银花12克　甘草6克　牡丹皮10克

用法：诸药共煎加水900毫升，煎至450毫升去滓，一日三次，一次150毫升，空腹服之。

禁忌：海菜、猪肉、葱、蒜。

方论：方中牛蒡子、连翘、夏枯草疏风清热散郁结；荆芥、赤芍疏风活络，蒲公英、栀子、金银花清热解毒消肿；牡丹皮清热凉血活络；甘草调和诸药清热解毒。诸药配伍共奏疏风清热消肿之功。

二、肝经热毒上犯（耳瘘）

肝经热毒上犯耳瘘。

主证：耳瘘局部跳跃性疼痛，流毒液，舌红，苔黄腻，脉弦数。

中医辨证：热毒上犯，脉络不畅。

治法：清热解毒，疏风活络。

方药：龙胆泻肝汤加减。

龙胆草 10 克　栀子 10 克　黄芩 10 克　泽泻 10 克　野菊花 12 克　木通 6 克　柴胡 10 克　连翘 10 克　生地黄 15 克

用法：诸药共煎加水 900 毫升，煎至 450 毫升去滓，一日三次，一次 150 毫升，空腹服之。

禁忌：葱、蒜、萝卜、一切血、猪肉、羊肉、饴糖。

方论：方中龙胆草善泻上焦之火，而又能泻下焦湿热为君；栀子、连翘、黄芩清热解毒，菊花开窍明目聪耳清肝肾之邪火，柴胡疏风通络，连翘清热解毒共为臣；肝热最易伤阴血，肝藏血，故用生地黄滋阴凉血补血为佐；木通活络下行，导湿热从小便下泻为使。诸药配伍共奏清热解毒，疏风活络之功。

32. 断耳疮

断耳疮是指耳壳红、肿、热病，继则脓烂，甚者耳壳断落、缺损、畸形为特征的一种耳壳疾病。

主证：剧痛，耳壳灼热，成脓后有脓液外溢。耳壳软骨腐烂如蚕蚀，反复发作者可致耳壳缺损畸型。

中医辨证：热毒内壅，上犯耳壳。

治法：清热解毒，祛腐消肿。

方药：五味消毒饮加味。

野菊花 15 克　金银花 15 克　蒲公英 15 克　皂角刺 10 克　路路通 10 克　夏枯草 15 克　地丁 10 克　天葵子 15 克　赤芍药 10 克

用法：诸药共煎加水 900 毫升，煎至 450 毫升去滓，一日三次，一次 150 毫升，空腹服之。

禁忌：葱、蒜、猪肉、羊肉、羊血。

方论：方中野菊花、金银花、蒲公英、夏枯草清热解毒，祛腐消肿为君；皂角刺活血消肿，地丁苦辛寒，凉血解毒，清热消肿为臣；天葵子甘苦寒，清热解毒，消肿散结，路路通活络开郁共为佐；赤芍药苦酸温，活血散瘀为使。诸药共煎共奏清热解毒，祛腐消肿之功。

33. 耳疖耳疮

耳疖耳疮，多由风热邪毒侵袭，肝胆湿热上蒸而致。

一、肝胆湿热上蒸（耳疖耳疮）

指湿热蕴结于肝胆所致的一些病证。多为肝胆系统的炎症，痈疽疖疮。

主证：耳部痛疼剧烈，痛引腮脑，耳前后臖核，肿大疼痛，舌红，苔黄腻，脉弦数。

中医辨证：肝胆湿热，灼蒸耳窍。

治法：清热解毒，泻火凉血。

方药：银花解毒汤加减。

金银花 12 克　连翘 10 克　地丁 12 克　夏枯草 15 克　水牛角 15 克　穿山甲 10 克　黄连 10 克　牡丹皮 10 克　白芍药 10 克　皂角刺 10 克

用法：诸药共煎加水 900 毫升，煎至 450 毫升去滓，一日三次，一次 150 毫升，空腹服之。

禁忌：冷水、猪肉、葱、蒜、醋及一切酸。

方论：方中金银花、连翘辛凉轻宣，透泄散邪，清热解毒为君；黄连、地丁、夏枯草苦寒清肝胆之热，水牛角凉血解毒，穿山甲咸微寒，祛风通络散结共为臣；牡丹皮凉血清热和络，皂角刺活血消肿散结为佐；白茯苓渗湿健脾为使。诸药相伍，共奏清热解毒，凉血清热之功。

二、风热毒邪侵袭（耳疖耳疮）

风热毒邪侵袭耳疖耳疮。耳疖是指外耳道局部红肿，突起如椒目为主要特征的一种外耳疾病。耳疮是指外耳弥满性红肿、溃疡渗液为特征的外耳道疮疡。二者病因病机相同，多由热毒邪侵袭或由肝胆湿热循经上蒸，结于耳窍，血凝毒滞而成。

主证：耳部灼热疼痛，于张口咀嚼及牵拉耳廓时疼痛明显，舌红，脉数。

中医辨证：风热毒邪，侵袭耳廓。

治法：清热解毒，祛腐消肿。

方药：五味消毒饮加味。

野菊花 15 克　地丁 10 克　金银花 12 克　蒲公英 12 克　桔梗 10 克　牛蒡子 10 克　芥穗 10 克　连翘 10 克　天葵子 10 克　芦根 30 克　薄荷 6 克

用法：诸药共煎加水 900 毫升，煎至 450 毫升去滓，一日三次，一次 150 毫升，空腹服之。

禁忌：鳖肉、猪肉。

方论：方中菊花、地丁、蒲公英、金银花清热解毒散滞共为君；牛蒡子、芥穗、连翘疏风活络清热，薄荷清热疏风为臣；天葵子甘苦寒清热解毒，消肿散结，芦根甘寒清热解渴，生津清风热共为佐；桔梗轻清导诸药直达病位，增强清热解毒祛腐消肿之功。

34. 旋耳疮

旋耳疮是指旋绕于耳周而发生的疮疡，以局部潮红、水泡、糜烂、渗液、结痂、破裂为主要特征的一种外耳疾病。

一、风热湿邪浸渍（旋耳疮）

旋耳疮表现为耳道或耳壳周围皮肤潮红、灼热、瘙痒、有水泡、溃破后黄水津津、糜烂、干后结成黄色皮痂。

主证：外耳道或耳壳周围潮红、灼热、水泡，舌红，苔腻，脉濡数。

中医辨证：风热湿邪浸渍。

治法：清热利湿，疏风止痒。

方药：消风散。

苍术 10 克　苦参 10 克　荆芥 10 克　防风 10 克　白术 10 克　牛蒡子 10 克　生地黄 10 克　蝉蜕 10 克　当归 10 克　石膏 30 克　知母 10 克　木通 6 克

用法：诸药共煎加水 900 毫升，煎至 450 毫升去滓，一日三次，每次 150 毫升，空腹服之。

禁忌：湿面、雀肉、青鱼、菘菜、桃李、猪肉。

方论：方中苦参、苍术、知母、白术健脾燥湿，疏风清热止痒为君；荆芥、防风、牛蒡子、蝉蜕疏风活络，清头目滞气，清热解毒均为臣；石膏清火解热，当归、生地黄滋阴补血为佐；木通引湿邪、热邪下行为使。诸药相伍共奏清热解毒，疏风利湿止痒之功。

二、血虚生风化燥（旋耳疮）

血虚生风化燥，旋耳疮。

主证：病程较长，反复发作，耳道、耳壳及周围皮肤增厚、粗糙、破裂，上覆痂皮或鳞屑，一般仅有痒感痛，抓搔之后，有小血点，但很快结痂。舌干少津，脉弦细。

中医辨证：血虚生风化燥。

治法：养血熄风润燥。

方药：地黄饮。

生地黄 15 克　首乌 10 克　当归 10 克　牡丹皮 10 克　熟地黄 15 克　白蒺藜 15 克　玄参 10 克　红花 10 克　甘草 6 克　僵蚕 10 克

用法：诸药共煎加水 900 毫升，煎至 450 毫升去滓，一日三次服用，饭后服用。

禁忌：蒜、胡荽、椒、酒、鸡、鹅。

方论：方中生熟地黄滋补肝肾，补血凉血润血为君；当归补血生新，合丹皮凉血活络，僵蚕、白蒺藜、玄参疏风化燥、熄风清热、散痛解毒为臣；红花活血通络为佐；甘草调和诸药，共奏养血熄风润燥之功。

35. 耳部火丹

耳部火丹是指发生于耳廓外侧及耳道、耳周、面部的疱疹。多因肝胆湿热，肝热夹痰而致。

一、肝胆湿热（耳部火丹）

肝胆湿热，耳部火痈。

主证：耳痛剧烈，头痛，口苦咽干，舌红，苔黄，脉濡数。

中医辨证：肝胆湿热，耳部火痈。

治法：清肝泻热，解毒止痛。

方药：栀子清肝汤。

栀子 10 克　黄芩 10 克　黄连 6 克　板蓝根 15 克　当归 10 克　牡丹皮 10 克　菖蒲 6 克

柴胡 10 克　甘草 6 克

用法：诸药共煎加水 800 毫升，煎至 450 毫升去滓，一日三次，空腹时服之。

禁忌：冷水、猪肉、湿面、蒜、胡荽。

方论：方中栀子、黄连、黄芩、板蓝根清热解毒为君；柴胡疏肝清热除湿活络为臣；肝胆湿热最宜伤津损血，故用当归、丹皮补血滋阴，菖蒲善治耳窍滞气而聪耳为佐；甘草调诸药解毒，缓急补中，全方共奏清肝胆之湿热，泻肝胆之毒，诸症自愈之功。

二、肝热夹痰（耳部火丹）

肝热夹痰，耳部火丹。

主证：患侧耳痛，耳部疮疹。伴头痛眩晕，恶心呕吐，舌红，苔腻，脉弦数。

中医辨证：肝热夹痰。

治法：清热化痰，祛风通络。

方药：清热化痰汤。

僵蚕 10 克　胆星 10 克　黄芩 10 克　茯苓 10 克　龙胆草 10 克　半夏 10 克　柴胡 10 克　天麻 10 克　枳实 10 克　瓜蒌仁 10 克　板蓝根 15 克

用法：诸药共煎加水 900 毫升，煎至 450 毫升去滓，一日三次服用，一次 150 毫升，空腹服用。

禁忌：醋、羊肉、羊血、饴糖。

方论：龙胆草、胆星、半夏、黄芩、板蓝根清热化痰为君；柴胡、僵蚕、天麻疏风通络，枳实行气散结为臣；瓜蒌仁能去上焦积滞又能化痰浊之结均为佐；茯苓健脾渗湿为使。诸药相配共奏清热化痰，祛风通络之功。

36. 耵耳（感染毒邪）

耵耳是指耵聍堵塞外耳道引起耳窍闭塞不适，听力减退为主要特征的一种外耳疾病。耵聍栓塞，合并感染毒邪。

主证：耳塞，耳鸣，听力减退，耳痛，耳道肌肤红肿糜烂，舌红，脉濡数。

中医辨证：耵聍栓塞，感染毒邪。

治法：清热燥湿，散风止痛。

方药：五味消毒饮加味。

金银花 12 克　野菊花 12 克　蒲公英 15 克　龙胆草 15 克　紫花地丁 15 克　天葵子 15 克

用法：诸药共煎加水 600 毫升，煎至 300 毫升去滓，一日三次，一次 150 毫升，空腹服之。

禁忌：葱、蒜、椒。

方论：方中金银花清热泻上焦之火，祛头面之邪热为君；龙胆草、菊花、紫花地丁清热解毒，疏风散结为臣；天葵子甘苦寒清热解毒消肿结为佐；蒲公英清热解毒消肿为使。诸药共奏清热燥湿之功。

37. 耳 根 毒

耳根毒又名耳后附骨痛，以耳后完骨部疼痛、压痛，甚至肿起或溃破流脓为特征的一种耳科病。本病发生多由脓耳发病而成。

一、邪毒壅盛（耳根毒）

邪毒壅盛耳根毒。

主证：耳内疼痛，连及耳后，全身可见发热头痛，口干便赤等症，舌赤，脉数。

中医辨证：邪毒壅盛，经络瘀滞。

治法：泻火解毒，祛瘀排脓。

方药：仙方活命饮。

金银花 12 克　当归 10 克　陈皮 6 克　乳香 3 克　没药 3 克　赤芍 10 克　天花粉 10 克　白芷 10 克　川贝 10 克　皂角刺 10 克　穿山甲 10 克

用法：诸药共煎加水 900 毫升，煎至 450 毫升去滓，一日三次，一次 150 毫升，空腹服之。

禁忌：湿面、葱、蒜、酒、椒。

方论：方中以金银花清热解毒为君；归尾、赤芍、没药、乳香活血散瘀以止痛，陈皮理气以助血行为臣；白芷疏风散结以消肿，贝母、花粉清热排脓，散结消肿，穿山甲、皂角刺疏通经络、溃坚排脓为佐使。诸药相合共奏泻火解毒，祛瘀排脓之功。

二、气血亏虚（耳根毒）

气血亏虚耳根毒。

主证：溃口经久不愈，全身症见纳少乏力，面色无华，舌质淡，苔白，脉虚弱。

中医辨证：气血亏虚，毒滞不泻。

治法：补益气血，托毒外出。

方药：托里消毒散化裁。

黄芪 15 克　党参 15 克　当归 10 克　金银花 12 克　白芍药 10 克　白芷 10 克　皂刺 10 克　炙甘草 6 克　茯苓 10 克　白术 10 克　川芎 6 克

用法：诸药共煎加水 900 毫升，煎至 450 毫升去滓，一日三次，一次 150 毫升，饭后服用。

禁忌：雀肉、羊血、羊肉、饴糖、醋及一切酸、诸果。

方论：方中黄芪、党参、白术益气健脾为君；当归、川芎、白芍补血行气活血为臣；皂刺散结消痈排脓，金银花清热解毒为佐；白术助参芪健脾益气增强托里排脓之力。诸药相伍共奏补益气血，托毒外出之功。

38. 黄 耳 伤 寒

黄耳伤寒系指脓耳邪毒壅，扰乱心神或引动肝风所致的病症。临床主要表现为脓耳过程中出现剧烈头痛耳痛，高热呕吐，神志不清，抽搐，项强诸症。

一、热在营血（黄耳伤寒）

热在营血，黄耳伤寒。

主证：耳内流脓日久，突然流脓减少，出现憎寒壮热，头痛如劈，颈项强硬，心烦躁扰，神志尚清，舌红苔黄，脉数。

中医辨证：热在营血，邪毒痈疽。

治法：清营凉血，泄热解毒。

方药：清营汤加味。

水牛角15克　生地黄15克　玄参10克　黄连6克　麦冬10克　栀子10克　竹叶10克　连翘10克　丹皮10克　黄芩10克　生石膏30克　金银花12克

用法：诸药共煎加水900毫升，煎至450毫升去滓，一日三次，空腹服之。

禁忌：一切血、葱、蒜、萝卜、冷水、猪肉、胡荽。

方论：方中（犀角）水牛角、生地黄清营凉血；金银花、连翘、黄连、栀子、竹叶心清热解毒，并透热外出，使入营之邪透出气分而解；热壅血瘀故用牡丹皮、石膏、黄芩活血消瘀散热；热邪伤阴故用麦冬、玄参养阴生津。

二、热入心包（黄耳伤寒）

热入心包，黄耳伤寒。

主证：除热入营血症状外，尚有神志不清，嗜睡或神昏谵语，舌红，苔黄，脉弦数。

中医辨证：热入心包，黄耳伤寒。

治法：清心开窍。

方药：清营汤。

水牛角15克　麦门冬（连心）15克　玄参心10克　连翘心10克　竹叶心10克

用法：诸药共煎加水500毫升，煎至300毫升，一日三次服用（另配安宫牛黄丸，早晚各服一丸）。

禁忌：鲫鱼、葱、蒜。

方论：方中水牛角清热凉血；连翘、竹叶心清热解毒并透热于外，使入营之邪透出气分而解；邪热伤阴故用麦冬、玄参养阴生津。

三、热盛动风（黄耳伤寒）

热盛动风，黄耳伤寒。

主证：除有热在营血见症外，尚有抽搐，项强，甚则角弓反张等症。舌红少苔，脉弦数。

中医辨证：热入营血，邪毒外痈。

治法：清营凉血，熄风解毒。

方药：清营汤加味。

水牛角15克　玄参10克　连翘10克　竹叶心10克　钩藤10克　牡丹皮10克　羚羊角10克　麦冬10克（连心）

用法：诸药共煎加水800毫升，煎至300毫升去滓，一日三次，一次100毫升，空腹服之。

禁忌：鲫鱼、葱、蒜、大枣。

方论：方中水牛角清热凉血，连翘、竹叶心清热解毒，并透热于外，使入营之邪透出气分而解；羚羊角、钩藤平肝熄风；牡丹皮滋阴平肝；邪热伤阴，故用麦门冬、玄参养阴生津。诸药组合共成清营凉血，熄风解毒之功。

四、真阴衰微（黄耳伤寒）

真阴衰微，黄耳伤寒。

主证：身热面赤，手足心热，甚于手足背，口燥舌干，神疲，舌红，脉数。

中医辨证：真阴衰微。

治法：滋阴养液，固摄真阴。

方药：三甲复脉汤。

阿胶（烊化兑服）10 克　干地黄 10 克　麦门冬 10 克　龟版 10 克　白芍药 10 克　鳖甲 10 克　炙甘草 6 克　牡蛎 15 克　火麻仁 10 克

用法：诸药共煎加水 900 毫升，煎至 450 毫升去滓，一日三次，一次 150 毫升，空腹服用。

禁忌：鲫鱼、海菜、猪肉。

方论：方中阿胶、地黄、鳖甲、龟版滋阴养液为君；麦门冬、白芍药、牡蛎平肝滋阴固摄真阴而为臣；炙甘草清热解毒为佐；火麻仁去腑邪热为使。诸药共奏滋阴养液之功。

五、阳气衰微（黄耳伤寒）

阳气衰微，黄耳伤寒。

主证：大汗淋漓，汗出如珠，畏冷倦卧，四肢厥冷，苔白，脉沉迟。

中医辨证：阳气衰微，阴邪过盛。

治法：回阳固脱。

方药：参附汤。

人参 10 克　制附片（先煎一小时）30 克　煅龙骨 30 克　牡蛎 30 克　炙甘草 15 克

用法：附子煎过两小时，水加至 300 毫升，不拘时服之。

禁忌：忌冷饮、寒凉食物。

方论：方中人参甘温大补元气；附子大辛大热温壮元阳。二药相配，共奏回阳固脱之功。《名医方论》说："补后天之气，无如人参；补先天之气，无如附子，此参附汤之所由立也……三药相须，用之得当，则能瞬化气于乌有之乡，顷刻生阳于命门之内，方之最神捷者。

39. 耳　痒

耳内奇痒难忍。多由风湿邪毒，肝经湿热，肝经亏乏而致。

一、风湿邪毒（耳痒）

风湿邪毒耳痒。

主证：耳内奇痒难忍，常摇头搔耳或挖耳，可见耳内胀闷，耳鸣及听力障碍，苔白腻，脉濡。

中医辨证：风湿邪毒，脉行不畅。

治法：祛风渗湿，活血通络。

方药：萆薢渗湿汤加味。

萆薢 10 克　通草 6 克　黄柏 10 克　赤茯苓 10 克　牡丹皮 10 克　泽泻 10 克　滑石 15 克　黄芩 10 克　苍耳子 10 克　薏苡仁 10 克　地肤子 10 克

用法：诸药共煎加水 900 毫升，煎至 450 毫升去滓，一日三次，一次 150 毫升，饭后服之。

禁忌：蒜、胡荽、猪肉。

方论：方中滑石、黄柏、地肤子、萆薢渗湿祛风解毒；赤茯苓、牡丹皮、薏苡仁渗湿通络，通草入经通脉；赤茯苓清湿热利小便引湿邪下泄。苍耳子祛风化湿专治耳目毒邪；地肤子助赤茯苓利湿。诸药相伍共奏祛风渗湿活血通络之功。

二、肝经湿热（耳痒）

肝经湿热耳痒。

主证：耳痒较甚，常伴口苦咽干，心烦易怒。

中医辨证：肝经湿热，耳痒。

治法：清肝经湿热，解郁通窍。

方药：龙胆泻肝汤加味。

龙胆草 15 克　栀子 10 克　黄芩 10 克　木通 10 克　柴胡 10 克　甘草 6 克　车前子 12 克　当归 10 克　菖蒲 6 克　泽泻 10 克　路路通 10 克

用法：诸药共煎加水 800 毫升，煎至 450 毫升，一日三次，一次 150 毫升，空腹服用。

禁忌：猪肉、海菜、湿面、羊肉、饴糖。

方论：方中龙胆草泻肝胆湿热为君；栀子、木通、泽泻、柴胡疏肝胆清热利湿，菖蒲、路路通解郁通窍共为臣；湿热最易伤阴血，故用当归补阴血，泽泻、车前子导湿热下行而解均为佐；甘草调诸药为使，诸药组合共奏清肝经湿热，解郁开窍之功。

三、肾经亏乏（耳痒）

肾经亏乏耳痒。

主证：耳鸣耳聋，头晕目眩，腰膝酸软，可随耳痒同时并见，舌红，脉细数。

中医辨证：肾经亏乏，脉络不充。

治法：滋阴补肾。

方药：知柏地黄汤。

知母 10 克　黄柏 10 克　生地黄 15 克　山药 12 克　牡丹皮 10 克　泽泻 10 克　地肤子 12 克　山萸肉 10 克　茯苓 10 克

用法：诸药共煎加水 800 毫升，煎至 450 毫升，一日三次，一次 150 毫升，空腹服用。

禁忌：一切血、葱、蒜、萝卜。

方论：方中生地黄滋补肾阴益精髓补肾为君；知母、黄柏、山萸肉滋补肝肾敛虚火。干山药能补肝肾又能健脾，牡丹皮滋阴活络为臣；地肤子疏风止痒，泽泻补肾阴为佐；茯苓渗透湿健脾为使。诸药共奏滋阴降火补肾之功。

40. 耳　痛

耳痛多由风热邪毒，肝胆热毒，气血瘀阻而致。其病变在耳之三个部位，即耳廓、外耳道、中耳等部痛疼。

一、风湿邪毒（耳痛）

风湿邪毒耳痛。

主证：耳廓、外耳道、中耳疼痛，舌红，脉数。

中医辨证：风湿邪毒侵袭，脉络阻滞不畅。

治法：清热解毒，疏风散邪。

方药：普济消毒饮化裁。

黄连6克　马勃10克　黄芩10克　连翘10克　板蓝根30克　牛蒡子10克　桔梗6克　僵蚕10克　升麻10克　柴胡10克　薄荷6克（后下）

用法：诸药共煎加水900毫升，煎至450毫升去滓，一日三次，每次150毫升，空腹服之。

禁忌：冷水、猪肉、鳖肉。

方论：本症为风热疫毒所致，但热毒壅盛，本方重用黄连、黄芩清泄上焦之热毒为主；又以芩连用酒炒，令其通行周身，直达病所；牛蒡子、连翘、薄荷、僵蚕气味轻清辛凉宣泄，疏散上焦头目风热为辅；此两组药皆针对病因。热毒得以清解，风热得以疏散。玄参、马勃、板蓝根、桔梗清窍散滞并能增强清热解毒作用，使气血流通邪无藏身之地，有利于肿毒邪热消散透发，协助诸药上达头及耳窍为使。芩、连得升，柴胡之引，直达病所，升柴得芩连苦降又不致于发散太过。此一升一降，一清一散，相反相成，有利于风热疏散，诸药合用共奏清热解毒之功。

二、肝胆热毒（耳痛）

肝胆热毒耳痛。其病变可分为三个部位，即耳廓、外耳道、中耳，痛不可忍。

主证：耳痛剧烈，痛不可忍，皮肤红肿高突，鼓膜红，听力明显减退，舌红，苔黄腻，脉弦数。

中医辨证：肝胆热毒，脉络阻闭。

治法：清肝泻火。

方药：龙胆泻肝汤加味。

龙胆草15克　栀子10克　黄芩10克　甘草6克　生地黄15克　车前子12克　当归10克　泽泻10克　木通6克　赤芍药10克

用法：诸药共煎加水900毫升，煎至450毫升，一日三次，一次150毫升，空腹服用。

禁忌：海菜、苋菜、猪肉、葱、蒜、萝卜、一切血。

方论：方中龙胆草泻肝胆之实火，又能清下焦之湿热为君；黄芩、栀子、柴胡苦寒泻火，车前子、木通、赤芍、泽泻活络清热利湿。使湿热从小便而解均为臣药；肝为藏血之脏，肝经有热最易伤阴血，故佐以生地黄、当归养血益阴；甘草调和诸药为使。配合成方共奏泻肝胆实火，清肝经湿热之功。

三、气血瘀阻（耳痛）

气血瘀阻耳痛。

主证：耳内疼痛抽掣难忍，头晕耳鸣，舌红苔黄，脉弦数。

中医辨证：气血瘀阻，气机不畅。

治法：清肝泄热，活络通窍。

方药：龙胆泻肝汤加味。

龙胆草15克　白芍药12克　栀子10克　黄芩10克　甘草6克　川芎6克　生地黄15克　车前子12克　当归10克　泽泻10克　木通6克

用法：诸药共煎加水800毫升，煎至450毫升，一日三次，一次150毫升，空腹服用。

禁忌：海菜、猪肉、菘菜、葱、蒜、萝卜。

方论：方中龙胆草清肝泄热，川芎活血开窍共为君；栀子、黄芩、柴胡苦寒泻火，车前子、木通、泽泻活络清热利湿，使湿热从小便而解均为臣；肝为藏血之脏，肝经有热最易伤阴血，故佐以当归、生地黄养血益阴；甘草缓急和中为使。配伍成方共奏清肝泻热，活络通窍之功。

41. 耳 衄

耳衄即耳出血。多由肝火上逆，阴虚火旺而致。

一、肝火上逆（耳衄）

肝火上逆耳衄。

主证：血从耳中突然流出，量多，舌红，脉弦数。

中医辨证：肝火上逆，耳衄。

治法：滋阴降火，凉血止血。

方药：犀角地黄汤加味。

水牛角15克　生地黄15克　赤芍12克　牡丹皮12克　龙胆草15克　旱莲草30克

用法：诸药共煎加水600毫升，煎至300毫升去滓，一日三次，一次150毫升，空腹服之。

禁忌：葱、蒜、萝卜、猪肉。

方论：方中犀角清营凉血，清热解毒为君；生地黄清热凉血滋养阴液为臣；芍药和营泄热，丹皮泄血分伏热，散血消瘀，龙胆草泻肝经湿热共为佐；旱莲草凉血止血为使。诸药组合共奏滋阴降火，凉血止血之功。

二、阴虚火旺（耳衄）

阴虚火旺耳衄。

主证：血从耳中缓缓流出，时作时止，量不多，耳部不肿痛，头晕，目眩，心悸耳鸣，腰膝酸软，神疲乏力，舌红苔黄、脉数。

中医辨证：阴虚火旺。

治法：滋阴降火。

方药：知柏地黄汤加味。

知母 10 克　黄柏 10 克　生地黄 15 克　山萸肉 10 克　牡丹皮 10 克　泽泻 10 克　茯苓 10 克　山药 10 克　麦冬 10 克　玄参 10 克

用法：诸药共煎加水 900 毫升，煎至 450 毫升去滓，一日三次，一次 150 毫升，空腹服用。

禁忌：葱、蒜、萝卜、鲫鱼。

方论：方中地黄滋补肾阴益精髓补肾为君；知母、黄柏、山萸肉滋补肝肾敛虚火，干山药能补肝肾又能健脾，茯苓、泽泻滋阴泻火均为臣；玄参治结热生津降火为佐；麦门冬滋阴生津为使，诸药相伍共奏滋阴降火，凉血止血之功。

42. 脓　耳

脓耳，多由风热邪毒侵袭，肝胆火盛，脾虚湿困而致。

一、风热邪毒侵袭（脓耳）

风热邪毒侵袭脓耳。

主证：起病较急，耳内胀痛，堵塞感，耳鸣，听力障碍，舌红苔黄，脉数。

中医辨证：风热侵袭，邪毒痈疽。

治法：疏风清热，解毒消肿。

方药：银翘散加减。

金银花 12 克　连翘 10 克　荆芥穗 10 克　薄荷（后下）6 克　蒲公英 12 克　蔓荆子 10 克　菊花 10 克　赤芍药 10 克　芦根 30 克　甘草 6 克　皂角刺 10 克

用法：诸药共煎加水 900 毫升，煎至 450 毫升去滓，一日三次，一次 150 毫升，空腹服之。

禁忌：海菜、葱、蒜、猪肉、鳖肉。

方论：方中金银花、连翘辛凉轻宣透泄散邪，清热解毒，薄荷辛凉散风清热解毒，荆芥穗辛凉散风透表共为君；菊花、蔓荆子散风清热，皂角刺、蒲公英清热解毒，消肿散结为臣；赤芍药凉血活络，消痈排脓，芦根清热排毒均为佐；甘草调和诸药为使。诸药组合共奏疏风清热，消肿排脓之功。

二、肝胆火盛（脓耳）

肝胆火盛脓耳。

主证：耳痛逐渐加重，如锥刺，痛及脑腮，耳膜溃破后，脓液随之流出，其色黄稠或带血，脓量较多，脓出后耳痛减轻，舌红苔黄，脉弦数。

中医辨证：肝胆火盛。

治法：清泻肝胆之火，解毒消肿排脓。

方药：龙胆泻肝汤加减。

栀子 10 克　龙胆草 15 克　柴胡 10 克　黄芩 10 克　泽泻 10 克　车前子 12 克　生地黄 15 克　金银花 12 克　当归 10 克　蒲公英 15 克　木通 6 克

用法：诸药共煎加水 900 毫升，煎至 450 毫升，一日三次，一次 150 毫升，空腹服用。

禁忌：葱、蒜、萝卜、湿面。

方论：方中龙胆草泻肝胆之火，并能清下焦湿热为君；黄芩、金银花、栀子、柴胡疏泻肝火，木通、泽泻清利湿热，蒲公英清热解毒，排脓消肿散结为臣；肝为藏血之脏，肝经有热则易伤阴血，故以生地黄、当归养血益阴为佐；车前子清利湿热，引热毒下泻为使。热去毒解脓排，病告自愈。

三、脾虚湿困（脓耳）

脾虚湿困脓耳。由于脾虚造成湿盛病。

主证：耳内流脓缠绵日久，脓量多而且清稀，无明显臭味，舌淡苔白，脉沉细。

中医辨证：脾虚湿盛。

治法：健脾渗湿，补托排脓。

方药：托里消毒散加减。

茯苓10克　白芍药10克　党参15克　黄芪15克　白芷10克　皂角刺10克　金银花12克　当归10克　川芎10克　桔梗6克

用法：诸药共煎加水900毫升，煎至450毫升，一日三次，一次150毫升，空腹服用。

禁忌：醋及一切酸、猪肉。

方论：方中黄芪、党参益气健脾为君；当归、川芎、白芍补血行气活血为臣；皂刺散结消痈排脓，金银花清热解毒为佐；川芎行气活络渗湿，茯苓健脾渗湿，桔梗轻清上行助诸药渗湿排脓。诸药共奏健脾渗湿，补托排脓之功。

四、肾元亏损（脓耳）

肾元亏损脓耳。

主证：耳内流脓，日久不愈，时流时止，脓量不多，或污秽成块或如豆渣，且有臭味。

中医辨证：肾元亏损脓耳。

治法：补肾培元，祛湿化浊。

方药：知柏地黄汤加味。

生地黄15克　知母10克　黄柏10克　茯苓10克　丹皮10克　泽泻10克　山药10克　山萸肉10克　木通6克　桔梗6克　夏枯草15克

用法：诸药共煎加水900毫升，煎至450毫升，一日三次服用，空腹服之。

禁忌：葱、蒜、萝卜、一切血、猪肉、醋、胡荽。

方论：方中熟地黄滋补肾阴益精髓为君；知母、黄柏、山萸肉滋补肝肾敛虚火，干山药能补肝肾又能健脾为臣；牡丹皮滋阴活血，泽泻滋阴利水，夏枯草清热散郁共为佐；木通利水清热，桔梗宣通上下均为使。诸药配伍共奏补肾培元，祛湿化浊之功。

43. 耳内长肉（肝经怒火，肾经相火与胃经积火郁结）

耳中长出小肉，形如樱桃或羊奶头者，称为"耳痔"；头大蒂小如蘑菇者为"耳蕈"；如枣核细常窬出耳外，触之疼痛者为"耳挺"。

主证：耳中长出小肉，形如樱桃、羊奶头，如枣核细常窬出耳外。

中医辨证：肝经怒火，胃经积火郁结。

治法：清肝泻火，疏肝解郁。

方药：栀子清肝汤。

栀子10克　川芎6克　白芍10克　牛蒡子10克　当归10克　柴胡10克　甘草6克

石膏 30 克　黄连 6 克　黄芩 10 克

用法：诸药共煎加水 900 毫升，煎至 450 毫升，一日三次，一次 150 毫升，空腹服用。

禁忌：冷水、猪肉、海菜、菘菜。

方论：方中栀子、黄芩苦寒清肝泻火，凉血解毒为君；牛蒡子、柴胡疏肝解郁清热解毒，川芎活络开郁，石膏甘寒清泄胃热，白芍药敛阴平肝均为臣；当归润燥，黄连泻火散痈疽为佐。诸药组合，共奏清肝泻火，疏肝解郁之功。

44. 耳胀耳闭

耳胀耳闭是指耳内胀闷堵塞感为主要症状的耳窍疾病。多由风邪外袭，脾气虚弱而致。

一、风邪外袭（耳胀耳闭）

风热外袭，耳胀耳闭。

主证：耳内突发胀闷堵塞感，微痛，耳鸣如闻风声，舌红，脉浮数。

中医辨证：风邪外袭，络脉阻滞。

治法：疏风清热，散邪通窍。

方药：银翘散加味。

金银花 12 克　连翘 10 克　牛蒡子 10 克　淡豆豉 10 克　荆芥 10 克　芦根 30 克　薄荷（后下）6 克　桔梗 6 克　竹叶 10 克　菖蒲 6 克　辛夷 10 克　甘草 6 克

用法：诸药共煎加水 900 毫升，煎至 450 毫升，一日三次，一次 150 毫升，空腹服之。

禁忌：鳖肉、猪肉、羊血、羊肉、饴糖、萝卜。

方论：方中金银花、连翘辛凉轻宣，透泄散邪，清热解毒为君；薄荷、牛蒡子辛凉散风清热，荆芥穗、淡豆豉辛凉透表解肌散风，菖蒲、辛夷开窍解郁，芦根、竹叶清热除烦为臣；桔梗清热解毒开诸窍为佐；甘草调和诸药为使，诸药组合共成散邪通窍，宣散风热之功。

二、脾气虚弱（耳胀耳闭）

脾气虚弱，耳胀耳闭。

主证：耳内胀闷日久，听力减退，时伴耳鸣，胸脘满闷，舌淡苔薄白，脉缓弱或濡。

中医辨证：脾气虚弱，耳胀耳闭。

治法：益气健脾，祛湿通窍。

方药：参苓白术散加减。

人参 10 克　茯苓 10 克　白术 10 克　薏苡仁 10 克　陈皮 6 克　扁豆 10 克　山药 10 克　炙甘草 6 克　砂仁 3 克　莲肉 10 克　藿香 10 克　佩兰 10 克　菖蒲 6 克

用法：诸药共煎加水 900 毫升，煎至 450 毫升去滓，一日三次，一次 150 毫升，空腹服用。

禁忌：雀肉、青鱼、菘菜、桃李、海菜、猪肉。

方论：方中人参、白术、茯苓、甘草补气健脾；山药、扁豆、莲肉补脾渗湿；砂仁醒脾，菖蒲开窍醒耳，藿香、佩兰助山药、扁豆、莲肉增强健脾渗湿之力；陈皮理气健脾燥湿，桔梗升清宣肺利气用以载诸药上行。诸药合用共成健脾益气，和胃渗湿之功。

三、精气不足（耳胀耳痛）

精气不足，耳胀耳痛。

主证：耳窍闭塞，日久不愈，耳鸣声细或嘈杂，伴头昏目眩，舌红，脉细数。

中医辨证：精气不足，虚热上扰。

治法：滋补肾阴，清泄虚火。

方药：六味地黄汤合通气散。

生地黄15克　牡丹皮10克　茯苓10克　山药12克　泽泻10克　制香附10克　柴胡10克　川芎6克　石菖蒲6克　路路通10克　山萸肉12克

用法：诸药共煎加水900毫升，煎至450毫升，一日三次，一次150毫升，空腹服用。

禁忌：一切血、葱、蒜、萝卜、羊肉、羊血、饴糖。

方论：方中生地黄滋阴补肾，益精髓为君；山萸肉补肾滋肝敛虚火，干山药既可补肾又可健脾共为臣；石菖蒲开窍醒耳活络，阴虚之火旺，故配牡丹皮凉血清热以泻肝肾虚火，路路通、香附活血通经脉疏郁散结共为佐；肾虚水湿不能渗利，故用茯苓、泽泻以利水湿。全方"三补"与"三泻"并用，但以补为主，以泻为辅，故三味"补药"用量偏重，三味"泻药"用重偏轻。本方构思巧妙，配伍精当，清代费伯雄称其为"补方之正鹄"。六味地黄汤合通气散二方配合，共成滋阴补肾、清泄虚火、化滞开窍之效。

四、邪毒留滞（耳胀耳痛）

邪毒留滞耳胀耳闭。

主证：耳窍闭塞日久，听力减退，日趋严重，伴耳鸣，舌有瘀点或暗晦，脉细涩或结代。

中医辨证：邪毒留滞，脉络阻闭。

治法：通阳化瘀。

方药：通窍活血汤合通气散。

桃仁10克　红花6克　老葱5枚　生姜6克　大枣10克　菖蒲6克　制香附12克　柴胡10克　白芷10克　川芎6克

用法：诸药共煎加水900毫升，煎至450毫升，一日三次服用，一次150毫升，空腹服之。

禁忌：羊肉、羊血、饴糖。

方论：方中桃仁、老葱、红花、川芎通阳化瘀为君；柴胡、香附、菖蒲疏肝化滞开窍醒耳为臣；白芷疏风化滞善疗头面滞气为佐；大枣健脾补气助开塞通闭为使。诸药配伍，共奏通阳化瘀、开窍通闭之功。

45. 耳壳流痰（流痰）

耳壳流痰是指发于耳壳，局部肿起而皮色不变，穿刺时有黄色黏液，刺后肿消，不久耳壳又肿起为特征的一种耳壳疾病。

主证：耳壳微胀麻木感，或有痒感，舌淡。

中医辨证：耳壳流痰，刺后肿消。

治法：祛痰散结，疏风通络。

方药：二陈汤加味。

法半夏 12 克　陈皮 6 克　茯苓 10 克　甘草 6 克　竹茹 10 克　胆南星 10 克　菖蒲 10 克
枳实 10 克　僵蚕 10 克　丝瓜络 10 克　柴胡 10 克　当归 10 克　牡丹皮 10 克

用法：诸药共煎加水 900 毫升，煎至 450 毫升，一日三次，一次 150 毫升，空腹服用。

禁忌：海菜、荪菜、猪肉、湿面、羊肉、羊血、饴糖。

方论：痰湿之成，多因饮食生冷，脾胃不和，运化失健，以致湿聚成痰。方中半夏燥湿化痰，和胃止呕，陈皮理气化痰，使气顺痰降，痰由湿生，故以茯苓健脾渗湿，胆星熄风化痰，僵蚕清热化痰，竹茹清热利痰，菖蒲开窍化痰，枳实消积化痰共为君；柴胡疏风活络共为臣；甘草健脾解毒为佐；当归活血行瘀为使。诸药组合，共成化痰散结、疏通经络之功。

46. 耳壳冻疮（冻疮）

耳壳冻疮是指耳壳受暴风严寒侵袭后，耳壳局部痒痛难忍，皮肤变色，甚至溃烂的一种耳科疾病。初起耳壳麻木冷感。

主证：发痒，发胀，耳壳潮热，疼痛，遇热更觉痛痒难忍，甚者变色溃烂，舌淡，脉沉迟。

中医辨证：严寒侵袭，耳壳肿溃。

治法：温通散寒，活血通络。

方药：当归四逆汤。

当归 10 克　桂枝 10 克　白芍药 10 克　大枣 10 克　细辛 3 克　通草 10 克　甘草 6 克

用法：诸药共煎加水 800 毫升，煎至 450 毫升，一日三次，一次 150 毫升，饭后服之。

禁忌：海菜、猪肉、荪菜。

方论：方中当归既能养血，又能和血为君；桂枝温通经脉，以畅血行，芍药益阴和营，二味相配，内疏厥阴，外调和营卫为臣；细辛散表里内外之寒邪，通草入经通脉为佐；甘草、大枣温养脾胃为使。诸药合用，共奏温经通脉、活血通络之功。

二　眼目症治

47. 老年白内障

白内障，现代医学名，中医多称圆翳内障，凡引起黑睛内浑浊、溃陷、瘢痕以及眼内遮视线的障碍物均可称翳（现代医学叫白内障），为老年致盲性眼病。本病特点视力无痛性缓慢下降，渐至失明，瞳神内渐生翳障，常见于 50 岁以上老人，双目可同时发病，亦可先后发病，不适感。眼外轮廓正常，瞳神圆整，展缩如常，当金井内障翳发展成淡白色，但仍能辨别三光。

一、肝肾亏损（老年白内障）

肝肾亏损即肝肾阴虚。肝肾二脏皆具"阴常不足、阳常有余"的特点，极易亏损，一荣俱荣，一损俱损。因而临床上共存而使虚阳外浮。主要表现视物昏朦、头晕耳鸣、五心烦热等。

主证：头晕耳鸣，腰酸腿软，视物昏朦，五心烦热，失眠多梦，舌质红少津，脉弦数。

中医辨证：肝肾亏损，视物昏朦。

治法：滋肾养肝。

方药：杞菊地黄汤。

枸杞子 9 克　菊花 9 克　熟地黄 12 克　山茱萸 12 克　山药 12 克　牡丹皮 10 克　茯苓 10 克　泽泻 10 克

用法：诸药共煎加水 800 毫升，煎至 300 毫升分三次，每次服 100 毫升，微温空腹服用。

禁忌：一切醋、一切血、葱、蒜、萝卜、猪肉。

方论：本方主治症均属肝肾阴虚，治当滋补肝肾之阴。熟地黄补肾阴、益精髓，枸杞子味甘性平能益肝补肾、养血明目均为君；山萸肉补肝肾、敛虚火，干山药既可补肾，又可健脾共为臣；阴虚则火旺，故配丹皮凉血清热，用味苦辛性寒菊花清热解毒凉血清头明目，以泻肝肾虚火；肾虚则水湿不能渗利，故用茯苓、泽泻以利水湿。全方"四补"与"四泻"并用，以"补"为主，以"泻"为辅，故四味"补药"用量偏重，四味"泻药"用量偏轻。本方构思巧妙，配伍精当，故清代费伯雄称其为"补方之正鹄"。

二、脾气虚弱（老年白内障）

脾气虚弱，指脾的运化功能减退。主要表现为食欲不振、腹胀，伴有眩晕、倦怠无力、面色萎黄、消瘦、腹泻、消化不良、视物昏花等。

主证：少气懒言，肌肉消瘦，四肢倦怠，食后腹胀，舌淡苔薄白，脉缓弱或濡。

中医辨证：脾虚不运，视物昏花。

治法：益气健脾、补中升阳。

方药：补中益气汤。

黄芪 15 克　甘草 15 克　人参 9 克　当归 9 克　橘皮 9 克　升麻 9 克　柴胡 9 克　白术 9 克　薏苡仁 10 克　扁豆 9 克

用法：诸药共煎加水 800 毫升，煎至 300 毫升去滓，每服 100 毫升，分三次服用，饭后一小时服用。

禁忌：海菜、菘菜、萝卜、醋、雀肉、青鱼、诸果。

方药：方中黄芪补中益气，升阳固表为君；人参、白术、甘草甘温益气，补益脾胃为臣；橘皮补气，当归补血和营，薏苡仁、扁豆、茯苓调脾补虚为佐；升麻、柴胡协同参、芪升举清阳为使。综合全方一则补气健脾，使后天生化有源，脾胃气虚诸症自可痊愈；一则升提中气，恢复中焦升降之功能。

三、肝热上扰（老年白内障）

肝热上扰，由肝气郁结、化火上逆，多与情志因素有关，如情志不舒、恼怒等。主要表现为目赤红肿，口苦咽干，面热头胀，急躁易怒，夜卧不安，甚至狂躁，目涩头痛，目眵泪干燥。

主证：目涩昏花，头晕头痛，口苦咽干，面热头胀，夜卧不安，舌红，苔黄，脉弦数。

中医辨证：肝热上扰，目涩昏花。

治法：清热平肝。

方药：石决明散加味。

石决明 15 克　枸杞子 10 克　荆芥 6 克　晚桑叶 10 克　谷精草 10 克　粉甘草 6 克　蔓荆子 10 克　蛇蜕 10 克　栀子 9 克　木贼 10 克　苍术 10 克　白菊花 10 克

用法：诸药共煎加水 800 毫升，煎至 300 毫升去滓，每日三次，每次服 100 毫升，用清茶调服。

禁忌：海菜、猪肉、葱、蒜、雀肉、桃李、菘菜。

方论：方中石决明味咸性平，能平肝潜阳，明目清热为君；桑叶、栀子、菊花清热养血明目为臣；蔓荆子、蛇蜕、荆芥疏风清热和络祛障明目为佐；枸杞子滋补肝肾，木贼草清翳明目，苍术开闭散瘀，粉甘草调和诸药，兼补气虚，诸药共奏平肝清热之功。

四、脾胃湿热伤阴（老年白内障）

脾胃湿热，中焦气机失畅所致老年白内障。

主证：目涩昏花，伴有烦热口臭，大便不畅，舌红，苔腻，脉濡数。

中医辨证：脾胃湿热，中焦气机失畅。

治法：滋阴清热，行气利湿。

方药：甘露饮加减。

天门冬 10 克　麦门冬 10 克　枯黄芩 10 克　茵陈 10 克　枳实 10 克　生地黄 10 克　熟地黄 10 克　甘草 6 克　枇杷叶 10 克　川贝 10 克　石斛 10 克

用法：诸药共煎加水 600 毫升，煎至 300 毫升去滓，分三次服用，一次服 100 毫升。

禁忌：鲤鱼、鲫鱼、海菜、菘菜、猪肉。

方论：本方中茵陈味苦性微寒，清热利湿、清肝利胆为君；天门冬、麦门冬滋阴凉血、生血养肝阴，生熟地黄凉血滋阴补血，黄芩清肝胆热，枇杷叶润燥解渴、和胃，川贝母滋阴清热，石斛味甘淡微咸性寒滋阴益胃生津共为臣；枳实行气消积为佐；甘草调和诸药为使，全方共奏滋阴清热、行气散翳之功。

48. 惊震内障

眼及头部挫伤或眼部被锐器伤，损及睛球而变混浊者，称惊震内障。

一、震伤轻型（惊震内障）

挫伤眼部及头部较轻而致惊震内障。

主证：气轮瘀赤，瞳神略大，尚能展缩，视力稍昏，头目痛疼，舌和，脉紧涩。

中医辨证：震伤内障，脉络瘀滞。

治法：养血活血，除风益损。

方药：除风益损汤。

防风 10 克　山药 12 克　当归 12 克　川芎 6 克　前胡 10 克　赤芍 10 克　熟地黄 10 克 牡丹皮 10 克　茯苓 10 克

用法：诸药共煎加水 600 毫升，煎至 300 毫升，每次服 100 毫升，分三次服用。食后服用最佳。

禁忌：醋、葱、蒜、萝卜、一切血、一切酸。

方论：方中熟地黄补肾水为君；当归、白芍补血为臣；川芎、赤芍活血祛瘀为佐；藁本、防风、前胡祛风通络，茯苓补虚损共为使。配合成方共奏养血祛风、活血通络之功。

二、撞击重型（惊震内伤）

头部、眼部撞击较重、胞睑肿痛，抱轮红赤，睛珠混浊，头痛目痛，羞明流泪。

主证：胞睑肿痛，抱轮红赤，凝脂翳起，眼珠混浊，黄液上冲，羞明流泪，舌质红，脉数。

中医辨证：惊震内障。

治法：清热解毒，凉血活血。

方药：退热散加味。

山栀 10 克　黄芩 10 克　牡丹皮 10 克　黄连 6 克　杭白芍 10 克　当归尾 10 克　黄柏 10 克　木通 6 克　甘草 6 克　生地黄 10 克

用法：诸药共煎加水 800 毫升，煎至 300 毫升，每次服 100 毫升，食后一小时服用。

禁忌：胡荽、蒜、冷水、猪肉、萝卜。

方论：方中山栀、黄芩、黄连、黄柏清热解毒、清上焦中焦热毒，杭白芍、牡丹皮、生地黄滋阴凉血和血散瘀止痛，当归尾、木通滋润养血、利水消肿，甘草调和诸药利水消肿，全方配伍共奏清热解毒、凉血活血补血消肿之功。

三、血络伤损（惊震内伤）

由于外伤、撞击挫伤，胞睑瘀紫，白睛瘀血，色似胭脂，视力昏暗，头痛眼肿等。

主证：胞睑瘀紫，白睛瘀血，色似胭脂，视力昏暗，舌红，口干，头晕，头痛，脉数弦。

中医辨证：撞击挫伤，血络伤损。

治法：清肝泻热，和血凉血。

方药：蒲黄散合犀角地黄汤（犀角用水牛角代之）。

生蒲黄 10 克　牡丹皮 10 克　白芍药 10 克　旱莲草 15 克　白茅根 10 克　水牛角 15 克　郁金 6 克　荆芥炭 6 克　半夏 9 克　仙鹤草 15 克　夏枯草 15 克　生地黄 15 克

用法：诸药共煎加水 800 毫升，煎至 400 毫升，每日三次，饭后一小时服用。

禁忌：羊肉、羊血、饴糖、葱、蒜、萝卜。

方论：方中蒲黄活血祛瘀，水牛角清营凉血、清热解毒为君；生地清热凉血、滋养阴液，半夏、芍药、丹皮和营泻热、凉血散瘀共为臣；旱莲草、白茅根、仙鹤草、夏枯草凉血止血均为使；郁金、荆芥炭散瘀通络止补双取共为使。诸药合成方清热凉血，止血补血。血补、瘀散，热清、毒解，诸症皆消。

49. 神祟眼痛

神祟眼痛，眼部无形症而痛疼。因疼痛呈阵发闪电样剧痛，时间不定，古人喻其如神邪使然，故名神祟眼痛。

一、阳气偏盛（神祟眼痛）

眼部无形症而痛，因痛疼为阵发性，闪电样剧痛，时间不定，如神灵所作。

主证：阵发性痛疼，闪电样剧痛，眼部无形症而痛，脉数弦，舌质红干等。

中医辨证：阳气偏盛，闪电样剧痛。

治法：宣泄阳邪，通络止痛。

方药：川芎散加减。

白附子 5 克　川芎 6 克　地骨皮 10 克　生石膏 15 克　羌活 10 克　甘草 6 克　薄荷（后下）6 克

用法：薄荷后下，余药共煎加水 800 毫升，煎至 300 毫升，分三次微温服用。

禁忌：鳖肉、海菜、菘菜、猪肉。

方论：方中川芎通络行气补血散瘀，白附子祛风通络止痛（而偏于头面上部者尤佳），羌活祛风通络、散瘀止痛，生石膏清热滋阴，薄荷消风清热，地骨皮退邪热、止血，甘草调和诸药，全方共奏宣泄阳邪，通络散瘀之功。

二、阴血不足（神祟眼痛）

阴血不足，指体内血分不足，表现为面色苍白，头晕眼花，消瘦，心慌，多因脏腑虚损或失血较多而致。

主证：面色无华，心慌气短，消瘦，头晕眼花，痛如锥刺，午后至夜晚痛剧，外无赤肿，舌质淡苔白，脉细弱。

中医辨证：血分不足，神祟眼痛。

治法：养血止血。

方药：当归补血汤加减。

当归 10 克　鸡血藤 15 克　天冬 10 克　熟地黄 10 克　牛膝 10 克　杭白芍 10 克　防风 10 克　炙甘草 6 克　白术 10 克　桑寄生 15 克　川芎 6 克

用法：诸药共煎加水 800 毫升，煎至 300 毫升，分三次服用，每次服 100 毫升，一日三次。

禁忌：一切血、葱、蒜、萝卜、猪肉、海菜、菘菜、雀肉、桃李、青鱼。

方论：本方主要是治疗营血亏虚、血行不畅的常用方剂。方中当归补血养血，熟地黄滋阴补血，白芍药养血柔肝和营为君；川芎活血行气，鸡血藤、防风活血通络、祛上焦风邪为臣药；桑寄生养血润筋祛风通络，牛膝通脉活络散瘀，麦门冬滋阴润筋除烦共为佐药；白术健脾使生血有源，甘草调和诸药兼补气为使。诸药合成方共奏养血补血、散瘀之功。瘀去、血补、肿消、痛止、诸症皆消。

三、风邪中络（神崇眼痛）

中络，中风症候类型之一，为中风中之最轻者。主要表现为口眼颜面痛无定处，忽来忽往，外无赤肿。

主证：疼痛走窜，呈阵发闪电样剧痛，忽来忽往，外无赤肿，脉迟缓。

中医辨证：风邪中络，痛疼走窜。

治法：祛风通络，行气止痛。

方药：钩藤饮子。

钩藤15克　防风9克　人参10克　白僵蚕（炒）9克　天麻9克　麻黄（去节）9克　蝎尾9克　炙甘草5克　川芎5克

用法：诸药共煎加水800毫升，煎至400毫升，分三次服用，饭后一小时服用。

禁忌：服药期间，忌食猪肉、苁菜、海菜。

方论：方中钩藤甘微苦寒入肝心包经主平肝熄风、清热定惊，天麻辛平入肝熄风定惊，僵蚕祛风清热镇惊化痰共为君；人参润肺宁心益气调脾，川芎行气活络祛风止痛均为佐；麻黄辛温通络，防风通络祛风止痛，甘草补气调和诸药，全方合用，风熄络通，惊镇气益，诸症自消。

50. 眉棱骨痛

眉棱骨痛和眼眶痛的病症，称为眉棱骨痛。多由风热外干、痰湿内郁所致。常与阳明头痛、少阳头痛合并存在。

一、风热上乘（眉棱骨痛）

风热上乘，由于风和热相结合上乘眼面眉棱骨而致。

主证：眉棱骨及眼眶痛疼，头部胀痛，痛疼游走性，舌质红，苔薄黄，脉浮数。

中医辨证：风热上乘，经络阻闭。

治法：祛风清热，通络止痛。

方药：祛风上清散加减。

酒黄芩6克　白芷6克　羌活9克　防风9克　川芎9克　荆芥9克　桃仁（捣）6克

用法：诸药共煎加水800毫升，煎至300毫升，每次服100毫升，一日三次，饭后服用。

禁忌：油腻、猪犬肉。

方论：方中黄芩清上焦风热；羌活、防风、柴胡、荆芥疏风邪散头目滞气，解痛疼均为君药；白芷辛温散风解表镇痛，川芎祛风湿行气止痛共为臣药；桃仁行瘀活血为佐；甘草调和诸药为使，全方共奏清热祛风通络止痛之功。

二、风痰上扰（眉棱骨痛）

风痰上扰，由风和痰相结合而致的病症。主要表现目闭不欲开、昼静夜剧等。

主证：眉棱骨痛，目闭不能开，头目眩晕，昼静夜剧，舌苔白腻，脉数滑而浮。

中医辨证：风痰上扰，昼静夜剧。

治法：祛风化痰，通络止痛。

方药：防风羌活汤。

半夏 10 克　防风 10 克　羌活 10 克　黄芩 10 克　白术 10 克　胆南星 10 克　炙甘草 6 克　川芎 6 克　北细辛 3 克

用法：诸药共煎加水 600 毫升，煎至 300 毫升，一日三次，每次服 100 毫升，饭后服用。

禁忌：海菜、猪肉、菘菜、雀肉、青鱼、诸果。

方论：方中防风、羌活搜风发表、化痰止痛为君药；半夏、胆南星化痰和胃燥湿、通络解郁为臣药；川芎祛风去湿行气止痛，白术健脾渗湿均为佐药；细辛和络止痛，甘草调和诸药。诸药合成方祛风通络，化痰行气止痛，诸症自解。

三、肝火上炎（眉棱骨痛）

肝火上炎，指肝气郁结，化火上逆而引起的头晕、头痛、眉棱骨痛、耳聋、急躁易怒、面红目赤、胁肋痛疼、口苦、咽干、吐血衄血、大便燥结、苔黄、脉弦等。

主证：头痛，头晕，眉棱骨痛，面红目赤，胁肋痛疼，大便燥结，苔黄，脉弦等症候。

中医辨证：肝气郁结，化火上逆。

治法：清肝泻火，消郁止痛。

方药：龙胆泻肝汤加减。

龙胆草 10 克　生地黄 10 克　车前子 10 克　柴胡 10 克　泽泻 10 克　乳香 5 克　没药 5 克　山栀子 10 克　黄芩 10 克　丝瓜络 10 克　全蝎 3 枚　白芷 10 克　桃仁 6 克　当归 10 克　生甘草 6 克

用法：全方共煎（车前子不另包）加水 800 毫升，煎至 100 毫升，分三次服用，空腹服用。

禁忌：葱、蒜、萝卜、海菜、猪肉。

方论：方中龙胆草善泻肝胆之实火，并能清下焦之湿热为君；黄芩、栀子、柴胡苦寒泻火，车前子、木通、泽泻清利肝胆湿热，使湿从小便而解均为臣药；丝瓜络清热活络，全蝎活络行气止痛，白芷治眉棱骨有专功，少量桃仁有活血通脉之效。肝为藏血之脏，肝经有热则易伤阴血，故佐以生地黄、当归养血益阴，乳香、没药活血通络，消瘀止痛共为使。全方共奏泻肝胆实火、清肝胆湿热之功。

四、肝血不足（眉棱骨痛）

肝血不足，指体内血分不足，表现为面色苍白、头晕眼花、消瘦、闭经、心悸心慌、气短、无力，多因久病脏腑虚损或失血过多引起。

主证：眉骨目珠酸痛，不能久视，舌淡苔白，脉弦等。

中医辨证：肝血亏虚、血不能上达。

治法：滋补肝血。

方药：四物汤加味。

当归 9 克　川芎 6 克　熟地 9 克　白芍 9 克　五味子 6 克　柴胡 6 克　茺蔚子 9 克　牛膝 9 克

用法：诸药共煎加水 800 毫升，煎至 300 毫升，分三次服用，每次服 100 毫升，饭后服用。

禁忌：葱、蒜、萝卜、一切血。

方论：本方是治疗营血亏虚、血行不畅的常用方剂。方中当归补血养肝、和血补血为君；熟地黄、杭白芍滋阴补血、养血柔肝和营为臣；柴胡疏肝解郁，五味子滋补肝肾，茺蔚子疏风清热、养肝益心共为佐；牛膝滋肝补肾散郁止痛为使；诸药合成方补而不滞、滋而不腻、养血补血而营血调和。

51. 外伤失血眼病（目暗不明）

外伤失血眼病，由于外伤失血过多、血分不足而致。表现为面色苍白、头晕眼花、乏力、气短等。

主证：面色发白，目暗不明，心悸汗出，口唇淡白少华，舌质淡，脉细。

中医辨证：外伤失血过多，目暗不明。

治法：补血固脱。

方药：当归补血汤加人参。

当归 9 克　人参 9 克　白术 9 克　熟地黄 9 克　生地黄 9 克　川芎 6 克　天门冬 9 克　杭白芍 9 克　炙甘草 6 克　牛膝 9 克　防风 9 克

用法：诸药共煎加水 800 毫升，煎至 450 毫升，一日三次，每次服用 150 毫升，饭后服用。

禁忌：鲤鱼、葱、蒜、萝卜、雀肉、青鱼、诸果。

方论：方中当归甘辛苦温养血和营，人参补气生血，熟地黄、生地黄补血养血共为君；白芍、川芎养血柔肝补血，牛膝活血通络补肝肾共为臣；白术健脾使生血有源，防风活血通络共为佐；甘草调和诸药，天门冬滋阴润燥为使。方中重用人参补脾肺之气以资生血之源，配以当归养血和营，则阳生阴长、气旺血生，诸症皆愈。

52. 目睛瞤动

目睛瞤动，目珠不自主地向左右或上下有节律地不停颤动或旋转的眼病。

一、风邪中络（目睛瞤动）

目珠不自主地向左右或上下有节律的不停颤动或旋转的眼病，称为目睛瞤动。多因风邪中络而致。

主证：目睛不由自主向左右或上下有节律颤动或旋转，多发病较急，目珠转动其方向不一，目珠不能定于中央，舌淡苔白，脉弦细。

中医辨证：风邪中络、目睛瞤动。

治法：疏风散邪，活血通络。

方药：钩藤饮子加减。

钩藤（后下）9克　川芎6克　防风9克　全蝎2枚　菊花9克　天麻9克　麻黄（先煎去浮沫）6克　党参15克　炙甘草6克　黄连3克　白僵蚕9克

用法：先煎麻黄去浮沫后，煎汤加至600毫升，煎至300毫升，一日三次，每次服用100毫升，饭后服用。

禁忌：冷水、猪肉、海菜、萝卜。

方论：方中钩藤甘微苦寒入肝、心包，平肝清热、熄风定惊，天麻辛平，熄风镇痉，全蝎甘辛入肝熄风定惊，僵蚕祛风清热，党参润肺宁心、健脾助胃，川芎行气活络、祛风止痛，麻黄辛温通络，防风疏风止痛，甘草调和诸药，诸药共奏疏风散邪、活血通络之功。

二、肝虚血少（目睛瞤动）

肝虚血少，指体内血分不足，表现为面色㿠白，头晕眼花，心慌乏力。肝藏血，血属阴，故肝血虚可出现一系列肝阴虚的情况，如虚烦失眠、眼睛干涩、肢体麻木等。

主证：眼症如上，常伴面色无华，头晕耳鸣，眼睛干涩，肢体麻木，爪甲不荣，舌淡，脉弦细。

中医辨证：肝虚血少，血虚生风。

治法：养血平肝，镇肝熄风。

方药：镇肝熄风汤加味。

怀牛膝9克　生赭石（轧）15克　玄参9克　麦芽9克　天门冬9克　生龟版9克　生龙骨9克　生牡蛎15克　茵陈12克　生杭芍9克　川楝子9克

用法：诸药共煎加水600毫升，煎至300毫升分三次服用，每次服100毫升，饭后服用。

禁忌：猪肉、葱、蒜、萝卜。

方论：方中代赭石苦寒入肝经能镇气逆养阴血，龙骨入肝胆心肾、潜阳镇惊安神，牡蛎镇惊安神、益阴潜阳，杭白芍养血平肝柔肝止痛，龟版滋阴养血、益气安神共为君药；天门冬清心安神滋阴润燥，麦冬调胃宽中和肝，茵陈清肝利胆，川楝子清肝火除湿热均为臣药；牛膝滋补肝肾、活血化瘀为佐药；玄参滋阴清热养阴生津为使。诸药合成方共奏养血补血、镇肝熄风之功。

三、禀赋不足（目睛瞤动）

禀赋不足，由父母遗传而来的生命本元，肾为先天之本。即由先天不足后天水谷不充而致，禀赋不足、目睛瞤动，眼症如上。

主证：眼症如上，常伴有面色㿠白或萎黄，精神不振，少气懒言，倦怠乏力，本病多见小儿，舌淡，脉细。

中医辨证：禀赋不足，目睛瞤动。

治法：益气升阳，聪耳明目。

方药：益气聪明汤加减。

人参10克　蔓荆子10克　杭白芍10克　葛根10克　升麻6克　黄柏10克　炙甘草6克　黄芪15克

用法：诸药共煎加水600毫升，煎至300毫升，一日三次，每次100毫升服用，食后服用。

禁忌：白萝卜、猪犬肉、海菜。

方论：方中人参甘平，大补元气、补五脏、除邪气、补肝肾、健脾胃为君；杭白芍、葛根平肝和络，黄芪助人参补气之力兼调脾胃，蔓荆子散风清热，升麻祛风和络，引诸药直达病所共为臣；黄柏清下焦湿热为佐；炙甘草调诸药兼补气，合成方共奏健脾益气、补肝肾之功。

53. 偏　视

风牵偏视，黑睛突然偏斜，转动受限为主症的眼病，称为风牵偏视，又称神珠将反。多因卫外失固、肝血不足、脾虚湿盛、肝阳化风、气滞血瘀等而致病。

一、卫外失固（偏视）

卫外失固风牵偏视，黑睛突然偏斜，转动受限为主症的眼病。

主证：神珠将反，斜视，眼睛转动受限，脉浮，舌质淡。

中医辨证：外受风寒，卫气失固，脉络阻闭。

治法：辛温发散，扶正祛邪。

方药：小续命汤。

人参 10 克　黄芩 10 克　桂心 6 克　川芎 10 克　白芍 10 克　防风 10 克　生姜 6 克　杏仁 10 克　制附片 10 克　甘草 6 克

用法：诸药共煎加水 800 毫升，煎至 300 毫升，分一日三次服用，每服 100 毫升，食后服用。

禁忌：海菜、猪肉、菘菜。

方论：风从外来，宜从外散。风邪挟寒，宜用辛温。正气不足，又当助阳、益气、和血。故本方以辛温发散及助阳益气合成方。方中防风、杏仁、生姜辛温发散、祛风通络，使腠理开则经络之邪得以解散。又以人参、附子、桂心益气助阳，白芍、川芎养血和血，使正气复则邪气去。风邪外壅、里气不宣，每易郁而生热，故取黄芩之苦寒以祛表热，共为佐。甘草调和诸药，合成方共奏辛温发散、扶正祛风之功。

二、肝血不足（偏视）

肝血虚，指肝脏所藏的血量不足引起的症候，又称肝血不足。主要表现面色萎黄、头晕心悸等。

主证：眼症同前。面色无华，平素头晕头痛，耳鸣，起痛恶寒发热表症，舌质淡，脉浮。

中医辨证：肝血不足，机能障碍。

治法：养血祛风。

方药：养血当归地黄汤。

当归 19 克　生地黄 19 克　白芍药 10 克　川芎 6 克　藁本 9 克　防风 9 克　白芷 20 克　细辛 6 克

用法：诸药共煎加水 600 毫升，煎至 300 毫升去滓，一日三次分服。一次 100 毫升，饭后 1 小时服用。

禁忌：一切血、葱、蒜、萝卜、饴糖。

方论：方中当归、熟地、杭白芍、川芎四味补血养血生血为君；防风、藁本行血和络祛风为臣；白芷辛温和络散郁祛风为佐；细辛辛温通络开窍为使。合成方共奏养血祛风通络之功。

三、脾虚湿盛（偏视）

脾虚湿盛，由脾虚而导致的湿盛病。脾善燥恶湿，脾虚湿盛水湿停聚，经络阻闭，气机不畅而致病。

主证：眼症同前。患者平素食少纳呆，泛吐痰涎，舌质淡，苔腻，脉濡细。

中医辨证：脾湿内盛，气机失畅。

治法：祛湿健脾，祛风豁痰。

方药：正容散加减。

羌活 10 克　白附子 12 克　防风 10 克　秦艽 10 克　胆星 10 克　白僵蚕 12 克　半夏 10 克　木瓜 10 克　甘草 6 克　茯神 12 克

用法：诸药共煎加水 800 毫升，煎至 450 毫升去滓，一日三次服用，每次 150 毫升，饭后服用。

禁忌：羊肉、羊血、饴糖、海菜、猪肉。

方论：方中防风、羌活、秦艽、半夏祛湿健脾化痰通络均为君药；胆星、白僵蚕、白附子燥湿通络，治痰热蒙窍惊风抽搐、化痰开窍共为臣；木瓜活血润筋，茯神解惊祛风通络均为佐；甘草和诸药，合成方共奏祛湿健脾、驱风豁痰之效。

四、肝阳化风

黑睛猝然偏斜不动，患者素有头晕耳鸣、失眠多梦。

主证：眼症同前。黑睛猝然偏视不动，患者有头晕，耳鸣，失眠多梦，舌质红，苔薄黄，脉弦数。

中医辨证：肝阳化风，偏视睛珠不动。

治法：平肝潜阳，熄风化痰。

方药：天麻钩藤饮加减。

天麻 9 克　钩藤（后下）12 克　生石决明（先煎）18 克　山栀 9 克　黄芩 9 克　川牛膝 12 克　杜仲 9 克　益母草 9 克　桑寄生 9 克　夜交藤 9 克　朱茯神 9 克　胆南星 10 克　全蝎 2 枚　川贝母 10 克

用法：诸药共煎加水 900 毫升，煎至 450 毫升，一日三次，每次服用 150 毫升，空腹服用。

禁忌：牛肉、生葱、滑腻食物。

方论：方中天麻、钩藤、石决明、全蝎、僵蚕平肝熄风、清热化痰为君；栀子、黄芩、贝母清肝火去痰热，杜仲、牛膝补肝肾、强筋骨均为臣；夜交藤镇惊安神，桑寄生滋肝补肾，茯神健脾益心养肝。诸药合用成方共奏平肝清热、潜阳熄风之功。

五、气虚血滞（偏视）

气虚血滞偏视，患者有中风病史，后遗黑睛偏斜，转动受限，半身不遂，肢体麻木，舌质淡等症。

主证：黑睛偏斜，转动受限，口眼歪斜，肢体麻木不仁，舌质淡或有紫斑，脉涩等。

中医辨证：气虚血滞，眼睛偏斜。

治法：益气活血，化瘀通络。

方药：补阳还五汤加减。

当归尾 10 克　川芎 6 克　赤芍 10 克　白附子 5 克　全蝎 2 枚　桃仁 6 克　红花 6 克 黄芪 15 克　熟地黄 10 克

用法：诸药共煎加水 800 毫升，煎至 300 毫升，一日三次，每次 100 毫升，饭后一小时 服用或饭前一小时服用。

禁忌：中风正气未虚或阴虚阳亢、风火痰湿等余邪未尽均忌服。

方论：本方重用黄芪大补元气，归尾、川芎、赤芍、桃仁、红花活血化瘀，全蝎、白附 子通行经络，熟地黄滋补肝肾。诸药合用，使气旺血行，瘀祛络通，诸症自可渐愈。

六、外伤瘀滞（偏视）

有外伤史。外伤后猝然偏视，转动受限，伴有视一为二。

主证：外伤猝然偏视，转动受限，视一为二，舌暗，苔白，脉细涩。

中医辨证：外伤络脉瘀阻、气机不畅偏视。

治法：行气活血，化瘀通络。

方药：桃红四物汤加减。

桃仁 6 克　红花 6 克　当归 10 克　赤芍药 10 克　川芎 6 克　生地黄 10 克　秦艽 10 克 胆南星 10 克　白附子 5 克　白僵蚕 10 克

用法：诸药共煎加水 800 毫升，煎至 300 毫升，一日三次，每次 100 毫升，饭后一小时 服用。

禁忌：一切血、葱、蒜、萝卜。

方论：方中桃仁、红花破血活血通络为君；当归、赤芍舒筋活血为臣；川芎、生地补血 活络，秦艽活络消瘀，白附子、白僵蚕活络祛风，治面部郁闭口眼歪斜，诸药合用成方共奏 活血行气、化瘀通络之功。

54. 眼睛突肿

眼睛突出，多由风火上攻、热毒壅盛而致。症见眼珠胀痛，迅速高起，转动失灵的一种 眼病。

一、风火上攻（眼睛突肿）

风火上攻，风邪与火邪相结合上乘而致眼睛肿胀。

主证：眼睛胀痛，迅速高起，转动失灵，舌红苔白，脉浮弦。

中医辨证：风火上攻，眼睛突出。

治法：疏风散邪，清热解毒。

方药：普济消毒饮。

黄芩 6 克　黄连 6 克　橘皮 6 克　甘草 6 克　玄参 8 克　柴胡 6 克　连翘 8 克　桔梗 6 克　板蓝根 6 克　马勃 8 克　牛蒡子 8 克　薄荷 8 克　僵蚕 6 克　升麻 6 克

用法：诸药共煎加水 800 毫升，煎至 300 毫升，一日三次，每服 100 毫升，饭后一小时 服用。

禁忌：冷水、猪肉、海菜、菘菜、鳖肉。

方论：本方中黄芩、黄连、连翘、玄参泻心肺之热为君；人参、橘皮负荷其正，驱逐其邪为臣；升麻、柴胡升少阳、阳明之正气，桔梗、甘草引诸药下行为佐；僵蚕消风散结，板蓝根解天行热毒，马勃、牛蒡子、薄荷消头面毒肿，使药五味，为诸药驱使于上焦，以成消散之功。

二、热毒壅盛（眼睛突肿）

热毒壅盛，眼睛胀盛，目赤更甚，伴有便秘口臭。

主证：眼症同前，目肿更甚，伴有口臭便秘，舌红苔薄黄，脉浮弦。

中医辨证：热毒壅盛，眼睛突肿。

治法：清热解毒，疏风散邪。

方药：普济消毒饮。

黄芩（酒炒）10克　黄连（酒炒）6克　橘皮6克　生甘草10克　玄参12克　柴胡6克　连翘10克　桔梗6克　板蓝根6克　马勃8克　牛蒡子12克　薄荷10克　僵蚕6克　升麻15克

用法：诸药共煎加水800毫升，煎至300毫升，一日三次，每服100毫升，饭后服用。

禁忌：海菜、猪肉、鳖肉、蒜、葱。

方论：本症为风热疫毒所致，但热毒壅盛，本方重用黄连、黄芩，清泄上焦之热毒为主；又以芩、连用酒炒，令其通行周身、直达病所；牛蒡子、连翘、薄荷、僵蚕气味轻清、辛凉宣泄，疏散上焦头目风热为辅；此两组药皆针对病因，热毒得以清解，风热得以疏散。玄参、马勃、板蓝根、桔梗、甘草以清利咽喉，并增强清热解毒作用，陈皮理气而疏通壅滞，使气血流通则邪无藏身之地，有利于肿毒消散，以此为佐；升麻、柴胡升阳散火，疏散风热，使郁热疫毒消散透发，协助诸药上达头面为使。芩、连得升，由柴胡之引，直达病所，升、柴有芩、连苦降又不致于发散太过。此一升一降、一清一散，相反相成，有利于风热疏散。诸药合用，共奏清热解毒、疏风散邪之功。

注：大便秘加大黄，从其实而泻之，为釜底抽薪之法。

55. 双目视花（精神俱衰）

双目视花，人至中年以后，肝肾精气自然衰减，或兼脾虚气弱、精气皆衰，则目无养，目筋无力，光花不敛而致本症。

主证：目筋无力，光华不明，远视如常，近视模糊，舌质红，脉细数。

中医辨证：肝肾虚弱，精气俱衰。

治法：滋补肝虚，益气养血。

方药：杞菊地黄汤加味。

川芎6克　熟地黄10克　人参10克　杭菊花10克　牡丹皮10克　茯苓10克　泽泻10克　杭白芍10克　当归10克　山萸肉10克　白术10克　山药10克

用法：上药共煎加水800毫升，煎至300毫升，一日三次服用，每次100毫升，饭后服用。

禁忌：醋、胡荽、雀肉、诸果、青鱼。

方论：方中熟地黄味甘微苦性温，能滋阴补肾、补血，枸杞子味性平能益肝补肾、益精髓为君；山萸肉补肝肾敛虚火，干山药既能补肾又能健脾合人参、白术使生血有源，当归、川芎、白芍既能补血又能生血，牡丹皮凉血滋阴交通血脉，茯苓、泽泻渗利水湿，菊花清眼明目，全方"三补"与"三泻"并用，但以补为主，以泻为辅，本方构思巧妙，配伍精当。诸药合用共奏补肝血、滋肝肾、补精髓之功。

56. 暴　盲

暴盲，单眼或双眼视力迅速下降或骤然丧失视力，从外端好如常。多因热盛血瘀、气血瘀阻等而致。

一、气血瘀阻（暴盲）

气血瘀滞多因郁怒伤肝、气滞血涩、平素体虚忧思伤脾、饮食不节，致以气血瘀阻而致。

主证：眼外观端好如常，单侧或双侧视力迅速下降，盲而不见，舌淡质暗，脉涩弦细。

中医辨证：气血瘀阻，气机不畅，目失所荣。

治法：理气活血通络。

方药：通窍活血汤。

桃仁9克　红花6克　川芎6克　大枣3枚　柴胡6克　葱白1条　赤芍6克　生地黄10克　麝香0.1克调服

用法：麝香调冲服，余药共煎加水300毫升，煎至150毫升，一日三次，每次150毫升服用。

禁忌：一切血、羊血、猪肉、蒜、萝卜。

方论：方中桃仁、红花活血化瘀通络，麝香开窍，川芎和血补血、行气开窍；柴胡疏肝通络，生地黄滋阴补肝肾、清眼明目，葱白、赤芍活络通络，大枣理气补血，诸药合成方共奏理气活血通络之功。

二、热盛血瘀（暴盲）

热盛血瘀，多由热邪盛久居、耗阳伤血、气机不畅、目睛筋脉失养所致。

主证：除眼部症状外，伴有烦热头痛，渴喜冷饮，便秘尿赤，舌质苔黄，脉数涩。

中医辨证：热邪久居，脉络阻闭。

治法：清热凉血，散瘀通络。

方药：犀角地黄汤合生蒲黄散加减。

当归10克　生蒲黄10克　牡丹皮10克　赤芍药10克　旱莲草15克　川芎6克　郁金10克　荆芥炭10克　仙鹤草15克

用法：诸药共煎加水800毫升，煎至300毫升，一日三次一次服100毫升，饭后服用。

禁忌：蒜、猪头肉、羊肉、羊血、饴糖。

方论：本方是治热入血分，治宜清热解毒、凉血散瘀为法。蒲黄止血和血、凉血清热，牡丹皮凉血活络，赤芍活血化瘀，川芎行气、散头目瘀滞之血，荆芥炭活血通络，清头目，郁金活血畅通瘀闭，旱莲草、仙鹤草凉血止血活血消瘀，当归和血行血补血，诸药合用，共奏凉血清热散瘀通络之功。

三、痰热上壅（暴盲）

痰热上壅，痰浊挟火，上蒙清窍以致目盲。

主证：眼症同前。伴有头晕，头重，胸闷烦躁，恶心食少，痰稠口苦，舌质红，舌苔腻，脉滑数。

中医辨证：痰热上壅，清窍被蒙。

治法：涤痰开窍。

方药：涤痰汤。

茯苓 10 克　半夏 10 克　人参 6 克　橘皮 6 克　枳实 10 克　菖蒲 10 克　生姜 6 克　甘草 6 克　大枣 10 克　竹茹 10 克　胆南星 10 克

用法：诸药共煎加水 800 毫升，煎至 300 毫升，一日三次服用，每次 100 毫升，饭后服用。

禁忌：羊肉、羊血、饴糖、海菜、醋及一切酸。

方论：本症属浊阴上逆蒙闭清窍为病。脾虚及胃，中土虚不能运化水湿，湿聚为痰，痰浊上逆内阻，经络闭塞不通，上犯清阳之位，浊阴邪恶不得下降，清窍蒙闭。方中人参、茯苓、橘红、甘草补心脾而和胃，渗湿燥土，以绝生痰之源而治本；半夏、胆星、枳壳涤痰化饮，理气而破痰结，扫除邪恶以治其本；竹茹、菖蒲升举清阳之气醒神而开窍。

四、肝风内动（暴盲）

肝风内动，多由阴虚肝旺，或因肝火上炎，升发太过，阳动化风所致。肝阳上扰头目，致以眩晕头痛；肝阴不足，筋脉失养则双目晕花；肝阳化火，煎熬津液成痰，风火相煽，挟痰上扰，蒙闭神明而致目盲等。

主证：眼症同前，伴有头晕耳鸣，面色潮红，烦躁易怒，舌质红，脉弦数。

中医辨证：肝风内动，挟痰上扰，蒙闭清窍。

治法：清热熄风，平肝潜阳。

方药：天麻钩藤饮加味。

天麻 10 克　石决明（捣碎）15 克　山栀子 10 克　钩藤 10 克　川芎 6 克　川牛膝 10 克　杜仲 10 克　夜交藤 15 克　丹参 10 克　益母草 15 克　桑寄生 12 克　地龙 10 克　黄芩 10 克　茯神 10 克

用法：诸药共煎加水 1000 毫升，煎至 450 毫升，一日三次，每次服用 150 毫升，饭后一小时服用。

禁忌：醋、一切酸、犬肉。

方论：方中天麻、钩藤、石决明平肝熄风；山栀、黄芩清肝泻火；杜仲、桑寄生补肾益肝；益母草活血利水；牛膝、地龙、川芎、丹参活血化瘀通络；夜交藤、朱茯神养心安神，诸药合用，共成清热平肝，潜阳熄风之效。

五、气血虚弱（暴盲）

气血双虚，多因脾胃阳虚或长期服用寒凉之药阳气虚弱，脾胃功能衰退。脾运化失职，气血生化无源，而致气血虚弱。表现为面色苍白，四肢不温等。气虚血不能上荣头目而致。

主证：眼症同前。伴有面色发白，头晕心悸，气短乏力，舌淡，苔白，脉虚弱。

中医辨证：气血虚弱，血不上荣。

治法：补益气血，活血通络。

方药：八珍汤加味。

川芎6克　赤芍10克　当归10克　熟地黄10克　炙甘草6克　人参10克　茯苓10克
白术10克　地龙10克　丹参10克　红花6克

用法：诸药共煎加水600毫升，煎至300毫升，一日三次每次100毫升，饭后一小时服用。

禁忌：葱、蒜、萝卜、海菜、猪肉、醋及一切酸。

方论：本症为气血不足之症治宜气血双补。方中人参、熟地黄甘温益气养血为君；白术苦温健脾燥湿，茯苓甘淡益脾渗湿，二药协人参补脾肺之气，实后天气血生化之源。当归、白芍养血和营，协熟地黄以益心调肝生血为臣；炙甘草和中益气，川芎、丹参、地龙、红花能行气又能活血，共为佐；姜枣调和脾胃为使，上药合成以补气养血，则诸症可除。

57. 鹘眼凝睛

鹘眼凝睛，眼珠突起，转动失灵，红赤如鹘鸟之眼，多因阴虚火旺、痰浊壅目、五脏热毒而致。

一、阴虚火旺（鹘眼凝睛）

阴虚火旺指阴精亏损而招致的虚火亢盛。主要表现为烦躁易怒、两颧潮红、口干咽痛等。

主证：突出高睛，转动失灵，红赤如鹘鸟之眼，舌质红，脉数弦。

中医辨证：阴虚火旺，眼珠突出。

治法：滋阴清热，通络明目祛风。

方药：滋阴降火汤。

当归身10克　川芎6克　知母10克　杭菊花10克　黄柏10克　柴胡6克　赤芍10克
白芷10克　天门冬10克　麦门冬10克

用法：诸药共煎加水800毫升，煎至300毫升，一日三次服，每服100毫升，饭后一小时服用。

禁忌：猪肉、油腻厚味、葱、蒜。

方论：方中知母、黄柏、麦冬、天冬滋阴降火，清热润燥，滋肝壮水为臣；柴胡疏肝解郁，当归补肝益肾，生血润燥，川芎、赤芍行气活血共为臣；菊花甘苦平，清热祛风，明目解毒，善行头目之邪共为佐；白芷芳香开窍，活络散风，清头、目、眉之患。诸药合成方，滋阴清热，通络祛风。

二、痰浊壅目（鹘眼凝睛）

痰浊壅目，睛珠日突，高起如鹘眼凶神，转动失灵，白睛黄浊或红赤。

主证：睛珠日突，高起如鹘眼凶神，白睛黄浊或兼颈下瘿瘤，苔白腻，舌质淡，脉滑。

中医辨证：痰浊上壅，睛珠日突。

治法：化痰散结。

方药：海藻玉壶汤加减。

海藻9克　昆布9克　海带9克　半夏9克　连翘9克　浙贝母9克　当归9克　独活

9 克　青皮 6 克　橘皮 6 克

用法：诸药共煎加水 1000 毫升，煎至 450 毫升，一日三次服用，每次 150 毫升，饭后服用。

禁忌：海藻反甘草。服药期间忌用甘草、羊肉、羊血、饴糖。

方论：本方的病机为痰凝、气滞、血瘀，治宜化痰软坚、消散瘿肿。方中用海藻、昆布咸软为主；辅以浙贝母苦泄散结，合主药以加强消坚之力；半夏、独活温燥祛痰，川芎、当归活血化瘀，青皮、橘皮行气解郁，痰气瘀血易于化热，故用连翘清散泄热合用共为佐使。诸药共奏化痰散结，消瘿散肿之功。

三、五脏热毒（鹘眼凝睛）

五脏热毒，症同"突出高睛"，唯见于双眼胀痛，迅速突起，转动失灵，白睛红赤壅肿，胞睑凝睛。

主证：症同突出高睛，唯见于双眼胀痛，迅速突起，转动失灵，白睛红赤壅肿，胞睑肿胀，舌质红，脉数。

中医辨证：五脏热毒，鹘眼凝睛。

治法：清热解毒，疏风散邪。

方药：普济消毒饮。

黄芩 15 克　黄连 15 克　橘皮 6 克　甘草 6 克　玄参 6 克　柴胡 6 克　桔梗 6 克　连翘 3 克　板蓝根 3 克　马勃 3 克　牛蒡子 3 克　薄荷 3 克　升麻 2 克　僵蚕 2 克

用法：诸药共煎加水 700 毫升，煎至 300 毫升，一日三次，每次 100 毫升，饭后一小时服用善佳。

禁忌：海菜、猪肉、冷水。

方论：本症为风热疫毒所致，风热之邪宜疏散，疫毒之邪宜清解。病位在上，病势向外，又宜因势利导，疏散上焦风热之邪，清解心肺之疫毒，故以清热解毒为主、疏散风热为辅。本方重用黄芩、黄连清泄上焦之热为主；又芩连用酒炒，令其通行周身，直达病所；牛蒡子、连翘、薄荷、僵蚕气味轻清，辛凉宣泄，疏散上焦头面风热为辅；此二组药皆针对病因而设，如是疫毒得以清解、风热得以疏散。玄参、马勃、板蓝根、桔梗、甘草清以清利咽喉，并增强清热解毒作用。陈皮理气而疏通壅滞，使气血流通则载藏身之地，有利于肿毒消散以此为佐；升麻、柴胡升阳散火、疏散风热为使。诸药合用共奏清热解毒、疏风散邪之效。

58. 色　盲

色盲，眼外观无异常，但明白颜色的能力降低或不能辨认某些颜色，甚者只能辨认出物体明暗及形态的眼病。多见于禀赋不足、肝气不和、脾气虚弱等。

一、禀赋不足（色盲）

禀赋不足，即先不足、后见脾胃功能运化失职而致肝肾虚弱、气血双亏等。

主证：两眼内外如常、眼力无损，但辨色力减退，舌质红，脉细虚。

中医辨证：禀赋不足，目不辨色。

治法：滋补肝肾，益精明目。

方药：驻车丸加减。

菟丝子 10 克　楮实子 10 克　芜蔚子 10 克　车前子 10 克　河车粉 10 克　三七粉 3 克　木瓜 10 克　五味子 6 克　枸杞子 10 克　寒水石 15 克

用法：诸药共煎加水 800 毫升，煎至 450 毫升，一日三次服用，每次 150 毫升，饭后服用。

禁忌：海菜、猪肉、葱、蒜。

方论：方中菟丝子、楮实子、枸杞子、木瓜、河车粉滋补肝肾、填精益肾为君；五味子滋肝补肾，寒水石清热降肝肾虚火共为臣；三七粉止血行瘀、生新血，芜蔚子活血疏风清热为佐；车前子清眼明目，助楮实子增强明目滋肝肾之功共为使。全方共奏滋补肝肾益肝明目之功。

二、肝气不和（色盲）

肝气不和，指肝脏疏泄功能不畅引起的一组症侯。主要表现急躁易怒，胸胁痛连及少腹。

主证：眼症同前。伴有情志不舒，胸胁胀满，舌淡，脉弦。

中医辨证：肝气不和，情志不舒。

治法：舒肝解郁。

方药：逍遥汤。

杭白芍 10 克　柴胡 10 克　茯苓 10 克　甘草 6 克　白术 10 克　当归 10 克　煨姜 6 克　薄荷（后下）6 克

用法：诸药共煎加水 800 毫升，煎至 450 毫升，一日三次，每次服 150 毫升，饭后一小时服用。

禁忌：醋、雀肉、海菜、青鱼、鳖肉。

方论：方中柴胡疏肝解郁，当归、白芍药养血柔肝，白术、甘草、茯苓健脾养心，薄荷助柴胡以散肝郁，煨生姜温胃和中。诸药合用，可收肝脾并治，气血兼顾的效果。凡肝郁血虚、脾胃不和者皆可化裁应用。

三、脾胃虚弱（色盲）

脾胃虚弱，脾的运化功能减退。主要表现为食欲不振、腹胀，伴有眩晕、倦怠无力、面色无华萎黄、消化不良。由于中气虚，气血不能上荣头面引起头晕、视力不佳、色盲等。

主证：眼症同前。伴有纳呆便溏，气短乏力，面色萎黄，神疲，舌淡苔薄白。

中医辨证：脾胃气虚，运化失职。

治法：益气升阳，聪耳明目。

方药：益气聪明汤。

蔓荆子 10 克　黄芪 10 克　黄柏 10 克　白芍 10 克　人参 6 克　升麻 10 克　葛根 10 克　甘草 6 克

用法：诸药共煎加水 600 毫升，煎至 300 毫升，一日三次服用，每次服 100 毫升，饭后一小时服用。

禁忌：海菜、蒜、葱、犬肉。

方论：方中黄芪、人参益气健脾为君；升麻助参、芪上达头面，白芍柔肝养血滋阴，葛根善疗目疾、活血通络使头目脉络畅通；蔓荆子疏风通络、散风清热，黄柏清下焦邪热共为佐；甘草调和诸药，诸药合用共奏益气升阳聪耳明目之功。

59. 雀 目

雀目，入暮夜晚或黑暗处，视物罔见，如同雀鸟至黄昏则不能见物，称雀盲。多因脾胃积滞、脾气虚损、肝肾阴虚而致。

一、脾胃积滞（雀目）

双眼干涩刺痒、畏光、白睛干燥无华，眼症初起在暗光下或黄昏辨物困难，重者入暮后仅辨眼前之物，甚者全无所见。初起兼见面黄肌瘦，纳呆不食或能食易饥、大便时干时稀；经久不愈，则日见羸瘦、面色萎黄等。

主证：雀盲、畏光、白睛干燥无华，胸膈壅闷，肚腹胀大，乳食不多，经常腹泻，大便酸臭，少气懒言，重者入暮后辨物困难或全无所见，舌苔厚腻，脉滑。

中医辨证：脾胃积滞，眼目不明。

治法：消积导滞。

方药：保和汤。

山楂（炒）10克　麦芽（炒）10克　神曲（炒）10克　陈皮10克　茯苓10克　半夏10克　莱菔子10克　连翘10克

用法：诸药共煎加水500毫升，煎至300毫升，一日三次，每次100毫升，饭后一小时服用。

禁忌：注意节食，忌食难消化食物，症状复旧后饮食要有节。

方论：方中山楂善消油腻肉滞，神曲能消酒食陈腐之积，莱菔子消面食痰浊之滞，陈皮、半夏、茯苓理气和胃、燥湿化痰，连翘散结清热，共成消食和胃之功。

二、脾气虚损（雀目）

此症多由久病虚损或过度劳倦，或饮食不节，损伤脾气。脾气虚则运化功能减退，气血来源不足，面色萎黄、肌肉消瘦、四肢倦怠等。

主证：雀目，面黄肌瘦，四肢倦怠，少气懒言，少腹胀满，苔薄白，脉缓弱。

中医辨证：脾气虚损，目睛不明。

治法：益气健脾，养肝明目。

方药：补中益气汤合猪肝散。

猪肝（切片）50克　党参15克　白术10克　炙甘草6克　柴胡10克　谷精草12克陈皮6克　升麻6克　密蒙花12克　石决明15克（捣）

用法：诸药共煎加水800毫升，煎至450毫升一日三次，每次服150毫升，饭后服用。

禁忌：阴虚内热忌服。忌服雀肉、青鱼、海菜、猪肉、菘菜。

方论：方中黄芪补中益气、升阳固表为君；人参、白术、甘草甘温益气、补益脾胃为臣；升麻、柴胡、陈皮协同参、芪升举清阳，密蒙花入肝清肝治目盲，谷精草甘平入肝胃、疗目盲共为佐；石决明入肝，平肝明目治雀盲为使，诸药合成方健脾益气、养肝明目。

三、肝肾阴虚（雀目）

肝肾阴虚，即肝肾亏损。肝肾二脏皆具"阴常不足、阳常有余"的特点，极易亏损，一荣俱荣，一损俱损。因而临床上多共存，而使虚阳外浮而致病。

主证：眼羞明干涩，于暗处或夜暮不能辨物。兼见头晕耳鸣，腰膝酸软无力，舌红，脉细弦数。

中医辨证：肝肾阴虚，目睛昏花。

治法：滋补肝肾，填精益肾。

方药：驻车汤加减。

楮实子10克　茺蔚子10克　车前子10克　枸杞子10克　三七粉3克　寒水石15克河车粉10克　木瓜10克　五味子6克　菟丝子10克

用法：诸药共煎加水800毫升，煎至450毫升，一日三次分服，每次150毫升，饭后服用。

禁忌：猪犬肉、油腻、一切酸、生葱、蒜。

方论：方中楮实子、枸杞子、菟丝子、木瓜、河车粉滋补肝肾、填精益肾、清眼明目为君；五味子、寒水石滋肝补肾壮水、降肝肾邪热共为臣；三七粉止血行瘀、生新血，茺蔚子活血疏风清热共为佐；车前子清眼明目，善助楮实子滋肝补肾之功共为使。全方共奏滋肝补肾益肝明目之功。

60. 青　盲

青盲，指眼的外观没有异常，除视力逐渐减退外，无其它明显不适感，以致最后失明。多由真阴亏损、精血亏伤所致。

一、肝肾不足（青盲）

眼外观端好，瞳神中元障翳气色可察、唯自视不见的眼病。

主证：眼无外症，视力渐降，甚至失明。眼底可见视盘色苍白，脉络细窄，伴见头晕耳鸣，腰膝酸软，舌红少津，脉沉数细。

中医辨证：肝肾不足，视物不明。

治法：开窍明目，补益肝肾。

方药：明目地黄汤加味。

生地黄10克　熟地黄10克　山药10克　泽泻10克　山茱萸10克　牡丹皮（酒洗）10克　柴胡9克　茯神9克　当归（酒洗）10克　五味子10克　石斛10克

用法：诸药共煎加水900毫升，煎至450毫升，一日三次服用，每次150毫升，饭后一小时服用。

禁忌：一切血、葱、蒜、萝卜、胡荽。

方论：方中生熟地黄滋肾填精、滋阴养血为君；怀山药健脾补虚，滋肾固精，治诸虚百损，山萸肉酸温养肝益肾，治目昏耳鸣，茯苓甘淡渗脾祛湿，柴胡疏肝通络，当归滋润补血共为臣；五味子滋补肝肾，石斛清肝明目共为佐；泽泻利水祛邪，丹皮凉血通络，诸药合成方共奏开窍明目补益肝肾之功。

二、脾肾阳虚（青盲）

脾阳虚由脾阳不振而引起的脾胃虚寒症，表现为上部不适隐痛，消化不良，食欲不振，脾运失职，食后胀满；肾阳为全身功能的原动力，肾阳虚弱，即出现人体机能活动低下，表现为腰酸腿困，阳萎早泄、视物昏花等。

主证：眼症同上。伴有面目形寒，腰腿酸冷，少气无力，食少便溏，舌淡苔白，脉沉迟以及食后胀满，双目昏睛不明。

中医辨证：脾肾阳虚，眼目不明。

治法：补脾益肾，温阳通窍。

方药：肾气汤加味。

山萸肉 10 克　当归 10 克　党参 15 克　熟地 10 克　山药 10 克　巴戟天 10 克　仙灵脾 10 克　泽泻 10 克　肉桂 3 克　制附片 10 克　茯苓 10 克　牡丹皮 10 克

禁忌：葱、蒜、萝卜、一切血。

方论：方中地黄、山萸肉补益肾阴而摄精气为君；山药、茯苓健脾渗湿，巴戟天温肾壮阳，桂枝、附子温补命门真火共为臣；牡丹皮补肝肾凉血活络；仙灵脾补肾壮阳，当归补肝血，上荣眼目均为佐；泽泻泄水邪、党参健脾助胃共为使。诸药合成方共奏补脾益肾、温阳通窍之功。

三、心营亏虚（青盲）

心营亏虚。营，古与"荣（养）"字相通。指心血过耗引起的心功能减退。其症状有潮热，易汗，心烦，心跳，心慌，脉细舌绛，气血亏耗，不能上荣诸窍。

主证：眼症同前。伴见面白无华，气短乏力，头晕心悸，失眠健忘，脉细，舌绛。

中医辨证：心营亏耗，眼目失荣。

治法：养心补血，宁神开窍。

方药：人参养荣汤。

熟地黄 10 克　白术 10 克　当归 10 克　白芍 10 克　肉桂 3 克　人参 10 克　黄芪 15 克　远志 6 克　五味子 6 克　炙甘草 6 克　茯苓 10 克　陈皮 6 克

用法：诸药合煎加水 1000 毫升，煎至 450 毫升，一日三次服用，一次 150 毫升，饭后一小时服善佳。

禁忌：葱、蒜、萝卜、一切血、猪头肉、油腻。

方论：方中熟地、当归、白芍补血养阴，人参、黄芪、白术、茯苓、甘草补气益脾，且可阳生阴长，补气以生血；远志、五味子养心安神；桂心能导诸药入营生血；陈皮理气，使诸药补而不滞。诸药组合成方，共成养血益气、宁心安神、开窍明目之效。

四、肝气郁结（青盲）

肝气郁结，精神抑郁，易怒，胸闷不舒。多因异常的精神刺激导致肝的疏泄功能失常，而发生肝气郁结，甚则气滞血瘀，肝气郁结则肝失条达，气机不畅，肝血不能上荣。

主证：眼症同前。多伴情志不舒，头晕目胀，口苦咽干，胸胁胀满，舌暗或有紫斑，脉涩或弦。

中医辨证：肝气郁结，肝血不能上荣。

治法：疏肝解郁，理气健脾。

方药：丹栀逍遥汤。

当归身 10 克　白芍药 10 克　柴胡 10 克　白茯苓 10 克　牡丹皮 10 克　栀子 10 克　白术（炒）10 克　炙甘草 6 克　苏薄荷（后下）6 克　制香附 9 克　郁金 9 克

用法：诸药共煎加水 800 毫升，煎至 450 毫升，一日三次分服，每服 150 毫升，饭后一小时服用。

禁忌：雀肉、胡荽、蒜、青鱼、菘菜、桃、李。

方论：方中柴胡疏肝解郁；当归补肝血、活血、润燥共为君；白芍药柔肝滋阴补血，牡丹皮凉血活血，栀子凉血清热，郁金疏肝解郁共为臣；白茯苓、白术、甘草益气健脾调和诸药为佐；香附理气疏络活血化滞为使。诸药组合成方，共奏疏肝解郁理气健脾之功。

五、气血瘀阻（青盲）

气血瘀阻，指体内气血运行不畅，气滞导致血瘀，阻塞经络则出现血瘀不畅，机能障碍而致。

主证：青盲，外眼无异，视物昏昧或不能见物，或头眼外伤后，视力渐丧，眼底到后期可见视盘苍白。舌质暗，舌边瘀点，脉弦涩。

中医辨证：气血瘀阻，功能失畅，眼目昏暗。

治法：行气活血，化瘀通络。

方药：血府逐瘀汤加减。

当归9克　桃仁9克　红花6克　生地黄10克　赤芍9克　黄芪15克　党参15克　川芎6克　陈皮6克　白术6克

用法：诸药共煎加水900毫升，煎至450毫升，一日三次服用，每次服用150毫升，饭后一小时服善佳。

禁忌：一切血、葱、蒜、萝卜、湿面。

方论：方中当归、柴胡、生地黄疏肝解郁，补血和血养血疏肝为君；桃仁、赤芍药、红花逐瘀活血；血不得气不活、气不得血不行，川芎为血分之气药，擅长理气疏肝。党参、黄芪健脾益气，使气血生化之源共为佐；陈皮理气健脾舒肝散滞，白术健脾益气共为使。诸药合成方共奏活血行气、化滞通络之功。

61. 云雾移睛

云雾移睛，眼外观端好，目视眼前有云雾之暗影，随目珠之移动而飘荡，故名云雾移睛。

一、肝肾亏虚（云雾移睛）

肝肾亏虚，云雾移睛。眼外观端好，自视眼前有云雾之暗影，随目珠之移动而飘荡。

主证：眼症同上。视物昏朦，检视眼内、神膏中有发亮之波纹样或雪花样白点改变，随目珠转动而荡漾。

中医辨证：肝肾亏虚，黑花飞舞。

治法：补益肝肾。

方药：明目地黄汤。

熟地黄12克　牡丹皮9克　山萸肉12克　山药12克　茯苓12克　泽泻6克　女贞子10克　地龙9克　五味子6克　枸杞子9克　当归9克

用法：诸药共煎加900毫升，煎至450毫升，一日三次服用，一次服150毫升，饭后一小时服善佳。

禁忌：一切血、葱、蒜、萝卜、胡荽、猪头肉。

方论：方中生熟地黄滋阴填精养血为君；怀山药健脾补虚，滋肾固精，治诸虚百损，山萸肉酸温养肝益肾，治目昏耳鸣，茯苓甘淡渗脾祛湿，柴胡疏肝通络，当归滋润补血为臣；五味子滋补肝肾，石斛清肝明目共为佐；泽泻利水祛邪，牡丹皮凉血通络，诸药合成方共奏开窍明目，补益肝肾，清眼明目之功。

注：神膏，现代医学称晶体。

二、阴虚火旺（云雾移睛）

阴虚火旺，指阴液不足。多见为阳亢热盛或潮热，手足心热，唇红，口干，肝阴不足，烦躁易怒。

主证：自视眼前黑花飞舞，视力缓降或突降。检视可见神膏之中有点状、絮状或团块状混浊，或见视衣有出血性改变，舌红口干，脉弦数。

中医辨证：阴虚火旺，肝阴不足。

治法：滋阴降火，凉血活血。

方药：知柏地黄汤加味。

知母 10 克　黄柏 10 克　生地黄 10 克　牡丹皮 10 克　山药 12 克　泽泻 10 克　山萸肉 10 克　白茯苓 10 克　白术 10 克　赤芍药 10 克　红花 6 克　桃仁 6 克　丹参 12 克

用法：诸药共煎加水 1000 毫升，煎至 450 毫升，一日三次服用，每次 150 毫升，饭后服用。

禁忌：一切血、葱、蒜、萝卜、胡荽。

方论：方中知母、黄柏、牡丹皮、山萸肉滋阴降火、凉血活血为君药；生地黄凉血补肾养血，山药、白术健脾益气治虚损劳伤均为臣；茯苓补虚劳渗利水邪，赤芍、红花、桃仁活血通络共为佐；丹参苦微寒入心肝，通络补血、活血，血热内滞者宜之（《妇人明理论》说"一味丹参功同四物，能补血活血。"），诸药合成方共奏滋阴降火、凉血补血活血之功。

三、气血不足（云雾移睛）

气血不足，多由老年脏气日衰或出汗太过，体质素虚，病后体能复旧或失血过多，劳倦过度或精神刺激耗伤气血而致。

主证：眼前可见蝇翅黑花飘动，视物微昏。检视眼内可见神膏之中有白色雪花样点状物飘荡或闪辉光点。兼风神疲气短，面色无华，肢酸乏力，舌质淡，苔薄白，脉细弱。

中医辨证：气血亏虚，血不上荣。

治法：益气养血。

方药：八珍汤。

人参 9 克　白术（土炒）10 克　川芎 6 克　当归（酒洗）12 克　熟地黄 12 克　炙甘草 15 克　白芍药 9 克　五味子 10 克　郁金 9 克　丹参 12 克

用法：诸药加水 800 毫升，煎至 450 毫升，一日三次，每次 150 毫升，饭后服用。

禁忌：一切血、葱、蒜、萝卜、醋及一切酸。

方论：本症为气血不足，治宜气血双补。方中人参、熟地为主甘温益气养血；辅以茯苓养血，辅以白术苦温健脾燥湿，协人参补脾肺之气，实后天气血生化之源；当归、白芍药养血和营，协熟地调肝生血，炙甘草和中益气，川芎和血行气，丹参补血、活血通络，郁金入肝活血解郁闭共为佐；五味子滋肝益肾，甘草调和诸药，姜枣调和脾胃，上药合以补气养血，则诸症可除。

四、肝阳上亢（云雾移睛）

肝阳上亢，云雾移睛。指因肝阴不足而使肝阳升动太过，亢而为害的一种综合症。主要表现头晕，头痛，双目昏花，烦躁易怒，肢体麻木等。

主证：眼前自见黑花，视力下降，神膏之中可呈点状、絮状或团状、块状，眼底可见出血。兼见眩晕，面红，心烦易怒，舌质红，脉弦数。

中医辨证：肝阴不足，升动太过。

治法：镇肝潜阳化瘀。

方药：天麻钩藤饮加味。

山栀子9克　天麻9克　钩藤9克　石决明（捣碎）15克　枯黄芩9克　川牛膝9克　杜仲9克　夜交藤15克　川芎6克　益母草15克　桑寄生12克　当归9克　赤芍9克

用法：诸药共煎加水1000毫升，煎至450毫升，一日三次服用，每次服用150毫升，饭后服用。

禁忌：牛肉、一切血、葱、蒜、猪、犬肉。

方论：方中天麻、钩藤、石决明平肝熄风；山栀、黄芩清肝泻火；杜仲、桑寄生补益肝肾，夜交藤、当归养血安神，赤芍活血通络共为佐；川芎行气通络，诸药合成方，共奏清热平肝、潜阳熄风之效。

五、湿热蕴蒸（云雾移睛）

湿热蕴蒸，指里热夹湿的病理表现。临床上常表现为热势缠绵，午后潮热，头晕身重，神疲懒言，双目昏花，胸腹痞满，恶心纳呆，腹胀，便溏或不爽，小便不利或黄疸。

主证：自觉视物昏朦，眼黑影游动，如蚊蝇飞舞，检视眼内神膏中混浊多呈絮状或尘埃状。兼有头重胸闷，心烦口苦，舌红，苔黄腻，脉滑数。

中医辨证：湿热蕴蒸，眼前黑影。

治法：清利湿热，宣畅湿浊。

方药：三仁汤加味。

薏苡仁15克　白蔻仁3克　杏仁10克　竹茹10克　飞滑石12克　半夏10克　蝉蜕9克　车前子9克　石决明（捣碎）15克　青葙子15克　黄芩10克

用法：诸药共煎加水1000毫升，煎至450毫升去滓，一日三次服用，一次150毫升，饭后一小时服用尚佳。

禁忌：羊血、饴糖。

方论：方中杏仁宣通上焦肺气，使气化有助于湿化，白蔻仁开发中焦湿滞，化浊宜中，薏苡仁益脾渗湿，使湿热从下而去为君药；半夏化痰健脾和胃，竹茹清热化痰，滑石清利湿邪，蝉蜕清眼祛翳明目，青葙子清肝火散风邪共为臣；石决明平肝清热明目去翳，黄芩清诸热黄疸为佐；车前子引热邪、湿邪下行从小便而解。诸药合成方，共奏清利湿热宣畅湿浊、明目之功。

六、痰湿内蕴（云雾移睛）

痰湿内蕴。痰湿的产生在于脾阳虚弱，痰湿上蒙清窍致以自觉黑花飞舞，视物昏朦，检视神膏（现代医学称晶体）之中有尘状或点状混浊，面色萎黄，神倦乏力。

主证：视物昏朦，黑花飞舞，检视可见神膏之中有尘状或点状混浊，面色萎黄，神倦乏力，舌质红，苔黄腻，脉濡数。

中医辨证：痰湿内蕴，脾胃气虚。

治法：渗湿化痰，健脾益气。

方药：六君子汤加味。

党参 15 克　土白术 10 克　茯苓 10 克　半夏 10 克　生姜 9 克　大枣 9 克　陈皮 6 克　车前子 10 克　甘草 6 克

用法：诸药共煎加水 800 毫升，煎至 450 毫升，一日三次，每服 150 毫升，饭后一小时服用善佳。

禁忌：羊肉、羊血、饴糖、醋及一切酸，妊妇忌服。

方论：方中人参甘温益气健脾助胃为君；半夏化痰祛湿，白茯苓健脾渗湿，陈皮行气利痰为臣；白术化湿益气健脾和胃为佐；车前子泄利内蕴之热下行从小便出，甘草甘缓和中为使；合枣、姜调营卫共奏渗湿化痰、健脾益气之功。

七、外伤眼目（云雾移睛）

有外伤头目史，视物不清，眼前黑花飞舞，甚者目不能视。

主证：眼前黑花飞舞，视物不清，甚者不能见物，舌绛，苔和，脉数。

中医辨证：头目外伤，黑花飞舞，视物不清。

治法：凉血止血，活血散瘀。

方药：生蒲黄散合犀角地黄汤加减。

生蒲黄 10 克　水牛角（代犀角）10 克　牡丹皮 9 克　川芎 6 克　赤芍药 6 克　旱莲草 15 克　荆芥炭 10 克　郁金 9 克　白茅根 15 克　仙鹤草 15 克　夏枯草 15 克

用法：诸药共煎加水 1000 毫升，煎至 450 毫升，一日三次，每次服 150 毫升，饭后服用善可。

禁忌：一切血、酒、恼怒、葱、蒜、猪犬肉。

方论：本方生蒲黄行血散瘀，水牛角凉血为君；牡丹皮、赤芍药、川芎、郁金凉血行气、活络散瘀共为臣；白茅根泻火生津凉血止血，仙鹤草苦涩微温止血（不论虚、实、寒、热皆可用之），夏枯草辛苦寒入肝胆、清肝火散郁结，荆芥疏风通络共为佐；旱莲草清热凉血止血和血为使。全方共奏凉血和血散瘀止血之功。

62. 大眼角肿（太阳经风热）

风热，风和热相结合所致的病症。主要表现为发热重，恶寒轻，咳嗽，口渴，舌边尖红，脉浮数，甚者口燥目赤，咽痛，衄血等。太阳经循大眼角因受风热而致病。

主证：大眼角肿，兼头痛恶寒，舌质红，脉浮数。

中医辨证：太阳经风热，大眼角肿。

治法：疏风祛邪，凉血解毒。

方药：加味败毒汤。

金银花 3 克　连翘 3 克　天花粉 10 克　玉竹 10 克　归尾 10 克　黄芩 10 克　甘草 3 克　羌活 3 克　独活 3 克　柴胡 10 克　蝉蜕 7 枚　木贼草 3 克　赤芍 6 克　前胡 6 克

用法：诸药共煎加水 900 毫升，煎至 450 毫升，一日三次服用，每次服 150 毫升，饭后一小时服用。

　　禁忌：海菜、油腻、羊肉、犬肉。

　　方论：方中柴胡、蝉蜕、前胡、独活、羌活、赤芍疏风和络散头目滞气、经络中留邪共为君；金银花、连翘、黄芩凉血解毒共为臣；赤芍活血通络消肿痛，木贼草疗目肿、解肌消风热均为佐；天花粉清热化痰荡涤上焦风热，玉竹养阴除烦，甘草调和诸药。全方共奏疏风祛邪、凉血解毒之功。

63. 小眼角肿（少阳经风热）

　　小眼角肿，或兼有口苦、耳鸣者，少阳经风火。手少阳经循行部位受风热外袭，在少阳经属眼外，肿即小眼角肿。

　　主证：小眼角肿，口苦，耳鸣，心烦，不欲食，呕逆，半表半里症，舌淡，脉弦。

　　中医辨证：少阳经受风热，小眼角肿。

　　治法：疏肝，泻火。

　　方药：加味柴胡汤。

　　柴胡 9 克　菊花 6 克　当归 9 克　沙参 12 克　金银花 3 克　木贼草 3 克　龙胆草 9 克牡蛎 12 克　甘草 3 克　杭白芍 9 克　青皮 3 克　蝉蜕 9 枚

　　用法：诸药共煎加水 700 毫升，煎至 450 毫升，一日三次，每次 150 毫升，饭后服用。

　　禁忌：湿面、猪犬肉、一切酸、海菜。

　　方论：方中柴胡、龙胆草疏肝解郁、清肝泻火为君；菊花、木贼草、金银花、黄芩、杭白芍、蝉蜕解肌散风热、滋阴平肝共为臣；牡蛎滋阴潜阳、青皮行气散滞、疏肝和胃共为佐；沙参滋阴清热，当归补血生新，甘草调和诸药兼补气。诸药合成方共奏疏肝、泻火、清热之功。

64. 下眼皮肿（阳明经风热）

　　阳明经风热，下眼皮肿，足阳明循于鼻之交中，循下眼皮。阳明经症，指伤寒阳明经受风热侵袭在阳明经循环部位，下眼皮发生肿胀之症。

　　主证：下眼皮肿，热多头昏，身热，不恶寒而恶热，烦渴，脉洪大有力，舌赤中黄。

　　中医辨证：阳明经风热侵袭，下眼皮肿。

　　治法：辛凉解表，清热解毒。

　　方药：加味银翘汤。

　　连翘 10 克　金银花 9 克　元参 9 克　麦冬 9 克　竹叶 9 克　桔梗 10 克　生甘草 6 克芥穗 6 克　淡豆豉 10 克　牛蒡子 10 克

　　用法：诸药共煎加水 900 毫升，煎至 450 毫升，一日三次，服用一次 150 毫升，饭后服用。

　　禁忌：海菜、菘菜、猪肉、葱、蒜、犬肉。

　　方论：方中金银花、连翘清热解毒，轻宣疏散，以清热透邪为主药；薄荷、豆豉、荆芥辛散表邪，透热外出为辅药，其中豆豉、荆芥穗虽为辛温解表之品，但与金银花、连翘同用，既可增强其疏散清热之力，又可缓解其凉遏。芦根、淡竹叶甘凉轻清以清热生津止渴，桔梗、牛蒡子、甘草宣肺清利咽喉同为方中佐药；甘草调和诸药兼为使药。方中以清热解毒药与辛散表邪药相配伍，共奏疏散风热、清热解毒之功。

65. 目内痒痛（肝经风湿热）

肝经风湿热蕴结于肝胆所致的一些病证。

主证：目内痒痛，发热胁痛，恶心呕吐，小便黄赤，舌苔黄腻，脉弦数，赤白云翳。

中医辨证：肝经风湿热，眼目痒痛。

治法：清肝经风湿热。

方药：龙胆泻肝汤加味。

龙胆草 9 克　酒炒栀子 6 克　炒黄芩 6 克　柴胡 6 克　车前子 9 克　泽泻 9 克　木通 6 克　甘草 3 克　当归 6 克　蝉蜕 9 克　木贼草 6 克

用法：诸药共煎加水 700 毫升，煎至 300 毫升，一日三次，每次 100 毫升，饭后服用。

禁忌：猪肉、海菜、菘菜、湿面、葱、蒜。

方论：本方泻肝胆风湿热。龙胆草、当归、栀子、柴胡、黄芩、生地、防风入肝归胆，既能泻肝清热，又能养肝滋阴，更能疏肝胆导利风湿热；车前子、泽泻、木通、甘草合用清利小便下泄湿热；木贼草解肌散风平肝清热，蝉蜕祛风散邪去眼痒；当归补血养血。诸药合成方祛风、清热、祛湿，共奏治肝经湿、热、风邪之功。

66. 远视（肝肾真阴亏）

肝肾二脏皆具"阴常不足、阳常有余"的特点，极易亏损，一荣俱荣，一损俱损。主要表现头胀、视力下降、耳鸣、盗汗、失眠多梦。

主证：远视，目光晦涩，恍惚不能近视，舌质红，脉弦。

中医辨证：肝肾阴亏，眼目不明。

治法：清肝泻火，滋补肾阴。

方药：杞菊地黄汤。

杭菊花 12 克　枸杞子 12 克　生地黄 12 克　牡丹皮 10 克　怀山药 12 克　山萸肉 12 克　泽泻 10 克　白茯苓 10 克　石决明（捣）15 克　桑寄生 10 克

用法：诸药共煎加水 800 毫升，煎至 450 毫升，一日三次服用，一次 150 毫升，饭后一小时服尚佳。

禁忌：一切血、葱、蒜、萝卜、胡荽、一切酸。

方论：方中枸杞子、菊花滋阴养血清眼明目共为君；生地黄、山萸肉、牡丹皮滋补肝肾而疏木；山药、茯苓、泽泻健脾渗湿；石决明平肝清热、明目熄风；桑寄生入肝肾能滋补肾阴养血润筋，疏风通络，诸药合成方共奏清肝明目，滋补肝肾之功。

67. 近视（心脾两虚）

近视，除先天性近视外，多由心脾两虚而致。

主证：心悸，失眠，多梦，健忘，面黄无华，眼晕花，近视，舌质淡，脉缓弱，以及食欲不振。

中医辨证：心脾俱虚，气血双亏。

治法：健脾养心，益气补血。

方药：养血归脾汤。

黄芪（炙）15克　白术（土炒）15克　当归10克　龙眼肉15克　酸枣仁（炒）10克　木香10克　炙甘草6克　人参6克

用法：诸药共煎加水900毫升，煎至450毫升，一日三次分服，每服150毫升，饭后服用。

禁忌：一切血、葱、蒜、萝卜、湿面、雀肉、菘菜、青鱼、桃李。

方论：方中以人参、黄芪、白术、甘草甘温补气健脾；当归、龙眼肉补血养心，酸枣仁、茯苓、远志宁心安神；更以木香理气醒脾，以防补益气血药腻滞碍胃。组合成方，心脾兼顾，气血双补。

68. 针眼（麦粒肿）

针眼，睑弦生小疖肿，形如麦粒，轻者以针刺破即愈。

一、风热外袭（针眼）

风热外袭，经络阻滞，气滞血凝而致。

主证：睑弦生小疖肿，形如麦粒，轻微则刺破即愈，微感痒痛，红肿稍轻，并伴有头痛，发热，全身不适，舌红绛，脉浮数弦。

中医辨证：风热外侵，经络阻滞。

治法：疏风清热。

方药：银翘散（汤）。

连翘10克　金银花10克　桔梗9克　薄荷9克　竹叶6克　生甘草6克　芥穗6克　淡豆豉10克　牛蒡子6克　芦根30克

禁忌：猪肉、菘菜、海菜、犬肉、诸果。

方论：方中金银花、连翘辛凉轻宣，透热散邪，清热解毒为君；薄荷，牛蒡子辛凉散风清热，荆芥穗，淡豆豉辛散透表、解肌散风为臣；桔梗、甘草清热解毒而利咽喉为佐；竹叶、芦根清热除烦、生津止咳为使。诸药相合，共奏辛凉解肌，宣散风热之功。

二、热毒上攻（针眼）

热毒上攻，发热性外科病肿，热邪上犯而致。

主证：胞睑局部红肿，硬结较大，灼热疼痛，上有黄白脓头，疼痛拒按，舌质红，脉浮数。

中医辨证：热毒上犯，络脉阻滞（阳明积热）。

治法：清热散结，消滞活络。

方药：清胃汤加减。

山栀子（炒黑）12克　枳壳6克　苏子3克　石膏（捣粉）13克　川黄连6克　陈皮6克　连翘10克　归尾6克　荆芥穗6克　黄芩6克　防风6克　生甘草6克

用法：诸药共煎加水800毫升，煎至450毫升，一日三次服用，每次服150毫升，饭后一小时服用。

禁忌：猪肉、冷水、葱、蒜、羊血、饴糖。

方论：方中栀子、石膏、黄连、连翘、黄芩、甘草清热泻火；荆芥穗、防风疏风以散郁火；枳壳、苏子、陈皮行气散结；归尾活血通络消滞。诸药合用共奏清热活络、消滞散结之功。

三、脾胃伏热（针眼）

脾胃伏热，湿热内蕴，中焦气机升降失常。脾经脉络阻滞（眼皮属脾）而致针眼。

主证：胞睑红肿，甚者出血流脓，针眼反复发作，口臭，口疮，喜冷饮，消谷善饥，舌质红，苔黄腻，脉弦数。

中医辨证：脾经伏热，风热乘袭。

治法：清解脾胃伏热。

方药：清脾散（汤）。

藿香10克 升麻6克 薄荷6克（后下） 赤芍10克 生石膏20克（先煎） 枳壳10克 陈皮8克 防风10克 甘草6克

用法：诸药共煎加水800毫升，煎至450毫升，一日三次，一次150毫升，饭后一小时服用。

禁忌：猪肉、菘菜、海菜、犬肉、鲫鱼。

方论：方中栀子、黄芩、石膏、升麻、薄荷、防风散风清热为君；藿香叶、赤芍药、枳壳渗湿活络行气宽胸共为臣；陈皮理气健脾、燥湿和胃、疏肝散滞为佐；生甘草调和诸药，全方共奏清解脾胃伏热之功。

69. 眼 丹

眼丹，指炎症较为广泛的麦粒肿，可引起整个眼睑的红肿。严重的可出现发冷、发热、头痛、不适等全身症状。

一、热毒壅盛（眼丹）

热毒壅盛眼丹，胞睑漫肿焮热，睑硬痛疼难睁，红赤如涂丹砂。

主证：胞睑漫肿痛疼难忍，红赤如涂丹砂，舌质红，脉弦数。

中医辨证：热毒壅盛，胞睑漫肿。

治法：泻火解毒，通腑消肿。

方药：内疏黄连汤。

黄连10克 栀子10克 薄荷6克（后下） 黄芩10克 桔梗6克 生甘草6克 当归10克 槟榔10克 连翘10克 木香10克 赤芍10克 生大黄10克（后下）

用法：全方除薄荷、大黄后下外，余药共煎，加水800毫升，煎至450毫升，一日三次服用，一次150毫升，饭后服用。

禁忌：海菜、菘菜、猪肉、羊肉、牛肉、犬肉。

方论：方中栀子、薄荷、黄芩、连翘、生甘草清热解毒、消腑邪热为君；桔梗引药上行增强清热解毒之效，大黄苦寒泄壅毒下泻为臣；槟榔化滞止痛共为佐；当归补血润血生血为使。诸药组合共奏泻火解毒，通腑消肿之功。

二、风热偏盛（眼丹）

风热偏盛，风和热相结合所致的病症。主要表现发热重恶寒轻、口渴甚则燥目赤肿。

主证：胞睑红肿痛疼，兼有头痛，恶寒，发热，口渴，舌边尖红，苔微黄，脉浮数。

中医辨证：风热偏盛，胞睑红肿痛疼。

治法：祛风清热。

方药：银翘汤加减。

金银花12克　连翘10克　荆芥8克　薄荷8克　淡豆豉10克　桔梗6克　牛蒡子12克　竹叶10克　芦根30克　甘草6克

用法：诸药共煎加水800毫升，煎至450毫升，一日三次服用，一次服用150毫升，饭后服用。

禁忌：猪肉、菘菜、海菜、鳖肉。

方论：方中金银花、薄荷、连翘、竹叶、牛蒡子祛风清热、解毒消肿为君药；荆芥疏风活络，芦根清热解渴，淡豆豉清热除烦共为臣；生甘草调和诸药，桔梗导诸药上行，助清热消肿解毒之功共为佐使。诸药合共成方共奏祛风清热之功。

三、正虚邪实（眼丹）

正虚邪实，体质虚弱的人感受实邪，出现了正虚邪实证候。另一方面，由于治疗不当或邪气过盛所致的正气已虚而邪气仍存。

主证：眼丹日久不愈，可见眼胞肿硬，色多晦暗，体弱面黄，舌质淡，苔薄白，脉缓弱。

中医辨证：正虚邪实，日久不愈。

治法：扶正祛邪。

方药：消毒散合四君子汤加减。

黄芪15克　人参6克　白术12克　川芎6克　金银花10克　赤芍10克　当归10克　白芷10克　皂角刺10克　甘草6克

用法：诸药共煎加水900毫升，煎至450毫升，一日三次，一次150毫升，饭后一小时服用。

禁忌：猪肉、菘菜、海菜、雀肉、青鱼、桃李、白萝卜、犬肉。

方论：方中黄芪、人参、白术、当归气血双补，调理脾胃使生化有源均为君药；金银花、白芷、川芎、皂刺清热解毒行气活络消肿共为臣；赤芍和络散滞消瘀肿为佐；甘草调和诸药为使。全方合用共奏正祛邪之功。

70. 眼 痈

眼痈，毒热之邪侵袭，客留胞睑，致胞睑红肿化脓，溃后脓尽较易敛口的胞睑疾病称眼痈。

一、胃火偏盛（眼痈）

胃火偏盛眼痈。毒热之邪侵袭，客留胞睑，致胞睑红肿化脓。

主证：胞睑红肿化脓，灼热刺痒，溃后脓尽易收口，舌红苔黄，脉滑数。

中医辨证：胃火偏盛，胞睑红肿化脓。

治法：清热解毒，泻热通腑。

方药：通脾泻胃汤。

知母 10 克　芫蔚子 10 克　生石膏 30 克　栀子 10 克　蒲公英 12 克　紫花地丁 10 克 大黄（后下）10 克　防风 10 克

用法：诸药共煎加水 800 毫升，煎至 450 毫升去滓，一日三次服，每次服 150 毫升，饭后服用。

禁忌：葱、蒜、猪肉、犬肉。

方论：方中栀子、玄参、蒲公英、紫花地丁、石膏清热解毒为君；知母清邪热，大黄泻腑热均为臣；防风活络祛风消肿为佐；芫蔚子活血化滞消胀为使。诸药组合共奏清热和络泻热通络消痈之功。

二、心火炽盛（眼痈）

心热火旺的证候，多因情志郁结久而化火，或因六淫内郁化火，或因过食辛辣食物，过服温燥药物等而致。

主证：眼症同前，兼心烦不寐，口渴思饮，尿黄，舌尖红，脉数。

中医辨证：心火炽盛，毒热侵袭。

治法：泻火解毒，燥湿泻热。

方药：泻心汤加味。

生大黄（后下）10 克　荆芥 6 克　连翘 10 克　赤芍 10 克　黄连 6 克　金银花 12 克 杭菊花 12 克　薄荷（后下）6 克　车前子 12 克

用法：诸药共煎加水 800 毫升，煎至 450 毫升，一日三次服用，每服 150 毫升，饭后一小时服用尚可。

禁忌：猪肉、冷水、鳖肉。

方论：方中黄芩清上焦邪热，薄荷轻清消肿祛风热，赤芍活络消滞散肿止痛为君药；连翘清热解毒，黄连能清中焦邪火，菊花清眼明目、解毒祛滞共为臣；荆芥消风活络消肿祛痈毒，大黄能泄下焦邪火，有釜底抽薪之意共为佐；甘草调和诸药，车前子泻邪热从小便而解。诸药组合共奏泻火解毒、燥湿泻热、消痈散结之功。

三、正虚邪实（眼痈）

正虚邪实，身体虚弱病人感受六淫，或治疗不当、正气虚弱、邪气仍存。

主证：眼睑溃烂，经久不愈，可兼面色无华，体弱乏力，舌淡苔白，脉虚弱。

中医辨证：正虚邪实，经久不愈。

治法：益气养血，托里排脓。

方药：人参养荣汤加减。

人参 10 克　白术 10 克　熟地黄 12 克　金银花 12 克　黄芪 15 克　白芍 10 克　蒲公英 15 克　白芷 10 克　皂角刺 10 克　炙甘草 6 克　陈皮 6 克　当归 10 克

用法：诸药共煎加水 800 毫升，煎至 450 毫升，一日三次，每次 150 毫升，饭后一小时服用。

禁忌：一切血、葱、蒜、萝卜、辣椒。

方论：方中人参、黄芪、白术、甘草、当归益气养血为君；熟地黄、白芍滋阴生血，金银花、蒲公英助参芪排脓生肌共为臣；白芷活血通络治头面瘀滞之患，皂角刺活血消肿排脓生肌善佳共为佐；陈皮行气，甘草补气，二者为使。诸药组合共奏益气养血、托里排脓之功。

71. 睥肉黏轮

睥肉黏轮，即上下胞睑内面与白睛之外膜相粘连，不能分开的眼病。

一、风热上攻，脾胃积热（睥肉黏轮）

脾胃积热，风热上攻，上下胞睑内面与白睛之外膜相粘连，不能分开的眼病。

主证：目赤痒痛，怕光羞明，眵泪增多，睥肉粘连，红赤粗糙，舌红，苔黄，脉数。

中医辨证：脾胃积热，风热上攻，睥肉粘连。

治法：祛风清热，活血通络。

方药：通圣消毒汤。

白菊花 10 克　生石膏 15 克　滑石 15 克　黄芩 10 克　象牙硝 10 克　生甘草 6 克　黄连 6 克　赤芍 10 克　防风 10 克　川芎 6 克　当归 10 克　白蒺藜 15 克　栀子 10 克　荆芥 6 克　大黄 10 克　连翘 10 克　板蓝根 10 克

用法：诸药共煎加水 800 毫升，煎至 450 毫升，一日三次服用，一次 150 毫升，饭后一小时服用。

禁忌：猪肉、海菜、菘菜、葱、蒜、辣椒。

方论：方中荆芥、防风、川芎、赤芍、菊花活血祛风清头目共为君；栀子、黄连、黄芩、石膏、大黄、连翘、板蓝根、滑石去三焦邪热共为臣；白蒺藜祛风散结，当归养血活血合牙硝解肌生新共为佐；甘草调和诸药为使。诸药合成方共奏祛风活血、消痈清热之功。

二、烫火及化学品烧伤（睥肉黏轮）

烫火及化学烧伤，睥肉黏轮。

主证：目中红赤，睥肉与白睛粘连胞睑，开合困难，目赤眼痛，舌红，苔黄，脉数。

中医辨证：烫火及化学品烧伤，睥肉粘连。

治法：养阴清热，行气利湿。

方药：甘露消毒汤。

枇杷叶（刷去毛）10 克　熟地黄 12 克　天门冬 10 克　石斛 10 克　枳壳（炒）10 克　麦门冬 10 克　甘草 6 克　黄芩 10 克　茵陈 10 克　生地黄 12 克

用法：诸药共煎加水 800 毫升，煎至 450 毫升，一日三次服用，每次 150 毫升，饭后服用。

禁忌：一切血、葱、蒜、萝卜、羊肉、犬肉。

方论：方中茵陈、枇杷叶清热利湿润燥，生熟地黄养血滋阴共为君；天门冬、麦门冬滋阴润燥、滋肝补肾，合石斛清眼明目共为臣；黄芩清头目之热，有解毒除烦之效，枳壳宽胸行气共为佐；甘草调和诸药。诸药组合共奏养阴清热行气利湿之功。

72. 椒　疮

椒疮，胞睑内生红色细小颗粒状如花椒，故名椒疮。多因风热客睑、脾胃热盛、热邪壅盛多种原因而致。

一、风热客睑（椒疮）

风热客睑椒疮，睑内生红色细小颗粒，状如花椒，故叫椒疮。眼涩微痒不适，羞明流泪，睑内颗粒丛生。

主证：眼涩微痒不适，羞明流泪，睑内小颗粒丛生，舌质红，脉数。

中医辨证：风热客睑，睑内颗粒丛生。

治法：疏风清热。

方药：银翘汤加减。

金银花 12 克　连翘 10 克　桔梗 6 克　薄荷（后下）6 克　荆芥 10 克　牛蒡子 10 克　苇根 30 克　竹叶 10 克　白蒺藜 15 克　蝉蜕 10 克　蒲公英 12 克　生甘草 6 克　鱼腥草 30 克

用法：诸药共煎加水 900 毫升，煎至 450 毫升，一日三次服用，每次 150 毫升，饭后一小时服用。

禁忌：猪肉、莪菜、海菜、羊肉、犬肉、羊血、葱、蒜。

方论：方中金银花、连翘辛凉轻宣，透泄散邪，清热解毒为君；薄荷、牛蒡子辛凉散风清热，荆芥穗、淡豆豉辛散透表、解肌散风，蝉蜕、蒲公英、苇根、鱼腥草清热消痈毒共为臣；竹叶、白蒺藜清热邪、疏风散结、开郁共为佐；甘草调和诸药。诸药合成方共成辛凉解肌，宣散风热之功。

二、脾胃热盛，复感外邪（椒疮）

脾胃热盛，复感外邪，眼涩痒痛，眵泪胶黏，羞明难开，睑内红赤颗粒累累，脉络行径不清。

主证：目涩痒痛，羞明难开，睑内红赤颗粒累累，舌红苔黄，脉数。

中医辨证：脾胃热盛，复感外邪。

治法：泻热通腑，祛风散邪。

方药：除风清脾饮。

知母 10 克　荆芥 10 克　玄参 10 克　玄明粉（后下）10 克　桔梗 6 克　生地黄 15 克　黄连 6 克　蝉蜕 10 克　防风 10 克　生大黄（后下）10 克　牡丹皮 10 克　白蒺藜 10 克

用法：诸药共煎加水 600 毫升，煎至 300 毫升，一日三次服用，每次 150 毫升，饭后一小时服用。

禁忌：一切血、葱、蒜、萝卜、胡荽。

方论：方中荆芥、防风、蝉蜕、连翘祛风散邪为君；玄明粉、生大黄、牡丹皮、黄连、黄芩泻热通腑为臣；生地黄、玄参滋阴养血、凉血清热均为佐；桔梗祛风通络导药而上行头目，知母清热，诸药组合共成泻热通腑、祛风散邪之功。

三、热邪壅盛，瘀血凝滞（椒疮）

热邪壅盛，瘀血凝滞椒疮。

主证：眼内刺痛灼热，磣涩羞明，生眵流泪，胞睑厚硬，重坠难开，睑内颗粒累累成片，高低不平，红赤显著，舌红暗瘀斑，脉数涩。

中医辨证：热邪壅盛，瘀血凝滞。

治法：凉血散瘀，清热消壅。

方药：归芍红花散加味。

当归 10 克　赤芍 10 克　红花 6 克　栀子 10 克　黄芩 10 克　生大黄（后下）10 克　生地黄 15 克　防风 10 克　菊花 10 克　石决明（捣粉）30 克　白芷 10 克　连翘 10 克　牡丹皮 10 克

用法：诸药共煎加水 900 毫升，煎至 450 毫升，一日三次服用，每次 150 毫升，饭后一小时服用。

禁忌：一切酸、猪肉、葱、蒜、萝卜、羊肉、犬肉。

方论：方中栀子、黄芩、连翘、菊花清热邪明目散郁共为君；当归补血活血，杭白芍、生地黄滋阴凉血解毒，赤芍药、红花活血散瘀化滞通络共为臣；大黄泻腑热，菊花平肝泻热，牡丹皮凉肝活络善消疖肿共为佐；防风祛风和络开郁散滞。诸药组合，共成消壅散结化滞通络之功。

73. 胞生痰核

胞睑内生硬核如豆，皮色如常，不痛不痒，推则能移，称为胞生痰核。

一、痰湿郁结（胞生痰核）

痰湿郁结，胞生痰核。

主证：胞睑内生硬核如豆，皮色如常，不痛不痒，推之能移，圆形硬结，细如米粒或黄豆，大如蚕豆，触之无痛感且不与皮肤粘连，翻转眼睑可见睑内有紫红色或黄色圆形隆起，苔腻，脉滑。

中医辨证：痰湿郁结，胞生痰核。

治法：化滞消核，燥湿化痰。

方药：二陈汤。

陈皮 6 克　半夏 10 克　生甘草 6 克　白茯苓 10 克　生姜 6 克　胆南星 10 克

用法：诸药共煎加水 600 毫升，煎至 300 毫升，一日三次服用，每服 100 毫升，饭后一小时服用。

禁忌：孕妇忌服。服药期间忌服羊血、羊肉、饴糖、海菜、菘菜、猪肉、醋及一切酸。

方论：本方是治疗湿痰的要方。湿痰之成，多因饮食生冷、脾胃不和，运化失健，以致湿聚成痰。方中半夏燥湿化痰、和胃止呕，橘红理气化痰，使气顺则痰降，气行则痰化，痰由湿生，故以茯苓健脾渗湿，甘草和中益脾，加生姜既制半夏之毒，又协同半夏、橘红和胃祛痰止呕，胆南星有燥湿通络、散瘀化滞之功，诸药组合成方共奏化滞消核、燥湿化痰之功。

二、痰热阻结（胞生痰核）

痰热阻结，胞睑硬结处皮色微红，睑里相应部位色紫红。

主证：胞睑硬结处皮色微红，睑里相应部位色紫红，舌红苔腻，脉滑。

中医辨证：痰热阻结，胞生痰核。

治法：清热除湿。

方药：防风散结汤。

防风 10 克　红花 10 克　当归 10 克　荆芥 10 克　独活 10 克　滑石 10 克　蚕砂 10 克 黄连 6 克　土茯苓 10 克　白芍药 10 克　半夏 10 克　陈皮 6 克

用法：诸药共煎加水 800 毫升，煎至 450 毫升，一日三次，一次 150 毫升，饭后服用善佳。

禁忌：羊肉、羊血、饴糖、面汤、茶。

方论：方中防风疏风通络，独活祛风通络散风，滑石、土茯苓渗湿解毒，利湿清热共为君；红花、荆芥活血化瘀、消滞化阻，当归、杭白芍滋阴润燥补血散结共为臣；蚕砂凉血通络，半夏消痰核，陈皮行气化滞为佐；黄连清利中焦邪热为使。诸药合成方共奏清热除湿之功。

74. 粟　疮

粟疮，胞目睑内面颗粒丛生，色黄而软，状如粟粒，羞明多泪，粒软，睑肉红赤颗粒累累。

一、风热偏重（粟疮）

风热偏重，胞睑内面颗粒丛生，色黄而软。

主证：胞睑粟疮丛生，色黄而软，状如粟粒，舌红苔黄，脉弦迟。

中医辨证：风热偏重，粟疮丛生。

治法：祛风散邪，泻火解毒。

方药：除风清脾饮加味。

知母 10 克　荆芥 10 克　玄参 10 克　菊花 10 克　生地黄 15 克　黄连 6 克　蝉蜕 10 克 生大黄（后下）10 克　白蒺藜 15 克　丹参 10 克　牡丹皮 10 克

用法：诸药共煎加水 800 毫升，煎至 450 毫升，一日三次，每次服用 150 毫升，饭后服用。

禁忌：羊血、羊肉、猪肉、蒜。

方论：方中荆芥、防风、蝉蜕疏风解表、败毒散肿、活络化滞为君；菊花、黄连、知母清热明目散滞，玄参疗积热消壅毒，白蒺藜平肝熄风、消郁化滞，牡丹皮凉血和络、散结化滞均为臣；生地黄凉血活血、解毒疗毒，丹参化滞活络、补血生血为佐使。诸药组合成方共奏祛风散邪泻火解毒之功。

二、湿热偏重（粟疮）

粟疮，湿与热相结合所致的病症。

主证：睑内红赤颗粒累累，粒软，羞明多泪，舌红苔腻，脉濡数。

中医辨证：湿热偏重，粟疮。

治法：清热利湿，化浊解毒。

方药：甘露消毒汤。

滑石 15 克　茵陈 15 克　黄芩 10 克　木通 6 克　川贝母 10 克　石菖蒲 10 克　连翘 10

克　射干 10 克　薄荷（后下）6 克　白蔻仁 3 克　藿香 10 克

用法：诸药共煎加水 600 毫升，煎至 300 毫升，一日三次，每次 100 毫升，饭后一小时服用尚佳。

禁忌：羊肉、羊血、饴糖、猪肉、鳖肉。

方论：方中重用滑石、茵陈配木通以清热利湿，黄芩、连翘合贝母、射干以清热解毒、利咽散结；石菖蒲、白豆蔻、藿香、薄荷芳香化湿浊、宣畅气机，共成清热利湿、化浊解毒之功。

三、湿热兼风（粟疮）

粟疮，湿与热相结合所致的病症。主要表现白睛及睑内红赤，睑内黄白色颗粒累累，胞肿眵泪胶黏，痒痛难开。

主证：白睛及睑内红赤，睑内黄白色颗粒累累，胞肿眵泪胶黏，痒痛难开，苔腻，脉濡。

中医辨证：湿热风邪侵粟疮。

治法：清热除湿。

方药：除风清脾饮。

广陈皮 10 克　连翘 10 克　防风 10 克　知母 10 克　黄芩 10 克　玄明粉 9 克　玄参 10 克　黄连 6 克　荆芥穗 10 克　大黄 10 克　桔梗 10 克　生地黄 12 克

用法：诸药共煎加水 900 毫升，煎至 450 毫升，一日三次，每次 150 毫升，饭后服用善佳。

方论：方中知母、黄芩、玄参、连翘、大黄、玄明粉、黄连清热解毒、养阴生新共为君；陈皮行气化滞、理气健脾、燥湿化痰。防风祛风胜湿活络消滞，荆芥活血通络、明目散疮共为臣；生地黄凉血解毒、消滞疗疮，桔梗导药上行，增强化滞消痛之力共为佐。

四、脾胃湿重（粟疮）

脾胃湿重，湿邪阻络，脉络瘀滞而致粟疮。

主证：胞睑痒涩轻微，眵多泪亦少，下睑内红赤不甚，粟疮排列整齐，舌苔腻，脉濡细。

中医辨证：湿邪阻络，脉络阻闭。

治法：健脾除湿。

方药：六君子汤加味。

党参 15 克　土白术 10 克　茯苓 10 克　陈皮 6 克　大枣 10 克　炙甘草 6 克　生姜 6 克　地肤子 10 克　法半夏 10 克　车前子 10 克

用法：诸药共煎加水 600 毫升，煎至 300 毫升，一日三次服用，一次服用 150 毫升，饭后服用善佳。

禁忌：猪肉、海菜、葱、蒜、油腻食物。

方论：方中党参甘温益气补中，白术健脾燥湿，合人参健脾益气共为君；陈皮理气健脾燥湿化痰，半夏化痰和胃燥湿，共成健脾化痰理气为佐；地肤子祛湿和络祛风，散瘀去痒，车前子引湿邪下泄，大枣、生姜调和营卫。诸药组合成方，共奏健脾除湿之功。

75. 神光自现

外眼如常人，惟自见眼前有电光闪掣，时发时止的眼病。甚则火焰霞明时发时止，倏然而过，伴见头晕耳鸣，腰膝酸软，多梦遗精，虚烦失眠，潮热，盗汗，咽干，舌燥。

一、肾阴不足（神光自现）

肾阴不足，肾水不足，肾阳、肝火相对亢盛所致。其原因有伤精、失血、耗液以及急性热病耗伤肾阴等。

主证：外眼如常人，惟自见眼前有电光闪掣，时发时止，甚者火焰霞明，倏然而过，伴有头晕耳鸣，腰膝酸软，多梦遗精，月经不调，虚烦失眠，咽干舌燥，脉弦数。

中医辨证：阴精亏损，虚火妄动。

治法：养血安神，滋养肾阴。

方药：补水宁神汤加味。

麦门冬 10 克　生地黄 10 克　远志 6 克　茯神 10 克　当归 10 克　山药 12 克　酸枣仁 10 克　五味子 6 克　甘草 6 克

用法：诸药共煎加水 800 毫升，煎至 450 毫升，一日三次服用，每次 150 毫升，饭后服用。

禁忌：羊血、葱、蒜、海菜。

方论：方中生地黄、麦冬、五味子滋肾阴补精血，茯神、酸枣仁益气养心和中，远志宁心安神、补心肾，山药健脾益肾，当归补血润燥，甘草调和诸药，诸药组合共成滋养肾阴、养血安神之功。

二、心阴不足（神光自现）

心阴不足，阴血不足，多因体质虚、病后虚弱、失血或精神刺激耗伤心血而致。

主证：眼症同前，伴有心悸健忘，心烦失眠，潮热易汗，舌红少津，脉细数。

中医辨证：心阴不足，神光自现。

治法：滋阴养血，补心安神。

方药：天王补心丹。

人参 10 克　玄参 10 克　丹参 10 克　五味子 6 克　天门冬 10 克　麦门冬 10 克　生地黄 10 克　远志 6 克　茯神 12 克　当归身 10 克　柏子仁 10 克　酸枣仁 12 克　桔梗 6 克　朱砂 3 克

用法：诸药共煎加水 800 毫升，煎至 450 毫升，一日三次服用，一次 150 毫升，饭后一小时服用。

禁忌：羊血、羊肉、葱、蒜、萝卜、猪肉、犬肉。

方论：方中生地黄滋补肾阴、养心血为君药；玄参助生地壮水以制火，天冬、麦冬养肺阴以滋水上源，丹参、当归补心血，人参、茯苓益心气，柏子仁、远志宁心神为佐；桔梗载药上行，朱砂取其入心安神，共为使药。诸药合用，共成滋阴养血补心神之功。

注：朱砂只能煎服，不易冲服。

三、肝阳上亢（神光自现）

肝阳上亢，又称肝阳偏旺。指因肝阴不足而使肝阳升动太过，亢而为害的一种综合症。

主证：眼症同前，每于情志不舒或紧张时发作。可伴头晕目眩，心烦易怒，胸胁胀满，口苦咽干，舌质绛，苔黄，脉弦数。

中医辨证：肝阳偏旺，神光自现。

治法：镇肝潜阳，安神宁志。

方药：天麻钩藤饮。

石决明15克　生杜仲10克　明天麻10克　钩藤（后下）10克　黄芩10克　益母草12克　桑寄生10克　夜交藤15克　茯神10克　栀子10克　川牛膝10克　杭芍药10克　柴胡10克　甘草6克

用法：诸药共煎加水900毫升，煎至450毫升，一日三次，每次服用150毫升，饭后服用。

禁忌：猪肉、海菜、菘菜。

方论：方中天麻、钩藤、石决明平肝熄风，山栀、黄芩清肝泻火，杜仲、桑寄生补益肝肾，夜交藤、朱茯神养心安神，益母草活血利水，牛膝活血通络、引血下行。诸药合用，共成清热平肝，潜阳熄风之效。

76. 高风内障

高风内障是指眼外观端好，暗处不见，亮处复明，视野逐渐缩小，目力渐行减退的内障眼疾。

一、命门火衰（高风内障）

肾阳虚衰，肾阳为全身机能活动的原动力，肾阳虚衰即出现人体机能活动低下。主要表现为面色苍白、四肢酸软无力、身寒怕冷、视力下降等。

主证：身寒肢冷，腰膝酸软，面色苍白，阳萎早泄，舌质嫩胖，舌苔白滑，脉沉无力，视力下降等。

中医辨证：肾阳虚衰，高风内障。

治法：温补元阳，活络明目。

方药：金匮肾气汤。

制附片10克　肉桂3克　茯苓10克　山萸肉10克　牡丹皮10克　泽泻10克　熟地黄10克　巴戟天10克　仙灵脾10克　当归10克　鸡血藤15克　山药12克

禁忌：一切血、豆豉汁、葱、蒜、萝卜、醋及一切酸。

方论：方中附子、肉桂大辛大热，温肾壮阳以补肾气，熟地黄、山萸肉、牡丹皮滋补肝肾而疏本，山药、茯苓、泽泻健脾渗湿而行水，巴戟天、仙灵脾温肾壮阳，鸡血藤、当归补血活血、通络化滞，诸药合成方共奏温补元阳、活络明目之功。

二、肝肾两亏（高风内障）

肝肾两亏即为肝肾阴虚。肝肾二脏皆具"阴常不足、阳常有余"的特点，极易亏损，一荣俱荣，一损俱损。由肝肾过耗精血亏虚而致。

主证：夜盲多年，兼见两目干涩，头晕耳鸣，健忘少寐，腰膝酸软。

中医辨证：肝肾两亏，高风内障。

治法：滋补肝肾，和血明目。

方药：明目地黄汤。

生地黄 10 克　熟地黄 10 克　茯神 10 克　山萸肉 10 克　泽泻 10 克　山药 10 克　五味子 6 克　当归 10 克　柴胡 10 克　石斛 10 克　麦门冬 10 克　川芎 15 克

用法：诸药共煎加水 900 毫升，煎至 450 毫升，一日分三次服用，每次服 150 毫升，饭后服用。

禁忌：一切血、葱、蒜、萝卜、鲫鱼、醋及一切酸。

方论：方中熟地、山萸肉补肾养肝，山药补脾益真阴，牡丹皮凉血退阴火，当归、川芎养血活血，茯苓、泽泻渗利湿热，麦冬、石斛滋阴润燥而明目。配合成方共奏补肾滋阴、养肝明目之功。

三、脾胃虚弱（高风内障）

脾胃气虚，指脾胃虚弱运化功能减退，腹胀，伴有眩晕，视力模糊，倦怠无力，面黄肌瘦，腹泻等消化不良症候，致各器官功能衰退及失调。

主证：不思饮食，腹胀眩晕，倦怠乏力，面黄肌瘦，腹泻，舌淡，脉弱。

中医辨证：脾胃虚弱，机能减退，运化失职，高风内障。

治法：益气升阳。

方药：补中益气汤加减。

人参 10 克　黄芪 15 克　柴胡 10 克　当归 10 克　炙甘草 6 克　土白术 10 克　陈皮 6 克　升麻 6 克　丹参 10 克　泽兰 10 克　鸡血藤 15 克

方论：方中黄芪补中益气、升阳固表为君；人参、白术、甘草甘温益气、补益脾胃为臣；陈皮调理气机，当归补血和营，丹参补血和血为佐；升麻、柴胡协同参、芪升举清阳，鸡血藤舒筋活络、生新血。泽兰通窍活血行水。诸药组合，一则补气健脾，使后天生化有源，脾胃气虚，诸症自可痊愈；一则提升中气，恢复中焦升降之功能，使气机畅通，诸症自消。

四、气血不足（高风内障）

气血不足，系由脾胃阳虚，正气不足或因常服苦寒之药，阳气虚弱，脾胃功能衰退而致。

主证：夜盲多年，兼见面色无华，心悸怔忡，体倦神疲，畏冷自汗，舌淡苔白，脉细。

中医辨证：气血不足，高风内障。

治法：气血双补，活血通络。

方药：十全大补汤加味。

熟地黄 10 克　杭白芍 10 克　当归 10 克　川芎 6 克　茯苓 10 克　炙甘草 6 克　白术 10 克　党参 15 克　黄芪 15 克　肉桂 3 克　大枣 10 克　生姜 6 克

用法：诸药合煎加水 800 毫升，煎至 450 毫升，一日三次服用，饭后一小时服用。

禁忌：葱、蒜、萝卜、猪肉、羊血、海菜、一切醋。

方论：本方由四君汤合四物汤再加黄芪、肉桂所组成。方中四君子汤补气、四物汤补血，更与补气之黄芪和少佐温煦之肉桂组合，则补益气血之功更著。

77. 视　惑

视惑，指眼本无病，而在某些特殊情况下，突感视物眩惑，颠倒紊乱，五色莫辨或产生虚幻影像的眼病。

一、心神不安（视惑）

心神不安，视物眩惑。

主证：视惑是指眼本身无病，而在某种特殊情况下，突感视物眩惑，颠倒紊乱，五色莫辨或产生虚幻影像的眼病，无中生有，可发生精神正常人（在特殊情况下）或发生精神失常者。多有精神刺激，待精神恢复正常后，即可消失。

中医辨证：心神不安，视物眩惑。

治法：宁心安神。

方药：天王补心汤加味。

柏子仁 10 克　酸枣仁 10 克　天门冬 10 克　麦门冬 10 克　茯神 10 克　生地黄 10 克　熟地黄 10 克　远志 6 克　桔梗 6 克　当归身 10 克　玄参 10 克　丹参 10 克　人参 10 克　朱砂 3 克　五味子 10 克

用法：诸药合煎加水 900 毫升，煎至 450 毫升，一日三次服用，每次服用 150 毫升，饭后服用。

禁忌：一切血、葱、蒜、萝卜、鲤鱼、猪肉、鲫鱼、醋及一切酸。

方论：生熟地黄、当归、丹参、五味子养血滋阴，麦门冬、天门冬清心除烦，柏子仁、茯神、远志、枣仁、朱砂宁心安神，人参补气宁心安神，桔梗载药上行清利头目。诸药合成方共奏滋阴养血、补心安神之功。

二、肾精亏虚（视惑）

肾精亏虚，即肾亏，指肾精不足。表现为精神不振，头晕，耳鸣，健忘失眠，腰酸腿困，遗精早泄等。

主证：眼症同前。伴有头晕耳鸣，腰膝酸软，尿频遗精，舌质红，脉细数。

中医辨证：肾精不足视惑。

治法：益肾填精。

方药：补水宁神汤。

麦门冬 10 克　茯苓 10 克　五味子 6 克　生地黄 10 克　白芍药 10 克　炙甘草 6 克　山萸肉、怀山药 10 克　酸枣仁 10 克

用法：诸药加水 900 毫升，煎至 450 毫升，一日三次服用，一次 150 毫升服用，饭后一小时服善佳。

禁忌：鲤鱼、葱、蒜、萝卜、一切血、海菜。

方论：方中生地黄、麦门冬、五味子滋肾阴补精血，茯苓、枣仁益脾养心和中益气，远志宁心安神、善补心肾，山药健脾益肾，当归补血润燥，甘草调和诸药，诸药组合共成滋阴养肾，宁心安神之功。

三、肝阳上亢（视惑）

肝阳上亢，指因肝阴不足，而使肝阳升动太过、亢而为害的一种综合症。症见头晕、头

痛、眼花耳鸣等。

主证：眼症同前。多有精神刺激，伴有头晕目眩，口苦，咽干，心烦易怒，胸肋胀满，舌红，脉弦数。

中医辨证：肝阳上亢，视惑。

治法：清热平肝、潜阳熄风。

方药：天麻钩藤饮加味。

天麻 10 克　钩藤 10 克　石决明 10 克　川牛膝 10 克　栀子 10 克　黄芩 10 克　杜仲 10 克　益母草 12 克　桑寄生 10 克　夜交藤 15 克　茯神 12 克　远志 6 克　酸枣仁（炒）12 克

方药：天麻钩藤饮加味。

用法：诸药加水 900 毫升，煎至 450 毫升，一日三次分服，每服 150 毫升，饭前一小时服用。

禁忌：牛肉、猪肉、犬肉、葱、蒜。

方论：方中天麻、钩藤、石决明平肝熄风，山栀、黄芩清肝泻火，杜仲、桑寄生补益肝肾，夜交藤、朱茯神、酸枣仁、远志养心安神，益母草活血利水，牛膝活血通络、引血下行。诸药合用，共成清热平肝，潜阳熄风之效。

四、痰火上扰（视惑）

痰火上扰，多由情志不遂，气机不畅，郁而化火，灼津成痰，痰凝火结，内扰心神而致。

主证：视物错乱，目见奇冥，胸闷腹胀，不思饮食或身重头沉，痰多黏稠，苔腻舌绛，脉滑。

中医辨证：痰火扰心。

治法：清热祛痰，宁心安神。

方药：温胆汤加味。

黄连 3 克　夜交藤 15 克　酸枣仁 12 克　川贝母 10 克　远志 6 克　法夏 10 克　炙甘草 6 克　茯苓 10 克　竹茹 10 克　枳实 10 克　陈皮 6 克

用法：诸药共煎加水 800 毫升，煎至 400 毫升去滓，一日三次分服。

禁忌：羊肉、羊血、饴糖、醋及一切酸、海菜、猪肉、菘菜。

方论：方中半夏降逆和胃，贝母清热化痰共为君；竹茹清热除烦化痰降逆，陈皮理气健脾燥湿化痰，枳壳理气行气共为臣；夜交藤、枣仁宁心安神，少量黄连清泻心火，茯苓健脾渗湿共为佐；远志宁心安神化痰，甘草调和诸药共为使。诸药共成清热化痰、宁心安神之功。

78. 视瞻昏渺

湿浊上犯，视瞻昏渺，眼外观端好，无异常人，瞳神内无翳障气色，而视力渐降，视物昏朦不清的眼病称视瞻昏渺。

一、湿浊上犯，视瞻昏渺

视物渐渐昏朦不清的眼病称为视瞻昏渺，由湿浊上犯而致病。视物昏朦日久，或视物变形变色，或有云雾于眼前移动，眼病迁延日久。

主证：眼外观端好，无异常人，瞳神内无翳障气色，而视力渐降，视物昏朦不清，视物昏朦日久，或视物变形变色，或有云雾于眼前移动，眼病迁延日久。

中医辨证：痰浊上犯，蒙闭清窍。

治法：利湿清热，祛痰化浊。

方药：温胆汤加味。

陈皮 6 克　茯苓 10 克　竹茹 10 克　法夏 10 克　甘草 6 克　胆南星 10 克　枳实 10 克　茺蔚子 10 克　车前子 10 克

用法：诸药共煎加水 800 毫升，煎至 300 毫升，一日三次服用，饭前服用。

禁忌：猪肉、海菜、菘菜、一切血、饴糖、醋。

方论：方中茯苓、半夏、胆南星去痰化浊为君；竹茹、陈皮理气健脾、燥湿化痰为臣；枳实、茺蔚子行气化痰宽中健胃为佐；车前子引导湿邪下行，甘草调和诸药，诸药组合成方共奏利湿清热祛痰化浊之功。

二、肝气郁结（视瞻昏渺）

多因异常的精神刺激，导致肝的疏泄功能失常，而发生的肝气郁结，甚则气滞血瘀。肝气郁结则肝失条达，气机不畅而致病。

主证：胸胁胀满，叹长气，纳呆，目珠隐隐胀痛，视力下降或眼前中央有带色之阴影遮盖，视物变形，舌质暗，舌边有瘀斑，脉弦涩。

中医辨证：肝气郁结，气机不畅。

治法：疏肝解郁，行气活血。

方药：逍遥汤加减。

柴胡 10 克　赤芍药 10 克　白芍药 10 克　牡丹皮 10 克　血丹参 10 克　山栀子 10 克　白术 10 克　川芎 6 克　茯苓 10 克　薄荷（后下）10 克　当归 10 克　郁金 10 克

用法：诸药合煎加水 900 毫升，煎至 450 毫升，一日三次，每次 150 毫升，饭后一小时服用。

禁忌：雀肉、青鱼、菘菜、胡荽、鳖肉、醋及一切酸。

方论：方中柴胡、牡丹皮、白芍、赤芍疏肝解郁、畅通气机为君；血丹参、当归补血活血润肝养血，白术、陈皮行气健脾、疏肝解郁共为臣；郁金、薄荷、川芎行血利气疏郁为佐；茯苓健脾渗湿，栀子轻清祛上焦邪热为使。诸药合成方，共奏舒肝开郁行气活血之功。

三、气血不足（视瞻昏渺）

气血不足、视瞻昏渺，多由年老气虚脏腑虚衰，或其它原因失血过多，病后不能复旧而致。

主证：视物渐渐昏朦不清或有亮光点闪耀，兼有头晕目眩，面色无华，目少神采，体倦乏力，少气懒言，舌淡苔白，脉弱缓。

中医辨证：气血亏虚，不得上荣。

治法：补益气血，兼以活血。

方药：十全大补汤加减。

人参 9 克　白术（土炒）10 克　当归 9 克　川芎 6 克　白芍药 10 克　熟地黄 10 克　大枣 9 克　炙甘草 6 克　黄芪 10 克　肉桂 3 克　五味子 10 克　丹参 10 克

用法：诸药合共煎加水 900 毫升，煎至 450 毫升，一日三次服用，一次 150 毫升，饭后一小时服用。

禁忌：猪肉、海菜、一切酸、葱、蒜、萝卜。

方论：本方是由四君子汤合四物汤再加黄芪、肉桂所组成。方中四君子汤益气补中健脾养胃；四物汤补血调血，主治血不能上荣、双目昏朦、视物不清等营血不足之症，加黄芪、少量桂肉组合丹参有活血补血之效（古有“一味丹参功同四物”之说），以五味子滋肝肾又能治目昏之功。诸药共奏补益气血清肝明目之功。

四、肝肾不足（视瞻昏渺）

肝肾不足即肝肾亏虚，肝肾亏损致以气血亏损，症见头晕耳鸣，眼目昏朦，视物不清。

主证：眼部干涩，视物逐渐昏朦，或视物变形，兼见头晕耳鸣，舌质红，脉细虚。

中医辨证：肝肾不足，视瞻昏渺。

治法：益精明目，滋补肝肾。

方药：驻车补肾汤。

菟丝子 9 克　楮实子 9 克　芜蔚子 9 克　车前子 9 克　枸杞子 9 克　三七粉 3 克　木瓜 9 克　寒水石 15 克　河车粉 9 克　五味子 9 克

用法：诸药共煎加水 900 毫升，煎至 450 毫升，一日三次，每服 150 毫升，饭后服用善可。

禁忌：海菜、葱、蒜、猪肉、犬肉

方论：方中菟丝子、楮实子、河车粉、枸杞子、五味子滋肝补肾、填补肾精为君药；寒水石入肾清热利窍。芜蔚子、三七粉行瘀活血生新血共为臣；车前子清眼明目兼助楮实子开窍明目之力共为佐使。全方组合共奏益精明目滋肝补肾之功。

79. 青风内障

青风内障，其特点是瞳神内隐呈淡青色，故名青风内障，多因肝郁气滞，肝胆火炽，痰火上扰而致。

一、肝郁气滞（青风内障）

肝气郁滞，多因异常的精神刺激导致肝的疏泄功能失常而发生肝郁气结，肝失调达，气机不畅而致。

主证：瞳神内隐呈淡青色，头痛目胀较轻，视物不清，心烦口苦，两肋灼痛，视灯光如有虹高，抱轮红赤，瞳神正常或微大，眼珠正常大或微大，眼珠硬度一般，舌边有瘀点，脉强涩。

中医辨证：肝郁气滞，青风内障。

治法：舒肝解郁，清利头目。

方药：丹栀逍遥汤加味。

牡丹皮 10 克　赤芍药 10 克　当归身 10 克　山栀子 10 克　苏薄荷（后下）6 克　黄连 3 克　吴茱萸 6 克　白术 10 克　柴胡 10 克　茯苓 10 克　甘草 6 克

用法：诸药合煎加水 800 毫升，煎至 450 毫升，一日三次服用，每次 150 毫升，饭后服用。

禁忌：湿面、蒜、雀肉、青鱼、崧菜、桃李。

方论：方中柴胡疏肝解郁，牡丹皮凉血散郁共为君；当归、白芍养血柔肝疏气，赤芍药散郁行血为臣；吴茱萸、白术、茯苓健脾益气，少量黄连除烦，山栀子轻清上行清头目均为佐；甘草调和诸药为使。诸药合用共奏舒肝解郁、清利头目之功。

二、肝胆火炽（青风内障）

青风内障，肝胆火炽而致。

主证：头目胀痛，面红颊赤，口苦咽干，两胁灼痛，烦躁易怒，视物发朦，视灯光周围有虹视，抱轮红赤，瞳神轻度扩大，舌红苔黄，脉弦数。

中医辨证：肝胆火炽，青风内障。

治法：清肝泻火，熄风通络。

方药：龙胆泻肝汤加味。

柴胡9克　生地黄2克　车前子9克　栀子9克　木通6克　甘草6克　当归9克　羚羊角9克　黄芩12克　菊花9克　龙胆草12克

用法：诸药共煎加水900毫升，煎至450毫升，一日三次服用，每次服用150毫升，饭后服用。

禁忌：湿面、猪肉、羊肉、海菜、葱、蒜、饴糖。

方论：方中龙胆草善泻肝胆之实火，并能清下焦之湿热为君；黄芩、栀子、柴胡苦寒泻火，车前子、木通、泽泻清利肝胆之湿热，使湿热从小便而解，生地黄、当归养血益阴均为臣；菊花清头目疏风清热，羚羊角熄风解痉清热为佐；甘草调和诸药为使。诸药组合共奏清肝泻火、熄风通络之功。

三、痰火上扰（青风内障）

痰火上扰多由情志不遂，气机不畅，郁而化火，灼津成痰，痰与火结，内扰心神而致。

主证：头晕目赤，口苦恶心，心悸心烦，食少痰多，胸肋胀满，视物昏朦，视灯光周围似绕彩虹，抱轮红赤，瞳神中等散大，舌质红，苔黄腻，脉滑数。

中医辨证：痰火上扰，青风内障。

治法：涤痰泻火，降逆通络。

方药：黄连温胆汤化裁。

黄连3克　陈皮6克　茯苓9克　清半夏9克　竹茹9克　枳壳9克　胆南星9克　羚羊角9克　杭白芍9克　川芎6克

用法：诸药共煎加水800毫升，煎至450毫升，分三次服用，每服150毫升，饭前服用最佳。

禁忌：葱、蒜、萝卜、一切酸、羊肉、羊血、饴糖。

方论：本症治宜理气化痰清热为法。方中半夏、胆星味辛苦性温，其气芳香归肺脾胃，辛能散能行，苦则能燥能降，半夏辛苦降消涤痰涎，陈皮苏醒脾胃、燥湿健脾和胃，理气化痰，茯苓燥脾消痰，竹茹清热化痰，黄连、白芍滋阴清热，羚羊角熄风清热定惊，川芎活络通经。诸药组合共奏涤痰泻火、降逆通络之功。

四、肝肾阴虚（青风内障）

肝肾阴虚，肝肾二脏皆俱"阴常不足，阳常有余"的特点，极易亏损。因而临床上多共存，易使虚阳外浮。

主证：常见于劳瞻竭视后发作，头晕耳鸣，健忘失眠，腰膝酸软，口燥咽干，手足心热，颧红盗汗，视物昏朦，视野缩窄，瞳神散大，光缩迟钝，眼球胀硬，眼底视神经乳头生理性凹陷加扩大，甚如杯状，色苍白，舌红，脉弦数。

中医辨证：肝肾阴虚，青风内障。

治法：滋养肝肾。

方药：杞菊地黄汤加味。

枸杞子 12 克　菊花 12 克　生地黄 10 克　山萸肉 10 克　牡丹皮 10 克　泽泻 10 克　石决明 15 克　决明子 10 克　天麻 10 克　白茯苓 10 克　羚羊角 10 克

用法：诸药共煎加水 900 毫升，煎至 450 毫升，一日三次，饭后服用。

禁忌：葱、蒜、猪肉、一切血、萝卜。

方论：方中枸杞子、菊花养肝肾，明目滋阴清热，熟地黄、山萸肉、牡丹皮滋补肝肾而疏木，羚羊角咸寒平肝熄风清热明目，天麻清热熄风活络，石决明镇肝熄风疗翳障青盲，决明子除障明目，茯苓、泽泻渗利湿邪补阴不足。诸药共奏滋补肝肾除障明目之功。

80. 黄风内障

黄风内障为五风内障之一，为青风、黄风、绿风、黑风、乌风内障的晚期病变，临床见神光散大、神光已绝、瞳内气色混浊呈黄色眼病。本病针药很难奏效，并有兼症时，可行治疗，以减轻病痛。

一、肝胆余热未尽（黄风内障）

肝胆余火未尽，临床见神光散大，神光已绝，瞳内气色混浊。

主证：目盲不见三光，但目珠仍胀硬，抱轮微红，兼头眩晕心烦，口苦咽干，舌腻，脉数滑。

中医辨证：肝胆湿热，黄风内障。

治法：清肝熄风，泻火除烦。

方药：龙胆泻肝汤。

龙胆草 10 克　生地黄 10 克　车前子 10 克　柴胡 10 克　泽泻 10 克　木通 6 克　甘草 6 克　当归 10 克　栀子 10 克　钩藤（后下）10 克　石决明（捣碎）15 克

用法：诸药共煎加水 800 毫升，煎至 450 毫升，分三次服用，每服 150 毫升，饭后服用。

禁忌：一切血、葱、蒜、萝卜、海菜、猪肉。

方论：方中龙胆草善泻肝胆之邪热并能清下焦之湿热为君药；栀子、木通、泽泻、柴胡、钩藤疏肝利胆、清热利湿共为臣；当归养血生新，石决明消障明目，车前子清热明目，生地黄滋肝补肾均为佐；甘草调和诸药为使。诸药共奏清肝熄风、泻火除烦之功。

二、阴虚火旺（黄风内障）

阴虚火旺指阴液不足，火气旺盛，多表现为阳亢热盛或潮热，手足心热，唇红口干，烦躁易动，小便黄赤，脉细数，舌红等津血亏损之症候。

主证：目已失明，眼球萎软而塌陷或眼涩刺痛畏光泪出，黑睛起泡，头眩耳鸣，口燥咽干，舌红苔黄，脉细数。

中医辨证：阴虚火旺，黄风内障。

治法：滋阴降火，醒窍明目。

方药：知柏地黄汤加味。

知母 10 克　生地黄 10 克　山萸肉 10 克　泽泻 10 克　白茯苓 10 克　牡丹皮 10 克　山药 10 克　钩藤（后下）10 克　黄柏 10 克　石决明（碎细）15 克　杭菊花 10 克

用法：诸药共煎加水 900 毫升，煎至 450 毫升，一日三次服用，每服 150 毫升，饭后服用。

禁忌：一切血、葱、蒜、萝卜、一切酸、胡荽、猪肉。

方论：方中知母、黄柏滋阴清热，生地黄、山萸肉、牡丹皮滋阴补肾，泽泻、茯苓补阴健脾，钩藤平肝清热、熄风定惊，石决明清热除障明目，菊花明目醒窍，山药健脾助胃。诸药组合共奏滋阴降火、开窍明目之功。

三、肝肾阴虚（黄风内障）

黄风内障，肝肾阴虚火旺而致。

主证：眼目已盲，眼珠轻度胀硬或萎软，目珠稍胀痛，腰膝酸软，肢体倦怠乏力，舌红苔黄，脉细数。

中医辨证：肝肾阴虚，黄风内障。

治法：滋补肝肾。

方药：杞菊地黄汤加味。

枸杞子 10 克　白菊花 10 克　山萸肉 10 克　牡丹皮 10 克　泽泻 10 克　石决明 15 克　天麻 10 克　茯苓 10 克　羚羊角 10 克　山药 10 克

用法：诸药共煎加水 800 毫升，煎至 450 毫升，一日三次服用，每服 150 毫升，饭后服用。

禁忌：一切血、葱、蒜、萝卜、猪肉、一切酸。

方论：方中菊花、枸杞、石决明、羚羊角、天麻清热熄风明目消障为君；山萸肉、山药补肝肾健脾益气为臣；天麻清热除障，牡丹皮滋阴清热凉血散滞共为佐；茯苓除湿补虚为使。诸药组合成方共奏滋肝补肾消障明目之功。

81. 黑风内障

肝风上扰黑风内障为五风内障之一。病发时，瞳神散火，眼见黑花，瞳神内呈现昏黑之色的眼病。

一、肝风上扰（黑风内障）

肝风上扰黑风内障。头目胀痛，抱轮微红，黑睛微昏，似薄雾所罩，瞳神中等散大，气色昏黑，目球变硬，眼底可见乳头凹陷扩大变白，视乳头血管压的边缘，呈屈膝爬坡状，并可见筛板的灰色萎缩小点。

主证：头目胀痛，抱轮微红，气色昏暗，目珠变硬舌红，脉弦数。

中医辨证：肝风上扰，黑风内障。

治法：舒肝解郁，熄风通络。

方药：逍遥汤（散）加减。

白术 12 克　薄荷（后下）6 克　柴胡 10 克　当归 10 克　白芍药 10 克　黄芩 10 克 甘草 6 克　牡丹皮 10 克　栀子 10 克　羚羊角 10 克　石决明 15 克

用法：诸药共煎加水 800 毫升，煎至 450 毫升，一日三次，每次 150 毫升，饭后服用。

禁忌：一切血、葱、蒜、萝卜、猪肉。

方论：方中柴胡疏肝解郁，薄荷、羚羊角、石决明、牡丹皮、白芍平肝熄风、散风消障 为君药。诸药组合成方共奏舒肝解郁熄风除障明目之功。

二、肝胆湿热（黑风内障）

肝胆湿热，指湿热蕴结于肝胆所致的一些病症。多为肝胆系统的炎症，常表现为发热、 巩膜、皮肤黄染，肋痛，腹痛，恶心呕吐，腹胀厌食，小便黄赤等。

主证：眼症如前，兼见胸胀满硬，腹胀泛恶，纳呆食少，舌苔黄腻，脉弦数。

中医辨证：肝胆湿热，黑风内障。

治法：疏肝清热，燥湿化痰。

方药：柴胡疏肝汤合温胆汤加减。

柴胡 9 克　川芎 6 克　香附 9 克　白芍药 9 克　枳壳 9 克　炙甘草 6 克　白茯苓 9 克 淡竹茹 9 克　法半夏 9 克　陈皮 6 克

用法：诸药共煎加水 800 毫升，煎至 450 毫升，一日三次分服，饭后服用。

禁忌：葱、蒜、萝卜、醋、羊肉、菘菜、饴糖。

方论：方中柴胡疏肝解郁，枳壳、陈皮行气解郁为君；白芍药平肝敛阴，半夏化痰祛 湿，茯苓调脾渗湿，竹茹化痰消热，川芎活络祛风共为臣；香附理气化瘀为佐；甘草调和诸 药为使，诸药组合共奏疏肝清热，燥湿化痰之功。

三、阴虚火旺（黑风内障）

阴虚阳浮，真阴不足，津血亏损而致阳气浮越于上的病证。主要表现为头目眩晕，目 赤，咽干，双目昏花等。

主证：白睛不红或抱轮隐隐带红，黑睛无异常人，惟瞳神略大，瞳神内气色微显昏黑， 目珠略硬。

中医辨证：阴虚火旺，黑风内障。

治法：滋阴降火，消滞明目。

方药：知柏地黄汤加味。

生地黄 12 克　知母 9 克　黄柏 9 克　白茯苓 9 克　牡丹皮 9 克　山药 9 克　山萸肉 9 克　泽泻 9 克　川芎 6 克　郁金 9 克　地龙 9 克

用法：诸药合煎加水 800 毫升，煎至 450 毫升，一日三次服用，每次 150 毫升，饭后服 用。

禁忌：一切血、葱、萝卜、羊肉、羊血、饴糖、一切酸。

方论：方中知母、黄柏滋阴清热，生地黄、山萸肉、牡丹皮滋阴补肾，泽泻、茯苓滋阴 健脾，钩藤平肝清热、熄风定惊，石决明清热明目消障，合山药健脾助胃。诸药组合共奏滋 阴降火消滞明目之功。

82. 乌风内障

乌风内障为五风障之一，发病时，瞳神内气色暗，目力日减，重者不见三光的眼病。

一、肝胆实热（乌风内障）

肝胆湿热，乌风内障目力日减，重者可致不见三光，头目胀痛，羞明泪热，视物昏朦，目珠胀硬。

主证：头目胀痛，羞明泪热，视物昏朦，抱轮红赤，瞳神紧小或见干缺，目珠胀硬，可伴口苦咽干，心烦面红，舌质红苔黄，脉弦数。

中医辨证：肝胆实热，视物昏朦。

治法：清泻肝胆实热。

方药：龙胆泻肝汤加味。

龙胆草12克　生地黄12克　山栀子9克　枯黄芩12克　泽泻9克　柴胡9克　木通6克　车前子9克　当归9克　夏枯草12克　石决明（碎）10克　甘草6克

用法：诸药共煎加水900毫升，煎至450毫升，日服三次，一次服150毫升，饭后服用。

禁忌：一切血、葱、蒜、萝卜、醋及一切酸。

方论：方中龙胆草、山栀子、枯黄芩、夏枯草清肝泻热为君；柴胡疏肝解郁，生地黄、泽泻、木通滋阴明目、泻热利水共为臣；当归补血润血，石决明平肝明目清障熄风均为佐；甘草调和诸药，车前子引邪热下行兼明目开窍共为使。诸药共奏清泻肝胆实热之功。

二、风痰壅目（乌风内障）

风痰壅目，乌风内障。目胀珠痛，视力减退，抱轮微红或红赤，瞳神散大，可见头眩目眩，胸闷气紧。

主证：眼障珠痛，胸闷气紧，视力减退，瞳神散大，头眩目眩，抱轮微红或红赤，舌红苔腻，脉弦滑。

中医辨证：风痰壅目，蒙闭清窍。

治法：清肝除风，涤痰开窍。

方药：白附散加减。

白附子9克　防风9克　羌活9克　菊花9克　白蒺藜9克　荆芥9克　木贼草9克　苍术9克　人参9克　甘草6克

用法：诸药共煎加水900毫升，煎至450毫升，一日三次服用，每次150毫升，饭后服用。

禁忌：海菜、菘菜、猪肉。

方论：方中白附子祛风除痰，防风、羌活、白蒺藜、荆芥、木贼草祛风活络共为君；苍术燥湿化痰，菊花清肝明目为臣；人参健脾涤痰，助白附子增强祛风化痰之力为佐；甘草调和诸药为使。诸药组合成方，共奏清肝除风、涤痰开窍之功。

三、虚火伤络（乌风内障）

虚火伤络，乌风内障。头眼痛胀，热泪不止，视力锐减，甚至不见三光，抱轮红赤，瞳神散大等。

主证：头眼痛胀，视力锐减，甚至不见三光，抱轮红赤，瞳神散大，瞳内隐隐发红，目珠胀硬，兼见头晕耳鸣，心烦不寐，五心烦热，口燥咽干，舌质暗，脉涩细。

中医辨证：虚火伤络，乌风内障。

治法：通窍活血，行瘀消瘀。

方药：通窍活血汤加减。

桃红9克　红花6克　川芎6克　泽兰9克　赤芍9克　三七粉6克　丹参10克　红枣6枚　麝香10克（冲服）

用法：诸药合煎加水500毫升，煎至300毫升，分三次服用。

禁忌：猪肉、葱、蒜。

方论：方中麝香芳香开窍，川芎活血开郁，桃仁、红花活血行血开郁共为君；丹参活络消滞补血生新，大枣补气健脾均为臣；赤芍活血通络，三七能补血又能活血共为佐；泽兰去邪热清头目，诸药相合共奏通窍活血、行瘀散瘀之功。

注：方中用麝香不用葱，用葱不用麝香。麝、葱相辅可进一步研究证实。

四、肝明不足（乌风内障）

肝肾不足，乌风内障。肝肾为病日久，头目胀痛轻微，瞳神或大或不大，视物昏矇日重，终至不见三光，瞳内气色乌昏。

主证：眼病同上，兼见头晕倦怠，健忘失眠，耳鸣怔忡，舌红，脉弦数。

中医辨证：肝肾不足，乌风内障。

治法：滋补肝肾，益精养血。

方药：杞菊地黄汤加味。

生地黄12克　枇杷叶9克　杭菊花12克　白茯苓10克　牡丹皮10克　山药10克　山萸肉10克　泽泻10克　河车粉10克　肉苁蓉10克　菟丝子10克

用法：诸药共煎加水800毫升，煎至450毫升，一日三次服，每次服150毫升，饭后服用。

禁忌：一切血、葱、萝卜、一切酸。

方论：方中生地黄、枸杞子、肉苁蓉、河车粉、山萸肉益精养血滋补肾阴为君；菊花、牡丹皮活络明目，泽泻、茯苓健脾渗湿，祛肾中热邪共为臣；菟丝子补肾肝益精髓，合山药健脾胃共为佐使。组合成方共奏滋补肝肾生化之源之功。

83. 绿风内障

肝胆风火上攻，绿风内障，是眼科主要急重危症。其特征是瞳神散大，呈淡绿色，故称绿风内障，又称绿风障。

一、肝胆风火上攻（绿风内障）

主证：瞳神散大，呈淡绿色，发病急剧，眼球胀痛，头痛如劈，痛连目眶，视力骤降，眼部白睛混赤浮肿，抱轮红赤，黑睛雾状混浊，瞳神散大，色呈淡绿，眼珠坚硬，常伴恶心呕吐，恶寒发热，舌红苔黄，脉弦数。

中医辨证：肝胆风火上攻，绿风内障。

治法：清热泻火，平肝熄风。

方药：绿风羚羊饮。

羚羊角9克　玄参9克　黄芩9克　知母9克　桔梗6克　大黄6克　细辛6克　茯苓9克　防风9克　车前子9克

用法：诸药共煎加水600毫升，煎至300毫升，一日三次服用，一次服用150毫升，饭后一小时服用。

禁忌：一切醋、猪肉、犬肉、葱、蒜。

方论：方中羚羊角平肝熄风清热定惊，玄参、黄芩、知母、车前子清热泻火、明目清障共为君；桔梗清热利咽，大黄导热下泄，防风祛风通络、开通气机、清除郁闭为臣；茯苓健脾，车前子清眼明目，诸药组合共奏清热泻火平肝熄风之功。

二、痰火上阻清窍（绿风内障）

痰火内阻清窍，绿风内障。

主证：起病急骤，头眼剧痛，诸症与肝胆风热上攻症同。同时伴有身热面赤，动则眩晕，恶心呕吐，舌红苔黄，脉弦滑。

中医辨证：痰火内阻，清窍阻闭。

治法：清热祛痰，平肝熄风。

方药：清痰饮加味。

羚羊角9克　陈皮6克　茯苓9克　半夏9克　青黛6克　石膏15克　黄芩9克　胆南星9克　枳壳9克　天花粉9克

用法：诸药共煎加水800毫升，煎至450毫升，一日三次，每次150毫升，饭后服用。

禁忌：一切酸、猪肉、羊血、羊肉、饴糖。

方论：方中羚羊角平肝熄风清热为君；半夏祛痰燥湿，胆星熄风化痰，陈皮行气健脾，枳壳行气散瘀共为臣；天花粉祛上焦积热，石膏、黄芩清泄上焦之邪热共为佐；青黛凉血解毒，茯苓祛湿健脾共为使。诸药合煎，共奏清热祛痰平肝熄风之功。

三、肝郁气滞（绿风内障）

肝郁气滞，多因异常的精神刺激，导致肝的疏泄功能失常而发生肝郁气结，甚则气滞血瘀。

主证：头眼胀痛较轻，抱轮微红，视物微朦，瞳神略大，舌质紫暗或瘀斑，脉弦涩。

中医辨证：肝气郁滞，肝火条达，气机不畅。

治法：疏肝解郁，降逆和胃。

方药：逍遥汤加减。

柴胡9克　牡丹皮9克　杭白芍9克　栀子9克　薄荷（后下）6克　山萸肉9克　黄连9克　茯苓9克　甘草6克　白术12克　煨生姜6克

用法：诸药共煎加水700毫升，煎至450毫升，一日三次，每次150毫升，饭后服用。

禁忌：葱、蒜、萝卜、猪犬肉。

方论：方中柴胡疏肝解郁，当归、白芍药养血柔肝，白术、甘草、茯苓健脾养心，薄荷助柴胡以散肝郁共为臣；牡丹皮、黄连、栀子泻火清热，凉血散瘀为佐；煨姜温胃和中为使。诸药共奏疏肝解郁、降逆和胃之功。

四、阴虚阳亢（绿风内障）

阴虚阳亢，由于精血津液等属于阴性的物质亏虚，使阳失去制约上亢引起的阴阳失调。临床多表现为潮热颧红，盗汗，五心烦热，烦躁易怒，舌红而干，视力模糊不清。

主证：头目胀痛，视物昏朦，看灯光有红晕，眼珠胀硬，瞳神散大，伴有眩晕耳鸣，心烦失眠，口燥咽干，舌红而干，脉弦数。

中医辨证：阴虚阳亢，绿风内障。

治法：滋阴降火，平肝熄风。

方药：阿胶鸡子黄汤。

陈阿胶（烊化兑服）10 克　鸡子黄 1 枚　钩藤（后下）10 克　生牡蛎 15 克　生白芍 10 克　炙甘草 6 克　石决明（捣）15 克　茯神 10 克　生地黄 10 克　络石藤 10 克

用法：诸药共煎加水 800 毫升，煎至 450 毫升，一日三服，每次 150 毫升，食后一小时服用。

禁忌：海菜、猪肉、一切血、葱、蒜、萝卜、一切酸。

方论：本方具有滋阴熄风功效。主治邪热久留、灼伤真阴所致血虚生风而见筋脉拘急、头晕目眩、双目昏花。方中阿胶、杭白芍、生牡蛎、白芍药、鸡子黄、生地黄滋阴清热滋补肝肾，石决明平肝明目消障解郁，钩藤甘温苦寒平肝清热熄风定惊，茯神宁心安神，生地黄、白芍药滋补肝肾，络石藤入肝肾祛风通络消翳障，清风热瘀肿。诸药合成方，共奏滋阴清热、平肝补肾之功。

五、肝胃虚寒（绿风内障）

肝胃虚寒，绿风内障，目球胀痛，头顶隐痛，瞳神略大，抱轮红轻，症状较轻。伴有干呕吐涎，神疲肢冷。

主证：绿风内障，眼球胀痛，瞳神略大，抱轮红轻，症状较轻，神疲肢冷，舌淡苔白，脉沉弱。

中医辨证：肝胃虚寒，绿风内障。

治法：降逆散寒，熄风明目。

方药：吴茱萸汤加味。

吴茱萸 12 克　大枣 6 枚　生姜 6 克　人参 10 克　石决明 15 克　羚羊角 9 克　钩藤（后下）10 克　杭菊花 9 克

用法：诸药共煎加水 800 毫升，煎至 450 毫升，分三次服用，一次 150 毫升饭后服。

禁忌：犬猪肉、葱、蒜。郁热胃痛、吐苦水，热性吐酸禁用。

方论：本方证治肝胃虚寒，寒邪干犯中土，清阳不升，阳气虚不得布达四肢，郁滞而致诸闭阻气机失畅。方中吴茱萸散寒为君；石决明清热除障明目开窍，羚羊角平肝熄风定惊，钩藤甘微苦寒，平肝通络消障熄风共为臣；菊花清眼活络明目为佐使，诸药组合共成降逆温肝暖胃之功。

84. 血灌瞳神

凡目中之血不能循经而行，溢于络外，灌入瞳神内外的眼病，称为血灌瞳神。

一、肝胆火炽（血灌瞳神）

肝胆火炽血灌瞳神，若血灌瞳神前部，自觉眼珠胀痛甚至头额剧痛，羞明流泪，抱轮红赤或白睛混赤，瘀血灌注于黑瞳与黄仁之间，色泽鲜明。若血灌注于瞳神后部，自觉眼前黑影飘动，或时见红光，重则红光满目或一片漆黑，舌红苔黄，脉弦数。

主证： 眼珠胀痛，抱轮混赤，舌质红，脉弦数。

中医辨证： 肝胆火炽，血灌瞳神。

治法： 清肝泻火，凉血止血。

方药： 生蒲黄散合犀地黄汤加味。

生蒲黄 10 克　水牛角 15 克　生地黄 10 克　水牛角 15 克　牡丹皮 10 克　丹参 10 克　川芎 6 克　旱莲草 12 克　夏枯草 10 克　白茅根 10 克　荆芥 10 克　青葙子 10 克　仙鹤草 10 克

用法： 诸药共煎加水 900 毫升，煎至 450 毫升，一日三次服用，每次 150 毫升，饭后服用善佳。

禁忌： 葱、蒜、萝卜、猪肉、一切血、醋。

方论： 方中蒲黄、水牛角、牡丹皮、仙鹤草、夏枯草、白茅根凉血止血清热为君；生地黄、荆芥炭、炒蒲黄滋阴凉血、清热止血共为臣；丹参、川芎散瘀补血行血共为佐；青葙子清肝胆之火，疏散上焦风热为使。诸药组合共成清肝胆之火，凉血止血散瘀清障之功。

二、阴虚火旺（血灌瞳神）

阴虚火旺血灌瞳神。若血灌瞳神前部，自觉眼痛隐隐视物模糊，白睛抱轮红赤不甚，黄仁纹理不清，察视黑睛与黄仁之间瘀血积滞；若血灌瞳神后部，眼外观端好，眼前黑花渐生，继而云遮雾蔽，眼底隐约可见，视网膜可见点状、片状出血。

主证： 眼症同上，头晕耳鸣，健忘失眠，口燥咽干，五心烦热，舌红少苔，脉细数。

中医辨证： 阴虚火旺，血灌瞳神。

治法： 滋阴降火，凉血止血。

方药： 知柏地黄汤。

生地黄 12 克　知母 12 克　黄柏 10 克　牡丹皮 10 克　山萸肉 10 克　泽泻 10 克　怀山药 10 克　赤芍 10 克　栀子 12 克　陈阿胶（烊化）12 克　侧柏叶 10 克　天门冬 10 克　麦门冬 10 克

用法： 诸药同煎加水 900 毫升，煎至 450 毫升，一日三次服用，每服 150 毫升，饭后一小时服用。

禁忌： 一切血、葱、蒜、萝卜、猪肉。

方论： 方中生地黄甘苦性寒滋阴补肾凉血清热，知母、黄柏、牡丹皮、栀子清热泻火凉血散郁共为君；山萸肉、阿胶、侧柏叶凉血滋阴止血，泽泻清泄肾中邪热共为臣；麦门冬、天门冬滋阴清热生津止渴为佐；山药健脾补肾，赤芍和血通络。诸药共奏滋阴降火、散瘀活血之功。

三、心脾两虚（血灌瞳神）

心脾两虚，即心脾两脏俱虚引起的症状。

主证： 多见于血灌瞳神后部，并易反复发作，亦偶见于血灌瞳神前部，瘀血多难于吸收，全身兼见面色萎黄，身倦乏力，少气懒言，纳呆，腹胀，苔白舌淡，脉缓濡弱。

中医辨证：心脾两虚，血灌瞳神。

治法：益气补血，健脾养心。

方药：归脾汤加减。

黄芪 15 克　人参 9 克　土白术 9 克　甘草 6 克　仙鹤草 9 克　生蒲黄 9 克　藕节 15 克 神曲 9 克　半夏 9 克　荆芥炭 6 克　茯神 9 克　远志 6 克

用法：诸药共煎加水 900 毫升，煎至 450 毫升，每日三次，一次 150 毫升，饭后一小时服用。

禁忌：雀肉、青鱼、菘菜、桃李、猪肉、海菜、醋及一切酸、萝卜。

方论：本方主治心脾气虚之症或因心脾虚引起的兼症。方中以参、芪、术、甘草温补心脾之气为君；远志、茯苓宁心安神，仙鹤草、生蒲黄、荆芥炭、藕节活血止血为臣；神曲、半夏健脾和胃为佐使。诸药组合共奏益气补血健脾养心之功。

四、外伤（血灌瞳神）

因撞击伤目或眼部手术不慎，损及黄仁及眼络，血溢于外，灌注瞳神内外，遮蔽神光故见黑睛与黄仁之间瘀血积滞，亦可隐隐透见金井之内呈一点暗红，目力骤降。因外伤眼络，使局部气血不畅，不通则痛。

主证：眼症同上，兼有目珠胀痛，头额疼痛，舌红苔薄黄，脉数。

中医辨证：脉络阻滞，气行不畅。

治法：清热凉血，活血止血。

方药：大黄当归散合除风益损汤。

大黄 6 克　黄芩 10 克　菊花 10 克　木贼 10 克　生地黄 10 克　当归 10 克　红花 6 克 苏木 10 克　赤芍 6 克　川芎 6 克　防风 10 克

用法：诸药共煎加水 900 毫升，煎至 450 毫升，一日三次，一次 150 毫升，饭后服用。

禁忌：湿面、葱、蒜、萝卜、一切酸。

方论：方中黄芩、菊花、生地黄、大黄清热凉血为君；木贼草活络散滞清肝泻热为臣；红花、桃仁、赤芍、川芎活血化瘀为佐；防风活络化滞，菊花清眼明目共为使。诸药共奏清热凉血、化瘀和血兼止血之功。

85. 瞳神缩小

瞳神失去正常的展缩功能，持续缩小，甚至小如针孔的眼病，称为瞳神紧小。

一、肺肝风热（瞳神紧小）

肺肝风热，由于风和热相结合所致的病症。

主证：瞳孔失去正常的展缩功能，持续缩小，缩小到如针孔的眼病，舌红苔黄，脉弦数，发病较急，瞳神紧小，眼球坠痛，羞明流泪，视物不清，白睛混赤或抱轮红赤，黄仁混浊，黄仁晦暗，纹理不清。

中医辨证：肺肝风热，瞳神缩小。

治法：祛风清热。

方药：新制柴连汤。

柴胡 9 克　黄芩 9 克　黄连 3 克　防风 9 克　荆芥 9 克　栀子 9 克　赤芍 9 克　甘草 6 克　蔓荆子 9 克　木通 9 克　茺蔚子 9 克　生地黄 9 克　牡丹皮 9 克

用法：诸药共煎加水 1000 毫升，煎至 450 毫升，一日三次，每次 150 毫升，饭后服用。

禁忌：猪肉、冷水、葱、萝卜。

方论：蔓荆子、茺蔚子、防风、荆芥祛风活络散风祛瘀为君。牡丹皮、黄连、黄芩、栀子活络清肺肝风热，柴胡疏肝清热共为臣；生地黄滋肝阴、清眼明目，赤芍活血通络为佐；木通清热明目善消肝中风热为使。诸药组合共奏祛风清热之功。

二、肝胆火炽（瞳神紧小）

肝胆火炽，发病迅猛，瞳神缩小，珠痛拒按，痛连眉棱、颞颥，抱轮红赤或白睛混赤，黑睛内壁沉着物多为粉状，神水混浊，黄仁肿胀。

主证：眼症同上，兼见口苦，咽干，烦躁易怒，苔黄腻，脉弦数。

中医辨证：肝胆火炽，瞳神紧小。

治法：清肝利胆，消散火炽。

方药：龙胆泻肝汤加减。

玄参 10 克　龙胆草 10 克　当归 10 克　芒硝 6 克　大黄 6 克　羌活 10 克　桔梗 6 克　车前子 10 克　红花 6 克　牡丹皮 10 克　赤芍 10 克　知母 10 克

用法：诸药共煎加水 900 毫升，煎至 450 毫升，一日三次，每服 150 毫升，饭后服用。

禁忌：葱、蒜、萝卜、犬肉。

方论：方中龙胆草善泻肝胆之实火，并能清下焦之湿热为君；大黄、车前子、牡丹皮、知母、芒硝清泄炽热共为臣；玄参、桔梗治积热清肝胆之火，红花、赤芍活络化滞均为佐；羌活明目散风舒筋活络，当归补血润肝胆共为使。诸药组合共奏清肝利胆清散火炽之功。

三、风湿夹热（瞳神紧小）

瞳神紧小风湿夹热。瞳神紧小，目赤痛，眉棱、颞颥闷痛，视物昏朦或黑花自见，神水混浊，黄仁纹理不清，黑睛内壁沉着物色白点如羊脂状，病情缠绵。

主证：眼症同上，病情缠绵，目赤痛，视物昏朦或黑花自见，神水混浊，舌腻苔白腻，脉滑。

中医辨证：风湿夹热，瞳神紧小。

治法：祛风清热除湿。

方药：抑扬酒连散加减。

羌活 10 克　独活 10 克　黄芩 10 克　黄连 3 克　白芷 10 克　防己 10 克　蔓荆子 10 克　寒水石 15 克　防风 10 克　前胡 10 克　生地黄 10 克　栀子 10 克

用法：诸药共煎加水 900 毫升，煎至 450 毫升，一日三次服用，每次 150 毫升，饭后服用善佳。

禁忌：一切血、葱、蒜、猪肉、醋、冷水。

方论：方中羌活、防风祛风渗湿和血通络，前胡、独活疗肌肤通经络化滞解郁共为君；黄芩、黄连泻火清热，栀子苦寒入心肺轻清泻上焦之火为臣；防己、白芷祛湿活络为佐；寒水石清热利窍共为使。诸药组合共为祛风清热除湿之功。

四、阴虚火旺（瞳神缩小）

阴虚火旺，瞳神缩小。视物昏花，赤痛时轻时重，反复发作，黑睛内壁沉着物不消。

主证：眼症同上。兼伴有头晕失眠，五心烦热，口燥咽干，舌红，脉细数。

中医辨证：阴虚火旺，瞳神紧小。

治法：滋阴降火。

方药：知柏地黄汤加味。

知母10克　黄柏10克　生地黄10克　牡丹皮10克　山药10克　泽泻10克　山萸肉10克　茯苓10克　白蒺藜10克　杭菊花12克　谷精草12克　密蒙花12克　蝉蜕10克

用法：诸药共煎加水900毫升，煎至450毫升，一日三次分服，每服150毫升，饭后服用。

禁忌：葱、蒜、萝卜、猪肉。

方论：本方具有滋补肝肾、清热泻火之功，主治阴虚火旺。方中知母、黄柏、生地黄、菊花滋阴清热滋补肝肾为君；牡丹皮苦酸微寒凉血散瘀清热，谷精草、密蒙花、蝉蜕清热明目，白蒺藜清热散结、明目化滞均为臣；山萸肉微温补肝肾益精气，茯苓、山药健脾补肾为佐；泽泻导邪热下行为使。诸药共奏滋阴降火，清热开闭明目之功。

86. 瞳神干缺

瞳神失去正圆，边缘参差不齐，黄仁干枯不荣，称为瞳神干缺。因肝胆火炽，肝肾阴虚而致。

一、肝胆火炽（瞳神干缺）

胆胆火炽，火热结于肝胆所致的一些病症。

主证：瞳神失去正圆，边缘参差不齐，黄仁干枯不荣，眼痛，头痛，热泪频流，羞明难睁，黄仁纹理不清，瞳神边缘参差不齐，舌红苔黄，脉弦数。

中医辨证：肝胆火炽，瞳神干缺。

治法：泻肝肝实火，清肝胆湿热。

方药：龙胆泻肝汤加味。

龙胆草12克　杭菊花9克　生地黄10克　车前子9克　泽泻9克　木通6克　黄芩9克　栀子9克　夏枯草9克　当归9克

用法：诸药共煎加水800毫升，煎至450毫升，一日三次服用。

禁忌：葱、蒜、肉、萝卜、湿面。

方论：方中龙胆草善泻肝胆之邪火并能清下焦之湿热为君；黄芩、栀子苦寒泻火，车前子、木通、泽泻清利热邪下泻从小便而解，均为臣；肝为藏血之脏，肝经有热则易伤阴血，故佐以生地、当归养血益阴，合夏枯草散瘀结清肝火为佐；菊花清肝泻火明目为使。诸药组合共奏泻肝胆之实火，清肝胆湿热之功。

二、肝肾阴虚（瞳神干缺）

肝肾亏虚，瞳神干缺。

主证：病热较缓，或病至后期，视物昏花，眼干涩不适，赤痛较缓，瞳视边缘如虫蚀、锯齿或如针孔。舌红，苔黄，脉弦数。

中医辨证：肝肾亏损，瞳神干缺。

治法：滋养肝肾，利窍明目。

方药：杞菊地黄汤加味。

枸杞子 12 克　杭菊花 12 克　生地黄 9 克　知母 9 克　黄柏 9 克　山药 9 克　山萸肉 9 克　茯苓 9 克　泽泻 9 克　桔梗 6 克　密蒙花 9 克　牡丹皮 9 克　谷精草 12 克

用法：诸药共煎加水 900 毫升，煎至 450 毫升，一日三次服用，每次 150 毫升，饭后服用。

禁忌：葱、蒜、萝卜、一切血、猪肉。

方论：方中生地黄甘苦性寒滋阴补肾明目；枸杞子、肉苁蓉填精益肾共为君；茯苓、山药、泽泻健脾利水为臣；杭菊花、牡丹皮、密蒙花、谷精草清眼明目活络清热为臣；知母、黄柏泻肾中邪火，桔梗轻清上行助诸药润眼目为佐使。诸药组合共奏滋养肝肾利窍明目之功。

87. 瞳神散大

瞳神散大，多由肝气郁结、气郁化火、脾胃蕴热、阴虚火旺、风痰阻络、络脉受伤等原因而致。

一、气郁化火（瞳神散大）

气郁化火指肝气郁结，因受精神刺激，心情郁闷，表现为胸闷胀，两肋作痛，急躁易怒，纳差，不思饮食。

主证：瞳神大于常人，失去正常敛聚能力，常伴有目赤咽干，胸肋痛疼，烦躁易怒，嗳气食少，脉弦数。

中医辨证：气郁化火，瞳神散大。

治法：清肝解郁。

方药：调气汤加减。

杭白芍 12 克　陈皮 6 克　茯苓 9 克　当归身 9 克　生地黄 9 克　知母 9 克　黄柏 9 克牡丹皮 9 克　栀子 9 克　甘草 6 克　枳壳 9 克　制香附 9 克

用法：诸药共煎加水 900 毫升，煎至 450 毫升，每日三次，每次 150 毫升，饭后服用善佳。

禁忌：一切醋、猪肉、一切血、葱、蒜、萝卜。

方论：方中枳壳、香附、陈皮、牡丹皮理气健脾、疏肝解郁共为君；知母、黄柏、栀子、杭白芍敛阴平肝清热血化热共为臣；当归、生地黄滋阴养血和血为佐；茯苓、甘草补气健脾为使，诸药组合共奏清肝解郁之功。

二、脾胃蕴热（瞳神散大）

瞳神散大，全身症状可见不思饮食、胃脘满闷、口干咽燥。多因脾胃蕴热中焦气机升降失常而致。

主证：瞳神散大，全身症状可见不思饮食，胃脘闷胀，口干咽燥，舌红苔腻，脉滑数。

中医辨证：脾胃蕴热，瞳神散大。

治法：滋阴清热，益气养血。

方药：滋阴地黄汤加味。

熟地黄 12 克　枳壳 10 克　生地黄 10 克　当归身 10 克　天门冬 10 克　五味子 10 克

知母 10 克　党参 15 克　黄连 3 克　柴胡 10 克　地骨皮 10 克　甘草 6 克

用法：诸药共煎加水 1000 毫升，煎至 450 毫升，一日三次服用，每次 150 毫升，饭后服用善佳。

禁忌：猪肉、冷水、葱、蒜、萝卜。

方论：本方主治症均属肝肾阴虚，治当滋补肝肾之阴。方中熟地黄补肾阴、益精髓滋肝醒目为君；柴胡苦平微寒入肝胆疏肝解郁为臣；天门冬、五味子、地骨皮、知母、黄连滋阴清脾胃蕴热为佐；当归补血，党参补气，甘草调和诸药。诸药组合成方共奏滋阴清热益气养血之功。

三、阴虚火旺（瞳神散大）

阴虚火旺，指阴精亏损而招致的虚火亢盛。主要表现为烦躁易怒，两颧潮红，口干咽痛，甚至瞳神散大。

主证：瞳神散大，视物模糊，眼干涩不爽，全身症状多有腰膝酸软，遗精滑泄，耳鸣，耳聋，舌红苔黄，脉弦数。

中医辨证：阴虚火旺，瞳神散大。

治法：滋阴降火，益精明目。

方药：六味地黄汤加味。

山萸肉 12 克　熟地黄 12 克　山药 12 克　牡丹皮 10 克　泽泻 10 克　柴胡 10 克　五味子 6 克　生地黄 12 克　当归 10 克

用法：诸药共煎加水 900 毫升，煎至 450 毫升，一日三次服用，每服 150 毫升，饭后服用。

禁忌：葱、蒜、萝卜、一切血、猪肉、湿面。

方论：本症属肝肾阴虚火旺，治当滋补肝肾之阴。方中生地黄滋补肾阴，熟地黄滋补肾精为君；牡丹皮凉血散瘀清热，山萸肉补肾益精，山药健脾益肾，柴胡疏肝解郁，当归润肝阴血，泽泻滋阴利水，五味子滋肾水。全方共奏滋阴降火益精明目之功。

四、风痰阻络（瞳神散大）

风痰阻络，既有风又有痰湿表现的一种疾患。

主证：瞳神散大，可兼见眼珠向上、向下、向外等方向转动失灵，目珠偏斜，视物昏朦，视一为二，上胞下垂，舌红苔腻，脉滑数。

中医辨证：风痰阻络，瞳神散大。

治法：平肝熄风，降火化痰。

方药：清痰饮加味。

陈皮 6 克　半夏 10 克　胆南星 10 克　枳壳 10 克　生石膏 15 克　黄芩 10 克　青黛 6 克　石决明 15 克　羚羊角 10 克　僵蚕 10 克　栀子 10 克

用法：诸药共煎加水 900 毫升，煎至 450 毫升，一日三次服用，饭后一小时服用善可。

禁忌：羊肉、羊血、饴糖、一切血、葱、蒜、萝卜。

方论：方中胆南星、僵蚕、石决明、羚羊角和肝熄风清热化痰为君；半夏、陈皮行气化痰，青黛、栀子、黄芩凉肝清热，枳壳行气疏肝解郁化痰，石膏清热。诸药组合共奏平肝熄风降火化痰之功。

五、外伤（瞳神散大）

伤后即见瞳神散大，或偏斜不圆，敛聚失灵，视物昏朦或有目痛，羞明流泪，胞睑瘀血肿胀，血灌瞳神。

主证：瞳神散大，胞睑瘀血肿胀，羞明流泪，视物昏暗，脉涩，舌红。

中医辨证：外伤眼目，瞳神散大。

治法：养血祛风，活血通络。

方药：除风益损汤。

生地黄 10 克　熟地黄 10 克　枳壳 10 克　五味子 6 克　当归身 10 克　天门冬 10 克　知母 10 克　党参 15 克　黄连 3 克　柴胡 10 克　地骨皮 10 克　甘草 6 克

用法：诸药共煎加水 900 毫升，煎至 450 毫升，一日三次分服，每次 150 毫升，饭后一小时服用最佳。

禁忌：猪肉、犬肉、冷水、葱、蒜。

方论：方中熟地黄、生地黄补肝肾为君；五味子滋肾壮水，当归补血活血，党参益气健脾，柴胡疏肝活络，合知母、地骨皮疏风清热为臣；天门冬滋阴壮水为佐；甘草调和诸药。诸药组合成方共奏养血熄风、活血通络之功。

88. 赤膜下垂

肺肝风热赤膜下垂，是指赤脉密布似膜，渐从白睛上方贯向黑睛，如帘下垂的一种眼病。其二为肝经火炽，赤膜下垂。

一、肺肝风热（赤膜下垂）

肺肝风热，赤膜下垂，赤脉密布似膜，渐从白睛上方贯向黑睛如帘下垂。

主证：黑睛上缘丝脉赤红下垂，侵及黑睛，白睛上方红赤，睑内颗粒丛生，眼内沙涩刺痒，灼热流泪，眵少而稀，舌红苔薄黄，脉弦数。

中医辨证：肺肝风热，赤膜下垂。

治法：疏风清热，活血明目。

方药：归芍红花散。

当归尾 10 克　赤芍药 10 克　红花 6 克　山栀子 10 克　生大黄 6 克　生地黄 10 克　枯黄芩 10 克　防风 10 克　白菊花 10 克　石决明（碎）10 克　白芷 10 克　连翘 10 克

用法：诸药共煎加水 900 毫升，煎至 450 毫升，一日三次，饭后一小时服尚好。

禁忌：一切血、葱、蒜、萝卜。

方论：方中防风、连翘、大黄、枯黄芩、山栀子苦寒凉血、疏风清热泻火为君；石决明、白菊花清肝肺风热、明目除滞为臣；当归补血活血润肝；生地黄滋阴清热滋肝益肾，白芷辛温燥湿散风热为佐；红花、赤芍活络化滞疏通络脉。诸药组合共奏疏风清热，活血明目之功。

二、肝经火炽（赤膜下垂）

肝经火炽，赤膜下垂。赤睛上缘赤脉粗大，肥厚似膜，侵及黑睛，赤脉点状星翳，白睛红赤，羞明热泪频，眵多色黄质稠。

主证：黑睛上缘赤脉粗大，肥厚似膜，侵及黑睛，点状星翳，舌红苔黄，脉弦数。

中医辨证：肝经火炽，赤膜下垂。

治法：清肝泻火，消瘀退翳。

方药：龙胆泻肝汤加味。

龙胆草 10 克　生地黄 10 克　栀子 10 克　黄芩 10 克　泽泻 10 克　车前子 10 克　木通 6 克　生甘草 6 克　红花 6 克　蝉蜕 10 克　石决明 15 克　青葙子 15 克　柴胡 6 克

用法：诸药共煎加水 900 毫升，煎至 450 毫升，每日三次，一次 150 毫升，饭后服用。

禁忌：阴虚火旺、舌红、口干忌服。猪肉、葱、蒜。

方论：方中龙胆草善治肝胆之火，并能清下焦之湿热为君；黄芩、栀子、柴胡苦寒泻火，车前子、木通、泽泻清利湿热从小便而解，均为臣药，肝经有热则易伤阴血，故佐以生地黄、当归养血益阴，青葙子清肝火散热共为佐；红花活血散瘀，蝉蜕清热宣肺，甘草调和诸药，诸药组合成方共奏清肝泻火，消瘀退翳之功。

注：草决明、决明子最易混淆，是不同两种药。最好把草决明写为青葙子。

89. 宿翳（黑睛疾患后遗瘢痕翳障）

宿翳是指黑睛疾患痊愈后遗留之瘢痕翳障。

主证：虽黑睛混浊，但表面光滑，边缘较清晰，无发展趋势，也不伴有赤痛流泪，羞明等刺激症状。

中医辨证：黑睛疾患痊愈后，脉络不畅或瘀滞后遗症。

治法：明目退翳。

方药：清翳汤加减。

密蒙花 10 克　当归 10 克　川芎 6 克　生地黄 10 克　木贼草 10 克　枳壳 10 克　荆芥 10 克　柴胡 10 克　防风 10 克　蔓荆子 10 克　甘草 6 克

用法：诸药共煎加水 800 毫升，煎至 450 毫升，每日三次，每服 150 毫升，饭后服用。

禁忌：一切血、葱、蒜、猪肉、海菜、犬肉。

方论：方中柴胡、川芎、防风、荆芥疏风活血化瘀通络为君；密蒙花、蔓荆子疏风清热活络明目，木贼草解郁散结明目共为臣；枳壳行气散郁，当归活血补血，生地黄补血生血明目为佐；甘草调和诸药，诸药组合共奏明目退翳之功。

90. 偃目侵睛

偃目侵睛多由肝血不足，肝肾阴虚而致病。主要表现为面色萎黄、头晕心悸。肝阴虚即肝的阴精不足。可由慢性疾病的消耗或血不养肝而致，也可由肾阴不足而导致肝阴虚，主要表现为头晕头痛，视物不清，眼干夜盲。

一、肝血不足（偃目侵睛）

肝血不足偃目侵睛，风轮上际，抱轮交界处生白色翳膜，状如偃目的眼病称为偃目侵睛。

主证：年过四十黑睛上缘即出现灰白色光滑之翳障，形似新月，逐渐向下发展，无感觉症状，舌淡，苔白，脉弦细。

中医辨证：肝血不足，偃目侵睛。

治法：补益肝肾，明目退翳。

方药：四物退翳汤。

当归 10 克　川芎 6 克　蝉蜕 10 克　谷精草 10 克　木贼草 10 克　熟地黄 10 克　赤芍 10 克　密蒙花 10 克　党参 5 克　黄芪 15 克

用法：诸药共煎加水 900 毫升，煎至 450 毫升，一日三次服用，每服 150 毫升，饭后服且善好。

禁忌：一切血、葱、蒜、萝卜。

方论：方中熟地黄、川芎、赤芍、当归补血养血为君；蝉蜕、谷精草、木贼草、密蒙花散风热退翳消障共为臣；赤芍活络开郁为佐；黄芪、党参助血上行，荣目退翳明目为使。诸药组合成方共奏补益肝肾，明目退翳之功。

二、肝肾阴虚（偃月侵睛）

肝肾阴虚，偃月侵睛，风轮上部抱轮相交之处，有半月形白色翳膜，薄而清白，表面光滑无损，逐渐向下黑睛发展。无红赤疼痛，伴腰膝酸软无力。

主证：风轮上部抱轮相交之处，有半月形白色翳膜，薄而清白，逐渐向下黑睛发展，无红赤痛疼，舌苔薄黄，脉张数。

中医辨证：肝肾阴虚，偃月侵睛。

治法：补益肝肾，滋阴明目。

方药：杞菊地黄汤。

山萸肉 10 克　枸杞子 10 克　杭菊花 10 克　生地黄 10 克　怀山药 10 克　女贞子 10 克　牡丹皮 10 克

用法：诸药共煎加水 1000 毫升，煎至 450 毫升，一日三次服用，每次服用 150 毫升，饭后服用善好。

禁忌：一切血、葱、蒜、猪肉、犬肉。

方论：方中生地黄甘苦性寒滋阴补肾，枸杞子、山萸肉补肾益精共为君，菊花、女贞子、泽泻、知母、黄柏清热滋阴明目为臣；山药健脾渗湿，赤茯苓下泄湿热、牡丹皮、旱莲草滋阴补肾凉血清热均为佐。诸药组合共奏补益肝肾，滋阴明目祛翳之功。

91. 银星独见

银星独见，多因肝经风热、肝肾阴虚而致病。

一、肝经风热（银星独见）

黑睛生翳一、二颗，其色如银，形状如星的眼病，称银星独见，其病变在黑睛浅层，可在中央或偏旁，星翳一点，一般可发展扩大，但失治或治不得法，可留瘢痕。

主证：眼症同上。黑睛中央或偏旁有一二粒灰白色翳障，抱轮红赤，畏光流泪，眼痛，脉弦数。

中医辨证：肝经风热，银星独见。

治法：祛风清热。

方药：桑菊饮加味。

桑叶 10 克　菊花 10 克　鲜芦根 30 克　连翘 10 克　大青叶 10 克　薄荷（后下）6 克　桔梗 6 克　蝉蜕 10 克　牡丹皮 10 克　杏仁 10 克　青葙子 10 克

用法：诸药共煎加水 900 毫升，煎至 450 毫升，一日三次分服，每次 150 毫升，饭后服用善佳。

禁忌：猪肉、蒜、葱。

方论：方中桑叶、菊花疏风解表，宣透风热为君；薄荷、青葙子、蝉蜕、桔梗、大青叶、杏仁、连翘清风热化痰散翳均为臣；芦根清热生津为佐；甘草调和诸药为使。诸药合成方共奏祛风清热，散翳明目之功。

二、肝肾阴虚（银星独见）

肝肾阴虚，银星独见。

主证：症同肝经风热银星独见。可兼见梦遗，头晕腰酸，五心烦热，脉弦数。

中医辨证：肝经风热，银星独见。

治法：滋阴降火。

方药：知柏地黄汤加味。

牡丹皮 10 克　山萸肉 10 克　知母 10 克　黄柏 10 克　生地黄 10 克　泽泻 10 克　茯苓 10 克　怀山药 10 克　白薇 10 克　麦冬 10 克　天花粉 10 克

用法：诸药共煎加水 900 毫升，煎至 450 毫升，一日三次服用，一次 150 毫升，饭后服用善可。

禁忌：一切血、葱、猪肉。

方论：本方具有滋补肝肾清热泻火之功。用治肝肾阴虚善佳。方中知母、黄柏、生地黄滋阴清热、滋补肝肾为君；牡丹皮、山萸肉、麦冬、天花粉、白薇凉血散瘀清热共为臣；泽泻、茯苓滋阴清热为佐；山药健脾补肾为使。诸药合成方共奏滋阴降火散翳明目之功。

92. 风轮赤豆

风轮赤豆是指黑睛上生颗粒样小泡突起，四周赤脉追随缠绕状若赤豆的眼病。

一、肝经积热（风轮赤豆）

肝经积热而致，黑睛上赤豆突起，赤脉缠绕，涩痛羞明，热泪如汤，甚则疱疹向中央延伸，状如慧星伴，口苦咽干。

主证：赤睛上赤豆突起，甚者疱疹向中央延伸，状如慧星，舌红，脉弦数。

中医辨证：肝经积热，风轮赤豆。

治法：泻肝清热。

方药：清肝散加味。

栀子 10 克　龙胆草 10 克　牡丹皮 10 克　大黄 10 克　川芎 6 克　红花 6 克　羌活 10 克　生甘草 6 克　当归 10 克　防风 10 克

用法：诸药共煎加水 900 毫升，煎至 450 毫升，一日三次，一次 150 毫升，饭后服用。

禁忌：海菜、湿面、猪肉、葱、蒜。

方论：方中龙胆草善泻肝胆实火，并能泻下焦之湿热；栀子、大黄、羌活、防风疏风清热，泻肝胆之热；红花、川芎活血通络，肝热最宜伤血，故用当归补血益阴，牡丹皮凉血滋阴；甘草调和诸药为使，全方组合共奏泻肝清热之功。

二、脾虚夹痰（风轮赤豆）

脾虚夹痰，风轮赤豆。黑睛赤豆时隐时现，涩痛随之时作时止，迁延难愈，颈侧瘰核成串，面色发白，形体瘦弱，四肢乏力。

主证：眼症同上。颈侧瘰核成串，面色发白，形体瘦弱，四肢乏力，舌苔嫩，脉滑缓弱。

中医辨证：脾虚夹痰，风轮赤豆。

治法：补脾益气，化痰散结。

方药：香贝养荣汤。

制香附 10 克　川贝母 10 克　人参 10 克　白术 10 克　熟地黄 10 克　茯苓 10 克　陈皮 6 克　川芎 6 克　桔梗 6 克　炙甘草 6 克　生姜 6 克

禁忌：肉、葱、蒜、萝卜、青鱼、菘菜、诸果、猪肉、醋。

用法：诸药共煎加水 900 毫升，煎至 450 毫升，一日三次服用，一次 150 毫升，饭后服用善可。

方论：方中人参、白术、茯苓、甘草益气补中、温养脾胃为君；陈皮、香附、桔梗、贝母行气理气化痰为臣；熟地黄滋阴补肝明目，川芎活血补血为佐；生姜调胃化痰为使，诸药组合共奏补脾益气，化痰散结之功。

93. 倒睫拳毛

倒睫拳毛，睫毛倒生眼睑内，拳曲乱生，刺扫眼珠，称倒睫拳毛。多因风热袭目，脾胃积热而致。

一、风热袭目

风热袭目，是风与热相结合而致，多见羞明流泪，白睛发红，刺碜难开。

主证：倒睫拳毛，羞明泪热，白睛发红，舌红苔黄，脉弦数。

中医辨证：风热袭目，倒睫拳毛。

治法：疏风清热。

方药：石膏活散。

白术 10 克　白芷 10 克　生石膏 30 克　羌活 12 克　荆芥 10 克　木贼草 10 克　密蒙花 10 克　牛蒡子 10 克　黄连 6 克　藁本 10 克　细辛 3 克　菊花 10 克　甘草 6 克

用法：诸药共煎加水 900 毫升，煎至 450 毫升，一日三次，每次服用 150 毫升，饭后服用。

禁忌：雀肉、青鱼、菘菜、桃李、猪肉、冷水。

方论：方中生石膏、麦门冬、黄连清热滋阴；白芷、羌活、荆芥、细辛、菊花、密蒙花疏风散滞、平肝清热、解肌散风、明目通络，白术燥湿祛风，牛蒡子、藁本散风祛湿，细辛祛风活络，甘草调和诸药，诸药组合共奏疏风散滞清泄风热之功。

二、脾胃积热（倒睫拳毛）

脾胃积热倒睫拳乱，多由湿热内蕴、中焦气机升降失常、气虚不能提摄而致。

主证：倒睫拳毛，泪黏多眵，碜涩难开，胞睑湿烂，睫毛拳曲倒入，可兼见胸脘痞满。

中医辨证：脾胃积热，倒睫拳毛。

治法：清热除湿。

方药：除风清脾饮。

蝉蜕10克　荆芥10克　玄参10克　黄连6克　桔梗6克　生地黄15克　白蒺藜15克　丹参10克　牡丹皮10克　知母10克　黄芩10克

用法：诸药共煎加水900毫升，煎至450毫升，一日三次服用，饭后服用。

禁忌：一切血、葱、蒜、萝卜。

方论：方中黄芩、知母、玄参、黄连清泄脾胃积热为君；蝉蜕、荆芥、白蒺藜疏风活络，散翳明目，桔梗导诸药上行直达病所共为臣；丹参、牡丹皮活络凉血，脾胃热积最易伤津故用生地黄滋阴清热，生津补血，诸药组合共奏除湿清热之功。

94. 睥急紧小（气血亏虚）

气血亏虚，睥急紧小，上下胞睑紧缩，目窍渐自变小的病症称睥急紧小。

主证：上下胞睑紧缩，眼窍变小，视瞻乏力，干涩隐痛，目光无神，舌淡苔白，脉弱缓。

中医辨证：气血亏虚，睥急紧小。

治法：神效黄芪汤加减。

黄芪15克　茯苓15克　人参10克　白芍10克　炙甘草6克　白蒺藜12克　荆芥10克　蝉蜕10克　全蝎3枚

用法：诸药共煎加水800毫升，煎至300毫升，一日三次，每次150毫升，饭后服用。

禁忌：一切酸、海菜、菘菜、猪肉、葱、蒜。

方论：方中黄芪、人参、茯苓补中益气为君；杭白芍行气血补血生血，敛阴平肝为臣；荆芥、蝉蜕、白蒺藜疏肝通络明目为佐；全蝎熄风镇惊又能止痉，甘草调和诸药兼补气。诸药组合，共奏益气养血之功。

95. 睥翻黏睑

湿热郁阻，睥翻黏睑。胞睑向外倾翻转，贴于外睑之上，如伸舌舔舌之状，胞睑不能闭合称睥翻黏睑。

一、湿热郁阻（睥翻黏睑）

湿热郁阻，睥翻黏睑。下睑外翻，白睛肿厚干燥，可兼见胃脘痞闷，大便溏泄。

主证：睥翻黏睑，胞睑向外倾翻转，贴于外睑之上，如伸舌舔舌之状，胞睑不能闭合，下睑外翻，白睛肿厚干燥，可兼见胃脘痞闷，大便溏泄，舌红苔腻黄，脉弦数。

中医辨证：湿热郁阻，睥翻黏睑。

治法：祛风清热，健脾除湿。

方药：黄芪汤加减。

黄芪15克　芜蔚子10克　地骨皮10克　防风10克　黄芩10克　茯苓10克　羌活12

克　木瓜 10 克　大黄 10 克　丹参 10 克　赤芍 10 克　甘草 6 克

用法：诸药共煎加水 900 毫升，煎至 450 毫升，一日三次服用，每次 150 毫升，饭后服用。

禁忌：海菜、猪肉、葱、蒜。

方论：方中黄芪、甘草益气调脾为君；茺蔚子、防风、羌活疏风清热，木瓜、茯苓舒筋活络和胃，健脾化湿共为臣；黄芩、大黄、地骨皮消热除蒸共为佐；丹参、赤芍活血补血生新为使。诸药组合，共奏活血通络，祛风清热，健脾渗湿之功。

二、肝风内动（睑翻黏睑）

肝风内动，睑翻黏睑，胞睑外翻，白睛干燥发红，黑睛混浊生翳。

主证：睑翻黏睑，胞睑外翻，混浊生翳，舌红苔黄，脉弦数。

中医辨证：肝风内动，睑翻黏睑。

治法：祛风通络。

方药：排风散加减。

白芍 10 克　防风 10 克　天麻 10 克　五味子 10 克　全蝎 3 枚　乌梢蛇 15 克　川芎 6 克
当归 10 克　细辛 3 克

用法：诸药共煎加水 800 毫升，煎至 450 毫升，一日三次分服，饭后服用。

禁忌：湿面、猪肉、葱、蒜、犬肉。

方论：方中天麻辛平熄风镇惊通络，全蝎甘辛平熄风化滞通络，乌梢蛇治风邪通脉络，治眼翻唇疾有专功共为君；川芎、防风、细辛通筋活络祛风散邪为臣；杭白芍平肝柔筋，当归活血通络均为佐；五味子益气升提为使。诸药组合成方共奏祛风通络，诸病复位之功。

96. 胞轮振跳（俗称眼跳）

胞轮振跳，睑胞无端牵拽跳动，不能自主的眼病。

一、风热处袭（胞轮振跳）

胞轮无端牵拽跳动，不能自主，上下胞睑振跳，可兼见头疼眼胀，鼻塞涕多。

主证：上下胞睑振跳，可兼见头痛眼胀，舌质红苔黄，脉数。

中医辨证：风热外袭，胞轮振跳。

治法：祛风散热。

方药：祛风散热饮子加减。

赤芍 10 克　苏薄荷 6 克　连翘 10 克　防风 10 克　大黄 10 克　僵蚕 10 克　羌活 10 克
牛蒡子 10 克　当归 10 克　山栀子 10 克　木瓜 10 克　川芎 6 克

用法：诸药共煎加水 900 毫升，煎至 450 毫升，一日三次，一次服用 150 毫升服用。

禁忌：湿面、猪肉、葱、蒜。

方论：方中薄荷、连翘、防风、牛蒡子、羌活祛风通络共为君；僵蚕祛风清热，川芎祛风活络，和胃化湿健脾共为臣；赤芍活血通络疏风化滞为佐；当归活血通络而生血，栀子清热，大黄通腑泄热。诸药共合成方共奏祛风清热之功。

二、心脾两虚（胞轮振跳）

心脾两虚，胞轮振跳，时疏时频，劳累加重。

主证：胞睑振跳，时疏时频，劳累加重，兼心烦失眠，怔忡健忘，舌质淡，苔白，脉虚缓。

中医辨证：心脾两虚，胞轮振跳。

治法：补益心脾。

方药：归脾汤加味。

黄芪 15 克　白术 10 克　龙眼肉 10 克　人参 15 克　酸枣仁 10 克　炙甘草 6 克　僵蚕 10 克　远志 10 克　白芍 10 克　木香 10 克　茯神 10 克

用法：诸药共煎加水 800 毫升，煎至 450 毫升，分三次服用，每服 150 毫升，饭后服用。

方论：参、芪、术、甘草温补气健脾，当归、龙眼肉、白芍药补血养心，酸枣仁、茯神、远志宁心安神，更用木香理气醒脾，以防补益气血药滞碍脾胃。组合成方，心脾兼顾，气血双补，诸症自消。

三、血虚生风（胞轮振跳）

血虚生风，胞轮振跳不休，或与眉、额、面、口角相引，不能自控。

主证：眼跳不休，不能自控，或眉、额、面、口角相引，舌质红，脉细数。

中医辨证：血虚生风，胞轮振跳不休。

治法：调气养血，祛风解痉。

方药：当归活血饮加减。

当归 10 克　苍术 10 克　黄芪 15 克　僵蚕 10 克　熟地黄 15 克　杭白芍 10 克　天麻 10 克　钩藤 10 克　川芎 10 克　全蝎 3 条　蜈蚣 2 条

用法：诸药共煎加水 900 毫升，煎至 450 毫升，一日三次分服，一次 150 毫升，饭后服用。

禁忌：一切血、葱、蒜、萝卜。

方论：方中天麻、僵蚕、蜈蚣、全蝎、钩藤祛风活络镇惊解痉共为君；黄芪补中益气，当归补血养血，熟地黄滋阴养血生新血，白芍药柔肝补血荣筋共为臣；川芎舒筋活络补血祛风为佐；苍术祛风燥湿为使。组合成方共奏调气养血，祛风解痉之功。

97. 眼皮下垂

上胞垂缓升举乏力，或不能提举，以致胞睑部分或全部遮掩瞳神而影响视力的眼病，称眼皮下垂。多因命门火衰，脾阳不振，脾气虚弱，气血不足，风痰阻络而致。

一、命门火衰，脾阳不足（眼皮下垂）

命门之火即肾阳，是生命的原动力，寓于肾阴之中，温养五脏六腑，命门火衰即肾水不足，肾阳肝火相对亢盛，致各方面机能衰退而致病；脾阳不足而出现的腰膝酸软，畏寒，饮食不化，气虚以及出现下垂之症。

主证：上眼皮下垂，自幼双眼上胞下垂，无力抬举垂缓难睁，视物时仰首举额张口，或以手提睑。舌淡苔白，脉沉缓弱。

中医辨证：命门火衰，脾阳不足。

治法：温肾阳、益化源。

方药：右归饮加减。

熟地黄 15 克　怀山药 12 克　山萸肉 10 克　枸杞子 10 克　肉桂 3 克　人参 10 克　制附子（先煎一小时）15 克　白术 10 克　炙甘草 6 克

用法：诸药共煎加水 900 毫升，煎至 450 毫升，一日三次，每服 150 毫升，饭后服用。

禁忌：海菜、猪肉、葱、蒜、萝卜。

方论：熟地黄、附子、肉桂、人参补肾气壮元阳益气为君；山萸肉、枸杞子、怀山药补肾气健脾胃为臣；白术益气健脾运化水谷为气化之源为佐；甘草调和诸药兼益气为使。组合为方共奏温补肾阳，益脾化源之功。

二、脾气虚弱（眼皮下垂）

上眼皮下垂，晨起病轻，午后加重，兼有精神困倦，食欲不振及少气懒言等。

主证：上眼睛下垂，晨轻午后重。兼精神困倦，舌质淡，脉虚弱。

中医辨证：脾气虚弱，眼皮下垂。

治法：健脾益气，升阳活络。

方药：补中益气汤加减。

白术 10 克　木瓜 10 克　人参 10 克　黄芪 15 克　当归 10 克　橘皮 6 克　川芎 10 克　炙甘草 6 克　升麻 10 克　赤芍 10 克　地龙 10 克　伸筋草 10 克　柴胡 10 克

用法：诸药共煎加水 900 毫升，煎至 450 毫升，一日三次服用，每服 150 毫升，饭后服用。

禁忌：海菜、湿面、猪肉、葱、蒜。

方论：方中黄芪、白术、橘皮、炙甘草、升麻补中益气为君；木瓜舒筋活络，当归生血活血，柴胡疏风散邪解肌为臣；川芎活血祛风补血舒筋为佐；伸筋草舒筋活络祛风化滞为使。诸药组合共奏健脾益气升阳活络之功。

三、气血不足（眼皮下垂）

气血不足，眼皮下垂。

主证：上眼皮下垂，兼有头昏目眩，面色无华，气短乏力，舌淡苔白，脉细弱。

中医辨证：气血亏虚，眼皮下垂。

治法：益气养血、活血通络。

方药：人参养荣汤加减。

人参 10 克　白术 10 克　僵蚕 10 克　茯苓 10 克　熟地黄 10 克　白芍 10 克　当归 10 克　黄芪 15 克　肉桂 3 克　五味子 6 克　木通 10 克　升麻 10 克　丝瓜络 10 克

用法：诸药共煎加水 900 毫升，煎至 450 毫升，一日三次，一次服用 150 毫升，饭后服用。

禁忌：一切血、葱、蒜、猪肉、醋一切酸、萝卜。

方论：方中熟地黄、当归、白芍补血养阴为君；人参、黄芪、白术、茯苓、甘草补气益脾，且可阳生阴长，补气以生血为臣；远志、五味宁心安神，木通、升麻活血通络，丝瓜络行血散瘀均为佐；桂肉能导药入营生血，僵蚕祛风清热，诸药合奏益气养血活血通络之功。

四、风痰阻络（眼皮下垂）

风痰阻络，眼皮下垂，麻木不仁，眼珠转动失灵。

主证：上眼睑下垂，麻木不仁，眼珠转动失灵，舌质淡，苔滑，脉缓涩。

中医辨证：风痰阻络，气机失畅。

治法：祛风涤痰，通络化滞。

方药：正容汤加减。

羌活12克　白附子10克　秦艽10克　甘草6克　胆南星10克　川芎6克　僵蚕10克
半夏10克　木瓜10克　赤芍10克　防风10克

用法：诸药共煎加水900毫升，煎至450毫升，一日三次服用，每次150毫升，饭后服用。

禁忌：羊肉、羊血、饴糖、海菜、猪肉。

方论：方中羌活、秦艽、川芎、防风、祛风通络化瘀为君；僵蚕、白附子化痰通络善治头面之滞，胆南星、半夏熄风化痰均为臣；木瓜酸温有舒筋活络化湿之功为佐；赤芍善治肌肤之郁滞，合甘草补气，赤芍行瘀化滞为使。诸药共奏祛风活络，涤痰化滞之功。

98. 风赤疮痍

脾经风热赤疮，胞睑皮肤痒痛红赤，起水泡后溃烂，化脓，溃处色如涂朱，甚则胞睑烂为疮痍，称风赤疮痍。

一、湿热偏重（风赤疮痍）

胞睑湿烂胶黏，瘙痒微痛，多由湿郁化毒而致病。

主证：胞睑湿烂胶黏，瘙痒微痛，头痛身重，发热，脉濡数，舌苔黄腻。

中医辨证：湿热偏重，风赤疮痍。

治法：清热除湿，祛风止痒。

方药：加减四物汤。

连翘10克　川芎6克　天花粉10克　防风10克　生地黄10克　苦参10克　薄荷6克
牛蒡子10克　当归10克　赤芍10克　荆芥10克

用法：诸药共煎加水900毫升，煎至450毫升，一日三次分服，饭后服用。

禁忌：一切血、葱、蒜、羊肉、犬肉。

方论：本方连翘、防风、天花粉、薄荷、牛蒡子清热解毒散风化湿为君药；川芎、当归、生地黄养血生新营养筋络为臣；苦参、荆芥祛湿止痒为佐；赤芍活血化滞为使。诸药组合共奏清热除湿，祛风止痒之功。

二、脾经风热

脾经风热赤疮。脾经循胞睑，风热侵袭脾经，脉络阻滞胞睑而致。

主证：胞睑灼痒肿痛，皮色红赤起泡，渗出黏液，舌质红，苔腻，脉数。

中医辨证：脾经风热侵袭，毒邪郁滞。

治法：除风邪，清脾热。

方药：清脾饮加减。

黄芩10克　大黄10克　生地黄15克　广陈皮6克　连翘10克　荆芥10克　黄连3克
玄参10克　桔梗10克　防风10克　知母10克　玄明粉10克

用法：诸药共煎加水900毫升，煎至450毫升，分三次用，每次服150毫升，饭后服用。

禁忌：一切血、葱、蒜、萝卜、猪肉、冷水。

方论：方中黄芩、连翘、玄参、知母、黄连清泄脾热为君；荆芥、防风驱动风邪，大黄、玄明粉清泄腑热共为臣；生地黄活血治眼疮，陈皮行气健脾胃共为佐；桔梗轻清向上，导诸药清上焦之风邪毒邪，诸药共奏除风邪，清脾热之功。

99. 目劄 （俗称眨眼）

双眼胞睑不自主频频劄动的眼病称为目劄。多由脾虚肝旺，肝血不足，肝经风热，阴虚火旺，肝郁气滞所致。

一、脾虚肝旺 （目劄）

脾虚肝旺目劄。

主证：双目胞眼连眨，或白睛微红，或白睛失泽，暮不见物，烦躁易怒，夜睡不宁，面黄肌瘦，舌红脉弦数。

中医辨证：脾虚肝旺目劄。

治法：健脾胃，清肝热。

方药：健脾汤。

党参15克　白术10克　怀山药12克　黄芩10克　广陈皮6克　黄连6克　砂仁3克麦芽10克　山楂10克　木香10克　炙甘草6克　肉豆蔻10克　钩藤10克　石决明30克

用法：诸药共煎加水900毫升，煎至450毫升，分三次服用，饭后一小时服用。

禁忌：猪肉、冷水、海菜、雀肉、青鱼、菘菜、桃李。

方论：方中党参、白术、甘草、山药补益脾胃；麦芽、山楂、肉豆蔻、广陈皮消食化滞；木香、砂仁行气宽胸；黄芩、石决明、钩藤清肝热，黄连清燥湿，诸药相配补消兼施，兼有清化湿热之效。

二、肝血不足 （目劄）

肝血不足目劄指肝脏所藏的血量不足引起的目劄。

主证：胞睑频频劄动，头晕目眩，双眼干涩，视物昏朦，舌淡苔白，脉细。

中医辨证：肝血不足目劄。

治法：养血祛风。

方药：四物汤加味。

当归10克　川芎6克　熟地黄15克　白菊花15克　白芍药10克　钩藤10克　白蒺藜15克

用法：诸药共煎加水800毫升，煎至450毫升，一日三次，每次服用150毫升，饭后服用。

禁忌：葱、蒜、萝卜、猪肉。

方论：本方治疗阴血亏虚，血行不畅。方中当归补血养肝和营生血为君；熟地黄滋阴补血为臣；白芍药柔肝和营，钩藤平肝熄风共为佐；川芎和血行气，蒺藜平肝熄风畅通气血为使。诸药合用补而不滞，滋而不腻，养血活血，可使肝血充盈，诸症自去。

三、肝经风热 （目劄）

肝经风热，由风和热相结合所致的病症。

主证：双目频频眨动，白睛微红，烦躁易啼，舌红，脉弦数。

中医辨证：肝经风热。

治法：清热祛风平肝。

方药：柴胡清肝饮。

杭菊花 10 克　柴胡 10 克　黄芩 10 克　白蒺藜 15 克　甘草 6 克　夏枯草 15 克　炒山栀 10 克　连翘 10 克　桔梗 10 克

用法：诸药共煎加水 800 毫升，煎至 450 毫升，一日三次服用，饭后服用。

禁忌：海菜、猪肉、葱、蒜。

方论：方中黄芩、山栀清肝热，夏枯草、白蒺藜散郁结平肝火为君；菊花、连翘疏风清热，柴胡疏肝清热为臣；桔梗轻清导诸药上行祛风热为佐；甘草调和诸药为使。诸药组合共奏清热祛风平肝之功。

四、阴虚火旺（目劄）

阴虚火旺，指阴液不足多表现为阳亢热盛，或潮热手足心热，唇红口干，烦躁易激动，小便黄赤而少，大便干燥，舌质红嫩无苔，脉细数。多由津血亏损、阴虚火旺而致。

主证：白睛微赤，双目频眨，干涩灼痛，口干咽燥，舌质红嫩无苔，脉细数。

中医辨证：阴虚火旺，津血亏损。

治法：滋阴清热、平肝熄风。

方药：知柏地黄汤加味。

山萸肉 10 克　知母 10 克　黄柏 10 克　生地黄 15 克　泽泻 10 克　怀山药 12 克　石决明 30 克　茯苓 10 克　钩藤 10 克　白蒺藜 30 克

用法：诸药共煎加水 900 毫升，煎至 450 毫升，一日三次，一次 150 毫升，饭后服。

禁忌：葱、蒜、萝卜、一切血及一切酸、猪犬肉。

方论：本方具有滋补肝肾，清热泻火之功，主治阴虚火旺。方中知母、黄柏、生地黄、牡丹皮滋阴清热滋补肝肾为君；山萸肉、白蒺藜、钩藤清热平肝熄风滋补肾阴为臣；石决明平肝熄风，山药补肾健脾为佐；泽泻滋肾阴为使。诸药组合共奏滋阴清热、平肝熄风之功。

五、肝郁气滞（目劄）

肝郁气滞，多由异常的精神刺激，导致肝的疏泄失常而发生肝郁气滞，甚者气滞血瘀。肝气郁结则肝失条达，气机不畅而致病。

主证：烦躁易怒，叹气胸闷，纳呆，腹胀，苔白舌淡，脉弦。

中医辨证：肝郁气滞。

治法：疏肝解郁，清热熄风。

方药：逍遥汤散加味。

白术 10 克　杭白芍 10 克　柴胡 10 克　薄荷（后下）6 克　杭菊花 10 克　当归 10 克　丹皮 10 克　煨姜 6 克　石决明 30 克　防风 10 克

用法：诸药共煎加水 900 毫升，煎至 450 毫升，一日三次服用，每服 150 毫升，饭后服用。

禁忌：葱、蒜、猪犬肉、胡荽。

方论：方中柴胡疏肝解郁为君；当归、白术、白芍药健脾柔肝养肝。牡丹皮、薄荷、菊花清热散瘀凉血为臣；石决明平肝熄风，防风祛风活络，消头目滞气为佐；煨姜温胃和中以防苦寒太过。诸药组合成方，共奏疏肝解郁清热熄风之功。

100. 睑弦赤烂

风热偏重，睑弦赤烂，胞睑边缘红赤溃烂，痒痛并作。重症可致睫毛脱落，睑弦变形称睑弦赤烂。

一、风热偏重（睑弦赤烂）

风热偏重，睑弦赤烂。因风和热相结合所致病，多表现于发热重恶寒轻，口渴舌边尖红，甚者口燥目赤烂，衄血等。

主证：胞睑边缘红赤溃烂，痒痛并作，重症可致睫毛脱落，睑弦变形，舌红苔黄，脉弦数。

中医辨证：风热偏重，睑弦赤烂。

治法：祛风清热除湿。

方药：银翘散加减。

金银花10克　连翘10克　桔梗10克　苏薄荷6克　荆芥10克　牛蒡子10克　淡豆豉10克　竹叶10克　芦根30克　生甘草6克

用法：诸药共煎加水900毫升，煎至450毫升，一日三次，一次150毫升，饭后服用。

禁忌：猪肉、菘菜、海菜、犬肉、海菜、诸果。

方论：方中金银花、连翘辛凉轻清，透泄散邪，清热解毒为君；薄荷、牛蒡子辛凉散风清热，荆芥、淡豆豉辛散透表，解肌散风为臣；桔梗、甘草以清热解毒而利咽喉为佐；竹叶、芦根清热解毒除烦，生津共为使。诸药相合，共成辛凉解肌，宣散风热之功。

二、湿热偏重（睑弦赤烂）

湿热偏重，睑弦赤烂。多由湿和热相结合所致的病症。主要表现发热、身重、舌苔黄腻、脉濡数。

主证：睑弦红赤溃烂，痒痛并作，眵泪胶黏，睫毛成束或倒睫，睫毛脱落，舌苔黄腻，脉濡数。

中医辨证：湿热偏重，睑弦赤烂。

治法：祛风除湿，清热止痒。

方药：除湿汤加减。

连翘10克　车前子10克　黄芩10克　黄连10克　枳壳10克　滑石15克　木通6克　白茯苓10克　防风10克　防风6克　荆芥10克

用法：诸药共煎加水900毫升，煎至450毫升，一日三次，一次服150毫升，饭后服用。

禁忌：猪肉、冷水、醋及一切酸。

方论：方中茯苓健脾渗湿，滑石甘寒清热共为君；连翘、黄芩、黄连、木通清热解毒，荆芥、防风疏风祛湿均为臣；枳壳化痰散滞健脾祛湿，陈皮理气健脾燥湿共为佐；车前子清热明目利尿导湿热从小便而解。诸药组合共奏祛风除湿，清热止痒之功。

三、胎热毒邪（睑弦赤烂）

胎热毒邪，睑弦赤烂，目眦红赤湿烂。

主证：目眦红赤湿烂，眵黏多泪，其至连眶，皮肤红赤湿热，可兼见患儿烦躁不安，常易啼哭，指纹紫粗。

中医辨证：胎热毒邪，睑弦赤烂。

治法：清热解毒，祛风通络。

方药：小菊花汤加味。

黄连3克　黄芩6克　干菊花6克　大黄3克　羌活6克　苍术6克　防风6克　荆芥6克

用法：诸药共煎加水900毫升，煎至100毫升，不拘时服用。

禁忌：乳母忌食。猪肉、雀肉、青鱼、菘菜、桃李。

方论：方中黄芩、黄连、大黄清热解毒为君；羌活、苍术燥湿祛风为臣；荆芥、防风疏风散疮解毒为佐使。诸药组合共奏清热解毒，祛风通络之功。

四、痘疮麻疹余毒所致（睑弦赤烂）

痘疮麻毒所致睑弦赤烂。

主证：睑弦赤红，痒痛难睁，经久不愈，全身常无兼证。

中医辨证：痘疮或麻疹余毒所致，睑弦赤烂。

治法：清解余毒，驱散风邪。

方药：通神散加味。

杭菊花6克　绿豆衣6克　栀子6克　黄芩6克　石决明10克　木通3克　谷精草10克

用法：诸药共煎加200毫升，煎至150毫升，不拘时服用。

禁忌：乳母忌食。猪肉、羊肉、犬肉。

方论：方中绿豆皮、黄芩、栀子清热解毒为君；杭菊花平肝清热，明目祛风，谷精草散风清热消目肿为臣；石决明平肝熄风为佐；木通清热导热毒下行从小便出为使。诸药组合成方共奏清泄余毒，驱散风邪之功。

101. 眦帷赤烂

眦帷赤烂。多由心经实火，心脾湿热而致。

一、心经实火（眦帷赤烂）

心经有火，眦帷赤烂，眦部出现红赤糜烂病症。

主证：眦部睑弦红赤糜烂，灼热刺痒，甚者眦部睑弦破裂出血。舌质红赤，苔黄，脉弦数。

中医辨证：心经实火，眦帷赤烂。

治法：清心泻火。

方药：导赤散加减。

栀子10克　木通6克　甘草6克　黄柏10克　竹叶10克　知母10克　灯芯6克　生地黄10克

用法：诸药共煎加水900毫升，煎至450毫升，一日三次服用，一次150毫升，饭后服用。

禁忌：海菜、猪肉、犬肉、菘菜。

方论：方中生地黄清热凉血，而兼能养阴，木通、竹叶、灯芯泻心火，生甘草和胃清热，黄柏、栀子、知母清热解毒。诸药共奏清心泻火解毒之功。

二、心脾湿热（眦帷赤烂）

心脾湿热，眦帷赤烂。心脾两脏湿热而致。

主证：眦部赤烂胶黏，皮肤浸渍，皮紧难舒，或疮生眦边，舌红苔黄腻，脉濡数。

中医辨证：心脾湿热，眦帷赤烂。

治法：清热除湿。

方药：除湿汤加减。

连翘10克　车前子12克　赤芍10克　枳壳10克　滑石15克　黄连6克　黄芩10克　陈皮6克　荆芥10克　木通6克　防风10克

用法：诸药共煎加水900毫升，煎至450毫升，一日三次服用，饭后服。

禁忌：猪肉、冷水、葱、蒜。

方论：方中茯苓健脾渗湿，滑石甘寒清热祛湿共为君；连翘、黄连、黄芩、木通清热解毒，荆芥、防风疏风祛湿均为臣。枳壳化痰散滞健脾祛湿，陈皮理气健脾燥湿共为佐；车前子清热明目利尿导湿热从小便解。诸药组合共奏清热除湿之功。

102. 风热（鸡冠蚬肉）

胞睑内生红肉，初起于睥眦之内，渐渐掩盖白睛和黑睛，或状若鸡冠，或形似蚌蚬吐肉，故名鸡冠蚬肉。

主证：病初，羞明碜涩，上胞或下睑皱壁处有红肉长出如鸡冠，初生时形小，掩于胞睑内，久之渐渐长大，垂出眼睑外，目闭也不收，甚者掩盖眼珠，睑翻流泪，视物昏蒙不清，舌红，苔黄，脉数。

中医辨证：风热侵袭，鸡冠蚬肉。

治法：祛风清热，消瘀散结。

方药：抽风汤加减

桔梗6克　芒硝10克　车前子10克　大黄10克　玄参10克　细辛3克　丹参10克　防风10克　川贝10克　赤芍10克　黄芩10克

用法：诸药共煎加水900毫升，煎至450毫升，一日三次服用，每次服用150毫升，饭后服用。

禁忌：狸肉、生菜、猪肉、葱、蒜。

方论：方中防风祛风化湿，疏头目滞气，祛上焦风邪为君；玄参、黄芩、桔梗、车前子、贝母清热解毒，细辛、丹参、赤芍疏风散结消瘀通络共为臣；大黄、芒硝泻中下焦腑内湿热、釜底抽薪之意为佐；车前子利小便导湿邪、热邪从小便而解。诸药组合共奏祛风清热、消瘀散结之功。

103. 鱼石子榴（热毒上攻）

鱼石子榴多因脾肺积热，再加上心火炽盛，毒火上壅于目，脉络瘀滞为病。自觉羞明流泪，灼热痛疼，磣涩难睁，胞内睥眦、睑弦白睛表面颗粒细小如碎砂、颗粒累累<u>丛生</u>或色黄如榴子，肉颗渐增，障蔽黑睛，致视力速减，甚至目盲。

主证：羞明流泪，灼热疼痛，磣涩难睁，胞内睥眦、睑弦及白睛表面颗粒细小如碎砂，颗粒累累丛生，或色黄如石榴子绽露于房，肉颗渐增，障蔽黑睛，致视力速减，甚者目盲，舌质红，脉数。

中医辨证：毒火上攻，心火炽盛。

治法：清热解毒，活血祛瘀。

方药：抽风汤。

桔梗 6 克　芒硝 10 克　车前子 10 克　大黄 10 克　玄参 10 克　细辛 3 克　黄芩 10 克　丹参 10 克　川贝 10 克　赤芍 10 克　防风 10 克

用法：诸药共煎加水 900 毫升，煎至 450 毫升，一日三次服用，每次 150 毫升，空腹服用。

禁忌：狸肉、猪肉、生菜、葱、蒜。

方论：方中防风祛风化湿、善疏头目滞气、祛上焦风邪为君；玄参、黄芩、桔梗、车前子、贝母清热解毒、泄热散结、消瘀通络为臣；大黄、芒硝泻中下焦腑内及腑内湿热，釜底抽薪之意为臣；车前子清热利小便引湿热，从小便而解。诸药组合共奏清热解毒，活血祛瘀之功。

104. 赤脉传睛

赤脉传睛多因情志郁结久而化火，或六淫内郁化火，或过辛辣食物或过服湿燥药物，而致心火上炎、虚火上炎等。赤脉起自两眦部，横贯白睛、黑睛，甚至可与对侧赤脉相接者，称赤脉传睛。

一、心火上炎（赤脉传睛）

心火上炎，赤脉传睛，患眼沙涩痛疼，羞明流泪，赤脉粗大紫赤，多由心火亢盛内郁化火，灼伤津液而致。

主证：患眼沙涩疼痛，羞明流泪，赤脉粗大，舌尖红脉。

中医辨证：心火上炎，赤脉传睛。

治法：清心泻火，凉血化瘀。

方药：泻心汤加味。

荆芥 10 克　薄荷 10 克　黄芩 10 克　黄连 6 克　菊花 10 克　连翘 10 克　生地黄 15 克　车前子 10 克　牡丹皮 10 克　赤芍药 10 克

用法：诸药共煎加水 900 毫升，煎至 450 毫升，一日三次服用，每次服 150 毫升，空腹服用。

禁忌：猪肉、冷水、海菜、葱、蒜、菘菜。

方论：方中荆芥疏风活络散瘀醒目为君；薄荷、黄芩、黄连、菊花、连翘、牡丹皮凉血清心泻火均为臣；生地黄、赤芍药凉血散瘀滋阴清热为佐；车前子明目利水，导邪火从小便而解。诸药组合共奏清心泻火凉血化瘀之功。

二、虚火上炎（赤脉传晴）

虚火上炎，赤脉传晴。因阴液耗损，虚热偏盛。表现为低热或午后潮热，五心烦热，盗汗，舌红，眼红，唇干等。

主证：患眼微痒，微痛，隐涩不适，赤脉淡红，细小，稀疏，舌尖红，脉数。

中医辨证：虚火上炎，赤脉传晴。

治法：清心泻火，凉血化瘀。

方药：天王补心丹化裁。

生地黄 15 克　五味子 6 克　当归身 10 克　天门冬 10 克　麦门冬 10 克　柏子仁 10 克　远志 6 克　玄参 10 克　酸枣仁 15 克　白茯苓 10 克　朱砂 6 克（研细和诸药同煎，不准分吞）

用法：诸药共煎加水 900 毫升，煎至 450 毫升，一日三次分服，一次 150 毫升，空腹服用。

禁忌：鲫鱼、醋及一切酸。

方论：方中生地黄滋肾阴以滋水之上源，丹参、当归养血补血生新血，丹参补养肝血生血行瘀理滞，补血通络，茯苓益心气，柏子仁、远志宁心安神共为臣药；五味子、酸枣仁敛心气，安心神共为佐；桔梗轻清载药上行，朱砂取其入心而安神为使药。诸药合用共成清热泻火凉血化瘀之功。

105. 流泪症

在正常的情况下眼泪有润泽清洁眼的作用，属于液之一。流泪症多由肝热夹风、肝肾虚弱、虚火上炎、气血亏虚而致。

一、肝热夹风（流泪症）

肝热夹风，流泪症。流泪症是反映非外障眼症引起，不受情志影响而以流泪为主症的眼病。

主证：热泪汪汪，口渴便秘，面热头胀，目赤红肿，口苦，咽干，急躁易怒，夜卧不安，舌红，苔黄，脉弦数。

中医辨证：肝热夹风，化火上逆。

治法：平肝、泻火、祛风。

方药：龙胆泻肝汤加减。

龙胆草 15 克　生地黄 15 克　栀子 10 克　黄芩 10 克　泽泻 10 克　木通 6 克　甘草 6 克　当归 10 克　柴胡 10 克　青葙子 10 克　蔓荆子 10 克　夏枯草 15 克

用法：诸药共煎加水 900 毫升，煎至 450 毫升，一日三次服用，每服 150 毫升，空腹服用。

禁忌：湿面、一切血、葱、蒜、萝卜。

方论：方中龙胆草泻肝胆之火，又能泻下焦之湿热，青葙子散风热清肝火，蔓荆子清泄肝火，散风热均为君；黄芩、栀子、柴胡苦寒疏肝解郁，清泄肝火，夏枯草清肝火，散郁结，车前子、木通、泽泻清利湿热，使湿热从小便而解均为臣药；肝为藏血之脏，肝经有热最易伤阴血，故佐以生地黄、当归养血益阴；甘草调和诸药。配合成方，共奏泻肝胆实火祛风清热之功。

二、肝肾虚衰（流泪症）

肝肾虚衰流泪症，即肝肾亏损，而使虚阳外浮，虚火上逆而致。

主证：冷泪绵绵，视物晕花，如哀似悲，久则内眦部皮肤因常常擦拭而潮红，头晕耳鸣，腰膝酸软，舌淡脉虚。

中医辨证：肝肾虚弱，流泪症。

治法：滋养肝肾。

方药：菊睛汤加味。

菊花 10 克　五味子 10 克　川芎 6 克　巴戟天 10 克　枸杞子 10 克　肉苁蓉 10 克　石榴皮 10 克　白蒺藜 10 克。

用法：诸药合煎加水 900 毫升，煎至 450 毫升，一日三次服用，每次服用 150 毫升，空腹温服。

禁忌：猪肉、葱、蒜。

方论：方中枸杞子甘平补肾益精，养阴明目，巴戟天、肉苁蓉温肾益精补阳均为君；石榴皮酸涩温，收涩止泻，收敛固脱，白蒺藜平肝散结共为臣；天花粉清上焦积热，五味子滋肝补肾为佐；菊花甘苦平清热祛风明目解毒为使。诸药组合共奏滋养肝肾之功。

三、虚火上炎（流泪症）

虚火上炎，流泪症。多因温病后期，或平素为阴虚体质，由于阴精亏损，水不制火，阴阳失去平衡，出现阴虚阳亢之证。

主证：时时流泪，泪出即热，咽干口燥，舌红嫩，脉细数无力，兼有口舌生疮者。

中医辨证：虚火上炎，流泪症。

治法：清虚热止泪。

方药：白薇汤加减。

白薇 10 克　白蒺藜 10 克　石榴皮 10 克　五味子 6 克　天花粉 10 克　生地黄 15 克

用法：诸药共煎加水 700 毫升，煎至 300 毫升，一日三次服用，每次 100 毫升，空腹服用。

禁忌：一切血、葱、蒜、萝卜。

方论：方中白薇苦咸寒，清热凉血，治阴虚内热，清虚火为君，石榴皮酸涩温，收敛善治滑泄，天花粉清上焦积热为臣；生地黄滋肝补肾，白蒺藜平肝畅通气机共为佐；五味子收敛益气为使。诸药合成方共奏清热补虚止泪之功。

四、气血亏虚（流泪症）

气血亏虚，流泪症。重病之后原气未复，体内血分不足，表现为面色苍白，头晕眼花等，多由各器官功能失常而致。

主证：冷泪长流，遇风加剧，头晕耳鸣，面色苍白，舌淡苔白，脉细。

中医辨证：气血亏虚，流泪症。

治法：益气养血止泪。

方药：河间当归汤。

当归 10 克　人参 10 克　白术 10 克　川芎 10 克　肉桂 10 克　白芍药 10 克　大枣 10 克

炮姜6克　生姜6克　细辛3克　炙甘草6克　陈皮6克

用法：诸药共煎加水800毫升，煎至450毫升，一日三次服用，每次150毫升，饭后服用。

禁忌：雀肉，青鱼、菘菜、桃李、湿面、海菜、猪肉、醋、一切酸。

方论：方中人参、白术、茯苓、炙甘草益气补中，温养脾胃为君；当归、白芍药、大枣、川芎补血行气健脾为臣；陈皮、炮姜、肉桂、生姜温中散寒为佐；细辛活络化滞为使。诸药组合共奏益气、养血之功。气壮，血充，诸症自消。

106. 漏　睛

漏睛，由肝经郁热，痰湿内蕴，虚火上炎，心经蕴热，气血两虚等原因而致。眦部痛疮，溃不敛口，脓汁涎水长流而为漏；或泪窍常有脓汁黏液渗出，拭之复出者称为漏睛。

一、心经蕴热（漏睛）

漏处灼热疼痛，脓汁黄赤而稠，或内眦部微肿胀，泪窍流脓汁黄稠紫赤，口渴心烦，舌红，脉数。

主证：漏处灼热疼痛，脓汁黄赤而稠，泪窍流脓汁，黄稠紫赤，口渴心烦，舌红，脉数。

中医辨证：心经蕴热，内眦肿胀。

治法：清热泻火，消肿排脓。

方药：导赤散加味。

栀子10克　木通6克　甘草梢6克　黄柏10克　竹叶10克　知母10克　灯心10克

用法：诸药共煎加水600毫升，煎至300毫升，一日三次服用，一次服用100毫升，空腹服用。

禁忌：猪肉、海菜、葱、蒜。

方论：方中知母、竹叶、黄柏清心泻火、清肿排脓为君；栀子、木通清热凉血，灯心清心泻热均为臣；生甘草和中清热为佐使。诸药相合，既能清热又能凉血，又能消肿排脓。诸药组合共奏清热泻火，消肿排脓之功。

二、肝经郁热（漏睛）

肝受热邪或气郁化热而引起的一系列症状，如头痛、头晕、面红、目赤等。

主证：睑眦红肿，流出脓汁，色黄稠黏，口苦咽干，舌红苔黄腻，脉弦数。

中医辨证：肝经郁热漏睛。

治法：清肝泻火。

方药：龙胆泻肝汤加味。

龙胆草15克　栀子10克　生地黄15克　泽泻10克　甘草6克　当归10克　黄芩10克　木通6克　夏枯草15克　柴胡10克

用法：诸药共煎加水900毫升，煎至450毫升，一日三次服用，空腹服用，一次150毫升。

禁忌：一切血、葱、蒜、萝卜、海菜、猪犬肉。

方论：方中龙胆草善泻肝胆之火，并能清下焦湿热为君；黄芩、栀子、柴胡疏泻肝火，木通、泽泻清利湿热，夏枯草疏肝，开郁散结，肝为藏血之脏，肝经有热则易伤阴血，故以生地黄、当归养血益阴；甘草调和诸药为使，配合成方，共奏泻肝经郁热之功。

三、虚火上炎（漏睛）

虚火上炎，由于重病后没有复旧，因阴液耗损，虚热偏盛，虚火上炎头目而致。

主证：漏口周围皮肤发红，隐隐作痛，时流脓血或见口渴咽干，腰膝酸软，舌红苔黄，脉弦数。

中医辨证：虚火上炎，阴液耗损。

治法：滋阴降火。

方药：滋阴降火汤。

当归 10 克　川芎 10 克　知母 10 克　黄芩 10 克　黄柏 10 克　赤芍 10 克　柴胡 10 克　麦冬 10 克　白芷 10 克

用法：诸药共煎加水 900 毫升，煎至 450 毫升，一日三次服用，空腹时服。

禁忌：湿面、鲫鱼。

方论：方中知母、黄芩、黄柏、麦冬滋阴降火为君；赤芍、川芎、当归补血通络开郁为臣；柴胡疏肝通络为佐；白芷行气活络清瘀止痛为使。诸药配合共奏滋阴清热之功。

四、痰湿内蕴（漏睛）

痰湿内蕴漏睛。痰湿的产生在于脾阳虚弱，运化无力，聚湿为痰阻，滞经络，气机失畅而致。

主证：睑重难睁，内眦痒涩，脓液污黄秽臭，头重如裹，漏处微红，舌红苔腻，脉滑数。

中医辨证：痰湿内蕴，脉络阻滞。

治法：清热除湿化痰。

方药：燥湿汤。

黄连 10 克　苍术 10 克　陈皮 10 克　黄芩 10 克　半夏 10 克　菊花 10 克　白术 10 克　栀子 10 克　金银花 10 克　连翘 10 克　枳壳 10 克

用法：诸药共煎加水 900 毫升，煎至 450 毫升，一日三次服用，一次 150 毫升，空腹服用。

禁忌：冷水、猪肉、羊肉、羊血、饴糖。

方论：方中苍术、半夏、陈皮、枳壳化痰燥湿健脾为君；黄芩、栀子、金银花、菊花清眼明目泄热解毒为臣；白术健脾燥湿，化痰为佐。使以黄连、连翘增强清热解毒之力。诸药共奏清热除湿化痰之功。

五、气血双虚（漏睛）

体质素虚，病后虚弱，失血多或精神刺激耗伤心血，致以气血亏虚而致病。

主证：气血两亏漏睛，漏口难敛，肤色近常，漏处无红肿，脓汁清稀或渗淡红色血水，少而不绝，腐肉难尽，体弱面白，神疲身倦，舌质淡，脉细弱。

中医辨证：体质素虚，耗伤心血，气血双损。

治法：托里消毒。

方药：托里消毒散。

川芎 6 克　皂角刺 10 克　桔梗 10 克　银花 12 克　党参 15 克　白术 10 克　赤芍 10 克
当归 10 克　黄芪 10 克

用法：诸药共煎加水 900 毫升，煎至 450 毫升，一日三次服用，每次 150 毫升，饭后一小时服用。

禁忌：雀肉、青鱼、菘菜、桃李、湿面。

方论：方中黄芪、党参、白术益气健脾为君；当归、川芎、赤芍补血行气活血为臣；皂刺活血散结消痈为佐；银花清热解毒，桔梗导诸药上行清热消痈散结之功，直达病所为使。诸药配合成方共奏托里消毒，排脓生肌之效。

107. 漏 睛 疮

漏睛疮，目大眦睛明穴下方，骤然发生肿突起疮核，如豆如枣，甚则红肿焮痛，发为疮痈，日久皮肤溃破脓出，故名漏睛疮。

一、心经蕴热（漏睛疮）

心经蕴热漏睛疮。

主证：内眦内堂处肿核，焮热疼痛，心烦尿赤，口渴咽干，舌红，脉数。

中医辨证：心经灼热，脉络阻滞。

治法：清心泻火，解毒消肿。

方药：五味消毒饮加味。

金银花 12 克　蒲公英 12 克　天葵子 15 克　菊花 12 克　竹叶 10 克　天花粉 10 克　黄芩 10 克　赤芍 10 克　穿山甲 10 克　黄连 10 克

用法：诸药共煎加水 900 毫升，煎至 450 毫升，一日三次服用，空腹服用。

禁忌：猪肉、冷水、葱、蒜、羊肉、羊血、饴糖。

方论：方中竹叶、黄连、黄芩清心泻火解毒，银花、蒲公英、天葵子清热解毒消肿散结，天花粉滋阴清热散结，穿山甲咸凉入肝消痈疽疮肿搜风活络，赤芍活血行滞，菊花清热明目疏风消肿，诸药组合成方共奏清心泻火消痈解毒之功。

二、积热内蕴（漏睛疮）

积热内蕴，漏睛疮。

主证：内眦部肿较甚，疼痛难忍，两侧面颊红肿胀痛，烦躁口渴，舌红苔腻，脉弦数。

中医辨证：积热内蕴，热毒壅盛。

治法：清热解毒，通腑泻热。

方药：黄连解毒汤加味。

黄连 6 克　黄芩 10 克　黄柏 10 克　大黄 6 克　穿山甲 10 克　皂角刺 10 克　金银花 12 克　连翘 10 克　野菊花 12 克　芒硝 6 克

用法：诸药共煎加水 800 毫升，煎至 450 毫升，一日三次服用，一次 150 毫升，空腹服用。

禁忌：猪肉、冷水、蒜、葱。

方论：方中黄连、黄芩、黄柏泻三焦热邪为君，大黄、芒硝清泄腑热，穿山甲清热消痈散结，银花、连翘、菊花清热解毒，皂刺消痈散瘀毒。诸药组合共奏清热解毒之功。

三、外感风热（漏睛疮）

外感风热，漏睛疮。

主证：内眦处皮肤赤肿漫红，头痛发热，汗出身痛，舌质红苔黄，脉浮数。

中医辨证：外感风热，经络瘀滞。

治法：疏风散热，清热解毒。

方药：银翘散加味。

金银花 12 克　连翘 10 克　桔梗 6 克　苏薄荷 6 克　黄连 6 克　黄芩 10 克　竹茹 10 克　牛蒡子 10 克　芦根 30 克　甘草 6 克　荆芥 10 克

用法：诸药共煎加水 900 毫升，煎至 450 毫升，一日三次服用，饭后服用。

禁忌：海菜、猪肉、菘菜、冷水。

方论：方中金银花、连翘、薄荷、荆芥疏风清热为君；黄连、黄芩、牛蒡子清热解毒，芦根、竹茹清热邪而生津解毒为臣；桔梗轻清导诸药上行头目清消毒邪为佐；甘草调和诸药为使。诸药组合共奏疏风清热解毒之功。

四、气血亏虚（漏睛疮）

气血虚弱漏睛疮多由体质素虚、病后虚损没有复旧，失血过多，思虑过度，耗伤心血，致以气血亏损而致。

主证：内眦处皮肤微肿、微红、微硬，隐隐作痛，身冷畏寒，舌质淡，脉细弱。

中医辨证：气血亏虚，漏睛疮。

治法：托里消毒，补气托毒。

方药：托里消毒汤合补气消毒汤。

黄芪 15 克　皂角刺 10 克　桔梗 10 克　金银花 12 克　党参 15 克　当归 10 克　赤芍 10 克　白术 10 克　川芎 10 克

用法：诸药共煎加水 900 毫升，煎至 450 毫升，一日三次服用，一次 150 毫升，空腹服用。

禁忌：猪肉、雀肉、青鱼、菘菜、桃李。

方论：方中黄芪、党参、白术补气健脾益气为君；金银花、皂角刺清热消痈为臣；川芎、当归、赤芍活络消痈为佐；桔梗轻清引诸药上行，使药效直达病位为使。诸药共奏益气消痈解毒之功。

108. 白睛猝红

白睛猝红多因外感风热之邪，白睛猝然暴发红赤焮肿，病势急骤，故称暴风客热。其有风重于热，热重于风，风热并重。

一、暴风客热，风重于热（白睛猝红）

风重于热，胞睑浮胀。

主证：暴风赤重，胞睑浮胀，痒涩刺痛，灼热畏光，泪热多眵，常常伴有头痛鼻塞，恶寒发热，舌红，脉浮数。

中医辨证：暴风客热，风重于热，白睛猝红。

治法：疏风清热。

方药：羌活胜风汤加减。

羌活 10 克　柴胡 10 克　黄芩 10 克　荆芥 10 克　前胡 10 克　防风 10 克　白芷 10 克　苏薄荷 6 克　菊花 10 克　桑叶 10 克　川芎 6 克

　　用法：诸药共煎加水 900 毫升，煎至 450 毫升，一日三次，每次服用 150 毫升，空腹服用。

　　禁忌：葱、蒜、猪肉、犬肉。

　　方论：方中羌活、荆芥、防风、柴胡、黄芩、前胡疏风清热为君；薄荷清热疏风，白芷散风活络为臣；川芎祛风湿，活络补血为佐；菊花、桑叶清热散风为使，诸药共奏散风清热之功。

二、暴风客热，热重于风（白睛猝红）

暴风客热，热重于风，白睛猝红。

主证：胞睑红肿，疼痛难睁，白睛浮壅赤红，怕热畏光，热泪多眵，眵泪胶黏，舌红苔黄，脉浮数。

中医辨证：暴风客热，热重于风，白睛猝红。

治法：清热泻火，疏风散邪。

方药：泻肺饮。

生石膏 30 克　黄芩 10 克　桑叶 10 克　赤芍 10 克　枳壳 10 克　荆芥 10 克　羌活 10 克　木通 10 克　白芷 10 克　甘草 6 克　栀子 10 克　防风 10 克

　　用法：诸药共煎加水 900 毫升，煎至 450 毫升，一日三次，一次服用 150 毫升，饭后服用。

　　禁忌：猪肉、葱、蒜、犬肉。

　　方论：方中生石膏、黄芩、桑叶、栀子清热泻火为君；荆芥、羌活、防风、白芷疏风散邪为臣；枳壳行气消积，合木通引邪下行从小便而解，赤芍行气活血散郁活络共为佐；甘草调和诸药兼清热补气为使；诸药共奏清热泻火，疏风散邪之功。

三、暴风客热，风热并重（白睛猝红）

暴风客热，风热并重，白睛猝红。

主证：胞肿如桃，白睛赤肿焮热，痛痒交作，怕热畏光，热泪多眵，眵泪胶黏，舌红苔黄，脉弦数。

中医辨证：风热并重，白睛猝红。

治法：疏风泻热。

方药：双解汤。

荆芥 10 克　防风 10 克　黄芩 10 克　蒲公英 12 克　天花粉 10 克　龙胆草 15 克　桑白皮 10 克　枳壳 10 克　羌活 10 克　金银花 12 克

　　用法：诸药共煎加水 900 毫升，煎至 450 毫升，一日三次服用，一次 150 毫升，空腹服用。

　　禁忌：猪肉、葱、蒜、犬肉。

　　方论：方中荆芥、防风辛温祛风化湿，清头目滞气，羌活辛苦温搜风祛湿，龙胆草清泻肝火共为君；天花粉清上焦之火，泻上焦之郁热，黄芩、银花、蒲公英清热解毒共为臣；枳壳消热结祛痰湿为佐；风热属阳最易上行伤阴，故桑白皮泻火清头目为使。诸药共奏疏风泻热之功。

109. 天行红眼（俗称红眼病）

天行红眼，因染天行时气邪毒，骤发眼目红肿，多双眼受累，一人发病，迅速传染，广泛流行，称为天行红眼。本病多发于春秋季节，一般预后较好，视力无损，若累及黑睛可致生翳。

一、风盛于热（天行红眼）

病初起涩痒羞明流泪，眵泪稀薄，白睛红赤较轻，全身兼见头痛，鼻塞流涕，舌苔薄白等。

主证：红眼，眵泪稀薄，羞明流泪，涩痒，鼻塞流涕，舌苔薄白，脉浮数。

中医辨证：风热侵袭，天行红眼。

治法：疏风清热。

方药：银翘散加味。

牛蒡子 10 克　淡豆豉 10 克　金银花 12 克　连翘 10 克　黄芩 10 克　桔梗 10 克　薄荷 6 克　荆芥 6 克　黄连 6 克　竹叶 10 克　生甘草 6 克　芦根 30 克

用法：诸药共煎加水 900 毫升，煎至 450 毫升，一日三次服用，一次 150 毫升，空腹服用。

禁忌：猪肉、葱、蒜、冷水。

方论：方中金银花、连翘、薄荷、荆芥疏风清热为君；黄连、黄芩、牛蒡子清热解毒，芦根、竹叶清心泻火生津为臣；桔梗轻清导诸药上行，清头目之风热，豆豉清热除烦为佐；生甘草调和诸药兼泻热邪为使。诸药组合共奏疏风清热之功。

二、热盛于风（天行红眼）

热盛于风，天行红眼。

主证：胞睑红肿，灼痛较甚，羞明流泪，热泪稀黏，白睛红赤，沙涩难睁，舌红苔黄，脉弦数。

中医辨证：热盛于风，天行红眼。

治法：清热解毒，疏风散邪。

方药：驱风散热饮子加味。

杭白芍 10 克　苏薄荷 6 克　连翘 10 克　防风 10 克　生大黄 10 克　白僵蚕 10 克　羌活 10 克　牛蒡子 10 克　当归 10 克　栀子 10 克　木通 6 克　川芎 6 克

用法：诸药共煎加水 900 毫升，煎至 450 毫升，一日三次，一次 150 毫升，空腹服用。

禁忌：湿面、猪肉、羊肉、葱、蒜。

方论：方中羌活、防风、川芎疏风活络为君；薄荷、连翘、牛蒡子、白僵蚕、栀子清热解毒共为臣；热盛最易伤阴血，故用当归补阴血，白芍药滋阴血为佐；木通清热利小便，大黄泻下腑热，使湿热从大小便而解为使，诸药组合共奏清热解毒疏风散热之功。

三、热毒炽盛（天行红眼）

热毒炽盛，天行红眼。

主证：胞肿如桃，白睛赤肿浮壅或白睛溢血，沙涩羞明，热泪如汤或血泪，痛疼难忍，兼见头痛身热，口渴烦躁，舌红苔黄，脉弦数。

中医辨证：热毒炽盛，天行红眼。

治法：泻火解毒通腑。

方药：普济消毒饮加味。

马勃 10 克　桔梗 10 克　黄连 10 克　黄芩 10 克　大黄 10 克　生甘草 6 克　升麻 6 克　板蓝根 15 克　连翘 10 克　玄参 10 克　薄荷 6 克

用法：诸药共煎加水 900 毫升，煎至 450 毫升，一日三次服用，每次 150 毫升，空腹服用。

禁忌：冷水、猪肉、葱、蒜、羊犬肉。

方论：方中重用黄连、黄芩清泄上焦热毒为君药；连翘、薄荷疏散上焦风热为臣药；玄参、马勃、板蓝根、桔梗、甘草清利咽喉，并增强清热解毒作用，升麻、薄荷疏散风热为佐；大黄通腑清热为使。诸药组合成方共奏泻火解毒通腑之功。

四、肺肝火盛（天行红眼）

肺肝火盛，天行红眼。

主证：病侵黑睛，畏光流泪，涩痛难忍，白睛红赤，黑睛生翳，星点簇生，视物模糊，兼见口苦口干，舌红，苔黄，脉弦数。

中医辨证：肺肝火盛，天行红眼。

治法：清泻肺肝，退翳明目。

方药：龙胆泻肝汤加减。

龙胆草 15 克　生地黄 15 克　柴胡 10 克　车前子 10 克　木通 6 克　紫草 10 克　栀子 10 克　黄芩 10 克　蝉蜕 10 克　白蒺藜 10 克

用法：诸药共煎加水 900 毫升，煎至 450 毫升，一日三次服用，空腹服用。

禁忌：一切血、葱、蒜、萝卜、猪肉。

方论：方中龙胆草善泻肝胆之火，又能泻上焦之湿热，黄芩、栀子苦寒清泄肝肺之火，柴胡疏肝解郁退热共为君；泽泻、车前子、木通清泄下焦热邪从小便而解，蝉蜕、白蒺藜清泄肝肺之郁结，疏风明目退翳共为臣；肝藏血，肝经有热最易伤阴血，故佐以生地黄补血益阴养血；紫草甘咸寒凉血解毒为使。诸药组合成方共奏清泻肝胆退翳明目之功。

110. 天行红眼暴翳

感天行时毒，罹患天行赤眼，黑睛生翳如星点。伴羞明流泪的眼病，称天行红眼暴翳。

一、风热（天行红眼暴翳）

风热，天行红眼暴翳。

主证：胞睑微肿，白睛红赤，痒涩疼痛，羞明流泪，黑睛星翳稀疏表浅，身热，头痛，鼻塞流涕，舌红，脉弦数。

中医辨证：风热袭肺，红眼暴翳。

治法：疏风散热。

方药：泻肺饮。

生石膏 30 克　黄芩 10 克　桑白皮 10 克　枳壳 10 克　白芷 10 克　连翘 10 克　荆芥 10 克　木通 6 克　甘草 6 克　羌活 10 克　栀子 10 克　防风 10 克

用法：诸药共煎加水 900 毫升，煎至 450 毫升，一日三次服用，空腹服用，每服 150 毫升。

禁忌：海菜、猪肉、葱、蒜、犬肉。

方论：方中石膏、黄芩、桑白皮、连翘、栀子清热泻火为君；防风祛风化湿，散头目滞气，羌活辛苦温搜风化湿，荆芥辛温祛风发表共为臣；枳壳行气散血祛郁，白芷散瘀活络为佐；木通清热下行，利水，导湿邪热邪从小便而解为使。诸药组合共奏疏风散热之功。

二、肺肝火炽（天行红眼暴翳）

肺肝火炽，天行红眼暴翳。

主证：抱轮红赤，羞明流泪，痒痛沙涩，黑眼翳簇生，口苦咽干，舌红，苔黄，脉弦数。

中医辨证：肺肝火炽，疫毒红眼。

治法：清肝泻火，清金消翳。

方药：龙胆泻肝汤加味。

龙胆草 15 克　栀子 10 克　黄芩 10 克　木通 6 克　当归 10 克　生地黄 15 克　车前子 10 克　柴胡 10 克　桑白皮 10 克　地骨皮 10 克　甘草 6 克

用法：诸药共煎加水 900 毫升，煎至 450 毫升，一日三次服用，一次 150 毫升，空腹服用。

禁忌：一切血、葱、蒜、萝卜、猪肉。

方论：方中龙胆草、桑白皮、黄芩、栀子清肝肺实火消翳；肺肝火炽最易伤阴血，故用生地黄、当归滋阴补血，柴胡、地骨皮疏肝清热；车前子、木通清热利水引邪下泄；甘草调和诸药，诸药组合成方共奏清肝泻火，降火清金之功。

三、内热炽盛（天行红眼暴翳）

内热炽盛，天行红眼暴翳。

主证：头目病甚，热泪频流，眵多干结，白睛红赤，黑睛星翳，灰白显露，舌红，苔黄，脉弦数。

中医辨证：内热炽盛，热毒阻滞。

治法：泻热通腑。

方药：黄连解毒汤加味。

黄连 6 克　黄柏 10 克　黄芩 10 克　生大黄 6 克　金银花 12 克　栀子 10 克　大青叶 15 克　元明粉 6 克　秦皮 10 克　蒲公英 12 克

用法：诸药共煎加水 900 毫升，煎至 450 毫升，一日三次服用，一次 150 毫升，空腹服用。

禁忌：冷水、猪肉、葱、蒜。

方论：方中黄连、黄柏、黄芩清上中下三焦热邪为君；金银花、栀子、蒲公英清热解毒，大青叶大寒清热解毒为臣；大黄苦寒，芒硝咸泻热通腑，破积行瘀为佐；秦皮清热止痒明目为使。诸药组合共奏泻热通腑之功。

111. 金疳

金疳位于白睛表层，呈粟粒样隆起，周围赤脉环绕，形为灰白色米粒样小泡，以其病变在白睛，隶属肺金故称金疳。

一、肺金燥热（金疳）

脉金燥热金疳。

主证：痒涩疼痛，眵干而少，白睛表面粟粒微灰红色，周围赤脉环绕，舌红，苔黄，脉数。

中医辨证：肺金燥热。

治法：泻肺散结。

方药：桑白皮汤。

桑白皮 12 克　泽泻 10 克　玄参 10 克　黄芩 10 克　旋覆花 10 克　菊花 10 克　地骨皮 10 克　麦冬 10 克　白茯苓 10 克　桔梗 6 克　甘草 6 克

用法：诸药共煎加水 900 毫升，煎至 450 毫升，一日三次服用，一次 150 毫升，空腹服用。

禁忌：海菜、葱、蒜、猪肉。

方论：方中桑白皮、泽泻、玄参、黄芩、旋覆花清泻肺热为君；地骨皮清热降肺火，麦门冬滋阴退热生津止渴共为臣；桔梗轻清导诸药上行增强泻热散结之功为佐使；以甘草调和诸药，茯苓健脾渗湿清泄下焦之余邪。全方合成清肺燥热，滋阴散结之功。

二、肺肝火盛（金疳）

肺肝火盛金疳。

主证：灰白色小泡发于黑白睛交界处，小泡周围被血丝成扇形包绕，兼碜涩痛疼，流泪羞明，舌红，苔黄，脉弦数。

中医辨证：肺肝火盛。

治法：清肺泻肝，凉血散瘀。

方药：龙胆泻肝汤加味。

龙胆草 15 克　山栀子 10 克　黄芩 10 克　当归 10 克　生地黄 15 克　木通 6 克　车前子 10 克　柴胡 10 克　桑白皮 10 克　地骨皮 10 克　麦冬 10 克　甘草 6 克

用法：诸药共煎加水 900 毫升，煎至 450 毫升，一日三次服用，一次服 150 毫升，空腹服用。

禁忌：一切血、猪肉、葱、蒜、羊肉、犬肉。

方论：方中龙胆草清肝胆之火，又能下焦之湿热，黄芩、栀子能清肺肝之火，柴胡疏肝解郁清热，共为君；桑白皮、地骨皮清肺肝之热，麦门冬滋阴凉血共为臣；木通、车前子清泄邪火下行从小便而解为佐；甘草调和诸药为使。诸药组合共奏清肺泻肝，凉血散瘀之功。

三、肺阴不足（金钳）

肺阴不足，即滋养肺脏之津液不足。肺为娇脏，喜润恶燥，肺阴不足易生内热，出现潮热，干咳，白睛出现金疳。

主证：白睛灰色粟粒小泡，眼干而涩，体质瘦弱，面色不华，舌红，苔黄，脉数。

中医辨证：肺阴不足。

治法：养阴清肺。

方药：养阴清肺汤。

玄参 10 克　天门冬 10 克　牡丹皮 10 克　生地黄 15 克　川贝 10 克　连翘 10 克　桑白皮 10 克　薄荷 6 克　赤芍 10 克　谷精草 15 克　蝉蜕 10 克　甘草 6 克

用法：诸药共煎加水 900 毫升，煎至 450 毫升，一日三次服用每次 150 毫升，饭后一小时服用。

禁忌：一切血、葱、蒜、萝卜。

方论：本症属肺阴不足，治当滋养阴液，清肺解毒。方中生地黄滋养阴液，连翘散风热，麦门冬滋养肺阴，玄参养阴增液，并能清热解毒，三者配伍养阴清热之功益显；牡丹皮凉血而消肿；贝母润肺化痰；薄荷辛凉疏解散邪，谷精草散风热清星翳。蝉蜕清热消翳。桑白皮泻肺，赤芍活络化滞，甘草调和诸药。诸药合成方共奏养阴清肺之功。

四、脾虚肺热（金疳）

脾虚肺热金疳。

主证：白睛表层颗粒小泡灰白，常反复不愈，羞明流泪，赤脉微红，舌淡苔白，脉细或微数。

中医辨证：脾虚肺热。

治法：补气健脾清肺。

方药：四君子汤加味。

桑白皮 10 克　白术 10 克　地骨皮 10 克　党参 15 克　白茯苓 10 克　牡丹皮 10 克　谷精草 10 克　蝉蜕 10 克　甘草 10 克

用法：诸药加水 800 毫升，煎至 450 毫升分三次，每次 150 毫升，饭后服用。

禁忌：雀肉、青鱼、菘菜、桃李、猪肉、海菜。

方论：方中党参甘温，益气补中为君；白术健脾燥湿，合党参以益气健脾为臣；桑白皮清肺热，谷精草散风热，清星翳，目赤肿胀，蝉蜕甘寒清热宣肺消翳和络，地骨皮降肺火，退虚热共为臣；牡丹皮凉血散瘀清热为佐；甘草、茯苓健脾补气为使。诸药合成方共奏补气健脾清肺之功。

112. 火 疳

火疳位于肺金气轮，白睛里层有结节隆起，形如石榴子，紫赤暗红，部位不定，周围有暗红赤脉环绕，而称火疳。

一、肺金郁热（火疳）

肺金郁热火疳。

主证：眼痛刺涩，羞明流泪，白睛结节呈圆形隆起，粒小，或隆起不显，色红赤或紫红，舌红，脉数。

中医辨证：肺金郁热火疳。

治法：清肺散结。

方药：泻白散加减。

桑白皮 10 克　黄芩 10 克　连翘 10 克　知母 10 克　地骨皮 10 克　赤芍 10 克　粳米 30 克　丹皮 10 克　桔梗 6 克　生甘草 6 克

用法：诸药共煎加水 900 毫升，煎至 450 毫升，一日三次，每次 150 毫升，空腹服用。

禁忌：海菜、猪肉、葱、蒜、萝卜、胡荽。

方论：方中桑白皮、黄芩、知母清肺热泻肺气，地骨皮泻肺中深伏之火，对于阴虚有热者尤宜，牡丹皮、赤芍活络散结，连翘疏风清热，甘草、粳米养胃和中，桔梗善上行清头目化滞散结。诸药组成方共奏清热化郁之功。

二、热毒壅盛（火疳）

热毒壅盛火疳。

主证：白睛结节隆起，粒大而赤或紫红，周围混赤，境界不清，甚者黑睛四周高起结节难辨，混赤更甚，闭目羞明，睁则热泪频流，目痛拒按，舌红绛，脉数有力。

中医辨证：热毒壅盛火疳。

治法：泻火解毒散结。

方药：退热散。

赤芍 10 克　黄连 6 克　栀子 10 克　黄芩 10 克　生地黄 15 克　当归 10 克　黄柏 10 克　苏木 10 克　红花 10 克　木通 6 克　甘草 6 克　牡丹皮 10 克

用法：诸药共煎加水 900 毫升，煎至 450 毫升，一日三次，一次 150 毫升，空腹服用。

禁忌：一切血、葱、蒜、萝卜、冷水、猪肉。

方论：方中黄芩、黄连、黄柏清三焦热邪解毒，栀子、赤芍、丹皮滋阴清热散结共为君；红花、苏木活血消瘀散肿为臣；热盛最宜伤阴，故用当归、生地黄补血滋阴凉血，木通引壅毒下泄而解，甘草调和诸药，组合成方，共奏清热解毒泻火散结之功。

三、肺火刑肝（火疳）

肺火刑肝火疳。

主证：白睛结节大而高起，赤紫暗红，侵及黑睛，黑睛生翳色，黄仁肿胀，神水不清，目珠剧痛，热泪如汤，视朦，舌红，脉数。

中医辨证：肺火刑肝火疳。

治法：泻肺清肝。

方药：四顺清凉引子。

当归 10 克　龙胆草 15 克　黄芩 10 克　生地黄 15 克　赤芍 10 克　川芎 10 克　川黄连 6 克　桑白皮 10 克　生大黄 10 克　木贼草 15 克　车前子 10 克　羌活 10 克

用法：诸药共煎加水 900 毫升，煎至 450 毫升，一日三次，每次 150 毫升，空腹服用。

禁忌：一切血、葱、蒜、萝卜、猪肉、冷水。

方论：方中龙胆草、黄芩、桑白皮、赤芍泻肺热疏肝为臣；热邪最宜伤阴血，故生地黄、当归滋阴养血，羌活、川芎、车前子、木贼草活血疏风通络，散翳明目为臣；黄连泄潸消翳清热邪，生大黄泻肝火兼消腑热。诸药共奏泻肺清肝之功。

四、风湿凌目（火疳）

风湿凌目火疳，风和湿两种病邪相结合引起的病症。

主证：风湿凌目，白睛结节暗赤，痛疼难忍，病程缠绵不愈，舌红苔腻，脉濡。

中医辨证：风湿凌目，白睛生翳。

治法：散风除湿活血。

方药：散风除湿活血汤。

当归10克　防风10克　川芎10克　羌活10克　鸡血藤15克　红花10克　赤芍10克 菊花10克　木贼草10克　忍冬藤15克　苍术10克

用法：诸药共煎加水900毫升，煎至450毫升，一日三次服用，每次150毫升，空腹服用。

禁忌：青鱼、雀肉、桃李、葱、蒜、猪肉、莐菜。

方论：方中防风、羌活、独活、川芎除湿祛风共为君；红花、赤芍、鸡血藤补血活血舒筋通络，木贼草苦平入肝，平肝清热散热翳，菊花、忍冬藤清肝明目消翳祛风均为臣；苍术燥湿健脾为佐；当归补血润燥为使，诸药合成方共奏散风除湿活血之功。

五、阴虚火旺（火疳）

阴虚火旺火疳，指阴血不足。多表现为阳亢热盛或潮热，手足心热，唇红口干，目赤生翳等。

主证：患眼干涩不适，白睛结节隆起，微赤，迁延不愈，鼻干咽燥，舌红，苔黄，脉数。

中医辨证：阴虚火旺，白睛生翳。

治法：养阴清肺。

方药：养阴清肺汤。

玄参10克　牡丹皮10克　生地黄12克　川贝10克　连翘10克　甘草6克　薄荷6克 赤芍10克　谷精草10克　蝉蜕10克　桑白皮10克

用法：诸药共煎加水900毫升，煎至450毫升，一日三次分服，一次150毫升，饭后服用。

禁忌：羊血、羊肉、葱、蒜、海菜、莐菜。

方论：方中玄参清热滋阴解热散瘀清肺解毒为君；川贝母、牡丹皮滋阴活络清肺养阴，薄荷、蝉蜕疏风散翳，谷精草散风热清目翳，桑白皮清热泻肺火均为臣；阴虚火旺最宜伤阴血，故用生地黄补血润燥生津，连翘清热解毒，赤芍散瘀活血为佐；甘草调诸药。诸药组合成方共奏养阴清肺之功。

六、血热上逆（火疳）

血热上逆火疳。

主证：行经之际，眼涩痛不适，白睛一处紫赤肿胀，羞明流泪，伴胞睑微肿，一般数日可清，愈后不留疤痕，舌红，脉数。

中医辨证：血热月经上逆火疳。

治法：清热凉血。

方药：退热散。

栀子10克　黄芩10克　赤芍10克　丹皮10克　黄连3克　生地黄10克　黄柏10克 甘草6克　当归10克

用法：诸药共煎加水900毫升，煎至450毫升，一日三次，空腹服用。

禁忌：冷水、猪肉、一切血、葱、蒜、萝卜。

方论：方中黄连、黄柏、黄芩清三焦热邪为君；生地黄滋阴清热凉血，栀子凉血解毒泻火清热，牡丹皮凉血清热，赤芍养血敛阴均为臣；当归养阴润血生新，木通导热下行为佐；甘草调和诸药，诸药组合共奏清热凉血之功。

七、体虚寒凝（火疳）

体虚寒凝火疳。

主证：白睛结节脉淡红，经久不消，目疼紧涩，冷泪不止，神疲，四肢冷痛，畏寒纳呆，舌淡苔白，脉沉迟。

中医辨证：体虚寒凝，脉络郁结。

治法：温经散寒，活血通络。

方药：当归四逆汤。

桂枝 6 克　赤芍 10 克　当归 10 克　细辛 3 克　木通 3 克　大枣 10 克　甘草 6 克　制附片 10 克　潞党参 12 克

用法：诸药共煎加水 900 毫升，煎至 450 毫升，一日三次，每次 150 毫升，饭后服用。

禁忌：湿面、海菜、猪肉、萝卜。

方论：方中附子大辛大热，温壮肾阳，祛寒救逆；赤芍、桂枝、细辛温经通络，党参甘温健脾益气，大枣助党参增强补气之力共为臣；当归补血活血为佐；木通引寒邪下行为使。诸药组合共奏温经散寒活血通络之功。

113. 胬肉攀睛

胬肉攀睛，胬肉为眦部有三角形肉样膜，形似昆虫之翼状，日久则攀侵黑睛，称胬肉攀睛。多因风热壅盛，脾肺热蕴，脾胃积热，阴虚内热而致。

一、风热壅盛（胬肉攀睛）

胬肉头尖，红赤涩痒，眵泪俱多，兼口干，尿赤。

主证：胬肉攀睛，红赤涩痒，眵泪俱多，舌红苔黄，脉弦而数。

中医辨证：风热壅盛，经络阻滞。

治法：祛风清热，活血祛瘀。

方药：栀子胜奇汤。

栀子 10 克　草决明 12 克　川芎 6 克　荆芥穗 10 克　白蒺藜 12 克　谷精草 12 克　菊花 10 克　黄芩 10 克　密蒙花 10 克　蔓荆子 10 克　防风 10 克

用法：诸药共煎加水 900 毫升，煎至 450 毫升，一日三次，每次 150 毫升，空腹服用。

禁忌：猪肉、羊肉、葱、蒜、荪菜。

方论：方中防风祛风化湿散头目滞气，菊花、青葙子、决明子、谷精草疏散风热，消翳明目；荆芥、密蒙花、白蒺藜疏风清热，消翳散结；黄芩、栀子清利肝火。川芎补风活络祛瘀。诸药共合成方共奏祛风清热活血祛瘀之功。

二、脾肺热蕴（胬肉攀睛）

脾肺蕴热胬肉攀睛。

主证：胬肉发展迅速，头尖厚大，色红赤，眵黏涩痛，舌红苔黄，脉数。

中医辨证：脾肺热蕴，胬肉攀睛。

治法：泻脾肺积热。

方药：泻脾除热饮加减。

防风10克　黄芩10克　大黄6克　茺蔚子10克　车前子10克　芒硝6克　黄连3克　桔梗6克　黄芪10克

用法：诸药共煎加水900毫升，煎至450毫升，每三次服用，一次服150毫升，空腹服用。

禁忌：冷水、猪肉。

方论：方中黄连、黄芩、桔梗清肺之热邪，清头目滞气，车前子清头目散翳明目为君药；防风疏风化滞散目翳，茺蔚子疏风清热为臣；大黄、芒硝通腑泻下清脾肺之蕴热为佐；大黄、芒硝泻下猛峻恐伤正气，故用益气升阳黄芪助之为使。组合成方共奏泻脾肺之热之功。

三、脾胃积热（胬肉攀睛）

脾胃积热胬肉攀睛。

主证：胬肉肥厚，其色红赤，赤瘀如肉，头尖高起，生长迅速，舌红苔黄，脉濡数。

中医辨证：脾胃积热。

治法：清泻脾胃积热。

方药：黄连3克　黄芩10克　大黄6克　赤芍10克　生石膏15克　栀子10克　木贼草10克　牡丹皮10克　生地黄10克

用法：诸药共煎加水900毫升，煎至450毫升，一日三次服用，每次150毫升，空腹服用。

禁忌：冷水、猪肉、葱、蒜。

方论：方中生石膏、栀子、黄芩、黄连清三焦之热为君；木贼草疏风散翳，赤芍散滞活络，牡丹皮滋阴养血，用大黄通消积滞。诸药组合成方共奏清泻肺胃积热之功。

四、阴虚内热（胬肉攀睛）

阴虚内热胬肉攀睛。

主证：胬肉乍起乍退，涩痒间作，舌红少苔，脉数。

中医辨证：阴虚内热，胬肉攀睛。

治法：滋阴降火。

方药：知柏地黄汤。

知母10克　黄柏10克　生地黄15克　山萸肉10克　牡丹皮10克　泽泻10克　山药12克　茯苓10克

用法：诸药共煎加水800毫升，煎至300毫升，一日三次，每服100毫升，饭后一小时服用。

禁忌：一切血、葱、蒜、萝卜、猪肉、醋及一切酸。

方论：本方中熟地黄滋补肾阴益精髓为君；山萸肉补肝肾、敛虚火，干山药既可补肾，又可健脾共为臣药；阴虚火旺故配牡丹皮凉血清热加之知母、黄柏以泻肝肾虚火；用茯苓、泽泻以利水湿。诸药组合成方共奏滋阴泻火之功。

114. 白睛黄油障

黄油障,目眦部黑睛两旁的白睛面略呈隆起之淡黄色斑块,一片油脂,不肿不痛,不侵黑睛,不生变症,视物如常,多见于中年,直至老年亦无变化。多因湿热内蕴、痰蕴湿阻而致。

一、湿热内蕴（白睛黄油障）

湿热内蕴黄油障。

主证:目眦部黑睛两旁的白睛面略呈隆起淡黄色斑块,一生油脂,不肿不痛,不侵黑睛,不生变症,视物如常,多见中年以上直至老年亦无变化,舌红,苔腻,脉濡数。

中医辨证:湿热内蕴。

治法:清热除湿。

方药:泻湿汤。

车前子 10 克　陈皮 6 克　黄芩 10 克　淡竹叶 10 克　茯苓 10 克　山栀 10 克　苍术 10 克　白术 10 克　甘草 6 克　黄连 3 克　桑白皮 10 克

用法:诸药共煎加水 900 毫升,煎至 450 毫升,一日三次服用,空腹服用。

禁忌:醋、一切酸、雀肉、青鱼、桃李、菘菜。

方论:方中黄芩、山栀子、黄连苦寒清热解毒,竹叶甘淡泻火,桑白皮清热为君;白术苦甘燥湿,苍术甘辛温祛风辟浊健脾燥湿,陈皮苦辛温燥湿化痰理气健脾均为臣;茯苓健脾祛湿利水,车前子味寒清热利水明目,导湿热下行而解,桑白皮辛寒味甘善清上焦之热邪均为佐;甘草调和诸药,诸药组合成方共奏清热除湿之功。

二、痰蕴湿阻（白睛黄油障）

白睛黄油障痰蕴湿阻。

主证:纳食呆顿,恶心呕吐,身重嗜睡,倦怠乏力,双眼白睛,可见黄油一片,舌苔淡黄浮嫩,苔腻脉濡。

中医辨证:痰蕴湿阻。

治法:助脾运,化痰湿。

方药:平胃散加味。

茯苓 10 克　甘草 3 克　陈皮 6 克　半夏 10 克　厚朴 10 克　苍术 10 克

用法:诸药共煎加水 600 毫升,煎至 300 毫升,一日三次服用,一次 150 毫升,空腹服用。

禁忌:醋、一切酸、雀肉、青鱼,菘菜、桃李。

方论:方中半夏辛温化痰燥湿,茯苓益脾渗湿为君;苍术甘辛温健脾燥湿辟浊,陈皮辛温理气健脾,燥湿化痰为臣;厚朴苦辛温善消湿邪积滞为佐;甘草调诸药兼补气为使。诸药组合共奏助脾运化痰湿之功。

115. 双目时复赤痒

本病与四时季节有关,每于春暖花开时加重,秋末冬寒时减轻,翌年再发,循环往复。

一、风热侵目（双目时复赤痒）

风热侵目时复赤痒，白睛红赤，羞明流泪。

主证：睑内颗粒丛生，白睛红赤，瘀黯污锈，眵泪胶黏如丝，眼肉奇痒难忍，灼热涩痛，羞明流泪，甚则胞睑肿胀，舌红少苔，脉数。

中医辨证：风热侵目时复赤痒。

治法：祛风清热，化湿通络。

方药：消风散。

荆芥10克　防风10克　当归10克　生地黄10克　苦参10克　知母10克　生石膏15克　胡麻仁10克　牛蒡子10克　蝉蜕10克　甘草6克　木通6克

用法：诸药共煎加水800毫升，煎至450毫升，一日三次，每服150毫升，饭后服用。

方论：方中荆芥、防风祛风化湿通络，牛蒡子、蝉蜕疏风通络，宣肺消翳止痒，苦参燥湿清热散风止痒，石膏清凉解热共为君；风热最宜伤阴血，故用当归补血，生地黄滋阴，胡麻仁通腑泻热祛湿共为臣；木通、知母清泄下焦虚热之邪为佐；甘草清热解毒调和诸药为使。诸药组合成方共奏祛风清热，化湿通络之功。

二、湿热内蕴（双目时复赤痒）

湿和热相结合所致的病症。湿热内蕴双目时复赤痒。

主证：白睛污浊，甚则黑白交界处呈现胶状突起，眵泪胶黏，胞睑沉重奇痒，形似虫行，反复发作，舌腻苔黄，脉濡数。

中医辨证：湿热内蕴，时复赤痒。

治法：清热除湿，祛风止痒。

方药：除湿汤。

连翘10克　车前子10克　黄芩10克　黄连3克　枳壳10克　滑石12克　荆芥10克陈皮10克　白茯苓10克　木通10克　甘草10克

用法：诸药共煎加水900毫升，煎至450毫升，一日三次服用，一次150毫升，空腹服用。

禁忌：冷水、猪肉、葱、蒜、萝卜。

方论：方中茯苓健脾渗湿，滑石甘寒清热祛湿共为君；连翘、黄连、黄芩、木通清热解毒，荆芥、防风疏风祛湿共为臣；枳壳化痰散滞健脾祛湿，陈皮健脾理气燥湿共为佐；车前子清热明目导湿热从小便而解。诸药组合共奏清热除湿，祛风止痒之功。

三、瘀热夹风（双目时复赤痒）

瘀热夹风双目止痒。

主证：睑内颗粒累累，白睛红赤明显，沙涩畏光，痒痛难忍，眵泪黏丝，舌暗或瘀斑，脉涩。

中医辨证：瘀热夹风，双目赤痒。

治法：清热散瘀。

方药：归芍红花汤。

当归10克　赤芍10克　红花10克　栀子10克　大黄6克　生地黄10克　黄芩10克防风10克　菊花10克　草决明10克　白芷10克　连翘10克

用法：诸药共煎加水 900 毫升，煎至 450 毫升，一日三次服用，每次 150 毫升，饭后服用。

禁忌：湿面、葱、蒜、一切血、猪肉。

方论：方中当归活血，赤芍活血消瘀，红花活血化瘀共为君；栀子苦寒泻火清热轻清上行清上焦之火。黄芩清热泻火，草决明苦寒清肝火散风热，防风祛风活络化滞，菊花清热祛风明目共为臣；生地黄生新血而滋阴为佐；白芷活络散头目滞气，连翘疏风解毒清头目热毒而为使。诸药组合共奏清热散瘀之功。

116. 白睛涩痛

白睛涩痛，因肺阴不足，肝肾亏损，血虚阴亏，风热客肺湿热蕴结而致。

一、肺阴不足（白睛涩痛）

肺阴不足即滋养肺脏之津液不足，肺阴不足易生内热，出现潮热，干咳，盗汗，五心烦热，目干涩，畏光，痒痛难忍等症。

主证：白睛不肿不赤，但觉眼内干涩不舒，涩痛不爽，舌红少苔，脉数细。

中医辨证：肺阴不足，白睛涩痛。

治法：养阴清肺。

方药：养阴清肺汤。

玄参 10 克　生地黄 10 克　牡丹皮 10 克　麦冬 10 克　薄荷 10 克　白芍药 10 克　连翘 10 克　桑白皮 10 克　蝉蜕 10 克　谷精草 10 克　甘草 6 克

用法：诸药共煎加水 800 毫升，煎至 450 毫升，一日三次，每次 150 毫升，饭后服用。

禁忌：鲫鱼、一切血、葱、蒜、萝卜、海菜、猪肉。

方论：方中生地黄、麦门冬滋养肺肾之阴，玄参养阴增液，并可清热解毒，三者配合养阴清热之功益显；牡丹皮凉血而消肿，桑白皮泻肺热，谷精草散风热清眼翳，蝉蜕疏风清热宣肺均为臣；连翘、薄荷疏风清热解热毒，白芍药滋阴凉血共为佐；甘草调和诸药，诸药组合成方共奏养阴清肺之功。

二、肝肾亏虚（白睛涩痛）

肝肾亏损，即肝肾阴虚。主要表现视物模糊，眼干涩痛，五心烦热等。

主证：眼内干涩不适，双目频眨，白睛隐隐淡红，舌红少苔，脉细数。

中医辨证：肝肾阴虚，眼干涩痛。

治法：滋阴养血，清眼明目。

方药：杞菊地黄汤加味。

枸杞子 10 克　菊花 10 克　生地黄 10 克　牡丹皮 10 克　山药 10 克　泽泻 10 克　山茱萸 10 克　茯苓 10 克　黄柏 10 克　知母 10 克

方论：方中熟地黄滋补肝肾益精髓为君；山茱萸补肝肾敛虚火，干山药既能补肾又可健脾，阴虚火旺故用牡丹皮滋阴健脾兼清肾中水邪，诸药组合共奏滋阴养血清眼明目之功。

三、血虚阴亏（白睛涩痛）

血虚阴亏，白睛涩痛。体内血分不足表现为面色苍白，头晕眼花眼干涩，因久病脏腑虚损或失血过多而致。

主证：白睛涩痛，眼无红赤，涩痛畏光，久视眉梭骨酸痛，舌质红少苔，脉数。

中医辨证：血虚阴亏，白睛涩痛。

治法：养血滋阴。

方药：归芍补血汤。

生地黄 10 克　熟地黄 10 克　白芍 10 克　麦门冬 10 克　白术 10 克　牛膝 10 克　甘草 6 克　防风 10 克

用法：诸药共煎加水 800 毫升，煎至 450 毫升，一日三次，一次 150 毫升，饭后服用。

禁忌：一切血、葱、蒜、萝卜、鲫鱼。

方论：方中熟地黄滋肝补肾，生地黄凉血营养头目为君，杭白芍凉血养血柔肝，麦门冬滋阴益肺养胃，白术健脾运化生血有源，牛膝善下行补肝肾不足共为臣；防风载药上行化滞气祛风邪为佐；甘草调和诸药兼补气为使。诸药合用共奏养血滋阴之功。

四、风邪客肺（白睛涩痛）

风邪客肺，白睛泄痛。

主证：睑内微红，丝脉显见，干涩灼痛，荧光素染色可见黑睛生翳如星点。舌红少苔，脉数。

中医辨证：风热客肺白睛涩痛。

治法：祛风清热。

方药：桑菊饮加味。

连翘 10 克　桑叶 10 克　菊花 10 克　杏仁 10 克　鲜芦根 30 克　桔梗 6 克　大青叶 10 克　木贼草 10 克　蝉蜕 10 克　牡丹皮 10 克　甘草 6 克　紫草 10 克

用法：诸药共煎加水 900 毫升，煎至 450 毫升，一日三次，每次 150 毫升，饭后服用。

禁忌：海菜、猪肉、葱、蒜。

方论：方中连翘、桑叶甘苦寒祛风清热，菊花甘苦平清热祛风，木贼草、蝉蜕散风清热疏风祛翳共为君；大青叶苦咸大寒清热解毒，紫草甘咸寒凉血解毒，牡丹皮凉血清热，桔梗轻清上行善清上焦热邪均为佐；甘草调诸药为使。诸药组合成方共奏祛风清热之功。

五、湿热蕴结（白睛涩痛）

湿热蕴结，白睛涩痛。

主证：睑重目涩，白睛晦浊，涩痛不适，甚则睑内红赤，增厚粗糙，舌红苔腻，脉濡数。

中医辨证：湿热蕴结。

治法：清热除湿。

方药：除湿汤。

连翘 10 克　车前子 10 克　黄芩 10 克　黄连 3 克　枳壳 10 克　滑石 12 克　荆芥 10 克　陈皮 6 克　白茯苓 10 克　甘草 6 克　木通 6 克

用法：诸药共煎加水 800 毫升，煎至 450 毫升，一日三次服用，每次 150 毫升，空腹服用。

禁忌：冷水、猪肉、醋、一切酸、海菜、荤菜。

方论：方中茯苓健脾渗湿，滑石甘寒清热祛湿共为君；连翘、黄连、黄芩、木通清热解毒，荆芥、防风疏风祛湿共为臣；枳壳化痰散滞健脾祛湿，陈皮健脾理气燥湿共为佐；车前子清热明目导湿热从小便而解，诸药组合共奏清热除湿之功。

117. 白睛赤丝虬脉

白睛赤丝虬脉，纵横错杂，疏密不等，条缕分明，经久不退或赤紫盘曲，故称赤虬脉，亦称白睛脉乱、赤丝乱脉。

一、热蕴血瘀（白睛赤丝虬脉）

热蕴血瘀赤丝虬脉。

主证：虬脉粗赤紫红，黏涩紧痛，羞明流泪，舌红，脉涩。

中医辨证：热蕴血瘀，赤丝虬脉。

治法：清热凉血散瘀。

方药：退热散。

牡丹皮 10 克　黄芩 10 克　黄连 3 克　当归尾 10 克　赤芍 10 克　生地黄 10 克　木通 3 克　黄柏 10 克　山栀子 10 克

用法：诸药共煎加水 800 毫升，煎至 450 毫升，一日三次服，每次 150 毫升，空腹服用。

禁忌：冷水、猪肉、一切血、葱、蒜、萝卜。

方论：方中黄芩、黄柏、黄连清三焦热邪解毒，栀子、赤芍、牡丹皮滋阴清热散瘀共为君；红花、苏木活血消瘀散肿为臣；热甚最宜伤阴，故用当归、生地黄补血滋阴凉血，木通引壅毒下泄而解，甘草调和诸药，组合成方共奏清热凉血散瘀之功。

二、血瘀脉络（白睛赤丝虬脉）

白睛赤丝虬脉。

主证：患眼砂涩不适，白睛赤脉旋曲粗大，紫赤，舌暗或有紫点斑，脉弦涩。

中医辨证：血瘀脉络，赤丝虬脉。

治法：活血化瘀，通络化滞。

方药：血府逐瘀汤。

桃仁 10 克　红花 6 克　川芎 6 克　生地黄 10 克　赤芍 10 克　川牛膝 10 克　桔梗 6 克　柴胡 10 克　紫草 10 克

用法：诸药共煎加水 800 毫升，煎至 450 毫升，一日三次，一次 150 毫升，饭后服用。

禁忌：一切血、葱、蒜、萝卜。

方论：方中桃仁、红花、当归、川芎、赤芍活血通络祛瘀散滞；当归、生地黄养血化瘀；柴胡、枳壳疏肝理气；牛膝破瘀通络，引瘀血下行；紫草凉血活血解毒，桔梗开肺气引药上行；甘草缓急，调和诸药。共奏活血通络调气之功。

三、阴虚火旺（白睛赤丝虬脉）

阴虚火旺，指阴精亏损而致的虚火亢盛。

主证：干涩不适，刺痒不舒，眼睑沉重，久视疲劳，或视物昏朦，白睛赤脉丝乱、纡曲、色红，眵泪稀少，舌红，脉细数。

中医辨证：阴虚火旺，白睛赤丝虬脉。

治法：滋阴降火。

方药：知柏地黄汤。

知母 10 克　黄柏 10 克　生地黄 10 克　山茱萸 10 克　泽泻 10 克　牡丹皮 10 克　山药 10 克　茯苓 10 克

用法：诸药共煎加水 900 毫升，煎至 450 毫升，一日三次，一次 150 毫升，空腹服用。

禁忌：葱、蒜、萝卜、猪、犬肉、胡荽。

方论：方中知母、黄柏滋阴清热泻火滋补肝肾为君；牡丹皮、山茱肉、麦门冬、天花粉、白薇凉血散瘀清热共为臣；泽泻、茯苓滋阴健脾为佐；山药健脾补肾为使。诸药合成方共奏滋阴降火之功。

118. 白睛青蓝

白睛青蓝。白睛深层渐变青蓝色，或有青灰色斑，多因热毒郁结、湿浊郁困而致。

一、热毒郁结（白睛青蓝）

热毒郁结，白睛青蓝。

主证：白睛红赤，并且结节隆起，导致病变处变薄，呈紫蓝或青蓝色，重者可使白睛溃破，兼见肢节烦疼，舌红暗紫，脉涩。

中医辨证：热毒瘀结。

治法：清热散瘀解毒。

方药：加味活血饮。

金银花 10 克　连翘 10 克　当归 10 克　赤芍 10 克　枳壳 10 克　栀子 10 克　黄芩 10 克　红花 10 克　甘草 6 克　天花粉 10 克　防风 10 克

用法：诸药共煎加水 900 毫升，煎至 450 毫升，一日三次，每次 150 毫升，空腹服用。

禁忌：湿面、葱、蒜、犬肉、猪肉。

方论：方中金银花、连翘、当归、赤芍、枳壳清肺腑解热毒为君；天花粉消痈降火散结为臣；甘草调和诸药为佐使。组合成方共奏清热解毒之功。

二、湿浊郁困（白睛青蓝）

湿浊郁困，白睛青蓝。

主证：白睛结节，可集结成扇形，病变处无红赤痛疼，渐呈腐烂样秽浊脱落，而呈现青蓝色，多见于年逾五十的女性患者，全身关节疼痛重浊，苔白腻，脉滑数。

中医辨证：湿浊郁困，白睛青蓝。

治法：利湿浊，散风清热。

方药：泻湿汤。

车前子 10 克　苍术 10 克　黄芩 10 克　淡竹叶 10 克　枳壳 10 克　条芩 10 克　山栀子 10 克　白术 10 克　甘草 6 克　黄连 3 克　陈皮 6 克

用法：诸药共煎加水 900 毫升，煎至 450 毫升，一日三次，每次 150 毫升，空腹服用。

禁忌：雀肉、青鱼、菘菜、桃李、猪犬肉、海菜。

方论：方中苍术甘辛温，健脾燥湿，祛风辟浊，茯苓益脾渗湿，陈皮理气健脾，燥湿化痰共为君；枳壳清热化湿，黄连、黄芩、淡竹叶、车前子清热明目均为臣；白术健脾祛湿，助苍术燥湿力共为佐，甘草调诸药为使。诸药组合共奏利湿浊，散风清热之功。

119. 白睛溢血

白睛外膜之小阳络伤，血溢于络外，瘀白睛表面俨似胭脂者，称为色似胭脂。初起呈点状或片状，一片鲜红，界限分明，甚至遍及白睛，故又称白睛溢血。

一、阴虚火旺（白睛溢血）

阴虚火旺，白睛溢血。

主证：年老精亏，头晕目眩，颧红口干，白睛溢血，舌质红少苔，脉数。

中医辨证：阴虚火旺，白睛溢血。

治法：滋阴降火，活血祛瘀。

方药：知柏地黄汤。

知母10克　黄柏10克　生地黄10克　山茱萸10克　怀山药10克　泽泻10克　丹参10克　牡丹皮10克　赤芍药10克　石决明15克（捣）

用法：诸药共煎加水900毫升，煎至450毫升，一日三次，每一次150毫升，空腹服用。

禁忌：葱、蒜、猪肉、羊肉、犬肉。

方论：方中熟地黄滋补肾阴、益精髓为君；知母、黄柏、山萸肉滋补肾肝敛虚火，干山药能补肝肾又能健脾，石决明平肝降逆，阻溢血，赤芍药散瘀血共为臣；丹参活血散瘀，牡丹皮滋阴活血均为佐。泽泻滋阴利水助湿邪下行而解。诸药组合共奏滋阴降火活血祛瘀之功。

二、热邪客肺（白睛溢血）

热邪客肺白睛溢血。

主证：白睛瘀血鲜红，咳嗽气逆，痰稠而黄，口渴咽痛，舌红，脉数。

中医辨证：热邪客肺，白睛溢血。

治法：清肺泻热，活血消瘀。

方药：退赤散加味。

桑白皮10克　牡丹皮10克　桔黄芩10克　桔梗6克　甘草6克　天花粉10克　当归尾10克　三七粉（冲）3克　瓜蒌仁10克　鲜茅根30克

用法：诸药共煎加水900毫升，煎至450毫升，一日三次，每次150毫升，空腹服用。

禁忌：猪肉、葱、蒜、湿面、萝卜。

方论：方中桔黄芩、桑白皮、天花粉、桔梗清肺泻热为君；白茅根凉血止血，瓜蒌仁能清上焦热郁，当归活血补血共为臣；三七能活血止血，牡丹皮凉血滋阴共为佐；甘草补气健脾兼调和诸药为使。诸药共奏清肺泻热活血消瘀之功。

三、行经目衄（白睛溢血）

月经期白睛溢血，亦称经行目衄。

主证：兼见面红心烦，舌红，脉数涩。

中医辨证：经行上逆，白睛溢血。

治法：清热降逆，活血消瘀。

方药：调经散。

川芎6克　大黄6克　制香附10克　薄荷6克　茜草10克　桃仁10克　红花10克　大葱5枚　赤芍药10克　木通6克　枯黄芩10克

用法：诸药共煎加水800毫升，煎至450毫升，一日三次，每次150毫升，空腹服用。

方论：方中红花、桃仁、香附、川芎活血消瘀为君；薄荷、赤芍药、黄芩、大黄清热降逆为臣；茜草凉血行血止血为佐；木通引血下行，大葱通中散邪共为使。诸药组合共奏清热降逆活血消瘀之功。

四、外伤络损（白睛溢血）

外伤络损，白睛溢血。

主证：白睛于伤损部位色似胭脂。

中医辨证：外伤络损，白睛溢血。

治法：活血化瘀。

方药：桃红四物汤加味。

桃仁10克　红花6克　当归10克　生地黄10克　赤芍药10克　川芎6克　三七粉3克　牡丹皮10克

用法：诸药共煎加水600毫升，煎至300毫升，一日三次，每次150毫升，饭后服用。

禁忌：蒜、胡荽、湿面、猪肉。

方论：方中桃仁、红花、赤芍药活血化瘀；川芎活血行气，牡丹皮凉血散瘀为臣；当归、生地黄补血活血；三七止血活血散瘀。诸药组合共奏活血化瘀之功。

120. 神水将枯

神水将枯，由于泪液减少或枯竭，目珠失去莹润，眼外膜干涩晦暗，致白睛、黑睛失泽，目光失神的眼病，又名神水痒。

一、脾气虚弱（神水将枯）

脾胃虚弱，神水将枯。脾的主要功能是运化，饮食经过胃的初步消化后，再经过脾的消化，供给各组织器官的需要，若脾气虚弱运化失职可致神水枯竭。

主证：白睛干涩，羞明眨目，睁眼无力，入暮神昏，黑睛晦暗失泽，如雾状，全身兼见面色萎黄，精疲乏力，腹胀便溏，舌淡苔薄白，脉缓弱或濡。

中医辨证：脾气虚弱，运化失职。

治法：益气健脾。

方药：参苓白术散加味。

白术10克　人参10克　白茯苓10克　麦冬10克　白扁豆10克　山药10克　莲子肉10克　砂仁3克　桔梗6克　薏苡仁10克　甘草6克　天花粉10克

用法：诸药共煎加水900毫升，煎至450毫升，一日三次，每次150毫升，空腹服用。

禁忌：猪肉、鲫鱼、萝卜。

方论：方中人参、白术、茯苓、甘草补气健脾；山药、扁豆、莲肉补脾渗湿，麦门冬润肺养胃生津，天花粉生津液而上达；砂仁醒脾；桔梗升清宣肺利气，用以载药上行。诸药合用，共成健脾益气和胃渗湿之功。

二、肝肾阴虚（神水将枯）

肝肾阴虚，神水将枯。临床上多因虚阳外浮而伤津致病。

主证：眼干不适，羞明涩疼，白睛晦暗，黑睛失泽，目光无神，头晕耳鸣，形体瘦弱，口燥咽干，舌红无苔，脉数。

中医辨证：肝肾阴虚，神水将枯。

治法：滋补肝肾清眼明目。

方药：杞菊地黄汤加味。

枸杞 10 克　菊花 10 克　生地黄 10 克　牡丹皮 10 克　泽泻 10 克　山药 10 克　山茱萸 10 克　白茯苓 10 克　黄柏 10 克　知母 10 克　玉竹 10 克　麦冬 10 克

用法：诸药共煎加水 900 毫升，煎至 450 毫升，一日三次服用，一次 150 毫升，饭后服用。

禁忌：葱、蒜、萝卜、猪肉、胡荽。

方论：方中生地黄甘苦性寒滋阴补肾明目，枸杞子、肉苁蓉填精益肾为君；茯苓、山药、泽泻健脾滋阴为臣；知母、黄柏泻肝肾热邪，桔梗轻清上行助诸药润眼目为佐使。诸药组合共奏滋养肝肾，利窍明目生津之功。

三、毒邪内蕴（神水将枯）

毒邪内蕴，神水将枯。

主证：眼干不适，羞明涩疼，白睛晦暗，黑睛失泽，目光无神，头晕耳鸣，形体瘦弱，口燥咽干，舌红脉数。

中医辨证：毒邪内蕴，灼伤津液。

治法：养阴清热，生津增液。

方药：增液汤加味。

玄参 10 克　麦冬 10 克　生地黄 10 克　金银花 10 克　连翘 10 克　桑白皮 10 克　天花粉 10 克　石斛 10 克　黄芩 10 克

用法：诸药共煎加水 800 毫升，煎至 450 毫升，一日三次，每次服用 150 毫升，饭后服用。

禁忌：一切血、葱、蒜、萝卜、鲫鱼、胡荽。

方论：方中重用玄参养阴生津，清热润燥为君；石斛、麦门冬滋阴润燥生津；天花粉生津增液，黄芩、连壳、金银花清热解毒为臣；生地黄滋阴养血为佐，桑白皮养阴清热为使。诸药组合共奏养阴清热生津增液之功。

121. 白睛生漏

白睛生漏多发生于年逾五十的女性患者，病变常侵犯双眼，重者数周内可致目盲，并伴有历节风病，多由湿浊郁遏白睛，结聚溃烂成漏。

一、痰湿客肺（白睛生漏）

痰湿客肺，白睛生漏。

主证：白睛生漏，流稠浊白水，咳嗽痰稀，肢节酸疼，身倦喜卧，苔白腻，脉滑。

中医辨证：痰湿客肺，白睛生漏。

治法：燥湿化痰，理气和中。

方药：二陈汤合苓桂术甘汤。

白茯苓 10 克　桂枝 10 克　白术 10 克　陈皮 6 克　半夏 10 克　炙甘草 10 克

用法：诸药加水 500 毫升，煎至 300 毫升，一日三次服用，每服 100 毫升，空腹服用。

禁忌：雀肉、青鱼、菘菜、桃李、醋及一切酸、羊血、羊肉。

方论：方中茯苓健脾渗湿祛痰化饮，半夏燥湿化痰为君；白术健脾燥湿，助茯苓运化水湿为臣；桂枝通阳化气为佐；陈皮、甘草益气和中为使。诸药组合共奏燥湿化痰、理气和中之功。

二、痰湿蕴热（血睛生漏）

痰湿蕴热，白睛生漏。

主证：白睛微红赤，漏中流出神水稠浊甚至流脓，头晕，头痛，骨节酸痛，苔腻，脉滑数。

中医辨证：痰湿蕴热，白睛生漏。

治法：清热除湿化痰。

方药：燥湿汤加味。

黄连 3 克　苍术 10 克　陈皮 6 克　白茯苓 10 克　半夏 10 克　栀子 10 克　甘草 6 克
金银花 10 克　连翘 10 克　白术 10 克　野菊花 10 克

用法：诸药共煎加水 900 毫升，煎至 450 毫升，一日三次服用，每次 150 毫升，空腹服用。

禁忌：雀肉、青鱼、菘菜、羊肉、羊血、饴糖。

方论：方中苍术、半夏、陈皮、枳壳健脾化痰燥湿为君；黄芩、栀子、金银花、菊花泻热解毒、清眼明目为臣；白术健脾燥湿化痰为佐；使以黄连、连翘增强清蕴热之力，诸药组合共奏清热解毒之功。

122. 白睛肿起状如鱼胞

白睛肿起，色白或淡红，形如鱼腹中之鱼鳔，故名状如鱼胞。多因风热客肺、气虚寒凝、外伤脉络阻滞而致。

一、风热客肺（白睛肿起状如鱼胞）

风热客肺，白睛肿胀壅起。

主证：灼痒砂涩、白睛肿胀壅起，流泪，头痛清涕，舌红，脉浮数。

中医辨证：风热客肺，脉络阻滞。

治法：疏风清热。

方药：驱风散热饮子。

赤芍药 10 克　薄荷（后下）6 克　连翘 10 克　防风 10 克　大黄 6 克　僵蚕 10 克　羌活 10 克　牛蒡子 10 克　当归 10 克　木通 6 克

用法：诸药共煎加水 800 毫升，煎至 450 毫升，一日三次，每次 150 毫升，空腹服用。

禁忌：湿面、葱、蒜、萝卜。

方论：方中羌活、防风疏风活络为君；薄荷、连翘、牛蒡子、白僵蚕清热解毒疏风热共为臣；热盛最易伤阴血，故用当归补阴血，白芍药滋阴血为佐；木通清热利小便，大黄泻腑热，使风热从大小便而解，诸药组合共奏清热解毒之功。

二、气虚寒凝（白睛肿起状如鱼胞）

气虚寒凝，白睛肿起状如鱼胞。

主证：患睛隐涩不适，或目无所苦，白睛肿胀，色白，畏寒乏力，懒言，舌淡，苔白，脉沉迟。

中医辨证：气虚寒凝，白睛肿胀。

治法：益气温阳，活血通络。

方药：补阳还五汤加味。

当归尾 10 克　桂枝 10 克　桃仁 10 克　红花 6 克　黄芪 15 克　生地黄 10 克　赤芍 10 克　川芎 6 克　地龙 6 克

用法：诸药共煎加水 800 毫升，煎至 450 毫升，一日三次服用，每次 150 毫升，饭后服用。

禁忌：湿面、一切血、蒜、葱、猪肉。

方论：本方重用黄芪、桂枝补气温阳为君；赤芍、川芎、地龙、桃仁、红花活血化瘀为臣；当归尾补血生新血为佐；生地黄补血生新血为使。诸药合成方共奏益气温阳活血通络之功。

三、外伤脉络阻滞（白睛肿起状如鱼胞）

外伤脉络阻滞，白睛肿起。

主证：白睛肿起，色淡红或夹瘀血，砂涩微痛，舌暗，脉涩。

中医辨证：脉络阻滞，气机失畅。

治法：化瘀消肿。

方药：桃仁四物汤。

桃红 10 克　红花 6 克　生地黄 10 克　赤芍 10 克　牡丹皮 10 克　三七粉（分冲）3 克　川芎 6 克

用法：诸药共煎加水 800 毫升，煎至 450 毫升，一日三次服用，每次服用 150 毫升，饭后服用。

禁忌：一切血、葱、蒜、萝卜。

方论：本方桃仁、红花破血散瘀通络为君；当归、赤芍舒筋活血为臣；牡丹皮、生地黄凉血活血散瘀，三七粉能活血能止血均为佐；川芎香散上行散滞化瘀为使。诸药组合共奏化瘀消肿之功。

123. 白睛赤肿形如虾座（脾胃炽热）

白睛外膜因瘀滞而红肿胀高起，甚至或突出于胞睑外，其形如虾，故名形如虾座。多因脾胃积热、热毒炽盛、伤后瘀滞而致。

一、脾胃积热（白睛赤肿形如虾座）

白睛赤肿形如虾座。

主证：白睛外膜红赤肿胀，突出于睑外，眼目胀疼，转动失灵，眼睑不能闭合，头痛口渴，面赤恶热，便秘，舌红苔黄，脉滑数。

中医辨证：脾胃积热，白睛肿胀。

治法：清泄胃热，活血化瘀。

方药：通络泻胃汤。

栀子10克 黄芩10克 知母10克 茺蔚子10克 大黄6克 野菊花10克 赤芍药10克 玄参10克 黄连3克 牡丹皮10克 石膏15克 红花6克

用法：诸药共煎加水800毫升，煎至450毫升，一次服用150毫升，空腹服用。

禁忌：葱、蒜、冷水、猪肉。

方论：方中知母、石膏、黄芩、大黄、栀子清泄胃热为君；牡丹皮苦酸微寒，散瘀凉血，玄参、黄连清热解毒，红花、赤芍药活血化瘀均为臣；菊花清热疏风善疗目疾，茺蔚子疏肝清热为使，诸药组合成方共奏清泄胃热、活血化瘀之功。

二、热毒炽盛（白睛赤肿形如虾座）

热毒炽盛，白睛赤肿形如虾座。

主证：胞睑红赤焮肿，目睛肿胀，甚至遮盖黑睛，突起于睑外，使睑不能闭合，兼见头痛，恶寒发热，舌红苔黄，脉数。

中医辨证：热毒炽盛，白睛赤肿。

治法：泻火解毒，凉血散瘀。

方药：退热散。

栀子10克 黄芩10克 归尾10克 牡丹皮10克 赤芍药10克 生地黄10克 黄柏10克 黄连3克 木通6克 生甘草6克

用法：诸药共煎加水800毫升，煎至450毫升，一次服用150毫升，空腹服用。

禁忌：葱、蒜、猪肉、海菜、萝卜、一切血。

方论：方中黄芩、黄连、黄柏清三焦热毒为君；栀子、赤芍药、牡丹皮滋阴清热散结为臣；热盛最宜伤阴，故用生地黄、当归补血滋阴凉血，木通引热毒下泄而解共为佐；甘草调和诸药。诸药组合共奏泻火解毒、凉血散瘀之功。

三、伤后瘀滞（白睛赤肿形如虾座）

伤后瘀滞，白睛赤肿形如虾座。

主证：有外伤史，胞睑微肿，白睛瘀肿高起，色紫赤，甚则眼珠外突，转动失灵，舌暗，脉涩。

中医辨证：伤后瘀滞，经络阻闭。

治法：活血化瘀消肿。

方药：桃红四物汤加味。

桃仁10克 红花6克 当归10克 生地黄10克 赤芍10克 牡丹皮10克 苏木10克 三七粉3克（冲服）

用法：诸药共煎加水800毫升，煎至450毫升，一日三次服用，一次150毫升。

禁忌：葱、蒜、萝卜、胡荽、猪肉、湿面。

方论：方中桃仁、红花、赤芍活血化瘀为君；牡丹皮凉血活络散瘀，苏木行血去瘀消肿为臣；当归、生地黄滋阴补血，活血为佐；三七粉止血又能活血消瘀为使，诸药组合成方共奏活血化瘀之功。

124. 黑睛星翳

黑睛生细小星翳或联缀或团聚或散漫，伴有畏光流泪，砂涩疼痛的眼病，通称聚星障。多因风热上犯、风寒上犯、湿热蕴结、肝热内蕴，阴虚邪留而致。

一、风热上犯（黑睛星翳）

风热上犯，病初期睛珠刺痛，黑睛骤生星翳，抱轮红赤，羞明隐隐。

主证：黑睛骤生星翳，睛珠刺痛，抱轮红赤，舌红苔黄，脉数。

中医辨证：风热上犯，黑睛星翳。

治法：疏风散热。

方药：银翘散。

牛蒡子 10 克　金银花 10 克　连翘 10 克　荆芥 10 克　淡豆豉 10 克　竹叶 10 克　黄芩 3 克　薄荷（后下）6 克　桔梗 6 克　甘草 6 克　鲜芦根 30 克

用法：诸药共煎加水 800 毫升，煎至 450 毫升，一日三次，一次服用 150 毫升，空腹服用。

禁忌：猪肉、海菜、菘菜。

方论：方中金银花、连翘辛凉轻宣，透泄散邪，清热解毒为君；薄荷、牛蒡子辛凉散风清热，荆芥穗、淡豆豉辛散透表，解肌散风为臣；桔梗、甘草清热解毒而利咽喉为佐；竹叶、芦根清热除烦，生津止渴为使。诸药相合共成辛凉解肌、宣散风热、清热散翳之功。

二、风寒犯目（黑睛星翳）

风寒犯目，黑睛星翳。

主证：抱轮微红，羞明流泪，鼻流清涕，恶寒发热，舌淡苔白，脉浮紧。

中医辨证：风寒犯目，黑睛星翳。

治法：疏风散寒，败毒消翳。

方药：荆防败毒散。

荆芥 10 克　防风 10 克　羌活 10 克　独活 10 克　枳壳 10 克　柴胡 10 克　桔梗 6 克　川芎 6 克　甘草 6 克

用法：诸药共煎加水 800 毫升，煎至 450 毫升，一日三次，一次服用 150 毫升，饭后服用。

禁忌：海菜、菘菜、猪肉。

方论：方中荆芥辛温祛风发表，防风辛甘温解表祛风化湿，羌活辛苦温搜风发表祛湿通络，独活辛苦温祛风胜湿、散寒疏风散翳共为君；枳壳祛寒热结，川芎活血搜风行气清头目为臣；柴胡疏肝解肌，桔梗导诸药上行疏风散寒为佐；甘草败毒兼调和诸药，诸药相伍共奏疏风散寒、败毒消翳之功。

三、湿热蕴结（黑睛星翳）

湿热蕴结，黑睛星翳，胞睑浮肿。

主证：羞明有眵，热泪胶黏，抱轮红赤，黑睛星翳，反复发作，缠绵不愈，头重胸闷，溲黄便溏，口黏，舌红苔腻，脉濡数。

中医辨证：湿热蕴结，黑睛星翳。

治法：化湿清热。

方药：三仁汤加减。

半夏10克　白通草6克　白蔻仁3克　杏仁10克　竹叶10克　厚朴10克　薏苡仁10克

用法：诸药共煎加水600毫升，煎至300毫升，一日三次，一次服用100毫升，空腹服用。

禁忌：羊肉、羊血、饴糖。

方论：方中杏仁宣通上焦之气，使气化有助于湿化；白蔻仁开发中焦湿滞，化浊宣中；苡仁益脾渗湿，使湿热从下而去；辅以半夏、厚朴除湿消痞，行气散满；通草、滑石、竹叶清利湿热。诸药合用共成宣上、畅中、渗下之剂，即上清头目湿邪散目翳，中健脾祛湿化滞，湿去热清病自愈。

四、肝热内蕴（黑睛星翳）

黑睛星翳，星翳渐次扩大加深。

主证：胞睑红肿，白睛混赤，羞明热泪，口苦，舌红苔黄，脉弦数。

中医辨证：肝热内蕴，黑睛星翳。

治法：清肝泻火。

方药：石决明散。

石决明15克　草决明15克　羌活15克　赤芍药10克　麦门冬10克　大黄6克　荆芥10克　栀子10克　木贼草10克

用法：诸药共煎加水800毫升，煎至450毫升，一日三次，一次服用150毫升，空腹服用。

禁忌：鲫鱼、葱、蒜。

方论：方中石决明咸平平肝清热，明目去翳，草决明苦寒入肝清肝火，散风热，消障祛翳膜共为君；羌活辛苦温入肝祛湿，赤芍药活血破滞，荆芥清头目，疏风化滞，栀子清三焦热邪共为臣；木贼草苦平平肝清热为佐；大黄泻肝火兼消腑热，使蕴热下行而解为使。诸药配伍共奏清肝泻火之功。

注：青葙子又名草决明，不要与决明子混淆使用。

五、阴虚邪留（黑睛星翳）

阴虚邪留，黑睛星翳。

主证：病情日久，迁延不愈，或反复发作，星翳疏散，抱轮微红，羞明较轻，苔红，脉数。

中医辨证：阴虚邪留，黑睛星翳。

治法：滋阴清热。

方药：加减地黄汤。

生地黄 10 克　熟地黄 10 克　牛膝 10 克　杏仁 10 克　枳壳 10 克　当归 10 克　麦门冬 10 克　知母 10 克　黄柏 10 克　羌活 10 克

用法：诸药共煎加水 900 毫升，煎至 450 毫升，一日三次，一次服用 150 毫升，空腹服用。

禁忌：葱、蒜、萝卜、一切血、湿面、猪肉。

方论：方中生熟地黄滋阴补肾，知母、黄柏、栀子、羌活清热散瘀共为君；枳壳行气祛瘀散湿热，杏仁宣肺降气为臣；热邪最宜伤阴，故用当归、麦冬滋阴生津为佐使。诸药组合共奏清热滋阴之功。

125. 凝 脂 翳

黑睛上起翳一片，其色黑白见黄，其翳肥厚脆嫩，状如凝脂的眼角，称为凝脂翳。因风热壅盛、里热炽盛、湿热熏蒸、正虚邪留而致。

一、风热壅盛（凝脂翳）

风热壅盛，凝脂翳。

主证：风轮生翳，中央溃陷，其色灰白，边缘不清，表面污浊，如覆薄脂，抱轮红赤，羞明流泪，珠痛头痛，视力下降，舌红苔黄，脉数。

中医辨证：风热壅盛，凝脂翳。

治法：祛风清热。

方药：新制柴胡汤。

柴胡 10 克　黄连 3 克　荆芥 10 克　木通 6 克　防风 10 克　赤芍 10 克　山栀 10 克　甘草 6 克　蔓荆子 10 克

用法：诸药共煎加水 800 毫升，煎至 450 毫升，一日三次，一次服用 150 毫升，空腹服用。

禁忌：冷水、猪肉、海菜、菘菜。

方论：方中柴胡苦平疏肝开郁和解退热为君；荆芥祛风散邪清泄翳障，防风辛甘温散头目滞气，祛上焦风邪，栀子、蔓荆子散风清热祛翳共为臣；黄连泻火解毒清热燥湿，木通引邪下行，赤芍药凉血活络散翳共为佐；甘草调和诸药为使，诸药共奏祛风清热之功。

二、里热炽盛（凝脂翳）

里热炽盛而致凝脂翳。

主证：眼里凝脂大片，窟陷深大，边缘模糊，其色黄或黄绿，黄液上冲，白睛赤壅肿，胞睑红肿，舌红苔黄，脉数。

中医辨证：里热炽盛凝脂翳。

治法：清热解毒。

方药：四顺清凉饮。

当归 10 克　龙胆草 10 克　黄芩 10 克　生地黄 10 克　车前子 10 克　赤芍 10 克　川芎 6 克　黄连 3 克　木贼草 10 克　熟地黄 3 克

用法：诸药共煎加水 800 毫升，煎至 450 毫升，一日三次，一次服用 150 毫升，空腹服用。

禁忌：一切血、葱、蒜、萝卜、猪肉、冷水。

方论：方中龙胆草、黄连、黄芩泻肝胆之火而解热毒为君；赤芍药、川芎活络消瘀，木贼草平肝清热清眼明目散翳共为臣；热盛最易伤阴血，肝藏血，故用当归、生地黄养血滋阴补血为佐；车前子清热解毒，导炽热从小便而解，大黄苦寒泻下，使热毒从大便而解，斧底抽薪之意共为使。诸药配伍共奏清热解毒之功。

三、湿热熏蒸（凝脂翳）

湿热熏蒸，凝脂翳。

主证：黑睛生翳，形圆或椭圆，中央陷凹，边缘不清，表面污浊，色灰白或暗黄，表面似腐渣样物增积，渐向四周发展。白睛混赤，可伴有黄液上冲，病程长，反复不愈，疼痛相对较轻，泪液常黏性或性咸，可伴纳呆身重，溲黄便结，舌红，苔腻，脉濡数。

中医辨证：湿热熏蒸，气机不畅。

治法：清热化湿。

方药：甘露消毒丹。

黄芩 10 克　飞滑石 12 克　茯苓 10 克　菖蒲 6 克　川贝 10 克　白术 10 克　木通 6 克连翘 10 克　藿香 10 克　薄荷（后下）6 克　白蔻仁 3 克　茵陈 10 克

用法：诸药共煎加水 800 毫升，煎至 450 毫升，一日三次，一次服用 150 毫升，空腹服用。

禁忌：雀肉、菘菜、青鱼、桃李、猪肉。

方论：方中重用滑石、茵陈，配木通以清热利湿；黄芩、连翘合贝母以清热解毒，白术、茯苓健脾祛湿；石菖蒲、白豆蔻、藿香、薄荷芳香化湿浊。诸药配伍共奏清热化湿之功。

四、正虚邪留（凝脂翳）

正虚邪留，凝脂翳。

主证：黑睛凝脂，渐见减薄，或日久不愈，白睛红赤不显，眼痛羞明较轻，舌淡，脉濡。

中医辨证：正气虚弱，邪气滞留。

治法：扶正祛邪。

方药：托里消毒散。

黄芪 15 克　皂角刺 10 克　桔梗 6 克　白术 10 克　党参 15 克　川芎 6 克　赤芍 10 克白芷 10 克　当归 10 克　金银花 10 克

用法：诸药共煎加水 800 毫升，煎至 450 毫升，一日三次，饭后服用。

禁忌：雀肉、青鱼、菘菜、桃李、猪肉。

方论：方中党参、黄芪、白术益气健脾为君；当归、川芎、赤芍补血活络生津行气为臣；皂刺活血散结消翳为佐；金银花清热解毒，白芷、桔梗导诸药上行，增强托里消翳消毒之功，直达病所为使。诸药合成方共奏扶正祛邪之功。

126. 混睛翳

混睛翳是指黑睛深层呈现一片灰白翳障，形似呵气状，混浊不清，障碍视力的一种眼病。多因肝经风热、肝胆热毒、邪毒久伏、湿热蕴结而致。

一、肝经风热（混睛翳）

肝经风热，混睛障。

主证：羞明流泪，头目痛疼，抱轮红赤，黑睛深层混浊不清，舌红，苔黄，脉弦数。

中医辨证：肝经风热，脉络不畅。

治法：疏风清热，活络化滞。

方药：羌活胜湿汤加减。

羌活10克　独活10克　防风10克　荆芥穗10克　白芷10克　柴胡10克　前胡6克　桔梗6克　薄荷（后下）6克　白术10克　黄芩10克

用法：诸药共煎加水900毫升，煎至450毫升，一日三次，一次服用150毫升，空腹服用。

禁忌：猪肉、雀肉、青鱼、菘菜、桃李及醋。

方论：方中辛甘温祛风化湿，羌活辛苦温搜风祛湿，荆芥祛风发表，独活祛风通络共为君；薄荷辛凉散风清热，黄芩清热泻火共为臣；白芷辛温散风活络行气止痛，前胡苦辛微寒疏风散热，柴胡疏风清热共为佐；白术健脾祛湿，桔梗轻清载诸药上行，增强清翳活络清风热之功。

二、肝胆热毒（混睛翳）

肝胆热毒混睛翳。

主证：抱轮红赤，黑睛深部混浊，赤脉自周边伸入，密集如梳，刺痛流泪，舌红，苔黄，脉数弦。

中医辨证：肝胆热毒。

治法：泻肝解毒，清热凉血。

方药：银花解毒汤。

金银花12克　桃仁10克　炙桑皮10克　天花粉10克　龙胆草10克　蔓荆子10克　黄芩10克　大黄6克　枳壳10克　蒲公英10克

用法：诸药共煎加水800毫升，煎至450毫升，一日三次，一次服用150毫升，空腹服用。

禁忌：猪肉、葱、蒜、羊肉、犬肉。

方论：方中银花辛凉轻宣，透泄散邪毒，龙胆草、黄芩泻肝胆热邪兼解毒为君；蔓荆子、蒲公英疏风清热解热毒为臣；桃仁活血消翳，大黄通腑泻毒，桑白皮辛寒味甘清头目热邪，天花粉润燥降火为佐；枳壳渗湿清热为使，诸药组合共奏泻肝解毒，清热凉血之功。

三、邪毒久伏（混睛翳）

邪毒久伏，混睛翳。

主证：病程过长，久治不愈，反复发作，畏光减轻，白睛微赤，痛疼不减，黑睛混浊，头晕耳鸣，腰膝酸软，舌红，脉数。

中医辨证：邪毒久伏，郁结肺腑。

治法：滋阴润肺。

方药：百合固金汤。

百合 10 克　麦冬 10 克　生地黄 10 克　熟地黄 10 克　当归 10 克　川贝母 10 克　白芍药 10 克　桔梗 6 克　炙甘草 6 克　玄参 10 克

用法：诸药共煎加水 800 毫升，煎至 450 毫升，一日三次，一次服用 150 毫升，饭后服用。

禁忌：一切血、葱、蒜、萝卜、湿面、海菜、猪肉。

方论：方中百合、生熟地滋养肺肾阴液并为君药；麦冬助百合以养阴清肺热，玄参助生熟地滋养肺阴降虚火，共为臣药；当归、芍药养血和营，贝母、桔梗化痰止咳为佐；甘草调和诸药为使。诸药合用，使阴液恢复，肺金得固，诸症自愈。

四、湿热蕴结（混睛翳）

湿热蕴结，混睛翳，眼球疼痛。

主证：羞明流泪，抱轮红赤，黑睛边缘灰白混浊，逐渐发展，蔓延中央，舌红苔腻，脉数。

中医辨证：湿热蕴结，混睛翳。

治法：清热除湿。

方药：甘露消毒汤。

飞滑石 12 克　茵陈蒿 12 克　枯黄芩 10 克　木通 6 克　川贝 10 克　菖蒲 6 克　连翘 10 克　白术 10 克　薄荷（后下）6 克　白豆蔻 3 克　广藿香 10 克

用法：诸药共煎加水 800 毫升，煎至 450 毫升，一日三次，一次服用 150 毫升，饭后服用。

禁忌：雀肉、青鱼、菘菜、桃李。

方论：方中重用滑石、茵陈配木通以清热利湿；黄芩、连翘合贝母以清热解毒，白术健脾祛湿；石菖蒲、白豆蔻、藿香、薄荷芳香化湿浊。诸药配伍共奏清热化湿之功。

127. 黑睛小疱

肝火上炎黑睛小疱，多因肝火上炎、肝虚夹热、阴虚火旺而致。黑睛小疱，眼科称为木疳，因黑睛属肝，肝属木。

一、肝火上炎（黑睛小疱）

肝火上炎，黑睛小疱。

主证：黑睛表层生有一个或数个小包状翳，其色灰白，大小不等，部位不定，溃后凹陷加深，抱轮红赤，睑肿难睁，舌红苔黄，脉弦数。

中医辨证：肝火上炎，肝胆湿热。

治法：清肝泻火。

方药：龙胆泻肝汤。

龙胆草 10 克　栀子 10 克　黄芩 10 克　柴胡 10 克　生地 10 克　泽泻 10 克　当归 10 克

车前子10克　木通6克　生甘草6克　大黄6克　牡丹皮10克

用法：诸药共煎加水900毫升，煎至450毫升，一日三次，一次服用150毫升，饭后服用。

禁忌：猪肉、湿面、海菜。

方论：方中龙胆草泻肝胆实火，并能清下焦之湿热为君；黄芩、栀子、柴胡苦寒泻火，车前子、木通、泽泻清热利湿，使湿热从小便而解，均为臣药；肝为藏血之脏，肝经有热则易伤阴血，故佐以生地、当归养血益阴；牡丹皮滋阴凉血清热，大黄泻肝腑之热，甘草调和诸药共为使，诸药组合共奏清肝泻火之功。

二、肝虚夹热（黑睛小泡）

肝虚夹热，黑睛小疱，阴液不足。

主证：黑睛时发颗粒小泡翳障，此愈彼起，部位不定，抱轮红赤，畏光流泪。

中医辨证：肝虚夹热，黑睛小泡。

治法：平肝清火。

方药：平肝清火汤。

车前子10克　枸杞子10克　生甘草6克　柴胡10克　夏枯草10克　白芍药10克　生地黄10克　首乌10克　青葙子10克　密蒙花10克

用法：诸药共煎加水800毫升，煎至450毫升，一日三次，一次服用150毫升，饭后服用。

禁忌：海菜、猪肉、葱、蒜、萝卜。

方论：方中白芍、柴胡疏肝敛阳平肝，青葙子、密蒙花、菊花祛翳解毒，清利肝火，枸杞子补肾益精养阴明目共为君；肝虚阴血亏虚，故用地黄补血养肾滋阴，何首乌补肝肾益精髓，夏枯草清肝散郁结共为臣；车前子清热明目，利水泻热，使邪热从小便而解为佐；甘草调诸药。诸药组合成方，共奏平肝清火之功。

三、阴虚火旺（黑睛小泡）

阴虚火旺，阴精亏损而招致虚火亢盛而致。

主证：黑睛颗粒状小泡，小而扁平，此愈彼起，反复不愈，眼部干涩，白睛微红，颧红，五心烦热，舌红苔黄，脉数弦。

中医辨证：阴精亏损，虚火亢盛。

治法：滋阴降火。

方药：滋阴降火汤。

当归10克　川芎6克　知母10克　黄柏10克　生地黄10克　野菊花12克　黄芩10克　麦冬10克　赤芍药10克　白芷6克　柴胡6克

用法：诸药共煎加水800毫升，煎至450毫升，一日三次，一次服用150毫升，饭后服用。

禁忌：一切血、葱、蒜、萝卜、猪肉。

方论：方中地黄滋阴清热凉血益精滋补肝肾为君；知母、黄柏解热滋肾，清热泻火燥湿，菊花、黄芩清热明目祛翳；当归、川芎行血补血上润头目和络散翳；赤芍活血散滞，合柴胡疏风活络为臣；麦门冬滋阴生津为佐；白芷清热散风治目疾，轻清芳香善清头目滞气及郁闭而为使。诸药共合成方，阴滋，火降，诸症自去。

128. 暴露赤眼生翳

暴露赤眼生翳。因胞睑闭合不全或充血不能闭合，失于卫护，致白睛、黑睛暴露于外而生翳，伴有眼肿痛，称为暴露赤眼生翳。多由外感风热、肝胆热盛而致。

一、外感风热（暴露赤眼生翳）

暴露赤眼生翳。

主证：白睛红赤，黑睛暴露于外，干燥无光，生翳，眼干涩疼痛，羞明流泪，舌红苔黄，脉弦数。

中医辨证：外感风寒，脉络阻滞。

治法：祛风清热，滋阴润燥。

方药：桑菊饮合银翘散。

桑叶 10 克　菊花 10 克　银花 10 克　连翘 10 克　荆芥 10 克　淡豆豉 10 克　桔梗 6 克　杏仁 10 克　薄荷 6 克　牛蒡子 10 克　北沙参 15 克　生地黄 10 克　石斛 10 克　麦冬 10 克

用法：诸药共煎加水 900 毫升，煎至 450 毫升，一日三次，一次服用 150 毫升，空腹服用。

禁忌：葱、蒜、萝卜、猪肉、驴肉。

方论：方中桑叶、牛蒡子、菊花、连翘、金银花、薄荷清热为君；荆芥辛温祛风发表清头目，淡豆豉解表散郁，杏仁、桔梗除寒热宣肺均为臣；沙参、麦冬清肺养阴，生地黄滋阴清肺为佐；石斛滋阴除热，生津治虚热为使。诸药组合共奏祛风清热，滋阴润燥之功。

二、肝胆热盛（暴睛赤眼生翳）

肝胆热盛，暴露赤眼生翳。

主证：赤眼生翳，羞明流泪，白睛生翳，呈点状、片状，或见凝脂，舌红，苔黄，脉弦数。

中医辨证：肝胆热盛，肝热蕴结。

治法：清肝泻火。

方药：龙胆泻肝汤加减。

龙胆草 10 克　栀子 10 克　黄芩 10 克　柴胡 10 克　甘草 6 克　泽泻 10 克　当归 10 克　车前子 10 克　蔓荆子 10 克　木通 6 克　夏枯草 10 克

用法：诸药共煎加水 900 毫升，煎至 450 毫升，一日三次，一次服用 150 毫升，空腹服用。

禁忌：葱、蒜、一切血、湿面。

方论：方中龙胆草善泻肝胆之火，并能清下焦之湿热为君；黄芩、栀子苦寒能泻肝清热降火，车前子、木通、泽泻清利肝胆热邪，柴胡、夏枯草疏肝清热散郁结，蔓荆子辛苦寒散风清热疗目赤肿为臣；肝经有热最宜伤阴，故以生地黄、当归养血益阴为佐；甘草调和诸药，诸药组合共奏清肝泻火之功。

129. 星月翳蚀

星月翳蚀是指眼部疼痛，黑睛边际生翳，逐渐侵蚀黑睛，形状如星似月的症状。

一、肺热及肝（星月翳蚀）

肺热及肝星月如蚀。

主证：黑睛边际生翳，形圆似星，或欲成条状，中央凹隐，其色灰白，白睛混赤，畏光流泪，羞明难忍，舌红苔黄，脉数。

中医辨证：肺热及肝，星月如蚀。

治法：清泻肺热，凉肝明目。

方药：清肺饮加减。

玄参10克　麦冬10克　牡丹皮10克　连翘10克　生地黄10克　薄荷（后下）6克　赤芍10克　桑白皮10克　蝉蜕10克　谷精草10克　川贝10克

用法：诸药共煎加水900毫升，煎至450毫升，一日三次，一次服用150毫升，空腹服用。

禁忌：葱、蒜、萝卜、一切血、鲫鱼。

方论：方中玄参、麦门冬滋阴清肺热；薄荷清热解毒，散风退热，生地黄、牡丹皮滋阴凉血共为君；赤芍、桑白皮养血敛阴清泻肺热，谷精草、蝉蜕疏风宣肺消翳均为臣；贝母滋阴清肺为佐；生甘草清热解毒，调诸药。组合成方共奏清泻肺热，凉肝明目之功。

二、肝胆湿热蕴蒸（星月翳蚀）

肝胆湿热蕴蒸，星月翳蚀。

主证：黑睛自边际生翳，侵及中央形似新月，其色白浊，中央凹陷，边缘糜烂如蚕食之状，白睛浑赤湿著，疼痛剧烈，舌红，苔腻，脉濡数。

中医辨证：肝胆湿热蕴蒸，星月翳蚀。

治法：清利肝胆湿热。

方药：龙胆泻肝汤加味。

龙胆草10克　生地黄10克　山栀子10克　黄芩10克　甘草6克　木通6克　蔓荆子10克　当归10克　车前子10克　泽泻10克　夏枯草10克

用法：诸药共煎加水800毫升，煎至450毫升，一日三次，一次服用150毫升，空腹服用。

禁忌：葱、蒜、萝卜、一切血。

方论：方中龙胆草泻肝胆之火，并能泻下焦之湿热为君；黄芩、栀子苦寒泻肝清热降火，车前子、木通、泽泻清泻肝胆热邪湿邪，夏枯草疏肝清热散郁结，蔓荆子苦寒散风清热，疗目赤肿为臣；肝胆有热最宜伤阴血，故助以生地黄、当归养血益阴为佐。甘草调和诸药，诸药配伍共奏清热解毒、清泄蕴热之功。

三、肝寒血虚（星月翳蚀）

肝寒血虚，星月翳蚀。

主证：黑睛生翳，中央凹陷，自边际不断向中央发展，迁延日久，边缘如蚕食状，抱轮暗红痛疼，舌淡，苔白，脉沉迟。

中医辨证：胆寒血虚，星月翳蚀。

治法：温通经脉，养血散寒。

方药：当归四逆汤。

当归 10 克　细辛 3 克　通草 6 克　大枣 10 克　桂枝 10 克　赤芍药 10 克　人参 10 克　炙甘草 10 克　制附片（先煎）

用法：先煎制附子一小时，后纳入诸药加水至 700 毫升，煎至 450 毫升，一日三次，饭后服用。

禁忌：海菜、猪肉。

方论：方中当归既能养血，又能活血生血为君；桂枝温通经脉，附子回阳活络通脉，以畅行血，芍药益阴和营，调和营卫为臣。人参益气生津，细辛散表里内外寒邪，通草入经通脉为伍，甘草、大枣温养脾胃为使。诸药合用有温养经脉，通畅血行之功。

130. 花翳白陷

以黑睛生翳，四周高起，中间低陷，形如花瓣，善变速长为特征的眼病叫花翳白陷。多因风热毒邪、肝经火毒、素体阴虚而致。

一、风热毒邪（花翳白陷）

风热毒邪花翳白陷。

主证：病情骤起，畏光羞明，红赤疼痛，翳似萝卜花或鱼鳞，扩展串连，其色灰白，可兼见头痛鼻塞，恶寒发热，舌质红，苔黄，脉弦数。

中医辨证：风热毒邪，花翳内陷。

治法：疏风清热，解毒散邪。

方药：银翘散。

金银花 10 克　连翘 10 克　淡竹叶 10 克　淡豆豉 10 克　牛蒡子 10 克　荆芥 10 克　薄荷（后下）6 克　甘草 6 克　鲜芦根 30 克　桔梗 6 克

用法：诸药共煎加水 900 毫升，煎至 450 毫升，一日三次，一次 150 毫升，空腹服用。

禁忌：猪肉、海菜、菘菜。

方论：本方金银花、连翘辛凉轻宣，透泄散邪，清热解毒为君；薄荷、牛蒡子辛凉散风清热，荆芥穗、淡豆豉辛散透表，解肌散风为臣；桔梗、甘草清热解毒为佐；竹叶、芦根清热除烦，诸药配伍共奏辛凉解表、宣散风热、清热散翳之功。

二、肝肺积热（花翳白陷）

肝肺积热，花翳白陷。

主证：羞明难睁，热泪如汤，眼痛难忍，胞睑肿胀，眵泪俱多，白睛红赤，花翳从四周扩张，舌红苔黄，脉弦数。

中医辨证：肝肺积热，花翳白陷。

治法：疏风泻火，祛翳明目。

方药：加味泻肝散加减。

羌活 10 克　防风 10 克　当归 10 克　赤芍 10 克　桑螵蛸 10 克　栀子 10 克　大黄 6 克

木贼草 10 克　连翘 10 克　菊花 10 克　麻黄 6 克　黄芩 10 克　白蒺藜 10 克　甘草 6 克

用法：诸药共煎加水 800 毫升，煎至 450 毫升，一日三次，一次 150 毫升，空腹服用。

禁忌：海菜、猪肉、湿面。

方论：方中羌活、防风、麻黄疏风祛翳，白蒺藜、菊花、连翘、木贼草、黄芩、大黄泻肺积热，明目散翳共为君；赤芍药、栀子、白菊花清热明目散翳化结为臣；热盛最宜伤阴血，肝藏血，故用当归补血养血为佐；甘草清热泻火为使，诸药配伍共奏疏风泻火、祛翳明目之功。

三、肝经火毒（花翳白陷）

肝经火毒，花翳白陷。经络阻滞，气血凝结而致。

主证：眼痛剧烈，羞明难睁，热泪如汤，白睛混赤，黑睛生翳，形如鱼鳞，高厚色黄，遮盖瞳神，甚则黄液上冲，黑睛破溃成鳖睛，头痛发热，口苦咽干，舌红，苔黄，脉弦数。

中医辨证：肝经火毒，经络阻滞。

治法：清热解毒，通腑泻火。

方药：泻肝散加减。

玄参 10 克　龙胆草 10 克　当归 10 克　芒硝 6 克　大黄 6 克　栀子 10 克　桔梗 10 克 车前子 10 克　红花 6 克　牡丹皮 10 克　羌活 10 克

用法：诸药共煎加水 800 毫升，煎至 450 毫升，一日三次，每次 150 毫升，空腹服用。

禁忌：湿面、猪肉、蒜、胡荽。

方论：方中龙胆草善泻肝胆实火，玄参养阴生津、清火解毒为君；大黄、芒硝清泄腑内热毒，羌活、车前子明目清热散翳，牡丹皮、栀子清热活络共为臣；红花、当归补血化瘀为佐；桔梗清热除烦善清头目滞气为使。诸药配伍共奏清热解毒，通腑泻火之功。

131. 黄液上冲

黄液上冲是指黑仁与黄仁之间积聚黄色脓液，向上漫增的一种眼病。多因火毒炽盛、阴虚火旺而致。

一、火毒炽盛（黄液上冲）

火毒炽盛黄液上冲。

主证：黄液上冲，色黄脓稠，黑睛与黄仁之间出现黄色脓液，上界呈不平面，下界联黑睛，边缘呈半月弧形，可随头位变而移动，抱轮红赤，瞳神紧小，羞明热泪如汤，头目剧痛，甚者可见恶热，眼珠拒按，脓液向上漫增，掩及瞳神（此为极重之候），舌红苔黄，脉弦数。

中医辨证：热毒炽盛，上攻头目。

治法：清热泻火，通腑解毒。

方药：眼珠灌脓方。

生大黄 6 克　玄明粉 6 克　夏枯草 10 克　枳实 10 克　瓜蒌仁 10 克　栀子 10 克　天花粉 10 克　竹叶 10 克　黄芩 10 克

用法：诸药共煎加水 600 毫升，煎至 300 毫升，一日三次，一次 100 毫升，空腹服用。

禁忌：猪肉、葱、蒜。

方论：方中生大黄合芒硝通腑泻下，消积泻毒为君；枳实、瓜蒌仁导肠胃热毒，清上焦之积热为臣；栀子、黄芩、夏枯草清肝火、散瘀结，竹叶、天花粉滋阴清热祛上焦之火为佐使，诸药配伍共奏清热泻火，通腑解毒之功。

二、阴虚火旺（黄液上冲）

阴虚火旺，黄液上冲。

主证：黄液上冲，量少色淡较稀薄，抱轮淡红，畏光流泪，头目时痛，迁延日久，反复发生，五心烦热，颧红盗汗。

中医辨证：阴虚火旺，热邪上壅。

治法：滋阴降火清热。

方药：玉女煎加减。

金银花 10 克　牡丹皮 10 克　知母 10 克　天门冬 10 克　麦冬 10 克　生地黄 10 克　熟地黄 10 克　生石膏 10 克　北沙参 10 克　玄参 10 克　牛膝 10 克　甘草 6 克

用法：诸药共煎加水 900 毫升，煎至 450 毫升，一日三次服用，每次服用 150 毫升，空腹服用。

禁忌：葱、蒜、萝卜、一切血、鲫鱼、海菜、菘菜、猪肉。

方论：方中牡丹皮、生地黄、金银花、知母滋阴清热；石膏、玄参、天门冬、麦门冬、沙参滋阴泻火；阴虚火旺易伤阴血，故用熟地黄补血生血；牛膝引血下行而泻热；甘草清热泻火为使。诸药配伍共奏清热解毒，滋阴降火之功。

132. 蟹　睛

黑睛破损或溃穿，黄仁自溃口绽出，状如蟹睛的病称蟹睛。多因肝胆火炽、阴虚火旺、外伤所致。

一、肝胆火炽（蟹睛）

肝胆火炽。蟹睛。

主证：赤涩流泪，疼痛难忍，风轮凸起黑珠，状如蟹睛，紧张如珠，舌红，少苔，脉弦数。

中医辨证：肝胆火炽，蟹睛。

治法：泻肝清热。

方药：泻青汤加减。

羌活 10 克　生大黄 6 克　山栀仁 10 克　防风 10 克　川芎 6 克　龙胆草 10 克　当归 10 克

用法：诸药共煎加水 600 毫升，煎至 300 毫升，一日三次，一次 100 毫升，空腹服用。

禁忌：湿面、葱、蒜。

方论：方中栀子、大黄、龙胆草泻肝胆热邪为君；羌活、防风辛温祛风活络散头目滞气为臣；川芎、当归补血活络为佐使，诸药配伍，共奏泻肝清热之功。

二、阴虚火旺（蟹睛）

阴虚火旺，蟹睛。阴虚火旺指阴精亏虚而招致的虚火亢盛，阳气被拒。

主证：蟹睛平复，虚软不痛，头晕耳鸣，腰膝酸软，舌红，脉弦数。

中医辨证：阴虚火旺。

治法：滋肾平肝。

方药：滋肾决明汤。

石决明 15 克　山栀 10 克　山药 10 克　五味子 6 克　菟丝子 10 克　生地黄 10 克　知母 10 克　细辛 3 克

用法：诸药共煎加水 600 毫升，煎至 300 毫升，一日三次服用。

禁忌：一切血、葱、蒜、萝卜。

方论：方中石决明咸平入肝镇肝滋肾熄风为君；菟丝子辛甘平滋补肝肾，益精髓，生地黄、知母滋阴清热为臣；山药、五味子健脾补肾滋阴，细辛活络化瘀为佐；山栀、知母清泄肝肾部热而为使。诸药配伍，共奏滋肝补肾之功。

三、外伤所致（蟹睛）

外伤所致蟹睛。

主证：黑睛缺损，黄仁由破口绽出，形似蟹眼，舌和，脉数而涩。

中医辨证：外伤伤脉络而致蟹睛。

治法：清热解毒，散瘀化滞。

方药：泻心汤加减。

生地黄 10 克　木通 6 克　当归 10 克　黄连 3 克　栀子 10 克　菊花 10 克　生甘草 6 克

用法：诸药共煎加水 600 毫升，煎至 300 毫升，一日三次服用，空腹服用。

禁忌：猪肉、冷水、海菜、菘菜。

方论：方中生地黄甘苦性寒清热凉血，生津养血为君；栀子、黄连、菊花清热解毒散瘀明目为臣；木通、甘草清心泻火解毒为佐；当归补血活络为使。诸药配伍共奏清热解毒、散瘀化滞之功。

133. 疔翳（肝经热盛）

肝经热盛即致疔翳。

主证：疔翳是黑睛翳溃穿，抱轮红赤，黄仁凸向破口，与黑睛黏定，其形如疔，舌红，苔黄，脉弦数。

中医辨证：肝经热盛。

治法：退翳清热。

方药：神效退翳散。

龙胆草 10 克　栀子 10 克　连翘 10 克　大黄 6 克　川芎 6 克　薄荷 6 克　荆芥 10 克防风 10 克　当归 10 克　草决明 10 克　黄芩 10 克

用法：诸药共煎加水 900 毫升，煎至 450 毫升，一日三次服用，空腹服用。

禁忌：鳖肉、湿面。

方论：方中龙胆草、栀子、黄芩、连翘、大黄、薄荷清肝经湿热、疏风清热共为君；荆芥、防风、青葙子散风热清肝火共为臣；川芎行气补血醒头目散滞气明目祛翳为佐；肝火最宜伤阴血，故用当归补阴血活络散瘀为佐。诸药配伍共奏退翳清热之功。

134. 旋螺突起（肝经积热，毒邪外侵）

黑睛突起，形似螺尾，眼珠前部变白或发青名旋螺突起。

主证： 白睛红赤，流泪痛疼，舌红，苔黄，脉弦数。

中医辨证： 肝经积热，毒邪外侵。

治法： 清肝泻火，解毒退翳。

方药： 银花复明汤。

龙胆草 10 克　生地黄 10 克　玄明粉 6 克　大黄 6 克　枳壳 10 克　天花粉 10 克　蔓荆子 10 克　蒲公英 10 克

用法： 诸药共煎加水 800 毫升，煎至 300 毫升，一日三次，每服 150 毫升，空腹服用。

禁忌： 一切血、葱、蒜、萝卜、猪肉。

方论： 方中龙胆草清肝经积热为君；生地黄、玄明粉、大黄、枳壳清肝泻火兼消腑热为臣；蔓荆子、蒲公英散风热解毒邪祛翳为佐；天花粉善疗上焦之热邪、生津除烦而为使。诸药组合成方共奏清肝泻火、解毒退翳之功。

135. 正 漏

正漏，黑睛穿破，中间有细小漏口，神水不断渗出，形成漏口的眼病。

一、肝胆火炽（正漏）

肝胆火炽，正漏。

主证： 黑睛生翳，溃破成漏，神水外溢，眼珠变软，羞明流泪，目珠疼痛，抱轮红赤，兼见头昏痛，口苦口干，舌红苔黄，脉弦数。

中医辨证： 肝胆火炽，正漏。

治法： 清肝热泻肝火。

方药： 龙胆泻肝汤。

栀子 10 克　黄芩 10 克　龙胆草 10 克　柴胡 6 克　当归 10 克　泽泻 10 克　生地黄 10 克　木通 6 克　车前子 10 克　甘草 10 克　草决明 10 克　木贼草 10 克

用法： 诸药共煎加水 900 毫升，煎至 450 毫升，一日三次，每服 150 毫升，空腹服用。

禁忌： 湿面、一切血、葱、猪肉、萝卜。

方论： 方中龙胆草泻肝胆之火为君；黄芩、栀子苦寒泻肝清热降火，车前子、木通、泽泻清肝胆热郁，草决明、木贼草清肝火散风热共为臣；肝胆之火最宜伤阴血，故助以生地黄、当归养血益阴为佐；甘草调和诸药，共奏清肝热泻肝火之功。

二、湿热内蕴（正漏）

湿热内蕴正漏。湿热共同致的病症。

主证： 黑睛翳膜灰白污秽，漏孔经久不愈，抱轮红赤，眼泪绵绵，泪出如胶，兼见头昏重病，口苦脘闷，舌红脉数。

中医辨证： 湿热内蕴，气机失畅。

治法： 清热利湿，宣畅气机。

方药：三仁汤加味。

白蔻仁 3 克 杏仁 3 克 竹叶 10 克 飞滑石 12 克 草决明 12 克 石决明 12 克 蝉蜕 10 克 甘草 6 克 法半夏 10 克 木通 6 克

用法：诸药共煎加水 900 毫升，煎至 450 毫升，一日三次，每服 150 毫升，空腹服用。

禁忌：羊血、羊肉、饴糖、猪肉、海菜、菘菜。

方论：方中杏仁宣通肺气，使气机有助于湿化，白豆蔻开发中焦湿滞，滑石利六腑湿结化浊宣中；草决明平肝熄风、去翳清热；法半夏渗湿健脾，蝉蜕清热宣肺消翳，竹叶、甘草清热祛风；木通导湿邪下行。诸药共煎共奏清热利湿，宣畅气机之功。

三、气阴两虚（正漏）

气阴两虚正漏。

主证：黑睛漏口经久难愈，神水渗漏时断时续，眼碜不适，泪出频频，白睛微红，舌红，苔少，脉虚大或虚数。

中医辨证：气阴两亏。

治法：益气健脾，养阴生津。

方药：四君汤合生脉散。

人参 10 克 麦门冬 15 克 五味子 10 克 茯苓 10 克 白术 10 克 黄芪 15 克 当归 10 克 桔梗 6 克 炙甘草 10 克

用法：诸药共煎加水 900 毫升，煎至 450 毫升，一日三次，每次服用 150 毫升，饭后服用。

禁忌：鲫鱼、猪肉、面汤、菜。

方论：方中人参、黄芪益气补中，白术健脾燥湿，合人参益气健脾，茯苓渗湿健脾共为君；麦冬、五味子滋阴生津，当归补血养血均为臣；炙甘草甘缓和中为佐；桔梗上行导诸药增强益气健脾养阴生津之功。

136. 血翳包睛

赤脉从四周侵入黑睛，结成血翳，严重的赤膜从四周浸掩整个黑睛，称为血翳包睛。多因肺肝风热壅盛、心肝热结而致。

一、肺肝风热壅盛（血翳包睛）

肺肝风热壅盛，血翳包睛。风和热相结合而致。

主证：怕光羞明，砂涩刺痛，头目疼痛，赤脉末端呈翳丛，舌红，脉数。

中医辨证：肺肝有热，风热侵袭。

治法：清肝泻火，凉血祛瘀。

方药：退红良方加减。

桑叶 10 克 夏枯草 10 克 栀子 10 克 黄连 3 克 菊花 10 克 龙胆草 10 克 草决明 10 克 黄芩 10 克 牡丹皮 10 克 红花 6 克 生地黄 10 克

用法：诸药共煎加水 900 毫升，煎至 450 毫升去滓，分三次服用，空腹服用。

禁忌：冷水、猪肉、葱、蒜、胡荽。

方论：方中龙胆草、桑叶、夏枯草、黄芩、菊花、栀子清肺肝之风热为君；牡丹皮、赤芍药、红花祛瘀活络通脉散结为臣；草决明清肝火散风热，消翳明目为佐；热盛最宜伤阴血，肝藏血，故用生地黄滋阴补血生新血为使。诸药相配，既清肝又能泻火凉血祛痰，诸症自清。

二、心肝热结（血翳包睛）

心肝热结，血翳包睛。

主证： 白睛赤紫，黑睛血翳满布，堆积如肉，赤脉粗大，纵横交错，眵泪频流，畏热羞明，目珠刺痛，舌红少苔，脉弦数。

中医辨证： 心肝热结，气机失畅。

治法： 清心泻肝，凉血破瘀。

方药： 破血红花散加减。

红花 10 克　薄荷（后下）6 克　枳壳 10 克　栀子 10 克　川芎 6 克　白芷 10 克　连翘 10 克　大黄 6 克　苏木 10 克　赤芍药 10 克　升麻 6 克

用法： 诸药共煎加水 900 毫升，煎至 450 毫升去滓，分三次服用，空腹服用。

禁忌： 方中红花消瘀破结为君；黄连、栀子、薄荷、大黄清心泻火为臣；赤芍、苏木活血散瘀凉血，白芷、川芎活血通络行头目之滞气为佐；连翘、升麻清风热消瘀结为使，诸药配伍共奏破血凉血、清心泻火之功。

137. 白膜侵睛

白膜侵睛，多因肺肝热毒、风湿热邪攻目、阴虚邪留而致。是泛指病变白睛渐泛黑睛的一种眼病。

一、肺肝热毒（白膜侵睛）

肺肝热毒，白膜侵睛，是泛指病变白睛渐泛黑睛。

主证： 白睛深层有一个或多个紫红色斑块，黑睛出现舌状白色混浊，疼痛剧烈，羞明流泪，舌红，少苔，脉数弦。

中医辨证： 白膜侵睛，肺热侵目。

治法： 泻肺散结，清肝退翳。

方药： 菊花决明散加减。

菊花 10 克　石决明 15 克　草决明 10 克　羌活 10 克　防风 10 克　生甘草 6 克　天花粉 10 克　木贼草 10 克　川芎 6 克　黄芩 10 克　蔓荆子 10 克　生石膏 15 克　玄参 10 克

用法： 诸药共煎加水 900 毫升，煎至 450 毫升去滓，分三次空腹服用。

禁忌： 海菜、猪肉、葱、蒜。

方论： 方中石决明咸平入肝平肝熄风，菊花甘苦平清热祛风解毒，散瘀结为君；玄参、草决明、黄芩、羌活、蔓荆子苦寒清肝退翳，川芎、防风祛风活络散瘀明目共为臣；石膏、天花粉清三焦经热邪为佐；生甘草清热解毒，调和诸药，诸药相伍，共成泻肺散结，清肝退翳之功。

二、阴虚邪留（白膜侵睛）

阴虚邪留，白膜侵睛。

主证：本病后期，白睛深层紫红色斑块隆起，逐渐消退，渐变青蓝，患处白睛变薄，失去光泽，黑睛舌状混浊渐成瓷白色，或陶瓷青灰色，可反复发作，舌红，脉数弦。

中医辨证：阴虚邪留，邪热上犯。

治法：滋阴降火。

方药：知柏地黄汤加味。

知母 10 克　黄柏 10 克　生地黄 10 克　牡丹皮 10 克　山药 10 克　泽泻 10 克　山萸肉 10 克　白茯苓 10 克　白蒺藜 10 克　菊花 10 克　蝉蜕 10 克　密蒙花 10 克　谷精草 10 克

用法：诸药共煎加水 900 毫升，煎至 400 毫升，一日三次分服。

禁忌：葱、蒜、萝卜、胡荽、猪肉、醋及一切酸。

方论：本方具有滋补肝肾、清热泻火之功，主治阴虚火旺。方中知母、黄柏、生地黄、菊花滋阴清热，滋补肝肾为君；牡丹皮苦酸微寒凉血散瘀清热，谷精草、密蒙花、蝉蜕清热明目，白蒺藜清热散结，明目化滞共为臣；山萸肉微温补肝肾益精气，茯苓、山药健脾补肾为佐；泽泻引邪热下行为使。诸药组合共奏滋阴降火之功。

三、风湿热邪攻目（白膜侵睛）

风湿热邪攻目，白膜侵睛。风邪、热邪、湿邪相结合所致的病症。

主证：畏光流泪，头目疼痛，白眼深层有结节隆起，局部壅肿，白睛混赤，向黑睛蔓延时，黑睛深层出现舌状混浊，肢节疼痛，舌红苔腻，脉濡数。

中医辨证：风、湿、热邪相结合而致白膜侵睛。

治法：祛风除湿，清热散结。

方药：羌活除湿汤。

牡丹皮 10 克　赤芍 10 克　黄芩 10 克　桑白皮 10 克　苍术 10 克　藁本 10 克　柴胡 10 克　升麻 6 克　防风 10 克

用法：诸药共煎加水 800 毫升，煎至 450 毫升，一日三次分服，空腹服用。

禁忌：雀肉、青鱼、菘菜、桃李、葱、蒜。

方论：方中防风、藁本祛风除湿，利关节为君；苍术健脾燥湿，祛风辟浊除湿痹，牡丹皮、赤芍药、黄芩滋阴凉血清热共为臣；升麻、柴胡升提清阳，清热解毒为佐；桑白皮清上焦热邪醒目为使。诸药组合共奏祛风除湿、清热散结之功。

三　鼻唇口齿牙症治

138. 鼻　痛

鼻痛多由风寒湿邪，风热壅肺，肺胃热盛而致。

一、风寒湿邪（鼻痛）

风寒湿邪而致鼻痛。

主证：鼻窍微痛，鼻塞流清涕，舌苔薄白，脉浮紧。

中医辨证：风寒湿邪阻滞，气机不畅。

治法：祛风化湿散寒。

方药：藿香正气散加葛根。

藿香 10 克　厚朴 6 克　神曲 10 克　紫苏 10 克　茯苓 10 克　桔梗 6 克　白术 10 克　陈皮 6 克　生姜 6 克　大腹皮 10 克　葛根 10 克

用法：诸药共煎加水 900 毫升，煎至 450 毫升，一日三次，一次 150 毫升，空腹服用。

禁忌：一切酸、雀肉、青鱼、荭菜、桃李、猪肉。

方法：方中藿香芳香化湿和中止呕，并能发散风寒；紫苏、白芷辛香发散，助藿香外散风寒，兼可芳香化浊，厚朴、陈皮、半夏曲行气燥湿和中消滞；白术、茯苓健脾去湿；大腹皮行气利湿；桔梗宣肺利膈；生姜、大枣调和脾胃且和药性。诸药合用共成解表化湿理气和中之功。

二、风热壅肺（鼻痛）

风热壅肺，肺气不宣。

主证：鼻窍灼热疼痛红肿，有浊涕，伴发热，头痛，口渴，咳嗽黄痰，舌苔薄白或微黄，脉浮数。

中医辨证：风热壅肺，肺气不宣。

治法：辛凉解表，宣肺清热。

方药：银翘散加味。

金银花 10 克　连翘 10 克　竹叶 10 克　淡豆豉 10 克　荆芥 10 克　牛蒡子 10 克　薄荷（后下）6 克　桔梗 6 克　甘草 6 克　芦根 15 克　白芷 10 克　葛根 10 克

用法：诸药共煎加水 900 毫升，煎至 450 毫升，一日三次，每次 150 毫升，空腹服用。

禁忌：海菜、猪肉、鳖肉。

方论：方中金银花、连翘辛凉轻宣，透泄散邪，清热解毒为君；薄荷、牛蒡子辛凉散风清热，荆芥穗、葛根、淡豆豉辛散透表，解肌散风为臣；桔梗、竹叶、甘草清热解毒，葛根助白芷疏风化滞止痛为佐；芦根清热宣肺为佐，诸药组合，共成辛凉解肌宣散风热止痛之功。

三、肺胃热盛（鼻痛）

肺胃热盛鼻痛。

主证：鼻部痛疼剧烈，多在鼻窍前端及中隔部位，按则痛甚，且有肿胀灼热等症，舌红苔黄，脉滑数。

中医辨证：肺胃热盛。

治法：泻肺清胃。

方药：清胃散合调胃承气汤。

胡麻仁 10 克　生地黄 10 克　生石膏 15 克　玄参 10 克　黄芩 10 克　桔梗 6 克　大黄 6 克　甘草 6 克　芒硝 6 克

用法：诸药共煎加水 600 毫升，煎至 300 毫升，每服 100 毫升，空腹服用。

禁忌：猪肉、海菜、菘菜。

方论：方中生石膏、玄参、黄芩清肺胃之热为君；胡麻仁、大黄、芒硝清泻腑实及热结为臣；甘草、生地黄滋阴补血益胃，以防苦寒太过伤胃为佐；桔梗轻宣上行清头面滞气为使。诸药组合，共奏泻肺清胃之功。

139. 鼻 酸

鼻根酸痛，鼻酸而按之疼痛，涕出黄稠等。多由风热壅肺，痰火阻肺，肺虚感寒，肺脾气虚而致。

一、风热壅肺（鼻酸）

风热壅肺，鼻酸。

主证：鼻根酸胀，按则痛疼，涕出黄稠，因涕多可有鼻塞，擤出后则气通鼻舒，遇风则鼻酸，舌苔白，脉浮。

中医辨证：风热壅肺。

治法：疏风清热。

方药：银翘散加减。

金银花 10 克　竹叶 10 克　连翘 10 克　淡豆豉 10 克　荆芥 10 克　牛蒡子 10 克　薄荷 6 克（后下）桔梗 6 克　芦根 15 克　桑叶 10 克　杏仁 10 克　菊花 10 克　炙甘草 6 克

用法：诸药共煎加水 900 毫升，煎至 450 毫升，一日三次，空腹服用。

禁忌：鳖肉、猪肉、海菜、蒜、萝卜。

方论：方中金银花、连翘辛凉轻宣、透泄散邪、清热解毒为君；薄荷、牛蒡子、菊花散风清热，荆芥、淡豆豉、桑叶杏仁宣肺透表清热为臣；桔梗、竹叶、甘草以清热解毒为佐；白芷疏风化滞为使。诸药组合，共奏疏风清热辛凉解表之功。

二、痰火阻肺（鼻酸）

痰火阻肺鼻酸。

主证：鼻内酸痛，涕稠黏黄，鼻塞，嗅觉差，咳嗽痰多，头痛而重，苔黄腻，脉滑数。

中医辨证：痰火阻肺，肺气失宣。

治法：清热祛痰。

方药：凉膈散。

连翘 10 克　芒硝 6 克　栀子 10 克　大黄 6 克　甘草 6 克　黄芩 10 克　薄荷 6 克　竹叶 10 克　蜂蜜 10 克（调服）

用法：诸药共煎加水 600 毫升，煎至 300 毫升，一日三次，一次 100 毫升，空腹服用。

禁忌：海菜、猪肉、鳖肉、蒜。体虚患者、孕妇忌服。

方论：本方所治之症，属上中二焦邪热炽盛所致。方中重用连翘清肺解热毒，是为主药；配黄芩清心胸郁热；山栀子泻三焦之火，引火下行；薄荷、竹叶外疏内清；大黄荡涤胸膈之热；是借阳明为出路，以泻下而清泻炎热；又用白蜜、甘草，既能缓消腹泻之力，又可调理脾胃，诸药组合，共奏清热祛痰之功。

三、肺虚感寒 （鼻酸）

肺虚感寒鼻酸。

主证：鼻息通利，遇寒则酸，流清涕，神疲气短，咳喘无力，动则气促。

中医辨证：肺虚感寒，脉络阻滞。

治法：宣肺通窍，活络化滞。

方药：玉屏风散加味。

黄芪 15 克　防风 10 克　白术 10 克　白芷 10 克　黄芩 10 克　辛夷 10 克

用法：加水 600 毫升，煎至 300 毫升，一日三次，一次 150 毫升，饭后服用。

禁忌：雀肉、青鱼、菘菜、桃李。

方论：方中黄芪益气固表止汗为君；白术健脾补气，白芷、辛夷开窍，防风活络疏风；防风得黄芪祛邪而不伤正，黄芪得防风固表而不留邪，有补中寓疏、散中有补之意；黄芩清肺中虚火，诸药合共奏宣肺通窍之功。

四、肺脾气虚 （鼻酸）

肺脾气虚鼻酸。

主证：鼻根酸胀，气血不利，鼻涕白黏，头昏而痛，咳嗽不已，舌淡苔薄白，脉缓弱或濡。

中医辨证：肺脾气虚。

治法：益气健脾化湿。

方药：参苓白术散加减。

扁豆 10 克　薏苡仁 10 克　人参 10 克　茯苓 10 克　白术 10 克　甘草 6 克　砂仁 3 克
莲肉 10 克　桔梗 6 克　山药 6 克

用法：诸药共煎加水 900 毫升，煎至 450 毫升，一日三次服用，一次服用 150 毫升，饭后服用。

禁忌：雀肉、青鱼、菘菜、桃李、海菜、猪肉。

方论：方中人参、茯苓、白术、甘草补气健脾；山药、扁豆、莲肉补脾渗湿；砂仁醒脾；桔梗升清宣肺利气用以载药上行。诸药合用共成健脾益气和胃渗湿之功。

140. 鼻　干

鼻孔干燥，灼热而痛，鼻部痒，嗅觉减退，干咳无痰或痰少而黏。多由肺经热盛，燥邪伤肺，胃热炽盛，肺燥阴虚，肺脾气虚而致。

一、肺经热盛（鼻干）

肺经热盛，鼻干灼痛。

主证：鼻孔干燥，灼热而痛，鼻部微痒，或鼻干出血，口干咽燥，舌干苔黄，脉数。

中医辨证：肺经热盛，肺气失宣。

治法：清热宣肺。

方药：清燥救肺汤。

桑叶10克　生石膏15克　人参10克　麦冬10克　胡麻仁10克　阿胶10克　甘草6克　杏仁10克　枇杷叶10克

用法：诸药共煎加水900毫升，煎至450毫升，一日三次，一次150毫升，空腹服之。

禁忌：鲫鱼、海菜、猪肉、菘菜。

方论：方中桑叶轻宣肺燥，石膏清肺胃燥热共为君药；阿胶、麦冬、胡麻仁润肺滋液同为臣药；人参益气生津，杏仁、枇杷叶泻肺降气共为佐；甘草调和诸药为使。诸药合用使温燥之气得除，肺中之气阴得复，则诸证自解。

二、燥邪伤肺（鼻干）

燥邪伤肺鼻干。

主证：鼻干咽燥，堵塞发痒，嗅觉减退，干咳无痰，或痰少而黏，舌干，脉数。

中医辨证：燥邪伤肺。

治法：清肺润燥。

方药：桑杏汤。

桑叶10克　杏仁10克　甘草6克　薄荷6克（后下）芦根15克　桔梗6克　菊花10克

用法：诸药共煎加水600毫升，煎至300毫升，一日三次，一次100毫升，饭后服用。

禁忌：海菜、菘菜、鳖肉、猪肉。

方论：方中桑叶轻宣燥肺，杏仁宣降肺气止咳共为君；薄荷疏风清热，桔梗清上焦肺热，芦根清热生津液共为臣；菊花疏风清热为佐；甘草清热解毒祛湿调脾为使。诸药组合共奏清肺润燥之功。

三、胃热炽盛（鼻干）

胃热炽盛鼻干，有灼热感。

主证：鼻干伴疼痛，或鼻出血或结痂，口燥咽干，舌红脉数。

中医辨证：胃热炽盛。

治法：清泻胃火。

方药：清胃散。

升麻10克　生地黄10克　玄参10克　生石膏15克　黄芩10克　黄连3克　桔梗6克大黄6克　牡丹皮10克

用法：诸药共煎加水600毫升，煎至300毫升，一日三次，每次服用100毫升，空腹服用。

禁忌：冷水、猪肉、蒜、胡萝卜。

方论：方中黄连、玄参、黄芩苦寒泻火，以消胃中积热为君；升麻苦寒升清提阳清胃热解毒，大黄苦寒消积泻下降腑热共为臣；牡丹皮凉血散瘀共为佐；桔梗宣通上下，地黄助升麻提阳升清以防苦寒之药泻下太过。诸药组合共奏清泻胃火之功。

四、肺燥阴虚（鼻干）

肺燥阴虚鼻干。

主证：鼻燥咽干，涕少痰黏，喉痒咳嗽，烦热，胸痛，舌红少苔，脉数。

中医辨证：肺燥阴虚。

治法：滋阴润燥。

方药：百合固金汤。

百合 10 克　麦门冬 10 克　生地黄 10 克　熟地黄 10 克　玄参 10 克　川贝 10 克　白芍药 10 克　桔梗 6 克　当归 10 克　炙甘草 6 克

用法：诸药加水 900 毫升，煎至 450 毫升，一日三次，一次 150 毫升，饭后一小时服用。

禁忌：鲫鱼、葱、蒜、萝卜、湿面、猪肉。

方论：方中百合、生熟地滋养肺肾阴液共为君药；麦冬助百合以养肺阴清肺热，玄参助生熟地黄以益肾阴降虚火共为臣药；当归、芍药养血活营，贝母、桔梗化痰止咳共为佐；甘草调诸药为使。诸药合用，使阴液恢复，肺金得固，诸症自愈。

五、肺脾气虚（鼻干）

肺脾气虚，鼻干。

主证：鼻干而痒，鼻孔有干痂，或伴面色发白，咳喘无力，舌淡苔白，脉缓弱或濡。

中医辨证：肺脾气盛。

治法：培土生金。

方药：六君子汤化裁。

当归 10 克　熟地黄 10 克　生地黄 10 克　半夏 10 克　陈皮 6 克　茯苓 10 克　生姜 6 克　炙甘草 6 克　白术 6 克　黄芪 10 克

用法：诸药共煎加水 900 毫升，煎至 450 毫升，一日三次，一次服用 150 毫升，饭后服用。

禁忌：羊肉、羊血、饴糖、葱、蒜、萝卜、一切血。

方论：方中黄芪益气补中为君；陈皮、白术行气化滞调脾和胃为臣；甘草、半夏、茯苓燥湿除痰，当归、生地黄、熟地黄滋阴补血润肺共为佐；生姜温中散寒，诸药组合共奏益气补中健脾养胃之功。

141. 鼻　痒

鼻痒多由风热犯肺、肺经燥热、热毒侵肺、脾经湿热，肺气虚而致。

一、风热犯肺（鼻痒）

主证：鼻痒喷嚏，鼻塞时重时轻，涕黄稠，舌苔薄黄，脉浮数。

中医辨证：风热犯肺。

治法：疏风清热，宣肺止咳。

方药：桑菊饮合苍耳子散。

辛夷花 10 克　桑叶 10 克　菊花 10 克　苍耳子 10 克　薄荷（后下）6 克　桔梗 6 克　杏仁 10 克　甘草 6 克　连翘 10 克　白芷 10 克

用法：诸药共煎加水 900 毫升，煎至 450 毫升，一日三次，空腹服用，一次 150 毫升。

方论：方中桑叶、菊花、辛夷疏风解表宣透风热，桔梗、甘草、杏仁清咽止咳化痰，连翘清热解毒，苍耳子祛风化湿，薄荷疏风清热，白芷疏风化滞止痒，甘草调和诸药，诸药组合共成疏风清热宣肺止咳之功。

二、肺经燥热（鼻痒）

肺经燥热鼻痒。

主证：鼻痒而干，呼气发热，鼻孔干燥少津，咽干咳嗽少痰，舌干，苔黄，脉数。

中医辨证：肺经燥热，肺气失宣。

治法：清肺润燥。

方药：清燥救肺汤。

桑叶 10 克　生石膏 15 克　胡麻仁 10 克　党参 15 克　麦门冬 10 克　阿胶（烊化）10 克　杏仁 10 克　甘草 6 克　枇杷叶 10 克

用法：诸药共煎加水 800 毫升，煎至 450 毫升，一日三次，每次 150 毫升，空腹服用。

禁忌：鲫鱼、海菜、猪肉、菘菜。

方论：方中桑叶轻宣肺燥，石膏清肺胃燥热共为君；阿胶、麦冬、胡麻仁润肺滋液同为臣药，党参益气生津，杏仁、枇杷叶泻肺降气共为佐；甘草调和诸药为使，诸药合用使温燥之气得除，肺阴之气得复，则诸症自消。

三、热毒侵肺（鼻痒）

热毒侵肺鼻痒。

主证：鼻孔痒痛，干燥灼热，皮肤红肿，或起小丘疹，或轻度糜烂，反复发作，迁延日久不愈，舌红脉数。

中医辨证：热毒侵肺，肺气失畅。

治法：清热消毒，散结消肿。

方药：黄芩汤合五味消毒饮。

黄芩 10 克　生姜 6 克　大枣 10 克　银花 12 克　野菊花 10 克　蒲公英 10 克　天葵子 10 克　赤芍药 10 克　甘草 6 克　地丁 10 克

用法：诸药加水 800 毫升，煎至 450 毫升，一日三次，每次 150 毫升，空腹服用。

禁忌：海菜、菘菜、猪肉。

方论：方中黄芩苦寒清肺泻火，芍药味酸，敛阴和营，甘草、大枣和中共为君；金银花清热解毒，消散痈疖，紫花地丁、蒲公英、野菊花、紫背天葵子清热解毒，凉血，消肿散结。诸药组合共奏清热解毒散结消肿之功。

四、脾经湿热（鼻痒）

脾经湿热鼻痒。

主证：鼻孔痒痛，时流黄水，或糜烂红肿，伴脘腹肿胀便溏，舌苔白腻，脉濡数。

中医辨证：脾经湿热，中焦气机升降失常。

治法：健脾利湿。

方药：除湿汤。

连翘 10 克　车前子 10 克　黄芩 10 克　黄连 3 克　滑石 12 克　茯苓 10 克　甘草 6 克　陈皮 6 克　防风 10 克　枳壳 10 克　白术 10 克　荆芥 10 克

用法：诸药共煎加水 900 毫升，煎至 450 毫升，一日三次，每次 150 毫升，饭后服用。

禁忌：酒、冷水、猪肉、醋及一切酸、荙菜。

方论：方中白术、陈皮、茯苓、枳壳理气健脾，燥湿化痰为君；黄芩、黄连、滑石、甘草益气渗湿化痰清湿热为臣药；连翘、防风、荆芥祛风和络为佐；方中甘草调和诸药为使。诸药组合共奏健脾利湿之功。

五、肺气虚（鼻痒）

肺气虚鼻痒，多由肺功能低下、劳伤过度、肺气不足、病后体虚、肺气虚而致。

主证：鼻痒阵发，喷嚏频作，鼻塞流清涕，舌淡，苔白，脉虚弱。

中医辨证：肺气虚弱，正气不足。

治法：祛风散寒，温补肺脏。

方药：玉屏风散。

黄芪 15 克　防风 10 克　白术 10 克

用法：诸药共煎加水 500 毫升，煎至 300 毫升，一日三次，每次 100 毫升，饭后服用。

禁忌：雀肉、青鱼、荙菜。

方论：方中黄芪益气固表为君；白术补气健脾为臣；佐以防风走表而散风邪，合黄芪白术以益气祛邪。且黄芪得防风固表而不致留邪，防风得黄芪祛邪而不伤正，有补中寓疏，散中寓补之意。

142. 鼻 流 涕

鼻流涕多由风寒、风热、湿热、燥热、气虚、肾虚所致。

一、风寒（鼻流涕）

风寒感冒，鼻流清涕。

主证：鼻流清涕，如有窒塞不通，舌薄白，脉浮紧。

中医辨证：外感风寒，鼻流涕。

治法：理气解表。

方药：加味香苏饮。

香附 6 克　紫苏 10 克　陈皮 6 克　辛夷 6 克　薄荷 3 克　杏仁 10 克　桔梗 10 克　甘草 3 克

用法：诸药共煎加水 800 毫升，煎至 450 毫升，一日三次，每次 150 毫升，饭后服用。

禁忌：鳖肉、海菜、荙菜、猪肉。

方论：方中紫苏辛温解表温中行气；香附、陈皮理气畅中，杏仁甘温温肺散寒，辛夷辛温祛风散寒，温肺通窍，薄荷散风解郁，桔梗宣通上下，诸药组合共奏理气解表、疏风散寒之功。

二、风热（鼻流涕）

风热鼻流涕，鼻涕色黄质稠。

主证：鼻涕色黄质稠，量多，甚则鼻孔周围红肿痛疼，鼻堵，舌苔薄白或微黄，脉数。

中医辨证：风热感冒，鼻涕黄稠。

治法：辛凉解表，宣肺清热。

方药：苍耳子散。

苍耳子 10 克　白芷 10 克　辛夷 10 克　薄荷 6 克（后下）

用法：诸药加水 500 毫升，煎至 300 毫升，一日三次服用，一次 100 毫升，饭后服用。

禁忌：鳖肉。

方论：方中薄荷辛凉散风清热为君，苍耳子苦辛温祛风化湿为臣；辛夷散风通窍为佐；白芷疏风活络清头面滞气为使。四味药组合共奏辛凉解表宣肺清热之功。

三、湿热（鼻流涕）

湿热鼻流涕，鼻涕黄浊量多。

主证：鼻塞较重，嗅觉差，鼻涕黄浊量多，苔腻，脉数。

中医辨证：湿热内滞，鼻流涕。

治法：健脾利湿。

方药：加味四苓散。

泽泻 10 克　白术 10 克　白茯苓 10 克　猪苓 10 克　陈皮 6 克　厚朴 10 克

用法：诸药共煎加水 500 毫升，煎至 300 毫升，一日三次，每次 100 毫升，空腹服用。

禁忌：方中猪苓、茯苓、泽泻淡渗利湿为君；白术健脾渗湿为臣；厚朴燥湿健脾，陈皮理气健脾，燥湿化浊。诸药组合共奏健脾利湿之功。

四、燥热（鼻流涕）

燥热鼻流清涕，鼻涕色黄量少。

主证：鼻涕色黄，质黏量少，涕中带血，或成深血涕，鼻腔干痛不通，苔腻，脉滑数。

中医辨证：燥热内炽，鼻流涕。

治法：清燥泻火。

方药：凉膈散。

连翘 10 克　山栀子 10 克　大黄 6 克　薄荷（后下）6 克　竹叶 10 克　芒硝 6 克　黄芩 10 克　甘草 6 克　蜂蜜 15 克（调服）

用法：诸药共煎加水 800 毫升，煎至 450 毫升，一日三次，每次 150 毫升，空腹服用。

禁忌：海菜、猪肉、鳖肉、菘菜。

方论：本方所治之症，属上中二焦燥热盛所致。方中连翘清热解毒为主药；配黄芩清胸中郁热，山栀泻三焦之火引火下行；薄荷、竹叶外疏内清，大黄荡涤胸膈之热，是借阳明为出路，以泻下而清彻其火热；又用白蜜、甘草，既能缓消峻泻之力，又能调理脾胃之功，诸药共奏清热解毒之功。

五、气虚（鼻流涕）

气虚流涕，鼻涕清稀如水。

主证：鼻涕如水，日久白黏，久久不断，或时清时黄，或浅黄而臭，鼻堵，遇冷或接触某些过敏物而发。

中医辨证：气虚流涕。

治法：益气固表，疏风止涕。

方药：苍耳子散合玉屏风散。

苍耳子 10 克　辛夷 10 克　白芷 10 克　防风 10 克　白术 10 克　薄荷（后下）6 克　黄芪 15 克

用法：诸药共煎加水 500 毫升，煎至 300 毫升，一日三次，每次 100 毫升，饭后 1 小时服用。

禁忌：鳖肉、雀肉、青鱼、蒜菜、桃李。

方论：方中黄芪益气固表，白术益气健脾为君；防风走表散风邪，合黄芪白术益气祛邪，且黄芪得防风固表而不留邪，防风得黄芪祛邪而不伤正，有补中寓疏、散中寓补之意而为臣；苍耳子通窍止涕，辛夷、薄荷散风通窍共为佐；白芷疏风宣肺为使。诸药合用共奏益气固表疏风止涕之功。

六、肾虚（鼻流涕）

肾虚鼻流涕，鼻涕清稀量少。

主证：鼻涕清稀量少，遇冷增多，或时清时黄，苔白质淡，脉沉迟而弱。

中医辨证：肺肾双虚，鼻流涕。

治法：温补肾阳。

方药：真武汤合苍耳子散。

苍耳子 10 克　制附片 10 克　白芍药 10 克　辛夷 10 克　白芷 10 克　薄荷（后下）6 克　茯苓 10 克　生姜 6 克

用法：诸药共煎加水 800 毫升，煎至 300 毫升，一日三次，每次 150 毫升，空腹服用。

禁忌：鳖肉、醋及一切酸。

方论：方中附子温壮肾阳，茯苓渗湿，芍药滋肝肾为君；苍耳子通窍止涕，薄荷散风通窍，辛夷祛风散寒、温肺通窍共为臣；生姜温中散寒为佐；白芷宣通上下温散水邪为使，诸药共合共奏温补肾阳止涕之功。

143. 杨梅鼻烂（杨梅结毒）

杨梅菌毒病在鼻部表现，称为杨梅鼻烂。杨梅结毒又可称杨梅疮、毒疮、广疮、棉花疮。发病者为感染杨梅毒气的任何人，以男女青年居多。

主证：鼻腔恶臭，有血性物流出，鼻部皮肤先肿起，后溃破腐臭，疮口凹陷，难以收口，或鼻中隔溃烂穿孔，或鼻梁骨损而塌陷，苔白质淡，脉沉迟而弱。

中医辨证：杨梅结毒，鼻烂。

治法：清热解湿，凉血解毒，大补元气。

方药：归灵汤加减。

当归 10 克　威灵仙 10 克　土茯苓 10 克　川芎 10 克　天花粉 10 克　金银花 10 克　白藓皮 10 克　木瓜 10 克　防己 10 克　薏苡仁 10 克　熟地黄 10 克　白芍药 10 克　白术 10 克　甘草 6 克

方论：诸药共煎加水 900 毫升，煎至 450 毫升，一日三次，每次 150 毫升，食后服用。

禁忌：面汤、茶、湿面、雀肉、青鱼、桃李、葱、蒜、一切血、菘菜、萝卜。

方论：方中人参甘平入脾肺，润肺健脾大补元气，甘草甘平健脾解毒，木瓜、防己、白术、茯苓渗湿健脾共为君；当归、川芎、白芍药、熟地黄补血润血活血，合人参、甘草气血双补。威灵仙、土茯苓、白藓皮清上焦之热邪为臣；天花粉、金银花清热解毒、祛上焦之热邪，荡涤胸中之热邪为佐；牛膝滋肝补肾为使，诸药组合共奏清热除湿凉血解毒益补元阳之功。

144. 麻风鼻溃（麻风虫毒）

麻风病在鼻部的表现称为麻风病鼻溃。

主证：鼻毁臭烂，鼻柱坏而色败，鼻梁崩塌，损形变颜，初起呼吸不畅，鼻塞、干燥刺激感，鼻衄，有黏脓性分泌物，味臭，日久有痂皮，鼻部皮肤冷热痛痒感觉减退或消失，鼻翼肥厚、缺陷或鼻梁塌陷，舌苔白，脉浮缓。

中医辨证：风湿侵袭，鼻毁臭烂。

治法：祛风化湿，辟秽解毒。

方药：保安万灵丹。

茅苍术 20 克　全蝎 10 克　荆芥 10 克　明雄黄 6 克　石斛 10 克　川芎 10 克　羌活 10 克　防风 10 克　北细辛 3 克　何首乌 10 克　川乌（汤泡去皮）6 克　草乌（汤泡去皮）6 克　麻黄 6 克　明天麻 10 克　炙甘草 10 克　当归 10 克

用法：诸药共煎加水 1200 毫升，煎至 300 毫升，一日三次，每次 10~30 毫升，饭后服用。

禁忌：服药期间，忌冷物、房事；孕妇忌服。

方论：方中茅苍术、羌活、防风、川芎、荆芥、麻黄祛风渗湿为君；天麻、全虫熄风活络，雄黄辟秽解毒燥湿杀虫，川乌、草乌、细辛辛温祛风除湿消散恶毒疮痈为臣；石斛清肺养脾有泄热存阴解毒之功，何首乌滋肝肾益精血，治头面风疮痈毒，当归补血生新、疗疮疽为佐；炙甘草补气健脾祛湿，善调诸药为使。诸药组合共奏祛风化湿辟秽解毒之功。

145. 鼻损伤

鼻部遭受到外力袭击而致瘀肿痛疼，皮肉破损，骨梁骨折，鼻腔出血等，称为鼻损伤。

一、瘀肿痛疼（鼻损伤）

鼻外伤瘀肿痛。鼻部胀痛，甚者鼻塞，皮下青紫。

主证：鼻外伤瘀滞肿胀痛疼，皮下青紫，舌暗，脉涩。

中医辨证：鼻部外袭，脉络阻滞。

治法：活血通络，行气止痛。

方药：桃仁四物汤。

桃仁 10 克　红花 6 克　当归 10 克　赤芍药 10 克　生地黄 10 克　川芎 6 克　延胡索 10 克　制香附 10 克　没药 6 克　乳香 6 克

用法：诸药共煎加水 600 毫升，煎至 300 毫升，一日三次，每次 100 毫升，饭后服用。

禁忌：湿面、葱、蒜、萝卜，一切血。

方论：方中桃仁、红花、赤芍药、川芎活血化瘀为君；香附、延胡索行气消瘀止痛为臣；乳香、没药消瘀活络止痛为佐；当归、生地黄滋阴生血活血为使。诸药组合共奏活血化瘀行气止痛之功。

二、皮肉破损（鼻损伤）

鼻损伤，皮肉破损，痛疼剧烈。

主证：痛疼剧烈，表皮擦破渗血，重者皮肉破损、裂开，甚至部分脱落缺损，局部出血，舌暗，脉涩。

中医辨证：皮肉破损，脉络瘀滞。

治法：活血逐瘀，行气止血。

方药：桃红四物汤加味。

桃仁 10 克　红花 6 克　三七粉（分冲）3 克　熟大黄 6 克　川芎 6 克　生地黄 6 克　当归 10 克　白芨 10 克　仙鹤草 15 克　延胡索 10 克　赤芍药 10 克　野菊花 15 克

用法：诸药共煎加水 900 毫升，煎至 450 毫升，一日三次，每次 150 毫升，饭后服用。

禁忌：湿面、葱、蒜，一切血。

方论：方中桃仁、红花、川芎、赤芍药、大黄活血化瘀为君；延胡索、当归补血行气止痛，三七粉、白芨、仙鹤草行血止血共为臣；蒲公英清热解毒，消肿散结为佐；菊花祛风消痈活络为使。诸药组合共奏活血化瘀行气活络之功。

三、鼻梁骨折（鼻损伤）

鼻损伤，鼻梁骨折，鼻部疼痛剧烈。

主证：鼻梁骨折，疼痛剧烈，或有断裂感，多伴鼻衄，鼻塞，检查见鼻梁上段塌陷或偏斜，有骨擦音；伤及鼻窍肌膜，擤鼻时出现皮下气肿。

中医辨证：鼻梁骨折，脉络瘀滞。

治法：活血逐瘀，行气止痛。

方药：活血止痛汤。

红花 6 克　当归 10 克　川芎 6 克　乳香 6 克　没药 6 克　三七粉 6 克　陈皮 6 克　地鳖虫 6 克　赤芍药 10 克　苏木 6 克　紫荆藤 10 克

用法：诸药共煎加水 900 毫升，煎至 450 毫升，一日三次，每次 150 毫升，饭后服用。

禁忌：湿面，孕妇忌用。

方论：方中红花、川芎、赤芍、活血化瘀为君；紫荆藤、乳香、没药、地鳖虫、苏木行血祛瘀消肿为臣；当归、三七粉活血补血止血为佐；陈皮行气活络为使，诸药组合共奏活血逐瘀，行气止痛之功。

146. 鼻瘜肉（肺热瘀积）

鼻腔内赘生物，其状如葡萄，或如石榴子，光滑柔软，或有根蒂，称为鼻瘜肉，又称之为鼻痔。

主证：持续性鼻塞，嗅觉减退，鼻涕黄浊而量多，舌红，苔黄腻，脉数滑。

中医辨证：肺热瘀结，鼻瘜肉。

治法：清宣肺气，泻湿散结。

方药：辛夷清肺饮。

辛夷 10 克　黄芩 10 克　知母 10 克　生石膏 15 克　桑叶 10 克　枇杷叶 10 克　栀子 10 克　百合 10 克　麦门冬 10 克　土茯苓 10 克　萆薢 10 克

用法：诸药共煎加水 900 毫升，煎至 450 毫升，一日三次，每次 150 毫升，空腹服用。

禁忌：鲫鱼、面汤，服药期间或初愈后应断原味，戒急暴，省房欲。

方论：方中辛夷、栀子、黄芩、桑叶、石膏、知母清宣降逆气，麦门冬滋阴生津，养阴清肺共为臣；土茯苓、萆薢泻湿散结为佐；百合清肺热补肺气为使，诸药共奏清宣肺气，泻湿散结之功。

147. 酒渣鼻（肺脾热浊）

鼻尖、鼻翼及邻近颜面皮肤潮红油润，粗糙不平增厚，称为酒渣鼻。尖部无痛感，也无呼吸影响。

主证：鼻尖皮肤间略呈鲜红色或黯红色斑点。表面油腻光滑，饮食或寒冷刺激后，鼻尖红亮更甚，或变黯红色斑点，甚至青紫。有粟状小丘突起，粉刺间夹小脓点，压之有白色乳酪样物排出。病程缓慢，缠绵日久，则皮肤增厚，粗糙不平，光滑油亮，状如橘皮，皮肤间脉络扩张似蛛丝。舌红苔腻，脉濡。

中医辨证：肺脾热浊，脉络不畅。

治法：清脾宣肺，行气活血散浊。

方药：黄芩清肺饮加味。

黄芩 10 克　红花 10 克　赤芍药 10 克　天花粉 10 克　当归 10 克　防风 10 克　葛根 10 克　半夏 10 克　生地黄 10 克　连翘 10 克　川芎 6 克

用法：诸药共煎加水 900 毫升，煎至 450 毫升，一日三次，每次 150 毫升，空腹服用。

禁忌：湿面、葱、蒜、萝卜、一切血。孕妇忌服。

方论：方中黄芩苦寒清肺热，防风、连翘、葛根疏风清热散结消肿共为君；红花、桃仁、赤芍药活血消瘀共为臣；当归养血润燥，川芎祛风活络为佐；天花粉合半夏荡涤胸中之热浊，化痰散结为使。诸药结合共奏清脾宣肺行气散浊之功。

148. 鼻中生疮（肝肺经痰火）

鼻中生疮，肝肺经痰火。

主证：鼻中生疮，无论肿痛塞痒者，肝肺经痰火，舌红少苔，脉滑数。

中医辨证：鼻中生疮，肝肺经痰火。

治法：辛凉疏表宣肺解毒。

方药：加味升葛汤。

升麻 6 克　葛根 10 克　白芍 10 克　金银花 6 克　连翘 6 克　生地黄 10 克　枳壳 3 克　杏仁 10 克　黄芩 10 克　白芷 6 克

用法：诸药共煎加水 900 毫升，煎至 450 毫升，一日三次，每次 150 毫升，空腹服用。

禁忌：葱、蒜、萝卜、一切血。

方论：方中升麻、葛根辛凉解肌散疮解毒为君；黄芩、杏仁、金银花、连翘、石膏清热解毒，宣肺祛热为臣；白芍药和营泄热，生地黄凉血解毒散疮为佐；白芷活络化滞清头面滞气为使。诸药组合共奏辛凉解表宣肺解毒之功。

149. 鼻赘（血瘀痰结）

鼻尖部皮肤表面高低不平，色红赤暗紫，日久增厚下垂悬吊于鼻尖，称为鼻赘。多发于成人酒渣鼻或儿童自幼因先天禀赋失常而发。鼻尖部赘物触之稍有或无自觉症状。

主证：肿大明显或有鼻塞，一般无全身症状，舌脉亦无可参。

中医辨证：血瘀痰结，鼻赘。

治法：化瘀止痛，消痰散结。

方药：消瘰丸合桃红四物汤。

桃红 10 克　红花 6 克　当归 10 克　赤芍药 10 克　生地黄 10 克　威灵仙 10 克　玄参 10 克　川贝母 10 克　生牡蛎 15 克　夏枯草 15 克　川芎 6 克

用法：诸药共煎加水 900 毫升，煎至 450 毫升，一日三次，每次 150 毫升，空腹服用。

禁忌：湿面，一切血、葱、蒜、萝卜。

方论：方中夏枯草、贝母、威灵仙、玄参滋阴化痰散结消痈祛风止痛，牡蛎软坚散结，桃仁、红花活血化瘀，当归合赤芍药养血活血止痛，川芎为血分中气药，具有行瘀理滞调和气血之功，熟地黄滋阴养血又能活血止痛，诸药组合共奏化瘀止痛消痰散结之功。

150. 鼻　臭

鼻孔呼吸有臭味，称为鼻臭。多由肝胆湿热，脾虚湿热而致。

一、肝胆湿热（鼻臭）

肝胆湿热鼻臭。

主证：鼻涕黄绿有臭味，鼻塞头痛，嗅觉减退，鼻孔局部压痛，舌红苔黄腻，脉弦数。

中医辨证：肝胆湿热。

治法：清泻肝胆，解毒通窍。

方药：龙胆泻肝汤加减。

龙胆草 10 克　生地黄 10 克　地丁 10 克　白茯苓 10 克　车前子 10 克　泽泻 10 克　金银花 10 克　木通 6 克　栀子 10 克　当归 10 克　柴胡 10 克　甘草 6 克　蒲公英 10 克

用法：诸药共煎加水 900 毫升，煎至 450 毫升，一日三次，每次 150 毫升，空腹服用。

禁忌：葱、蒜、萝卜、醋，一切酸。

方论：方中龙胆草泻肝胆之火，车前子、木通、泽泻清利肝胆热邪，柴胡疏肝散郁，地丁、金银花、蒲公英清热解毒均为臣；肝经有热最宜伤阴，故以生地黄当归养血益阴，甘草、茯苓调脾渗湿清热除湿为佐使。诸药组合共奏清利肝胆解毒清窍之功。

二、脾虚湿热（鼻臭）

脾虚湿热鼻臭。

主证：鼻有臭味，恶臭难闻，鼻孔内有黄色干痂，嗅觉减退，或不闻香臭。舌红苔黄腻，脉濡数。

中医辨证：脾虚湿热鼻臭。

治法：化湿清热。

方药：三仁汤加味。

薏苡仁 10 克　白蔻仁 3 克　杏仁 10 克　竹叶 10 克　滑石 10 克　车前子 10 克　黄芩 10 克　半夏 6 克

用法：诸药共煎加水 800 毫升，煎至 450 毫升，一日三次，每次 150 毫升，空腹服用。

禁忌：羊肉、羊血、饴糖。

方论：方中杏仁宣通上焦肺气使气化有助于湿化；白蔻仁开发中焦湿滞，化浊宣中；薏苡仁益脾渗湿，使湿热从下而去；辅以半夏除湿消痞，行气散满，滑石、竹叶、黄芩清热利湿，车前子引邪下行，诸药组合共奏化湿清热之功。

151. 失　嗅

失嗅多由肺经风热，胆腑郁热，脾经湿热，肺脾两虚，血瘀阻肺，气血双亏而致。失嗅指鼻窍嗅觉减退丧失而言。

一、肺经风热（失嗅）

肺经风热失嗅。

主证：嗅觉减退，鼻塞涕黄，伴有发热，咳嗽，痰多，舌薄苔黄，脉浮数。

中医辨证：肺经风热失嗅。

治法：祛风清热，活络开窍。

方药：桑菊饮合苍耳子散。

辛夷 10 克　桑叶 10 克　菊花 10 克　苍耳子 10 克　薄荷（后下）6 克　杏仁 10 克　连翘 6 克　白芷 10 克　桔梗 6 克

用法：诸药共煎加水 800 毫升，煎至 450 毫升去滓，一日三次，每次 150 毫升，食后服用。

禁忌：猪肉、马肉、米泔、鳖肉。

方论：方中桑叶、菊花疏风解表，宣透风热为君；苍耳子辛温疏散风热，连翘、薄荷清热疏风，杏仁清肺利咽，辛夷疏风通窍共为臣；白芷疏风活络，散头面滞气为佐；桔梗通行上下为使。诸药组合共奏祛风清热活络开窍之功。

二、胆腑郁热（失嗅）

胆腑郁热失嗅。

主证：嗅觉减退，涕黄浊而有臭味，鼻塞，一般在鼻通气后，嗅觉也逐渐恢复，同时伴有发热头痛，口苦咽干，舌红苔黄，脉弦数。

中医辨证：胆腑郁热失嗅。

治法：清肝泻热。

方药：龙胆泻肝汤。

龙胆草 10 克　栀子 10 克　黄芩 10 克　泽泻 6 克　甘草 6 克　生地黄 10 克　当归 10 克

车前子 10 克　柴胡 6 克　木通 6 克

用法：诸药共煎加水 900 毫升，煎至 450 毫升去滓，一日三次，每次 150 毫升，空腹服用。

禁忌：海菜、葱、蒜、湿面、萝卜、一切血。

方论：方中龙胆草善泻肝胆之实火，并能清下焦之湿热为君，黄芩、栀子、柴胡苦寒泻火，车前子、木通、泽泻清利湿热，使湿热从小便而解均为臣药；肝为藏血之脏，肝经有热则易伤阴血，故以生地黄、当归养血益阴；甘草调和诸药为使。配合成方共奏泻肝胆之火清泻郁热之功。

三、脾经湿热（失嗅）

脾经湿热失嗅。

主证：嗅觉减退或消失，涕多黄调或有臭味，鼻塞兼有头重头痛，苔黄腻，脉濡数。

中医辨证：脾经湿热，嗅觉低下。

治法：清利湿热。

方药：方用黄芩滑石汤。

黄芩 10 克　滑石 10 克　茯苓皮 10 克　白蔻仁 3 克　大腹皮 10 克　猪苓 10 克　通草 10 克

用法：诸药共煎加水 600 毫升，煎至 300 毫升，一日三次，每次 100 毫升，空腹服用。

禁忌：醋及一切酸。

方论：方中黄芩苦寒入肺清上焦热邪为君；滑石、茯苓皮、猪苓滋脾渗湿为臣；大腹皮、白蔻仁行气化湿温中调脾为佐；通草入经通脉开鼻窍为使。诸药共奏清利湿热之功。

四、肺脾两虚（失嗅）

肺脾两虚失嗅。

主证：嗅觉差，鼻涕黏白，鼻塞时轻时重，头昏而胀，舌淡苔白，脉缓弱或濡。

中医辨证：肺脾两虚失嗅。

治法：培土生金。

方药：补中益气汤。

党参 15 克　黄芪 15 克　白术 10 克　当归 10 克　柴胡 6 克　升麻 6 克　炙甘草 6 克　陈皮 6 克

用法：诸药共煎加水 800 毫升，煎至 450 毫升，一日三次，每次 150 毫升，饭后服用。

禁忌：阴虚内热忌服。忌湿面、海菜、猪肉、菘菜、海菜。

方论：方中黄芪补中益气，升阳固表为君；人参、白术、甘草甘温益气，补益脾胃为臣；陈皮调理气机，当归补血和营为佐；升麻、柴胡协同参、芪升举清阳为使。综合全方，一则补气健脾，使后天生化有源，脾肺气虚症自可痊愈。

五、血瘀阻肺（失嗅）

血瘀阻肺失嗅。

主证：嗅觉减退或丧失，鼻塞或有鼻涕，伴有头昏闷，头痛较剧，咳嗽，舌暗，脉涩。

中医辨证：血瘀阻肺，气机失畅。

治法：调理气血，行滞散瘀。

方药：当归芍药散。

当归 10 克　赤芍药 10 克　白术 6 克　泽泻 10 克　川芎 6 克　茯苓 10 克　干地龙 6 克　甘草 6 克　薄荷 6 克

用法：诸药共煎加水 800 毫升，煎至 300 毫升，一日三次，每次 100 毫升，饭后服用。

禁忌：雀肉、青鱼、菘菜、桃李。

方论：方中当归、芍药活血柔肝，川芎、地龙活血散瘀共为君；白术、茯苓健脾益气为臣；薄荷疏风化滞为佐；甘草补气健脾兼调诸药，诸药组合共奏调理气血，行滞散瘀之功。

六、气血两亏（失嗅）

气血两亏失嗅。

主证：嗅觉丧失，不闻香臭，鼻窍通气尚可，或微觉不利，少涕，舌淡，苔白薄，脉虚弱。

中医辨证：气血两亏失嗅。

治法：补气益血。

方药：八珍汤。

当归 10 克　川芎 10 克　白芍药 10 克　人参 10 克　白术 6 克　炙甘草 6 克　茯苓 10 克　熟地 12 克

用法：诸药共煎加水 800 毫升，煎至 450 毫升，一日三次，每次 150 毫升，饭后服用。

禁忌：雀肉、青鱼、菘菜、桃李、海菜、葱、蒜、萝卜、一切血、湿面、醋及一切酸。

方论：本证为气血不足之证，治宜气血双补；方中人参、熟地为主，甘温益气养血，辅以白术苦温健脾燥湿，茯苓甘淡益脾渗湿，二药合用协人参补脾肺之气，实后天气血生化之源。当归、白芍养血和营，协熟地以益心调肝生血，炙甘草益气，川芎活血行气共为佐药。使以姜枣调和脾胃，诸药组合共奏补气养血之功。

152. 鼻　塞

鼻塞呈持续性，时重时轻，伴有嗅觉减退，多由风寒、风热、肺经郁热、肺肾两虚而致。

一、风寒（鼻塞）

风寒鼻塞。

主证：风寒鼻塞呈发作性的，伴鼻流清涕，打喷嚏，脉浮紧。

中医辨证：风寒侵袭，鼻窍被阻。

治法：疏风散寒，通窍活络。

方药：辛夷散。

辛夷 10 克　防风 10 克　细辛 3 克　藁本 10 克　升麻 6 克　白芷 10 克　木通 6 克　甘草 6 克　川芎 6 克

用法：诸药共煎加水 800 毫升，煎至 450 毫升，一日三次，每次 150 毫升，饭后服用。

禁忌：狸肉、生菜、海菜、猪肉、菘菜。

方论：方中苍耳子、辛夷、白芷散风通窍，祛风散寒为君；藁本散风寒之邪，川芎祛风渗湿，防风辛温祛风散寒，清头面滞气共为臣；甘草健脾渗湿，细辛通窍活络为佐；木通清热活络为使。诸药组合共奏疏风散寒通窍活络之功。

二、风热（鼻塞）

风热鼻塞。

主证：鼻塞重，呈发作性，流黄涕，舌苔薄黄，脉浮数。

中医辨证：外感风寒。

治法：疏风清热通窍。

方药：桑菊饮合苍耳子散。

桑叶 10 克　菊花 10 克　苍耳子 10 克　薄荷（后下）6 克　杏仁 10 克　白芷 10 克　桔梗 6 克　连翘 10 克

用法：诸药共煎加水 900 毫升，煎至 450 毫升，一日三次，每次 150 毫升，空腹服用。

禁忌：鳖肉、猪肉、米泔、马肉。

方论：桑叶、杏仁、菊花疏风解表，宣透风热；苍耳子宣通鼻窍散风止痛，白芷宣肺祛风；薄荷、连翘清热解毒，桔梗宣通上下清肺开窍，诸药组合共奏疏风清热通窍之功。

三、肺经郁热（鼻塞）

肺经郁热鼻塞。

主证：鼻塞日久，呈间隔性或持续性，涕黏黄，伴头胀闷，嗅觉差，舌苔黄腻，脉滑数。

中医辨证：肺经郁热。

治法：疏风清热，排脓通窍。

方药：苍耳子散。

苍耳子 10 克　白芷 10 克　辛夷 10 克　薄荷 6 克

用法：诸药共煎加水 500 毫升，煎至 300 毫升，一日三次，每次 100 毫升，饭后服用。

禁忌：鳖肉，油腻厚味。

方论：方中苍耳子宣通肺窍散风止痛；辛夷、薄荷疏风清热通窍；白芷祛风宣肺。诸药合用，具有散风邪通鼻窍之功。

四、肺肾两虚（鼻塞）

肺肾两虚鼻塞。

主证：鼻塞呈持续性，时轻时重，伴有嗅觉减退，鼻干而痒等证，鼻腔宽畅，有干痂附着是本病的特点，舌红，脉数。

中医辨证：肺肾两虚。

治法：养阴润燥。

方药：百合固金汤加味。

生地黄 10 克　熟地黄 10 克　麦门冬 10 克　当归 10 克　百合 10 克　川贝 10 克　白芍药 10 克　玄参 10 克　甘草 6 克　牡丹皮 10 克　桔梗 10 克　天花粉 10 克　金银花 10 克

用法：诸药共煎加水 900 毫升，煎至 450 毫升，一日三次，每次 150 毫升，空腹服用。

禁忌：鲫鱼、葱、蒜、猪肉、萝卜、一切血、海菜、菘菜。

方论：方中百合、生地黄、熟地黄滋养肺肾阴液并为君药；麦冬助百合以养阴清肺热，玄参助生熟地滋养肺阴降虚火共为臣药；当归、白芍药养阴和营，桔梗、金银花、天花粉清热润肺为佐；牡丹皮滋阴活络，甘草行气扶正共为使。诸药合用使阴液恢复肺金得固，诸症自愈。

153. 鼻根红赤（阳明经燥气）

鼻根红赤，阳明经燥气。

主证：鼻孔内干燥，口干咽燥，舌红少苔，脉细数。

中医辨证：阳明经燥气，鼻根红赤。

治法：解表散热，活血透疹。

方药：升葛汤。

升麻 3 克　葛根 10 克　白芍药 10 克　金银花 6 克　连翘 6 克　生地黄 10 克　枳壳 3 克　杏仁 10 克　黄芩 10 克　白芷 6 克　石膏 12 克

用法：诸药共煎加水 900 毫升，煎至 450 毫升，一日三次，每次 150 毫升，饭后服用。

禁忌：葱、蒜，一切血。

方论：方中葛根、升麻、连翘、石膏辛凉解肌解毒透疹为君；白芍药、金银花、黄芩和营散热，杏仁理肺祛寒热润燥均为臣；白芷疏风通络，生地黄凉血滋阴共为佐；枳壳益气散积为使。诸药共奏解表散热宣肺解肌之功。

154. 鼻　衄

鼻衄即鼻出血。多由阳明血燥、胃热炽盛、肺经热盛、肝火上逆、肝肾阴虚、脾不统血、阴竭阳脱等原因而致。

一、阳明血燥（鼻衄）

鼻中流血，阳明燥热。

主证：头晕口渴，口舌生疮，目肿。

中医辨证：阳明经血燥。

治法：清热养阴凉血利湿止血。

方药：加味甘露饮。

茵陈 10 克　生地黄 10 克　熟地黄 10 克　麦门冬 10 克　天门冬 10 克　茅根 6 克　枳壳 3 克　石斛 10 克　黄芩 10 克　藕节 10 克　赤芍药 6 克　甘草 3 克　蒲黄 3 克　金银花 3 克

用法：诸药共煎加水 900 毫升，煎至 450 毫升，一日三次服用，空腹服用。

禁忌：葱、蒜、萝卜、鲫鱼、海菜、菘菜。

方论：方中茵陈、黄芩、金银花、茅根利湿清热凉血为君；麦门冬、天门冬、生熟地黄滋阴凉血生津止渴，石斛养阴生津泄热存阴共为臣；蒲黄、藕节凉血散血止血为使。诸药组合共成清热养阴，凉血利湿止血之功。

二、胃热炽盛（鼻衄）

胃热炽盛鼻衄。

主证：鼻衄量多，血色深红，鼻燥口干，口臭，烦渴引饮，舌红苔黄，脉滑数。

中医辨证：胃热炽盛，迫血上逆。

治法：清胃降火，凉血止血。

方药：清胃汤加味。

生石膏15克　牡丹皮10克　黄连3克　升麻6克　生地黄10克　茜草10克　侧柏叶10克　白茅根15克　黄芩10克　大黄6克　知母10克　麦冬10克

用法：诸药加水900毫升，煎至450毫升，一日三次服，一次150毫升，空腹服用。

禁忌：冷水、葱、蒜、萝卜、猪、犬肉。

方论：方中黄连、石膏、黄芩、升麻、大黄、知母清热泻火为君药；茜草、侧柏叶、白茅根清热生津，凉血止血为臣；麦冬、牡丹皮滋阴凉血为佐；生地黄滋阴凉血为使。诸药组合共奏清胃降火凉血止血之功。

三、肺经热盛（鼻衄）

肺经热盛鼻衄。

主证：鼻孔干燥，鼻出血，血色鲜红，血量较少，点滴而出，舌红苔黄，脉数。

中医辨证：肺经热盛，迫血妄行。

治法：清肺散热，凉血止血。

方药：桑菊饮加减。

白茅根15克　芦根15克　桑叶10克　菊花10克　山栀炭10克　薄荷（后下）6克　赤芍药10克　黄芩10克　杏仁10克　桔梗10克　牡丹皮10克

用法：诸药加水900毫升，煎至450毫升，一日三次，一次150毫升，空腹服用。

禁忌：鳖肉、葫荽、猪肉。

方论：方中桑叶、菊花、薄荷清热解表为君；连翘、桔梗、杏仁、山栀清上焦热邪为臣；赤芍药解郁散血引血下行而为佐。诸药合成方共奏清肺散热凉血止血之功。

四、肝火上逆（鼻衄）

肝火上逆鼻衄。

主证：鼻出血量较多，血色深红，不时复发，头痛，头晕，口苦咽干，胸胁苦满，目赤易怒或见耳鸣，耳闷胀，舌红苔黄，脉弦数。

中医辨证：肝火上逆，鼻衄。

治法：清肝泻火，凉血止血。

方药：龙胆泻肝汤加味。

龙胆草10克　泽泻10克　山栀炭10克　黄芩10克　赤芍药10克　车前子10克　生地黄10克　当归10克　柴胡10克　甘草10克　牛膝10克　木通6克

用法：诸药加水900毫升，煎至450毫升，一日三次，一次150毫升，空腹服用。

禁忌：一切血、葱、蒜、萝卜。

方论：方中龙胆草泻肝胆之火，并能清下焦之湿热为君；栀子炭苦寒能泻肝清热降火止血，车前子、木通、泽泻清利肝胆热邪，柴胡疏肝散郁，赤芍药养血敛阴，牛膝导血下行，黄芩清肝火共为臣；肝热最宜伤阴，故以生地黄、当归养血益阴为佐；甘草调脾渗湿和诸药为使。诸药组合成方共奏清肝泻火，凉血止血之功。

五、肝肾阴虚（鼻衄）

肝肾阴虚鼻衄。

主证：鼻中出血，血色淡红，时作时止，口干津少，舌红，脉细数。

中医辨证：肝肾阴虚，鼻衄。

治法：滋阴降火。

方药：知柏地黄汤加味。

知母 10 克　黄柏 10 克　泽泻 10 克　山萸肉 10 克　大黄 6 克　山药 10 克　侧柏叶 10 克　茯苓 10 克　阿胶（烊化）10 克　旱莲草 15 克　藕节 15 克　牡丹皮 10 克

用法：诸药加水 900 毫升，煎至 450 毫升去滓，一日三次，一次 150 毫升，空腹服用。

禁忌：醋及一切酸、蒜、胡荽。

方论：方中知母、黄柏、山萸肉、茯苓滋阴清热泻火，滋补肝肾为君；侧柏叶、旱莲草、藕节、阿胶凉血滋阴补血止血为臣；大黄消积泻热，牡丹皮凉血清热，山药健脾祛湿，泽泻清泄下焦热邪为使。诸药组合成方共奏滋阴降火之功。

六、脾不统血（血衄）

脾不统血鼻衄。

主证：鼻中流血，渗渗流出，时流时止，面色少华，神疲懒言。

中医辨证：脾不统血，鼻衄。

治法：健脾益气，补血止血。

方药：归脾汤加减。

党参 15 克　龙眼肉 10 克　阿胶（烊化兑服）10 克　炙甘草 6 克　酸枣仁（炒黑）10 克　焦白术 10 克　白茯苓 10 克　木香 6 克　仙鹤草 15 克　藕节 15 克

用法：诸药加水 800 毫升，煎至 450 毫升，一日三次，一次 150 毫升，饭后服用。

禁忌：海菜、雀肉、青鱼、蒜、菘菜、桃李。

方论：方中以参、术、甘草温补健脾统摄血液为君；龙眼肉补血养心，酸枣仁、茯苓宁心安神为臣；仙鹤草、藕节、阿胶滋阴养血止血为佐；更以木香理气醒脾以防补益气血药腻滞碍胃。组合成方共奏健脾益气之功。

七、阴竭阳脱（鼻衄）

阴竭阳脱鼻衄。

主证：鼻出血不止、量多，甚而口、鼻、耳、牙、皮肤见血，大汗出，面色苍白，目开且合，四肢厥冷，手撒遗尿，呼吸喘促，神态昏糊，不省人事，舌淡，脉欲绝。

中医辨证：阴竭阳脱，鼻衄。

治法：回阳救逆，益气摄血。

方药：参附龙牡汤合生脉散。

制附子 10 克　人参 10 克　龙骨 15 克　牡蛎 15 克　五味子 6 克　黄芪 15 克　麦冬 10 克

用法：诸药共煎加水 800 毫升，煎至 300 毫升去滓，一日三次，一次 100 毫升，饭后服用。

禁忌：鲫鱼、猪肉、寒凉食物。

方论：方中人参甘温大补元气；附子大辛大热，温壮元阳，二药共奏回阳固脱，《删补名医方论》说"补后天之气，无如人参；补先天之气，无如附子"。龙骨、牡蛎滋阴潜阳，黄芪助人参益气摄血，麦冬、五味子清肺益气，诸药组合共奏回阳救逆益气摄血之功。

155. 口 酸

口酸指口中自觉有酸味，甚者闻之有酸气。多由肝有实火，脾虚木乘，宿食停滞，肝胆郁热而致。

一、肝有实火（口酸）

肝有实火口酸，胸胁满痛。

主证：性急善怒，面赤眩晕，心中懊侬烦恼，大便干，小溲黄，兼有口苦，舌红苔黄，脉弦数。

中医辨证：肝有实火，口酸。

治法：疏肝清热。

方药：柴胡清肝饮。

柴胡6克　桔梗6克　栀子10克　黄芩10克　甘草6克　连翘10克　川芎6克

用法：诸药加水600毫升，煎至300毫升去滓，一日三次，一次100毫升，空腹服用。

禁忌：猪肉、海菜、油腻。

方论：方中柴胡疏肝解郁，栀子、黄芩、连翘清肝泻火，甘草健脾清热，桔梗清热化上焦滞气。诸药共合成方，共奏疏肝清热之功。

二、脾虚木乘（口酸）

脾虚木乘口酸。

主证：口中觉酸，或吐酸呕苦，或嗳气太息，纳谷不馨，食后脘痞腹胀，倦怠乏力，大便溏薄，舌淡，苔白，脉缓弱或濡。

中医辨证：脾虚木乘，肝火犯胃。

治法：健脾和胃，兼以平肝。

方药：六君子汤合左金丸。

党参15克　白术10克　陈皮6克　半夏10克　茱萸6克　黄连3克　茯苓10克　甘草6克

用法：诸药加水800毫升，煎至450毫升，一日三次，一次150毫升，饭后服用。

禁忌：羊肉、羊血、饴糖、冷水、猪肉、青鱼、雀肉、桃李、菘菜、海菜、醋及一切酸。

方论：方中人参甘温益气补中为君；陈皮、白术健脾燥湿合人参以益气健脾，茯苓、甘草渗湿健脾，半夏降逆和胃为臣；黄连苦寒泻火，吴茱萸辛热降逆止呕制酸止痛，二味配合，一清一温，苦降辛开，以收相反相成之效，全方合组共奏健脾和胃兼以平肝之效。

三、宿食停滞（口酸）

宿食停滞口酸。

主证：口中发酸，或嗳气酸腐，纳呆恶食，脘腹痞闷胀满，大便或结或溏而腐秽，或不爽，舌苔厚腻，脉滑。

中医辨证：宿食停滞，口酸。

治法：消食导滞，和胃降气。

方药：木香槟榔丸。

木香 10 克　槟榔 10 克　青皮 6 克　莪术 6 克　陈皮 6 克　黄柏 10 克　牵牛子 10 克

用法：诸药加水 800 毫升，煎至 450 毫升去滓，一日三次，一次 150 毫升，空腹服用。

禁忌：服药期间禁食油腻厚味。

方论：方中木香通三焦滞气；青皮、陈皮疏理肝胃之气；黄柏清热燥湿；槟榔、牵牛下气导滞；莪术破血中滞气，诸药配伍共奏行气导滞、攻积泻热之功。

156. 口　臭

口臭是指口中出气臭秽，自觉或他人所闻而言，多由胃热上蒸，痰热壅肺，肠胃食积而致。

一、胃热上蒸（口臭）

胃热上蒸口臭。

主证：口臭口渴饮冷，口唇红赤，口舌生疮糜烂，或牙龈赤烂红肿，舌红，苔腻，脉滑数。

中医辨证：胃热上蒸，口臭。

治法：清泄胃热，生津止渴。

方药：升麻消毒饮加减。

升麻 6 克　防风 10 克　牛蒡子 10 克　赤芍 10 克　当归 10 克　桔梗 6 克　山栀 10 克　连翘 10 克　石膏 15 克　知母 10 克　金银花 10 克

用法：诸药加水 900 毫升，煎至 450 毫升去滓，一日三次，一次 150 毫升，空腹服用。

禁忌：海菜、菘菜、猪肉。

方论：方中石膏、牛蒡子、升麻、栀子、连翘、防风清胃热生津共为君；知母清上焦热邪，金银花清热解毒共为臣；桔梗轻清清热生津止渴共为佐；赤芍药滋阴散热，当归养血滋阴为使。诸药组合共奏清胃热，生津止渴，滋养胃阴之功。

二、痰热壅肺（口臭）

口臭。

主证：口气腥臭，兼胸痛胸满，咳嗽吐浊，或咳吐脓血，咽干口苦舌燥，不欲饮水，苔黄腻，脉滑数。

中医辨证：痰热壅肺口臭。

治法：清泄化痰辟浊。

方药：千金苇茎汤合泻白散。

苇茎 15 克　冬瓜子 15 克　粳米 30 克　地骨皮 10 克　桃仁 10 克　桑白皮 12 克　薏苡仁 10 克　甘草 6 克

用法：诸药共煎加水 800 毫升，煎至 450 毫升去滓，一日三次，每次 150 毫升，空腹服用。

禁忌：海菜、菘菜、猪肉。

方论：方中苇茎甘寒轻浮，清肺泻热为君；冬瓜子化痰排脓为臣；桃仁活血化瘀，薏苡仁清肺消壅破毒肿，地骨皮、桑白皮清热除蒸均为佐；甘草、粳米补中益气调理脾胃。诸药组合共奏清热化痰辟浊之功。

三、肠胃食积（口臭）

肠胃食积口臭。

主证：口臭嗳腐吐酸，干噫食臭，纳呆，脘腹肿胀，舌苔厚腻，脉滑。

中医辨证：肠胃食积，口臭。

治法：消积导滞。

方药：保和丸加味。

山楂10克　神曲10克　莱菔子10克　大黄6克　半夏10克　连翘10克　茯苓10克　黄连3克　枳壳10克　白术10克　陈皮6克

用法：诸药加水900毫升，煎至450毫升去滓，一日三次，一次150毫升，空腹服用。

禁忌：冷水、猪肉、羊肉、羊血、饴糖、雀肉、青鱼、菘菜、桃李。

方论：方中山楂、大黄消油腻肉滞为君；白术、茯苓、神曲、半夏、陈皮消酒食陈腐之积，燥湿化痰为臣；枳壳、莱菔子消面食痰浊之滞为佐；连翘、黄连散结清热，共成消食和胃之功。

157. 口中腥臭（胃中血燥热）

胃中血燥热，口中腥臭。

主证：口中腥臭或兼吐血衄血，胃中血燥热，舌红，苔黄，脉滑数。

中医辨证：胃中血燥，口中腥臭。

治法：清泻胃火，凉血止血。

方药：清阳宁血汤。

白芍药10克　黄芩10克　当归10克　黄连6克　党参10克　麦门冬10克　生地黄10克　藕节10克　蒲黄6克　酒军6克　甘草3克　枳壳3克

用法：诸药加水900毫升，煎至450毫升去滓，一日三次，一次150毫升，空腹服用。

禁忌：湿面、冷水、猪肉、鲫鱼、葱、蒜、萝卜、海菜、一切血。

方论：方中黄芩、黄连、藕节、蒲黄清热宁血；白芍药、麦门冬、生地黄滋阴清热凉血；甘草清泻胃热积；当归、党参气血双补调脾生血增强生化之源，大黄清腑热消腐积。诸药组合共奏清泻胃火止血之功。

158. 口辣（肺热）

口内有辛辣味，兼见舌上麻辣感。

主证：口内麻辣味，兼见舌上麻辣感，或夹有腥气皆为肺热，舌红苔黄，脉细数。

中医辨证：肺热壅盛。

治法：清泻肺热。

方药：加减泻白散。

桑白皮10克　桔梗6克　地骨皮10克　黄芩10克　麦门冬10克　五味子6克　甘草6克　知母10克

用法：诸药加水 800 毫升，煎至 450 毫升去滓，一日三次，一次 150 毫升，空腹服用。

禁忌：风寒咳嗽，虚寒咳嗽都不可用。服药期间忌食鲫鱼、猪肉、海菜、菘菜。

方论：方中桑白皮清肺热泻肺气，桔梗、黄芩、知母宣肺泻火共为君；地骨皮泻肺中深伏之火，对于阴虚有热尤宜为臣；麦门冬、知母滋阴清肺为佐；五味子、甘草清肺养胃和中为使。诸药共奏清泻肺热之功。

159.　口　噤

口噤是牙关紧闭，口合不开的症状。多由外感风寒，肝热动风，阴亏血亏，寒邪直中，气郁痰壅，外伤风毒所致。

一、外感风寒（口噤）

外感风寒，脉络阻滞。

主证：发热恶寒头痛，口噤不开。

中医辨证：外感风寒，脉络阻滞。

治法：宣散外邪。

方药：葛根汤。

葛根 10 克　白芍药 10 克　甘草 6 克　麻黄（先煎去浮沫）6 克　桂枝 10 克　大枣 10 克　生姜 9 克

用法：先煎麻黄去沫后再纳水至 500 毫升，煎至 300 毫升去滓，一日三次，一次 100 毫升，空腹服用。

禁忌：海菜、猪肉。

方论：方中葛根升津液濡筋脉为君；麻黄、桂枝疏散风寒，发汗解表为臣；芍药、甘草生津养液，缓急解痉为佐；生姜、大枣调和脾胃，鼓舞脾胃生发之气为使。诸药合用共奏发汗解表升津舒筋之功。

二、肝经热盛动风（口噤）

肝经热盛动风。

主证：口噤项强，四肢挛急，角弓反张，发热或壮热，舌红，苔黄，脉弦数。

中医辨证：肝经热盛动风。

治法：清肝泻火，熄风解噤。

方药：羚羊钩藤汤。

羚羊角 10 克　钩藤（后下）10 克　鲜生地 15 克　茯神 12 克　桑叶 10 克　白芍药 10 克　杭菊花 10 克　鲜竹茹 10 克　甘草 6 克

用法：诸药加水 800 毫升，煎至 450 毫升去滓，一日三次，一次 150 毫升，空腹服用。

禁忌：一切血、葱、蒜、猪肉、醋及一切酸。

方论：方中羚羊角、钩藤清热凉肝，熄风止痉共为君；桑叶、菊花清热熄风为臣药；白芍药、生地黄甘草养阴增液以柔肝舒筋；竹茹、贝母清热除痰；茯神宁心安神，均为佐药，甘草调和诸药兼为使。诸合用共奏平肝熄风清热止痛之效。

三、阴虚血亏（口噤）

阴血亏虚口噤。

主证：头晕眼花，四肢抽搐，或拘挛僵仆，口噤咬牙，舌红苔黄，脉弦数。

中医辨证：阴血亏虚，血不养经。

治法：滋阴养血熄风。

方药：大定风珠。

白芍药 10 克　龟版 10 克　麻仁 6 克　五味子 3 克　牡蛎 15 克　鳖甲 10 克　麦门冬 10 克　甘草 6 克　鸡子黄 1 枚

用法：诸药共煎加水 800 毫升，煎至 300 毫升去滓，一日三次，一次 100 毫升，饭后服用。

禁忌：海菜、猪肉、菘菜、鲫鱼。

方论：方中鸡子黄、阿胶滋阴养液以熄内风；麦门冬、白芍药养阴柔肝；龟版、鳖甲、牡蛎育阴潜阳；麻仁养阴润燥；五味子、甘草酸甘化阴。诸药合用共奏滋阴养液柔肝熄风之功。

四、寒邪直中（口噤）

寒邪直中口噤。

主证：口噤不语，身形拘紧，四肢战栗，腹痛不利，面色青紫。

中医辨证：寒邪直中经络阻闭。

治法：温中祛寒。

方药：四逆汤。

干姜 10 克　制附片 15 克　炙甘草 6 克

用法：制附子先煎一小时，再纳水至 300 毫升，煎至 150 毫升，一日三次，每次 50 毫升，不拘时服用。

禁忌：海菜、菘菜、寒凉食品。

方论：方中附子大辛大热，温壮肾阳，祛寒救逆为君；干姜辛热，温里祛寒，以加强附子回阳之效为臣；炙甘草甘温，益气和中，并缓解附子回阳之效为臣；炙甘草甘温，益气和中，并缓解附、姜燥烈之性为佐使，三味配合，具有回阳救逆之功。

五、气郁痰壅（口噤）

气郁痰壅口噤。

主证：口噤牙紧，或兼晕厥，四肢抽搐，或全身僵直，喉中痰壅，呼吸喘促，苔腻，脉弦滑。

中医辨证：气郁痰壅之噤。

治法：理气豁痰开窍。

方药：木香调气散。

木香 10 克　丁香 5 克　檀香 3 克　白蔻仁 3 克　陈皮 6 克　半夏 10 克　茯苓 10 克　甘草 6 克　砂仁 3 克　胆南星 10 克

用法：诸药加水 800 毫升，煎至 450 毫升去滓，一日三次，一次 150 毫升，饭后服用。

禁忌：海菜、菘菜、猪肉、羊肉、羊血、饴糖、一切血。

方论：方中木香、丁香、陈皮、檀香理气开窍；半夏、砂仁、胆星、白蔻仁理气化痰；甘草调脾和诸药。诸药组合共成理气豁痰开窍之功。

六、外伤风毒（口噤破伤风）

外伤风毒口噤。

主证：牙关微紧，口噤项强，四肢抽搐，呈苦笑面容，甚者角弓反张，或兼寒热。

中医辨证：外伤风口噤。

治法：理气豁痰开窍。

方药：玉真散合五虎追风散。

天南星10克　防风10克　天麻10克　白附子5克　僵蚕10克　蝉蜕10克　全蝎2枚 羌活10克

用法：诸药加水800毫升，煎至450毫升去滓，一日三次，一次150毫升，用热酒或童便兑服。

禁忌：油腻、犬肉、羊肉、一切血、胡荽。

方论：本方是治疗破伤风的常用方剂。方中白附子、天南星祛风化痰，解痉止痛为君；羌活、防风、蝉蜕、防风疏散经络中之风邪为臣；天麻熄风解痉为佐；僵蚕熄风开窍为使。诸药合奏共成理气豁痰开窍之功。

160. 口歪（外中风）

口歪，亦称"口喝"、"口僻"，常见于中风症，与眼斜同时呈现，称为口眼喝斜。

主证：口眼喝斜，中风外无六经之形证，内无便溺之阻隔，手足不能运动，舌强不语，属血弱不能养筋者。

中医辨证：口眼喝斜。

治法：润燥祛风。

方药：大秦艽汤。

秦艽10克　羌活10克　甘草6克　当归身10克　白芍药10克　川芎6克　细辛3克 白茯苓10克　生地黄10克　焦白术10克　黄芩10克　防风10克　白芷10克　生石膏15克　生姜6克

用法：诸药加水1200毫升，煎至450毫升去滓，一日三次，一次150毫升，饭后服用。

禁忌：湿面、青鱼、雀肉、海菜、一切血、葱、蒜、萝卜、桃李、菘菜、醋。

方论：本方为大队祛风药与养血和血清热之品组成。方中以秦艽祛散一身之风为主，又配羌活、防风散太阳之风，白芷散阳明之风，细辛、独活搜少阴之风。大抵风药多燥，且原本经络空虚，故又配当归、生地黄、川芎、白芍补血活血，复用白术、茯苓、甘草益气健脾，以资气血生化之源。又风能生热，是以又配黄芩、石膏、生地黄清热降火，诸药合用共成祛风养血、清热之功。

161. 紧唇（风痰入络）

唇口窄小，不能开口。

主证：唇口窄小，不能开合，不能饮食，脉滑缓。

中医辨证：风痰入络，唇口窄小。

治法：祛风活络。

方药：黄柏散。

五倍子 6 克　密陀僧 6 克　甘草 1 克

用法：研末用水调涂唇上，再用黄柏 6 克火上烘干，侯冷透后制成薄片贴唇上。

禁忌：本方只能外用不可内服，体虚者忌用。

方论：方中五倍子消肿解挛，善收顽痰，活络解闭；密陀僧消肿解痉解毒；甘草益气健脾，三味药组共奏消痰活络益气开窍之功。

162. 唇颤动

唇颤动，多由脾虚血燥、胃火夹风而致。

一、脾虚血燥（唇颤动）

脾虚血燥，唇颤动。

主证：初起下唇发痒，色红作肿，继而唇干裂，痛如火烧，又似无皮之状，唇颤，大便干燥，舌少津，脉细数。

中医辨证：脾虚血燥，唇颤动。

治法：健脾润燥，消风清热。

方药：四物消风汤加味。

当归 10 克　川芎 6 克　柴胡 10 克　白芍 10 克　黄芩 10 克　薄荷（后下）6 克　荆芥 10 克　甘草 6 克　熟地黄 10 克

用法：共煎加水 600 毫升，煎至 300 毫升去滓，一日三次，一次 150 毫升，饭后一小时服用。

禁忌：湿面、海菜、菘菜、猪肉、鳖肉。

方论：方中当归补血养肝和血润筋为君；熟地滋阴补血，白芍养血柔肝和营，川芎活血行气，畅通气血为臣；薄荷、黄芩疏风清热，柴胡、荆芥祛风化滞为佐；甘草调和诸药，兼健脾润燥为使。诸药组合共奏健脾润燥消风清热之功。

二、胃火夹风（唇颤动）

胃火夹风唇颤动。

主证：初起嘴唇发痒，皮肤发红，局部有烧灼感，继则出现嘴唇颤动，大便秘结，舌苔黄燥，脉滑数。

中医辨证：胃火夹风，唇颤动。

治法：消积泻火，疏风清热。

方药：大承气汤加味。

厚朴 10 克　芒硝 6 克　枳实 10 克　大黄 6 克　白芍药 10 克　白术 10 克　防风 10 克　荆芥 10 克　连翘 10 克　薄荷（后下）6 克　麻黄（先煎去浮沫）6 克

用法：诸药共煎（麻黄先煎后），再加水至 600 毫升，煎至 300 毫升，一日三次，一次服 100 毫升，空腹服用。

禁忌：雀肉、青鱼、菘菜、桃李。

方论：方中大黄消积清热通便，厚朴行气散满，枳壳破气消痞，芒硝润燥软坚共为君；

防风、荆芥疏风活络，连翘、薄荷清热疏风共为佐；麻黄活络疏风为使。诸药组合共奏消积泻火，疏风清热之功。火清，风消，诸症自愈。

163. 唇　裂

口唇红肿有裂沟。多由脾胃热盛、阴虚火旺而致。

一、脾胃热盛（唇裂）

脾胃热盛唇裂。

主证：口唇红肿有裂沟，并见大渴引饮，多食易饥或口臭，大便秘结，舌红苔黄，脉数。

中医辨证：脾胃热盛，唇裂。

治法：清泄脾胃实热。

方药：清凉散。

玄参 10 克　白芥子 10 克　青蒿 10 克　车前子 10 克　杭菊花 10 克　生地黄 10 克　麦门冬 10 克

用法：诸药共煎加水 600 毫升，煎至 300 毫升去滓，一日三次服，一次 100 毫升，饭后服用。

禁忌：葱、蒜、萝卜、一切血、鲫鱼。

方论：方中玄参、青蒿、麦门冬生津清脾胃实热；菊花疏风清热，白芥子辛温，温能发散，辛能入肺，能通皮里膜外；热盛最易伤阴血，故用生地黄滋阴凉血；车前子清泻邪热从小便而解，诸药组合共奏清泄脾胃实热之功。

二、阴虚火旺（唇裂）

阴虚火旺唇裂。

主证：唇赤干裂，颧红，潮热盗汗，虚烦不眠，小便黄，大便秘结。

中医辨证：阴虚火旺唇裂。

治法：滋阴降火。

方药：滋阴地黄丸。

生地黄 10 克　山药 10 克　杭菊花 10 克　山萸肉 10 克　麦门冬 10 克　枸杞子 10 克　肉苁蓉 10 克　巴戟天 10 克　五味子 6 克

用法：诸药共煎加水 800 毫升，煎至 450 毫升去滓，一日三次服，一次 150 毫升，空腹服用。

禁忌：葱、蒜、萝卜、一切血、鲫鱼。

方论：方中枸杞子、菊花养肝肾、滋阴清热，生地黄、山萸肉滋补肝肾为君；麦门冬清肺养胃，滋阴生津为臣；肉苁蓉、巴戟天温肾壮阳，益肾填精为佐；五味子滋肾生津，山药滋阴健脾使生化有源。诸药组合，阴滋火降，诸症自清。

164. 唇 青 紫

口唇青紫系指口唇出现青深紫色或青淡紫色而言。多由脾阴虚弱、寒犯少阴、痰热阻肺、气滞血瘀而致。

一、脾阳虚弱（唇青紫）

脾阳虚弱，口唇青紫。

主证：口唇青紫，纳少便溏，食后腹胀，手足不温，舌淡苔白，脉沉迟。

中医辨证：脾阳虚弱，口唇青紫。

治法：温运脾阳。

方药：附子理中汤。

制附子 10 克　茯苓 12 克　白芍药 10 克　焦白术 10 克　人参 10 克

用法：诸药共煎加水 800 毫升，煎至 450 毫升去滓，一日三次，一次 150 毫升，饭后服用。

禁忌：一切酸、醋、雀肉、青鱼、菘菜、桃李。

方论：方中附子大辛大热温脾阳为君；白术、茯苓、人参健脾益气为臣；白芍药滋阴生津，抑阳升发太过为佐使。诸药组合共奏温运脾阳之功。

二、寒犯少阴（唇青紫）

寒犯少阴，唇青紫。

主证：唇青微紫，面色黧黑，手足冷，头眩，动则气喘，或腰膝酸软，舌白质淡，脉沉迟而弱。

中医辨证：寒犯少阴，唇青紫。

治法：温肾散寒。

方药：四逆汤。

制附子（先煎一小时）15 克　干姜 10 克　炙甘草 10 克

用法：诸药共煎加水 600 毫升，煎至 300 毫升去滓，一日三次，一次 100 毫升，饭后服用。（附子煎一小时后水加至 600 毫升再煎至 300 毫升）。

禁忌：海菜、菘菜、猪肉。

方论：方中附子温壮肾阳，祛寒救逆为君；干姜辛热温里祛寒，以加强附子回阳之效为臣；炙甘草甘温益气和中，并缓解附、姜燥烈炎性为佐使，三味配合具有温肾散寒回阳救逆之功。

三、痰热阻肺（唇青紫）

痰热阻肺唇青紫。

主证：唇青紫伴咳喘痰鸣，其则张口抬肩，不能平卧，苔黄腻，脉滑数。

中医辨证：痰热阻肺唇青紫。

治法：清热化痰平喘。

方药：麻杏石甘汤加红茶。

麻黄（先煎去沫）6 克　生石膏 15 克　杏仁 10 克　甘草 6 克　川贝母 10 克　瓜蒌仁 10 克　天花粉 10 克　茯苓 10 克　橘红 6 克　桔梗 6 克

用法：方中麻黄煎好去沫后加水至 800 毫升，煎至 450 毫升，一日三次服，一次 150 毫升，空腹服用。

禁忌：海菜、醋及一切酸。

方论：方中麻黄宣肺平喘、瓜蒌润肺宽胸、贝母清肺热化痰止咳为君；石膏清泄肺热，天花粉、杏仁止咳化痰为臣；茯苓、甘草、橘红理气健脾燥湿化痰为佐；桔梗清肺热宣通上下为使。诸药组合可使肺气得宣肺热得清诸症自消。

四、气滞血瘀（唇青紫）

气滞血瘀唇青紫。

主证：口唇青紫，面色暗红或淡青，胸闷不舒或时有刺痛，或胸胁苦满，心慌，舌暗或有瘀斑点，脉弦涩。

中医辨证：气滞血瘀唇青紫。

治法：祛痰散结，活血化瘀。

方药：瓜蒌薤白半夏汤合桃红四物汤加减。

全瓜蒌12克　薤白10克　郁金10克　炒蒲黄6克　半夏10克　当归10克　丹参10克　赤芍10克　熟地10克　炒灵脂6克　川芎6克

用法：诸药共煎加水900毫升，煎至450毫升去滓，一日三次，一次150毫升，饭后服用。

禁忌：羊肉、羊血、饴糖、葱、蒜、萝卜、一切血。

方论：方中瓜蒌、半夏善祛痰开胸散结导痰浊下行，薤白温通滑利通阳散结，行气通络共为君；川芎、丹参活血通络开郁散结，蒲黄、五灵脂、赤芍行血活血化瘀均为臣；当归、熟地生血活血为佐；郁金行气凉血散瘀为使，诸药组合共奏祛痰散结活血化瘀之功。

165. 口　疮

心脾二经积热上熏，虚火上炎口疮。

一、实火（口疮）

主证：口颊或唇舌边生白色溃烂小泡，红肿痛疼有微热，称为口疮，实火色鲜红，烂斑密布，甚者腮舌俱肿，溲赤便秘。

中医辨证：心脾积热口疮，心脾热积上熏口疮。

治法：凉膈泻热，清热解毒。

方药：凉膈散内服，外搽赴筵散。

内服：栀子10克　黄芩10克　黄连6克　连翘10克　薄荷（后下）6克　玄参10克　石膏15克　甘草6克　大黄6克

外搽方（赴筵散）：细辛6克　黄柏6克　黄连6克　黄芩6克　干姜6克　研细末撒局部

用法：内服药共煎加水至900毫升，煎至450毫升去滓，一日三次服，一次150毫升，空腹服用。

禁忌：冷水、猪肉、鳖肉、海菜、菘菜。

方论：本方所治之症，属上中二焦积热所致。方中重用栀子、连翘清三焦之积热解热毒是为主药；黄连、黄芩清心胸郁热引火下行；薄荷、竹叶外疏内清；用芒硝、大黄荡涤胸膈积热，是借阳明为出路，以泻下而清彻其火热；玄参、石膏清泄脾胃之火，甘草调和诸药。诸药组合共奏凉膈泻热，清热解毒之功。

二、虚火（口疮）

虚火口疮，色淡红。

主证： 有白斑而无其它热症，舌淡，脉细数。

中医辨证： 虚火上炎，口舌生疮。

治法： 补血凉血解毒。

方药： 内服四物汤加味，外搽抑花散。

生地黄 15 克　白芍药 10 克　当归 10 克　牡丹皮 10 克　黄柏 10 克　肉桂 3 克

外搽抑花散：青黛 10 克　黄柏 30 克　肉桂 3 克

用法： 内服方共煎加水 800 毫升，煎至 300 毫升，一日三次服，一次 150 毫升，饭后服用。外用另煎，加水 300 煎至 100 毫升外搽患部。

禁忌： 湿面、一切血、葱、蒜、萝卜、胡荽。

方论： 内服方主治营血亏虚，血行不畅而致的疾病。方中当归补血养血和血调营为君；生地黄滋阴补血为臣；牡丹皮凉血散瘀，白芍药养血柔肝和营为佐；黄柏滋肝肾清热解毒，肉桂温经通络，全方共奏补血、凉血、解毒之功。

166. 口咽生虫（狐惑病）

二阴生虫狐惑病。

主证： 口、咽、前后阴生虫狐惑病。

中医辨证： 二阴生虫狐惑病。

治法： 杀虫解毒。

方药： 新制化虫丹。

花椒 6 克　铅粉 3 克　黄连 6 克　雄黄 6 克　乌梅 3 克　甘草 2 克　枯矾 3 克

用法： 诸药研末同凡士林调搽患部，一日一次。

禁忌： 忌口服，用药期间禁食猪肉、冷水、海菜。

167. 口角流涎

口角流涎，多由风中于络、风痰上涌、脾虚不敛、脾胃热蒸而致。

一、风中于络（口角流涎）

风中于络，口角流涎。

主证： 颜面麻木，口眼歪斜，眼睑不能闭合，恶风寒，流泪，口水时流下。

中医辨证： 风中于络，口角流涎。

治法： 疏风通络。

方药： 牵正汤加味。

僵蚕 10 克　全虫 2 枚　白附子 5 克　荆芥 10 克　防风 10 克　钩藤（后下）10 克　蝉蜕 10 克　蔓荆子 10 克

用法： 诸药共煎加水 900 毫升，煎至 450 毫升去滓，一日三次服，一次 150 毫升，饭后服用。

禁忌：油腻食品，猪肉。

方论：方中白附子辛温散风止痉，长于祛头面之风且有燥湿化痰作用，荆芥、防风疏风活络化滞共为君；全虫、钩藤熄风止痉善于通络，为定风止痉之要药为臣；僵蚕熄内风散外风，且能化痰为佐；蝉蜕疏风解痉，蔓荆子疏风共为使。诸药组合共成疏风活络之功。

二、风痰上涌（口角流涎）

口角流涎风痰上涌。

主证：口中流涎不止，半身麻木不遂，口眼歪斜，舌歪语謇，或神志不清，头目眩晕，喉中痰声漉漉，舌红，脉弦数。

中医辨证：风痰上涌，口角流涎。

治法：夹热者清热化痰方用导痰汤；属寒者益气化痰，熄风通络方用六君子汤。

方药：1. 夹热者，导痰汤清热化痰。

法半夏 10 克　陈皮 6 克　茯苓 10 克　甘草 6 克　胆南星 10 克　枳实 10 克　黄芩 10 克　竹沥 6 克　黄连 6 克（诸药共煎加水 800 毫升，煎至 450 毫升，一日三次服，一次 150 毫升，空腹服用。）

2. 属虚属寒者治宜益气化痰、熄风通络，方用六君子汤加味。

党参 10 克　焦白术 10 克　茯苓 10 克　甘草 6 克　法半夏 10 克　陈皮 6 克　姜汁（少许兑服）6 克　天麻 10 克（诸药共煎加水 800 毫升，煎至 450 毫升，一日三次服，一次 150 毫升，饭后服用。）

禁忌：夹热者导痰汤忌服猪肉、海菜、菘菜、羊肉、羊血、饴糖、冷水。属寒属虚者导痰汤忌服雀肉、菘菜、青鱼、桃李。

方论：1. 方中半夏功专燥湿祛痰，陈皮下气消痰，黄芩、黄连清泻胸中热邪辅助君药加强豁痰顺气之力，茯苓、甘草和中共为佐使。诸药合成方共奏清热化痰之功。

2. 方中天麻熄风化痰，人参益气补中，茯苓、半夏、白术渗湿健脾为臣；陈皮行气健脾为佐；甘草调和诸药，姜汁温中化痰为使，诸药组合共奏益气化熄风通络之功。

三、脾虚不敛（口有流涎）

脾虚不敛，口角流涎。

主证：口中流涎，淋漓不断，纳呆食少，神怯面白，或腹胀时满，或便溏泄泻，舌淡苔薄白，脉缓弱或濡。

中医辨证：脾虚不敛，口角流涎。

治法：益气化痰，温中健脾。

方药：六君子汤加干姜。

干姜 6 克　炙甘草 6 克　党参 10 克　白术 10 克　陈皮 6 克　茯苓 10 克　半夏 10 克

用法：诸药共煎加水 800 毫升，煎至 450 毫升，一日三次服，一次 150 毫升，饭后服用。

禁忌：海菜、猪肉、雀肉、青鱼、桃李、菘菜、羊血、羊肉、饴糖。

方论：方中干姜温中散寒，人参甘温益气补中为君；白术健脾燥湿，合人参益气健脾燥湿，半夏化痰燥湿健脾共为臣；陈皮行气健脾，茯苓健脾化湿为佐；炙甘草益气化痰，和胃兼和诸药为使。诸药共奏益气化痰温中健脾之功。

四、脾胃热蒸（口角流涎）

脾胃热蒸，口角流涎。

主证：口中流涎，口舌痛疼，糜烂溃疡，口干，口苦，舌红，苔黄，脉数滑。

中医辨证：脾胃热蒸，口角流涎。

治法：清解脾胃实火。

方药：清胃散。

升麻 6 克　黄连 3 克　生地黄 12 克　水牛角 15 克　山栀子 10 克　生石膏 15 克　甘草 6 克　葛根 10 克

用法：诸药共煎加水 900 毫升，煎至 450 毫升，一日三次，一次 150 毫升，饭后服用。

禁忌：冷水、猪肉、葱、蒜、萝卜、菘菜、海菜。

方论：方中黄连苦寒泻火，以清胃中积热为君；石膏辛苦大寒泻脾胃实火，升麻散风热，水牛角、生地黄、栀子凉血清热共为臣；甘草行气健脾和胃以制苦寒药太过伤胃之患为佐；葛根行气活络，收敛流涎之患为使，诸药组合共奏清解脾胃实火之功。

168. 口糜（脾经湿热）

口腔内局部糜腐，多由阳旺阴虚和脾经湿热内郁，久则化为纯热，热气熏蒸胃所致。严重者漫延满口。

主证：口腔内局部糜腐，色白，形如苔藓，名为口糜，严重者漫延满口连及咽喉，不能饮食，舌红，苔腻，脉濡数。

中医辨证：脾经湿热，口糜。

治法：祛湿健脾。

方药：重者用少阴甘桔汤。

玄参 10 克　陈皮 6 克　甘草 6 克　桔梗 10 克　川芎 6 克　黄芩 10 克　羌活 10 克　柴胡 10 克　升麻 6 克

用法：诸药共煎加水 800 毫升，煎至 450 毫升去滓，一日三次服，一次 150 毫升，饭后服用。

禁忌：猪肉、海菜、菘菜。

方论：方中羌活、川芎行气活血祛风渗湿为君；甘草、陈皮行气健脾，柴胡、升麻、黄芩清热健脾祛湿共为臣；玄参清热解毒为佐，桔梗清中上焦热毒消滞气为使。诸药组合共奏祛湿健脾之功。

169. 口中肿痛（胃火上冲）

口中肿痛，兼发渴引饮者。

主证：口中肿痛，口渴引饮，口舌生疮，牙宣口臭，舌红苔白腻，脉濡数。

中医辨证：胃火上冲，口中肿痛。

治法：清热养阴，行气利湿。

方药：时方甘露饮。

生地黄 10 克　熟地黄 10 克　天门冬 10 克　麦门冬 10 克　茵陈 10 克　石斛 10 克　甘草 3 克　枇杷叶（去毛蜜炙）10 克　枳壳 3 克　黄芩 10 克

用法：诸药共煎加水 900 毫升，煎至 450 毫升去滓，一日三次服，一次 150 毫升，饭后服用。

禁忌：鲫鱼、葱、蒜、萝卜、一切血、海菜、猪肉、菘菜。

方论：方中生熟地黄、天麦门冬清热养阴生津止渴为君药；茵陈、黄芩清利湿热，石斛养胃生津，滋阴除热为臣；枳壳、甘草益气健脾为佐；枇杷叶去肺胃之热，行气化痰，诸药组合共奏清热养阴行气利湿之功。

170. 口　苦

口苦而渴，口苦心烦，口干欲饮，多由少阳经相火，肝胆郁热而致。

一、少阳相火（口苦）

少阳相火口苦。

主证：口苦而渴，或兼咽干目眩，不欲食，心烦，舌苔薄白，脉弦，呕逆，或兼有寒热往来。

中医辨证：口苦而渴，少阳相火。

治法：和解少阳。

方药：小柴胡汤加减。

柴胡 10 克　黄芩 10 克　人参 10 克　甘草 3 克　生姜 3 克　天花粉 10 克

用法：诸药共煎加水 800 毫升，煎至 450 毫升去滓，一日三次服，一次 150 毫升，饭后服用。

禁忌：海菜、菘菜、猪肉、萝卜。

方论：方中柴胡清透少阳半表之邪，从外而解为君；黄芩清泄少阳半里之热为臣；人参、甘草益气扶正，天花粉清上焦之热，荡涤胸中之郁热共为佐；生姜和胃宽胸。诸药组合共奏和解少阳之功。

二、肝胆郁热（口苦）

肝胆郁热之口苦。

主证：口苦心烦，口干欲饮，头晕，头痛，太息，易怒，目赤目眩，两胁胀满，舌苔黄腻，脉弦数。

中医辨证：肝胆郁热。

治法：理气化痰，清肝胆和胃。

方药：黄连温胆汤。

黄连 3 克　竹茹 10 克　枳实 10 克　半夏 10 克　生姜 3 克　甘草 3 克　茯苓 10 克　橘红 6 克

用法：诸药共煎加水 800 毫升，煎至 450 毫升去滓，一日三次服，一次 150 毫升温服，饭后服用。

禁忌：羊肉、羊血、饴糖、冷水、猪肉、海菜、醋及一切酸。

方论：方中黄连、竹茹清肝胆之郁热；枳壳合半夏燥湿化痰和胃止呕；橘红理气化痰使气顺则痰降气行；痰由湿生，故以茯苓健脾渗湿；甘草和中益脾，兼加生姜制半夏之毒，又协同半夏、橘红和胃祛痰止呕，诸药组合成方共奏理气化痰清肝胆郁热之功。

171. 口　甜

口甜，多由脾胃热蒸，脾胃气阴两虚而致。

一、脾胃热蒸（口甜）

脾胃热蒸口甜。

主证：口中发甜，口干欲饮，多食易饥，或唇生疮，舌红苔黄，脉数细。

中医辨证：脾胃热蒸，口中发甜。

治法：清热泻火。

方药：大黄黄连泻心汤。

连翘 10 克　荆芥 10 克　大黄 6 克　黄连 3 克　黄芩 10 克　菊花 10 克　薄荷（后下）6 克　车前子 10 克　赤芍药 10 克

用法：诸药共煎加水 900 毫升，煎至 450 毫升去滓，一日三次服，一次 150 毫升，空腹服用。

禁忌：冷水、猪肉、鳖肉。

方论：方中黄芩、黄连清心肺之火，大黄苦寒泻脾胃之热，连翘、荆芥疏风清热，菊花、薄荷清热解毒，赤芍药凉血和络滋阴泻火，车前子导中焦热邪下行从小便而解，诸药组合成方共奏清热泻火之功。

二、脾胃气阴两虚（口甜）

脾胃气阴两虚口甜。

主证：口甜，不思饮食，口干欲饮不多，神疲乏力，脘腹作胀。

中医辨证：脾胃气阴两亏，口甜。

治法：益气健脾，和胃养阴。

方药：补中益气汤加减。

焦白术 10 克　甘草 6 克　人参 10 克　茯苓 10 克　藿香 10 克　黄芪 15 克　葛根 6 克　当归 10 克　陈皮 6 克　佩兰 10 克

用法：诸药共煎加水 900 毫升，煎至 450 毫升去滓，一日三次服，一次 150 毫升，饭后服用。

禁忌：海菜、青鱼、雀肉、菘菜、桃李、湿面、醋及一切酸。

方论：方中黄芪补中益气，升阳固表为君；人参、白术、甘草益气补益脾胃为臣；陈皮调理气机，当归补血和营，藿香、佩兰渗湿和胃养阴，葛根理脾胃共为佐使；综合全方，气血双补，健脾益阴，诸症自消。

172. 口甜而腻（脾阳伤于厚味）

口甜而腻，脾阳伤于油腻厚味。

主证：口甜而腻，或兼不思饮食，苔白腻，脉数。

中医辨证：素食厚味，脾阳伤。

治法：化湿醒脾。

方药：香砂养胃汤。

神曲 10 克　半夏 10 克　砂仁 3 克　楂肉 10 克　藿香 10 克　茯苓 10 克

用法：诸药共煎加水 900 毫升，煎至 450 毫升去滓，一日三次服，一次 150 毫升，饭后一小时用。

禁忌：羊肉、羊血、饴糖、醋及一切酸。

方论：方中藿香去壅热，化湿醒脾为君；半夏健脾燥湿为臣；神曲消积化浊消谷积，楂肉消肉积化痰共为佐；砂仁醒脾化湿浊为使。综合全方共奏化湿醒脾之功。

173. 口　腻

口腻指口舌黏腻，滞涩不爽，甚则食不知味。多由寒湿困脾，湿热中阻而致。

一、寒湿困脾（口腻）

寒湿困脾口腻。

主证：口中黏腻，口淡不渴，纳呆，胃脘胀闷，倦怠乏力，舌淡苔白腻，脉缓。

中医辨证：寒湿困脾，口中黏腻。

治法：芳香化浊，健脾燥湿。

方药：藿香正气散。

藿香 10 克　白芷 10 克　厚朴 6 克　紫苏 10 克　茯苓 10 克　杏仁 10 克　半夏 10 克大腹皮 10 克　生姜 6 克　甘草 6 克　桔梗 6 克　大枣 10 克　陈皮 6 克

用法：诸药共煎加水 900 毫升，煎至 450 毫升去滓，一日三次服用，一次 150 毫升，饭后服用。

禁忌：醋、猪肉、海菜、羊肉、羊血、饴糖、菘菜、海菜。

方论：方中藿香芳香化湿和胃止呕，并能发散风寒；紫苏、白芷辛香发散，助藿香外散风寒，兼可芳香化浊；厚朴、陈皮、半夏曲行气燥湿和中消滞；茯苓、杏仁健脾化浊；大腹皮行气利湿；桔梗宣肺利膈；生姜、大枣、甘草调和脾胃且和药性。诸药合用共奏芳香化浊，健脾燥湿祛寒之功。

二、湿热中阻（口腻）

湿热中阻口腻。

主证：口中黏腻滞涩，口气秽浊，食不知味，纳呆，口干不欲饮，舌红，苔黄腻，脉濡数。

中医辨证：湿热中阻，口中黏腻。

治法：清热化湿。

方药：藿朴夏苓汤。

藿香 10 克　厚朴 10 克　半夏 10 克　茯苓 10 克　猪苓 10 克　淡豆豉 10 克　泽泻 10 克白蔻仁 3 克　杏仁 10 克　薏苡仁 10 克

用法：诸药共煎加水 900 毫升，煎至 450 毫升去滓，一日三次，一次 150 毫升，饭后服用。

禁忌：羊肉、羊血、饴糖、醋、一切酸。

方论：方中藿香芳香化湿和胃止呕，并能发散风寒为君；厚朴、半夏、茯苓、猪苓、薏苡仁渗湿降逆，健脾调胃，豆豉、杏仁宣肺除烦化痰祛湿为臣；白豆蔻行气化湿为佐；泽泻行气利水导湿热下行为使。综合诸药共奏清热化湿，健脾清胃之功。

174. 口　渴

口渴多由热炽阳明，热入营血，湿热郁蒸，水饮内停，肺燥伤津，阴虚火旺而致。

一、热炽阳明（口渴）

热炽阳明口渴。

主证：口渴饮冷、高热汗出，面红目赤，烦燥或腹部胀满疼痛，舌内黄燥，脉洪大。

中医辨证：热炽阳明，口渴。

治法：清热泻火。

方药：白虎人参汤。

人参 10 克　知母 10 克　粳米 30 克　石膏 15 克　甘草 6 克

用法：诸药共煎加水 900 毫升，煎至 450 毫升去滓，一日三次，一次 150 毫升，饭后服用。

禁忌：海菜、荙菜、猪肉。

方论：方中知母、石膏清肺胃之热而除烦渴；甘草、粳米益气生津养胃和中，四味合用共奏清热泻火保津之功。

二、湿热郁蒸（口渴）

湿热郁蒸口渴。

主证：口渴不欲饮，或饮而不多，胸脘痞满，纳呆泛恶干呕，身热心烦，舌苔黄腻，脉濡数。

中医辨证：湿热郁蒸（口渴）。

治法：祛湿健脾。

方药：黄芩滑石汤。

黄芩 10 克　滑石 12 克　茯苓皮 12 克　大腹皮 12 克　白蔻仁 3 克　猪苓 12 克　通草 6 克

用法：诸药共煎加水 900 毫升，煎至 450 毫升去滓，一日三次，一次 150 毫升，空腹服用。

禁忌：猪肉、犬肉、油腻。

方论：方中黄芩、滑石清热渗湿为君；茯苓皮、大腹皮、猪苓益脾养心、渗湿和胃共为臣；白蔻仁行气化湿，温中养胃为佐；通草入经脉交通上下能使湿从下泻为使。综合组成方共奏祛湿健脾之功。

三、热入营血（口渴）

热入营血口渴。

主证：口渴不欲饮，或饮而不多，午后热甚，烦躁谵语，舌绛，脉细数。

中医辨证：热入营血口渴。

治法：清营透热，养阴活血。

方药：清营汤。

水牛角（犀角）15 克　生地黄 15 克　牡丹皮 10 克　连翘 10 克　麦门冬 10 克　玄参 10 克　竹叶心 6 克　金银花 10 克　黄芩 6 克

用法：诸药共煎加水 900 毫升，煎至 450 毫升去滓，一日三次服用，一次 150 毫升，空腹服用。

禁忌：葱、蒜、萝卜、胡荽、鲫鱼。

方论：方中犀角、生地黄清营凉血；银花、连翘、黄连、黄芩、竹叶心清热解毒，并透热于外，使入营之邪透出气分而解。热壅血瘀，故少配丹皮活血消瘀散热；玄参治积热生津止渴。诸药组合共奏清营透热养血活血之功。

四、水饮内停（口渴）

水饮内停口渴。

主证：口舌干燥而不欲饮，饮后不适，或水入则吐，头晕目眩，心下痞满，苔腻，脉缓。

中医辨证：水饮内停，口渴。

治法：温阳化气，健脾利水。

方药：五苓汤合苓桂术甘汤。

茯苓 12 克　桂枝 6 克　白术 10 克　甘草 6 克　猪苓 10 克　泽泻 10 克

用法：诸药共煎加水 800 毫升，煎至 450 毫升去滓，一日三次服用，一次 150 毫升，空腹服用。

禁忌：醋、雀肉、青鱼、桃李、菘菜。

方论：方中猪苓、茯苓、泽泻健脾利水，白术健脾燥湿，桂枝解表化气，甘草调诸药。诸药组合使水行气化，表解脾健，则蓄水痰饮所致诸症自除。

五、肺燥伤津（口渴）

肺燥伤津口渴。

主证：口渴咽干，鼻干唇燥，干咳无痰，心烦胁痛，肌肤干燥，舌干少苔，脉虚大而数。

中医辨证：肺燥伤津口渴。

治法：润燥生津。

方药：清燥救肺汤。

生石膏 15 克　升麻 6 克　党参 10 克　甘草 6 克　阿胶（烊化兑服）10 克　麦门冬 10 克　枇杷叶 10 克　杏仁 10 克　桑叶 10 克

用法：诸药共煎加水 900 毫升，煎至 450 毫升去滓，一日三次服用，一次 150 毫升，饭后服用。

禁忌：海菜、猪肉、菘菜、油腻食物。

方论：方中桑叶轻宣肺燥，石膏清肺胃燥热共为君药；阿胶、麦门冬润肺滋液同为臣药；党参益气生津，杏仁、枇杷叶泻肺降气共为佐药；甘草调和诸药为使。诸药合用使温燥之气得除，肺金之气阴得复，则诸症自解。

六、阴虚火旺（口渴）

阴虚火旺口渴。

主证：口干咽燥，夜间尤甚，虚烦失眠，手足心热或潮热骨蒸，舌红苔黄，脉数。

中医辨证：阴虚火旺，口渴。

治法：养阴生津。

方药：六味地黄汤加味。

生地黄 12 克　　白茯苓 12 克　　怀山药 12 克　　牡丹皮 10 克　　山萸肉 10 克　　泽泻 10 克　　麦冬 10 克　　天花粉 10 克　　鳖甲 10 克　　龟版 10 克　　玄参 10 克　　石斛 10 克

用法：诸药共煎加水 900 毫升，煎至 450 毫升去滓，一日三次，一次 150 毫升，饭后服用。

禁忌：醋及一切酸、葱、蒜、鲫鱼、一切血、萝卜。

方论：本方所治之症均属阴虚火旺，治当滋补肝肾之阴。方中熟地黄补肝肾之阴益精髓，玄参、鳖甲、龟版滋阴清热散结，天花粉荡涤胸中之郁热共为君；山萸肉、山药既可补肾又可健脾，麦门冬滋阴生津止咳共为臣；石斛平胃气养胃生津滋阴除热。阴虚则火旺，故配牡丹皮凉血清热为佐；肾阴虚最易伤津，故用茯苓、泽泻引下焦热邪从小便而解，阴补津生，诸症自消。

175. 口　咸

肾阴虚口咸。指口中自觉有咸味，有时或伴有咸涎排出。多由肾阴虚、肾阳虚而致。

一、肾阴虚（口咸）

口中自觉有咸味，或吐少量痰涎、头晕、耳鸣等。

主证：口咸，或吐少量痰涎，头晕，耳鸣，伴咽干口燥，舌红，脉细数。

中医辨证：肾阴虚，口咸。

治法：滋阴降火。

方药：知柏地黄汤加味。

知母 10 克　　黄柏 10 克　　生地黄 10 克　　山萸肉 10 克　　山药 10 克　　泽泻 10 克　　牡丹皮 10 克　　龟版 10 克　　茯苓 10 克

用法：诸药共煎加水 900 毫升，煎至 450 毫升，一日三次，一次 150 毫升，饭后服用。

禁忌：一切血、葱、萝卜、醋及一切酸。

方论：方中所治之症均属阴虚火旺，治当滋补肝肾之阴。方中熟地黄补肝肾之阴、益精髓，玄参、鳖甲、龟版滋阴清热散结，天花粉荡涤胸中之郁热共为君；山萸肉、山药既可补肾又可健脾，麦门冬滋阴生津止渴共为臣；配牡丹皮凉血清热为佐；肾阴虚最易伤津，故用茯苓、泽泻以利水湿，诸药组合共奏滋阴清热之功，诸症自消。

二、肾阳虚（口咸）

肾阳虚口咸。

主证：口咸，全身倦怠，气短乏力，畏寒肢冷，腰膝酸软，苔白质淡，脉沉迟而弱。

中医辨证：肾阳亏虚，口咸。

治法：温补肾阳。

方药：桂附地黄汤加五味子。

山萸肉 10 克　牡丹皮 10 克　泽泻 10 克　山药 10 克　熟地黄 10 克　甘草 10 克　制附子 10 克　肉桂 3 克　五味子 6 克　白茯苓 10 克

用法：诸药共煎加水 900 毫升，煎至 450 毫升，去滓一日三次服用，一次 150 毫升，空腹服用。

禁忌：一切血、葱、蒜、萝卜、海菜、猪肉、菘菜。

方论：本方为治疗肾阳虚的代表方剂，治宜壮阳以补肾气；熟地、山萸肉、牡丹皮滋补肝肾而疏木；山药、茯苓、泽泻健脾渗湿而利水，诸药组合共奏温肾壮阳之功。

176. 口　淡

口淡，多由脾虚中寒，湿阻中焦而致。

一、脾虚中寒（口淡）

口淡无味，脾虚中寒。

主证：口淡无味，兼见腹满多唾，中焦虚寒，舌淡苔白，脉沉迟。

中医辨证：脾虚中寒，口淡无味。

治法：温中散寒。

方药：理中汤加味。

人参 10 克　茯苓 12 克　干姜 6 克　炙草 6 克　焦白术 10 克　陈皮 10 克

用法：诸药共煎加水 800 毫升，煎至 300 毫升去滓，一日三次，一次 100 毫升，饭后服。

禁忌：海菜、菘菜、猪肉、醋、雀肉、青鱼、桃李。

方论：方中干姜温运中焦以散寒为君；人参补气健脾协助干姜以振奋脾阳为臣；佐以白术、茯苓健脾燥湿，以促脾阳健运；使以炙甘草调和诸药，而兼补脾和中，取其缓之气调补脾胃。诸药合用使中焦重振，脾胃健运，升清降浊功能恢复，诸症自去。

二、湿阻中焦（口淡）

湿阻中焦口淡。

主证：口淡黏腻，饮食无味，纳呆，胸脘痞闷，恶心欲吐，苔白腻，脉濡细。

中医辨证：湿阻中焦，口淡。

治法：祛湿健脾。

方药：藿朴夏苓汤。

广藿香 10 克　厚朴 6 克　半夏 10 克　茯苓 10 克　泽泻 10 克　白蔻仁 3 克　杏仁 10 克　薏苡仁 10 克

用法：诸药共煎加水 900 毫升，煎至 450 毫升去滓，一日三次，一次 150 毫升，空腹服用。

禁忌：羊肉、羊血、饴糖、一切血、醋及一切酸。

方论：方中藿香芳香化湿和胃止呕，并能发散风寒为君；厚朴、半夏、茯苓、薏苡仁渗湿降逆，健脾调胃为臣；杏仁宣肺除烦化痰祛湿，白蔻仁行气化湿共为佐；泽泻导湿热下行使湿从小便而解，诸药组合共奏祛湿健脾之功。

177. 口燥舌干（胃中阴液枯）

口燥舌干，或兼消渴引饮者。

主证：口燥舌干，或兼消渴引饮。

中医辨证：胃中阴液枯。

治法：滋补阴液。

方药：加减地黄汤。

生地黄10克　厚朴6克　麦门冬10克　党参15克　天花粉10克　泽泻10克　葛根10克　玄参10克　山萸肉10克　山药10克

用法：诸药共煎加水900毫升，煎至450毫升去滓，一日三次，一次150毫升，饭后服用。

禁忌：鲫鱼、葱、蒜、萝卜。

方论：本方主治阴液亏虚。方中生地黄、天花粉滋养阴液，止渴生津，葛根清脾胃热生津共为君；山萸肉、麦冬滋补肝肾、滋阴生津、敛虚火，山药健脾养胃共为臣；阴虚火旺故配玄参清泻胃火，党参益气养胃生津养液；泽泻滋阴均为佐；厚朴辛温入胃散结和胃，以制阴液太甚之患。诸药组合共奏滋补阴液之功。

178. 牙龈出血

牙龈出血。多由胃肠实热、胃中虚火、肾虚火旺，脾不统血而致。

一、胃肠实热（牙龈出血）。

胃肠实火牙龈出血。胃火素旺，邪热犯胃，胃火内炽，煎灼津液，胃火上蒸而致齿龈出血。

主证：齿龈出血如涌，血色鲜红，兼有齿痕，红肿疼痛，口气臭秽，口渴喜冷饮，舌红苔黄，脉滑数。

中医辨证：胃肠实火，胃热上蒸。

治法：泻火通便。

方药：通脾泻胃汤。

黄芩10克　玄参10克　大黄6克　茺蔚子10克　知母10克　栀子10克　防风10克生石膏15克

用法：诸药共煎加水900毫升，煎至450毫升去滓，一日三次，一次150毫升，空腹服用。

禁忌：油腻厚味、羊肉、牛肉。

方论：方中石膏、玄参、黄芩清胃火泻积热为君；防风、茺蔚子疏风清热活络为臣；大黄、黄芩泻火清肠胃通便，使上蒸之热下泻为佐；知母清肺胃之热为使。诸药共用，胃热得清，上蒸之热得消，诸症自去。

二、胃中虚火（牙龈出血）

胃中虚火龈衄。

主证：齿龈出血，血色淡红，兼有齿龈腐烂，但肿痛不甚，口干欲饮。

中医辨证：胃中虚火，迫血上逆。

治法：清热养阴，行气利湿。

方药：甘露饮。

石斛 10 克　蒲黄 10 克　茵陈 10 克　黄芩 10 克　枳壳 6 克　生地 12 克　熟地 12 克　天冬 10 克　麦冬 10 克　枇杷叶 10 克　甘草 6 克

用法：诸药共煎加水 900 毫升，煎至 450 毫升去滓，一日三次，一次 150 毫升，空腹服用。

禁忌：鲫鱼、一切血、葱、蒜、萝卜、海菜、菘菜、猪肉。

方论：方中生地黄、熟地黄、麦门冬、天门冬滋阴清热生津共为君；黄芩、甘草清热益气调脾健胃，茵陈清热除湿，石斛泻热存阴养胃生津共为臣；炒蒲黄甘平行血止血，枳壳行气和胃为佐；枇杷叶和胃降逆为使。诸药组合，热清，阴滋，湿除，逆气降，诸症自清。

三、肾虚火旺（牙龈出血）

肾虚火旺，牙龈出血。

主证：齿龈出血，血色淡红，齿摇不坚或微痛，舌红脉数。

中医辨证：肾虚火旺，牙龈出血。

治法：滋阴降火。

方药：知柏地黄汤加味。

生地黄 12 克　知母 10 克　黄柏 10 克　山萸肉 10 克　牡丹皮 10 克　泽泻 10 克　山药 10 克　茯苓 10 克　牛膝 10 克　骨碎补 10 克

用法：诸药共煎加水 900 毫升，煎至 450 毫升去滓，一日三次，一次 150 毫升，空腹服用。

禁忌：一切血、葱、蒜、萝卜、醋。

方论：方中知母、黄柏滋阴清热；生地黄、山萸肉、牡丹皮滋阴补肾；山药、茯苓补阴健脾，知母苦寒滋阴补肾；牛膝引血下行，骨碎补活血补肾虚。诸药组合共奏滋阴补肾之功。

四、脾不统血（牙龈出血）

脾不统血，牙龈出血。

主证：齿龈出血，血色淡红，龈肉色淡，全身有散在出血点或紫斑，舌质淡，脉细弱。

中医辨证：脾虚不能统血，牙龈出血。

治法：补气摄血。

方药：归脾汤加减。

党参 15 克　焦白术 10 克　黄芪 15 克　当归 10 克　远志 10 克　半夏 10 克　茯神 12 克　酸枣仁（炒黑）10 克　甘草 6 克　炒侧柏叶 10 克　仙鹤草 15 克

用法：诸药共煎加水 900 毫升，煎至 450 毫升去滓，一日三次服用，一次 150 毫升，饭后服用。

禁忌：湿面、羊血、羊肉、饴糖、海菜、蓱菜、猪肉、醋及一切酸。

方论：本方主治脾虚不摄。方中参、芪、术、甘草补气健脾；当归、半夏补血调脾降逆，酸枣仁、远志、茯苓宁心安神；更以甘草理气健脾，侧柏叶、仙鹤草凉血止血。诸药组合共奏补气摄血之功。

179. 牙龈萎缩

牙龈萎缩，多由胃火上蒸、肾阴亏损、气血两亏而致。

一、胃火上蒸（牙龈萎缩）

胃火上蒸，牙龈萎缩。

主证：龈肉萎缩腐颓，牙根暴露，伴有口臭，口渴喜凉饮，舌红苔黄，脉滑数。

中医辨证：胃火上蒸，牙龈萎缩。

治法：清胃泻火。

方药：清胃汤。

升麻6克　黄连6克　生地黄12克　黄芩10克　牡丹皮10克　生石膏15克

用法：诸药共煎加水800毫升，煎至450毫升去滓，一日三次，每次150毫升，空腹服用。

禁忌：一切血、葱、蒜、萝卜、胡荽、冷水、猪肉。

方论：方中石膏、黄芩、黄连清胃泻火为君；升麻清热凉血为臣；牡丹皮凉血滋阴活络为佐；生地黄凉血清热为使。综合诸药共成清热泻火之功。

二、肾阴亏损（牙龈萎缩）

肾阴亏损，牙龈萎缩。

主证：牙龈萎缩溃烂，边缘微红肿，牙根暴露，牙齿松动，舌红，脉细数。

中医辨证：肾阴亏损，牙龈萎缩。

治法：滋阴降火。

方药：知柏地黄汤。

知母10克　黄柏10克　生地黄15克　泽泻15克　山药10克　山萸肉10克　牡丹皮10克　茯苓10克

用法：诸药共煎加水900毫升，煎至450毫升去滓，一日三次，一次150毫升，饭后服用。

禁忌：葱、蒜、萝卜、一切血、醋及一切酸。

方论：方中知母、黄柏滋阴清热为君；生地黄、牡丹皮、泽泻、山萸肉滋阴补肾共为臣；茯苓、山药健脾益肾为佐使。综合诸药共奏滋阴降火之功。

三、气血双亏（牙龈萎缩）

气血双亏，牙龈萎缩。

主证：牙龈萎缩，颜色淡白，牙齿松动，伴牙龈出血，舌淡，脉细。

中医辨证：气血双亏，牙龈萎缩。

治法：补气益血。

方药：八珍汤。

熟地黄 12 克　白芍药 10 克　当归 10 克　川芎 6 克　白术 10 克　甘草 6 克　党参 15 克
茯苓 12 克

用法：诸药共煎加水 900 毫升，煎至 450 毫升去滓，一日三次，一次 150 毫升，饭后服
用。

禁忌：葱、蒜、萝卜、雀肉、青鱼、蒜菜、桃李。

方论：本方为治疗气血不足之症，治宜气血双补。方中人参、熟地黄为主，甘温益气养
血；辅以白术苦温健脾燥湿，茯苓甘淡益脾渗湿，二药合用协人参补脾肺之气，实后天气血
生化之源；当归、白芍养血和营，协熟地以益心调肝生血，炙甘草和中益气，川芎以活血行
气共为佐药。使以姜枣调和脾胃，上药组合补气养血，诸症可除。

180. 牙齿焦黑

牙齿焦黑多由下焦热盛、肾热胃劫、风冷客经而致。

一、下焦热盛（牙齿焦黑）

下焦热盛，牙齿焦黑。

主证：牙齿焦黑，热深不解，口干舌燥，手指蠕动，舌红，脉数。

中医辨证：下焦热盛、牙齿焦黑。

治法：寒咸甘润、育阴潜阳。

方药：二甲复脉汤。

麻仁 10 克　阿胶（烊化兑服）10 克　生地黄 15 克　白芍药 10 克　麦门冬 10 克　鳖
甲 10 克　牡蛎 15 克　甘草 6 克

用法：诸药共煎加水 900 毫升，煎至 450 毫升去滓，一日三次，每次 150 毫升，空腹服
用。

禁忌：海菜、猪肉、蒜菜、葱、蒜、鲫鱼。

方论：方中甘草资助胃气；地黄、白芍药、麦冬、阿胶滋养阴液；生牡蛎、生鳖甲潜
阳；诸药合用，有育阴潜阳之功。对于热伤阴液、阴虚不能潜阳尚可，麻仁润肠泻下焦热，
甘草行气清热，诸药组合共奏育阴潜阳寒咸甘润之功。

二、肾热胃劫（牙齿焦黑）

肾热胃劫，牙齿焦黑。

主证：牙齿焦黑，上附污垢，伴咽干口渴，烦躁不眠，或腹满便秘。

中医辨证：肾热胃劫，齿牙焦黑。

治法：清胃救肾。

方药：玉女煎。

麦门冬 15 克　生地黄 15 克　知母 10 克　生石膏 15 克　川牛膝 10 克

用法：诸药共煎加水 800 毫升，煎至 450 毫升去滓，一日三次，一次 150 毫升，空腹服
用。

禁忌：鲫鱼、葱、蒜、萝卜、一切血。

方论：方中石膏、知母清阳明有余之火为君；生地黄补少阴不足之水为臣；麦门冬滋阴

生津为佐；牛膝导热引血下行，以降炎上之火为使。综合诸药共奏清胃救肾之功。

三、风冷客经（牙齿焦黑）

风冷客经，牙齿焦黑。

主证：牙齿黄黑干燥，伴齿根浮动，腰膝酸软，脱发，舌淡苔白，脉沉迟。

中医辨证：风冷客经，牙齿焦黑。

治法：填精除风。

方药：地骨皮散。

地骨皮 10 克　生地黄 12 克　杏仁 10 克　藁本 10 克　蜂房 3 克　麻仁 10 克　郁李仁 10 克

用法：诸药加水 800 毫升，煎至 450 毫升去滓，一日三次，一次 150 毫升，饭后服用。

禁忌：葱、蒜、萝卜、一切血。

方论：方中地黄填精益肾，地骨皮清虚火为君；郁李仁、麻仁、杏仁化痰降气润肠祛寒热共为臣；藁本祛风散寒除湿为佐；蜂房祛风疏络祛湿疗齿病为使。诸药共奏填精益肾祛风之功。

181. 牙　痛

牙痛，多由风热、风寒、虫蚀、胃经风火、肾中虚火、气虚而致。

一、风热（牙痛）

风热牙痛，牙齿胀痛。

主证：得凉痛减，牙龈肿胀，不能咀嚼食物，或腮肿而热，口渴殊甚，舌红，苔黄，脉浮数。

中医辨证：风热侵袭，脉络阻滞。

治法：疏风清热。

方药：银翘散。

淡竹叶 10 克　薄荷（后下）6 克　金银花 10 克　连翘 10 克　牛蒡子 10 克　桔梗 6 克　甘草 6 克　荆芥穗 10 克　芦根 15 克

用法：诸药共煎加水 900 毫升，煎至 450 毫升去滓，一日三次，一次 150 毫升，空腹服用。

禁忌：鲫鱼、海菜、猪肉、菘菜。

方论：方中金银花、连翘辛凉轻宣，透泄散邪，清热解毒为君；薄荷、牛蒡子辛凉散风清热，荆芥穗辛散透表，解肌散风为臣；桔梗、甘草清热解毒而利咽喉为佐；竹叶、芦根清热除烦、生津止渴为使。诸药相合共成辛凉解肌宣散风热之功。

二、风寒（牙痛）

风寒牙痛，抽掣样感。

主证：吸收冷气痛甚，患处得热则痛减，时恶风寒、口不渴，舌淡苔白，脉浮紧。

中医辨证：风寒侵袭，脉络阻滞。

治法：疏风散寒，助阳温经止痛。

方药：内服麻黄附子细辛汤疏风散寒。外用细辛散先嗽口，再搽患部。

1. 内服麻黄附子细辛汤

麻黄（先煎去浮沫）6克　细辛3克　制附片10克　茯苓10克　半夏10克

2. 外用：细辛散嗽口。

柴胡1克　防风1克　白芷1克　升麻1克　桂枝1克　麻黄1克　藁本1克　苍术1克　当归2克　草豆蔻2克　羊胫骨灰5克　羌活5克　细辛1克

用法：1.内服药麻黄煎去浮沫后，水加至400毫升，煎至150毫升，一日三次，每次50毫升，饭后服用。2.外用药诸药共煎加水300毫升，煎至200毫升先漱口，再用药水搽患部。

禁忌：猪肉、羊血、羊肉、饴糖、醋及一切酸。

方论：方中麻黄温经通络，发汗解肌，附子温经助阳，细辛通彻表里，助麻黄通络疏风，协附子散阴寒，茯苓、半夏健胃调脾，最适用素体阳虚，复感风寒之牙痛。

注：外用药方论略。

三、虫蚀（牙痛）

虫蚀牙痛。

主证：牙齿痛疼，牙面破损或有龋洞，触觉经脉而痛，舌红苔黄，脉数。

中医辨证：虫蚀牙痛，风湿热所致。

治法：清热疏风泻火。

方药：玄参升麻汤。

玄参15克　栀子10克　黄芩10克　石膏15克　升麻15克

用法：诸药共煎加水900毫升，煎至450毫升去滓，一日三次，一次150毫升，空腹服用。

禁忌：葱、蒜、萝卜、一切血。

方论：方中玄参祛积热壅毒消肿散结为君；升麻散风祛湿清热为臣；栀子、黄芩清热解毒为佐；石膏清热泻火为使。风疏湿除热清，诸症自消。

四、胃经风火（牙痛）

牙齿肿痛，胃经之风火。

主证：牙齿肿痛或兼口舌皆痛者，舌红苔黄，脉数。

中医辨证：胃经风火，牙痛。

治法：清热祛风。

方药：清热去风汤。

金银花6克　连翘6克　白芍药10克　枳壳3克　石膏10克　知母6克　北豆根6克　牡丹皮10克　白芷6克　牛膝3克　枯芩10克　牛蒡子3克　甘草3克　防风6克

用法：诸药共煎加水900毫升，煎至450毫升去滓，一日三次，一次150毫升，空腹服用。

方论：方中金银花、枯黄芩、栀子、豆根、石膏、知母清中上焦热邪，清泄胃中之火为君；牛蒡子、防风、连翘疏风清热为臣；白芷活络疏风散头面滞气，白芍、丹皮凉血活络，枳壳行气止痛为佐；甘草调诸药兼清热为使。诸药组合成方共奏清热熄风之功。

五、肾中虚火（牙痛）

牙痛不肿。

主证：牙痛不肿或肿不利凉药者，舌红少苔，脉细数。

中医辨证：肾中虚火，牙疼不肿。

治法：补肾阴、益精髓、清虚火。

方药：八味地黄汤。

熟地黄10克　山药6克　肉桂3克　附片5克　丹皮10克　牛膝3克　泽泻10克　麦门冬10克　骨碎补10克　茯苓10克

用法：诸药共煎加水900毫升，煎至450毫升去滓，一日三次，一次150毫升，空腹服用。

禁忌：鲫鱼、葱、蒜、一切血、萝卜。

方论：方中熟地黄、山萸肉滋补肝肾之阴；牡丹皮、麦冬养阴生津兼清虚火；附子、肉桂、骨碎补温养肾中真阳；牛膝交通上下活血通络、山药、泽泻健脾调胃，泻下焦虚火；诸药综合共奏补肾阴、益精髓、清虚火之功。

六、气虚（牙疼）

气虚牙痛。牙痛隐隐，病热绵绵。

主证：牙龈不甚红肿，或虽肿胀而不红，面色㿠白，少气懒言，舌淡苔白，脉虚弱。

中医辨证：气虚牙痛。

治法：补中益气，调理气机。

方药：补中益气汤加味。

焦白术10克　炙甘草6克　当归10克　升麻10克　白芍10克　黄芪10克　陈皮6克　柴胡6克　熟地黄10克　白茯苓10克　牡丹皮10克　川芎6克

用法：诸药共煎加水900毫升，煎至450毫升去滓，一日三次，一次150毫升，饭后服用。

禁忌：一切血、葱、蒜、萝卜、海菜、猪肉、醋、湿面、一切酸。

方论：方中黄芪补中益气为君；白术、甘草甘温益气补益脾胃，川芎行气活血补血，当归生血补血，升麻、柴胡协同参、芪升举清阳为臣；陈皮、茯苓行气健脾，丹皮、白芍、地黄补血养血生新为佐使。诸药组合成方共奏补中益气调理脾胃之功。

182. 牙齿酸弱

牙痛酸弱，多因脾肾虚寒、风冷外客而致。牙痛酸弱指牙齿于咀嚼食物时酸弱无力而言。

一、脾肾虚寒（牙齿酸弱）

脾肾虚寒，牙痛酸弱。

主证：牙齿酸弱，遇冷则甚，遇热亦感不适，甚则咀嚼无力，细嚼胡桃仁或能减轻，舌淡苔白，脉沉迟而弱。

中医辨证：脾肾虚寒，牙齿酸弱。

治法：补肾益气。

方药：青蛾汤。

杜仲 20 克　补骨脂 20 克　胡桃肉 20 克

用法：三味药共煎加水 300 毫升，煎至 150 毫升去滓，一日三次，一次 50 毫升，不拘时服。时时咀嚼胡桃肉。

禁忌：油腻，厚味。

方论：方中补骨脂能振阳以化阴，收涩以治脱，补肾火以温运脾土，为脾肾阳虚之要药为君；杜仲功能补肝滋肾，入肝补肾，子能令母实，治肝肾不足之要药为臣；胡桃肉用于肝肾亏损，补肝益肾之要品为佐使。三味共奏补肝益肾，健脾益气之功，诸症自消。

二、风冷外客（牙齿酸弱）

风冷外客，牙齿酸弱。

主证：牙齿酸弱，遇冷见风则甚，喜食热食，恶冷食，舌淡苔白，脉沉迟。

中医辨证：风冷外客，牙齿酸弱。

治法：温经散寒。

方药：麻黄附子细辛汤。

麻黄（先煎去沫）6 克　制附片 10 克　细辛 3 克　茯苓 12 克　半夏 10 克

用法：麻黄先煎去浮沫后加水至 300 毫升，后再煎至 150 毫升，不拘时服用。

禁忌：醋及一切酸。

方论：方中麻黄发汗解表，附子温经助阳，细辛通彻表里，助麻黄发汗解表，协附子内散阴寒。茯苓、半夏健脾和胃，祛冷治寒化痰使生化有源，更适用于素体阳虚，复感风寒之症病患。

183. 牙齿动摇

牙齿动摇又称牙齿浮动。多由肾阴虚阳明热盛、肾气虚而致。

一、肾阴虚（牙齿动摇）

肾阴虚弱，牙齿动摇。

主证：牙齿浮动，伴有牙龈红肿，或牙龈宣露，伴腰酸，头晕，耳鸣，脱发，舌红，脉细数。

中医辨证：肾阴虚弱，牙齿浮动。

治法：滋补肾阴。

方药：六味地黄汤加味。

生地黄 12 克　骨碎补 12 克　牡丹皮 10 克　山萸肉 10 克　山药 10 克　泽泻 10 克　茯苓 12 克

用法：诸药共煎加水 900 毫升，煎至 450 毫升去滓，一日三次，一次 150 毫升，饭后服用。

禁忌：葱、蒜、萝卜、一切血、醋及一切酸。

方论：本方主治症均属肝肾阴虚，治当滋补肝肾之阴。熟地黄补肾阴益精髓为君；山萸肉补肝肾敛虚火，干山药既可补肾，又可健脾共为臣药；阴虚则火旺，故配丹皮凉血清热，以泻肝肾虚火；肾虚则水湿不能渗利，故用茯苓泽泻以利水湿。骨碎补滋补肝肾强筋健骨。本方"三补"、"三泻"并用，以补为主、以泻为辅，故三味"补药"偏重，三味"泻药"偏轻。本方构思巧妙，配伍精当，故称其方为"补方之正鹄"。

二、阳明热盛（牙齿动摇）

阳明热盛，牙齿动摇。

主证：牙齿浮动，伴有牙龈红肿，或牙龈宣露，舌红苔黄，脉数。

中医辨证：阳明热盛，牙齿动摇。

治法：清热养阴，行气利湿。

方药：甘露饮。

天门冬 12 克　麦门冬 12 克　茵陈 10 克　生地黄 12 克　熟地黄 12 克　枇杷叶 10 克　枳壳 6 克　甘草 6 克　黄芩 10 克

用法：诸药共煎加水 900 毫升，煎至 450 毫升去滓，一日三次，一次 150 毫升，饭后服用。

禁忌：鲫鱼、葱、蒜、萝卜、海菜、猪肉、菘菜。

方论：方中生熟地黄、天麦门冬清热养阴生津止渴为君药；茵陈、黄芩清利湿热为臣；枳壳、甘草益气健脾为佐；枇杷叶去肺胃之热，行气化痰。诸药组合共奏清热养阴行气利湿之功。

三、肾气虚（牙齿动摇）

肾气虚，牙齿动摇。

主证：牙齿浮动，伴有腰酸，尿后余沥，甚则小便失禁，听力减退，舌淡苔白，脉沉弱。

中医辨证：肾气虚弱，不能固齿。

治法：温肾补脾，益肾固齿。

方药：还少丹。

茴香 10 克　熟地黄 12 克　山药 10 克　牛膝 12 克　山萸肉 10 克　茯苓 12 克　枸杞子 10 克　杜仲 10 克　褚实子 10 克　巴戟天 10 克　远志 6 克　五味子 6 克　大枣 10 克　肉苁蓉 10 克　石菖蒲 6 克

用法：诸药共煎加水 900 毫升，煎至 450 毫升去滓，一日三次，一次 150 毫升，饭前服用。

禁忌：葱、蒜、萝卜、一切血、醋及一切酸。

方论：方中小茴香、枸杞子、杜仲、熟地、褚实子温补肾阳，巴戟天、山药、牛膝、肉苁蓉、山萸肉填精益肾共为君；大枣、茯苓、山药健脾益肾为臣；菖蒲活络开窍为佐；五味子滋肾强肌为使。诸药组合共成温肾健脾益肾固齿之功。

184. 啮齿（俗称磨牙）

啮齿是指上下牙齿相互磨切，格格有声而言。多由外感风寒，心胃火热，饮食积滞，蛔虫，气血虚弱，虚风内动，肝热动风而致。

一、外感风寒 （啮齿）

外感风寒啮龄指上下牙齿相互磨切，格格有声而言，寒战啮齿。

主证：伴见头痛，周身疼痛，发热恶寒，无汗，苔薄白，脉浮紧。

中医辨证：风寒外袭，经络不畅。

治法：疏风散风。

方药：麻黄汤。

麻黄（先煎去浮沫）6 克　甘草 6 克　杏仁 10 克　桂枝 10 克

用法：麻黄去浮沫后再加水至 350 毫升，煎至 150 毫升，一日三次，每次 50 毫升，空腹服用。

禁忌：海菜、猪肉、菘菜。表虚自汗，体虚外感风热，忌用。

方论：方中麻黄发散风寒宣肺平喘为君；桂枝辛温解肌为臣；杏仁宣降肺气止咳平喘为佐；炙甘草调和诸药为使。四味合用具有疏风散风之功。

二、心胃火热 （啮齿）

心胃火热啮齿。

主证：常于睡中啮齿，口渴思饮冷，消谷善饥、呕吐嘈杂或食入即吐，口臭，心烦，舌红苔黄，脉滑数。

中医辨证：心胃火热啮齿。

治法：清心火，泻胃火。

方药：清胃汤。

升麻 6 克　黄连 6 克　生地黄 15 克　黄芩 10 克　牡丹皮 10 克　生石膏 15 克

用法：诸药共煎加水 900 毫升，煎至 450 毫升去滓，一日三次，一次 150 毫升，空腹服用。

禁忌：冷水、猪肉、葱、蒜、萝卜、一切血、胡荽。

方论：方中黄连、黄芩、石膏、升麻清心胃之热为君；热盛最宜伤阴血，故用生地黄凉血滋阴为臣；牡丹皮活血凉血为佐使。综合全方共成清胃火泻心火之功。

三、饮食积滞 （啮齿）

饮食积滞啮齿。

主证：睡中啮齿，胸脘痞满，不思饮食，食不消化，舌苔厚腻，脉滑。

中医辨证：饮食积滞，啮齿。

治法：消食导滞。

方药：保和汤。

神曲 10 克　山楂 10 克　连翘 10 克　莱菔子 10 克　茯苓 12 克　半夏 10 克　陈皮 6 克

用法：诸药共煎加水 900 毫升，煎至 450 毫升去滓，一日三次，一次 150 毫升，空腹服用。

禁忌：冷水、猪肉、醋及一切酸、羊肉、羊血、饴糖。

方论：方中山楂善消油腻肉滞，神曲能消酒食陈腐之积，莱菔子消面食痰浊之滞，陈皮、半夏、茯苓理气和胃，燥湿化痰，连翘散结清热，共奏消食和胃导滞之功。

四、蛔虫（啮齿）

蛔虫内积，睡中啮齿。

主证：胃脘嘈杂，贪食，有异嗜怪癖，腹痛时作，面黄饥瘦，苔白舌淡，脉滑。

中医辨证：蛔虫内积，睡中啮齿。

治法：消积杀虫。

方药：追风丸。

黑牵牛子 10 克　槟榔 10 克　木香 3 克　雷丸（醋炒）3 克　茵陈 6 克　皂角 6 克　苦楝皮 3 克

用法：诸药共煎加水 350 毫升，煎至 100 毫升去滓，一日三次，一次 30 毫升，空腹服用。糖水送服。（用第一次药虫下不需再服）

禁忌：油腻，厚味。

方论：方中槟榔、雷丸、苦楝皮消积杀虫为君；牵牛子驱虫下出为臣；木香理气止痛为佐；茵陈祛肠胃积热利水逐虫下行。诸药共奏消积杀虫之功。

五、气血亏虚（啮齿）

气血虚弱啮齿。

主证：啮齿声音低微，面色发白，唇舌爪甲色淡无华，头晕目眩，心悸怔忡，倦怠乏力，少气懒言，舌淡，脉细虚。

中医辨证：气血亏虚啮齿。

治法：益气养血。

方药：八珍汤。

熟地黄 10 克　白芍药 10 克　当归 10 克　川芎 6 克　甘草 6 克　党参 15 克　茯苓 12 克　白术 10 克

用法：诸药共煎加水 900 毫升，煎至 450 毫升去滓，一日三次，一次 150 毫升，饭后服用。

禁忌：葱、蒜、一切血、湿面、醋及一切酸、雀肉、青鱼、桃李、菘菜。

方论：本症为气血不足之症，治宜气血双补；方中人参、熟地为主甘温益气养血，辅以白术苦温健脾燥湿，茯苓甘淡益脾渗湿，二药合用协人参补脾肺之气，实后天气血生化之源。当归、白芍养血和营，协熟地以益心调肝生血，炙甘草和中益气，川芎以活血行气共为佐；使以姜、枣调和脾胃，诸药组合共奏补气养血之功。

六、虚风内动（啮齿）

虚风内动啮齿。

主证：除啮齿连声外，尚有其他动风征象如麻木震颤，头动摇，手足蠕动，甚或瘈疭，或四肢挛急，角弓反张。

中医辨证：虚风内动，睡中啮齿。

治法：育阴潜阳，熄风止痉。

方药：大定风珠汤。

阿胶（烊化兑服）10 克　龟版 10 克　白芍药 10 克　麻仁 6 克　生地黄 15 克　五味子 6 克　牡蛎 15 克　鸡子黄 1 枚　麦门冬 10 克　鳖甲 10 克　甘草 6 克

用法：诸药共煎加 1000 毫升，煎至 450 毫升去滓，一日三次，每次 150 毫升，饭后服用。

禁忌：葱、蒜、萝卜、一切血、海菜、猪肉、荽菜。

方论：方中鸡子黄、阿胶滋阴养液以熄内风；地黄、麦冬、白芍养阴柔肝；龟版、鳖甲、牡蛎育阴潜阳；麻仁养阴润燥；五味子、甘草酸甘化阴。诸药合用共奏滋阴养液柔肝熄风之功。

七、肝热动风（啮齿）

肝热动风啮齿。

主证：啮齿有声或牙关紧闭，壮热，口渴引饮，喜凉饮，大汗出，舌红苔黄，脉弦数。

中医辨证：肝热动风啮齿。

治法：平肝熄风。

方药：羚羊钩藤汤。

羚羊角 10 克　　钩藤（后下）10 克　　川贝母 10 克　　生地黄 15 克　　茯神 10 克　　竹茹 10克　　白芍药 10 克　　菊花 10 克　　桑叶 10 克　　竹茹 10 克

用法：诸药共煎加水 900 毫升，煎至 450 毫升去滓，一日三次，每次 150 毫升，空腹服用。（先煎竹茹与羚羊角，煎汤加入诸药再共煎）。

禁忌：葱、蒜、萝卜、一切血、海菜、猪肉、荽菜。

方论：方中以羚羊角、钩藤清热凉肝、熄风止痉共为君药；桑叶、菊花清热熄风为臣药；白芍、生地黄、甘草养阴增液以柔肝舒筋；竹茹、贝母清热除痰；茯神宁心安神，均为佐药；甘草调和诸药兼以为使。诸药合用，共奏平肝熄风，清热止痉之效。

185. 牙龈腐烂

牙龈腐烂，指牙床周围组织，包括上龈、下龈破烂痛疼而言，古代医书统称牙疳。牙疳又为分为风热牙疳、走马牙疳、青腿牙疳。

一、风火牙疳（牙龈腐烂）

风热牙疳，牙龈腐烂。

主证：初起牙龈红肿疼痛，发热较速，甚或寒热交作，二、三日间即见一处或多处龈缘腐烂，容易损伤出血，疼痛时流黏稠唾液，颌下有硬块，按之疼痛，舌红苔黄，脉濡数。

中医辨证：风热牙疳，牙龈腐烂。

治法：清胃泻火。

方药：清胃汤加味。

升麻 6 克　　黄连 6 克　　生地黄 15 克　　茵陈 10 克　　生苡仁 10 克　　黄芩 10 克　　牡丹皮 10克　　石膏 15 克

用法：诸药共煎加水 900 毫升，煎至 450 毫升，一日三次，一次 150 毫升，空腹服用。

禁忌：葱、蒜、萝卜、一切血、胡荽。

方论：方中升麻消风热为君；黄连、黄芩、石膏、丹皮清热泻火为臣；生薏仁、茵陈健脾祛湿清热为佐；热甚易伤阴血，故用生地凉血生血为使。诸药合用共奏清胃泻火之效。

二、青腿牙疳（牙龈腐烂）

青腿牙疳，牙龈腐烂。

主证：牙龈肿胀出脓血，甚者可穿破唇，同时两腿痛疼发生肿块，形如云片，色似青黑茄子，大小不一，肌肉顽硬，行动不便。

中医辨证：青腿牙疳，牙龈腐烂。

治法：温经活络，清热祛湿解毒。

苍术 10 克　木瓜 10 克　羌活 10 克　独活 10 克　附子片（制）10 克　山楂 10 克　麻黄（先煎去沫）6 克　牛膝 10 克　乌药 10 克　枳壳（炒）6 克　槟榔 10 克　蒲公英 10 克　马齿苋 10 克　黑豆 15 克　生姜 6 克　干姜 6 克　甘草 6 克　黄柏 10 克

用法：诸药共煎加水 1500 毫升，煎至 450 毫升去滓，一日三次，一次 150 毫升，饭后服用。

禁忌：猪肉、马肉、米泔、海菜、菘菜、青鱼、雀肉、桃李。

方论：方中苍术、木瓜、羌活、独活、附子、干姜、乌药祛湿解毒，通经活络为君药；蒲公英、马齿苋、黄柏、黑豆、山楂清热解毒、消腐排脓为臣；木瓜、牛膝消肿散滞交通上下，强筋健骨，生姜和络通闭，槟榔祛湿利水解毒为佐；甘草、枳壳行气益气活络生肌为使。诸药共奏温经活络，清热祛湿功效。

三、走马牙疳（牙龈腐烂）

走马牙疳，牙龈腐烂。

主证：初起牙龈边缘或颊部硬结发红，一、二日即腐烂，呈灰白色，随即变成黑色，流出紫色血水，气味恶臭，腐烂不痛不痒。毒腐甚者，黑腐蔓延不数日，鼻及鼻翼两旁或腮和口唇周围出现青褐色，严重者唇烂齿落，腮穿腭破，鼻梁陷塌。

中医辨证：走马牙疳，牙龈腐烂。

治法：解毒消疳，去腐生新。

方药：解毒消疳汤加味。

生地黄 15 克　赤芍 10 克　金银花 12 克　连翘 10 克　石膏 15 克　甘草 6 克　地丁 12 克　黄连 6 克　牡丹皮 10 克　知母 10 克　玄参 10 克

用法：诸药共煎加水 900 毫升，煎至 450 毫升去滓，一日三次，一次 150 毫升，饭后服用。

禁忌：一切血、葱、蒜、萝卜、海菜、醋一切酸、猪肉、冷水。

方论：方中玄参、金银花、连翘、石膏、黄连、地丁清热解毒为君；生地黄、牡丹皮凉血解毒去腐生新为臣；赤芍药和络化瘀，知母滋阴降火共为佐；甘草清热解毒补气健脾。诸药组合共奏解毒消疳去腐生新之效。

四　舌本症治

186. 舌　胖

舌体虚浮肥大，或边有齿痕，色淡而嫩的称舌胖。多因脾虚、肾虚水泛而致。

一、脾虚（舌胖）

脾虚舌胖，舌边有齿痕。

主证：舌边有齿痕，少气懒言，面白形寒，舌苔薄白，脉缓弱濡。

中医辨证：脾虚舌胖。

治法：益气健脾。

方药：补中益气汤。

黄芪 15 克　升麻 6 克　党参 15 克　柴胡 10 克　甘草 6 克　当归 10 克　干姜 6 克　焦白术 10 克

用法：诸药共煎加水 900 毫升，煎至 450 毫升去滓，一日三次，一次 150 毫升，饭后服用。

禁忌：海菜、菘菜、猪肉、雀肉、青鱼、桃李。

方论：方中黄芪补中益气，升阳固表为君；人参、白术、甘草、甘温益气，补益脾胃为臣；陈皮调理气机，当归补血和营为佐；升麻、柴胡协同参、芪升举清阳，生姜温中健脾。综合全方补气健脾，使后天生化有源，脾健气壮，诸证自愈。

二、肾虚水泛（舌胖）

肾虚水泛，舌胖。

主证：舌大胖嫩、色淡、边有齿痕，腰以下肿甚，疲倦食少，形寒，舌白质淡，脉沉迟而弱。

中医辨证：肾虚水泛舌胖。

治法：温阳利水，健脾益肾。

方药：金匮肾气汤。

牡丹皮 10 克　山萸肉 10 克　泽泻 10 克　制附片 10 克　山药 10 克　熟地黄 10 克　茯苓 10 克　肉桂 3 克

用法：诸药加水 1000 毫升，煎至 450 毫升，一日三次，一次 150 毫升，饭后服用。

禁忌：葱、蒜、萝卜、一切血、醋，有咽干、口燥、少苔、阴虚火旺，肾火上炎症状不宜服用。

方论：方中地黄、山萸肉补益肾阴而摄精气；山药、茯苓健脾渗湿；泽泻泄肾中水邪；牡丹皮清肝胆相火；桂枝、附子温补命门真火。诸药合用，共成温补肾阳利水益肾之效。

187. 舌　肿

舌肿是指舌体肿大，或兼木硬、疼痛，甚至肿大满口而妨碍饮食、言语、呼吸。多由外感风寒、心经郁火、心脾热盛、脾虚寒湿而致。

一、外感风寒（舌肿）

外感风寒舌肿。

主证：舌头肿痛，恶寒发热，周身肌肉疼痛，口中乏味，舌苔薄白，脉浮紧。

中医辨证：外感风寒，舌体肿大。

治法：发散风寒。

方药：金沸草散。

金沸草 12 克　生姜 6 克　甘草 6 克　桑白皮 10 克　前胡 10 克　乌药 10 克　半夏 10 克 赤芍 10 克

用法：加水 900 毫升，煎至 450 毫升去滓，一日三次，每次 150 毫升，饭后服用。

禁忌：海菜、蔬菜、猪肉、羊血、羊肉、饴糖。

方论：方中生姜合金沸草散风寒为君；前胡疏风清热，乌药顺气解郁为臣；桑白皮泻肺 利水消肿，半夏化浊散肿，赤芍活血散瘀化滞气为佐；使以甘草益气健脾。诸药组合，共奏 发散风寒之效。

二、心经郁大（舌肿）

心经郁火舌肿。

主证：常舌暴肿，舌体胀大满口，色红疼痛，脉数，舌红少津。

中医辨证：心经郁火舌肿。

治法：清泻心火。

方药：导赤散加味。

黄连 10 克　生地黄 10 克　木通 10 克　草梢 6 克　竹叶 6 克

用法：诸药共煎，加水 600 毫升，煎至 300 毫升去滓，一日三次，每次 100 毫升，饭后 服用，再用生蒲黄敷舌上。

禁忌：葱、蒜、萝卜、海菜、猪肉、冷水。

方论：方中黄连清心经郁火为君；生地黄清热凉血，兼能养阴为臣；木通、竹叶清心降 火，利水通淋为佐；草梢和胃清热为使；五味组合，火清、热泻，诸证自消。

三、心脾热盛（舌肿）

心脾热盛舌肿。

主证：舌体红色，肿大满口，心情烦躁，手心与肌肤灼热，舌红少津，苔黄，脉滑数。

中医辨证：心脾热盛，舌肿。

治法：清心脾之热。

方药：泻黄散合导赤散。

栀子 10 克　防风 10 克　藿香叶 10 克　生石膏 15 克　竹叶 10 克　木通 6 克　甘草 6 克 生地黄 12 克

用法：诸药共煎加水 900 毫升，煎至 450 毫升，一日三次，每次 150 毫升，空腹服用。

禁忌：海菜，猪肉、蔬菜、葱、蒜、萝卜、一切血。

方论：方中石膏、栀子泻脾胃之热，生地黄、竹叶清心泻火共为君；防风、藿香叶芳香 醒脾为臣；木通导热下行为佐；甘草调和诸药兼健脾清热。诸药组合共奏清心脾热盛之效，心热除，脾火清，诸症自消。

四、脾虚寒湿（舌肿）

脾虚寒湿舌肿。

主证：舌肿肥大，边有齿痕，舌体暗淡，面色㿠白，肢体沉重，舌淡苔白，脉沉迟。

中医辨证：脾虚寒湿，舌肿。

治法：健脾祛湿，温中散寒。

方药：理中汤合六君子汤。

人参10克　白术10克　半夏10克　干姜6克　甘草6克　陈皮6克

用法：诸药共煎加水900毫升，煎至450毫升去滓，一日三次，一次150毫升，饭后服用。

禁忌：醋及一切酸、羊肉、牛肉、饴糖、海菜、猪肉、菘菜。

方论：方中人参甘温益气补中，干姜辛温温中散寒为君；白术健脾燥湿，合人参益气健脾为臣；半夏渗湿健脾，陈皮行气健脾为佐；甘草祛湿兼和中调诸药为使，诸药共奏健脾祛湿，温中散寒之功。

188. 舌　痛

舌痛，多由心火、肝火、胃火、肺火、痛火、脏腑热毒、阴虚火毒而致。

一、心火（舌痛）

心火舌痛，舌尖红刺。

主证：舌尖红刺，灼痛，心烦不寐，舌尖红，苔黄，脉迟。

中医辨证：心火上炎，舌尖红刺。

治法：清心泻火。

方药：导赤散加黄连。

黄连6克　生地黄15克　木通6克　甘草梢6克　竹叶10克

用法：诸药共煎加水800毫升，煎至300毫升去滓，一日三次，一次100毫升，空腹服用。

禁忌：冷水、猪肉、菘菜、海菜、葱、蒜、萝卜。

方论：方中黄连清心泻火为君，生地黄滋阴凉血，木通、竹叶清心泻火，利水通淋，甘草梢和胃清热，五味组合，心清、火泻，诸症自消。

二、肝火（舌痛）

肝火舌痛，痛在两侧。

主证：舌痛在两侧，兼口苦易怒，舌红，苔黄，脉弦迟。

中医辨证：肝火舌痛，痛在两侧。

治法：清肝胆实火，清肝经湿热。

方药：龙胆泻肝汤。

龙胆草10克　栀子10克　黄芩10克　泽泻10克　柴胡10克　生地黄10克　木通6克　当归10克　车前子10克　甘草6克

用法：诸药共煎加水 1000 毫升，煎至 450 毫升去滓，一日三次，每次 150 毫升，空腹服用。

禁忌：葱、蒜、萝卜、海菜、猪肉、湿面。

方论：方中龙胆草善泻肝胆之热，并能清下焦湿热为君；黄芩、栀子、柴胡苦寒泻火，车前子、木通、泽泻清利湿热，使湿热从小便而解，均为臣；肝为藏血之脏，肝经有热最易伤阴血，故佐以生地、当归养血益阴；甘草调和诸药为佐。配合成方，共奏泻肝胆实火，清肝经湿热之功。肝热清，湿热除，诸症自消。

三、胃火（舌痛）

胃火舌痛，痛在舌中心。

主证：舌中心痛，舌苔黄厚兼燥，喜凉而不欲饮食，舌红，苔黄燥，脉滑数。

中医辨证：胃火舌痛，痛在舌中心。

治法：泻脾胃火。

方药：泻黄散。

藿香 10 克　生石膏 15 克　栀子 10 克　防风 10 克　甘草 6 克

用法：诸药加水 300 毫升，煎至 150 毫升去滓，分三次服用，空腹服用。

禁忌：海菜、猪肉、菘菜。

方论：方中石膏、山栀泻脾胃积热为君；防风疏散脾经伏火为佐；藿香叶芳香醒脾为佐；甘草泻火和中为使，配合成方，共奏泻脾胃伏火之功。

四、肺火（舌痛）

肺火灼熏，舌痛。

主证：舌头辣痛，皮肤蒸热，发热日晡尤甚，舌红，苔黄，脉细迟。

中医辨证：肺火灼熏，舌痛。

治法：清泻肺热。

方药：泻白散加黄芩。

黄芩 10 克　地骨皮 10 克　桑白皮 10 克　甘草 6 克　粳米 30 克

用法：诸药加水 500 毫升，煎至 300 毫升去滓，一日三次，一次 100 毫升，空腹服用。

禁忌：海菜，猪肉，蒜。

方论：方中桑白皮清肺热、泻肺气、平喘咳，地骨皮泻肺中深伏之火，对阴虚有热尤宜，甘草、粳米养胃和中，黄芩助桑白皮清热泻肺，诸药合用，清热而不伤阴，泻肺而不伤正。肺热清，邪热除，诸证自清。

五、痰火（舌痛）

痰火舌痛，舌络痛阻。

主证：眩晕，舌见麻痛，苔黄，脉数滑。

中医辨证：痰火舌痛，舌络痹阻。

治法：降火逐痰。

方药：礞石滚痰丸。

青礞石 15 克　沉香（磨汁冲服）3 克　大黄 6 克　黄芩 10 克

用法：三味共煎（沉香磨汁冲服）加水 300 毫升，煎至 150 毫升，一日三次，一次 50

毫升，空腹服用。

禁忌：油腻食物。体虚、孕妇不可轻用，以免损伤正气。

方论：方中礞石驱逐顽痰，力甚猛峻；大黄荡涤陈积，开下行之路，黄芩清上焦之火，消除成痰之因，二味用量独重，有正本清源之意；沉香调达气机，为诸药之开导，四药共奏降火逐痰之效。

六、脏腑热毒（舌痛）

脏腑热毒，舌痛。

主证：全舌色紫舌痛，舌暗，脉滑。

中医辨证：脏腑热毒，舌痛。

治法：清热散瘀解毒。

方药：三黄汤合四物汤加味。

黄连 3 克　黄参 10 克　大黄 6 克　生地黄 10 克　赤芍 10 克　当归 10 克　黄柏 10 克　苦参 10 克　川芎 10 克

用法：诸药共煎加水 900 毫升，煎至 450 毫升去滓，一日三次，一次 150 毫升，空腹服用。

禁忌：葱、蒜、萝卜、湿面、冷水、猪肉。

方论：方中黄连、黄芩、大黄清热泻火为君；生地、黄柏滋阴清热为臣；川芎、当归、赤芍行气活血为佐；苦参合黄柏清热解毒为使，诸药组合共奏清热散瘀解毒之功。

七、阴虚火旺（舌痛）

阴虚火旺，舌痛。

主证：舌头灼痛或干痛，舌质光红，干燥少津，有横裂，舌红，少苔，脉细数。

中医辨证：阴虚火旺，舌痛。

治法：滋阴清热。

方药：六味地黄汤。

生地黄 15 克　山药 10 克　山萸肉 10 克　牡丹皮 10 克　茯苓 12 克　泽泻 10 克

用法：诸药共煎加水 800 毫升，煎至 450 毫升去滓，一日三次，一次 150 毫升，饭后服用。

禁忌：葱、蒜、萝卜、一切血、胡荽。

方论：本方主治症属肝肾虚火旺，治当滋补肝肾之阴。生地黄补肾阴，益精髓为君；山萸肉补肝肾，敛虚火，干山药既可补肾，又可健脾，共为臣药；阴虚则火旺，故配牡丹皮凉血清热，以泻肝肾虚火，肾虚则水湿不能渗利，故用茯苓、泽泻以利水湿。全方"三补"与"三泻"并用，但以"补"为主，以泻为辅，故三味补药用量稍重，三味"泻药"用量稍轻。本方构思巧妙，配伍精当，可称为"补方之正鹄"。

189. 舌　痒

舌痒，指舌体的色泽形态无明显异常，而感到奇痒难忍的病症。

一、心肾阴虚（舌痒）

心肾阴虚，舌痒。

主证：舌尖部发痒，不红不肿，痒时彻心，心烦不安，小便清利，大便自调，舌红，脉细数。

中医辨证：心肾阴虚，舌痒。

治法：滋阴降火，养血益阴。

方药：地黄膏。

白芍药10克　川芎6克　枸杞10克　知母10克　地骨皮10克　天冬10克　麦冬10克　丹皮10克　莲肉10克　甘草6克　党参15克

用法：诸药共煎加水900毫升，煎至450毫升，一日三次，一次150毫升，饭后服用。

禁忌：鳖肉、胡荽、海菜、猪肉、菘菜。

方论：方中白芍、知母、黄柏、地骨皮、天冬、麦冬滋心火降肾阴为君；枸杞子、牡丹皮滋阴降火为臣；党参甘温益气，川芎辛温行气，莲肉甘平益气养心健脾共为佐；甘草调诸药和中调脾，诸药共奏滋阴降火、养心滋肾之效。

二、心火烘盛（舌痒）

心火炽盛，舌痒。

主证：舌尖或舌前部痒，或伴灼痛，急躁易怒，五心烦热，口干，舌红少苔，脉数。

中医辨证：心火炽盛，舌痒。

治法：清心泻火。

方药：八正散加味。

车前子10克　木通6克　飞滑石12克　瞿麦10克　萹蓄10克　黄芩10克　黄连6克　大黄6克　甘草6克　栀子10克

用法：诸药共煎加水900毫升，煎至450毫升去滓，一日三次，一次150毫升，空腹服用。

禁忌：冷水、猪肉、海菜、蒜菜。

方论：方中瞿麦利水通淋，清热凉血，木通利水降火为主；辅以萹蓄、车前子、滑石、灯心清热利湿，利窍通淋；佐以栀子、黄芩、黄连、大黄清热泻火，引热下行；甘草梢和药缓急，诸药合用，共奏清热泻火之功。火清，热泻，诸症自清。

190. 舌　裂

舌上出现裂纹，纵形、人字形、川字形、井字形均称舌裂。

一、阴虚热涸（舌裂）

阴虚热涸，舌裂。

主证：舌见裂纹，无苔，舌质红绛少津，口干，消瘦，五心烦热，舌红少津，脉细数。

中医辨证：阴虚热涸，舌裂。

治法：清热解毒，凉血散瘀。

方药：犀角地黄汤合增液汤。

水牛角15克　生地黄15克　白芍药10克　牡丹皮10克　芒硝6克　麦冬10克　玄参10克

用法：诸药共煎加水900毫升，煎至450毫升去滓，一日三次，每次150毫升，空腹服用。

禁忌：葱、蒜、萝卜、一切血、胡荽、鳖肉。

方论：方中犀角清营凉血，清热解毒为君；生地清热凉血，合玄参、麦冬、芒硝滋养阴液共为臣；白芍和营泻热，丹皮泻血分伏热，凉血散瘀。综合全方，清热之中兼以养阴，凉血之中兼以散瘀，热清、液增，诸症自愈。

二、阳明实热（舌裂）

阳明实热，舌裂。

主证：舌见裂纹，苔黄糙，身热汗出，腹满坚硬，拒按，甚则谵语，循衣摸床。

中医辨证：阳明实热，舌裂。

治法：急下存阴。

方药：大承气汤。

厚朴 10 克　大黄 6 克　芒硝 6 克　枳实 10 克

用法：四味药共煎加水 400 毫升，煎至 200 毫升，一日一次，空腹服用。

禁忌：体虚、老年、孕妇不宜服用，或在医生指导下服用。

方论：方中大黄泻阳明实火，厚朴行气散满，枳实破气消痞，芒硝润燥软坚，四味配合，具有清热消积之功。

191. 舌 痿

舌痿，指舌肌软弱无力，转动不自如，多由筋脉失养而致。

一、痰湿阻络（舌痿）

痰湿阻络，舌痿。

主证：舌形收缩，无力自由伸缩转动，甚至伸不出舌，转动无力，言语不利，面白唇青，胸脘痞满，心悸眩晕，呕恶痰多，舌白腻，脉滑。

中医辨证：痰湿阻络，经脉失养。

治法：燥湿理气化痰。

方药：涤痰汤。

半夏 10 克　甘草 6 克　茯苓 10 克　陈皮 6 克　枳壳 10 克　天南星 10 克　石菖蒲 6 克
竹茹 10 克　党参 15 克

用法：诸药共煎加水 1000 毫升，煎至 450 毫升去滓，一日三次，每次 150 毫升，空腹服用。

禁忌：羊肉，羊血、饴糖、猪肉、海菜、醋、一切醋。

方论：方中天南星、半夏、陈皮、茯苓行气燥湿化痰为君；党参益气健脾，枳壳行气化痰，菖蒲和络开窍共为臣；竹茹清热化痰为佐；甘草调诸药兼和中调脾，诸药组合共奏燥湿理气化痰之功。

二、心脾两虚（舌痿）

心脾两虚，舌痿。

主证：舌软无力，面色无华，唇爪淡白，心悸怔忡，纳呆，舌淡苔薄白，脉缓弱或濡。

中医辨证：心脾两虚，舌痿。

治法：健脾养心，益气补血。

方药：归脾汤。

人参 15 克　白术 10 克　黄芪 15 克　当归 10 克　远志 6 克　五味子 6 克　神曲 10 克　枣仁 15 克　茯神 10 克　半夏 10 克

用法：诸药加水 1000 毫升，煎至 450 毫升去滓，一日三次，一次 150 毫升，饭后服用。

禁忌：湿面、醋及一切酸、羊肉，羊血、饴糖。

方论：本方主治心脾气血两虚之证，方中以参、芪、术、草甘温补气健脾；当归养心，酸枣仁、茯神、远志宁心安神；半夏理气化痰，神曲健脾和中，诸药组合共奏健脾养心、益气补血之功。

三、肺热熏灼（舌痿）

肺热熏灼，舌痿。

主证：舌干而痿，无痰干咳，或痰少而黏，气咳而喘，咽干鼻燥，心烦口渴。

中医辨证：肺热熏灼，舌痿。

治法：清燥润肺。

方药：清燥救肺汤。

桑白皮 10 克　生石膏 15 克　胡麻仁 10 克　天花粉 10 克　生地黄 15 克　麦冬 10 克　连翘 10 克　枇杷叶 10 克　桔梗 6 克　薄荷（后下）6 克　甘草 6 克

用法：诸药共煎加水 1000 毫升，煎至 450 毫升去滓，一日三次，一次 150 毫升，空腹服用。

禁忌：猪肉、鳖肉、葱、蒜、鲫鱼、海菜、蒜菜。

方论：方中桑白皮、天花粉、麦冬、连翘、石膏清热润燥为君；麻仁润燥散结，去脐热，枇杷叶清肺降逆为臣；薄荷、桔梗清热散风，活络散结为佐；热盛最易伤津，故用生地滋阴生津，甘草调和诸药共为使，诸药组合共奏清燥救肺之功。燥清，热泻，肺救，诸症自去。

四、肝肾阴涸（舌痿）

肝肾阴涸，舌痿。

主证：舌枯晦，敛缩而痿，口干齿燥，昏沉嗜睡，脉虚大。

中医辨证：肝肾阴涸，舌痿。

治法：滋阴润燥。

方药：加减复脉汤。

阿胶（烊化兑服）10 克　甘草 6 克　生地黄 15 克　麦冬 10 克　麻仁 10 克　白芍 10克

用法：阿胶烊化兑服外，余药共煎加水 800 毫升，煎至 450 毫升，一日三次，一次 150 毫升，空腹服用。

禁忌：海菜、葱、蒜、一切血、萝卜、鲫鱼。

方论：方中阿胶、生地黄滋补肝肾、滋阴润燥为君；麦冬、白芍滋补肺肾、生津解肌共为臣；治痿独取阳明，故用麻仁润燥散结，急下存阴之意为佐；甘草调和诸药为使。诸药组合成方，共奏滋阴润燥之效。

192. 舌　纵

舌纵，舌体伸长，不能收回，或回缩困难，多因心火炽盛、肝气郁结、气虚而致。

一、心火炽盛（舌纵）

心火炽盛，舌纵。

主证：舌体伸长，舌质红绛坚干，回缩困难或不能回缩，舌尖赤，脉数。

中医辨证：心火炽盛，舌纵。

治法：清心泻火。

方药：导赤散。

黄连 3 克　黄芩 10 克　大黄 6 克　竹叶 10 克　木通 6 克　甘草梢 6 克　半夏 10 克　陈皮 6 克　僵蚕 10 克　胆南星 10 克

用法：诸药共煎加水 900 毫升，煎至 450 毫升去滓，一日三次，一次 150 毫升，空腹服用。

禁忌：冷水、猪肉、葱、蒜、萝卜、一切血、羊肉、羊血、饴糖。

方论：方中黄连、黄芩、大黄、竹叶、甘草梢清心泻火为君；竹叶、木通清心降火，利水通淋为臣；半夏、僵蚕、胆南星化痰开窍为佐；陈皮行气化痰健脾。"舌是心之苗，脾之外侯"，故调心健脾，舌纵自清。

二、肝气郁结（舌纵）

肝气郁结，舌纵。

主证：舌体伸长而不能收回，全身无明显症状，或兼胸胁闷胀，情志抑郁，食欲不振，苔薄白，脉弦涩。

中医辨证：肝气郁结，舌纵。

治法：疏肝养血，健脾和中。

方药：逍遥散加味。

当归 10 克　白芍 10 克　柴胡 10 克　甘草 6 克　薄荷（后下）6 克　煨姜 6 克　栀子 10 克　茯苓 10 克

用法：诸药共煎加水 900 毫升，煎至 450 毫升去滓，一日三次，一次 150 毫升，空腹服用。

禁忌：湿面、海菜、葱、蒜、萝卜、鳖肉、一切血、猪肉。

方论：方中柴胡疏肝解郁，当归、白芍养血柔肝，甘草、茯苓健脾养心，薄荷助柴胡以疏肝郁，煨生姜温胃和中，栀子清心凉血开窍，诸药组合共奏疏肝养血、健脾和中之功。

三、气虚（舌纵）

气虚舌纵，舌体伸长。

主证：舌体伸长，麻木不仁，舌质嫩淡痿软，回缩无力，全身倦怠，少气懒言，舌淡苔白，脉虚弱。

中医辨证：气虚舌纵。

治法：补中益气，升阳举陷。

方药：补中益气汤。

陈皮 6 克　白术 10 克　升麻 6 克　人参 10 克　黄芪 15 克　甘草 6 克　当归 10 克　柴胡 10 克

用法：诸药共煎加水 900 毫升，煎至 450 毫升去滓，一日三次，一次 150 毫升，饭后服用。

禁忌：阴虚内热者忌服。服药期间忌雀肉、青鱼、菘菜、猪肉、桃李、海菜、湿面。

方论：方中黄芪补中益气，升阳固表为君；人参、白术、甘草甘温益气，补益脾胃为臣；陈皮调理气机，当归补血和营为佐；升麻、柴胡协同参芪升举清阳为使。综合全方，补气健脾，使后天生化有源，脾胃气虚之症自可痊愈。

193. 舌　卷

舌头回缩卷曲，转动不灵，语言不清者，称舌卷。多由肝经气绝、温邪内陷而致。

一、肝经气绝（舌卷）

肝经气绝，舌卷。

主证：舌卷，舌质绛干，阴囊上缩，（卵缩、囊缩）心胸烦满，唇青。

中医辨证：肝经气绝，舌卷。

治法：平肝熄风，清热止痉。

方药：羚角钩藤汤。

羚羊角 10 克　钩藤（后下）10 克　贝母 10 克　生地黄 15 克　桑叶 10 克　白芍 10 克　甘草 6 克　竹茹 10 克　生决明 15 克　玳瑁 6 克

用法：诸药加水 900 毫升，煎至 450 毫升去滓，一日三次分服，空腹服用。

禁忌：海菜、猪肉、菘菜、葱。蒜、萝卜。

方论：方中羚羊角、钩藤清热凉肝，熄风化痰止痉，桑叶清热疏风，石决明镇肝熄风，生地、白芍、甘草养阴生津，竹茹、贝母清热除痰，玳瑁清热解毒解痉。诸药共奏平肝熄风、清热解痉之效。

二、温邪内陷（舌卷）

温邪内陷，舌卷。

主证：舌卷而短，舌色红绛，两颧赤，壮热神昏，四肢厥逆，大便秘结，苔红舌红，脉数滑，沉或涩。

中医辨证：温邪内陷，舌卷。

治法：清热解毒，豁痰开窍。

方药：牛黄承气汤。

安宫牛黄丸 2 粒　生大黄 10 克（研末）

用法：二味共煎加水 150 毫升，煎至 100 毫升，分三次服用，每次服用 30 毫升。

禁忌：冷水、猪肉。

方论：方中牛黄清心解毒，豁痰开窍，犀角清心凉血解毒，麝香开窍醒神，三味共为君药；郁金、冰片芳香去秽，通窍开闭，以内透包络，朱砂、珍珠、金箔镇心安神，蜂蜜和胃调中为佐；使以大黄导痰浊，引热邪下行。诸药共奏清热解毒豁痰开窍之功。

194. 舌　强

　　舌体强硬，活动不灵，谈吐不利者，谓之舌强，多由风痰阻遏中于经络，风痰阻络中于脏腑而致。

一、风痰阻遏中于经络（舌强）

　　风痰阻遏中于经络，舌强。

　　主证：中于经络者，仅见半身不遂，或眼㖞斜。

　　中医辨证：风痰阻遏中于经络者，舌强。

　　治法：豁痰开窍．疏风活络。

　　方药：转舌膏。

　　连翘 10 克　石菖蒲 6 克　栀子 10 克　黄参 10 克　桔梗 6 克　水牛角 15 克　大黄 6 克
防风 10 克　玄明粉 6 克　柿霜 10 克　甘草 6 克

　　用法：诸药加水 900 毫升，煎至 450 毫升去滓，一日三次，空腹服用。

　　禁忌：海菜、猪肉、菘菜、羊血、羊肉、饴糖。

　　方论：方中石菖蒲化痰开窍为君药；水牛角、连翘、栀子、黄参、防风、大黄疏风清热消痰浊共为臣药；芒硝、柿霜、桔梗清热化痰活络消头面滞气为佐；甘草健脾益气兼调诸药，诸药组合共奏豁痰开窍、疏风活络之效。

二、风痰阻络，中于脏腑（舌强）

　　风痰阻遏中于脏腑，舌强。

　　主证：中于脏腑者，突然昏倒，不省人事，喉中痰鸣如电锯，牙关紧闭，撬开后舌亦强硬难出，舌红苔黄腻，脉濡滑。

　　中医辨证：风痰阻络中于脏腑，舌强。

　　治法：豁痰开窍。

　　方药：涤痰汤。

　　半夏 10 克　甘草 3 克　茯苓 10 克　陈皮 6 克　竹茹 10 克　人参 10 克　枳壳 10 克　石菖蒲 6 克　天南星 10 克

　　用法：诸药加水 900 毫升，煎至 450 毫升去滓，一日三次，空腹服用。

　　禁忌：醋、一切酸、羊肉、羊血、海菜、饴糖、猪肉、菘菜。

　　方论：方中天南星、半夏、陈皮、茯苓行气燥湿化痰为君；人参益气健脾，枳壳行气化痰，石菖蒲活络开窍共为臣；竹茹清热化痰共为佐；甘草调和诸药兼调脾为使，诸药组合共奏豁痰开窍之功。

三、热入心包（舌强）

　　热入心包，舌强。

　　主证：温病热邪不解，内陷心包，症见壮热，谵语神昏，舌质绛，颧赤，脉洪滑动，舌苔黄且干。

　　中医辨证：热入心包，舌强。

　　治法：滋阴潜阳。

方药：三甲复脉汤。

阿胶（烊化兑服）10 克　麻仁 10 克　生地黄 15 克　牡蛎 15 克　麦门冬 10 克　龟版 10 克　龟甲 10 克

用法：诸药加水 800 毫升，煎至 450 毫升去滓，一日三次，空腹服用。

禁忌：葱、蒜、萝卜、鲫鱼、一切血。

方论：方中地黄、麦门冬、阿胶滋养阴液；生牡蛎、龟版、龟甲潜阳；诸药合用，有育阴潜阳之效，对于热伤阴液，阴虚不能潜阳尚可，麻仁润肠泻热，急下存阴之意，诸药组合，共奏滋阴潜阳之效。

195. 舌　歪

张口或伸舌时，舌向一侧偏斜名舌歪。多由中外风、中内风而致。

一、中外风（舌歪）

中外风，舌歪。

主证：轻者仅伸舌时见舌体偏向一侧，而无口眼㖞斜，半身不遂等症状；重者舌歪与口眼㖞斜并见，弛侧面肌麻木不适，言语、饮食均觉不利。

中医辨证：中外风，舌歪。

治法：疏风通络。

方药：大秦艽汤加减。

秦艽 10 克　生石膏 15 克　甘草 6 克　白芍药 10 克　川芎 6 克　当归 10 克　羌活 10 克　独活 10 克　细辛 6 克　茯苓 10 克　白芷 10 克　生地黄 10 克　熟地 10 克　防风 10 克　白术 10 克

用法：诸药共煎加水 1500 毫升，煎至 450 毫升去滓，一日三次，空腹服用。

禁忌：海菜、湿面、葱、蒜、青鱼、雀肉、菘菜、桃李。

方论：本方大队祛风药与养血和血清热之品组成，方中以秦艽祛散一身之风为主，又配羌活、防风散太阳之风，白芷散阳明之风，细辛、独活搜少阴之风，大抵风药多燥且原本经络空虚，故又配以当归、熟地、川芎、白芍补血活血，复用白术、茯苓、甘草益气健脾，以资气血之源。又风能生热，是以又配黄芩、石膏、生地黄清热降火，诸药合用共成祛风养血清热之功。

二、中内风、属风痰者（舌歪）

中内风属风痰中经络者，舌歪。

主证：猝然而发，眩晕，舌歪，口眼㖞斜，一侧肢体瘫痪，舌淡，脉弦滑。

中医辨证：风痰中经络者，舌歪。

治法：祛风化痰。

方药：牵正散。

全蝎 3 枚　僵蚕 10 克　白附子 10 克

用法：三味药加水 500 毫升，煎至 300 毫升，每服 150 毫升，一日三次，饭后服用。

禁忌：油腻、生蒜、犬肉、猪肉。

方论：本症病机为风痰阻络，经脉不利，按中风之候，当先辨其真中类中及经络脏腑之别，其治大略，不外攻风逐痰。故本主症治宜祛风痰，通经络，止痉挛。方中白附子辛温散风止痉，长于祛头面之风，且有燥湿化痰作用；全蝎熄风止痉，善于通络，为定风止挛之要药；僵蚕熄内风，散外风，且能化痰。三药合用，力专效著，可是风去痰消，经络通畅，则诸症自消。

三、中内风、阴虚风动（舌歪）

中内风，阴虚风动。

主证：眩晕耳鸣，舌歪，口眼㖞斜，舌歪而强，言謇，半身不遂，舌红苔黄，脉弦细。

中医辨证：中内风，阴虚风动，舌歪。

治法：平肝熄风。

方药：羚羊钩藤汤加减。

羚羊角 10 克　龟版 10 克　牡丹皮 10 克　柴胡 10 克　生地黄 15 克　生石决明 15 克　蝉蜕 10 克　夏枯草 1 克　白芍药 10 克　薄荷（后下）6 克　菊花 10 克

用法：诸药共煎加水 1000 毫升，煎至 450 毫升去滓，一日三次分服，空腹服用。

禁忌：葱、蒜、萝卜、鲫鱼。

方论：方中羚羊角、石决明、白芍药、牡丹皮、菊花凉肝熄风为君；生地、白芍药甘酸化阴，蝉蜕、薄荷、柴胡疏风活络为臣；龟版阴中至阴之物，补血养血滋阴为佐；夏枯草疏风散结活络化滞为使；诸药组合共奏平肝熄风、活络化滞之效。

196. 舌　颤

舌颤，多由热极生风、肝阳化风、肝肾内损、血虚酒毒而致。

一、热极生风（舌颤）

肝风舌颤，伸舌时舌体颤动不定，不能控制的称舌颤，多因热极生风而致。

主证：伸舌时舌体翼翼煽动，并见高热，烦燥，神昏，痉厥，舌红，苔黄，脉弦细。

中医辨证：肝风舌颤，热极生风。

治法：平肝熄风。

方药：羚羊钩藤汤。

羚羊角 10 克　钩藤 10 克　川贝母 10 克　生地黄 15 克　桑叶 10 克　茯神 12 克　菊花 10 克　白芍药 10 克　鲜竹茹 10 克　石决明 15 克　甘草 6 克

用法：诸药共煎加水 1000 毫升，煎至 450 毫升去滓，一日三次，空腹服用。

禁忌：葱、蒜、萝卜、海菜、猪肉、菘菜。

方论：方中羚羊角、钩藤、桑叶、菊花凉肝熄风，生地黄、白芍药、甘草甘酸化阴，滋液缓急，川贝、竹茹、茯神化痰通络，清心安神，由于肝病热风阳上逆，与此病机一致属阳重证，故加石决明潜镇。诸药组合，攻补兼施，可使热去阴复，痰消风熄，共成凉肝熄风、清热定痉之功。

二、肝阳化风（舌颤）

肝阳化风，舌颤。

主证：舌颤并见四肢颤动拘急，行步不稳或头痛，眩晕，甚至突然昏倒，舌红，脉弦滑细。

中医辨证：肝阳化风，舌颤。

治法：滋养肝肾。

方药：三甲复脉汤。

阿胶（烊化兑服）10克　麻仁10克　干地黄15克　甘草6克　麦冬10克　生龟版10克　生鳖甲10克　生牡蛎10克

用法：诸药加水1000毫升，煎至450毫升，一日三次，空腹服用。

禁忌：葱、蒜、萝卜、海菜、猪肉、鳖肉。

方论：方中生地黄、麦冬、阿胶滋养阴液，生牡蛎、龟版、鳖甲潜阳，诸药合用，有育阴潜阳之效。对于热伤阴液，阴虚不能潜阳尚可。麻仁润筋泻热，有急下存阴之意，甘草清热调中和诸药。诸药组合共奏滋养肝肾之效。

三、肝肾内损（舌颤）

肝风舌颤，肝肾内损。

主证：舌体萎缩，局部肌肉消瘦，身体痿躄，甚者舌强语言难出，舌红，脉弦细。

中医辨证：肝肾内损，肝风舌颤。

治法：滋补肝肾，化痰开窍。

方药：地黄饮子。

生地黄15克　当归10克　川芎6克　白蒺藜15克　制首乌15克　荆芥10克　防风10克　黄芪15克　甘草6克

用法：诸药共煎加水900毫升，煎至450毫升，一日三次，饭后服用。

禁忌：葱、蒜、萝卜、湿面、猪肉、海菜、菘菜。

方论：方中生地黄、何首乌滋肝补肾为君药；当归、川芎、防风、荆芥、白蒺藜疏风活络，滋补肝肾开窍，疏风化痰为臣；黄芪、甘草补中益气，调理脾胃助生化之源为佐使，诸药组合共奏滋肝补肾、化痰开窍之功。

四、血虚（舌颤）

血虚舌颤，舌淡红。

主证：伸舌时舌体蠕蠕而动，心悸，怔忡，少寐，多梦，健忘，舌淡，脉弦细。

中医辨证：血虚舌颤，舌淡红。

治法：养血柔筋，补益心脾。

方药：归脾汤加阿胶。

党参15克　白术10克　黄芪15克　远志6克　半夏10克　茯神10克　生姜6克　大枣6克　甘草6克　白芍药10克　阿胶（烊化兑服）10克　当归10克

用法：诸药共煎加水1000毫升，煎至450毫升去滓，一日三次，饭后服用。

禁忌：羊肉、羊血、饴糖、雀肉、青鱼、菘菜、桃李、海菜、猪肉、醋及一切酸。

方论：本方主治心脾两虚之症。方中以参、芪、术、甘草补气健脾，当归、阿胶补血养心，茯神、远志宁心安神，半夏健脾和胃助生化之源，白芍柔筋补血，大枣、生姜益气健脾兼调营卫，诸药组合共成养血柔筋、补益心脾之功。

五、酒毒（舌颤）

酒毒，舌颤。

主证：舌色紫红，舌体伸出颤动，手颤面麻，幻觉健忘，舌苔腻，脉濡细。

中医辨证：酒毒，舌颤。

治法：分消酒湿，温中健脾。

方药：葛花解酲汤。

葛花 10 克　白蔻仁 3 克　砂仁 3 克　茯苓 10 克　猪苓 10 克　泽泻 10 克　木香 10 克 神曲 10 克　干姜 6 克　青皮 6 克　陈皮 6 克　白术 6 克

用法：诸药共煎加水 900 毫升，煎至 450 毫升去滓，一日三次，空腹服用。

禁忌：猪肉、雀肉、青鱼、菘菜、桃李、酸。

方论：方中葛花独入阳明，解酒醒脾，猪苓、茯苓、泽泻淡渗利湿，使酒湿之邪从小便而出，砂仁、白蔻仁、青皮、橘皮、木香、干姜温中健脾，行气和胃，人参、白术补气健脾，神曲解酒化食。诸药同用，共奏分消酒湿温中健脾之功。

197. 弄 舌

舌频频伸出口外又立即内收，上下左右，伸缩不停，状如舌舐，称弄舌。多由心脾实热、脾肾虚热蛊证而致。

一、心脾实热（弄舌）

心脾实热，弄舌。

主证：舌伸出即收，左右吐弄，身热面赤，时时烦躁，口舌生疮，舌红苔黄，脉滑细。

中医辨证：心脾实热，弄舌。

治法：清心火，泻脾热。

方药：泻心导赤汤。

黄连 3 克　木通 3 克　生地黄 15 克　竹心 10 克　栀子 10 克　生石膏 15 克　广藿香 10 克　甘草 6 克　防风 10 克

用法：诸药共煎加水 900 毫升，煎至 450 毫升去滓，一日三次，空腹服用。

禁忌：冷水，猪肉、葱、蒜、海菜、菘菜、萝卜、一切血。

方论：方中栀子、竹心能清上焦之热为君；黄连清心火，石膏、广藿香清中焦脾胃湿热共为臣；大黄、木通导热从大小便下行为佐；防风疏风散结，交通上下，清三焦热邪，诸药共奏清心泻火、祛脾胃实热之功。

二、脾胃虚热（弄舌）

脾胃虚热，弄舌。

主证：舌时时吐出口外，口角流涎，五心烦热，口渴唇焦，舌红苔薄黄，脉细。

中医辨证：脾胃虚热，弄舌。

治法：滋阴清热，益气健脾。

方药：四君子汤合知柏地黄汤。

知母 10 克　黄柏 10 克　人参 15 克　茯苓 10 克　甘草 6 克　白术 10 克　熟地 10 克 山萸肉 10 克　牡丹皮 10 克　泽泻 10 克　山药 10 克

用法：诸药共煎加水 900 毫升，煎至 450 毫升去滓，一日三次，空腹服用。

禁忌：醋，猪肉、雀肉、蒜、海菜、青鱼、菘菜、萝卜、桃李、一切血。

方论：方中知母、黄柏、丹皮滋阴凉血清热为君；人参、白术、茯苓、甘草益气补中，调养脾胃为臣；熟地黄、山萸肉、山药滋阴清热为佐；泽泻引虚热从小便而解为使。诸药组合成方共奏滋阴清热、益气健脾之效。

三、痫证（弄舌）

痫证，弄舌。

主证：突然昏仆，昏不知人，口吐白沫，两眼直视，四肢抽搐，摇头弄舌，醒后如常人，舌和，脉滑细。

中医辨证：痫证，弄舌。

治法：豁痰开窍，熄风定痫。

方药：定痫镇痛汤。

天南星 10 克　丹参 10 克　生铁落 15 克　远志 6 克　地龙 10 克　石菖蒲 6 克　甘草 6 克

用法：诸药共煎加水 600 毫升，煎至 300 毫升去滓，一日三次，空腹服用。

禁忌：猪肉、羊血、羊肉、饴糖。

方论：方中天南星豁痰开窍，石菖蒲疏风通络化痰开窍为君；生铁落平肝降逆，丹参、地龙活血通络化痰散滞为臣；远志、宁心安神为佐；甘草清热化痰，调中健脾为使。诸药组合共奏豁痰开窍、熄风定痫之功。

198. 啮　舌

不由自主咬嚼舌头称啮舌。多由热盛动风、风痰上扰而致。

一、热盛动风（啮舌）

热盛动风，啮舌。

主证：自咬舌头，牙关紧急，高热抽搐，甚则角弓反张，舌红苔薄黄，脉弦细。

中医辨证：热盛动风，啮舌。

治法：清热凉肝熄风。

方药：羚角钩藤汤。清热凉血熄风

羚羊角 10 克　钩藤 10 克　川贝母 10 克　生地黄 15 克　桑叶 10 克　茯神 12 克　菊花 10 克　鲜竹茹 10 克　石决明 15 克　甘草 6 克

用法：诸药共煎加水 900 毫升，煎至 450 毫升去滓，一日三次，空腹服用。

禁忌：猪肉、葱、蒜、海菜、菘菜。

方论：方中羚羊角、石决明、菊花、桑叶、钩藤凉肝熄风为君；生地黄甘酸化阴，川贝母、茯神清热化痰安神宁心为臣；甘草清热化痰为佐；竹茹清热降逆解痉熄风为使。诸药组合共成清热熄风、化痰降逆之功。

二、风痰上扰（啮舌）

见于痫证发作期。

主证：突然昏仆，昏不知人，抽搐咬牙，舌黄白腻，脉细滑。

中医辨证：痫证发作期，抽搐咬牙。

治法：祛风化痰定痫。

方药：定痫镇痛汤。

天南星 10 克　丹参 10 克　生铁落 15 克　远志 6 克　地龙 10 克　甘草 6 克

用法：诸药共煎加水 800 毫升，煎至 450 毫升去滓，一日三次，空腹服用。

禁忌：猪肉、海菜、菘菜。

方论：方中天南星豁痰开窍，石菖蒲疏风通络、化痰开窍为君；生铁落平肝降逆，丹参、地龙活血通络、化痰散滞为臣；远志宁心安神为佐；甘草清热化痰、调中健脾为使，诸药组合共奏豁痰开窍、熄风定痫之效。

199. 舌　剥

舌苔剥落不全，剥落处光滑无苔，称为舌剥，多由胃阴虚、气阴虚而致。

一、胃阴虚（舌剥）

胃阴虚，舌剥。

主证：口干少津，不思饮食，剥落不全，食不知味或食后饱胀，或干呕作呃，甚则噎膈反胃，大便难下，舌红，苔如花斑。脉细。

中医辨证：胃阴虚，舌剥。

治法：滋养胃阴。

方药：沙参麦冬汤加味。

北沙参 15 克　麦门冬 10 克　玉竹 10 克　桑叶 10 克　菊花 10 克　扁豆 10 克　甘草 6 克　石斛 10 克　神曲 10 克　茯苓 10 克　陈皮 6 克　莲米 12 克

用法：诸药共煎加水 1900 毫升，煎至 450 毫升去滓，一日三次，空腹服用。

禁忌：鲫鱼、猪肉、海菜、菘菜、醋、一切酸。

方论：方中沙参、麦冬、桑叶、莲米、玉竹、菊花泻胃存阴，养胃生津为君；扁豆、石斛、神曲健脾消积，益气和胃为臣；陈皮、茯苓行气健脾，渗泻热邪为佐；甘草调和诸药兼助脾胃为使，诸药组合共奏滋养胃阴生津之功。

二、气阴虚（舌剥）

气阴虚，舌剥。

主证：短气乏力倦怠，盗汗，五心烦热，口干咽燥，舌淡红，苔剥，脉弱虚细。

中医辨证：气阴虚，舌剥。

治法：益气养阴生津。

方药：生脉散加味。

人参 10 克　麦门冬 10 克　五味子 6 克　当归 10 克　生地黄 10 克　熟地 10 克

用法：诸药共煎加水 900 毫升，煎至 450 毫升去滓，一日三次，饭后服用。

禁忌：鲫鱼、葱、蒜、萝卜。

方论：方中人参甘温，麦门冬甘寒滋阴生津，益气补虚生津止渴共为君；熟地黄、五味子敛肺益肾生津为臣；当归养血生新，合人参气血双补为佐使。诸药共奏益气养阴之功。

200. 舌　麻

舌头有麻木的感觉，称舌麻。多由血虚、肝风、外风夹痰而致。

一、血虚（舌麻）

血虚，舌麻。

主证：舌淡而麻，面色苍白或萎黄，心悸气短，苔白，舌淡，脉虚弱。

中医辨证：血虚，舌麻。

治法：益气健脾，养血活络。

方药：归脾汤加减。

党参 15 克　白术 10 克　甘草 6 克　木香 10 克　当归 10 克　黄芪 15 克　茯苓 10 克　远志 6 克　大枣 10 克　枣仁 10 克　龙眼肉 10 克　炮姜 6 克

用法：诸药共煎加水 900 毫升，煎至 450 毫升去滓，一日三次，饭后服用。

禁忌：海菜、猪肉、菘菜、湿面、面汤、醋、一切酸。

方论：方中以参、芪、甘、术温补健脾；当归、龙眼肉补血养心，酸枣仁、茯苓、远志宁心安神；更以木香理气醒脾，大枣补气健脾，炮姜温胃和中，组合成方共奏心脾双顾，气血双补之效。

二、肝风（舌麻）

肝风，舌麻。

主证：舌麻而强，言语不利，头晕，头痛或猝然仆倒，半身不遂，舌红，脉弦细。

中医辨证：肝风舌麻。

治法：益阴平肝熄风。

方药：天麻钩藤饮。

天麻 10 克　钩藤（后下）10 克　石决明 15 克　川牛膝 12 克　山栀 10 克　黄芩 10 克　益母草 15 克　杜仲 10 克　桑寄生 12 克　夜交藤 15 克　茯神 10 克

用法：诸药共煎加水 900 毫升，煎至 450 毫升去滓，一日三次，饭后服用。

禁忌：油腻食品、醋、一切酸。

方论：方中天麻、钩藤、石决明平肝熄风，山栀子、黄芩清肝泻火，杜仲、桑寄生补益肝肾，夜交藤、茯神养心安神，益母草活血利水，牛膝活血通络，诸药组合，共成清热平肝、潜阳熄风之效。

三、外风夹痰（舌麻）

外风夹痰，舌麻。

主证：舌麻而强，头晕目眩，四肢麻木或突然倒仆，舌白腻，脉浮滑。

中医辨证：外风夹痰，舌麻。

治法：疏风化痰。

方药：省风汤。

全蝎 2 枚　天南星 10 克　生姜 6 克　防风 10 克　生半夏 10 克　木香 10 克　沉香 10 克　白附子 5 克　生川乌 10 克

用法：诸药共煎加水900毫升，煎至450毫升去滓，一日三次，饭后服用。

禁忌：羊血、羊肉、饴糖。

方论：方中全蝎、白附子熄风定惊，半夏、天南星祛风化痰浊共为君；乌头、防风疏风通络为臣；沉香、木香理气化痰散滞气为佐；生姜疏风通络散寒解表为使，诸药共奏疏风化痰之功。风疏，痰化，诸症自愈。

四、痰盛夹风（舌麻）

痰盛夹风，舌麻。

主证：头晕目眩，四肢麻木，平素多痰或体丰痰盛，苔腻，脉滑。

中医辨证：痰盛夹风舌麻。

治法：利气化痰，清胆和胃。

方药：温胆汤加胆星、天麻、黄连、全蝎。

陈皮6克　淡竹茹10克　生姜6克　枳实10克　半夏10克　黄连3克　大枣10克　胆星10克　全蝎2株　天麻10克　甘草6克

用法：诸药共煎加水900毫升，煎至450毫升去滓，一日三次，空腹服用。

禁忌：羊血、羊肉、饴糖、冷水、猪肉。

方论：方中半夏、胆星降逆燥湿化痰和胃为君；竹茹、黄连清热化痰，止呕除烦，枳实行气消痰，使痰随气下为臣；陈皮理气燥湿，天麻祛风化痰，茯苓健脾渗湿，全虫熄风定凉为佐；姜、枣、甘草益气健脾和胃，协调诸药为使。诸药合用，共奏理气化痰清胆和胃之效。

201. 舌 疮

舌疮是指舌体表面溃破出现一个或多个溃疡而言。多由心火炽盛、胃火熏蒸、气虚夹热、血虚燥热、肾阴虚、肾阳虚而致。

一、心火炽盛（舌疮）

心火炽盛，舌疮。

主证：舌体溃疡面鲜红疼痛，以舌尖部尤著，兼见面赤口渴，舌红，脉细。

中医辨证：心火炽盛舌疮。

治法：清心热泻心火。

方药：导赤散加味。

玄参10克　生地黄15克　淡竹叶10克　焦栀子10克　甘草6克　木通6克

用法：诸药共煎加水800毫升，煎至450毫升去滓，一日三次，空腹服用。

禁忌：葱、蒜、萝卜、海菜、猪肉。

方论：方中生地黄、玄参清热凉血，兼能养阴，木通、竹叶、栀子清心降火利水通淋，生甘草和胃清热通淋止痛，诸药相合，既能清热凉血，而又利水通淋。由于利水与益阴并重，所以利水而不伤阴。

二、胃火熏蒸（舌疮）

胃火熏蒸，舌疮。

主证：舌体疮面较大，兼见口气秽臭，渴喜冷饮，嘈杂易饥，苔黄舌红，脉滑细。

中医辨证：胃火熏蒸，舌疮。

治法：清火解毒，泻热通便。

方药：凉膈散。

芒硝6克　大黄6克　栀子10克　黄芩10克　薄荷6克　连翘10克　竹叶10克　蜂蜜10克　甘草6克

用法：诸药共煎加水900毫升，煎至450毫升去滓，一日三次，空腹服用。

禁忌：葱、海菜、猪肉、鲫鱼，孕妇及体虚忌用。

方论：本方所治之症，属上、中二焦积热所致。方中重用连翘清心肺，解心热，泻肺热为主药；配以黄芩清心胸郁热；栀子泻三焦之火，引火下行；薄荷、竹叶外疏内清；用朴硝、大黄荡涤胸膈积热，是借阳明为出路，以泻下而清彻其火热；又用白蜜、竹叶既能缓消大黄峻下之力，又可调脾胃。凡症属上、中二焦邪热炽盛者可用本方加减治之。

三、气虚夹热（舌疮）

气虚夹热，舌疮。

主证：舌体疮面久治不愈，疮口下陷，四肢倦怠，气短懒言，舌淡苔白，脉虚弱。

中医辨证：气虚夹热，舌疮。

治法：补中益气。

方药：补中益气汤加减。

升麻6克　党参15克　黄芪15克　白术10克　甘草6克　陈皮6克　柴胡10克　当归10克　麦冬10克　五味子6克

用法：诸药共煎加水900毫升，煎至450毫升去滓，一日三次，饭后服用。

禁忌：青鱼、雀肉、菘菜、桃李、海菜、猪肉、鲫鱼、湿面。阴虚内热忌用。

方论：方中黄芪补中益气，升阳固表为君；党参、白术、甘草甘温益气，补益脾胃为臣；陈皮调理气机，当归补血和营，麦门冬、五味子滋阴清热共为佐；柴胡、升麻协同参芪升举清阳为使，综合全方，共奏补中益气，滋阴清热之效，热清气补，诸症自去。

四、血虚燥热（舌疮）

血虚燥热，舌疮。

主证：舌疮经久不愈，并有口干不喜饮，头晕眼花，手足发热，舌淡，脉细。

中医辨证：血虚燥热，舌疮。

治法：补血清热。

方药：四物汤加味。

当归10克　川芎6克　黄芩10克　生地黄10克　白芍10克　知母10克　牡丹皮10克　黄柏10克　五味子6克　白术10克　麦冬10克

用法：诸药共煎加水1000毫升，煎至450毫升去滓，一日三次，空腹服用。

禁忌：青鱼、雀肉、菘菜、桃李、葱、蒜、鲫鱼、湿面。

方论：方中当归、生地黄、川芎、白芍补血养血为君；知母、黄芩、黄柏、牡丹皮、麦冬清热生津凉血润燥为臣；白术健脾调胃生化有源为佐；五味子养阴祛燥为使。诸药组合共成补血养血，润燥清热之效。燥润，热清，血补，诸症自清。

五、肾阴虚（舌疮）

肾阴虚，舌疮。

主证：舌体疮面长期不愈，并伴咽痛口干，耳鸣头眩，梦遗腰酸，日晡益甚，舌红口干，脉细。

中医辨证：肾阴虚，舌疮。

治法：滋阴降火。

方药：知柏地黄汤。

生地黄 12 克　黄柏 10 克　知母 10 克　山萸肉 10 克　泽泻 10 克　牡丹皮 10 克　山药 10 克　茯苓 12 克

用法：诸药共煎加水 1000 毫升，煎至 450 毫升去滓，一日三次，空腹服用。

禁忌：葱、蒜、萝卜、醋及一切酸。

方论：方中知母、黄柏、生地黄滋阴清热，益精髓为君；山萸肉补肝肾，敛虚火，干山药既可补肾，又可健脾，共为臣药；阴虚火旺故配牡丹皮凉血清热。以泻肝胃之虚火；肾虚则水湿不能渗利，故用茯苓、泽泻以利水湿。全方组合共奏滋阴降火之功。

六、肾阳虚（舌疮）

肾阳虚，舌疮。

主证：舌体疮面经久不愈，并伴面色淡白，肢冷便溏，阳痿尿频，舌淡苔白，脉沉迟而弱。

中医辨证：肾阳虚，舌疮。

治法：温补肾阳。

方药：肾气汤。

干地黄 12 克　山药 10 克　山萸肉 10 克　茯苓 10 克　泽泻 10 克　丹皮 10 克　桂枝 6 克　附子 6 克

用法：诸药共煎加水 900 毫升，煎至 450 毫升去滓，一日三次，饭后服用。

禁忌：葱、蒜、萝卜、一切血、醋、胡荽。

方论：方中地黄、山萸肉补益肾阴而摄精气；山药、茯苓健脾渗湿，泽泻泄肾中水邪；牡丹皮清胆相火；桂枝、附子温命门真火，诸药合用，共成温补肾阳之效。

202. 舌 衄

舌上出血称为舌衄，亦称舌血。多由心火亢盛、肝火上冲、阴虚火旺、脾不统血而致。

一、心火亢盛（舌衄）

心火亢盛，舌衄。

主证：舌上出血不止，舌体肿胀，甚则疼痛，舌尖疼痛或起刺芒，或舌生麻点，舌红苔黄，脉细。

中医辨证：心火亢盛，舌衄。

治法：清热凉血，止血散瘀。

方药：犀角地黄汤加味。

水牛角 15 克　生地黄 15 克　丹皮 10 克　白芍 10 克　槐米 15 克

（外用蒲黄散 10 克、海螵蛸 10 克研末撒舌上止血）

用法：诸药共煎加水 600 毫升，煎至 300 毫升去滓，一日三次，空腹服用。

禁忌：葱、蒜、萝卜、一切血、胡荽。

方论：方中犀角清营凉血，清热解毒为君；生地黄清热凉血，滋养阴液为臣；牡丹皮泄血分伏热，凉血散瘀共为佐；槐米凉血止血，白芍滋阴凉血共为使。五味配合，清热之中兼以止血。热清，血凉，瘀散，血止，诸症自清。

二、肝火上冲（舌衄）

肝火上冲，舌衄。

主证：舌上出血，舌肿木硬，舌苔黄，舌边红绛或起芒刺，脉弦细。

中医辨证：肝火上冲，舌衄。

治法：清肝泻火，降逆止血。

方药：龙胆泻肝汤加减。

龙胆草 10 克　栀子 10 克　黄芩 10 克　生地黄 15 克　侧柏叶 10 克　泽泻 10 克　柴胡 10 克　车前子 10 克　木通 6 克　代赭石 10 克　当归 10 克

用法：诸药共煎加水 900 毫升，煎至 450 毫升去滓，一日三次，空腹服用。

禁忌：葱、蒜、萝卜、一切血、湿面。

方论：方中龙胆草泻肝胆之实火，代赭石镇肝胆邪火上逆，并能清下焦之湿热为君；黄芩、栀子、柴胡苦寒泻火，车前子、木通、泽泻清利湿热使热从小便而解，侧柏叶清热凉血而能止血共为臣；肝热最易伤阴血，故佐以生地、当归养血益阴；黄芩清热善能止血为使。诸药组合共成清肝泻火、降逆止血之功。

三、阴虚火旺（舌衄）

阴虚火旺，舌衄。

主证：舌上渗血，或舌体瘦瘪而红，头晕目花，颧红唇赤，舌红苔少津，脉细数。

中医辨证：阴虚火旺，舌衄。

治法：滋阴降火。

方药：黄连阿胶汤。

黄连 6 克　阿胶（烊化兑服）10 克　鸡子黄 1 枚　白芍药 10 克　童便（冲服）1 杯

用法：诸药共煎加水 900 毫升，煎至 450 毫升去滓，一日三次，用童便服用尚佳。

禁忌：冷水、猪肉。

方论：方中黄连泻心火，阿胶泻肾水，白芍药助阿胶则益水力强。妙在鸡子黄，乃滋肾阴养心血而安神，童便泻热祛火，数药合用，阴滋，火清，水火既济，诸症太平。

四、脾不统血（舌衄）

脾不统血，舌衄。

主证：舌上渗血，舌淡质稀，舌体胖嫩，质淡苔白，面色不华，腹胀便溏，舌淡，脉细弱。

中医辨证：脾不统血，舌衄。

治法：益气摄血，健脾养心。

方药：归脾汤。

人参 10 克　白术 10 克　黄芪 15 克　当归 10 克　远志 6 克　龙眼肉 10 克　木香 10 克　酸枣仁 10 克　茯苓 10 克　炙甘草 6 克　大枣 10 克　生姜 6 克

用法：诸药共煎加水 1000 毫升，煎至 450 毫升去滓，一日三次，饭后服用。

禁忌：雀肉、青鱼、桃李、菘菜、湿面、海菜、猪肉、醋、一切酸。

方论：方中以参、芪、术、甘草甘温补气健脾，当归、龙眼肉补血养心，酸枣仁、茯苓、远志宁心安神，更以木香理气醒脾，以防补益气血药腻滞碍胃，姜、枣调和营卫兼补气健脾，组合成方，心脾兼顾，气血双补。

203. 舌边齿痕

舌体边沿不平，甚则如锯状者，称舌边齿痕，亦称"齿痕舌"、"舌边锯痕"。多由气虚、阳虚而致。

一、气虚（舌边齿痕）

气虚舌边齿痕。

主证：舌质浅淡，舌苔薄白，舌体胖嫩，舌边齿痕，面色㿠白或萎黄，气短懒言，倦怠无力，自汗，大便溏泄，舌淡脉弱。

中医辨证：气虚舌边齿痕。

治法：益气健脾。

方药：补中益气汤。

升麻 6 克　人参 10 克　黄芪 15 克　白术 10 克　炙甘草 6 克　陈皮 6 克　柴胡 10 克　当归 10 克　麦门冬 10 克　五味子 6 克

用法：诸药共煎加水 900 毫升，煎至 450 毫升去滓，一日三次，饭后服用。

禁忌：雀肉、青鱼、桃李、菘菜、湿面、海菜、猪肉、鲫鱼。

方论：方中黄芪补气健脾助胃为君；人参、白术、甘草甘温益气，补益脾胃为臣；陈皮调理气机，当归补血和营为佐；五味子、麦冬滋阴养心，升麻、柴胡协同参芪升举清阳为使，综合全方，补气健脾，使后天生化有源，脾胃气虚诸症自可痊愈。

二、阳虚（舌边齿痕）

阳虚舌边齿痕。

主证：舌质淡白，舌面湿润多津，或舌面水滑，舌体圆大胖嫩，面色苍白或青黑，腹中冷痛，得温则舒，尿清便溏，脉沉迟。

中医辨证：阳虚舌边齿痕。

治法：辛温补阳。

方药：四逆加人参汤。

人参 10 克　炙甘草 6 克　制附片 6 克　干姜 10 克

用法：诸药共煎加水 800 毫升，煎至 300 毫升去滓，一日三次，饭后服用。

禁忌：萝卜、海菜、猪肉。

方论：方中生附子大辛大热，温壮肾阳，祛寒救逆为君；人参甘温益气健脾，干姜辛热，温里祛寒，以加强附子回阳之效为臣；炙甘草甘温，益气和中，并缓解附、姜燥烈之性为佐使，四味配合，具有回阳救逆之功。

204. 舌生瘀斑（瘀血停积）

舌上生出青而带黑斑点，称为舌生瘀斑，瘀血停积所致。

主证：瘀血停积，部分有刺痛，其痛固定不移，或有积块，胀肿压痛，苔白，脉弦。

中医辨证：瘀血停积，舌生瘀斑。

治法：活血逐瘀，消积散滞。

方药：膈下逐瘀汤。

白芍药 10 克　枳壳 10 克　川芎 6 克　当归 10 克　乌药 10 克　制香附 10 克　炙甘草 10 克　桃仁 10 克　牡丹皮 10 克　延胡索 10 克　五灵脂 10 克　红花 6 克

用法：诸药共煎加水 900 毫升，煎至 450 毫升去滓，一日三次，空腹服用。

禁忌：蒜、胡荽、菘菜、海菜、猪肉。

方论：方中当归、川芎、赤芍养血活血，牡丹皮清热凉血，活血化瘀，桃仁、红花、五灵脂破血逐瘀，配香附、乌药、枳壳、延胡行气止痛，且增强逐瘀之力，甘草调和诸药。诸药组合共成活血逐瘀、消积散滞之效。

205. 舌　光

舌上无苔，光滑洁净，甚则如镜面，称舌光，亦称"镜面舌"、"光剥舌"。舌红而光，多因胃阴干涸、肾阴欲竭、气阴两虚、气血两虚而致。

一、胃阴干涸（舌光）

胃阴干涸舌光。

主证：舌面乏津，舌心尤甚，不思饮食或知饥不食。伴见胃脘疼痛，肌肤灼热，甚则噎膈，反胃，舌红，脉虚细。

中医辨证：胃阴干涸舌光。

治法：滋养胃阴，生津益胃。

方药：炙甘草汤去姜桂加石斛、蔗浆、麦冬。

炙甘草 10 克　生地黄 15 克　麦冬 10 克　麻仁 10 克　人参 10 克　大枣 10 克　石斛 10 克　蔗糖 1 杯

用法：诸药共煎加水 900 毫升，煎至 450 毫升去滓，一日三次，空腹服用。

禁忌：葱、蒜、萝卜、一切血、菘菜、海菜、猪肉、鲫鱼。

方论：方中重用炙甘草甘温益气，通经脉，利血气，缓急养心为君；人参益气健脾合石斛、麦冬滋阴清热养胃生津，生地滋阴清热补血生津为臣；麻仁润燥缓急，急下存阴为佐，蔗糖滋阴清热生津为使，诸药组合共成滋养胃阴、生津益胃之效。

二、肾阴欲竭（舌光）

肾阴欲竭舌光。

主证：舌红而光，其色干枯不鲜，扪之无津，舌体瘦小，咽喉干燥，舌红而光，脉细。

中医辨证：肾阴欲竭舌光。

治法：滋阴补肾。

方药：左归丸。

怀山药 10 克　生地黄 10 克　枸杞子 10 克　山萸肉 10 克　川牛膝 10 克　菟丝子 10 克　鹿角胶 10 克　甘草 6 克　龟版胶 10 克

用法：诸药共煎加水 900 毫升，煎至 450 毫升去滓，一日三次，饭后服用。

禁忌：葱、蒜、萝卜、菘菜、海菜、猪肉。

方论：方中熟地、山药、山萸肉补益肝肾阴血，龟版胶、鹿角胶均为血肉有情之品，二味合用峻补精血，调和阴阳，复配菟丝子、枸杞子、川牛膝补肝肾，强腰膝，健脾胃，合用具有滋阴补肾、益精养血之功。

三、气阴两虚（舌光）

气阴两虚舌光。

主证：舌淡红而光，干而少津，或全无津液，兼见精神萎顿，疲倦乏力，舌红少津而光，脉微细。

中医辨证：气阴两虚舌光。

治法：益气养阴。

方药：生脉散。

人参 10 克　五味子 6 克　麦冬 10 克　熟地 15 克

用法：诸药共煎加水 900 毫升，煎至 450 毫升去滓，一日三次，饭后服用。

禁忌：葱、蒜、萝卜、鲫鱼、一切血。

方论：方中人参补肺气，生津液为君；麦冬养阴清热而生津为臣；五味子敛肺止咳生津为佐；使以生地滋阴补水，四味组合共成养阴生津、益气补肺之功。

四、气血两虚（舌光）

气血两虚舌光。

主证：舌淡白而光，面色㿠白或萎黄，唇甲淡白，疲倦乏力，舌淡，苔白，脉虚弱。

中医辨证：气血两虚舌光。

治法：气血双补。

方药：十全甘温救补汤。

黄芪 10 克　当归 10 克　白术 10 克　熟地 10 克　鹿茸 3 克　茯神 10 克　川芎 6 克　炙甘草 6 克　白芍药 10 克

用法：诸药共煎加水 900 毫升，煎至 450 毫升去滓，一日三次，饭后服用。

禁忌：雀肉、青鱼、菘菜、桃李、醋、海菜、猪肉、一切酸。

方论：方中黄芪、白术、甘草补中益气，调理脾胃为君；当归、川芎、白芍、熟地补血生新为臣；茯神宁心益脾为佐；鹿茸养血生精为使。诸药组合，气能生，血能补，诸症自愈。

206. 舌　干

舌上有苔，舌面缺乏津液，舌质干燥，或舌光无苔，望之枯涸，扪之燥涩，称舌干。多由阳盛灼津、热在气分，阳盛灼津、热结胃肠，热盛灼津、热在肝胆，热盛灼津、热在营血，阴虚液亏，阳虚津不上承而致。

一、阳盛灼津，热在气分（舌干）

阳盛灼津，热在气分舌干。

主证：舌面缺乏津液，舌质干燥，大汗，大烦渴，脉洪大。

中医辨证：阳盛灼津，热在气分舌干。

治法：清热生津。

方药：白虎汤加人参。

人参 10 克　知母 10 克　炙甘草 6 克　桂枝 6 克　生石膏 15 克

用法：诸药共煎加水 900 毫升，煎至 450 毫升去滓，一日三次，空腹服用。

禁忌：菘菜、海菜、猪肉。

方论：本方所治为气分热盛而津气不足之证，故在白虎汤清热生津的基础上加人参以益气生津。此方以生山药代粳米则其方愈稳妥，见效亦愈速，此再加桂枝大汗能止，无汗能发，更是妙中之妙。

二、阳盛灼津，热结胃肠（舌干）

阳盛灼津，热结胃肠舌干。

主证：潮热，便秘，腹满，脉实，舌少津。

中医辨证：阳盛灼津，热结胃肠舌干。

治法：峻下热结。

方药：大承气汤。

大黄（酒洗）12 克　厚朴 15 克　枳实 12 克　芒硝 9 克

用法：上四味药用水 1000 毫升，先煎厚朴、枳实，取 500 毫升去滓纳大黄，更煎取 200 毫升去滓纳芒硝，再上微火煎 5～6 分钟分二次服用。第一次得下，余药勿服。

禁忌：油腻、厚味食物、肉食近期勿食。

方论：方中大黄泻热通便，厚朴行气散满，枳实破气消痞，芒硝润燥软坚，四药配合，具有峻下热积之效。

三、热盛灼津，热在肝胆（舌干）

热盛灼津，热在肝胆舌干。

中医辨证：热盛灼津，热在肝胆，舌干。

治法：清热肝胆实火。

方药：龙胆泻肝汤。

龙胆草 10 克　栀子 10 克　黄芩 10 克　生地黄 10 克　车前子 10 克　当归 10 克　泽泻 10 克　甘草 6 克　木通 6 克　柴胡 6 克

用法：诸药共煎加水 900 毫升，煎至 450 毫升去滓，一日三次，空腹服用。

禁忌：葱、蒜、萝卜、一切血、湿面、菘菜、海菜、猪肉。

方论：方中龙胆草泻肝胆之实火，并能清下焦之湿热为君；黄芩、栀子、柴胡苦寒泻火，车前子、木通、泽泻清利湿热使湿热从小便而解，肝热最易伤阴血，故佐以生地、当归养血益阴，黄芩清热善能利湿为使，诸药组合共奏清肝泻火之效。

四、热盛灼津，热在营血（舌干）

热盛灼津，热在营血舌干。

主证：热在营血，高热，神昏，谵语，发斑，心烦不眠，舌绛而干，脉细。

中医辨证：热盛灼津，热在营血舌干。

治法：清营透热，养阴活血。

方药：清营汤。

犀角（水牛角代）15克　生地黄15克　玄参9克　竹叶3克　麦冬5克　金银花4克　连翘（连心用）6克　黄连5克　丹参6克

用法：诸药共煎加水900毫升，煎至450毫升去滓，一日三次，空腹服用。

禁忌：舌苔白滑，不可与之。葱、蒜、萝卜、一切血、鲫鱼、冷水、猪肉。

方论：方中水牛角、生地黄清营凉血，银花、连翘、黄连、竹叶心清解毒，并透热于外，使入营之邪透出气分而解；热壅血瘀，故少配丹参活血消瘀以散热；邪热伤阴，故用麦冬、玄参养阴生津，诸药组合，热透、阴养，诸症自愈。

五、阴虚液亏（舌干）

阴虚液亏舌干。

主证：舌干，舌质红绛，少苔或无苔，身热不甚，面潮红，手足心热，舌红少津，脉细。

中医辨证：阴虚液亏舌干。

治法：滋阴清热。

方药：六味地黄汤加麦冬五味子。

生地黄15克　山萸肉10克　泽泻10克　山药10克　牡丹皮10克　茯苓12克　五味子6克　麦冬10克

用法：诸药共煎加水900毫升，煎至450毫升去滓，一日三次，空腹服用。

禁忌：葱、蒜、萝卜、醋及一切酸、鲫鱼、猪肉。

方论：方中熟地黄滋肾阴，益精髓为君，山萸肉补肝肾，敛虚火，干山药既可补肾，又可健脾，共为君药；阴虚则火旺，故配以丹皮凉血清热，麦冬滋阴生津，五味子清泄下焦之虚火，兼滋肾阴共为佐；肾虚水湿不能渗利。故用茯苓、泽泻以利水湿，全方组合，阴滋热除，诸症自愈。

六、阳虚津不上承（舌干）

阳虚津不上承舌干。

主证：舌干，质淡，苔白，口干不欲饮，或喜热饮，浮肿，舌白质淡，脉沉迟而弱。

中医辨证：阳虚津不上承舌干。

治法：温阳利水。

方药：真武汤。

制附片10克　生姜6克　焦白术10克　白芍药10克　茯苓12克

用法：诸药共煎加水800毫升，煎至400毫升去滓，一日三次，饭后服用。

禁忌：雀肉、菘菜、青鱼、桃李、醋及一切酸。

方论：本方是治脾阳虚，水湿内停的要方，方中附子温壮肾阳，茯苓利水渗湿，生姜温散水气，芍药利便止腹痛，五味子相配即能健脾温阳，又可渗利水湿。诸药组合共成温阳利水、健脾温肾之效。

207. 舌红绛

舌赤红绛，色泽鲜明或晦暗，多由阳盛实热、阴亏虚热而致。

一、阳盛实热（舌红绛）

阳盛实热舌红绛。

主证：舌质红绛，色泽鲜明，高热，心烦燥扰，神昏谵语，斑疹隐隐，舌红绛，脉细。

中医辨证：阳盛实热舌红绛。

治法：清营凉血。

方药：清营汤。

水牛角 15 克　生地黄 15 克　玄参 10 克　竹叶 10 克　金银花 12 克　连翘 10 克　麦冬 10 克　丹参 10 克　黄连 3 克

用法：诸药共煎加水 800 毫升，煎至 400 毫升去滓，一日三次，空腹服用。

禁忌：葱、蒜、萝卜、一切血、鲫鱼。

方论：方中犀角、生地黄清营凉血，银花、连翘、竹叶、黄连清热解毒，并透热于外，使入营之邪透出气分而解；热壅血瘀，故少配丹参活血消瘀以散热；邪热伤阴，故用麦冬、玄参养阴生津，全方共奏清营凉血之功。瘀散，热清，诸证自愈。

二、阴亏虚热（舌红绛）

阴亏虚热舌红绛。

主证：舌质红绛，色泽晦暗，潮热面赤，心悸盗汗，五心烦热，舌红绛，脉细。

中医辨证：阴亏虚热舌红绛。

治法：滋阴泻热。

方药：加减复脉汤。

生地黄 15 克　麦冬 10 克　麻仁 10 克　白芍 10 克　炙甘草 6 克　阿胶（烊化兑服）10 克　人参 6 克　桂枝 6 克

用法：诸药共煎加水 900 毫升，煎至 450 毫升去滓，一日三次，饭后温服。

禁忌：葱、蒜、萝卜、一切血、鲫鱼、海菜、菘菜、猪肉。

方论：方中重用炙甘草甘温益气，通经脉，利血气，缓急养心为君；人参、大枣益气补脾养心，生地、麦冬、麻仁、阿胶滋养阴血为臣；桂枝、生姜温阳通脉为佐使。诸药合用，温而不燥，滋而不腻，共奏益气滋阴生津之效。

208. 舌　青

舌青，多因寒凝阳郁、瘀血郁阻而致。

一、寒凝阳郁（舌青）

寒凝阳郁舌青。

主证：舌青润滑，恶寒蜷卧，四肢厥逆，口不渴，吐利腹痛或下利清谷，舌淡，苔白，脉沉迟。

中医辨证：寒凝阳郁舌青。

治法：回阳救逆。

方药：回逆汤加味。

干姜 10 克　甘草 6 克　制附片 10 克　人参 10 克　白术 10 克

用法：诸药共煎加水 900 毫升，煎至 300 毫升去滓，一日三次，饭后服用。

禁忌：雀肉、青鱼、桃李、海菜、菘菜、猪肉。

方论：方中附子大辛大热，温壮肾阳，祛寒救逆为君；干姜辛热，温里祛寒，以加强附子回阳之效为佐；炙甘草、人参甘温，益气补中并缓解附姜燥烈之性为佐；白术健脾生津为使，诸药组合共成回阳救逆解郁之效。

二、瘀血郁阻（舌青）

瘀血郁阻舌青。

主证：舌青干涩，口燥但水不欲饮，面色黧黑，口唇青紫，舌暗，苔白，脉弦涩。

中医辨证：瘀血郁阻舌青。

治法：理气活血化瘀。

方药：膈下逐瘀汤。

川芎 6 克　枳壳 6 克　乌药 10 克　桃仁 6 克　红花 6 克　制香附 10 克　延胡索 10 克　五灵脂 10 克　当归 10 克　牡丹皮 10 克

用法：诸药共煎加水 1000 毫升，煎至 450 毫升去滓，一日三次，空腹服用。

禁忌：湿面、蒜、胡荽。

方论：方中当归、川芎、赤芍养血活血，丹皮清热凉血、活血化瘀，桃仁、红花、灵脂破血逐瘀，配香附、乌药、枳壳、元胡行气止痛，且增强逐瘀之力，甘草调和诸药，全方活血化瘀和行气药居多，使气帅血行，更好发挥其活血化瘀、散滞通络之效。

209. 舌　紫

舌紫，多由血分热毒、寒邪直中、瘀血内积、酒毒内蕴而致。

一、血分热毒（舌紫）

血分热毒舌紫。

主证：舌质红绛，高热烦躁，甚或昏狂，谵妄，斑疹紫黑，或吐血，衄血，舌紫，脉细涩。

中医辨证：血分热毒舌紫。

治法：滋阴清热，疏风解毒。

方药：犀角解毒饮。

牛蒡子 10 克　荆芥 10 克　水牛角 15 克　银花 12 克　连翘 10 克　白芍 10 克　生地黄 15 克　灯心 10 克　黄连 6 克　防风 10 克　甘草 6 克

用法：诸药共煎加水 900 毫升，煎至 450 毫升去滓，一日三次，饭后服用。

禁忌：冷水、葱、蒜、萝卜、一切血、海菜、菘菜、猪肉。

方论：方中水牛角、牛蒡子、金银花、连翘清热解毒，活络化滞为君；白芍、生地滋阴清热解毒化瘀为臣；防风疏通经络，黄连、灯心清心泻火交通上下共为佐；甘草调和诸药为使。组合成方共成滋阴清热、疏风解毒之功。

二、寒邪直中（舌紫）

寒邪直中舌紫。

主证：舌紫而带青，身寒战栗，四肢厥冷，舌淡，苔白，脉沉迟。

中医辨证：寒邪直中舌紫。

治法：回阳救逆。

方药：四逆汤。

干姜 10 克　制附子 10 克　炙甘草 6 克

用法：诸药共煎加水 800 毫升，煎至 450 毫升去滓，一日三次，饭后 1 小时服用。

禁忌：海菜、菘菜、猪肉。

方论：方中附子大辛大热，温壮肾阳，祛寒救逆为君；干姜辛热，温里祛寒，以加附子回阳之效为臣；炙甘草甘温益气和中，并缓解附、姜燥烈之性为佐使。三味配合，具有回阳救逆之功。

三、瘀血内积（舌紫）

瘀血内积舌紫。

主证：舌质紫而带灰，晦暗不泽，或腹内有积块，伴胀痛，疼痛以刺痛为主，舌紫暗，脉涩。

中医辨证：瘀血内积舌紫。

治法：活血消积。

方药：膈下逐瘀汤化裁。

桃仁 10 克　红花 6 克　枳壳 6 克　制香附 10 克　延胡索 10 克　川芎 6 克　当归 10 克　五灵脂 10 克　乌药 10 克　牡丹皮 10 克

用法：诸药共煎加水 900 毫升，煎至 450 毫升去滓，一日三次，空腹服用。

禁忌：湿面、蒜、胡荽。

方论：方中当归、川芎、赤芍养血活血，牡丹皮清热凉血活血化瘀，桃仁、红花、五灵脂破血逐瘀，配香附、乌药、枳壳、元胡行气止痛，且增强逐瘀之力，甘草调和诸药，全方活血化瘀和行气药居多，使气帅血行，更好发挥其活血化瘀、散滞通络之效。

四、酒毒内蕴（舌紫）

酒毒内蕴舌紫。

主证：舌质紫，舌体肿大，舌苔焦燥，口干，口苦，脘腹痞胀，脉濡细。

中医辨证：酒毒内蕴舌紫。

治法：分消酒毒，温中健脾。

方药：葛花解醒汤。

葛花 10 克　白蔻仁 3 克　木香 10 克　青皮 10 克　陈皮 6 克　白术 10 克　人参 10 克　砂仁 3 克　猪苓 10 克　茯苓 10 克

用法：诸药共煎加水 1000 毫升，煎至 450 毫升去滓，一日三次，空腹服用。

禁忌：雀肉、青鱼、菘菜、桃李、醋及一切酸、萝卜。

方论：方中葛花独入阳明，解酒醒脾，猪苓、茯苓淡渗利湿，使酒湿之邪从小便而解，砂仁、白蔻、青皮、橘皮、木香温中健脾，行气和胃；白术补气健脾。诸药组合共成分消酒毒、温中健脾之效。

210. 舌 苔 白

舌苔白，多由寒湿袭表、风伤入表、脾阳虚衰而致。

一、风寒入表（舌苔白）

风寒入表舌苔白。

主证：舌苔薄白，头项强痛，恶风寒，发热无汗，舌苔薄白，脉浮或浮紧。

中医辨证：风寒入表舌苔白。

治法：辛温解表，宣肺散寒。

方药：麻黄汤。

麻黄（先煎去浮沫）6克　桂枝10克　杏仁10克　炙甘草6克

用法：麻黄去沫后，加水500毫升再煎至300毫升去滓，一日三次，空腹服用或饭后一小时服用。

禁忌：海菜、猪肉、菘菜。表虚自汗，外感风热及体虚者忌用。

方论：方中麻黄发散风寒，宣肺平喘为君；桂枝辛温解肌为臣；杏仁宣降肺气，止喘平喘为佐；炙甘草调和诸药为使。四味合用具有发汗解表，宣肺平喘之功。

二、寒湿袭表（舌苔白）

寒湿袭表舌苔白。

主证：舌苔白滑，恶寒发热泪盈眶，无汗，头痛头重，腰脊重痛，舌淡苔腻，脉浮缓。

中医辨证：寒湿袭表舌苔白。

治法：疏风散寒。

方药：羌活胜湿汤。

茯苓10克　羌活10克　防风10克　藁本10克　独活10克　蔓荆子10克　炙甘草10克　川芎6克

用法：诸药共煎加水900毫升，煎至450毫升去滓，一日三次，每次150毫升，饭后服用。

禁忌：醋及一切酸、海菜、猪肉、菘菜。

方论：方中羌活、独活、茯苓祛风渗湿利关节，防风、藁本祛风除湿，疏风散寒，川芎活血祛风，蔓荆子治头风，炙甘草调和诸药。诸药组合共成疏风散寒之效。

三、脾阳虚衰（舌苔白）

脾阳虚衰舌苔白。

主证：舌苔洁白，光亮少津，其形有如片片雪花布散舌上，称雪花白，舌苔白，脉沉迟。

中医辨证：脾阳虚衰舌苔白。

治法：温中散寒。

方药：附子理中汤。

制附片 10 克　炙甘草 6 克　生姜 10 克　人参 10 克　白术 10 克

用法： 诸药共煎加水 600 毫升，再煎至 300 毫升去滓，一日三次，饭后服用。

禁忌： 海菜、猪肉、菘菜、雀肉、青鱼、桃李。

方论： 方中附子温中回阳，健脾调胃，干姜温运中焦以散寒邪为君；人参补气健脾燥湿，协助附子、干姜振奋脾阳为君；佐以白术健脾燥湿，以促进脾阳健运；使以炙甘草调和脾胃。诸药合用，使中焦重振，脾胃健运，升清降浊机能得以恢复，诸药合成方共奏温中散寒、补气健脾之效。

211. 舌淡白

舌淡白，多由气血双亏、脾虚寒湿而致。

一、气血双虚（舌淡白）

气血双虚舌淡白。

主证： 舌色淡白尚润，唇淡，面色无华，肢软神疲，舌淡白，苔白，脉缓弱或濡。

中医辨证： 气血双虚舌淡白。

治法： 气血双补。

方药： 十全大补汤。

当归 10 克　川芎 6 克　白芍 10 克　熟地 12 克　白术 10 克　人参 10 克　黄芪 15 克　茯苓 12 克　桂枝 10 克　炙甘草 6 克

用法： 诸药共煎加水 900 毫升，再煎至 450 毫升去滓，一日三次，饭后服用。

禁忌： 醋、葱、蒜、萝卜、雀肉、青鱼、桃李。

方论： 本方是四君子汤合四物汤，再加黄芪、桂枝组成。方中四君子补气，四物汤补血，更以补气之黄芪和少佐温煦的肉桂组合，则补益气血之功更著，惟药性偏温，以气血两亏而偏于虚寒者为宜。

二、脾虚寒湿（舌淡白）

脾虚寒湿舌淡白。

主证： 舌淡白湿润多津，舌体胖嫩，舌边有齿印，舌淡白，苔腻，脉濡或缓弱。

中医辨证： 脾虚寒湿舌淡白。

治法： 祛湿健脾，温脾暖肾。

方药： 实脾散。

厚朴 6 克　白术 10 克　生姜 6 克　木瓜 10 克　草果仁 6 克　大腹皮 10 克　制附片 10 克　茯苓 10 克　炙甘草 6 克　大枣 10 克

用法： 诸药共煎加水 900 毫升，再煎至 450 毫升去滓，一日三次，饭后服用。

禁忌： 雀肉、青鱼、桃李、菘菜、猪肉、海菜、醋及一切酸。

方论： 方中附子、干姜温养脾肾，扶阳抑阴；厚朴、木瓜、大腹皮、草果仁下气导滞，化湿利水；茯苓、白术、木瓜健脾和中，渗湿利水；甘草、生姜、大枣益脾温中。诸药合用，共奏温脾暖肾之功。

212. 凡舌有苔（三焦经郁热）

凡舌有苔，不论是黄是白，或兼口苦尿黄者，三焦经郁热而致。

主证：凡舌有苔，不论是黄是白，或兼口苦尿黄者，舌苔薄黄或白，脉细弦。

中医辨证：三焦郁热。

治法：疏肝泻热。

方药：加味柴胡汤。

柴胡6克　当归10克　黄芩6克　甘草3克　麦门冬10克　知母10克　车前子10克　滑石10克　花粉10克　白芍10克

用法：诸药共煎加水900毫升，再煎至450毫升去滓，一日三次，空腹服用。

禁忌：湿面、菘菜、猪肉、海菜、鲫鱼。

方论：方中柴胡、黄芩、知母疏肝清热为君；滑石、白芍、天花粉滋阴清热为臣；热盛最易伤阴血，故用当归、白芍滋阴补血为佐；甘草调和诸药行气调中，车前子导诸药从三焦下行而解。诸药共成疏肝泻热之效。

213. 舌苔滑润（真寒假热）

舌苔滑润真寒假热。

主证：舌苔滑润，兼见二便清利者，脉沉迟。

中医辨证：舌苔滑润真寒假热。

治法：回阳救逆，益气健脾。

方药：加味益元汤。

干姜6克　附片10克　黄连6克　知母6克　党参10克　白术10克　五味子3克　吴茱萸6克　麦冬10克　童便1杯　艾叶3克　葱白三根

用法：诸药共煎加水1000毫升，再煎至450毫升去滓，一日三次，饭后服用。

禁忌：冷水、菘菜、猪肉、雀肉、葱、蒜、萝卜、桃李、鲫鱼。

方论：方中附子温壮肾阳，祛寒救逆，干姜辛热温里祛寒，以加强附子回阳救逆之效为君；艾叶、吴茱萸、党参、白术温胃健脾为臣；知母、麦冬、五味子滋肾祛肾中深伏之虚热为佐；葱白通中散寒温壮肾阳，童便、黄连壮肾气清热邪为使。诸药组合成方，共奏回阳救逆，益气健脾之效。

214. 舌苔腐垢

舌苔腐垢，简称舌腐，是指舌苔如豆腐渣，苔质疏松而厚，揩之即去，旋即又生而言。

一、胃热痰浊（舌苔腐垢）

胃热痰浊舌苔腐垢。

主证：舌苔质地疏松，浮于舌面，形如豆腐渣而厚腻，脘闷纳差，舌红，苔腻，脉滑细。

中医辨证：胃热痰浊舌苔腐垢。

治法：清热化痰辟浊。

方药：温胆汤。

陈皮 6 克　竹茹 10 克　半夏 10 克　甘草 6 克　枳实 10 克　生姜 6 克　茯苓 10 克　大枣 10 克

用法：诸药共煎加水 900 毫升，再煎至 450 毫升去滓，一日三次，空腹服用。

禁忌：羊肉、羊血、饴糖、菘菜、猪肉、海菜、醋及一切酸。

方论：方中半夏降逆和胃，燥湿化痰为君；竹茹清热化痰，止呕除烦，枳实行气消痰，使痰随气下为臣；陈皮理气燥湿，茯苓健脾渗湿为佐；姜枣、甘草益脾和胃，协调诸药为使。诸药合用，共奏理气化痰、清胆和胃之效。

二、宿食积滞（舌苔腐垢）

宿食积滞，舌苔腐垢。

主证：舌质红苔厚腐而臭，嗳腐吞酸，腹胀，肠鸣，脉滑。

中医辨证：宿食积滞，舌苔腐垢。

治法：消食导滞。

方药：枳实导滞汤。

枳实 10 克　黄连 3 克　黄芩 10 克　大黄 6 克　神曲 10 克　泽泻 10 克　茯苓 10 克　白术 10 克

用法：诸药共煎加水 900 毫升，再煎至 450 毫升去滓，一日三次，空腹服用。

禁忌：冷水、雀肉、青鱼、菘菜、猪肉、桃李、醋及一切酸。

方论：方中大黄、枳实、神曲消积散滞为君；黄连、黄芩、茯苓渗湿清热为臣；白术健脾益气为佐；泽泻清下焦热邪为使。诸药组合共奏消食导滞之效。

215. 舌苔白腻

舌苔白腻，多由外感寒湿、湿阻膜原、寒饮内停而致。

一、外感寒湿（舌苔白腻）

外感寒湿，舌苔白腻。

主证：舌苔薄白腻，恶寒发热，头痛头胀如裹，身重头痛，无汗，舌苔白腻，脉浮或浮紧。

中医辨证：外感寒湿，舌苔白腻。

治法：温散寒湿。

方药：羌活胜湿汤。

川芎 12 克　羌活 12 克　防风 10 克　藁本 10 克　独活 10 克　蔓荆子 10 克　炙甘草 6 克

用法：诸药共煎加水 900 毫升，再煎至 450 毫升去滓，一日三次，饭后服用。

禁忌：海菜、菘菜、猪肉。

方论：方中独活、羌活祛风湿，利关节，防风、藁本祛风除湿，川芎活血祛风止痛，蔓荆子治头风疼痛，炙甘草调和诸药。诸药合用具有祛风胜湿之效。

二、湿阻膜原（舌苔白腻）

湿阻膜原，舌苔白腻。

主证：舌苔白厚腻而干，或厚如积粉，手足沉重，脘腹胀满，舌苔白腻，脉细濡。

中医辨证：湿阻膜原，舌苔白腻。

治法：开达膜原，辟秽化浊，杀虫清热。

方药：达原饮。

槟榔 10 克　厚朴 6 克　黄芩 10 克　甘草 6 克　草果 6 克　知母 10 克　白芍 10 克

用法：诸药共煎加水 900 毫升，煎至 450 毫升去滓，一日三次，空腹服用。

禁忌：海菜、菘菜、猪肉。

方论：方中厚朴化浊辟秽为君药；草果仁行气健脾为臣；黄芩、知母清热伏及湿邪为佐药；芍药行气止痛、滋阴清热为使药，诸药组合成方，共奏化湿辟秽，清热消虫之效。

注：本症因瘟疫初起，憎寒发热，渐至但热无寒，昼夜发热，日晡益甚，头身疼痛，脉细舌红，苔白厚如积粉，现用于疟疾，消化道虫积湿阻，以及湿遏热伏等热性病。

三、寒饮内停（舌苔白腻）

寒饮内停，舌苔白腻。

主证：舌苔白腻水滑，舌质青紫，面色㿠白及晦暗，眩晕，神疲肢寒，脉沉迟，舌苔白腻。

中医辨证：寒饮内停，舌苔白腻。

治法：温阳醒脾行水。

方药：温脾汤。

制附子 10 克　当归 10 克　干姜 10 克　芒硝 10 克　大黄 6 克　人参 10 克　甘草 6 克

用法：诸药共煎加水 600 毫升，煎至 200 毫升去滓，一日一服，空腹服用（一次泻下急，后减量不拘时少服）。

禁忌：孕妇，体虚在医生指导下服用，服药期间，忌食湿面、海菜、菘菜、猪肉。

方论：方中附子、干姜温阳祛寒为君，人参、甘草益气补脾为臣，大黄、芒硝荡涤积滞为佐，当归补虚养血为使。诸药组合，使寒邪去，积滞行，脾阳复，则诸症愈。

216. 舌苔黄燥（胃中热邪）

舌苔黄燥，兼见消渴引饮者。

主证：舌苔黄燥兼见口渴引饮，舌红，苔黄，脉细。

中医辨证：胃中热邪，渴引饮者。

治法：清热生津。

方药：加味白虎汤。

生地黄 10 克　石膏 10 克　知母 10 克　天花粉 10 克　甘草 3 克　酒军 3 克

用法：诸药共煎加水 900 毫升，煎至 450 毫升去滓，一日三次，空腹服用。

禁忌：葱、蒜、萝卜、一切血、海菜、菘菜、猪肉。

方论：方中知母、石膏清肺胃之热而除烦渴，甘草、粳米益气生津，养胃和中，生地黄、天花粉滋阴润燥生津止渴，大黄急下存阴，枳壳行气宽中，诸药组合成方，共收清热生津之功。

217. 舌苔黄腻

舌苔黄腻，多由痰热壅肺、痰热结胸、肝胆湿热、大肠湿热而致。

一、痰热壅肺（舌苔黄腻）

肝胆湿热，舌苔黄腻。

主证：苔黄咳嗽，喉中痰鸣，咯黄痰或痰中带血。

中医辨证：痰热壅肺，舌苔黄腻。

治法：清肺化痰。

方药：清金化痰汤。

麦冬 10 克　桔梗 6 克　栀子 10 克　黄芩 10 克　橘红 6 克　知母 10 克　川贝母 10 克　桑皮 10 克　瓜蒌仁 10 克　茯苓 10 克　甘草 6 克

用法：诸药共煎加水 900 毫升，煎至 450 毫升去滓，一日三次，空腹服用。

禁忌：鲫鱼、酸及一切醋、海菜、菘菜、猪肉。

方论：方中黄芩、栀子、桔梗、贝母、桑皮、蒌仁、橘红清热化痰，荡涤痰垢为君；知母消深伏之热邪，且作用持久为臣；甘草、茯苓健脾化痰止咳为佐；桔梗清热活络交通上下而为使，诸药组合共成清肺化痰之效。

二、痰热结胸（舌苔黄腻）

痰热结胸，舌苔黄腻。

主证：苔黄腻，面红身热，胸脘痞满，按则疼痛，恶心，大便秘结，舌苔腻，脉滑濡细。

中医辨证：痰热结胸，舌苔黄腻。

治法：清热化痰，宽胸散结。

方药：小陷胸加味。

枳实 10 克　黄连 3 克　半夏 10 克　瓜蒌仁 10 克

用法：诸药共煎加水 900 毫升，煎至 450 毫升去滓，一日三次，空腹服用。

禁忌：冷水、猪肉、羊肉、羊血、饴糖。

方论：方中黄连清热泻火，半夏化痰开结，二药合用，辛开苦降，善治痰热内阻，更以瓜蒌仁荡热涤痰，宽胸散结；枳实行气消痰。诸药组合共奏清热化痰，宽胸散结之功。

三、肝胆湿热（舌苔黄腻）

肝胆湿热，舌苔黄腻。

主证：苔黄黏腻，头重身困，胸胁闷满，纳呆厌油，口苦，甚则面目及皮肤发黄，鲜如橘子色，脉弦细。

中医辨证：肝胆湿热，舌苔黄腻。

治法：化湿泻浊。

方药：茵陈五苓汤。

白术 10 克　茯苓 10 克　猪苓 10 克　泽泻 10 克　桂枝 6 克　茵陈 12 克

用法：诸药共煎加水 900 毫升，煎至 450 毫升去滓，一日三次，空腹服用。

禁忌：雀肉、青鱼、菘菜、桃李、醋及一切酸。

方论：本方由五苓散加茵陈而成，方中茵陈清湿热利小便，猪苓、茯苓、泽泻淡渗利湿，白术健脾燥湿，桂枝解表化气，诸药相配，使水行气化，表解脾健，则蓄水痰饮所致诸症自除。

四、大肠湿热（舌苔黄腻）

大肠湿热，舌苔黄腻。

主证：苔黄腻，腹痛下利，里急后重，大便脓血，脉滑细。

中医辨证：大肠湿热舌苔黄腻。

治法：攻积泄热，行气导滞。

方药：木香槟榔丸。

木香 10 克　槟榔 10 克　苍术 10 克　黄连 3 克　陈皮 6 克　牵牛子 10 克　制香附 10 克　青皮 6 克　大黄 10 克　黄柏 10 克

用法：诸药共煎加水 900 毫升，煎至 450 毫升去滓，一日三次，空腹服用。

禁忌：冷水、猪肉。

方论：方中木香、香附通行三焦气滞，青皮、陈皮疏理肝胃之气，黄连、黄柏清热燥湿，槟榔、牵牛下气导滞，苍术破血中滞气，大黄攻积通便，诸药配伍共奏行气导滞、攻积泄热之功。

218. 舌苔灰黑

舌苔灰黑，多由脾阳虚衰、痰饮内阻、湿热内蕴、热灼肾阴而致。

一、脾阳虚衰（舌苔灰黑）

脾阳虚衰，舌苔灰黑。

主证：舌苔灰黑而薄润，面色萎黄，饮食少思，腹中冷痛，腹满，得温则舒，脉沉缓。

中医辨证：脾阳虚衰，舌苔灰黑。

治法：温中助阳。

方药：附子理中汤。

制附子 10 克　生姜 10 克　白术 10 克　炙甘草 6 克　人参 10 克

用法：诸药共煎加水 900 毫升，煎至 450 毫升去滓，一日三次，饭后服用。

禁忌：雀肉、青鱼、桃李、菘菜、猪肉、海菜、萝卜。

方论：方中附子温经壮阳，干姜温运中焦，祛散寒邪，恢复脾阳为君；人参补气健脾，振奋脾胃功能为臣；佐以白术健脾燥湿；使以炙甘草调和诸药兼补脾和中。合用具有温中散寒，补益脾胃的作用。

二、痰饮内阻（舌苔灰黑）

痰饮内阻，舌苔灰黑。

主证：舌苔灰黑水滑，或灰黑而腻，头昏目眩，胸腹胀满，呕吐清水痰涎，脉滑细。

中医辨证：痰饮内阻，舌苔灰黑。

治法：温阳化饮。

方药：苓桂术甘汤。

茯苓 12 克　桂枝 10 克　白术 10 克　炙甘草 6 克

用法：诸药共煎加水 600 毫升，煎至 300 毫升去滓，一日三次，空腹服用。

禁忌：雀肉、青鱼、桃李、菘菜、猪肉、海菜、醋及一切酸。

方论：方中茯苓健脾渗湿，祛痰化饮为君；白术健脾燥湿，助茯苓运化水湿为臣；桂枝通阳化气为佐；炙甘草益气和中，调和诸药为使，配合成方，共奏温化痰饮，健脾利湿之功。

三、湿热内蕴（舌苔灰黑）

湿热内蕴，舌苔灰黑。

主证：舌苔灰黑，厚腻而黏，身热不扬，午后则热象明显，脉濡细。

中医辨证：湿热内蕴，舌苔灰黑。

治法：化湿清热。

方药：黄连温胆汤。

黄连 3 克　竹茹 10 克　茯苓 12 克　半夏 10 克　枳实 10 克　橘皮 6 克　生姜 6 克　甘草 6 克

用法：诸药共煎加水 900 毫升，煎至 450 毫升去滓，一日三次，空腹服用。

禁忌：羊血、羊肉、饴糖、冷水、猪肉。

方论：方中半夏降逆和胃，燥湿化痰，黄连、竹茹清热化痰，止呕除烦为君；枳实行气消痰，使痰随气下为臣；陈皮理气燥湿，茯苓健脾渗湿为佐；生姜、甘草益气和胃，协调诸药为使。诸药合用，共奏理气化痰、清胆和胃之效。热清，湿化，则诸症自消。

四、热灼肾阴（舌苔灰黑）

热灼肾阴，舌苔灰黑。

主证：舌苔灰黑，干燥起刺，心烦不得眠，身热面赤，脉细。

中医辨证：热灼肾阴，舌苔灰黑。

治法：滋阴补肾，清心泻火。

方药：加味复脉汤滋。

麻仁 10 克　白芍药 10 克　黄芩 10 克　阿胶 10 克　黄连 6 克　甘草 6 克　麦冬 10 克

用法：诸药共煎加水 600 毫升，煎至 300 毫升去滓，一日三次，空腹服用。

禁忌：冷水、猪肉、海菜、甘草、菘菜、鲫鱼。

方论：方中炙甘草甘温益气，通经络，利血气，能缓急养心为君；麦冬、阿胶、麻仁滋阴养血滋肝补肾为臣；白芍养阴和络为佐；黄芩、黄连清热泻中焦邪热为使，诸药合成共奏滋阴补肾、清心泻火之效。

219. 舌黑生刺

舌黑生刺，多由胃中燥屎、心火亢盛而致。

一、胃中燥屎（舌黑生刺）

胃中燥屎，舌黑生刺。

主证：手足日晡潮热，舌黑生刺，脉滑细。

中医辨证：胃中燥屎，舌黑生刺。

治法：消食导滞。

方药：调胃承气汤。

芒硝 6 克　枳壳 6 克　厚朴 6 克　大黄 6 克　甘草 2 克

用法：诸药共煎加水 500 毫升，煎至 200 毫升去滓，一日三次，第一次服下后，不拘时服用减量。

禁忌：猪肉、海菜、菘菜。体虚、老年人在医生指导下服用。

方论：方中大黄苦寒，泻火通结为君；芒硝咸寒，软坚润燥为臣；甘草缓急和中，益气养胃，以缓消大黄之苦泄，使药力缓缓下行为佐；枳实行气，调胃为使。燥热得解，胃气自和，诸症自愈。

二、心火亢盛（舌黑生刺）

舌黑生刺，心火亢盛。

主证：心烦不得眠，舌黑生刺，脉细，失眠多梦，重者可出现狂燥。

中医辨证：心火亢盛，舌黑生刺。

治法：清心泻火。

方药：银翘泻心汤。

金银花 6 克　连翘 3 克　炒栀子 6 克　黄柏 6 克　黄连 6 克　黄芩 10 克　生地黄 10 克天花粉 10 克　灯芯 1 克　竹茹 6 克　草梢 3 克

用法：诸药共煎加水 800 毫升，煎至 300 毫升去滓，一日三次，空腹服用。

禁忌：冷水、猪肉、海菜、菘菜、葱、蒜、萝卜、一切血。

方论：方中生地黄、黄连、栀子、草梢、连翘、天花、黄柏清心泻火为君；天花粉、灯芯、竹茹滋阴清热，泻心火除烦为臣；黄柏清中焦之热为佐；天花粉善清三焦之热，生津益气为使。诸药组合共奏清泻心火之效。

220. 舌苔黄

舌苔黄，多由胃热炽盛、胃肠实热、脾胃湿热而致。

一、胃热炽盛（舌苔黄）

胃热炽盛，舌苔黄。

主证：但恶热不恶寒，汗大出，面赤心烦，渴饮不止，脉滑细。

中医辨证：胃热炽盛，舌苔黄。

治法：清泻胃火。

方药：白虎汤。

生甘草 6 克　粳米 30 克　生石膏 15 克　知母 10 克

用法：诸药共煎加水 1000 毫升，煎至 450 毫升去滓，一日三次，空腹服用。

禁忌：猪肉、海菜、菘菜。

方论：方中知母、石膏清肺胃之热而除烦渴；甘草、粳米益气生津，养胃和中，四味合用，共收清热生津之功。

二、胃肠实热（舌苔黄）

胃肠实热，舌苔黄。

主证：舌苔深黄，厚而干燥，甚或老黄焦裂起芒刺，面赤身热，脉滑细。

中医辨证：胃肠实热，舌苔黄。

治法：涤痰燥结。

方药：大承气汤。

甘草 6 克　大黄 6 克　枳实 6 克　芒硝 6 克

用法：诸药共煎加水 600 毫升，煎至 200 毫升去滓，一日两次，空腹服用。

禁忌：猪肉、海菜、菘菜。

方论：方中大黄苦寒，泻火通结，芒硝咸寒，软坚润燥，甘草甘缓和中，益气养胃，化痰散结，枳实行气散结，四味组合共奏涤痰散结之功。

三、脾胃湿热（舌苔黄）

脾胃湿热，舌苔黄。

主证：舌苔黄而垢浊，舌质红，身热不扬，心烦，口渴不欲饮，舌苔黄，脉濡细。

中医辨证：脾胃湿热，舌苔黄。

治法：清热利湿，消积辟浊。

方药：枳实导滞丸（汤）。

枳实 10 克　黄连 3 克　黄芩 6 克　神曲 10 克　泽泻 10 克　茯苓 10 克　白术 10 克

用法：诸药共煎加水 900 毫升，煎至 450 毫升去滓，一日三次，空腹服用。

禁忌：冷水、猪肉、菘菜、醋、雀肉、青鱼、桃李、一切酸。

方论：方中枳实、大黄、神曲消积辟秽化滞为君，黄连、茯苓清热利湿为臣，白术健脾渗湿行气和胃为佐，泽泻清热利水，导湿热从小便而解为使，诸药共奏清热利湿、消积辟浊之功。

五　咽喉症治

221. 咽喉痛

咽喉部多为微痛或刺痛，黏膜暗红而肿称为咽喉痛。多由风寒、风热、湿热、阴虚、气阴两虚而致。

一、风寒（咽喉痛）

风寒咽喉痛，咽部多为微痛或刺痛，黏膜暗红而肿。

主证：鼻塞，流清涕，咳嗽痰稀，头痛身痛，发热，恶寒，无汗，脉浮或浮紧。

中医辨证：风寒咽喉痛。

治法：疏风散寒。

方药：六味汤。

荆芥穗 10 克　薄荷（后下）6 克　僵蚕 10 克　桔梗 6 克　甘草 6 克　防风 10 克

用法：诸药共煎加水 600 毫升，煎至 300 毫升去滓，一日三次，空腹服用。

禁忌：鳖肉、海菜、猪肉、菘菜。

方论：方中荆芥、防风疏风散寒；薄荷、桔梗疏风清热、宣肺利气止咳；僵蚕祛风清热、活络散结；甘草清热兼调和诸药。

二、风热（咽喉痛）

风热咽喉痛，咽部多为刺痛，吞咽时明显，纳食尤甚，咽黏膜焮红、肿胀。

主证：发热恶风，汗出，头痛，舌尖红，苔薄白或薄黄，脉浮数。

中医辨证：风热咽喉痛。

治法：疏风清热。

方药：银翘散。

银花 10 克　连翘 6 克　荆芥 10 克　竹叶 10 克　薄荷（后下）6 克　牛蒡子 10 克　桔梗 6 克　淡豆豉 10 克　甘草 6 克　芦根 15 克

用法：诸药共煎加水 900 毫升，煎至 450 毫升去滓，一日三次，饭后服用。

禁忌：猪肉、鳖肉、海菜、菘菜。

方论：方中金银花、连翘辛凉轻宣、透泄散邪、清热解毒为君；薄荷、牛蒡子辛凉散风清热，荆芥穗、淡豆豉辛散透表，解肌散风为臣；桔梗、甘草以清热解毒而利咽喉为佐；芦根清热除烦、生津止渴为使。诸药组合共成辛凉解肌、宣散风热、除烦利咽之功。

三、湿热（咽喉痛）

咽中疼痛，起泡起点者。

主证：咽中痛疼，起泡起点，口苦胁痛，苔黄腻，脉弦数。

中医辨证：湿热交蒸，气机阻滞。

治法：清热利湿，散结消郁。

方药：清散薄荷汤。

薄荷 3 克　荆芥 3 克　柴胡 3 克　知母 10 克　槟榔 3 克　草果 3 克　羌活 3 克　连翘 3 克　射干 6 克　枳壳 3 克　僵蚕 10 克　蝉蜕 5 克　杏仁 10 克

用法：诸药共煎加水 900 毫升，煎至 450 毫升去滓，一日三次，一次 150 毫升，空腹服用。

禁忌：鳖肉。

方论：方中羌活、柴胡、知母、连翘、薄荷清热利湿；荆芥、蝉蜕、僵蚕熄风清热，杏仁宣肺散结，射干疏风活络散结疗咽喉共为臣；荆芥疏风通络消头目之滞气为佐；枳壳行气，槟榔消积引湿热下行。诸药组合成方共奏清热利湿、清热散瘀之功。

四、郁火（咽喉痛）

郁火咽喉痛。

主证：咽喉刺痛，发病迅速，来势凶猛，伴吞咽困难，滴水难咽，咽喉黏膜焮红，会厌水肿，呼吸急促，脉数。

中医辨证：郁火上逆，咽喉咽痛。

治法：降火散结。

方药：丹栀宣痹汤。

牡丹皮 10 克　栀子 10 克　防己 10 克　连翘 10 克　杏仁 10 克　苡仁 10 克　赤小豆皮 10 克　蚕砂 10 克　半夏 10 克

用法：诸药共煎加水 900 毫升，煎至 450 毫升去滓，一日三次，空腹服用。

禁忌：蒜、胡荽、羊肉、羊血。

方论：方中牡丹皮滋阴凉血，连翘清热宣肺为君药；半夏降逆散结活络，蚕砂祛风除湿共为臣；防己、苡仁清热祛湿散结为佐；赤小豆清热利水、散血消肿为使。诸药组合共成降火散结之效。

五、阴虚（咽喉痛）

阴虚火旺咽喉痛。

主证：咽喉痛，干痛，口干欲饮，咽中似有痰阻，不易咯出，舌红苔黄，脉数。

中医辨证：阴虚火旺咽喉痛。

治法：滋阴清热，滋补肝肾。

方药：知柏地黄丸（汤）。

知母 10 克　黄柏 10 克　生地黄 15 克　牡丹皮 10 克　山萸肉 10 克　泽泻 10 克　茯苓 12 克

用法：诸药共煎加水 900 毫升，煎至 450 毫升去滓，一日三次，空腹服用。

禁忌：葱、蒜、萝卜、一切血、醋及一切酸。

方论：方中知母、黄柏滋阴清热，熟地黄补肾阴、益精髓，山萸肉补肝肾、敛虚火，干山药既可补肾，又可健脾，阴虚火旺故用泽泻以利水湿。诸药组合共奏滋阴清热补肝滋肾之功。

六、气阴两虚（咽喉痛）

气阴两亏咽喉痛。

主证：咽喉痛，咽干痛疼，多为隐痛，劳累加重，气短乏力，舌红，苔黄，脉数。

中医辨证：气阴两亏咽喉痛。

治法：益气养阴。

方药：百合固金汤。

百合 10 克　当归 10 克　生地黄 12 克　熟地黄 12 克　玄参 10 克　川贝母 10 克　白芍 10 克　桔梗 6 克　甘草 6 克　麦冬 10 克

用法：诸药共煎加水 900 毫升，煎至 450 毫升去滓，一日三次，饭后服用。

禁忌：葱、蒜、萝卜、一切血、海菜、猪肉、鲫鱼。

方论：方中百合、生熟地黄滋养肺肾阴液，并为君药；麦冬助百合以养肺阴清肺热，玄参助生熟地黄以益肾阴、降虚火共为臣药；当归、白芍药养血和营，贝母、桔梗化痰止咳清咽喉为佐；甘草调和诸药为使。诸药合用，使阴液恢复，肺金得固，则咽喉痛等诸症自消。

222. 凡红喉证（血分热）

凡红喉证，无论痛肿起者。

主证：红喉症，舌红苔燥，脉细数。

中医辨证：凡红喉证血分热。

治法：清热消肿，散结开窍。

方药：金点胆矾丸。

熊胆 3 克　胆矾 1 克　硼砂 3 克　皂刺 10 克　火硝 3 克　蜣螂 2 枚　郁金 3 克　麝香 0.03 克　大黄 2 克　牛黄 0.03 克

用法：研末，蜜丸，放口中徐徐吞下。

禁忌：生葱、蒜。

方论：方中牛黄、胆矾、熊胆、硼砂、火硝、大黄消壅散结解毒为君；麝香开窍活络开郁为臣；蜣螂、皂刺破瘀散结为佐；郁金活络散瘀消肿。诸药组合共奏清热消肿、散结开窍之效。

223. 凡白喉证（气分热）

凡白喉证，气分热也。

主证：无论癣烂疳蚀，舌红，苔黄，脉数。

中医辨证：气分热、虚热。

治法：清热解毒。

方药：吹金珠黄散。

珍珠 3 克　牛黄 1 克　麝香 0.3 克　明雄黄 3 克　硼砂 3 克　甘草 3 克

用法：诸药研末吹喉部，一日三次至五次。

禁忌：葱、蒜、羊肉、牛肉。

方论：方中牛黄、珍珠消痈解毒，麝香开窍解毒散结，硼砂清热解毒，雄黄燥湿祛风解毒，诸药合成方共奏清热解毒之功。

224. 咽喉白烂（时行疫毒）

咽喉部出现白色腐膜称为咽喉白烂，又称咽喉白腐。多因时行疫毒、疫毒内盛、痰浊壅闭、火热乘肺、疫毒凌心、肺肾阴虚、肺胃热盛、阴虚火旺、肾阴虚寒而致。

一、时行疫毒（咽喉白烂）

时行疫毒咽喉白烂。

主证：时疫白喉初期，咽喉疼痛肿胀，局部出现灰白色腐膜，范围较小，呈点片状，伴发热恶寒，头痛，身痛，脉浮数，苔薄黄。

中医辨证：时行疫毒，咽喉白烂。

治法：疏散风热，清热解毒。

方药：银翘散。

淡竹叶 10 克 淡豆豉 10 克 银花 10 克 连翘 10 克 牛蒡子 10 克 桔梗 6 克 薄荷（后下）6 克 芦根 15 克 僵蚕 10 克 牛膝 19 克 山豆根 6 克 荆芥 10 克 玄参 10 克 蝉蜕 10 克

用法：诸药共煎加水 1500 毫升，至 450 毫升去滓、一日三次，一次 150 毫升，空腹服用。

禁忌：猪肉、鳖肉。

方论：方中金银花、连翘、山豆根、玄参、蝉蜕透泄散邪，清热解毒为君；薄荷、牛蒡子辛凉散风清热，荆芥穗、淡豆豉、蝉蜕活络通经、散风清热为臣；桔梗、甘草、僵蚕清咽利喉解毒为佐；牛膝清热化痰清咽利喉消肿散结为使。诸药共组共奏疏风散热、解毒利咽之效。

二、疫毒内盛（咽喉白烂）

疫毒内盛咽喉白烂。复感时邪疫毒，上蒸咽部所致。

主证：时疫白喉中期，咽喉红肿剧烈，疼痛干燥，白腐范围较大，舌薄黄腻，脉浮数大。

中医辨证：疫毒内盛，咽喉白烂。

治法：泻火解毒，清热养阴。

方药：神仙活命饮。

龙胆草 10 克 生石膏 15 克 桔梗 6 克 黄柏 10 克 板蓝根 10 克 玄参 10 克 马兜铃 10 克 前胡 10 克 白芍药 10 克 甘草 6 克 瓜蒌 10 克

用法：诸药共煎加水 1000 毫升，煎至 450 毫升去滓，一日三次，空腹服用。

禁忌：猪肉、海菜、菘菜。

方论：本方治证属肺积热化火。方中石膏清肺胃伏火，龙胆草清时气温热，板蓝根清天行热毒，共为君药；黄柏泻火解毒，导热下行为臣；疫毒蕴蒸，必损阴动热，苦寒之品亦每易化燥伤阴，故又重用生地、元参合白芍养阴清热、增液壮水为佐；又以马兜铃、瓜蒌化痰散结利咽，生甘草解毒调诸药为使。合而用之共奏泻火解毒，清热养阴之功。

三、痰浊壅闭（咽喉白烂）

痰浊壅闭咽喉白烂。

主证：时疫白喉的变证，腐膜经久不退，时而自行脱落，喘息有痰鸣声，呼吸困难，甚则息高抬肩，干咳阵作声似犬吠，舌苔腻、脉滑。

中医辨证：痰浊壅闭，咽喉白烂。

治法：解毒、化痰、开闭。

方药：解毒雄黄汤。

雄黄 0.1 克　郁金 10 克　巴豆霜 0.03 克

用法：按本方比例加工成末，醋煮面糊为丸，如绿豆大，用热茶清下 7 丸，吐出顽痰，如小儿患喉咙赤肿及惊热痰涎壅塞服 2~3 丸，量儿大小加减。

禁忌：素体虚弱、孕妇、老年人慎用。

方论：方中巴豆霜逐痰开窍为君，雄黄辟秽开窍解毒为臣；郁金凉血、行血、利气止痛、消痈解毒为佐使。三味组合共成消肿解毒、逐痰开窍之功。

四、火热乘肺（咽喉白烂）

咽喉白烂，其声小不出者。

主证：肺肾阴虚，虚火上炎，咽喉疼痛，舌红少津，脉细数。

中医辨证：火乘肺金，咽喉白烂。

治法：养阴清肺，润肺化痰。

方药：百合固金汤加味。

生熟地黄各 10 克　麦冬 6 克　百合 6 克　芍药 6 克　当归 6 克　玄参 6 克　桔梗 6 克　川贝母 6 克　生甘草 3 克　桑叶 10 克

用法：诸药共煎加水 900 毫升，煎至 450 毫升去滓，一日三次，空腹服用。

禁忌：鲫鱼、海菜、猪肉、菘菜、湿面、葱、蒜、萝卜、一切血。

方论：方中百合二地滋养肺肾之阴为君；百合润肺滋燥、清热宁心为臣；元参助二地以生水，贝母散肺郁而除痰，当归、芍药养血兼平肝共为佐；甘草、桔梗清金，上行清咽利气。诸药组合共成养阴清肺、润肺化痰之功。

五、疫毒凌心（咽喉白烂）

疫毒凌心咽喉白烂，为时疫白喉的危症。

主证：腐膜经久不退，时或自行脱落，喘息抬肩，汗出如油，面色苍白如纸，两目直视，四肢不温，口唇青紫，烦躁不安，甚而抽搐，角弓反张，舌淡苔白，脉沉迟。

中医辨证：疫毒凌心，咽喉白烂。

治法：温壮肾阳，平肝熄风解毒。

方药：四逆汤合生脉散加味。

羚羊角 10 克　珍珠母 15 克　生姜 6 克　甘草 6 克　制附片 10 克　五味子 6 克　麦门冬 10 克　人参 10 克

用法：诸药共煎加水 900 毫升，煎至 450 毫升去滓，一日三次，食后服用。

禁忌：海菜、菘菜、猪肉、鲫鱼、萝卜。

方论：方中附子、干姜温壮肾阳，祛寒救逆，羚羊角、珍珠母平肝熄风解毒，人参、甘草益气复脉，麦门冬清心宁心，五味子养心敛阴，诸药组合成方，共奏平肝熄风温壮肾阳之效。

六、肺肾阴虚（咽喉白烂）

肺肾阴虚咽喉白烂。

主证：时疫白喉的后期，咽喉疼痛不甚，白腐呈点状或块状，紧贴咽壁，伴低热，口干舌燥，舌红苔黄，脉数。

中医辨证：肺肾阴虚，咽喉白烂。

治法：养阴清肺。

方药：养阴清肺汤。

玄参 10 克　麦冬 10 克　生地黄 15 克　甘草 6 克　贝母 10 克　牡丹皮 10 克　薄荷（后下）6 克　白芍药 10 克

用法：诸药共煎加水 900 毫升，煎至 450 毫升去滓，一日三次，空腹服用。

禁忌：葱、蒜、萝卜、猪肉、菘菜、海菜、鲫鱼、鳖肉。

方论：本方所治白喉多属肺肾阴虚，复感时邪疫毒而致。方中生地黄养肾阴，麦冬养肺阴，玄参养阴增液，并可清热解毒，三者配伍，养阴清热之功益显，丹皮凉血而消肿，贝母润肺清热化痰，薄荷辛凉疏解，散邪利咽，甘草解毒，调和诸药。诸药组合共奏养阴清热之功。

七、肺胃热盛（咽喉白烂）

肺胃热盛咽喉白烂。

主证：咽部红肿剧烈，喉核尤著，疼痛较剧，喉核部出现白黄色脓点逐渐变成腐膜，但范围固定，易拭去而不出血，高热口渴，口臭，舌红，苔黄，脉数。

中医辨证：肺胃热盛，咽喉白烂。

治法：清热解毒，疏风消肿。

方药：普济消毒饮。

黄芩 10 克　黄连 6 克　板蓝根 15 克　马勃 10 克　连翘 10 克　玄参 10 克　桔梗 6 克　牛蒡子 10 克　甘草 6 克　升麻 6 克　僵蚕 10 克　陈皮 6 克　薄荷 6 克　柴胡 6 克

用法：诸药共煎加水 900 毫升，煎至 450 毫升去滓，一日三次，空腹服用。

禁忌：海菜、菘菜、猪肉、鳖肉、冷水。

方论：方中重用黄连、黄芩清泻上焦热毒为君药；牛蒡子、连翘、薄荷、僵蚕疏散上焦风热为臣药；玄参、马勃、板蓝根、桔梗、甘草清利咽喉，并增强清热解毒作用，陈皮理气而疏通壅滞，使气血流通而有利于肿毒消散，共为佐药；升麻、柴胡升阳散火，疏散风热，使郁热疫毒邪宣散透发，并协助诸药上达头面咽部，共为使药。诸药合用使疫毒得以清解，风热得以疏散，诸症自解。

八、阴虚火旺（咽喉白烂）

阴虚火旺咽喉白烂。

主证：咽喉出现片块白色腐膜，但范围较小，喉核部有突出疣状，不易脱落，伴低热，盗汗，烦躁，舌红苔黄，脉数。

中医辨证：阴虚火旺，咽喉白烂。

治法：滋阴降火。

方药：知柏地黄汤加味。

知母 10 克　黄柏 10 克　生地黄 15 克　玄参 10 克　麦门冬 10 克　山萸肉 10 克　牡丹皮 10 克　山药 10 克　泽泻 10 克　茯苓 10 克

用法：诸药共煎加水 900 毫升，至 450 毫升去滓，一日三次分服。

禁忌：葱、蒜、萝卜、一切血、鲫鱼、醋、猪肉。

方论：方中知母、黄柏、玄参、麦冬滋阴降火为君；生地黄补肾阴、益精髓，山萸肉补肝肾敛虚火，干山药既可补肾，又可健脾共为臣药；阴虚则火旺，故配丹皮凉血清热，以泻肝肾虚火；肾虚不渗能利，故用茯苓、泽泻渗利水湿，诸药组合成方共奏滋阴降火之功。

九、肾阳虚寒（咽喉白烂）

肾阳虚寒咽喉白烂。

主证：局部症状与阴虚火旺相似，但伴面色发白，疲乏腰酸，畏寒怯冷，舌淡苔白，脉沉迟而弱。

中医辨证：肾阳虚寒，咽喉白烂。

治法：温补肾阳。

方药：桂附地黄丸。

肉桂 6 克　制附片 10 克　熟地黄 10 克　山萸肉 10 克　泽泻 10 克　牡丹皮 10 克　山药 10 克　茯苓 10 克

用法：诸药共煎加水 900 毫升，煎至 450 毫升去滓，一日三次，饭后服用。

禁忌：葱、蒜、萝卜、一切血、猪肉。

方论：方中肉桂、附子温肾壮阳，熟地黄补肾益精髓为君；山萸肉补肝肾、敛虚火，干山药既可补肾，又可健脾，共为臣药；阴虚则火旺，故配丹皮凉血清热，以泻肝肾虚火，肾虚则水湿不能渗利，故用茯苓、泽泻以利水湿。诸药组合成方共奏温补肾阳之效。

225. 喉　痛

喉痛是发生在咽喉间及附近部位的痈疮总称。分为初期、酿脓期、成脓期，多由热入营血、肺肾阴虚、肺脾气虚并发喉风而致。

一、初期（喉痛）

喉痛初期，局部高突，吞咽困难。

主证：咽喉痛疼，张口、吞咽困难，发热恶寒，头痛，患处红肿局部高突，舌红苔黄，脉浮数。

中医辨证：上焦热盛，外感风热。

治法：清热解毒，疏风散邪。

方药：银翘解毒汤加减。

金银花 12 克　白芷 10 克　牛蒡子 10 克　野菊花 10 克　连翘 10 克　枳壳 6 克　防风 10 克　紫花地丁 12 克　荆芥 6 克　生甘草 6 克

用法：诸药共煎加水 900 毫升，煎至 450 毫升去滓，一日三次，空腹服用。

禁忌：海菜、猪肉、菘菜。

方论：方中金银花、牛蒡子、连翘、菊花、防风、地丁清热疏风解毒为君；荆芥、白芷疏风活络散头目滞气为臣；枳壳行气活络开郁散结为佐；甘草调诸药清热解毒，诸药组合共奏清热解毒、发散风邪之功。

二、酿脓期（喉痛）

喉痛酿脓期。

主证：喉痛逐部加重，吞咽困难，言语不清，汤水难下，痛至耳窍，壮热烦渴，痰鸣气促，舌红，苔黄，脉数。

中医辨证：喉痛酿脓期。

治法：清热利膈，解毒消肿。

方药：清咽利膈汤。

栀子10克　黄芩10克　黄连6克　连翘6克　桔梗6克　甘草6克　牛蒡子10克　玄参10克　大黄6克　胆南星10克　玄明粉6克　僵蚕10克

用法：诸药共煎加水1000毫升，煎至450毫升去滓，一日三次，空腹服用。

禁忌：冷水、猪肉、菘菜、海菜。

方论：方中黄芩、栀子、黄连清中上焦热邪，玄参、桔梗、牛蒡子、连翘清咽利膈为君；胆星、僵蚕消痛活络熄风化痰为臣；大黄、芒硝消积化滞、消痛开闭，引邪热痰浊下行而解为佐；甘草调和诸药兼化痰健脾，诸药组合共成清热利膈、解毒消肿之功。

三、成脓期（喉痛）

成脓期咽喉疼痛仍较剧。

主证：咽喉痛疼仍较剧，吞咽困难，语言不清，高热，烦渴，便秘，舌红，苔黄腻，脉濡数。

中医辨证：成脓期，咽喉痛。

治法：清热解毒，活血排脓。

方药：仙方活命饮加减。

川贝母10克　皂角刺10克　金银花10克　当归10克　天花粉10克　乳香5克　没药5克　陈皮10克　甘草6克　穿山甲10克　赤芍10克　白芷10克　大黄6克　芒硝6克

用法：诸药共煎加水1000毫升，煎至450毫升去滓，一日三次，空腹服用。

禁忌：湿面、羊肉、羊血。

方论：方中以金银花清热解毒为君；归尾、赤芍、没药、乳香活血散瘀以止痛，陈皮理气以助血行为臣；防风、白芷疏风散结以消肿，贝母、花粉清热排脓散结消肿，穿山甲、皂刺疏通经络、溃坚排脓，大黄、芒硝消积逐瘀，使毒邪脓浊下行而解共为佐；甘草调诸药，组合成方共奏清热解毒，活血排脓之功。

四、热入营血（喉痛）

热入营血喉痛。

主证：咽喉疼痛，壮热烦躁，神昏谵语，咽喉红肿，痛肿位于一侧，喉核后上方隆突，红肿光亮，舌绛，脉细数。

中医辨证：热入营血喉痛。

治法：清营凉血解毒。

方药：犀角地黄汤。

水牛角 15 克　生地黄 15 克　丹皮 10 克　赤芍 10 克

用法：四味共煎加水 800 毫升，煎至 300 毫升去滓，一日三次，一次 100 毫升，饭后服用。

禁忌：葱、蒜、萝卜、猪肉、一切血。

方论：方中犀角清营凉血，清热解毒为臣；生地黄清热凉血，滋养阴液为君；芍药和营泻热，丹皮泄血分伏热、凉血散瘀，共为佐使。四味组合，清热之中兼以养阴，凉血之中兼以散瘀，故为治疗热入血分之要方。

五、肺肾阴虚（喉痛）

肺肾阴虚喉痛。

主证：咽喉壅塞，语言不畅，咽内干燥，咳嗽，潮热，咯痰不爽或潮热，颧红，舌红，苔黄，脉数。

中医辨证：肺肾阴虚喉痛。

治法：养阴清肺、润肺化痰。

方药：百合固金汤。

百合 10 克　当归 10 克　麦冬 10 克　川贝母 10 克　玄参 12 克　生地黄 12 克　熟地黄 12 克　白芍 10 克　甘草 6 克　桔梗 10 克

用法：诸药共煎加水 900 毫升，煎至 450 毫升去滓，一日三次，空腹时服用。

禁忌：鲫鱼、海菜、猪肉、葱、蒜、萝卜、一切血、湿面。

方论：方中百合、生熟地黄滋养肺肾阴液为君药；麦冬助百合以养肺阴、清肺热，玄参助生地熟地以益肾阴、降虚火，共为臣药；当归、芍药养血和营，贝母、桔梗化痰止咳为佐；使以甘草调和诸药，诸药合用阴液恢复，肺金得固，诸症自愈。

六、肺脾气虚（喉痛）

肺脾气虚喉痛。

主证：咽喉疼痛较轻，咽内干燥，倦怠乏力，纳呆便溏，腹胀，舌淡苔薄白，脉缓弱濡。

中医辨证：肺脾气虚喉痛。

治法：益气健脾，生肌收口。

方药：十全大补汤。

黄参 15 克　白术 10 克　茯苓 10 克　甘草 6 克　熟地 10 克　黄芪 15 克　白芍 10 克　肉桂 6 克　当归 10 克

用法：诸药共煎加水 900 毫升，煎至 450 毫升去滓，一日三次，饭后服用。

禁忌：雀肉、青鱼、饴糖、海菜、猪肉、湿面。

方论：本方是四君子汤合四物汤再加黄芪、肉桂所组成。方中四君子汤补气，四物汤补血，更与补气之黄芪和少佐温煦之肉桂组合，则补益气血之功更著。诸药组合共奏益气健脾，补血生肌之效，气补，血生，脾健，诸症自愈。

七、并发喉风（喉痛）

喉痛并发喉风。

主证：喉痛又见呼吸困难，痰涎壅盛，喉鸣，鼻翼煽动，语言难出，高热，脉沉细而数，舌绛唇焦。

中医辨证：喉痛并发喉风。

治法：清热解毒，祛痰消肿。

方药：清瘟败毒散。

生石膏 12 克　生地 12 克　犀角 6 克　生栀子 10 克　黄连 6 克　桔梗 6 克　黄芩 10 克　知母 10 克　赤芍 10 克　玄参 10 克　连翘 10 克　竹叶 10 克　甘草 6 克　丹皮 10 克

用法：诸药共煎加水 1000 毫升，煎至 450 毫升去滓，一日三次，空腹服用。

禁忌：葱、蒜、萝卜、一切血、海菜、猪肉、冷水、菘菜。

方论：方中重用石膏合知母、甘草以清阳明之热；黄连、黄芩、栀子三药合用能泻三焦实火；犀角、丹皮、生地、赤芍专于凉血解毒化瘀；连翘、玄参、桔梗、甘草清热透邪利咽；竹叶清利，导热下行。诸药合用，既清气分之火，又凉血分之热。火清热消，诸症自解。

226. 喉　癣

喉癣，有发于咽部、喉部者，局部症状不同。发于咽部，初起咽干燥，如有芒刺，微痛，吞咽时疼痛，溃烂时疼痛较剧，痛可连及耳部，妨碍饮食，咽部黏膜颜色晦黯，有红白斑点或满绕红丝，像海棠叶背面之脉，日久逐渐腐烂，边缘参差不齐，复有灰黄色污秽物并深陷。发于喉者，喉干灼热，痒而咳嗽，病情较重，吞咽痛剧困难，或有失音，甚者呼吸困难，喉部黏膜淡红，初起黏膜凹凸不平，周围色黯或水肿，继而形成溃烂，边缘不齐，声带可见溃烂。

一、肺肾阴虚（喉癣）

肺肾阴虚喉癣。

主证：发于咽部形态似癣，舌红少津，脉数。

中医辨证：肺肾阴虚，喉癣。

治法：补益肺肾，生津润燥。

方药：经验方。

生地黄 15 克　川贝母 10 克　玄参 10 克　当归 10 克　白芍药 10 克　百合 10 克　百部 10 克　麦门冬 10 克　甘草 6 克　知母 10 克　桔梗 6 克

用法：诸药共煎加水 1000 毫升，煎至 450 毫升去滓，一日三次，空腹时服。

禁忌：鲫鱼、海菜、猪肉、菘菜、一切血、葱、蒜、萝卜。

方论：方中知母、百合、生地黄、白芍药、玄参益肝肾清热生津为君药；桔梗、贝母、百部宣肺清热化痰止咳为臣药；热盛最易伤阴血，故用当归、麦冬凉血补血生津为佐；甘草调和诸药。诸药组合共奏补益肺肾、生津润燥之效。

二、气阴两亏（喉癣）

气阴两亏喉癣。

主证：体倦乏力，干咳，气促懒言，口渴，多汗，咽干舌燥红，脉细数。

中医辨证：气阴两亏，喉癣。

治法：益气生津，滋阴润燥。

方药：六味地黄汤合生脉散。

生地黄 15 克　山萸肉 10 克　牡丹皮 10 克　泽泻 10 克　五味子 6 克　百部 10 克　人参 15 克　麦门冬 10 克　茯苓 12 克　山药 10 克　白薇 10 克

用法：诸药共煎加水 900 毫升，煎至 450 毫升去滓，一日三次，饭后服用。

禁忌：葱、蒜、萝卜、一切血、猪肉、鲫鱼、醋及一切酸。

方论：方中人参补气健脾生津液，麦门冬、五味子止渴滋肺生津，生地黄补肾阴益精髓，山萸肉补肝滋肾敛虚火共为君；干山药既可补肾又可健脾滋阴为臣；阴虚火旺故用白薇以泻虚火清血热为佐；百部清咽利肺为使，诸药合成共奏益气生津，滋阴润肺之功。

三、胃火熏肺（喉癣）

胃火熏肺喉癣。

主证：咽部干燥，初觉时痒，旋生苔癣，燥烈疼痛，时吐臭涎，妨碍饮食。咽喉霉烂蔓延，迭起腐物，边缘不齐，如蚁蛀蚀之状，舌红，苔黄，脉数濡。

中医辨证：胃火熏蒸喉癣。

治法：滋阴泻火解毒。

方药：广笔鼠黏汤加减。

鼠粘子 10 克　生地黄 12 克　川贝母 10 克　连翘 10 克　玄参 10 克　射干 6 克　百部 10 克　荆芥 10 克　天花粉 10 克　白薇 10 克　竹叶 10 克　生甘草 6 克

用法：诸药共煎加水 900 毫升，煎至 450 毫升，一日三次，空腹时服用。

禁忌：葱、蒜、萝卜、海菜、猪肉、菘菜。

方论：方中鼠粘子、生地、川贝母、玄参、百部清热解毒为君药；荆芥、连翘、竹叶、射干疏风清热利咽开窍为臣；天花粉滋阴生津活络散结，白薇清热凉血为佐；甘草清热解毒兼调诸药为使。诸药组合共成滋阴泻火解毒之效。阴滋，火去，毒解，诸症自愈。

227. 打 鼾

打鼾是以熟眠后喉间有声为特征的疾病，又称鼾眠。多由气血两亏、痰湿内阻而致。

一、气血两亏（打鼾）

气血两亏打鼾。

主证：熟睡后鼾声不断，严重时易从睡梦中憋醒，神疲乏力，气短懒言。

中医辨证：气血两亏，气机不畅。

治法：补益气血，宣畅气机。

方药：八珍汤加减。

党参 15 克　当归 10 克　川芎 6 克　白术 10 克　白芍 10 克　茯苓 12 克　生姜 6 克　桔梗 6 克　大枣 6 克　熟地 12 克　炙甘草 10 克

用法：诸药共煎加水 1000 毫升，煎至 450 毫升去滓，一日三次，饭后服用。

禁忌：湿面、雀肉、青鱼、菘菜、桃李、海菜、猪肉、醋、一切酸、一切血。

方论：方中人参甘温益气补中，当归补血养肝、和血调经，共为君药；白术健脾燥湿，合人参益气健脾，生地黄滋阴补血共为臣；茯苓渗湿健脾，白芍养血柔肝和营共为佐；炙甘草甘缓和中，川芎活血行气，诸药共奏补益气血宣畅气机之功。气血双补，诸症自愈。

二、痰湿内阻（打鼾）

痰湿内阻打鼾。

主证：肥胖人熟睡后鼾声不断，精神萎靡，胸脘闷胀，咽喉有痰，舌红，苔腻，脉滑。

中医辨证：痰湿内阻，气机失畅。

治法：清化痰湿，宣畅气机。

方药：牛蒡宁麻汤。

牛蒡子 10 克　甘草 6 克　宁麻根 10 克　桔梗 6 克　薏苡仁 10 克　蒲公英 3 克

用法：诸药水煎加水 900 毫升，煎至 450 毫升去滓，一日三次，空腹服用。

禁忌：海菜、猪肉、菘菜。

方论：方中牛蒡子、宁麻根疏风清肺、消瘀散结为君；公英、桔梗宣通气机清肺化痰为臣；薏苡仁健脾渗湿化痰为佐；甘草健脾化痰为使。诸药组合共奏清热化痰，宣通气机之功。

228. 喉　疳

喉疳是以咽喉部发生溃烂，有腐物为特征的疾病。多由脾胃积热、心经热盛、肺盛阴虚、毒伤气阴而致。

一、脾胃积热（喉疳）

脾胃积热喉疳。

主证：咽喉局部痛疼，发热纳差，大便秘结，小便黄赤，舌红，苔黄，脉滑数。

中医辨证：脾胃积热喉疳。

治法：清胃泻火。

牡丹皮 10 克　生地黄 15 克　黄芩 10 克　黄连 6 克　升麻 6 克　生石膏 15 克

用法：诸药共煎加水 900 毫升，煎至 450 毫升去滓，一日三次，空腹服用。

禁忌：冷水、猪肉、葱、蒜、萝卜、菘菜、一切血。

方论：方中黄连苦寒泻火以清胃中积热，生地、丹皮凉血，当归养血和血，升麻散火解毒，兼为阳明引经之药，五味配合，共奏清胃凉血之功。

二、心经热盛（喉疳）

心经热盛喉疳。

主证：咽喉疼痛，心中烦热，少寐，尿赤，舌尖红赤，咽喉肌膜腐烂，疮色红黄或白头赤根，舌尖红，脉数。

中医辨证：心经热盛喉疳。

治法：清心泻火。

方药：导赤散加味。

生地黄 15 克　淡竹叶 10 克　木通 6 克　马勃 10 克　甘草梢 6 克

用法：诸药共煎加水 800 毫升，煎至 300 毫升去滓，一日三次，空腹服用。

禁忌：葱、蒜、萝卜、一切血，海菜、猪肉、菘菜。

方论：方中生地黄清热凉血，兼能养阴，木通、竹叶清心降火、利水通淋，生甘草和胃清热、通淋止痛，诸药既能清热凉血又利水通淋。由于利水与益阴并重，所以利水而不伤阴。

三、肺肾阴虚（喉疳）

肺肾阴虚喉疳。

主证：咽喉干燥，咽干不喜多饮，干咳无痰或痰少而黏，喉关红肿溃烂，表面有灰白色腐物，除去腐物表面呈黯红色，舌红，苔黄，脉数。

中医辨证：肺肾阴虚喉疳。

治法：滋阴润燥，利咽解毒。

方药：六味地黄汤。

生地黄 12 克　泽泻 10 克　山萸肉 10 克　牡丹皮 10 克　山药 10 克　白芍 10 克　川贝母 10 克　茯苓 12 克　麦冬 10 克　马勃 10 克　生甘草 6 克

用法：诸药共煎加水 900 毫升，煎至 450 毫升去滓，一日三次，空腹服用。

禁忌：葱、蒜、萝卜、醋、海菜、猪肉、鲫鱼、一切血。

方论：方中生地黄滋阴凉血解毒，山萸肉补肝肾、敛虚火，白芍滋阴凉血，麦冬清肺生津，共为君药；马勃清热解毒，清咽利喉，干山药既可补肾又能益肺生津共为臣；牡丹皮凉血清热，以泻肝肾虚火，贝母清肺化痰利咽解毒共为佐；茯苓、泽泻渗利水湿，甘草清肺解毒兼调诸药为使。诸药组合共奏滋阴润燥，利咽解毒之功。

四、毒伤气阴（喉疳）

毒伤气阴喉疳。

主证：初起咽微痛，吞食稍有妨碍，结毒深化，吞咽困难，妨碍饮食，声嘶，呼吸不利，咽喉红肿，日久溃烂，疳疮发于咽喉任何部位，深浅不一，深者鼻腭穿孔，舌红少津，脉数弱。

中医辨证：毒伤气阴，喉疳。

治法：扶正固本，解毒敛疮。

方药：经验方黄芪银花汤。

黄芪 12 克　白术 10 克　金银花 10 克　连翘 10 克　土茯苓 10 克。

用法：诸药共煎加水 900 毫升，煎至 400 毫升去滓，一日三次，饭后服用。

禁忌：雀肉、青鱼、菘菜、桃李、海菜、猪肉。

方论：黄芪、黄精补中益气，白术健脾补气为君药；金银花、连翘、生地、公英滋阴清热解毒为臣；土茯苓敛疮利湿解毒为佐；甘草行气健脾兼调诸药为使。诸药组合，共成扶正固本、解毒敛疮之效。

229. 呛食喉风

呛食喉风是指吞咽无力，喝水或吞咽时易从鼻腔反流，多在进食时发生呛咳的一种病症。多由风热侵袭、邪毒内侵、气虚血瘀而致。

一、风邪侵袭（呛食喉风）

风热侵袭，呛食喉风。

主证：语言不清，进食时食物返流，多在进食时呛咳，吞咽无力，或口角流涎，口眼歪斜，脉浮缓。

中医辨证：风邪侵袭，脉络阻闭。

治法：疏风清热，通经活络。

方药：大秦艽汤加减。

秦艽10克　生地黄12克　熟地黄12克　防风10克　川芎6克　鸡血藤15克　白附子5克　赤芍药10克　当归10克　桑叶10克　菊花10克　全蝎6克

用法：诸药共煎加水1200毫升，煎至600毫升去滓，一日三次，空腹服用。

禁忌：葱、蒜、萝卜、一切血。

方论：方中秦艽、生地黄、熟地黄、防风、川芎、鸡血藤、赤芍药、白附子、全蝎通经活络为臣；生地黄、熟地黄、当归养血通经为佐使。诸药组合共成疏风清热，通经活络之功。

二、邪毒内侵（呛食喉风）

邪毒内侵，呛食喉风。

主证：进食反流咳呛，吞咽困难，语言不清，并见身热，咽喉疼痛。

中医辨证：邪毒内侵，脉络失畅。

治法：清热解毒、养阴通络。

方药：玉女煎加减。

土牛膝10克　生石膏15克　土茯苓10克　生地黄15克　知母10克　鸡血藤15克　蜈蚣2条　麦门冬10克

用法：诸药共煎加水900毫升，煎至450毫升去滓，一日三次，空腹时服。

禁忌：面汤、菜、葱、蒜、鲫鱼。

方论：方中石膏、知母清阳明有余之火为君；生地黄补少阴不足之水，鸡血藤、蜈蚣通经活络为臣；麦门冬滋阴生津为佐；土茯苓疗恶疮痈毒，土牛膝活血散瘀，祛湿解毒，二味合石膏、知母，一则清热解毒，一则疗瘀散血化滞活络，善治恶疮痈毒及久治不愈顽疾。诸药组合共奏清热解毒、养血通活之功。毒解，络通，热清，诸症自愈。

三、气虚血瘀（呛食喉风）

气虚血瘀，呛食喉风。

主证：吞咽无力，饮食反流咳呛，语言不清，咽干耳鸣，舌淡或暗，脉弱虚。

中医辨证：气虚血瘀，脉络阻滞。

治法：益气养营，活血行瘀。

方药：圣愈汤加味。

黄芪15克　人参10克　当归10克　川芎6克　熟地黄12克　鸡血藤15克　赤芍药10克　桃仁10克　红花6克　丝瓜络10克

用法：诸药共煎加水900毫升，煎至450毫升去滓，一日三次，饭后服用。

禁忌：湿面、葱、蒜、一切血、萝卜。

方论：方中人参、黄芪补气，当归身、熟地黄、川芎补血滋阴，共为补气养营之功为君药；红花、桃仁活血化瘀、散血清瘀为臣药；赤芍药、鸡血藤补血活血为佐药；丝瓜络凉血解毒、活血通络为使药。诸药组合共奏益气养营活血化瘀之功。

230. 悬旗风 （咽喉血泡）

口腔内突然发生血泡，发于悬雍垂处称悬旗风，又称悬旗小舌。发病突然，常在进食或呛咳后呼吸困难。

一、悬旗风 （初期）

悬旗风初期。

主证：咽部肿胀疼痛，妨碍饮食，甚至伸舌不利或呼吸困难，舌红，脉浮缓。

中医辨证：风邪外袭，脉络阻闭。

治法：疏风清热，活络化瘀。

方药：疏风清热汤。

赤芍药 10 克　天花粉 10 克　防风 10 克　川贝母 10 克　木蝴蝶 10 克　金银花 12 克　连翘 10 克　蝉蜕 10 克　荆芥 10 克　桔梗 6 克　玄参 10 克

用法：诸药共煎加水 900 毫升，煎至 450 毫升，一日三次，空腹服用。

禁忌：猪肉。

方论：方中荆芥、蝉蜕、连翘、防风、玄参清热散结、活血散瘀为君；木蝴蝶、川贝母清肺活络、开郁散结为臣；天花粉宣肺利咽、滋阴清热、开郁化滞为佐；桔梗轻清利咽化滞，交通上下为使。诸药组合共成疏风清热，活络化瘀之功。

二、悬旗风 （后期）

悬旗风后期，咽部痛疼加剧。

主证：咽喉瘀肿，妨碍饮食，痰涎增多，便秘，舌红，苔黄，脉数滑。

中医辨证：热邪未清，喉痛加剧。

治法：清热泻火，凉血解毒。

方药：黄连解毒汤加味。

黄连 6 克　生地黄 15 克　栀子 10 克　黄芩 10 克　黄柏 10 克　丹皮 10 克

用法：诸药共煎加水 900 毫升，煎至 450 毫升去滓，一日三次，空腹时服用。

禁忌：冷水、猪肉、胡荽。

方论：三焦积热邪火妄行，故用黄芩泻肺火于上焦，黄连泻脾火于中焦，黄柏泻肾火于下焦，栀子通泻三焦之火，从膀胱而解出。丹皮、生地滋阴凉血。阳盛而阴衰，火盛则水衰，故用大苦大寒之药，抑阳而扶阴，泻其亢盛之火，而救其欲绝之水。然非实热，不可轻投。

231. 悬雍垂肿

悬雍垂肿，即悬雍垂肿而垂长的病症，又称蒂钟风。多由风热袭肺、心火上炎而致。

一、风热袭肺 （悬雍垂肿）

风热袭肺，悬雍垂肿。

主证：咽干燥，灼热感，微痛，吞咽略感不适，发热恶寒，头痛，舌红，脉浮数。

中医辨证：风热袭肺，脉络失畅。

治法：疏风清热消肿。

方药：银翘散加减。

金银花 12 克　连翘 10 克　桔梗 6 克　荆芥 10 克　防风 10 克　菊花 10 克　薄荷（后下）6 克　牛蒡子 10 克　淡豆豉 10 克　芦根 10 克

用法：诸药加水 900 毫升，煎至 450 毫升去滓，一日三次，空腹服用。

禁忌：猪肉、鳖肉。

方论：方中金银花、连翘辛凉轻宣、透泄散邪、清热解毒为君；薄荷、牛蒡子辛凉散风清热，荆芥穗、淡豆豉辛散透表、鲜肌消肿为臣；桔梗、甘草清热解毒而利咽喉为佐；竹叶、芦根清热除烦生津止咳，诸药组合，共成辛凉解肌、宣散风热、消肿利咽之功。

二、心火上炎（悬雍垂肿）

心火上炎，悬雍垂肿。

主证：咽痛，吞咽时尤甚，妨碍饮食，讲话开放性鼻音，舌尖红，苔黄，脉数。

中医辨证：心火上炎，脉络不畅。

治法：清热泻火，活血散瘀。

方药：泻心汤加减。

黄连 6 克　黄芩 10 克　大黄 6 克　生甘草 6 克　牡丹皮 10 克　生地黄 10 克

用法：诸药共煎加水 800 毫升，煎至 300 毫升去滓，一日三次，空腹时服用。

禁忌：冷水、猪肉、海菜、菘菜、葱、蒜、一切血、萝卜、胡荽。

方论：方中黄芩清上焦之火，牡丹皮凉血活络祛瘀共为君；黄连泻中焦之火，合生地凉血补血消瘀为臣；大黄泻下焦之火为佐；甘草调诸药兼清热和中为使，诸药组合既能泻三焦实火及大便实，又能泻热解毒，活络散瘀。热清、瘀消，诸症自愈。

232. 喉　痒

喉痒，多由风寒、风热、肺燥、肺阴虚而致。

一、风寒（喉痒）

风寒喉痒。

主证：咽喉不痛或微痛，声音不扬，鼻塞声重，流清涕，打喷嚏，舌淡，脉迟。

中医辨证：风寒喉痒。

治法：疏风散寒。

方药：六味汤。

荆芥 10 克　薄荷（后下）6 克　僵蚕 10 克　桔梗 6 克　甘草 6 克　防风 10 克

用法：诸药共煎加水 800 毫升，煎至 550 毫升去滓，一日三次，饭后服用。

禁忌：鳖肉、海菜、猪肉、菘菜。

方论：方中荆芥、薄荷疏风散寒为君；僵蚕、桔梗利咽通经活络除痒为臣；防风辛温入肺，散风化滞祛痒为佐；甘草健脾和中兼调诸药为使，诸药合成方共奏疏风散寒之功。

二、风热（喉痒）

风热喉痒。

主证：喉中干痒而咳，声出不利或咽喉疼痛，黏膜红肿，舌红，苔黄，脉数或缓。

中医辨证：风热喉痒。

治法：疏风清热，宣肺止咳。

方药：桑菊饮。

桑叶 10 克　菊花 10 克　连翘 6 克　桔梗 6 克　薄荷（后下）6 克　杏仁 10 克　甘草 6 克　芦根 10 克

用法：诸药共煎加水 800 毫升，煎至 450 毫升去滓，一日三次，饭后服用。

禁忌：猪肉、鳖肉、菘菜、海菜。

方论：方中桑叶、菊花疏风解表、宣透风热，桔梗、甘草、杏仁清咽利膈、止咳化痰，连翘清热解毒，芦根清热生津。配伍同用，共奏疏风清热、宣肺止咳之功。

三、肺燥（喉痒）

肺燥喉痒。

主证：干咳少痰，或痰黏不易出，或痰中带血丝，咽喉疼痛，咽干，舌红少津，脉数细。

中医辨证：肺燥喉痒，多感温燥。

治法：清宣燥热，润肺止咳。

方药：桑杏汤。

桑叶 10 克　杏仁 10 克　沙参 15 克　麦门冬 10 克　川贝母 10 克　香豉 10 克　梨皮 1 个　栀子 10 克

用法：诸药共煎加水 800 毫升，煎至 450 毫升去滓，一日三次，一次 150 毫升，饭后服用。

禁忌：鲫鱼。

方论：方中桑叶轻宣燥热，杏仁宣降肺气，共为君；豆豉宣透胸中郁热，栀子轻清上焦肺热，同为臣药；沙参、梨皮、贝母生津润肺，止咳化痰均为佐使药，诸药组合共奏清宣燥热，润肺止咳之功。

四、肺阴虚（喉痒）

肺阴虚喉痒。

主证：喉觉微痒，咳嗽痰稠，咽干口燥，语言费力，甚则嘶哑，舌红少苔，脉细数。

中医辨证：肺阴虚喉痒。

治法：滋阴润肺。

方药：百合固金汤。

百合 10 克　当归 10 克　生地 12 克　熟地 12 克　玄参 10 克　麦门冬 10 克　川贝母 10 克　白芍药 10 克　桔梗 6 克　甘草 6 克

用法：诸药共煎加水 900 毫升，煎至 450 毫升去滓，一日三次，饭后服用。

禁忌：湿面、葱、蒜、鲫鱼、海菜、猪肉、菘菜。

方论：方中百合、生熟地滋阴养肺肾阴液，并为君药；麦冬助百合以养肺阴，清肺热，玄参助生熟地以益肾阴，降虚火，共为臣药；当归、芍药养血和营，贝母、桔梗化痰止咳为佐；甘草调和诸药为使。诸药合用，使阴液恢复，肺金得固，则咳嗽、咽干等症自愈。

233. 咽　干

咽干，咽喉干燥，有灼热感或觉痒痛。多由风热袭肺、燥热伤肺、脾胃热盛、肝胆郁热、肺阴虚、肾阴虚而致。

一、风热袭肺（咽干）

风热袭肺咽干，咽喉干燥。

主证：恶风，发热，鼻塞，头痛，咽部黏膜红肿。

中医辨证：风寒侵袭，咽喉干燥。

治法：疏风清热，宣肺止咳。

方药：桑菊饮。

桑叶10克　杏仁10克　菊花10克　薄荷6克　连翘10克　桔梗6克　甘草6克　芦根6克

用法：诸药共煎加水900毫升，煎至450毫升去滓，一日三次，饭后服用。

禁忌：猪肉、海菜、菘菜。

方论：方中桑叶、菊花疏风解表、宣透风热，桔梗、甘草、杏仁清咽利膈、止咳化痰，连翘清热解毒，芦根清热生津。配伍同用共奏疏风清热，宣肺止咳之功。

二、燥热伤肺（咽干）

燥热伤肺咽干。

主证：鼻燥，咽干，胸痛，发热，头痛，干咳无痰或痰少而黏。

中医辨证：燥热伤肺咽干。

治法：清宣燥热，润肺止咳。

方药：桑杏汤。

桑叶10克　杏仁10克　沙参15克　麦门冬10克　川贝母10克　豆豉10克　梨皮1个　栀子10克

用法：诸药共煎加水800毫升，煎至450毫升去滓，一日三次，饭后服用。

禁忌：鲫鱼。

方论：方中桑叶轻宣燥热，杏仁宣降肺气共为君；豆豉宣透胸中郁热，栀子轻清上焦肺热为臣药；沙参、梨皮生津润肺、止咳化痰均为佐使药。诸药组合共奏清宣燥热、润肺止咳之功。

三、脾胃热盛（咽干）

燥热伤肺咽干。

主证：咽干口燥，烦渴引饮，口中有臭味，胃脘灼热疼痛，舌红少津，脉细数。

中医辨证：脾胃热盛咽干。

治法：清泄脾胃之火。

方药：清胃汤。

牡丹皮10克　升麻6克　黄连10克　黄芩10克　生地黄12克　生石膏15克

用法：诸药共煎加水900毫升，煎至450毫升去滓，一日三次，饭后一小时服用。

禁忌：冷水、猪肉、葱、蒜、萝卜、一切血。

方论：方中黄连苦寒清泻胃火，清胃中积热，生地、丹皮滋阴凉血清热，石膏、黄芩清脾胃之热，升麻清热解毒兼为阳明引经之药。诸药组合成方，共奏清胃凉血之功。

四、肝胆郁热（咽干）

肝胆郁热咽干。

主证：咽干，口苦，目眩，心烦喜呕，胸胁满闷，寒热往来，苔黄腻，脉弦数。

中医辨证：肝胆郁热上蒸咽干少津。

治法：泻肝胆之火，清肝经湿热。

方药：龙胆泻肝汤。

龙胆草（酒炒）10 克　炒黄芩 10 克　栀子（酒炒）10 克　当归（酒洗）10 克　泽泻 10 克　木通 10 克　车前子 10 克　生地黄（酒炒）10 克　柴胡 10 克　生甘草 6 克

用法：诸药共煎加水 900 毫升，煎至 450 毫升去滓，一日三次，空腹服用。

禁忌：葱、蒜、萝卜、湿面、海菜、猪肉、一切血、菘菜。

方论：方中龙胆草善泻肝胆之实火，并能清下焦之湿为君；黄芩、栀子、柴胡苦寒泻火，车前子、木通、泽泻清利湿热，使湿热从小便而解，均为臣药；肝为藏血之脏，肝经有热则最伤阴血，故佐以生地、当归养血益阴；甘草调和诸药为使。配合成方，共奏泻肝胆实火，清肝经湿热之功。

五、肺阴虚（咽干）

肺阴虚咽干。

主证：咽干喉痒，干咳无痰，或痰少而黏，声音嘶哑，舌红少苔，脉数细。

中医辨证：肺阴虚咽干。

治法：滋阴润肺。

方药：百合固金汤。

百合 10 克　当归 10 克　生地黄 12 克　熟地 10 克　玄参 10 克　麦门冬 10 克　川贝母 10 克　白芍 10 克　桔梗 10 克　甘草 6 克

用法：诸药共煎加水 900 毫升，煎至 450 升去滓，一日三次，饭后服用。

禁忌：湿面、葱、蒜、萝卜、一切血、鲫鱼、猪肉、海菜、菘菜。

方论：方中百合、生熟地益肾阴、降虚火共为君药；麦冬助百合以养肺阴、清肺热，玄参助生熟地以益肾阴、降虚火，共为臣药；当归、芍药养血和营，贝母、桔梗化痰止咳为佐；甘草调和诸药为使。诸药合用使阴液得复，肺金得固，诸症自愈。

六、肾阴虚（咽干）

肾阴虚咽干。

主证：口咽及舌根发干，耳鸣耳聋，头晕目眩，腰膝酸软，舌红，脉数。

中医辨证：肾阴虚咽干。

治法：滋阴补肾。

方药：六味地黄汤。

生地黄 15 克　山芍 12 克　牡丹皮 10 克　山萸肉 12 克　泽泻 10 克　黄芩 10 克

用法：诸药共煎加 900 毫升，煎至 450 毫升去滓，一日三次，一次 150 毫升，空腹服用。

禁忌：葱、蒜、萝卜、一切血、醋、一切酸、猪肉。

方论：方中生地黄补肾阴、益精髓为君，山萸肉补肝肾、敛虚火，干山药既可补肾，又可健脾，共为臣药；阴虚则火旺，故配牡丹皮凉血清热，以泻肝肾虚火；肾虚则水湿不能渗利，故用茯苓、泽泻以利水湿，全方"三补"为主，"三泻"为辅，构思巧妙，配伍精当，故古人称其为"补方之正鹄"。

234. 咽中生娥（心火上逆）

咽中生蛾，多因心火上逆而致。

主证：咽中生娥，壅塞关隘不通，舌尖红，脉数。

中医辨证：心火上逆，咽中生娥。

治法：清心凉血，泻火清热。

方药：加减导赤散。

生地黄 10 克　枳壳 3 克　甘草 3 克　薄荷 3 克　知母 6 克　竹叶 10 克　皂刺 10 克　羌活 2 克　灵仙 3 克　牛蒡子 10 克　穿山甲（炮）3 克　酒军 3 克　黄连 10 克　木通 3 克

用法：诸君共煎加水 900 毫升，煎至 450 毫升去滓，一日三次，空腹服用。

禁忌：鳖肉、海菜、猪肉、苋菜、葱、蒜、冷水、一切血。

方论：方中生地、竹叶、木通、甘草、黄连、薄荷清心泻火为君；知母、牛蒡子清上焦伏热，灵仙、羌活、穿山甲、皂刺疏风活络散结共为臣；枳壳、酒军行气消瘀泻热为佐；甘草调和诸药为使。诸药组合共奏清心泻火、凉血清热之功。

235. 喉中梅核（俗称慢性咽炎、梅核气）

喉中梗阻，多由痰凝气滞、肺热阴虚、肝火上逆而致。

一、肝火上逆（喉中梅核）

肝气上逆，喉中梅核。

主证：咽部梗阻，状如梅核，咯之不出，咽之不下，时或消失，吞咽无妨，伴头晕，心烦易怒，胸胁胀满，嗳气。

中医辨证：肝气上逆喉中梗阻，状如梅核。

治法：疏肝理气，降逆化痰。

方药：柴胡疏肝汤合旋覆代赭石汤。

柴胡 10 克　旋覆花 10 克　代赭石 10 克　川芎 6 克　制香附 10 克　白芍 10 克　炙甘草 6 克　枳壳 6 克　生姜 6 克　人参 10 克　半夏 10 克　大枣 5 枚

用法：诸药共煎加水 1000 毫升，煎至 450 毫升去滓，一日三次，空腹服用。

禁忌：海菜、猪肉、苋菜、羊肉、羊血、铝米。

方论：方中旋覆花消痰降逆，代赭石重镇降逆，半夏、生姜化痰和降为君药；香附、枳壳、川芎、柴胡疏肝解郁共为臣药；人参、大枣益气和胃，芍药合诸药平肝柔肝为佐；甘草和诸药为使。诸药组合共奏疏肝理气、降逆化痰之功。

二、气滞 （喉中梅核）

痰凝气滞，喉中梅核。

主证：咽喉梗阻，时轻时重，痰多而黏或色黄，胸闷纳呆，舌苦白腻，脉滑弦。

中医辨证：痰凝气滞喉中梗阻。

治法：清咽利膈。

方药：清咽利膈汤。

薄荷（后下）6克　甘草6克　金银花10克　连翘10克　牛蒡子10克　桔梗6克　黄连6克　大黄6克　荆芥10克　玄明粉10克　玄参10克　防风10克

用法：诸药共煎加水900毫升，煎至450旗升去滓，一日三次，空腹服用。

禁忌：海菜、菘菜、猪肉、冷水、鳖肉。

方论：方中栀子、牛蒡子、薄荷、玄参、二花、黄连、桔梗清咽散结共为君；荆芥、防风、连翘疏风消肿、消瘀散结为臣；甘草调诸药兼行气健脾，缓硝黄峻下之伤胃之患为使。

三、肺热阴虚（喉中梅核）

阴虚肺热，喉中梅核。

主证：咽喉焮红干燥微痛，如有物梗，干咳少痰，烦热盗汗，舌红少苔，脉细数。

中医辨证：阴虚肺热，喉中梅核。

治法：润肺清热。

方药：养阴清肺汤。

玄参10克　麦冬10克　生地12克　牡丹皮10克　川贝母10克　白芍10克　薄荷（后下）6克　甘草6克

用法：诸药共煎加水900毫升，煎至450毫升去滓，一日三次，饭后服用。

禁忌：鲫鱼、葱、蒜、猪肉、鳖肉。

方论：方中生地养肾阴，麦冬养肺阴，元参养阴增液，并可清热解毒，三者配伍养阴清热之功益显；丹皮凉血而消肿，贝母润肺清热化痰，薄荷辛凉疏解，散邪利咽，甘草解毒调诸药。诸药合用共奏养阴增液之功。

236. 喉　风

喉风发病急速，症情严重，以呼吸困难、痰涎壅盛、语言难出为特征的咽喉疾病。多由风热外袭、脾胃蕴热、邪毒壅盛、肺肾阴虚而致。

一、风热外袭（喉风）

风热外袭喉风。

主证：发病较急，咽喉疼痛，声嘶气紧，继之咽喉阻不通畅，呼吸困难，形寒怕冷，周身不适，咳嗽痰黄，舌红苔薄黄，脉浮数。

中医辨证：风热外袭，脉络不畅。

治法：疏风清热解毒。

方药：银翘散加减。

金银花10克　连翘6克　荆芥10克　天花粉10克　桔梗6克　升麻6克　僵蚕10克

牛蒡子 10 克　薄荷（后下）6 克　防风 10 克　芦根 10 克

用法：诸药共煎加水 900 毫升，煎至 450 毫升去滓，一日三次，饭后服用。

禁忌：鳖肉、猪肉。

方论：方中金银花、连翘辛凉轻宣、透泄散邪、清热解毒为君；薄荷、牛蒡子辛凉散风清热，荆芥穗、升麻辛散透表、解肌散风为臣；僵蚕辛平清热镇惊化滞开窍，桔梗疏风清咽利喉，天花粉清上焦之火荡涤胸中之郁热共为佐；芦根甘寒清上焦之风热而为使。诸药相配共奏疏风清热解毒之功。

二、脾胃蕴热（喉风）

脾胃蕴热喉风。

主证：咽喉疼痛较剧，痰涎壅塞，喉部紧缩感，痰鸣气促，声音嘶哑，汤水难咽，舌红苔黄，脉滑数。

中医辨证：脾胃蕴热，喉风。

治法：疏风清热、化痰利咽解毒。

方药：三黄凉膈散。

黄连 6 克　黄柏 10 克　黄芩 10 克　栀子 10 克　陈皮 6 克　青皮 6 克　天花粉 10 克
薄荷（后下）6 克　银花 10 克　玄参 10 克　甘草 6 克　射干 6 克　白芍 10 克　川芎 6 克
当归 10 克

用法：诸药共煎加水 1000 毫升，煎至 450 毫升去滓，一日三次，空腹服用。

禁忌：冷水、猪肉、海菜、湿面。

方论：方中黄芩清肺热，山栀、黄连清中焦之热，黄柏清下焦之热共为君；玄参、白芍、射干、花粉滋阴清热，薄荷疏风清热，陈皮、青皮行气散结化痰开闭共为臣；当归润血养血，川芎行气活血，甘草调和诸药。诸药成方共奏疏风清热化痰利咽解毒之功。

三、邪毒壅盛（喉风）

邪毒壅盛喉风。

主证：咽喉疼痛剧烈，语言难出，声音嘶哑，汤水难下。痰鸣如锯，牙关拘紧，口噤难开，舌红，苔薄黄，脉滑。

中医辨证：邪毒壅盛喉风。

治法：清热泻火、凉血解毒。

方药：清瘟败毒饮。

水牛角 15 克　生地黄 15 克　黄连 6 克　黄芩 10 克　大黄 6 克　川贝母 10 克　天竺黄
10 克　知母 10 克　连翘 10 克　桔梗 6 克　甘草 6 克　生石膏 15 克　玄参 10 克

用法：诸药共煎加水 1000 毫升，煎至 450 毫升去滓，一日三次，空腹服用。

禁忌：冷水、猪肉、荬菜、海菜、葱、蒜、萝卜、一切血。

方论：方中重用石膏合知母、甘草，黄连、黄芩、栀子三药合用能泻三焦实火；犀角、丹皮、生地、赤芍专于凉血解毒化瘀；连翘、玄参、桔梗、甘草清热透邪利咽；竹叶清心利尿、导热下行。诸药合用，既清气分之火，又凉血分之热，诸药共奏清热解毒、凉血泻火之功。

四、肺能阴虚（喉风）

肺肾阴虚喉风。

主证：咽喉疼痛，吞咽有障碍，声音嘶哑，腰膝酸软，头晕，耳鸣，舌红少苔，脉细数。

中医辨证：肺肾阴虚喉风。

治法：清热利咽，滋阴降火。

方药：知柏地黄汤加减。

知母 10 克　黄柏 10 克　生地黄 10 克　玄参 10 克　怀山药 10 克　川贝母 10 克　玄参 10 克　山萸肉 10 克　麦门冬 10 克　桔梗 10 克　连翘 6 克

用法：诸药共煎加水 900 毫升，煎至 450 毫升去滓，一日三次，空腹服用。

禁忌：鲫鱼、葱、蒜、萝卜、猪肉。

方论：方中知母、黄柏、玄参、麦冬滋阴降火，生地黄补肾阴、益精髓为君；山萸肉补肝肾、清虚火，干山药既可补肾又可健脾，共为臣药；阴虚则火旺，故配丹皮凉血清热，以泻肝肾虚火；肾虚不能渗利，故用茯苓、泽泻渗利水湿，诸药组合成方共奏滋阴降火之功。

237. 咽喉红肿（风火壅塞）

咽喉红肿，其局部带痰黏。多因风火壅塞而致。

主证：咽喉肿痛肿塞，红丝绕缠，口吐涎沫，食物难入，甚则肿达于外。

中医辨证：风火壅塞，脉络阻滞。

治法：祛风宣肺，清热化痰散滞。

方药：加味甘桔汤。

甘草 3 克　桔梗 6 克　山豆根 3 克　杏仁 10 克　连翘 3 克　炒栀子 3 克　荆芥 3 克　薄荷 3 克　贝母 10 克　黄芩 6 克　枳壳 3 克　花粉 6 克　旋覆花 6 克　射干 6 克

用法：诸药共煎加水 900 毫升，煎至 450 毫升去滓，一日三次，空腹服用。

禁忌：葱、蒜、萝卜、鲫鱼。

方论：方中荆芥、连翘、栀子、薄荷、黄芩、山豆根疏风清热、散结解毒为君；桔梗、花粉、杏仁、贝母、旋覆花、射干疗咽闭消痰散结为臣；花粉、枳壳行气散瘀结为佐；甘草调和诸药。诸药组合共奏祛风宣肺、清热化痰散滞之功。

238. 喉瘖（俗称失音、嘶哑）

喉瘖是指因喉部疾病而致失音。多由风热侵袭、风寒壅闭、风湿犯喉、燥邪伤金、寒饮伤喉、暴力伤喉、痰湿壅滞、血瘀痰凝、肺脾气虚、肺肾阴虚、变声期失音、妊娠期失音、产后失音、肝郁失音、更年期失音而致。

一、风热侵袭（喉瘖）

风热侵袭喉瘖。

主证：发病较急，病之初起喉内不适，干痒而咳，音低而粗，声出不利或喉内灼热疼痛感，并见发热，恶风寒，舌苔薄白，脉浮紧。

中医辨证：风热侵袭，脉络阻滞。

治法：疏风清热，活络化滞。

方药：疏风清热汤加减。

赤芍 10 克　天花粉 10 克　银花 10 克　连翘 10 克　川贝母 10 克　防风 10 克　木蝴蝶 10 克　玄参 10 克　蝉蜕 10 克　桔梗 6 克　荆芥 10 克　甘草 6 克

用法：诸药共煎加水 900 毫升，煎至 450 毫升去滓，一日三次，空腹服用。

禁忌：猪肉、海菜、菘菜。

方论：方中连翘、防风、荆芥、蝉蜕、金银花疏风散寒为君；桔梗、花粉、木蝴蝶、贝母清咽利膈，赤芍化滞开闭为臣；玄参养阴生津利咽清热为佐；甘草调和诸药为使。诸药组合，共奏清热疏风、活络化滞之功。

二、风寒壅闭（喉瘖）

风寒壅闭喉瘖。

主证：猝然声音不扬，甚则嘶哑，咽喉痒，鼻塞流涕，苔薄白，脉浮紧。

中医辨证：风寒壅闭，脉络不畅。

治法：祛风散寒，宣肺开音。

方药：六味汤加减。

荆芥 10 克　蝉蜕 10 克　薄荷（后下）6 克　苏叶 10 克　僵蚕 10 克　桔梗 6 克　甘草 6 克　防风 10 克

用法：诸药共煎加水 900 毫升，煎至 450 毫升，一日三次，饭后服用。

禁忌：鳖肉、猪肉、海菜、菘菜。

方论：方中薄荷、荆芥、苏叶疏风散寒为君；僵蚕、桔梗利咽通络开闭为臣；荆芥、防风辛温入肺散风化滞为佐；甘草调和诸药为使。诸药组合共成祛风散寒、宣肺开音之功。

三、喉瘖（风湿犯喉）

风湿犯喉喉瘖。

主证：发音费力，语言不能持久，甚者声嘶，气急，喉鸣，苔腻，脉濡。

中医辨证：风湿侵袭，脉络阻滞。

治法：疏风通络祛湿，利关开音。

方药：独活寄生汤。

独活 10 克　桑寄生 10 克　秦艽 10 克　杜仲 10 克　当归 10 克　川芎 6 克　干地龙 10 克　白芍 10 克　生地黄 12 克　鸡血藤 15 克　桂枝 10 克　桑枝 15 克

用法：诸药共煎加水 900 毫升，煎至 450 毫升，一日三次，一次 150 毫升，饭后服用。

禁忌：湿面、葱、蒜、萝卜、一切血。

方论：方中独活、秦艽、防风、桑枝祛风除湿、活络开闭为君；杜仲、寄生祛风除湿为臣；当归、川芎、白芍、生地养血活血为佐；鸡血藤、地龙活络化滞。诸药组合，共奏疏风通络祛湿之功。

四、燥邪伤金（喉瘖）

燥邪伤金喉瘖。

主证：发声毛沙，音色变粗糙重浊，语声不能持久，咽喉干燥，干咳喉痒，苔薄白或薄黄，脉浮紧或浮数。

中医辨证：燥邪伤金，喉瘖。

治法：清燥润肺，利喉开音。

方药：清燥润肺汤。

桑叶10克　生石膏15克　枇杷叶10克　杏仁10克　阿胶（烊化兑服）10克　胡麻仁10克　甘草6克　麦冬10克　人参6克

用法：诸药共煎加水900毫升，煎至450毫升去滓，一日三次，饭后服用。

禁忌：鲫鱼、海菜、猪肉、菘菜。

方论：方中桑叶轻宣清肺燥，石膏清肺胃燥热，共为君药；阿胶、麦冬、胡麻仁润肺滋液，同为臣药；人参益气生津，杏仁、枇杷叶泻肺降气，共为佐药；甘草调诸药为使。诸药合用，使温燥之气得除，肺金气阴得复，则诸症自解。

五、寒饮伤喉（喉瘖）

寒饮伤喉喉瘖。

主证：语声发毛、发沙或沙哑，或发声不能持久，舌苔薄白，脉浮或浮紧。

中医辨证：寒饮伤喉，凝滞脉络。

治法：益气活血，通络开音。

方药：黄芪海风藤汤（经验方）。

黄芪15克　海风藤12克　白芍10克　甘草6克　桑寄生12克　桑枝15克　当归10克　络石藤12克

用法：诸药共煎加水900毫升，煎至450毫升去滓，一日三次，每次150毫升，饭后服用。

禁忌：猪肉、海菜、菘菜、湿面。

方论：方中黄芪、甘草益气为君；海风藤、络石藤活络开瘀散结为臣；桑枝、桑寄生活血通络，当归助黄芪生血益气为佐；白芍活络化滞利咽为使。诸药共奏益气活血通络开音之功。

六、暴力伤喉（喉瘖）

暴力伤喉喉瘖。

主证：高歌狂喊，声音突然嘶哑，喉痛，身倦乏力，舌红，苔和，脉数。

中医辨证：暴力伤喉喉瘖。

治法：凉血，止血，祛瘀开音。

方药：经验方赤芍茜草汤。

生地黄12克　赤芍10克　丹参10克　丹皮10克　茜草10克　生蒲黄10克　蒲公英10克　银花10克　血余炭10克　地龙10克

用法：诸药共煎加水900毫升，煎至450毫升去滓，一日三次，饭后服用。

禁忌：葱、蒜、萝卜、一切血、猪肉。

方论：方中生地凉血滋阴为君；丹皮、赤芍、丹参、地龙滋阴活络祛瘀开音为臣；生蒲黄、茜草、血余炭止血散血为佐；公英、银花清热利咽为使。诸药组合，共奏凉血止血、祛瘀开音之功。

七、痰湿壅滞（喉瘖）

痰湿壅滞喉瘖。

主证：声嘶日久，言语低微，不能持久，上午明显，劳则加重，兼见少气懒言，疲倦乏力，纳呆便溏，舌淡苔白，脉缓弱或濡。

中医辨证：痰湿壅滞，经络不畅。

治法：温化痰饮，祛湿开音。

方药：参桂术甘汤加味。

茯苓 12 克　桂枝 10 克　白术 10 克　甘草 6 克　千层纸 10 克　蝉衣 10 克　泽泻 10 克　苡仁 10 克

用法：诸药共煎加水 900 毫升，煎至 450 毫升去滓，一日三次，饭后服用。

禁忌：雀肉、青鱼、菘菜、猪肉、海菜、醋及一切酸。

方论：方中茯苓、白术、泽泻健脾渗湿、祛痰化饮为君；薏苡仁祛痰化滞，蝉蜕疏风通络，桂枝通阳化气，千层纸活络清肺开音共为佐；甘草调和诸药。诸药组合成方共奏温化痰饮、祛湿开音之功。

八、血瘀痰凝（喉瘖）

血瘀痰凝喉瘖。

主证：声音嘶哑日久，发声费力，喉内不适，有异物感，常作清嗓动作，舌暗，苔腻，脉涩或滑。

中医辨证：血瘀痰凝，脉络阻滞。

治法：行气活血，化痰开音。

方药：会厌逐瘀汤。

玄参 10 克　生地黄 12 克　桃仁 10 克　红花 6 克　枳壳 10 克　赤芍 10 克　甘草 6 克　当归 10 克　柴胡 10 克

用法：诸药共煎加水 900 毫升，煎至 450 毫升，一日三次，一次 150 毫升，饭后服用。

禁忌：葱、蒜、萝卜、一切血、猪肉、海菜、湿面。

方论：方中桃仁、红花、赤芍、枳壳行气活血为君；甘草、柴胡化痰开瘀为臣；玄参生地消壅生血利咽为佐；当归补血和血为使。诸药组合成方，共奏行气活血、化痰开音之功。

九、肺脾气虚（喉瘖）

肺脾气虚喉瘖。

主证：嘶哑日久，语言低微，不能持久，上午明显，劳则加重，兼见少气懒言，疲倦乏力，纳呆便溏。

中医辨证：肺脾气虚，喉瘖。

治法：补益脾肺，益气开音。

方药：补中益气汤加味。

黄芪 15 克　陈皮 6 克　柴胡 6 克　白术 10 克　诃子 6 克　升麻 6 克　人参 15 克　甘草 6 克　石菖蒲 6 克　当归 10 克

用法：诸药共煎加水 900 毫升，煎至 450 毫升，一日三次，空腹服用。

禁忌：海菜、猪肉、菘菜、雀肉、青鱼、桃李、羊肉、羊血、铝米。

方论：方中黄芪补中益气、升阳固表为君；人参、白术、甘草甘温益气、补益脾胃为臣；陈皮调理气机，当归补血和营，菖蒲开窍扬声，升麻、柴胡协同参芪升清阳为佐；诃子利咽敛肺益气扬声为使。诸药组合共奏补益肺气、益气开音之功。

十、肺肾阴虚（喉瘖）

肺肾阴虚喉瘖。

主证：语声低沉，发声不能持久，甚则嘶哑，日久不愈，每因讲话后加重，喉部微痛不适，或干痒，干咳少痰，兼见颧红唇赤，头晕，耳鸣，虚烦少寐，腰膝酸软，舌红，脉细数。

中医辨证：肺肾阴虚喉瘖。

治法：滋补肺肾，降火开音。

方药：百合固金汤。

百合 10 克　当归 10 克　生地 12 克　熟地 12 克　玄参 10 克　麦冬 10 克　川贝母 10 克　白芍 10 克　桔梗 6 克　甘草 6 克

用法：诸药共煎加水 1000 毫升，煎至 450 毫升去滓，一日三次，饭后服用。

禁忌：葱、蒜、萝卜、一切血、鲫鱼、猪肉。

方论：方中百合、生熟地滋养肺肾阴液并为君药；麦冬助百合以养肺阴、清肺热，玄参助生熟地以益肾阴、降虚火，共为臣药；当归、芍药养血和营，贝母、桔梗化痰止咳开音为佐；甘草调和诸药为使。诸药合用，使阴液恢复，肺金得固，诸症自愈。

十一、变声期失音（喉瘖）

变声失音，男子二八、女子二七为变声期，此期后或见男性语声过高，常用假声说话；而女性语声明显偏低而似男声，或有声音嘶哑，发声易疲劳，咽喉异物感。

主证：声音嘶哑，发声易疲劳，咽喉异物感，舌质红，脉细数。

中医辨证：变声失音，肾精虚弱。

治法：补肾填精，益气扬声。

方药：左归丸加减。

熟地 12 克　山药 10 克　山萸肉 10 克　菟丝子 10 克　鹿角胶 10 克　龟版胶 10 克　丹参 10 克　川芎 6 克　枸杞子 10 克　补骨脂 10 克　仙灵脾 10 克

用法：诸药共煎加水 1000 毫升，煎至 450 毫升去滓，一日三次，饭后服用。

禁忌：葱、蒜、萝卜、一切血。

方论：方中熟地、山药、山萸肉补益肝肾阴血，调合阴阳；菟丝子、补骨脂、仙灵脾、枸杞子补肝肾强腰膝、健筋骨；丹参、川芎补血和血消瘀通络。诸药组合共成补肾填精、益气扬声之功。

十二、妊娠失音（喉瘖）

妊娠失音亦称子瘖。妇女妊娠期间，在无外感的情况下，突然语声粗浊、嘶哑。

主证：嘶哑甚至无声，呼吸困难，咽喉干痛，兼见头晕，耳鸣，面颊潮红，舌红，脉细数。

中医辨证：妊娠失音，肾阳虚损。

治法：滋补肾阴，益胎扬声。

方药：左归饮加减。

熟地黄 12 克　生地黄 12 克　桑寄生 12 克　菟丝子 10 克　山药 10 克　茯苓 10 克　当归 10 克　白芍药 10 克　甘草 6 克　麦门冬 10 克　玄参 10 克

用法：诸药共煎加 900 毫升，煎至 450 毫升去滓，一日三次，饭后服用。

禁忌：葱、蒜、萝卜、一切血、湿面、猪肉、海菜、鲫鱼、醋及一切酸。

方论：方中生熟地、白芍、山药滋肝补肾为君；桑寄生、菟丝子、茯苓、玄参益胎扬声为臣；麦冬滋阴生新，当归生新养血安胎为佐；甘草调和诸药为使。诸药组合共奏滋阴补肾、益胎扬声之功。

十三、产后失音（喉瘖）

产后失音，分娩后语声不扬，声音嘶哑。

主证：或无声或产后一直发音不自如，缺乏自控，语音少气乏力，兼见面色㿠白，头晕眼花，心悸怔忡，神疲乏力，四肢不温，舌淡苔薄白，脉细弱或虚大无力。

中医辨证：产后失音，气血双亏。

治法：补养气血，益肾扬声。

方药：八珍汤加味。

熟地黄 12 克　生地黄 12 克　当归 10 克　白芍药 10 克　人参 15 克　茯苓 10 克　白术 10 克　炙甘草 6 克　石菖蒲 6 克　菟丝子 10 克

用法：诸药共煎加水 900 毫升，煎至 450 毫升去滓，一日三次，饭后服用。

禁忌：葱、蒜、萝卜、一切血、湿面、猪肉、雀肉、青鱼、菘菜、桃李、羊肉、羊血、饴糖。

方论：方中人参、熟地为主，甘温益气养血，辅以白术苦温健脾燥湿，茯苓甘淡益脾渗湿，二药合用，协人参补脾肺之气，实后天气血生化之源。当归、白芍养血和营，协熟地以益心调肝生血，炙甘草和中益气，川芎活血行气共为佐药。使以姜枣调和脾胃，诸药组合，补气养血，则诸症可除。

十四、肝部失音（喉瘖）

肝郁失音。愤郁伤肝，精神抑郁不舒突然失语。

主证：失音但尚可作"嘘嘘"耳语声，而咳嗽、哭笑时语音正常，口干咽燥，舌苔薄白，脉弦。

中医辨证：肝郁失音，气机不畅。

治法：舒肝理气开音。

方药：小降气汤加味。

乌药 10 克　紫苏 10 克　大枣 10 克　柴胡 10 克　陈皮 6 克　生姜 6 克　甘草 6 克　白芍 10 克　石菖蒲 6 克

用法：诸药共煎加水 900 毫升，煎至 450 毫升去滓，一日三次，空腹服用。

禁忌：羊血、羊血、饴糖、海菜、猪肉、菘菜。

方论：方中柴胡、陈皮、乌药疏肝理气、舒气解郁为君；白芍活络平肝，紫苏行气宽胸为臣；甘草益气健脾，菖蒲活络开窍为佐；生姜、大枣调和营卫为使。诸药组合，共成舒肝理气开音之功。

十五、更年期失音（喉瘖）

更年期失音。

主证：女人绝经期前后，声音变低或失音，舌红，脉细数。

中医辨证：更年期失音。

治法：滋阴补肾，益气扬音。

方药：杞菊地黄汤加减。

枸杞子10克　菊花10克　生地黄12克　人参6克　泽泻10克　当归10克　龙骨12克　牡蛎12克　白芍10克　丹皮10克

用法：诸药共煎加水900毫升，煎至450毫升去滓，一日三次，饭后服用。

禁忌：葱、蒜、萝卜、一切血、胡荽。

方论：方中枸杞子、菊花养肝肾明目，滋阴清热，熟地黄、山萸肉、牡丹皮滋补肝肾而疏木；人参、龙骨、牡蛎滋阴潜阳、益气扬音；当归、白芍滋阴活络、补血生新；泽泻、茯苓益心脾、补肾滋阴。诸药共奏滋阴补肾、益心健脾之功。

239. 疫喉痧

疫喉痧是以咽喉红肿痛疼糜烂，皮肤出现红色痧疹为特征的时行疫喉。多由邪在卫分、气营两燔、邪毒内陷、余邪残存而致。

一、邪在卫分（疫喉痧）

邪在卫分疫喉痧。起病初始，咽喉疼痛。

主证：起病初始，咽喉疼痛，吞咽不便，恶寒发热，倦怠，胸闷呕吐，舌淡，脉浮数。

中医辨证：邪在卫分，毒邪阻络。

治法：辛凉疏透，利咽解毒。

方药：银翘散加减。

薄荷6克　荆芥10克　金银花10克　连翘10克　牛蒡子10克　竹叶10克　马勃10克　芦根15克　蝉蜕10克　土牛膝10克　生甘草6克　桔梗6克　玄参10克　僵蚕10克

用法：诸药共煎加水900毫升，煎至450毫升去滓，一日三次，饭后服用。

禁忌：鳖肉、海菜、猪肉。

方论：方中金银花、连翘辛凉轻宣、透泄散邪、清热解毒为君；薄荷、牛蒡子辛凉散风清热，马勃清热解毒，玄参、僵蚕清热利咽熄风开窍，荆芥、淡豆豉辛散透表、解肌散风为臣；桔梗、甘草清热解毒而利咽喉，土牛膝引血下行、祛湿解毒为佐；竹叶、芦根清热除烦、生津止渴为使。诸药相合，共奏辛凉解肌、宣散风热之功。

二、气营两燔（疫喉痧）

气营两燔疫喉痧。

主证：咽喉痛疼剧烈，吞咽困难，壮热，口渴，烦躁不安，便秘，舌绛，脉细数。

中医辨证：气阴两燔，热伤营阴。

治法：清营泻火，凉血解毒。

方药：凉营清气汤。

水牛角15克　牡丹皮10克　生地黄15克　赤芍药10克　银花12克　连翘10克　玄参10克　竹叶10克　生石膏15克　石苇10克

用法：诸药共煎加水900毫升，煎至450毫升去滓，一日三次，空腹服用。

禁忌：葱、蒜、萝卜、一切血、猪肉。

方论：方中水牛角、牡丹皮、生地黄清营凉血共为君；玄参、银花、连翘、竹叶清营泻火解毒为臣；石苇泻火通淋为佐；石膏清热除烦、生津解毒为使。诸药组合，共成清营泻火、凉血解毒之功。

三、邪毒内陷（疫喉痧）

邪毒内陷疫喉痧。

主证：高热烦躁，喉咽肿痛甚剧，惊厥，神昏谵语，舌红苔黄，脉弦数。

中医辨证：邪毒内陷，喉窍肿痛。

治法：清营凉血，熄风开窍。

方药：清营汤加减。

水牛角 15 克　生地黄 15 克　玄参 10 克　竹叶 10 克　石斛 10 克　银花 12 克　连翘 10 克　黄连 6 克　麦门冬 10 克　生石膏 15 克　牡丹皮 6 克　甘草 6 克

用法：诸药共煎加水 900 毫升，煎至 450 毫升去滓，一日三次，饭后服用。

禁忌：葱、蒜、萝卜、一切血、冷水、猪肉、鲫鱼、海菜、菘菜。

方论：方中犀角、生地清营凉血，银花、连翘、黄连、竹叶、玄参清热解毒，并透热于外，使入营之邪透出气分而解，少配丹皮活血清瘀以散热，麦冬、石膏滋阴生津清热解毒，石斛泄热存阴养阴生津，甘草行气清热兼调诸药。诸药组合共成清营凉血、清热消肿之功。

四、余邪残存（疫喉痧）

余邪残存疫喉痧。

主证：诸症已退，痧疹已消，咽喉疼痛而身有微热，舌红，脉数。

中医辨证：余邪残存疫喉痧。

治法：滋阴清热利喉。

方药：清咽养荣汤。

西洋参（另煮水兑）15 克　知母 10 克　玄参 10 克　麦冬 10 克　天冬 10 克　茯神 10 克　天花粉 10 克　甘草 6 克　桔梗 6 克　生地黄 15 克　白芍 10 克

用法：诸药共煎加水 900 毫升，煎至 450 毫升去滓，一日三次，一次 150 毫升，饭后服用。

禁忌：鲫鱼、海菜、猪肉、葱、蒜、萝卜、一切血、醋。

方论：方中西洋参、生地黄、麦冬、天冬、玄参益气扶正、清咽利喉润肺为君；天花粉、白芍药滋阴清肺活络散结，知母清中上焦深伏之邪热，茯神渗湿利水引邪下出为臣；桔梗轻宣善治上焦之瘀滞利咽清肺为佐；甘草调和诸药清热解毒，诸药共奏滋阴清热利咽之功。

240. 斑疹颐喉

斑疹颐喉多分为初期、中期、后期。

一、斑疹颐喉（初期）

斑疹颐喉初期。

主证：咽痛，梗塞感，发热恶寒，舌苔薄白，脉浮数。

中医辨证：风热外侵，咽喉疼痛。

治法：疏散风热，清热解毒。

方药：银翘散加减。

金银花12克　连翘10克　牛蒡子10克　防风10克　桔梗6克　荆芥10克　甘草6克

用法：诸药共煎加水900毫升，煎至450毫升去滓，一日三次，饭后服用。

禁忌：猪肉、葱、蒜、萝卜、一切血、海菜、猪肉、菘菜。

方论：方中金银花、连翘辛凉轻宣，透泄散邪，清热解毒为君；薄荷、牛蒡子辛凉散风清热，荆芥穗辛散透表解肌散风为臣；桔梗、甘草清热解毒而利咽喉为佐。诸药组合共奏宣散风热，清咽利喉解毒之功。

二、斑疹颐喉（中期）

斑疹颐喉中期。

主证：喉咽疼痛逐渐加重，发热，口渴，时烦躁，舌红少苔，脉数。

中医辨证：斑疹颐喉。

治法：凉血解毒，散结利咽。

方药：清瘟败毒饮。

牡丹皮10克　栀子10克　水牛角15克　生地黄15克　赤芍药10克　黄芩10克　黄连6克　连翘10克　板蓝根15克　生石膏15克　夏枯草15克　知母10克

用法：诸药共煎加水900毫升，煎至450毫升去滓，一日三次，饭后服用。

禁忌：葱、蒜、萝卜、一切血、冷水、猪肉。

方论：方中重用石膏、知母清阳明之热，黄连、黄芩、栀子三味合用能泻三焦之火，犀角、生地、赤芍专于凉血解毒化瘀，连翘清热透邪利咽，竹叶清心利尿，导热下行，板蓝根清热解毒，夏枯草清热活络散结。诸药组合共奏凉血解毒、散结利咽之功。

三、斑疹颐喉（后期）

斑疹颐喉后期。

主证：咽痛甚，呼吸困难，神疲乏力，舌红少津，脉细数。

中医辨证：斑疹颐喉，气虚津少。

治法：养阴益气解毒。

方药：增液汤加味。

玄参15克　麦冬10克　生地黄15克　牡丹皮10克　茯苓12克　赤芍10克　板蓝根15克

用法：诸药共煎加水900毫升，煎至450毫升去滓，一日三次，饭后服用。

禁忌：葱、蒜、萝卜、一切血、猪肉、醋、一切酸、鲫鱼。

方论：方中重用玄参养阴生津，清热润燥，生地滋阴生津，丹皮凉血生津合赤芍活血凉血，茯苓益气补肾，板蓝根清热解毒，赤芍活血凉血消肿止痛。诸药组合共奏养阴益气解毒之功。

六　颈项肩背、腰部症治

241. 颈　粗

颌下颈前结喉两侧部位粗肿称为颈粗，属于瘿或瘿气的范围。症见颈粗不红肿。多由气毒、肝火肝气交郁、痰气郁结、气血瘀结、心肝阴虚而致。

一、气　毒

气毒颈粗。症见颈粗、不红肿。

主证：疼痛，伴有寒热头眩，舌苔白腻，脉象濡缓。

中医辨证：气毒颈粗。

治法：消郁散结，行气解毒。

方药：藿香散。

藿香 10 克　甘草 6 克　青皮 6 克　陈皮 6 克　白芷 6 克　夏枯草 15 克　白术 10 克　茯苓 10 克　紫苏 10 克　制香附 10 克　厚朴 6 克　川芎 6 克

用法：诸药共煎加水 800 毫升，煎至 300 毫升去滓，一日三次，饭后服用。

禁忌：海菜、猪肉、菘菜、雀肉。

方论：方中夏枯草、紫苏、青陈皮、香附、川芎行气疏风活络散结为君；白术、厚朴、茯苓行气健脾解毒，藿香芳香化浊除湿解毒之效，又能助夏枯草消壅散结之功共为臣；白芷善消上焦之滞气为佐；甘草行气解毒为使，诸药组合共成消郁散结、行气解毒之功。

二、肝火肝气交郁（颈粗）

肝火肝气交郁颈粗。

主证：偏在前颈粗大，呈现食欲增进，心烦心悸，夜睡不安，呼吸困难，性情急躁，忧郁，苔白，脉弦。

中医辨证：肝火肝气交郁，脉络郁滞，气血不畅。

治法：疏肝解郁，清肝泻火。

方药：达郁汤加制香附橘叶。

制香附 10 克　橘叶 10 克　升麻 6 克　柴胡 10 克　牡丹皮 10 克　青黛 10 克　海藻 15 克　桑白皮 10 克　白蒺藜 15 克

用法：诸药共煎加水 900 毫升，煎至 450 毫升去滓，分三次服用，一日 2～3 次服用，空腹服用。

禁忌：蒜、胡荽。

方论：方中柴胡、香附、橘叶疏肝行气消肿毒为君；海藻、白蒺藜、牡丹皮软坚化结、散瘿行气消壅散结为臣；青黛、桑白皮清肝泻火、疏风清热为佐；升麻消风热解毒消肿，导诸药上行直达病所为使。诸药组合，肝疏，气解，火清，诸症自消。

三、痰气郁结（颈粗）

痰气郁结颈粗。

主证：结喉两侧漫肿，边缘不清，肤色如常，不痛，按之软或有轻度胀感，伴胸闷，胁痛或胀，易怒，脉弦滑。

中医辨证：痰气郁结，气血闭阻颈粗。

治法：化痰软坚、消瘿散肿。

方药：海藻玉壶汤。

海藻 15 克　浙贝母 10 克　法半夏 10 克　青皮 6 克　陈皮 6 克　昆布 15 克　甘草 10 克　川芎 6 克　连翘 10 克　独活 10 克　当归 10 克

用法：诸药共煎加水 900 毫升，煎至 450 毫升，一日三次，饭后服用。

禁忌：海菜、猪肉、菘菜、羊肉、羊血、饴糖、湿面。

方论：本治证病机为痰凝、气滞、血瘀，故治宜化痰软坚、消瘿散肿。方中用海藻、昆布咸软为主；辅以浙贝母苦泄散结，合主药为加强消坚之力；半夏、独活温燥祛痰，川芎、当归活血化瘀，青皮、橘皮行气解郁，痰气瘀血易于化热，故用连翘以清散泄热共为佐；使以甘草调和诸药。诸药合作共奏化痰软坚、消瘿散肿之功。

注：关于海藻反甘草之说，二者合用在十八反中之配伍禁忌，但在古方如散肿溃坚汤以及近代中医临床均有两者相配用以治瘿之验。在临床需进一步研究使用。

四、气血瘀结（颈粗）

气血瘀阻颈粗。

主证：颈前粗肿较大，因日久而质地稍硬、发胀或按之轻度疼痛，皮色不变或赤络略显，呼吸不畅或吞咽有阻碍感，舌暗或有瘀点，脉弦涩。

中医辨证：气血瘀结、脉络不畅。

治法：行气软坚，活血祛瘀散结。

方药：苏木水蛭汤。

苏木 6 克　枳壳 6 克　制香附 10 克　木香 10 克　瓦楞子 15 克　浙贝母 10 克　三棱 6 克　莪术 6 克　海藻 15 克　昆布 15 克　水蛭 6 克

用法：诸药共煎加水 900 毫升，煎至 450 毫升去滓，一日三次，饭后服用。

禁忌：油腻、醋、猪犬肉。

方论：方中苏木、三棱、莪术、水蛭活血化瘀，散结消肿为君；海藻、浙贝、昆布软坚散结理气化滞为臣；枳壳、木香、香附理气化滞消积行瘀为佐；瓦楞子化痰软坚、化结散瘀为使。诸药组合共奏行气软坚、活血祛瘀散结之功。

五、心肝阴虚（颈粗）

心肝阴虚颈粗。

主证：颈部粗肿或大或小，亦可不甚肿大，但心肝阳虚症状明显，可见心悸、心慌，心烦不眠，自汗，舌红苔黄，脉弦数。

中医辨证：心肝阴虚颈粗。

治法：滋补阴血、疏肝理气。

方药：四物汤合一贯煎。

当归 10 克　川芎 6 克　生地黄 15 克　沙参 15 克　枸杞 10 克　川楝子 10 克　麦冬 10 克

用法：诸药共煎加水 800 毫升，煎至 300 毫升去滓，一日三次，饭后服用。

禁忌：湿面、葱、蒜、萝卜，一切血、鲫鱼。

方论：方中重用生地滋阴养血，补肝肾为君；沙参、麦冬、当归、枸杞子、赤芍配合君药滋阴养血生津以柔肝为臣；更用少量的川楝子疏肝气为佐；后以川芎疏肝补血、行气消郁。诸药组合共奏滋补阴血、疏肝理气之功。

242. 气　瘿

气瘿，颈部结喉两侧漫肿，肿块柔软不痛，可随喜怒而消长，称为气瘿。多由肝郁脾虚、肝郁肾虚而致。

一、肝郁脾虚（气瘿）

肝郁脾虚气瘿。

主证：颈部结喉两侧肿大，乳胀胁痛，胸闷善太息，伴四肢困乏，舌淡苔白或暗，脉弦或缓濡。

中医辨证：肝郁脾虚气瘿。

治法：舒肝解郁、健脾益气、疏郁消瘿。

方药：四海舒郁丸加减。

青皮 10 克　陈皮 10 克　昆布 15 克　海藻 15 克　制香附 10 克　青木香 10 克　海螵蛸 15 克　海蛤粉 15 克　黄药子 10 克　浙贝母 10 克　柴胡 10 克

用法：诸药共煎加水 900 毫升，煎至 450 毫升去滓，一日三次，饭后服用。

禁忌：油腻、猪肉、犬肉。

方论：方中青皮、陈皮、香附、青木香理气化痰，健脾益气；海蛤粉、昆布、海螵蛸破结散瘿，共奏行气化痰，软坚散瘿之效；黄药子凉血降火，消瘿解毒，煮酒内服能治瘿瘤结气，在愈后继服，可根除气瘿。

二、肝郁肾虚（气瘿）

肝郁肾虚气瘿。

主证：颈前肿块皮宽质软，伴神情呆滞，倦怠，畏寒，行动迟缓，肢冷，腰膝酸软，性欲下降，舌淡苔白，脉弦弱。

中医辨证：肝郁肾虚气瘿。

治法：疏肝补肾、散瘿化结。

方药：四海舒丸合右归饮加减。

海藻 15 克　海蛤粉 10 克　海螵蛸 10 克　枸杞 10 克　昆布 15 克　黄药子 10 克　制香附 10 克　山萸肉 10 克　青木香 10 克　肉桂 3 克　杜仲 10 克　熟地 12 克

用法：诸药共煎加水 1000 毫升，煎至 450 毫升去滓，一日三次，饭后服用。

禁忌：葱、蒜、萝卜、一切血。

方论：方中香附、青木香理气化痰为君；海藻、海蛤粉、昆布、浙贝母、黄药子清热化痰，软坚化结，散瘿解毒为臣；熟地黄、山萸肉、枸杞子、杜仲填精益肾为佐；少量肉桂引火归元为使。诸药组合共奏疏肝补肾、散瘿化结之功。

243. 瘿痈

颈前结喉两侧急性炎症性肿块疾患称为瘿痈。多由内热外感而致病。

一、初期（瘿痈）

瘿痈初期，风火痰热所致。

主证：起病前多有感冒、咽痛病史，颈前结喉两侧突然肿胀，畏寒、高热，颈前疼痛，可见颈前结喉两侧结块，对称漫肿，皮色不变微均，肿块质地坚实，边界不清，压痛，疼痛波及耳前枕部，舌红苔黄，脉滑数。

中医辨证：瘿痈初期。

治法：疏风清热、化痰消肿。

方药：牛蒡解肌汤加减。

牛蒡子 10 克　连翘 10 克　丹皮 10 克　荆芥 10 克　浙贝母 10 克　金银花 12 克　夏枯草 15 克　玄参 10 克　薄荷（后下）6 克　栀子 10 克

用法：诸药共煎加水 900 毫升，煎至 450 毫升去滓，一日三次，饭后服用。

禁忌：鳖肉、蒜、胡荽。

方论：方中牛蒡子、连翘、薄荷、银花、栀子疏风活络清热消肿为君；夏枯草、浙贝母清热化痰、疏气结瘿肿为臣；玄参疗积热壅毒，丹皮凉血化瘀为佐；荆芥温通散郁化滞为使。诸药共用，风清痰化热清，诸证自愈。

二、后期（瘿痈）

瘿痈后期，只热不寒。

主证：只热不寒，严重者有声嘶，气促，吞咽困难，常伴口苦，咽干，舌红，脉弦数。

中医辨证：瘿痈只热不寒后期。

治法：疏肝清热，化痰消肿消瘿。

方药：柴胡清肝汤加减。

半夏 10 克　浙贝母 10 克　柴胡 10 克　青皮 10 克　知母 10 克　海蛤粉 10 克　黄芩 10 克　天花粉 10 克　山栀子 10 克　连翘 10 克　瓜蒌 10 克

用法：诸药共煎加水 900 毫升，煎至 450 毫升去滓，一日三次，饭后服用。

禁忌：羊肉、羊血、饴糖、猪肉、犬肉。

方论：方中柴胡疏肝解郁，连翘疏风清热，栀子、知母、黄芩清肝中热邪共为君；浙贝、半夏、海蛤粉化痰结消瘿肿共为臣；瓜蒌、天花粉清上焦之火，又能荡涤胸中之郁共为佐；青皮行气活络化痰为使。诸药组合，共奏疏肝清热化痰散结消瘿之功。

244. 石瘿

颈前结喉两侧肿块坚硬如石，不可移动称为石瘿。

主证：颈前结喉，坚硬如石，不可移动。

中医辨证：颈前结喉。

治法：化痰软坚、开郁行瘀。

方药：海藻玉壶汤加减。

海藻 15 克　昆布 15 克　浙贝 10 克　半夏 10 克　青皮 6 克　陈皮 6 克　三棱 6 克　莪术 6 克　白花蛇舌草 15 克　当归 10 克　连翘 10 克　川芎 6 克　甘草 6 克　石见穿 10 克　山慈姑 10 克

用法：诸药共煎加水 900 毫升，煎至 450 毫升去滓，一日三次，饭后服用。

禁忌：羊肉、羊血、湿面。

方论：方中海藻、昆布咸软为主；辅以浙贝母苦泄散结，合主药以加强消坚之功；半夏温燥祛痰，川芎、当归活血化瘀，青皮、陈皮行气解郁，痰气瘀血易于化热，故用连翘以清散泄热，三棱、莪术、白花蛇舌草、石见穿、山慈姑攻坚化结，消坚共为佐；甘草调和调药。诸药组合，共奏化痰软坚、开郁行瘀之功。

245. 项　强

项强，指颈项部连及背部筋脉肌肉强直，不能前俯后仰左右运动而言。多由外感风寒、外感风湿、邪热伤津、金疮风毒而致。

一、外感风寒（项强）

外感风寒项强。

主证：头痛，身痛，恶寒发热，无汗，项强，转侧不利，舌苔白，脉浮紧。

中医辨证：外感风寒项强。

治法：祛风散寒。

方药：葛根汤。

葛根 6 克　麻黄（先煎去浮沫）6 克　桂枝 10 克　白芍 10 克　生姜 6 克　大枣 10 克　甘草 6 克

用法：诸药先煎麻黄去沫后水加至 600 毫升，煎至 300 毫升去滓，一日三次，饭后服用。

禁忌：海菜、猪肉、菘菜。

方论：方中葛根退热解肌除项强颈痛为君；麻黄、桂枝祛风散寒为臣；白芍和络，生姜、大枣调和营卫，甘草调和诸药共为佐使。诸药组合，共成祛风散寒之功。

二、外感风湿（项强）

外感风湿项强。

主证：项强，转侧不利，恶寒发热，头重如裹，肢体酸楚，关节疼痛而重着，苔白腻，脉濡。

中医辨证：外感风湿，脉络阻滞。

治法：祛风胜湿。

方药：祛风胜湿汤。

羌活 10 克　防风 10 克　炙甘草 6 克　独活 10 克　蔓荆子 10 克　藁本 10 克　川芎 6 克

用法：诸药共煎加水 600 毫升，煎至 300 毫升去滓，一日三次，饭后服用。

禁忌：海菜、猪肉、菘菜。

方论：方中羌活、独活祛风湿、利关节；防风、藁本祛风除湿，发汗止痛；川芎活血，祛风止痛；蔓荆子治头风痛疼；炙甘草调和诸药，合用具有祛风胜湿之效。

三、邪热伤津（项强）

邪热伤津项强。

主证：项强，甚则角弓反张，手足挛急，高热，烦躁。

中医辨证：邪热伤津项强。

治法：攻下热结、急下存阴。

方药：增液承气汤加减。

生地黄 10 克　玄参 10 克　芒硝 6 克　麦冬 10 克　大黄 6 克

用法：诸药共煎加水 400 毫升，煎至 200 毫升去滓，一日一次，一次 100 毫升，二日服完。

禁忌：鲫鱼、葱、蒜、萝卜、一切血。

方论：方中玄参养阴生津、清热润燥为君；麦冬滋液润燥，生地养阴清热为臣；大黄、芒硝攻积清热，急下存阴为佐使；热清、积去，诸症自愈。

四、金疮风毒（项强）

金疮风毒项强。

主证：项强拘急，牙关紧闭，恶寒发热，四肢抽搐，角弓反张，舌红苔黄，脉弦数。

中医辨证：金疮风毒项强。

治法：祛风定痉。

方药：玉真散。

天南星 10 克　白附子 5 克　防风 10 克　天麻 10 克　羌活 10 克　白芷 10 克

用法：诸药共煎加水 600 毫升，煎至 300 毫升去滓，一日三次，空腹服用。用童便或热酒服善佳。

禁忌：猪肉、犬肉、油腻厚味。

方论：方中白附子、天南星祛风解痉化痰、解痉止痛为君；羌活、防风、白芷疏散经络中之风邪；天麻熄风解痉为佐；用热酒或童便为使。全方共奏通经络、行气血之功。

246. 颈项痛

颈项强，多由风湿在表、风热夹痰、落枕而致。

一、风湿在表（颈项痛）

风湿在表，颈项强。

主证：颈项强痛，伴有恶寒发热，汗出热不解，头痛头重，一身尽痛，舌苔白腻，脉濡。

中医辨证：风湿侵袭，脉络郁滞，颈项痛。

治法：祛风胜湿，疏通经络。

方药：羌活胜湿汤。

羌活 10 克　防风 10 克　藁本 10 克　独活 10 克　蔓荆子 10 克　甘草 6 克　川芎 6 克

用法：诸药共煎加水 800 毫升，煎至 300 毫升去滓，一日三次，饭后服用。

禁忌：海菜、猪肉、菘菜。

方论：方中羌活、独活祛风湿、利关节；防风、藁本祛风除湿、发汗止痛；川芎活血、祛风止痛，蔓荆子治头风痛疼；炙甘草调和诸药，诸药合用具有祛风胜湿之效。

二、风热夹痰（颈项痛）

风热夹痰，颈项痛。

主证：颈项痛，发热恶寒，咽痛，口渴，颈侧结核累累，舌红苔腻，脉滑。

中医辨证：风热夹痰颈项痛。

治法：清热散风、化痰通络。

方药：牛蒡解肌汤。

牛蒡子 10 克　玄参 10 克　连翘 10 克　荆芥 10 克　石斛 10 克　半夏 10 克　山栀子 6 克　胆南星 10 克　薄荷（后下）6 克　丹皮 10 克

用法：诸药共煎加水 800 毫升，煎至 300 毫升去滓，一日三次，饭后服用。

禁忌：鳖肉、犬肉、猪肉。

方论：方中牛蒡子、连翘、薄荷、丹皮、栀子疏风清热共为君；玄参、荆芥清热疏风通络为臣；半夏、胆星化痰散结为佐；石斛健脾化痰为使。诸药共奏清热散风、化痰通络之功。

三、颈项痛（落枕）

落枕，颈项痛。

主证：颈项部左右一侧或双侧疼痛，转动时疼痛加剧，舌苔和，脉涩缓。

中医辨证：落枕，颈项部脉络阻滞。

治法：疏风通络。

方药：葛根汤。

葛根 6 克　麻黄（先煎去浮沫）6 克　桂枝 10 克　白芍 10 克　甘草 6 克　大枣 10 克　生姜 6 克

用法：诸药共煎加水 500 毫升，煎至 300 毫升去滓，一日三次，饭后服用。

禁忌：海菜、猪肉、菘菜。

方论：方中葛根退热解肌，除项强颈痛为君；麻黄、桂枝祛风散寒为臣；白芍和络，生姜、大枣调和营卫，甘草调和诸药共为佐使。诸药组合共成祛风散寒之功。

247. 瘰 疬

瘰疬，分初期、中期、后期。

一、初期（瘰疬）

瘰疬初期，多见于颈项、耳前后一侧或两侧。

主证：结核如指头大，数目不等，皮色不变，按之坚实，推之能动，不热不痛，一般无全身症状。

中医辨证：瘰疬初期，见于耳前后一侧或两侧，颈项部。

治法：疏肝养血，解郁化痰。

方药：逍遥散合二陈汤加减。

白芍10克　赤芍10克　柴胡10克　当归10克　半夏10克　夏枯草15克　百部10克
丹参10克　海藻15克　陈皮6克

用法：诸药共煎加水800毫升，煎至300毫升去滓，一日三次，饭后服用。

禁忌：湿面、羊肉、羊血、饴糖。

方论：方中柴胡、当归、白芍、丹参疏肝养血为君；半夏、夏枯草、海藻解郁散结软坚化痰为臣；陈皮行气散结活络为佐；百部交通上下能消结清肿解毒为使；诸药共奏疏肝养血，解郁化痰之功。

二、中期（瘰疬）

瘰疬中期，结核逐渐增大。

主证：瘰疬与皮肤粘连，相邻的结核或互相融合成块，推之不移，并有痛感，皮色转为黯红色，按之微热，触之疼痛，如有应指则脓已成，舌红，脉滑。

中医辨证：瘰疬中期，结核逐渐增大。

治法：托毒透脓。

方药：逍遥散合透脓散加减。

白芍10克　赤芍10克　半夏10克　夏枯草15克　柴胡10克　当归10克　海藻15克
百部10克　皂角刺10克　丹参10克　黄芩10克　黄芪10克　炙山甲10克　陈皮6克

用法：诸药共煎加水900毫升，煎至450毫升去滓，一日三次，一次150毫升，饭后服用。

禁忌：羊肉、羊血、饴糖、湿面。

方论：方中柴胡疏肝解郁，夏枯草、海藻、皂刺、半夏、百部、穿山甲散瘀破结排脓为君；赤芍、白芍、丹参、当归润筋养血化滞，合黄芪益气排脓生新为臣；陈皮行气化滞为佐；黄芩清热解毒为使。诸药组合成方共奏托毒透脓之功。

三、后期（瘰疬）

瘰疬后期，破溃脓水清稀。

主证：瘰疬溃破脓水清稀，夹有絮样物，疮口向四周潜行形成空壳。周围皮肤黯红，伤口此起彼愈，反复发作，形成窦道，常伴骨蒸潮热，咳嗽盗汗或面色无华，精神疲惫，舌淡苔白，脉虚弱。

中医辨证：瘰疬，溃破脓水清稀。

治法：滋肾补肺。

方药：养营汤加减。

党参15克　白术10克　当归10克　黄芩10克　甘草6克　熟地12克　白芍10克
川芎6克　制香附10克　象贝母10克

用法：诸药共煎加水900毫升，煎至450毫升去滓，一日三次，饭后服用。

禁忌：海菜、猪肉、菘菜、葱、蒜、萝卜、一切血。

方论：方中熟地滋阴补肾为君；党参润肺益气，象贝补肺清金，白术补土生金益气补中，当归、白芍、香附、川芎滋阴活络补血养营共为臣；甘草调和诸药为使。诸药组合，共奏滋肾补肺之功。

248. 颈　痈

颈痈初期，发病前多有乳蛾、口疳、头面疮；成脓期多有身热不退，皮色渐红，肿热高突等症。多由风热夹痰而致病。

一、初期（颈痈）

颈痈初期，发病前多有乳蛾、口疳、龋齿、头面疮疖或皮肤黏膜破伤史，发病多在颈旁两侧、颌下、耳后、项后、颏下的单侧一个部位。初起结块形如杏核、鸡卵，皮肤不变（白肿），肿胀，疼痛，灼热，逐渐漫肿坚实，焮热疼痛。

主证：发热恶寒，头痛项强，咽喉肿痛，口干咳嗽，无痰，舌红，脉数。

中医辨证：颈痈初期，焮热疼痛。

治法：散风清热，化痰消肿。

方药：牛蒡解肌汤加减。

牛蒡子10克　连翘10克　栀子10克　石斛10克　薄荷（后下）6克　玄参10克　夏枯草15克　荆芥10克　丹皮10克

用法：诸药共煎加水600毫升，煎至300毫升去滓，一日三次，饭后空腹服用。

禁忌：蒜、胡荽、鲫鱼。

方论：方中牛蒡子、薄荷、丹皮、连翘、栀子疏风清热共为君；玄参、荆芥清热疏风通络为臣；夏枯草化痰散结为佐；石斛调胃化痰为使。诸药共奏清热散风化痰消肿之功。

二、成脓期（颈痈）

颈痈成脓期。

主证：身热不退，皮色渐红，肿热高突，疼痛加剧，状如鸡啄，伴口干，便秘，舌红，脉数而滑。

中医辨证：痈肿成脓，身热不退。

治法：散风清热化痰，透脓消肿。

方药：牛蒡解肌汤加炙山甲、皂刺。

牛蒡子10克　丹皮10克　连翘10克　石斛10克　薄荷（后下）16克　栀子10克　玄参10克　炙山甲10克　皂角刺10克　荆芥10克　夏枯草15克

用法：诸药共煎加水900毫升，煎至450毫升去滓，一日三次，一次150毫升，饭后服用。

禁忌：鳖肉、胡荽、猪肉。

方论：方中炙山甲、皂角刺排脓生肌活络消肿，牛蒡子、栀子、薄荷、石斛、连翘清热解毒共为君；玄参、荆芥清热疏风通络为臣；夏枯草化痰散结为佐；石斛调胃化痰为使。诸药共奏清热散风，化痰消肿之功。

249. 背　痛

肩背痛多由风寒侵袭，肺经痰饮，气血凝滞而致。

一、风寒侵袭（背痛）

风寒侵袭背痛。

主证：背痛连项，或兼发热恶寒，壮热恶寒，身体烦痛，鼻塞声重，风痰头痛，呕哕寒热，苔白，脉浮紧。

中医辨证：风寒侵袭，脉络不畅。

治法：益气发表、散风祛湿。

方药：人参败毒散。

沙参15克　柴胡10克　前胡10克　枳壳10克　桔梗6克　川芎6克　羌活10克　独活10克　杏仁10克　大枣10克　葛根10克　生姜6克　甘草6克　茯苓10克

用法：诸药共煎加水900毫升，煎至450毫升去滓，一日三次，饭后服用。

禁忌：猪肉、海菜、菘菜、醋及一切酸。

方论：方中羌活、独活善祛一身风湿之邪，解表止痛；柴胡、葛根、川芎疏散风邪，助羌、独解表疏风；前胡、桔梗、枳壳、茯苓理气化湿祛痰，人参益气扶正；杏仁宣肺活络，甘草行气兼调诸药。全方在表散药中配用人参一味扶正祛邪气，可鼓邪从汗而解，妙在"培其正气，败其邪气"。综合全方，有益气解表，散风祛湿之功。

二、肺经痰饮（背痛）

背痛连肩，或兼吐痰咳嗽。

主证：肺经有痰饮咳嗽，苔白腻，脉滑。

中医辨证：肺经痰饮，吐痰咳嗽。

治法：疏风清热，化痰散瘀。

方药：加味苏子汤。

独活3克　羌活5克　前胡6克　柴胡3克　茯苓6克　大枣2枚　黄芩10克　生姜6克　竹茹6克　苏子6克　枳壳3克　桔梗10克

用法：诸药共煎加水900毫升，煎至450毫升去滓，一日三次，空腹服用。

禁忌：猪肉、醋及一切酸。

方论：方中独活、羌活、前胡、柴胡疏风解表活络散瘀，桔梗、苏子、竹茹降逆化痰共为君；茯苓渗湿利水为臣；生姜宣肺活络消痰，合大枣行气健脾调和营卫为佐；枳壳行气散结，黄芩清上焦热兼祛湿为使，诸药组合共成疏风清热、化痰散瘀之功。

三、气血凝滞（背痛）

气血凝滞，背痛。

主证：多发老年或久病体弱者，睡后背部酸痛，肘觉麻木，起床活动后痛减，舌暗，脉涩。

中医辨证：气血凝滞，经络阻滞。

治法：祛寒渗湿活络。

方药：蠲痹汤。

秦艽10克　当归10克　川芎6克　甘草6克　羌活10克　独活10克　桂心3克　桑寄生15克　木香10克　乳香5克　海风藤15克

用法：诸药共煎加水900毫升，煎至450毫升去滓，一日三次，饭后服用。

禁忌：海菜、湿面、猪肉、菘菜。

方论：方中秦艽、川芎、羌活、桂心、木香、独活祛风活络除湿为君；海风藤、桑寄生、乳香消瘀止痛为臣；当归补血活血生新为佐；甘草调和诸药为使，诸药组合共奏祛寒活络胜湿之效。

250. 肩　痛

肩关节及周围的肌肉筋骨疼痛称肩痛。

一、风寒（肩痛）

风寒肩痛，为肩痛较轻者。

主证：疼痛性质为钝痛或隐痛，不影响上肢的功能活动，疼痛的范围或局限于肩部，或影响肩后部而牵掣胛背，或在肩前部而影响上臂，往往上臂或项背有拘急感，肩部感觉发凉，得暖或按摩则疼痛减轻，舌淡，苔白，脉浮紧。

中医辨证：风寒肩痛，络脉闭阻。

治法：疏风散寒，活血通络。

方药：蠲痹汤。

秦艽 10 克　当归 10 克　川芎 6 克　羌活 10 克　独活 10 克　桂枝 10 克　桑枝尖 15 克　甘草 6 克　乳香 5 克　海风藤 15 克

用法：诸药共煎加水 900 毫升，煎至 450 毫升去滓，一日三次，饭后服用。

禁忌：湿面、海菜、猪肉、菘菜。

方论：方中秦艽、川芎、羌活、独活、桂枝、桑枝尖祛风散寒湿、活络散瘀为君；海风藤、桑寄生消瘀活络止痛为臣；当归补血生新为佐；甘草调和诸药为使，诸药组合，共成疏风散寒、活络化瘀之功。

二、痰湿（肩痛）

痰湿肩痛，肩部及其周围筋肉疼痛剧烈。

主证：病程较长，肩关节功能虽然正常，但因疼痛剧烈而不敢活动，动则痛疼更甚，经久不愈可造成肩关节活动障碍，舌苔腻，脉涩。

中医辨证：痰湿阻闭，脉络瘀滞。

治法：祛寒湿，补气血，活络化滞。

方药：乌头汤加味。

乌头 10 克　白芍药 10 克　黄芪 15 克　天麻 10 克　甘草 6 克　白术 10 克　防己 10 克　茯苓 10 克　苍术 10 克

用法：诸药共煎加水 900 毫升，煎至 450 毫升去滓，一日三次，饭后服用。

禁忌：海菜、猪肉、菘菜、雀肉、青鱼、桃李。

方论：方中苍术、乌头辛燥善治沉寒痼冷，白术辛湿健脾祛寒湿，天麻驱风散瘀活络化痰湿共为君药；茯苓渗湿调脾化湿，黄芪益气化痰补中共为臣；白芍养血生新散瘀兼止痛，防风活络化瘀疏风祛湿，能导风湿下行而解为佐；甘草调诸药而行气化痰湿为使。诸药组合共成祛寒湿补气血之功。

251. 肩 不 举

肩不能举，肩关节活动功能障碍，上肢不能抬举，称肩不举。多由痹痛、肩凝、胸痹而致肩不举。

一、痹痛（肩不举）

痹痛肩不举，肩关节活动功能障碍，上肢不能抬举称肩不举。

主证：此症肩痛症状先发生，肩痛日久不遂并发肩不能抬举，肩部常觉寒凉、畏冷、喜暖，得暖虽疼痛可暂时减轻，逾时则疼痛寒凉依旧。病程较长，往往肌肉萎缩，经筋僵硬，舌淡，苔腻或滑，脉濡，沉或迟。

中医辨证：风寒湿阻，脉络闭阻。

治法：温经散寒止痛。

方药：蠲痹汤加减。

秦艽 10 克　当归 10 克　川芎 6 克　羌活 10 克　独活 10 克　桂心 3 克　海风藤 15 克桑枝 15 克　乳香 5 克

用法：诸药共煎加水 800 毫升，煎至 300 毫升去滓，一日三次，饭后服用。

禁忌：湿面、猪肉、犬肉。

方论：方中秦艽、川芎、羌活、独活祛风散寒湿活络为君；海风藤、桑枝、乳香消壅活络祛风为臣；桂心温阳和络为佐；乳香活络舒筋止痛为使，诸药组合，共成温经散寒活络之功。

二、肩凝（肩不举）

肩凝，又称肩不举、冻结肩、漏肩风、老年肩。

主证：肩不能举，多发于一侧，间或亦有两侧同时发病者。患者不能叙述出明显原因，忽然感觉肩部疼痛及肩关节活动障碍。症状发展缓慢，数日或数月内，肩关节即发生严重障碍，遂致上肢不能抬举，疼痛日益加重，白天肩痛尚可忍受，入夜疼痛剧烈而影响睡眠，甚至不能入睡。越痛越不能抬举，肩关节越不能活动，故梳头、穿衣、脱衣均感困难。肩部发凉，手心常致汗出，脉细，舌象无明显改变，若兼有气血不足，则舌质淡白，若兼有瘀血，则舌紫黯或有瘀斑。

中医辨证：肩部脉络瘀结不畅，风寒湿而致。

治法：祛风除湿，散寒活络止痛。

方药：蠲痹汤加减。

秦艽 10 克　当归 10 克　羌活 10 克　独活 10 克　桑枝 10 克　乳香 5 克　没药 5 克　土元 6 克　五灵脂 10 克　川芎 6 克　防风 10 克　白术 10 克　桃红 10 克　红花 6 克　桂心 3克　姜黄 6 克

用法：诸药共煎加水 1200 毫升，煎至 450 毫升去滓，一日三次，饭后服用。

禁忌：湿面、雀肉、青鱼、桃李。

方论：方中秦艽、羌活、防风、独活祛风除湿活络为君；灵脂、川芎、桑枝、没药、乳香祛风活血化瘀，桂心、姜黄温经通络行气散寒止痛为臣；地鳖虫、桃仁、红花活血化瘀，白术调脾祛湿共为佐；当归补血生新活血为使。诸药组合共成祛风除湿，散寒活络止痛之功。

三、胸痹（肩不举）

胸痹，肩不举。

主证：患者素有胸痹证，短气、心悸、胸闷，心前区痛，甚至胸痛彻背，且多有瘀血症状，胸痛性质为刺痛。肩痛，同时患侧手指肿胀疼痛，肩不能举，同侧手指因疼痛、肿胀也不能伸屈。疼痛剧烈，甚至彻夜难眠。病久不愈，上肢肌肉萎缩，手指及指甲呈蜡黄色，强直变形（多呈屈曲状）而不能屈伸。

中医辨证：胸痹肩不举，脉络阻滞。

治法：通阳散结，理气祛痰。

方药：正元汤合枳实薤白桂枝汤加减。

枳实10克　薤白10克　桂枝10克　厚朴10克　瓜蒌仁10克　黄芪15克　山药10克　白术10克　茯苓10克　人参10克

用法：诸药共煎加水900毫升，煎至450毫升去滓，一日三次，饭后服用。

禁忌：醋及一切酸、雀肉、青鱼、桃李、菘菜。

方论：方中枳实、桂枝、厚朴通阳散结，消痞除满为君；瓜蒌走胸入肺、祛痰开郁、散结开胸，薤白辛温入肺，能散能行能温能通，可温通行散为臣；人参、黄芪益气升阳宁心，山药、白术健脾化痰为佐；茯苓化痰健脾祛湿为使。诸药组合，共奏通阳散结、理气祛痰之功。

252. 背　冷

背恶寒冷，多由太阳经伤寒、太阳经阳虚、痰饮内伏而致。

一、太阳经伤寒（背冷）

背恶寒冷，由于太阳经伤寒。

主证：外感发热，头痛项强，壮热恶寒，呕哕寒热，舌苔薄白，脉虚弱。

中医辨证：背恶寒冷，外感太阳经伤寒。

治法：益气解表，散风祛湿。

方药：人参败毒散。

人参6克　羌活3克　独活3克　柴胡6克　前胡6克　川芎3克　枳壳3克　葛根10克　杏仁10克　甘草3克　桔梗6克　生姜3片　茯苓10克

用法：诸药共煎加水900毫升，煎至450毫升去滓，一日三次，饭后服用。

禁忌：海菜、猪肉、菘菜、醋及一切酸。

方论：方中羌活、独活善一身风湿之邪，解表止痛；柴胡、川芎疏散风邪，助羌、独解表疏风；前胡、枳壳、茯苓、桔梗理气化湿祛痰，人参益气扶正，甘草调和诸药。全方在表散药中配用人参一味扶正祛邪，可鼓邪从汗而解，妙在"扶其正气，败其邪气"。综合全方有益气解表、散风祛湿之功，对正气不足，感冒风寒湿邪皆可用之。

二、太阳经阳虚（背冷）

背恶寒冷，或兼手足青冷。

主证：手足青冷，背恶寒冷，口中和，身体骨节疼，脉沉。

中医辨证：背恶寒冷，太阳经阳虚。

治法：温经助阳，祛寒除湿。

方药：附子汤。

附子 10 克　茯苓 9 克　人参 6 克　白术 12 克　芍药 9 克

用法：诸药共煎加水 600 毫升，煎至 450 毫升去滓，一日三次，饭后服用。

禁忌：醋、雀肉、青鱼、桃李。

方论：方中附子温经壮阳；人参补益元气；茯苓、白术健脾化湿；芍药和营止痛。诸药合用，共奏温经助阳、祛寒除湿之功。

三、寒饮内伏（背冷）

痰饮内伏背冷。

主证：背冷如冰，咳嗽或喘，痰多稀薄，头目眩晕，舌苔薄白，脉滑。

中医辨证：痰饮内伏，脉行不畅。

治法：发汗祛湿，兼清里热。

方药：九味羌活汤。

羌活 10 克　防风 5 克　苍术 5 克　细辛 1.5 克　川芎 3 克　香白芷 3 克　生地 3 克 黄芩 3 克　甘草 3 克

用法：诸药共煎加水 900 毫升，煎至 450 毫升去滓，一日三次，饭后服用。

禁忌：雀肉、青鱼、桃李、菘菜、海菜、猪肉、葱、蒜、萝卜、一切血。

方论：方中主用羌活上行发散，除肌表之风寒湿邪，并善治肢体疼痛；防风、苍术发汗祛湿，助羌活解表散邪，并善治肢体疼痛，细辛、白芷、川芎散风寒，宣湿痹，行血气，除头身疼痛；更用黄芩、生地，既清在里之热，又制诸药之温燥；甘草调和诸药，九味合用，共奏发汗祛湿兼清里热之功。

253. 背部生痈

背部生痈是肩背部红肿热痛、溃脓之症。古籍中所记载的"搭背"、"发背"，应属有头疽，与痈症虽同属阳证，但病因、治疗均不同。多由火毒凝结，暑湿蕴结而致。

一、火毒凝结（背部生痈）

火毒凝结，背部生痈。

主证：肩背部随处可生，初起突然肿胀不适，光软无头，表皮红，灼热痛疼，逐渐肿大为高肿坚硬。成脓期约 7 天左右，即使体质较差，气虚不易托毒外出成脓，亦不会超过两周。当化脓时肿势高突，痛疼加剧，痛如鸡啄，全身持续发热不退等。若局部按之中软应指者，为脓成，常易在皮肤最薄处自行溃破，溃后流出脓液，多为稠黏黄白色，亦有夹赤紫色血块者。若溃后透畅，则局部肿消痛止，全身症状随之消失，再经十日左右收而愈。若溃后疮口过小，排脓不畅，或体质虚弱影响肉芽生长。舌红苔薄黄，脉数。

中医辨证：火毒凝结，经脉壅阻。

治法：清热解毒，消肿溃坚，活血止痛。

方药：仙方活命饮。

乳香 5 克　白芷 10 克　穿山甲 10 克　天花粉 10 克　赤芍 10 克　川贝母 10 克　皂角

刺 10 克　当归 10 克　金银花 12 克　防风 10 克　甘草 6 克　陈皮 6 克　没药 6 克

用法：诸药共煎加水 900 毫升，煎至 450 毫升去滓，一日三次，饭后服用。

禁忌：湿面、海菜、猪肉。

方论：方中金银花清热解毒为君；归尾、赤芍、没药、乳香活血散瘀止痛，陈皮理气以助血行为臣；防风、白芷疏风散结以消肿，贝母、天花粉清热排脓，散结消肿，穿山甲、皂角刺疏通经络，溃坚排脓为佐；甘草清热解毒为使。诸药合用，共奏清热解毒、消肿溃坚、活血止痛之功。

二、暑湿蕴结（背部生痈）

暑湿蕴结，背部生痈。

主证：初起背有红晕，继则肿痛，局部各期症状与上症略同，但全身可出现发热无时，昼夜不止，头目眩晕，口舌干苦，心烦，背热，肢体倦怠，舌红苔腻，脉数或濡。

中医辨证：暑湿蕴结，经血阻闭。

治法：清暑化湿，活络解毒。

方药：清暑汤。

金银花 12 克　连翘 10 克　赤芍药 10 克　甘草 3 克　滑石 15 克　车前仁 10 克　天花粉 10 克　泽泻 10 克

用法：诸药共煎加水 700 毫升，煎至 300 毫升去滓，一日三次，空腹服用。

禁忌：海菜、猪肉、菘菜。

方论：方中天花粉、金银花、连翘、滑石清暑化湿解毒为君；赤芍药活络滋阴生津为臣；甘草清热利湿为佐；车前子导湿邪下行从小便而解，诸药组合共奏清暑化湿活络之功。

254. 背　热

背热是指背部感觉发热的一种症状。多由肺火、阴虚而致。

一、肺火

肺火背热。

主证：背部发热，午后加重，喉干咳嗽，吐黄痰，胸背胀痛，大便秘结。

中医辨证：肺火背热。

治法：清肺泻火，活络化滞。

方药：泻肺汤。

羌活 10 克　玄参 10 克　地骨皮 10 克　黄芩 10 克　桑白皮 10 克　甘草 6 克　大黄 6 克　芒硝 6 克

用法：诸药共煎加水 600 毫升，煎至 300 毫升去滓，一日三次，空腹服用。

禁忌：海菜、猪肉、菘菜。

方论：方中玄参、黄芩、桑白皮清泄肺热为君；羌活疏风活络散滞，地骨皮清肺中之伏热为臣药；大黄、芒硝消腑中积热清降上焦之肺热，即釜底抽薪之意为佐；甘草调和诸药为使。诸药组合，共奏清热泻火、活络散滞之功。

二、阴虚（背热）

阴虚背热，背有热感，晚间热增。

主证：腰背酸痛，手足心热，夜寐盗汗，舌红，脉细数。

中医辨证：阴虚背热。

治法：滋阴清热。

方药：知柏地黄丸。

知母 10 克　黄柏 10 克　生地黄 15 克　山药 10 克　牡丹皮 10 克　茯苓 10 克　泽泻 10 克　山萸肉 10 克

用法：诸药共煎加水 900 毫升，煎至 450 毫升去滓，一日三次，空腹服用。

禁忌：葱、蒜、萝卜、猪肉、醋及一切酸。

方论：方中知母、黄柏滋阴清热，熟地黄补肾阴益精髓为君；山萸肉补肝肾，敛虚火，干山药既可补肾，阴虚则火旺故配丹皮凉血清热，以泻肝肾虚火；肾虚则水湿不能渗利水湿，故用茯苓、泽泻渗以利水湿。诸药组合共奏滋阴清热之功。

255. 尾骶骨痛（肾虚）

尾骶骨在脊柱下端，为督脉和足少阴经所经过，痛时常连腰部，背难挺直，喜温并喜用手抚摸，多由肾虚所引起，故治疗以补肾为主。

主证：尾骶骨痛，背难挺直，喜温，痛时常连腰痛，苔白舌淡，脉沉迟弱。

中医辨证：肾气虚，肾阳虚尾骶骨痛。

治法：补肾壮腰，行气止痛。

方药：补肾汤加减。

破故纸（酒炒）9 克　小茴香（盐、酒炒）　延胡索 9 克　牛膝（去芦酒洗）9 克　当归 9 克　杜仲（酒炒）9 克　黄柏（酒炒）9 克　知母（酒炒）10 克

用法：诸药共煎加水 800 毫升，煎至 300 毫升去滓，一日三次，空腹服用。

禁忌：湿面。

方论：方中破故纸、杜仲壮腰补肾为君；知母、黄柏祛下元之虚火，小茴香、牛膝壮阳温活络止痛为臣；延胡索行气活络散瘀止痛为佐；当归活络生新为使。诸药共奏补肾壮腰止气止痛之功。

256. 脊 骨 痛

脊骨痛，多由肾阳不足，太阳经气不行而致。

一、肾阳不足（脊骨痛）

肾阳不足，脊骨痛。

主证：脊痛多起于腰部，牵连及背，不能挺直，偶尔挺直较舒，亦不能持久，严重者腰中一线觉冷，腰部亦冷，常如风寒侵入，此为肾阳不足所致，舌淡苔白，脉沉迟弱。

中医辨证：肾阳不足，脊骨痛。

治法：温补下元。

方药：温肾散。

巴戟天 10 克　肉苁蓉 10 克　牛膝 10 克　熟地 12 克　杜仲 10 克　干姜 6 克　茯神 12

克　麦冬 10 克

用法：诸药共煎加水 800 毫升，煎至 300 毫升去滓，一日三次，空腹服用。

禁忌：醋及一切酸、鲫鱼、海菜、猪肉、菘菜。

方论：方中干姜、熟地、杜仲、巴戟天、肉苁蓉温肾补阳填精益肾为君；牛膝活络通经散瘀止痛，茯神补肾健脾共为臣；麦冬滋阴生津，清下元虚火为佐；炙甘草补气健脾兼和诸药为使。诸药组合共奏温补下元、强腰壮肾之功。

二、太阳经气不行（脊骨痛）

太阳经气不行，脊骨痛。

主证：脊骨痛兼见腰似折，项似拔，冲头痛，舌苔腻，脉涩。

中医辨证：太阳经气不行，脊骨痛。

治法：活络通经，祛湿止痛。

方药：羌活胜湿汤。

羌活 6 克　独活 6 克　藁本 5 克　防风 5 克　甘草 5 克　川芎 5 克　蔓荆子 3 克

用法：诸药共煎加水 500 毫升，煎至 300 毫升去滓，一日三次，饭后服用。

禁忌：海菜、猪肉、菘菜。

方论：方中羌活、独活祛风湿、利关节；防风、藁本祛风除湿，发汗止痛，川芎活血，祛风止痛；蔓荆子治头风疼痛；炙甘草调和诸药。合用具有祛风胜湿之效。

257. 腰　酸

肾虚腰酸，劳损腰酸轻者腰部酸楚不适，绵绵不已。劳损腰酸常固定于腰部某一个部位。

一、肾虚（腰酸）

肾虚腰酸，绵绵不已。

主证：肾虚腰酸，腰酸楚不适，绵绵不已，遇劳则症状加重，舌红，脉细数。

中医辨证：肾虚腰酸，绵绵不已。

治法：温阳补肾。

方药：七宝美髯丹合青娥汤。

当归 10 克　制首乌 15 克　牛膝 10 克　茯苓 10 克　菟丝子 10 克　补骨脂 10 克　枸杞子 10 克　杜仲 10 克　胡桃肉 10 克

用法：诸药共煎加水 900 毫升，煎至 450 毫升去滓，一日三次，空腹服用。

禁忌：湿面、醋及一切酸，本方配制忌铁器。

方论：方中何首乌、补骨脂、胡桃、枸杞子、菟丝子、杜仲温补肾阳、填补精髓为君；茯苓益肾补虚为臣；当归补血生新为佐；牛膝合首乌疗腰酸为使。诸药共奏温肾补肾之功。

二、劳损（腰酸）

劳损腰酸常固定于腰部之某一部位。

主证：腰部酸楚症状因劳累加重，晨起症状较重，轻度劳动或活动后即觉减轻，舌红，脉细数。

中医辨证：劳损过度，腰酸腿困。

治法：温阳补肾，壮腰强筋。

方药：七宝美髯丹合青娥丸。

当归 10 克　茯苓 10 克　制首乌 12 克　牛膝 10 克　补骨脂 10 克　菟丝子 10 克　胡桃肉 10 克　枸杞 10 克　杜仲 10 克

用法：诸药共煎加水 900 毫升，煎至 450 毫升去滓，一日三次，空腹服用。

禁忌：醋及一切酸、湿面。

方论：方中杜仲、胡桃仁补肾壮腰为君；何首乌、补骨脂、枸杞子、菟丝子温阳补肾为臣；当归补虚养血，茯苓益肾壮腰为佐；牛膝强腰壮筋骨为使。诸药共奏温养补肾，壮腰强筋之功。

258. 腰　痛

腰痛，腰的一侧或两侧的疼痛，有时连及脊椎。多由寒湿、湿热、瘀血、虚劳、肾气弱、风寒袭太阳、阴虚筋骨缩而致。

一、寒湿（腰痛）

肾经受寒湿，腰痛。

主证：腰间沉重痛疼，行动不便，舌苔淡白或腻，脉濡或迟。

中医辨证：肾受寒湿腰痛，腰间沉痛。

治法：温脾胜湿。

方药：时方肾着汤。

干姜 10 克　白术 10 克　甘草 6 克　茯苓 15 克

用法：诸药共煎加水 500 毫升，煎至 300 毫升去滓，一日三次，空腹服用。

禁忌：醋、海菜、菘菜。

方论：肾受冷湿，着而不去，而为肾着。然病不在肾之本脏，而肾之外府，故其治法不在温肾以散寒，而在脾土而胜水。方中干姜辛热，温里散寒为君药；白术、茯苓健脾利水为臣；甘草补气和中，调和诸药为佐使。

二、湿热（腰痛）

湿热腰痛，腰髋弛痛。

主证：痛处伴有热感，小便短赤，脚膝无力，舌苔腻黄，脉濡数。

中医辨证：湿热侵袭，腰髋弛痛。

治法：清热燥湿。

方药：二妙散。

苍术 10 克　牛膝 10 克　槟榔 10 克　乌药 10 克　黄柏 10 克　泽泻 10 克　黑豆 10 克　木瓜 10 克　生姜 3 克　归尾 10 克

用法：诸药共煎加水 600 毫升，煎至 300 毫升去滓，一日三次，空腹服用。

禁忌：雀肉、青鱼、菘菜、桃李、海菜、湿面。

方论：方中苍术、黄柏清热燥湿为君；黑豆、乌药、木瓜健腰壮肾，填补肾精，牛膝补肾活络舒筋，泽泻补肾滋阴共为臣；槟榔破积化湿，生姜活络行气，当归活血通络补血为使。诸药共奏清热燥湿之效。

三、瘀血（腰痛）

瘀血腰痛。

主证：腰痛难忍有如刀锥刺割，头晕目眩，舌暗，脉涩。

中医辨证：瘀血腰痛，血脉阻滞。

治法：活血化瘀，益筋强腰。

方药：鹿角利腰汤。

鹿角 10 克　续断 10 克　牡丹皮 10 克　红花 3 克　白芍 10 克　归尾 10 克　牛膝 6 克

用法：诸药共煎加水 600 毫升，煎至 300 毫升去滓，一日三次，空腹服用。

禁忌：湿面、蒜、胡荽。

方论：方中红花破瘀血，鹿角强筋壮骨，治腰脊痛为君；续断强筋壮骨益肾，丹皮活血益肾，白芍行气止痛共为臣；当归养血润经为佐；牛膝舒筋活血交通上下强筋活血为使。诸药合成方共奏活血化瘀、益筋强腰之功。

四、虚劳肾气弱（腰痛）

腰痛虚劳，肾气弱。

主证：腰痛软弱或小便不利，腰膝酸软，舌红，脉细数。

中医辨证：虚劳肾气，弱腰痛。

治法：温阳补肾，强腰壮肾。

方药：金匮肾气丸。

附片 10 克　熟地 12 克　牡丹皮 10 克　山药 10 克　泽泻 10 克　山萸肉 10 克　肉桂 3 克　茯苓 10 克

用法：诸药共煎加水 800 毫升，煎至 300 毫升去滓，一日三次，每服 100 毫升，空腹服用。

禁忌：蒜、葱、萝卜、一切血、醋及一切酸。

方论：方中肉桂、附子辛温壮阳补肾，熟地补肾阴，益精髓为君；山萸肉补肝肾，敛虚火，干山药既可补肾，又可健脾共为臣；阴虚火旺，故配丹皮凉血清热，以泻肝肾虚火；肾虚不能渗利，故用茯苓、泽泻以利水湿。诸药组合成方共奏温阳补肾之功效。

五、风寒袭太阳（腰痛）

腰痛连背，或兼寒热头痛。

主证：腰痛连背，或兼寒热头痛，身体烦痛，舌苔薄白，脉浮或浮紧。

中医辨证：风寒侵袭，腰痛连背。

治法：益气解表，散风止痛。

方药：人参败毒散。

羌活 3 克　独活 3 克　人参 6 克　柴胡 6 克　前胡 6 克　枳壳 6 克　桔梗 6 克　川芎 3 克　甘草 3 克　杏仁 10 克　葛根 10 克　大枣 2 枚　茯苓 10 克　生姜 3 片

用法：诸药共煎加水 900 毫升，煎至 450 毫升去滓，一日三次，空腹服用。

禁忌：海菜、猪肉、菘菜、醋。

方论：方中羌活、独活善祛一身风湿之邪，解表止痛；柴胡、葛根、川芎疏散风邪，助羌、独解表疏风；前胡、桔梗、枳壳、茯苓、杏仁理气化湿祛痰；人参益气扶正；甘草调和诸药，生姜、大枣调和营卫。妙在人参一味扶正祛邪，可鼓邪从汗而解。"培其正气，败其邪气"，故曰败毒。综合全方共奏益气解表、散风清热之功。

六、阴虚筋骨缩（腰痛）

腰痛尿赤，或兼曲而不伸，肾阴虚筋脉失养。

主证：骨蒸潮热盗汗，足膝疼热，舌红少苔，尺脉数而有力。

中医辨证：阴虚筋痿，不能伸屈。

治法：滋阴降火。

方药：加味补阴丸。

生地黄 10 克　续断 10 克　牡丹皮 10 克　竹茹 3 克　龟版 10 克　知母 6 克　鹿角胶 3 克　牛膝 3 克　黄柏 6 克　山萸肉 10 克　葳蕤 6 克

用法：诸药共煎加水 900 毫升，煎至 450 毫升去滓，一日三次，空腹服用。

禁忌：蒜、葱、萝卜、一切血、胡荽。

方论：方中黄柏、知母苦寒泻火，竹茹、丹皮清热化痰为君；生地黄、龟版、山萸肉滋阴补肾为臣；续断、鹿角胶填精益肾，牛膝交通上下舒筋活络为佐；玉竹养阴除烦补中益气强筋壮腰为使。诸药组合成方共奏滋降火之功。

259. 腰膝无力

腰膝无力，多由肝肾虚、寒湿、湿热而致。

一、肝肾虚（腰膝无力）

肝肾虚，腰膝无力。

主证：腰膝部无力或兼有腰酸，腰痛，膝冷，稍遇劳累则加重，舌淡苔腻，脉濡。

中医辨证：肝肾虚弱，寒湿侵袭。

治法：温化寒湿，强腰舒筋。

方药：续断汤。

续断 10 克　川芎 6 克　诃黎勒 10 克　萆薢 10 克　赤芍 10 克　五加皮 10 克　杜仲 10 克　独活 10 克　山药 10 克　蜂蜜少许（兑服）

用法：诸药共煎加水 600 毫升，煎至 300 毫升去滓，一日三次，空腹服用。

禁忌：油腻食物、猪肉、犬肉。

方论：方中诃黎勒、独活、萆薢、川芎温化寒湿共为君；杜仲、续断益筋壮腰滋肝补肾为臣；赤芍、五加皮活络化瘀、舒筋通络为佐；山药合蜂蜜健脾益肾，补损壮筋为使。诸药组合共奏温化寒湿强腰舒筋之功。

二、寒湿（腰膝无力）

寒湿侵袭，腰膝无力。

主证：腰膝部无力或兼有腰凉胁冷，或腰膝酸困，沉重疼痛，苔白舌淡，脉濡迟。

中医辨证：寒湿侵袭，气血瘀阻。

治法：温化寒湿。

方药：除湿蠲痹汤。

苍术 10 克　白术 10 克　羌活 10 克　泽泻 10 克　竹沥 6 克　茯苓 10 克　甘草 6 克

用法：诸药共煎加水 800 毫升，煎至 300 毫升去滓，一日三次，饭后服用。

禁忌：青鱼、雀肉、菘菜、桃李、猪肉、海菜。

方论：方中苍术、白术、生姜温化寒湿；羌活、生姜疏风通络；茯苓、泽泻健脾渗湿；竹沥消痹祛浊；甘草益气健脾活络。诸药组合共成温化寒湿之功。湿祛，寒消，诸症自愈。

三、湿热（腰膝无力）

湿热，腰膝无力。

主证：腰膝无力，下肢痿软，不耐久行久立，或兼膝足红肿作痛，小便短赤，大便秘结，舌苔白腻，脉濡数。

中医辨证：湿热下注，腰膝无力。

治法：清化湿热，祛风活络。

方药：苍术散。

苍术 10 克　防风 10 克　柴胡 10 克　黄柏 10 克

用法：四味加水 500 毫升，煎至 300 毫升去滓，一日三次分服。

禁忌：雀肉、青鱼、菘菜、桃李。

方论：方中苍术甘辛温健脾燥湿为君；黄柏苦寒清热泻火燥湿为臣；防风辛甘温祛风化湿为佐；柴胡苦平微寒退热开郁活络为使。诸药共奏清化湿热之功。

260. 腰如绳束

腰如绳束，带脉为病，腰间自觉如绳束紧，并有腰部筋肉作痛。多由带脉为病、肝经湿热而致。

一、带脉为病（腰如绳束）

带脉为病，腰如绳束。

主证：患者自觉腰间如绳束紧，腰部筋肉作痛，肝脉弦，尺脉虚弱。

中医辨证：郁怒伤肝，发为腰部。

治法：平调肝气，补益肾水。

方药：调肝散。

半夏 10 克　木瓜 10 克　当归 10 克　川芎 6 克　牛膝 10 克　甘草 6 克　大枣 10 克　石菖蒲 6 克　生姜 6 克　酸枣仁 12 克

用法：诸药共煎加水 800 毫升，煎至 300 毫升去滓，一日三次，空腹服用。

禁忌：羊肉、羊血、饴糖、海菜、猪肉、菘菜。

方论：方中当归、川芎、木瓜活血平肝，调理肝气为君；牛膝益肾活络舒肝气，菖蒲活络宁心平肝，生姜行气益脾调胃为佐；酸枣仁宁心平肝，生姜行气活络共为使。诸药组合成方共奏平调肝气补益肾火之功。

二、肝经湿热（腰如绳束）

肝经湿热，腰如绳束。

主证：腰如绳束，围腰一周皮肤肌肉灼痛如刺，抚摸或磨擦时疼痛剧烈，不敢活动，甚至因痛疼而不敢深呼吸及咳嗽，打喷嚏，但压迫时紧束和疼痛感觉则减轻。舌红苔腻，脉弦数。

中医辨证：肝经湿热，腰如绳束。

治法：清泻肝经湿热。

方药：龙胆泻肝汤。

龙胆草 10 克　栀子 10 克　生地 12 克　木通 6 克　车前子 10 克　柴胡 10 克　茯苓 12 克　泽泻 10 克　甘草 6 克　当归 10 克

用法：诸药共煎加水 900 毫升，煎至 450 毫升去滓，一日三次，空腹服用。

禁忌：葱、蒜、萝卜、醋及一切酸、海菜、猪肉、菘菜、湿面。

方论：方中龙胆草泻肝经湿热为君；黄芩、栀子、柴胡苦寒泻火，车前子、木通清利湿热，使湿热从小便而解，均为臣药；肝经有湿最易伤阴，故佐以生地、当归养血益阴；甘草调和诸药为使。配合成方，共奏泻肝实火、清肝经湿热之功。

261. 腰 冷 重

腰部感觉沉重发凉称腰冷重。多由肾着、阳虚、风水而致。

一、肾着（腰冷重）

肾着腰冷重，自觉身体沉重，腰及腰以下部位发凉。

主证：患者自觉身体沉重，腰及腰以下部位发凉，甚者腰冷如冰，如坐冷水，舌淡苔白，脉沉弱。

中医辨证：肾着腰冷重。

治法：温里散寒，健脾利水。

方药：甘草干姜茯苓白术汤。

炙甘草 6 克　干姜 10 克　茯苓 15 克　白术 10 克

用法：四味加水 500 毫升，煎至 300 毫升去滓，一日三次，空腹服用。

禁忌：海菜、猪肉、菘菜、雀肉、青鱼、桃李、醋及一切酸。

方论：肾受冷湿，着而不去，而为肾着。然病不在肾之本脏，而在肾之外府，故其不在温肾以散寒，而在培土以胜水。方中干姜辛热，温里散寒为君；白术、茯苓健脾利水为臣；炙甘草补气和中，调和诸药为佐使。

二、阳虚（腰冷重）

阳虚腰冷重。

主证：腰凉，如有冷风吹入。

中医辨证：阳虚腰冷重。

治法：温肾壮阳，补中健脾。

方药：右归丸。

山萸肉 10 克　熟地 12 克　枸杞 10 克　山药 10 克　鹿角胶 10 克　制附片 10 克　肉桂 3 克　菟丝子 10 克　当归 10 克

用法：诸药共煎加水 600 毫升，煎至 300 毫升去滓，一日三次，空腹服用。

禁忌：葱、蒜、萝卜、一切血、湿面。

方论：方中鹿角胶、熟地填精益肾，附子、肉桂、杞果温阳补肾共为君；山萸、熟地滋阴益髓精为臣；山药既能补肾，又能健脾为佐；当归补虚养血为使。诸药组合共奏温肾壮阳，补中健脾之功。

三、风水（腰冷重）

风水腰冷重。

主证：腰冷重，腰腿浮肿，腰以上活动自如，腰以下屈伸不利，苔白，脉浮。

中医辨证：风水腰冷重。

治法：行水散结，祛风清热。

方药：木防己汤。

木防己12克　白术10克　炙甘草6克　桂心3克　白芍10克　茯苓10克　黄芪15克 干姜6克　大枣6克

用法：诸药共煎加水800毫升，煎至300毫升去滓，一日三次，空腹服用。

禁忌：海菜、猪肉、菘菜、醋、一切酸。

方论：方中木防己祛风利水，清热消肿，祛风利水，茯苓、白术健脾祛湿均为君；干姜、桂心疏风通络，温散化结，甘草、大枣行气调脾祛湿共为臣；黄芪益气补中行气利水，佐木防己祛风之效为佐；白芍活络滋阴为使。诸药共奏行水散结、祛风清热之功。

262. 缠腰火丹（俗称：带状疱疹）

缠腰火丹亦称蛇串疮，是一种带状分布的急性疱疹性皮肤病，因其状如蛇行，故称蛇串疮；又以其多缠腰而发，故称缠腰火丹。

一、肝胆火盛（缠腰火丹）

肝胆火盛，缠腰火丹。

主证：局部皮损鲜红，疱壁紧张，灼热刺痛，自觉口苦咽干，烦躁易怒，舌红，苔黄，脉弦数。

中医辨证：肝胆热盛，缠腰火丹。

治法：清热泻火，解毒止痛。

方药：龙胆泻肝汤。

龙胆草10克　车前子10克　黄芩10克　生地黄12克　板蓝根15克　木通6克　当归10克　柴胡10克　泽泻10克　甘草6克　栀子10克

用法：诸药共煎加水1000毫升，煎至450毫升去滓，一日三次，空腹服用。

禁忌：湿面、葱、蒜、萝卜、一切血、海菜、猪肉。

方论：方中龙胆草善泻肝胆之火，并能泻下焦湿热为君；黄芩、栀子苦寒能泻肝清热降火，车前子、木通、泽泻清利肝胆热邪，柴胡、板蓝根疏肝清热散结为臣；肝经有热最宜伤阴，故以生地、当归养血益阴为佐；甘草调和诸药为使。诸药组合共奏清肝泻火之功。

二、气血瘀滞（缠腰火丹）

气血瘀滞，缠腰火丹（蛇串疮）。

主证：皮损剧痛，甚或皮损消退后，局部亦疼痛不止，以致夜不能寐，精神萎靡，舌暗或有瘀点，脉涩。

中医辨证：气血瘀滞，脉络瘀闭。

治法：活血化瘀，行气止痛。

方药：柴胡清肝汤。

柴胡 10 克　黄芩 10 克　白芍 10 克　当归 10 克　川芎 3 克　甘草 3 克　栀子 10 克　生地黄 12 克　防风 10 克　牛蒡子 10 克　天花粉 10 克　丹参 10 克　延胡索 10 克

用法：诸药共煎加水 900 毫升，煎至 450 毫升去滓，一日三次，空腹服用。

禁忌：葱、蒜、萝卜、一切血、海菜、猪肉、菘菜、湿面。

方论：方中柴胡疏肝解郁，栀子、黄芩清肝中热邪共为君；天花粉、牛蒡子清上焦之火，防风疏风活络，川芎、丹参、延胡索消瘀散结活络化瘀共为臣；当归、生地养血益阴解毒为佐；白芍凉血活络行气止痛，甘草行气解毒为使。诸药组合成方共奏活血化瘀、行气止痛之功。

三、脾湿蕴热（缠腰火丹）

脾湿蕴结，缠腰火丹（蛇串疮）。

主证：红斑不甚明显，水泡数目较多，或有大疱，血疱，糜烂，渗液，舌红，苔腻黄，脉濡滑数。

中医辨证：脾湿蕴结，缠腰火丹。

治法：健脾利湿，清热解毒。

方药：除湿胃苓汤。

茯苓 15 克　猪苓 10 克　苍术 10 克　厚朴 10 克　陈皮 6 克　延胡索 10 克　泽泻 10 克　白术 10 克　滑石 15 克　防风 10 克　栀子 10 克　板蓝根 15 克　木通 6 克

用法：诸药共煎加水 1000 毫升，煎至 450 毫升去滓，一日三次分服，空腹服用。

禁忌：醋及一切酸、雀肉、青鱼、菘菜、桃李。

方论：方中苍术、厚朴、白术健脾祛湿，茯苓、猪苓、泽泻、滑石清利湿热，防风祛湿活络共为君；板蓝根、栀子清热解毒为臣；陈皮行气活络，延胡索散结活络止痛为佐；木通导湿热下行从小便而解。诸药组合共奏健脾利湿、清热解毒之功。

七　胸腋症治

263. 外感咳嗽

外感咳嗽，由于受外邪引起而咳嗽。多由伤寒有水气、伤风动火气而致。

一、伤寒有水气（外感咳嗽）

伤寒有水气，外感咳嗽。

主证：咳嗽吐痰清白而涎，伤寒有水气，喉痒而不燥，苔白而滑，脉弦紧或弦滑。

中医辨证：外感咳嗽，外邪侵袭。

治法：解表温里，止咳平喘。

方药：小青龙汤。

麻黄（先煎去沫）6克　半夏10克　五味子6克　干姜6克　细辛3克　白芍药10克　桂枝10克　甘草6克

用法：麻黄煎后去沫水加至600毫升，煎至300毫升去滓，一日三次，饭后服用。

方论：方中麻黄、桂枝解表发汗，宣肺平喘；干姜、细辛温肺化饮；半夏燥湿化痰；芍药配桂枝调和营卫；五味子敛肺止咳，并防诸药温散太过而耗散肺气；炙甘草缓和药性，益气补中。合用而成解表化饮，止咳平喘之剂。

二、伤风动火气（外感咳嗽）

外感咳嗽，吐痰黄色而黏。

主证：咳嗽，吐痰黄而黏而不爽，苔黄，舌腻，脉浮数。

中医辨证：伤风动火气，咳嗽。

治法：滋阴降火，清痰宣肺祛湿。

方药：新方麦冬汤。

麦门冬10克　黄芩6克　桑白皮6克　桔梗3克　杏仁10克　瓜蒌10克　紫菀6克　贝母10克　薄荷3克　天花粉10克　柴胡10克　茯苓10克　甘草3克　枳壳3克

用法：诸药共煎加水900毫升，煎至450毫升去滓，一日二至三次，饭后服用。

禁忌：猪肉、鳖肉、醋及一切酸、海菜、菘菜、鲫鱼。

方论：方中麦冬甘寒入肺，滋阴降火；杏仁宣肺化痰；瓜蒌润肺宽胸清热化痰；贝母、桔梗清热化痰止咳均为君；紫菀、桑白皮清肺化痰止咳；薄荷疏风清热，黄芩清泻肺热，合花粉生津止渴宣肺利气升清降浊为臣；柴胡疏风活络，枳壳行气化痰，茯苓健脾渗湿祛痰共为佐；甘草调和诸药。诸药共奏滋阴降火清痰宣肺之功。

264. 久咳上气

久咳上气，气逆上喘，呼气性呼吸困难。

一、肺肾阳虚（久咳上气）

久咳上气，痰涎多而易者。

主证：久咳上气声干涩而痰凝，舌淡苔白，脉沉迟。

中医辨证：肺肾阳虚，久咳上气。

治法：温肺肾，止咳化痰。

方药：加味真武汤。

茯苓 10 克　白芍 10 克　白术 10 克　五味子 2 克　干姜 6 克　附子 10 克　细辛 2 克

用法：诸药共煎加水 500 毫升，煎至 300 毫升去滓，一日二至三次，空腹服用。

禁忌：雀肉、青鱼、菘菜、桃李、醋及一切酸。

方论：方中附子温壮肾阳，又能益肺补阳而为君；白术健脾燥湿，茯苓利水渗湿为臣；生姜温散水气，五味子敛肺止咳化痰，滋补肾水平喘；芍药行气兼活络，细辛温肺肾为佐。诸药组合共奏温肺肾止咳化痰之功。

二、肺肾阴虚（久咳上气）

久咳上气，声干涩而痰凝者。

主证：声干涩痰结，热邪伤阴所致的发热，渴欲引饮，或不利，咳而呕渴，心烦不得眠，舌红绛，脉数。

中医辨证：肺肾阳虚，久咳上气。

治法：滋阴清热利水。

方药：加味猪苓汤。

猪苓 6 克　贝母 3 克　阿胶 6 克　百合 10 克　麦冬 10 克　茯苓 10 克　泽泻 6 克　滑石 6 克　生地 10 克　丹皮 6 克　五味子 2 克　海蛤粉 3 克

用法：诸药共煎加水 900 毫升，煎至 450 毫升去滓，一日二至三次，饭后服用。

禁忌：醋、鲫鱼、鳖甲、葱、蒜、萝卜、一切血、猪肉。

方论：方中猪苓、茯苓渗湿利水，滑石、泽泻通利小便，贝母、麦冬清痰止咳嗽，滋阴清热为君；阿胶、百合、丹皮滋阴凉血为臣；海蛤粉清热利水，治肺热消热痰为佐；生地、五味子滋肾清肺降气宣肺为使。诸药共奏滋阴清热利水止咳之功。

265. 气喘而促（内有水停）

气喘而促，内有水停。

主证：气促而喘，呼出气短者，内有水停，苔腻舌淡，脉濡。

中医辨证：内有水停，气喘而促。

治法：利水渗湿，温阳化气。

方药：二陈五苓汤。

细辛 2 克　猪苓 6 克　茯苓 10 克　半夏 6 克　陈皮 6 克　泽泻 6 克　白术 6 克　桂尖 6 克　甘草 3 克　五味子 2 克

用法：诸药共煎加水 800 毫升，煎至 450 毫升去滓，一日二至三次，空腹服用。

禁忌：醋及一切酸、羊肉、羊血、饴糖、雀肉、青鱼、菘菜、桃李。

方论：方中猪苓、茯苓淡渗渗水；白术健脾燥湿；半夏化痰和胃，合陈皮理气化痰，使气顺痰降，气行之痰化共为君；桂尖温阳行水，细辛温通化痰为臣；五味子止咳平喘兼益肾为使。诸药组合共奏利水渗湿温阳化气之功。阳温、气化、水利、湿渗，诸症自愈。

266. 气紧而喘（风寒闭肺）

气紧而喘，鼻塞声音不利。

主证：气紧而喘，鼻塞声音不利，风寒闭肺，舌苔滑或白腻，脉浮紧。

中医辨证：风寒闭肺，气紧而喘。

治法：降气平喘，祛痰止咳。

方药：苏子降气汤。

苏子6克　当归6克　半夏3克　生姜6克　厚朴3克　前胡10克　甘草3克　陈皮6克　柴胡6克　沉香3克

用法：诸药共煎加水900毫升，煎至450毫升去滓，一日三次，空腹服用。

禁忌：羊肉、羊血、饴糖、湿面、海菜、猪肉、菘菜。

方论：方中苏子降气祛痰，止咳平喘为君药；半夏、厚朴、前胡、橘皮理气化痰，止咳平喘，共为君药；君臣相配，以治上实之有余。桂心温肾祛寒，纳气平喘；当归既养血补肝，同桂心以温补下虚，又能治咳逆上气；甘草、生姜、大枣和中调诸药为佐使。诸药合用，上下兼顾而以上为主，使气降痰消，则咳喘自平。

267. 胸　痛

胸痛，多由心气虚弱、寒凝气滞、心血瘀滞、气阴两虚、痰浊阻遏、肺部痛胀而致。

一、心气虚弱（胸痛）

心气虚弱，胸痛隐隐。

主证：胸痛隐隐，胸闷不舒，自汗，心悸，疲乏，舌苔白质淡，脉细弱或结代。

中医辨证：心气虚弱，脉络不畅。

治法：补益心气。

方药：保元汤。

肉桂3克　人参10克　黄芪15克　炙甘草6克　川芎6克　赤芍10克

用法：诸药共煎加水600毫升，煎至300毫升，一日二至三次，饭后服用。

禁忌：海菜、猪肉、菘菜。

方论：方中人参、黄芪益气补中为君；川芎、赤芍行气为臣；肉桂温阳化气为佐；炙甘草益气兼调和诸药，诸药组合成方共奏补益心气之功。

二、寒凝气滞（胸痛）

胸痛，寒凝气滞。

主证：胸痛胀闷，疼痛时轻时重，甚至胸痛彻背，牵及左肩，臂部作痛。

中医辨证：寒凝气滞，脉络阻滞。

治法：温通心阳。

方药：赤石脂丸。

赤石脂30克　蜀椒6克　干姜6克　炮乌头10克　炮附子10克

用法：五味加水800毫升，煎至400毫升去滓，每日不拘时服用。

禁忌：猪犬肉、油腻厚味。

方论：方中附子、乌头温通心阳；干姜温通行散，理气止痛；蜀椒祛寒消滞；赤石脂固下疗虚，固脱，五味共奏温中通阳之功。

三、心血瘀阻（胸痛）

心血瘀阻胸痛。

主证：胸痛剧烈，多为刺痛，固定不移，甚者突然发作，痛如刀割，舌暗或紫斑，脉涩。

中医辨证：心血瘀阻，血行不畅。

治法：活血化瘀。

方药：血府逐瘀汤。

生地 12 克　赤芍 10 克　桃仁 10 克　红花 6 克　枳壳 6 克　五灵脂 10 克　牛膝 10 克　川芎 6 克　柴胡 10 克　当归 10 克　甘草 6 克　蒲黄 6 克

用法：诸药共煎加水 900 毫升，煎至 450 毫升去滓，一日三次，饭后服用。

禁忌：葱、蒜、萝卜、一切血、海菜、猪肉、菘菜。

方论：方中桃仁、红花、当归、川芎、赤芍、五灵脂活血化瘀；当归、生地养血化瘀，柴胡、枳壳疏肝理气；牛膝、蒲黄破血通经，引瘀血下行；桔梗轻清开肺气，引药上行；甘草缓急，调和诸药，共奏活血调气之功。

四、气阴两亏（胸痛）

气阴两亏胸痛。

主证：胸痛隐隐，绵绵不休，时重时轻，心悸不宁，自汗，短气或气喘，活动尤甚，舌红苔少津，脉细数。

中医辨证：气阴两亏。

治法：益气养阴。

方药：炙甘草汤加味。

炙甘草 6 克　桂枝 6 克　五味子 3 克　人参 6 克　麦冬 10 克　生地黄 10 克　胡麻仁 6 克　阿胶（烊化兑服）10 克　生姜 3 克　大枣 6 克

用法：诸药共煎加水 800 毫升，煎至 450 毫升去滓。

禁忌：海菜、猪肉、菘菜、鲫鱼、葱、蒜、萝卜、一切血。

方论：方中重用炙甘草甘温益气，通经脉，利血气，缓急养心为君；人参、大枣益气补脾养心，生地、麦冬、麻仁、阿胶滋阴养血为臣；桂枝、生姜温阳通脉为佐。诸药合用，温而不燥，滋而不腻，共奏益气养血之功。

五、痰浊阻遏（胸痛）

痰浊阻遏胸痛。

主证：胸痛咳嗽痰多，或咳清稀痰涎，或咳痰黏稠，气喘或短气，甚者胸痛彻背，舌苔白腻，脉濡滑。

中医辨证：痰浊阻遏，脉络阻滞。

治法：行气祛痰，通阳化结。

方药：瓜蒌薤白半夏汤加味。

桃仁 10 克　红花 10 克　瓜蒌 10 克　薤白 10 克　川芎 6 克　当归 10 克　郁金 10 克　赤芍 10 克　丹参 10 克　蒲黄 10 克　瓦楞子 12 克　半夏 10 克

用法：诸药共煎加水 1000 毫升，煎至 900 毫升去滓，一日三次，空腹服用。

禁忌：湿面、羊肉、羊血、饴糖。

方论：方中薤白滑利通阳，瓜蒌、半夏、瓦楞子消痰化结、活络通络；川芎、丹参活络止痛；红花、桃仁、赤芍活血化瘀；蒲黄行气散郁；当归、郁金补血行气，诸药组合成方共奏行气祛痰，通阳化结之功。

六、肺部痈脓（胸痛）

肺部痈脓胸痛。

主证：胸痛，咳吐腥臭黄脓血，胸中肌肤甲错，隐隐作痛，咳时尤甚，口干咽燥，舌红苔黄，脉滑数。

中医辨证：肺部痈脓胸痛。

治法：清肺化痰，逐瘀排脓。

方药：千金苇茎汤加味。

苇茎 15 克　薏苡仁 10 克　桃仁 10 克　冬瓜子 15 克　鱼腥草 15 克　银花 12 克　连翘 10 克　南沙参 15 克　麦冬 10 克

用法：诸药加水 1000 毫升，煎至 450 毫升去滓，一日三次，空腹服用。

禁忌：鲫鱼、葱、蒜、羊肉、牛肉。

方论：方中苇茎甘寒轻浮清肺泻热，鱼腥草清热解毒共为君；冬瓜子化脓排脓，连翘、银花清热消痈解毒，薏苡仁清肺破毒肿，桃仁活血化瘀，助薏仁排脓散结为佐；沙参益气助诸药消痈排脓之力为使。诸药共奏清肺化痰，逐瘀排脓之功。

268. 胸前胀满

胸前胀满，多由少阳气不畅，胃虚生痰，膈上有水饮而致。

一、少阳气不畅（胸前胀满）

胸前胀满，少阳经气不畅。

主证：胸前胀满，兼见口渴胁痛。

中医辨证：胸前胀满，少阳经气不畅。

治法：疏肝解郁，和解少阳。

方药：加减柴胡汤。

柴胡 3 克　半夏 6 克　杏仁 6 克　人参 6 克　黄芩 6 克　瓜蒌 6 克　枳壳 3 克　旋覆花 6 克　生姜 3 片　大枣 2 枚　荷梗 10 克　甘草 10 克

用法：诸药共煎加水 900 毫升，煎至 450 毫升去滓，一日三次，饭后服用。

禁忌：羊肉、羊血、饴糖、鳖肉。

方论：方中柴胡舒肝解郁、和解少阳为君药；旋覆花、半夏降逆和胃，瓜蒌、枳壳、杏仁宽胸活络宣肺化痰，苏梗、杏仁清热化痰活络为臣；人参益气扶正，生姜、大枣调营卫为佐；甘草调和诸药为使。诸药组合成方，共奏疏肝解郁、和解少阳之功。肝舒郁解邪清，诸症皆消。

二、胃虚生痰（胸前胀满）

胸前胀满，饭后更觉痞满者。

主证：胸前胀满，消化不良，嗳气食少，脘腹胀满，饭后更觉痞满，舌淡苔白，脉缓弱濡。

中医辨证：胃虚生痰，脉络不畅，胸前胀满。

治法：益气补中，化痰和胃。

方药：香砂六君子汤。

广木香3克　白术10克　人参10克　砂仁6克　茯苓10克　大枣2枚　半夏6克　生姜3片　陈皮10克

用法：诸药共煎加水900毫升，煎至400毫升去滓，一日三次，饭后服用。

禁忌：雀肉、青鱼、菘菜、桃李、醋、羊肉、羊血、饴糖、一切酸。

方论：方中人参甘温大补元气，白术苦温燥脾和胃，补气为君；茯苓甘淡渗湿，甘草甘平和中益土，半夏、陈皮降逆和胃，大枣行气调脾为使。诸药组合共奏益气补中，化痰和胃之功。

三、膈上有水饮（胸前胀满）

胸前胀满，膈上有水饮。

主证：胸前胀满，游走有声而呕，膈上有水饮，舌苔白腻，脉滑濡。

中医辨证：胸中水饮，胸前胀满。

治法：燥湿化痰，理气消饮。

方药：加味二陈汤。

半夏10克　贝母6克　陈皮6克　茯苓10克　甘草3克　桔梗6克　枳壳3克　薏苡仁10克　白芥子3克　白术10克　苏子6克　生姜10克

用法：诸药共煎加水900毫升，煎至450毫升去滓，一日三次，饭后服用。

禁忌：羊肉、羊血、饴糖、青鱼、雀肉、醋及一切酸、海菜、猪肉、菘菜。

方论：方中半夏辛温燥湿化痰，茯苓、薏苡仁、白术健脾燥湿化痰散饮为君；枳壳、陈皮、桔梗行气化痰，白芥子、苏子化痰行气温肺豁痰为臣；贝母清肺化痰，生姜祛痰散寒为佐；甘草行气健脾化痰为使。诸药组合成方共奏燥湿化痰，理气散饮之功。

269．胸前疼痛（寒气相攻冲）

胸前疼痛，寒气相攻冲。

主证：胸前疼痛，胸痛彻背，背痛彻心，寒气攻冲，舌淡，脉沉而迟或沉紧。

中医辨证：胸前疼痛，胸阳不振。

治法：通阳散结，理气祛寒。

方药：乌头赤石脂丸。

乌头10克　赤石脂10克　蜀椒6克　干姜10克　附子10克

用法：诸药共煎加800毫升，煎至300毫升去滓，不拘时徐徐服用。

禁忌：犬肉、猪肉、油腻食品。

方论：本方具有祛寒温阳、峻逐阴邪功效，主治阴寒痼结之心痛彻背，背痛彻心，四肢厥冷。

270. 胸前痹痛（心肺阳郁）

胸前痹痛。

主证：胸痛喘息兼见痛而彻背，舌淡，脉沉紧。

中医辨证：胸前痹痛，痛而彻背。

治法：通阳散结，理气宽胸。

方药：瓜蒌薤白汤加减。

瓜蒌 10 克　薤白 10 克　枳壳 3 克　桂枝 10 克　生姜 10 克　白酒 10 克

用法：全方共煎加水 600 毫升，煎至 300 毫升去滓，加入白酒 30 克，入煎好药中，分三次服用。

禁忌：猪、犬肉。

方论：瓜蒌薤白白酒汤为一首治疗胸痹证的有效方剂。本方有强大的润肺化痰、理气宽胸、散结祛寒、温通血脉功效。对于由胸阳不振、痰浊壅阻、气滞血瘀等影响心肺肝所致的胸痹心痛，或心痛彻背，或气结胸痞，或喘息咳唾，或胸满短气，或痰湿胸闷以及胸中不舒，选用本方衍化治疗均有显效。

271. 胸前结痛（水火相搏结）

胸前结痛。

主证：胸前痛，不可能近按摩者，胸脘痞满，舌苔黄腻，脉数滑。

中医辨证：水火相搏结，胸前结痛。

治法：清热化痰，宽胸散结。

方药：大陷胸汤加减。

葶苈子 3 克　甘草 2 克　大黄（炒）3 克　瓜蒌 1 枚　黄连 3 克　枳壳 3 克　杏仁 10 克

用法：全方共煎加水 800 毫升，煎至 300 毫升去滓，一日三服，一次 100 毫升，饭后服用。

禁忌：猪肉、冷水、海菜、菘菜。

方论：方中瓜蒌豁痰清热宽胸，葶苈子祛痰宽胸，疗胁痛为君；黄连清热泻火，枳壳行气化痰共为臣；大黄泻三焦热邪，杏仁宣肺散结为佐；甘草调和诸药为使，诸药组合成方，共奏清热化痰、宽胸散结之功。

272. 胸前烦痛（火气结滞）

胸前烦痛，口酸，口苦闷郁者。

主证：口酸，口苦，闷郁，两胁胀满，气逆不顺，舌红，苔薄黄，脉弦数。

中医辨证：胸前烦痛，火气结滞。

治法：舒气开郁，清热散结。

方药：肃清舒气汤。

柴胡6克　桔梗6克　栀子6克　黄芩6克　丹参3克　旋覆花6克　尖贝母6克　菖蒲3克　当归6克　茯苓6克　甘草3克　枳壳6克　车前子6克　生姜3片

用法：诸药加水900毫升，煎至450毫升去滓，一日三次，饭后服用。

禁忌：猪肉、羊肉、羊血、饴糖、海菜、菘菜、醋、湿面。

方论：方中柴胡疏肝解郁疏风清热为君；桔梗、尖贝母、黄芩、栀子清热散结，旋覆花降气活络，当归、枳壳、丹参、菖蒲开郁活络化滞为臣；茯苓、甘草健脾益气散郁为佐；生姜温通经络。诸药组合共奏舒气开郁，清热散结之功。

273. 鸡胸（先天不足，风邪寒热壅塞肺气）

胸骨突出，变成畸形，名为"鸡胸"，多因先天不足，风邪寒热壅滞肺气所致。

主证：伴有形体羸瘦，咳嗽喘急，舌红或淡，脉细数或濡弱。

中医辨证：先天不足，风邪寒热壅塞肺气。

治法：理气调中，除痰化结。

方药：治宜宽气饮先除痰涎，重者用百合丹然后缓缓调养。

方1：宽气饮。

桑白皮10克　麦冬10克　杏仁10克　枳壳6克　苏子10克　枇杷叶10克　葶苈子10克　橘红6克

用法：共煎加水900毫升，煎至300毫升，一日三次，饭后服用。

方2：百合丹。

熟地15克　麦冬10克　桑白皮10克　百合10克　杏仁10克　芒硝6克　大黄6克　木通6克

用法：共煎加水900毫升，煎至300毫升，不拘时徐徐服用。

禁忌：鲫鱼、猪、犬肉。

方论：本方症是以肺阴虚为主要病机。肺阴亏耗不能下荫于肾，致肾水亦亏，金水不能相生，则肾水之上源绝，肾阴亏肾水不能制阳，虚火刑金，灼烁肺阴，阴虚生内热，肺气不得宣降，壅塞胸胁而致。1方以理气除痰调中化结。2方清金润燥壮水制火。

274. 胸部汗出（心气衰弱）

别处无汗，只有胸部汗多，名为"心汗"，常见心气衰弱。

主证：心悸，气短，自汗，活动时加重，面色发白，体倦乏力，舌红少津，脉细数。

中医辨证：心气衰弱，胸部汗出。

治法：益气复脉，养阴生津。

方药：

方1：人参当归养血汤。

人参30克　当归30克　猪心一具，二味药捣碎入猪心内，煮熟后去药滓食猪心。人参益气养心，当归补血生新血，气血双补。

方2：生脉饮

人参10克　五味子6克　麦门冬10克　浮小麦10克　甘草6克

用法：方 1 同上，方 2 五味药共煎加水 800 毫升，煎至 400 毫升，一日三次，饭后服用。

禁忌：鲫鱼、海菜、猪肉、菘菜。

方论：方 2 中人参益气补中，生津止渴，止汗为君；麦冬养阴清肺生津，为佐；甘草益气调中和诸药为使，五味药组合共奏益气强心，养阴敛汗之功。

275. 肺 痈

肺痈是肺叶生痈，形成脓疡的一种疾病。一般分初期、成脓期、痈溃期、恢复期四个阶段。

一、初期（肺痈）

肺痈初期，突然恶寒或寒战，发热，午后加剧。

主证：咳嗽胸痛，咳甚痛甚，呼吸不利，痰黏量由少渐多而咯之不利，舌苔薄黄，脉浮数而滑。

中医辨证：肺痈初期，咳嗽胸痛。

治法：疏风散邪，清热解毒。

方药：银翘散加减。

金银花 12 克　连翘 10 克　牛蒡子 10 克　淡豆豉 10 克　冬瓜子 15 克　薄荷（后下）6 克　鱼腥草 15 克　瓜蒌仁 12 克　桔梗 6 克　桃仁 10 克　天花粉 10 克　郁金 10 克

用法：诸药共煎加水 1000 毫升，煎至 450 毫升去滓，一日三次，饭后服用。

禁忌：猪肉、犬肉、葱、蒜、羊肉、羊血、饴糖。

方论：方中金银花、连翘辛凉轻宣，透泄散邪，清热解毒为君；薄荷、牛蒡子辛凉散风清热，冬瓜子排脓生肌，瓜蒌仁开胸排脓解肌散风为臣；桃仁、郁金开郁散结，桔梗、鱼腥草清热解毒而利咽喉，芦根清热除烦，生津止渴，为佐；天花粉滋阴清热散郁清肺为使，诸药共奏疏风散邪、清热解毒之功。

二、成脓期（肺痈）

肺痈成脓期。

主证：壮热不退，时时振寒，咳嗽气急，咳吐黄稠脓痰，气味腥臭，胸痛胁痛，咽干燥，舌黄腻，脉滑数。

中医辨证：肺痈成脓期。

治法：清热解毒，化瘀消痈。

方药：千金苇茎汤加减。

冬瓜仁 15 克　桔梗 6 克　苇茎 15 克　桃仁 10 克　黄柏 10 克　甘草 6 克　黄芩 10 克　黄连 6 克　薏苡仁 12 克　天花粉 10 克　紫花地丁 12 克　鱼腥草 15 克

用法：诸药共煎加水 900 毫升，煎至 450 毫升去滓，一日三次，饭后服用。

禁忌：猪肉、海菜、冷水、菘菜。

方论：方中苇茎甘寒轻浮，清热泻热；瓜瓣、苡仁、桃仁化痰排脓；天花粉、鱼腥草、黄连、地丁、黄芩、黄连清热解毒，散结消痈；黄柏善治痈毒溃肿而清湿热；甘草调和诸药，诸药组合共奏清热解毒，化瘀消痈之功。

三、痈溃期（肺痈）

肺痈痈溃期，呕吐大量脓血痰。

主证：腥臭异常，胸中烦满而痛，咳吐脓血，舌苔稍黄腻，脉滑数。

中医辨证：肺痈痈溃期，咳吐脓血痰。

治法：清热解毒，化瘀排脓。

方药：千金苇茎汤合桔梗汤。

桔梗 6 克　苇茎 15 克　冬瓜子 15 克　薏苡仁 12 克　川贝母 10 克　桃仁 10 克　金银花 12 克　橘皮 6 克　葶苈子 10 克　白芨 10 克　生甘草 6 克

用法：诸药共煎加 900 毫升，煎至 450 毫升去滓，一日三次，饭后服用。

禁忌：猪肉、海菜、菘菜、萝卜。

方论：方中桔梗、贝母、苇茎、金银花清热解毒为君；冬瓜子、薏苡仁、桃仁、橘皮行气化痰散瘀排脓，为臣；葶苈子、白芨清肺热消溃疡，消脓肿止血消壅为佐；甘草解毒行气为使。诸药共奏清热解毒、化瘀排脓之功。

四、恢复期（肺痈）

肺痈恢复期，身热渐退。

主证：身热渐退，咳嗽减轻，咳吐脓血亦减少，臭味亦减，痰液转为清稀，舌淡，脉弱或濡。

中医辨证：肺痈恢复期，身热渐退。

治法：益气养阴，扶正祛邪。

方药：济生桔梗汤化裁。

桔梗 10 克　桑白皮 10 克　太子参 10 克　知母 10 克　薏苡仁 12 克　瓜蒌仁 12 克　黄芪 15 克　当归 10 克　百合 10 克　五味子 10 克　炙甘草 5 克　葶苈子 10 克

用法：诸药共煎加水 1000 毫升，煎至 450 毫升去滓，一日三次，每次服用 150 毫升，饭后服用。

禁忌：湿面、海菜、猪肉、菘菜。

方论：方中太子参、黄芪益气补中为君；知母、桔梗清肺热，瓜蒌、桑白皮宽胸泻肺热，百合清热消壅肿，五味子养阴益肾敛肺为臣；当归养阴血生新理血补虚损为佐；葶苈子、薏苡仁破坚散结，消壅消肿为使，诸药组合成方共奏益气养阴，扶正养阴之功。

276. 肺　痿

虚热肺痿，虚寒肺痿是致肺痿的主要原因。多为肺受火迫，失去清肃之性，或因汗下误治耗肺胃津液而致。

一、虚热（肺痿）

虚热肺痿。

主证：咳吐浊唾涎沫，胶黏而稠，不易咯出，或咯痰带血，其色鲜红，气急喘促，咳声不扬，甚或音哑。舌红少苔，少津，脉数滑。

中医辨证：虚热肺痿，吐浊唾涎沫。

治法：滋阴清热，润肺生津。

方药：麦门冬汤合清燥救肺汤。

麦门冬 10 克　人参 10 克　冬桑叶 10 克　甘草 6 克　杏仁 10 克　粳米 30 克　胡麻仁 10 克　阿胶（烊化兑服）10 克　枇杷叶 10 克

用法：诸药共煎加水 800 毫升，煎至 400 毫升去滓，一日三次，饭后服用。

禁忌：海菜、猪肉、菘菜、鲫鱼。

方论：方中桑叶、麦冬滋养肺胃，人参益气生津为君药；甘草、粳米益胃气生津液为臣；阿胶、胡麻仁益肺滋阴液为佐；杏仁、枇杷叶泻肺降气为使。诸药组合共奏滋阴清热、润肺生津之功。

二、虚寒（肺痿）

虚寒肺痿，吐浊唾涎沫。

主证：吐浊唾涎沫，清稀而量多，头晕，形寒，舌淡苔白，脉深紧或微沉。

中医辨证：虚寒肺痿，吐浊唾涎沫。

治法：温肺益气。

方药：干姜甘草汤加减。

桂枝 6 克　人参 10 克　炙甘草 6 克　干姜 10 克　大枣 6 克　泽泻 10 克　白果 10 克　益智仁 10 克　钟乳石 15 克　蛤蚧尾 1 对

用法：诸药共煎加水 800 毫升，煎至 400 毫升去滓，一日三次，饭后服用。

禁忌：海菜、菘菜、猪肉。

方论：方中人参、干姜、桂枝温肺通络益气补中，钟乳石温肺壮元阳为君药；蛤蚧尾益气壮肺补肾为臣；益智仁、白果暖肾温肺，泽泻引寒邪下引兼补肾为佐；大枣健脾益胃，诸药组合成方，共奏滋阴清热润肺生津之功。

277. 肺　胀

肺胀，多由寒饮射肺、痰饮壅肺、肺肾两虚、脾肾阳虚、寒痰内闭、痰热内闭、虚脱而致。

一、寒饮射肺（肺胀）

寒饮射肺肺胀。

主证：胸中胀满，咳逆喘促，咳痰量多而多泡沫，口干不欲饮，舌淡薄白，脉浮紧。

中医辨证：寒饮射肺，肺胀。

治法：解表散寒，温肺化饮。

方药：小青龙汤加味。

桂枝 6 克　杏仁 10 克　干姜 6 克　细辛 3 克　白芍 10 克　五味子 6 克　半夏 10 克　麻黄（先煎去浮沫）6 克　甘草 6 克　枳壳 6 克　桔梗 6 克

用法：诸药共煎（麻黄先煎后水加至 900 毫升）煎至 450 毫升，一日三次，空腹服用。

禁忌：狸肉、生茶、海菜、猪肉、菘菜。

方论：方中麻黄、桂枝解表发汗，宣肺平喘；干姜、细辛温肺化饮；半夏、枳壳燥湿化痰，行气利肺；芍药配桂枝调和营卫；杏仁、桔梗利肺清咽开胸散郁；五味子敛肺消胀并防温散太过而耗散肺气；炙甘草缓和药性益气和中，诸药共奏解表散寒、温肺化饮之效，表解、寒散、饮化，诸症自愈。

二、痰饮壅肺（肺胀）

痰饮壅肺肺胀。

主证：胸中胀满，气急息促，咳喘烦躁，痰黄而稠，不易咳出，舌红，苔黄腻，脉滑数。

中医辨证：痰饮壅肺，脉络不畅。

治法：清热化痰平喘。

方药：清气化痰汤。

陈皮6克　茯苓10克　瓜蒌仁10克　半夏10克　黄芩10克　胆南星10克　杏仁10克　枳壳10克

用法：诸药共煎加水900毫升，煎至450毫升去滓，一日三次，一次150毫升，饭后服用。

禁忌：醋、羊肉、羊血、饴糖。

方论：本方即二陈汤去甘草，加胆星、瓜蒌仁、杏仁、黄芩、枳壳即成。本方症乃痰热互结肺中所致。方中胆星清热化痰为主药；辅以黄芩、瓜蒌仁清热化痰，以助胆星之力，治痰当须理气，故又以枳壳、橘皮下气消痰；脾为生痰之源，肺为贮痰之器，故佐以茯苓健脾渗湿，杏仁肃肺下气，半夏燥湿化痰，诸药相合，共奏清热理气化痰之功，使气顺则火自消，热清则痰自去，痰消则火所无附，诸症自可解除。

三、肺肾两虚（肺胀）

肺肾两虚肺胀。

主证：胸满气短难续，声低气怯，甚则张口抬肩，不能平卧，咳嗽痰白如沫，气悸汗出，形寒，面目浮肿，苔白质淡，脉迟而弱。

中医辨证：肺肾两虚肺胀。

治法：补益肺肾。

方药：人参蛤蚧散。

人参10克　蛤蚧1对　桑白皮10克　知母10克　杏仁10克　茯苓10克　川贝母10克　钟乳石15克　丹参10克　肉桂3克

用法：诸药共煎加水900毫升，煎至450毫升，一日三次，空腹服用。

禁忌：猪肉、醋及一切酸。

方论：方中蛤蚧补肺润肺益肾，人参益气润肺，补肾为君；桑白皮、钟乳石、肉桂温肺肾、壮元阳、益精髓为臣药；丹参活络为佐；茯苓补肾益肺健脾为使药，诸药组合共成补肺益肾之功。

四、脾肾阳虚（肺胀）

脾肾阳虚肺胀。

主证：胸闷气憋，呼多吸少，动则气喘，冷汗自出，四肢不温，舌淡苔白，脉迟弱。

中医辨证：脾肾阳虚肺胀。

治法：温补肾阳。

方药：金匮肾气汤。

山萸肉 10 克　茯苓 10 克　丹皮 10 克　泽泻 10 克　泽兰 10 克　熟地 10 克　肉桂 6 克　沉香 3 克　冬瓜子 15 克　制附片 6 克　杏仁 10 克　五加皮 10 克

用法：诸药加水 900 毫升，煎至 450 毫升，一日三次，饭后服用。

禁忌：蒜、胡荽、醋及一切酸。

方论：方中肉桂、附子壮阳温肾为君；山萸肉补肝肾敛虚火，干山药既可补肾又能健脾，泽兰清肺消胀，沉香理气健脾益肺，合杏仁宣肺散结，为臣药；肾阳虚水湿不能温化，故配肉桂、附子温化水湿，合茯苓、泽泻消壅散结，合丹皮、五加皮消胀活络解肺内郁滞共为使，冬瓜子利水渗湿为使，诸药组合共成温阳补肾之功。

五、寒痰内闭（肺胀）

寒痰内闭肺胀。

主证：寒痰内闭，肺气不畅。

中医辨证：胸闷胀满如窒，不能平卧，痰声漉漉，寒痰气逆，面色青紫，四肢不温，舌苔白腻，脉滑沉迟。

治法：温阳化痰。

方药：三生饮。

生川乌 6 克　生南星 6 克　木星 10 克　生附子 6 克　生姜 6 克

用法：五味药共煎加水 600 毫升，煎至 300 毫升去滓，不拘时服。

禁忌：犬肉、猪肉。

方论：本方具有温脾助肾，回阳祛寒功效，方中川乌、天南星、附子辛温入肺，温中化痰；广木香辛温理气化滞；生姜温中开闭，五味药共奏温阳化痰之功。

六、痰热内闭（肺胀）

痰热内闭肺胀。

主证：胸中胀闷，喉间黏痰难出，面赤谵语，神志不清，甚则舌强难出，舌红苔黄垢腻，脉滑数。

中医辨证：痰热内闭，胸中胀闷。

治法：化浊开窍，清热解毒。

金银箔 6 片　牛黄 0.1 克　龙脑 6 克　麝香 0.1 克　安息香 8 克　生玳瑁 3 克　琥珀 3 克　朱砂 3 克　雄黄 3 克　乌生犀 3 克

用法：诸药酒浸，重汤煮令化，滤滓，加工成细末，用药汤和成丸桐子大，小儿每服 2 丸为准。成人 3~5 粒，人参汤下；或用童便 100 毫升入生姜汁 3~5 滴送服。

禁忌：蒜、葱、萝卜、猪、犬肉。

方论：本方症治属热邪内盛，痰闭心包所致，治当逐痰开窍，共为君药；犀角、牛黄、玳瑁清热解毒，下降心火，雄黄动痰解毒，用以醒神开窍，为臣药，朱砂、琥珀、金箔、银箔重镇安神，共为佐使。诸药组合成方共奏化浊开窍，清热解毒之功。

注：犀角货缺昂贵可用水牛角代之。

七、脱证（肺胀）

肺胀脱证。此证为病久虚极，脏腑阴阳衰竭之危候。

主证：胸高气促，额汗如珠，或冷汗自出，鼻头发冷，四肢厥逆，神志不清，喉间鼾声，脉微欲绝。舌淡苔白，脉迟而弱。

中医辨证：脱证肺胀。

治法：回阳救逆，益气固脱。

方药：四逆汤加人参。

干姜 10 克 炙甘草 6 克 人参 10 克 生附子 10 克

用法：四味药加水 500 毫升，煎至 300 毫升去滓，一日不拘时服，每次少许。

禁忌：海菜、萝卜、菘菜、猪肉。

方论：方中生附子大辛大热，温壮肾阳，祛寒救逆为君；人参甘温益气补中为臣；干姜辛热，温里祛寒，以加强附子回阳之效为佐；炙甘草甘温，益气和中，并缓解附、姜燥烈之性为使。四味配合共有回阳救逆之功。

278. 肺 痨

肺痨指由于种种原因耗伤肺气引起的呼吸系统症状，如咳嗽、闷气、胸胀、喘促等。肺痨也称肺结核。

一、肺阴不足（肺痨）

肺阴不足肺痨。

主证：干咳无痰，或咯少量黏白痰，咳声短促，或痰中带血，如丝如点，口燥咽干，午后潮热，手足心热，两颧发赤，胸部隐隐作痛，舌红少苔，脉细数。

中医辨证：肺阴不足。

治法：滋阴润肺。

方药：月华汤。

天门冬 10 克 麦门冬 10 克 北沙参 15 克 百部 10 克 川贝母 10 克 阿胶（烊化兑服）10 克 三七粉（分次吞服）3 克 白菊花 10 克 獭肝 6 克 桑叶 10 克

用法：诸药共煎加水 900 毫升，煎至 450 毫升去滓，一日三次，饭后服用。

禁忌：鲫鱼、犬肉。

方论：方中天冬、麦冬、沙参、贝母滋阴清肺为君药；阿胶滋阴润肺，百部治肺痨止咳嗽共为臣；桑叶、菊花清肺养阴，三七活血化痰，能止血又能活血为佐；獭肝除热邪治虚劳，疗骨蒸潮热为使。全方共奏滋阴润肺之功。

二、阴虚火旺（肺痨）

阴虚火旺肺痨。

主证：呛咳气急，痰少质黏，或痰稠色黄，反复咯血，血色鲜红，骨蒸潮热，两颧红赤，午后尤甚，胸胁刺痛，盗汗量多，舌红少津，脉红数。

中医辨证：阴虚火旺肺痨。

治法：滋阴清热。

方药：清离滋坎汤。

生地黄 10 克 熟地黄 10 克 牡丹皮 10 克 甘草 6 克 山药 10 克 泽泻 10 克 白茯苓 10 克 山萸肉 10 克 知母 10 克 黄柏 10 克 白芍 10 克 当归 10 克 天门冬 10 克 麦

门冬 10 克

用法：诸药共煎加水 1000 毫升，煎至 450 毫升去滓，一日三次，饭后服用。

禁忌：葱、蒜、萝卜、海菜、猪肉、菘菜、醋、一切血、鲫鱼、湿面。

方论：方中生熟地滋阴清热养血为君；山萸肉滋补肝肾、敛虚火，干山药能补肾，又能健脾，阴虚则火旺，故配牡丹皮凉血清热，以泻肝肾之虚火，肾虚水湿不能渗利，故茯苓、泽泻以利水湿共为臣；天门冬、麦门冬滋阴清肺活络，黄柏、知母善治脏腑之伏热共为佐；当归补虚养血润肺为使。诸药共奏滋阴清热之功。

三、气阴亏耗（肺痨）

气阴亏耗肺痨。

主证：咳嗽无力，气怯声低，痰中带血，血色淡红，如丝如缕，午后潮热，但热势不甚，手足心热，盗汗，舌红少津，脉数虚。

中医辨证：气阴亏耗肺痨。

治法：益气养阴，润肺止咳。

方药：保真汤化裁。

人参 10 克　白术 10 克　黄芪 15 克　熟地 10 克　茯苓 12 克　柴胡 10 克　知母 10 克　黄柏 10 克　厚朴 10 克　莲须 10 克　天冬 12 克　麦冬 12 克

用法：诸药共煎加水 900 毫升，煎至 450 毫升，一日三次，饭后服用。

禁忌：青鱼、雀肉、菘菜、桃李、醋及一切酸、葱、蒜、萝卜、一切血。

方论：方中人参、白术、黄芪、茯苓益气补中为君；熟地、知母、黄柏、莲须疗胸中伏热，天冬、麦冬清肺火生津润肺共为臣；柴胡活络清肺为佐；厚朴温中益气，宽胸利气治咳除满为使。诸药组合成方共奏益气养阴润肺止咳之功。

四、阴阳两虚（肺痨）

阴阳两虚肺痨。

主证：咳逆喘息少力，痰中带血，血色黯淡，四肢水肿，形寒肢冷。

中医辨证：阴阳两虚肺痨。

治法：滋阴补阳，培元固本。

方药：补天大造丸。

人参 10 克　炙黄芪 15 克　龟版 10 克　鹿角片 10 克　熟地 10 克　茯苓 10 克　河车粉 5 克　枸杞 10 克　白芍 10 克　远志 10 克　山药 10 克　当归 10 克

用法：诸药共煎加水 1000 毫升，煎至 450 毫升去滓，一日三次，饭后服用。

禁忌：醋及一切酸、葱、蒜、萝卜、湿面、一切血。

方论：方中熟地黄、龟版、茯苓、山药滋阴补肾兼调脾为君药；鹿角片、河车粉、枸杞子温肾助阳，合君药阴阳双补，培元固本为臣药；当归、白芍补血滋阴，合黄芪、人参气血双补为佐药；使以远志宁心，利九窍补不足祛邪气。诸药共奏滋阴补阳、培元固本之功。

五、瘀血阻肺（肺痨）

瘀血阻肺肺痨。

主证：咳嗽胸痛，痛如针刺，咯血反复不止，午后或夜间发热，肌肤甲错，面色黧黑，毛发枯萎，舌暗，脉涩弱。

中医辨证：瘀血阻肺肺痨。

治法：活血祛瘀生新。

方药：芩部丹合大黄地鳖虫汤。

黄芩 10 克　百部 10 克　丹参 10 克　大黄 6 克　地鳖虫 6 克　水蛭 6 克　桃仁 10 克　虻虫 6 克　芍药 6 克　干地黄 10 克　干漆 10 克　蛴螬 10 克　杏仁 10 克　甘草 6 克

用法：诸药共煎加水 900 毫升，煎至 450 毫升去滓，一日三次，身体虚弱较甚不拘时徐徐服用。

禁忌：葱、蒜、萝卜、一切血、海菜、猪肉。

方论：方中大黄、庶虫、水蛭、桃仁、虻虫、蛴螬、干漆破血行瘀散痞消结为君；黄芩、百部、丹参、杏仁清肺止咳为臣；生地黄、丹参补血活血生新血为佐；甘草调和诸药为使。诸药组合共成活血祛瘀生新血之功。血活、瘀祛、血生，诸症自愈。

279. 齁鼾有声（痰气为寒阻）

齁鼾有声，喉中漉漉不利。

主证：喉中漉漉不利，舌淡苔白，脉虚弱或滑。

中医辨证：痰气为寒阻。

治法：温肺散寒，行气化痰。

方药：破痰射干汤。

射干 6 克　半夏 6 克　百部 6 克　郁李仁 6 克　冬花 6 克　陈皮 6 克　细辛 2 克　五味子 2 克　干姜 3 克　贝母 6 克　枳壳 3 克　皂角 3 克　茯苓 10 克

用法：诸药加水 900 毫升加水 450 毫升去滓，一日三次，饭后服用。

禁忌：羊肉、羊血、饴糖、生茶、狸肉、醋及一切酸。

方论：方中冬花、细辛、干姜、半夏温肺化痰为君；射干、贝母利咽清肺，陈皮、枳壳、茯苓行气健脾化痰浊益气，气行则痰化，脾健则无痰共为臣；郁李仁、皂刺温肺通窍利咽消壅散肿化痰，五味子滋水壮金之意为使。诸药共奏温肺散寒、行气化痰之功效。

280. 喘齁气逆（肺胃火逆）

喘齁气逆，噫咳痰塞溺黄者。

主证：喘齁气逆，噫咳痰塞溺黄，舌红苔黄，脉滑数或细数。

中医辨证：喘齁气逆，肺胃火逆。

治法：清热降逆，清肺胃之火。

方药：清热降逆汤。

生地黄 10 克　杏仁 10 克　枳壳 3 克　黄芩 6 克　甘草 3 克　旋覆花 6 克　代赭石 10 克　硼砂 3 克　知母 10 克　石膏 10 克　白芍药 10 克　射干 6 克　天花粉 10 克

用法：诸药共煎加水 900 毫升，煎至 450 毫升去滓，一日三次，饭后服用。

禁忌：葱、蒜、萝卜、一切血、海菜、菘菜、猪肉。

方论：方中石膏、知母、黄芩、硼砂、白芍清肺胃火为君；旋覆花、代赭石镇气逆养阴血，射干、天花粉、杏仁清肺利咽为臣；枳壳行气化痰利膈宽胸为佐；甘草调和诸药，生地凉血益阴为使。诸药组合共奏清胃热泻肺火之功。

281. 咳　痰

咳痰，多由肺热、肺寒、阴虚肺燥、风邪犯肺、湿邪犯肺、湿热蕴肺而致。

一、肺热（咳痰）

肺热咳痰，痰黄。

主证：痰黏稠有块，或痰中带血，盗汗，潮热，舌红苔黄，脉细数。

中医辨证：肺热咳痰，痰黄。

治法：滋阴润肺，化痰。

方药：麻杏甘石汤合泻白散。

麻黄（先煎去浮沫）6 克　杏仁 10 克　生石膏 15 克　甘草 6 克　桑白皮 10 克　地骨皮 10 克

用法：方中麻黄先煎去沫，加水至 600 毫升，煎至 300 毫升去滓，一日三次，饭后服用。

禁忌：海菜、猪肉、菘菜。

方论：方中桑白皮清肺热、泻肺气，地骨皮泻肺中深伏之火为君药；麻黄宣肺平喘，石膏清泻肺热为臣；杏仁降气利痰为佐；甘草调和诸药为使。诸药组合成方共奏滋阴润肺之功。

二、肺寒（咳痰）

肺寒咳痰。

主证：痰白清稀，形寒肢冷，外感凉燥，恶寒无汗，苔白，脉弦。

中医辨证：肺寒咳痰。

治法：轻宣凉燥，化痰止咳。

方药：杏苏散。

杏仁 10 克　苏子 10 克　茯苓 10 克　半夏 10 克　甘草 10 克　枳壳 10 克　前胡 10 克　桔梗 6 克　大枣 6 克　橘皮 6 克　生姜 6 克

用法：诸药共煎加水 900 毫升，煎至 450 毫升去滓，一日三次，饭后服用。

禁忌：醋及一切酸、羊肉、羊血、饴糖、猪肉。

方论：方中杏仁苦辛温润，宣肺降气，苏叶辛苦芳香，解肌发表，并为君药；桔梗、枳壳一升一降调理气机，前胡降气化痰，宣肺散风，同为臣药；半夏、橘皮、茯苓健脾渗湿，理气化痰为佐；生姜、大枣调和营卫，甘草调和诸药为使药。合用共奏轻宣凉燥、化痰止咳之功。

三、阴虚肺燥（咳痰）

阴虚肺燥咳痰。

主证：痰少黏稠难于咳出，咳痰带血或咳血，舌红少苔，脉虚大而数。

中医辨证：阴虚肺燥咳痰。

治法：清燥润肺。

方药：清燥润肺汤。

桑叶 10 克　　生石膏 15 克　　人参 10 克　　甘草 6 克　　杏仁 10 克　　阿胶（烊化兑服）10 克　　麦门冬 10 克　　胡麻仁 10 克　　枇杷叶 10 克

用法：诸药共煎加水 900 毫升，煎至 450 毫升去滓，一日三次，饭后服用。

禁忌：海菜、菘菜、猪肉、鲫鱼。

方论：方中桑叶轻宣润肺燥，石膏清肺胃燥热，共为君药；阿胶、麦冬、胡麻仁润肺滋液，同为臣药；人参益气生津，杏仁、枇杷叶泻肺降气，共为佐药；甘草调和诸药为使。诸药合用，使温燥之气得除，脉金之气阴得复，则诸症自解。

四、风邪犯肺（咳痰）

风邪犯肺咳痰，痰液清稀多沫。

主证：痰清稀多沫，发热恶寒，咳嗽，鼻塞流涕，咽干痒，舌苔薄白，脉或浮紧。

中医辨证：风邪犯肺，咳痰清稀。

治法：疏风流热，宣肺止咳。

方药：桑菊饮。

桑叶 10 克　　菊花 10 克　　连翘 10 克　　甘草 6 克　　桔梗 6 克　　芦根 15 克　　薄荷 6 克　　杏仁 10 克

用法：诸药共煎加水 800 毫升，煎至 300 毫升去滓，一日三次，饭后服用。

禁忌：海菜、猪肉、菘菜、鳖肉。

方论：方中桑叶、菊花疏风解表，宣透风热；桔梗、甘草、杏仁清咽利膈，止咳化痰；连翘清热解毒；苇根清热生津。配伍同用，共奏疏风清热，宣肺止咳之功。

五、湿邪犯肺（咳痰）

湿邪犯肺咳痰，咳痰量多。

主证：痰白滑易咳出，面虚浮，全身困重无力，眩晕嗜睡。

中医辨证：湿邪犯肺，咳痰量多。

治法：燥湿化痰，理气和中。

方药：三子养亲汤合二陈汤。

紫苏子 10 克　　白芥子 10 克　　莱菔子 10 克　　法半夏 10 克　　甘草 6 克　　茯苓 12 克　　橘红 10 克　　生姜 7 片　　乌梅 1 枚

用法：诸药共煎加水 600 毫升，煎至 300 毫升，一日三次，饭后服用。

禁忌：醋及一切酸、羊肉、羊血、饴糖、牛肉。

方论：本方中半夏燥湿化痰，和胃止呕；苏子、莱菔子、白芥子消食化痰，理气和中；橘红理气化痰，使气顺则痰降，气行则痰化；痰由湿生，故以茯苓健脾渗湿；甘草和中益脾。煎加生姜，既制半夏之毒，又协同半夏、橘红和胃祛痰止呕；少用乌梅，味酸收敛，配半夏散中有收，使其不致辛散太过。

六、湿热蕴肺（咳痰）

湿热蕴肺咳痰。

主证：咳吐脓血痰或咳痰腥臭，高热或潮热，胸闷痛疼，舌苔黄腻，脉濡数。

中医辨证：湿热蕴肺，咳痰腥臭或脓血痰。

治法：清热益气化痰。

方药：银翘散加味。

金银花 12 克　连翘 10 克　竹叶 10 克　淡豆豉 10 克　荆芥 10 克　牛蒡子 10 克　薄荷 6 克　芦根 15 克　甘草 6 克　黄芩 10 克　黄连 3 克　桔梗 6 克

用法：诸药共煎加水 900 毫升，煎至 450 毫升去滓，一日三次，饭后服用。

禁忌：鳖肉、猪肉、冷水、海菜、菘菜。

方论：方中金银花、连翘辛凉轻宣，透泄散邪，清热解毒；薄荷、牛蒡子辛凉散风清热，荆芥穗、淡豆豉辛散透表，解肌散风为臣；黄芩、黄连清泻心肺之热，桔梗、甘草以益气化痰而利咽喉为佐；竹叶、芦根清热除烦生津止渴为使。诸药相合，共成辛凉解肌、宣散蕴热、益气化痰之功。

282. 咳　血

咳血，多由风热伤肺、肝火犯肺、肺热壅盛、阴虚肺热、气不摄血而致。

一、风热伤肺（咳血）

风热伤肺咳血。咳嗽，痰中带血。

主证：咳血，痰中带血，口干，身热，头痛，胸痛，舌红，少苔，脉细数。

中医辨证：风热伤肺咳血。

治法：清宣燥热，润肺止咳。

方药：桑杏汤化裁。

桑叶 10 克　杏仁 10 克　沙参 15 克　象贝 10 克　薄荷 10 克　栀子 10 克　梨皮 1 皮　白茅根 15 克　茜草 10 克

用法：诸药共煎加水 800 毫升，煎至 300 毫升去滓，一日三次，饭后服用。

方论：方中桑叶轻宣燥热，杏仁宣降肺气共为君药；豆豉宣通胸中郁热，栀子清上焦肺热，白茅根、茜草凉血活血止血同为臣药；沙参、梨皮、象贝生津润肺，止咳化痰，均为佐使药。诸药相合共奏清宣燥热，润肺止咳之功。

二、肝火犯肺（咳血）

肝火犯肺咳血。

主证：胸胁牵痛，咳嗽痰中带血，或见纯血鲜红，舌红，脉弦数。

中医辨证：肝火犯肺咳血。

治法：清热解毒，凉血散瘀。

方药：犀角地黄汤合黛蛤散。

参三七（分次吞服）3 克　丹皮炭 10 克　竹茹 10 克　水牛角 15 克　黛蛤散（分冲）10 克　藕节炭 15 克　赤芍 10 克　仙鹤草 15 克　茜草炭 10 克　白茅根 30 克

用法：诸药共煎加水 900 毫升，煎至 450 毫升去滓，一日三次，饭后服用。

禁忌：蒜、胡荽。

方论：方中犀角清营凉血，清热解毒为君；参三七、丹皮炭、仙鹤草、藕节炭、茜草炭、白茅根凉血止血为臣；黛蛤散清肝火，泻肺火，止咳化痰，竹茹化痰降逆为佐；白茅根止血清热为使。组合成方共奏清热解毒，凉血散瘀之功。肝火清、血凉、瘀去，咳血自愈。

三、肺热壅盛（咳血）

肺热壅盛咳血。

主证：咳嗽痰中带血，或咯血量较多，血色鲜红，或咯吐黄痰，舌红少苔，脉细数。

中医辨证：肺热壅盛咳血。

治法：清肺泻火，凉血止血。

方药：十灰散合泻白散加减。

桑白皮 10 克　黄芩 10 克　地骨皮 10 克　杏仁 10 克　茜草 10 克　丹皮 10 克　白茅根 30 克　侧柏叶 10 克　天花粉 10 克　麦门冬 10 克

用法：诸药共煎加水 800 毫升，煎至 450 毫升去滓，一日三次，饭后服用。

禁忌：蒜、胡荽、鲫鱼。

方论：方中桑白皮、黄芩、地骨皮、杏仁清肺化痰去壅热为君药；茜草、白茅根凉血止血，侧柏叶性收涩长于止血为臣；由于此症属肝胃火盛，血热妄行，故于凉血止血药中加栀子清肝胆之火，丹皮降火又能散瘀，可止血不留瘀，止血之功更著共为佐；热邪最易伤阴，故用麦门冬、天花粉清热生津为使。诸药合用共奏清肺泻火，凉血止血之功。

四、阴虚肺热（咳血）

阴虚肺热咳血。

主证：咯血量不多，或痰中带血，干咳，间有低烧盗汗，颧红，舌红少苔，脉细数。

中医辨证：阴虚肺热咳血。

治法：滋阴润肺，清热化痰。

方药：百合固金汤加减。

百合 10 克　北沙参 10 克　血余炭 10 克　白芍 10 克　川贝母 5 克　茜草 10 克　知母 10 克　三七粉（分次吞服）3 克　墨旱莲 10 克　白芨 10 克　麦冬 10 克

用法：诸药共煎加水 900 毫升，煎至 450 毫升，一日三次，饭后服用。

禁忌：鲫鱼、犬肉、猪肉。

方论：方中百合、沙参、旱莲草、麦冬滋养肺肾阴液为君；血余炭、茜草、白芨、三七止血凉血为臣；知母善治胸中伏热而利肺止咳为佐；贝母清肺化痰而为使。诸药组合成方共奏滋阴润肺、清热化痰之功。

五、气虚不能摄血（咳血）

气虚不能摄血。

主证：痰中带血或血丝，或吐纯血，面色少华，神疲乏力，舌淡苔白，脉虚弱。

中医辨证：气虚不能摄血咳血。

治法：益气摄血。

方药：新定拯阳理劳汤加减。

白术 10 克　炙甘草 6 克　人参 10 克　黄芪 15 克　白芨 10 克　茜草 10 克　参三七（分次吞服）3 克　当归 10 克　阿胶（烊化兑服）10 克　仙鹤草 15 克　橘皮 6 克

用法：诸药共煎加水 900 毫升，煎至 450 毫升去滓，一日三次，饭后服用。

禁忌：湿面、海菜、猪肉、菘菜、雀肉、青鱼、桃李。

方论：方中人参、黄芪、甘草、白术益气健脾为君药；阿胶、白芨、茜草、参三七、仙鹤草活血凉血，止血散瘀共为臣药；当归养血生血，合人参气血双盈为佐；橘皮健脾益气为使。诸药组合成方共奏益气摄血之功。

283. 胸　闷

　　胸闷又称胸痞、胸满、胸中痞满，是指自觉胸中堵塞不畅，满闷不舒，多由外感风寒肺气壅盛，邪热壅肺肺气壅盛，肺痈肺气壅盛，心血瘀阻，肝气郁滞而致。

一、外感风寒肺气壅盛（胸闷）

　　外感风寒，肺气壅盛。

　　主证：发热，恶寒，头痛，身痛，咳嗽或喘，胸闷不舒，若其人素有伏饮，复感寒邪，则咳喘明显，胸闷憋气，甚或倚息不得安卧，舌苔薄白而润，脉浮或浮紧。

　　中医辨证：外感风寒，肺气壅盛。

　　治法：辛温发散。

　　方药：麻黄汤。

　　桂枝 6 克　杏仁 10 克　麻黄（先煎去沫）6 克　甘草 6 克

　　用法：四味药加水 500 毫升，煎至 300 毫升去滓，一日三次，饭后服用。

　　禁忌：海菜、猪肉、菘菜。表虚自汗、外感风热及体虚外感者均忌用。

　　方论：方中麻黄发散风寒，宣肺平喘为君；桂枝辛温解肌为臣；杏仁宣降肺气，止咳平喘为佐；炙甘草调和诸药为使。四味合用具有发汗解表，宣肺平喘之功。

二、邪热壅肺肺气壅盛（胸闷）

　　邪热壅肺，肺气壅盛胸闷。

　　主证：发热重，微恶寒或不恶寒，口渴欲饮，上气咳逆，咳吐黄痰，苔薄黄，脉滑数。

　　中医辨证：邪热壅肺，肺气壅盛胸闷。

　　治法：清泄里热。

　　方药：麻杏石甘汤。

　　麻黄（先煎去浮沫）6 克　杏仁 10 克　生石膏 15 克　甘草 6 克

　　用法：方中麻黄煎去浮沫后水加至 500 毫升，煎至 300 毫升去滓，一日三次，饭后服用。

　　禁忌：海菜、猪肉、菘菜。

　　方论：方中麻黄宣肺平喘为君；石膏清泄肺热为臣；杏仁降气止咳为佐；甘草调和诸药为使，诸药合用，可使肺气得宣，肺热得清，喘咳胸闷自解。

三、肺痈肺气壅盛（胸闷）

　　肺痈肺气，壅盛胸闷。

　　主证：胸闷多兼胸中隐隐作痛，发热，咳嗽，吐痰黄浊腥臭，或吐脓血，舌苔黄腻，脉滑数。

　　中医辨证：肺痈肺气壅盛胸闷。

　　治法：清肺解毒排脓。

　　方药：千金苇茎汤。

苇茎 15 克　薏苡仁 10 克　桃仁 10 克　冬瓜子 15 克　鱼腥草 15 克　金银花 12 克　连翘 10 克　南沙参 15 克　麦门冬 10 克

用法：诸药共煎加水 900 毫升，煎至 450 毫升去滓，一日三次，饭后服用。

禁忌：鲫鱼、羊肉、犬肉。

方论：方中苇茎、金银花、连翘轻宣透泄散邪，清热解毒为君；辅以冬瓜子、鱼腥草、薏苡仁清热化痰，利湿排脓；桃仁活血逐瘀，瘀血消则痛可散，肺与大肠相表里，大肠通畅则肺得肃降，桃仁润肺滑肠，与冬瓜仁配合可泻湿热从大便而解，南沙参益肺养阴共为佐；麦冬清肺滋阴为使。诸药组合共奏清肺解毒排脓之功。

四、心血瘀阻（胸闷）

心血瘀阻胸闷。

主证：胸闷憋气，夜间为甚，或伴胸痛隐隐，或痛引肩背，舌质暗红或有紫斑，脉细涩或结代。

中医辨证：心血瘀阻胸闷。

治法：蠲饮涤痰，活血祛瘀。

方药：枳实薤白桂枝汤。

枳实 10 克　薤白 10 克　桂枝 6 克　瓜蒌仁 10 克　厚朴 6 克

用法：诸药共煎加水 600 毫升，煎至 300 毫升去滓，一日三次，饭后服用。

禁忌：犬肉、猪肉。

方论：方中枳实、厚朴泻其痞满，行其留结，降其呛逆；得桂枝化太阳之气，而胸中滞塞自开；瓜蒌甘寒善祛痰开胸散结，导痰浊下行；薤白温通活利通阳散结。诸药合成方共奏蠲饮涤痰，活血祛瘀之功。血活，瘀散，胸闷自愈。

五、肝气郁滞（胸闷）

肝气郁滞胸闷。

主证：胸闷不畅，常太息以呼出为快，伴有胁痛，头目眩晕，口苦，咽干，或寒热往来，情绪急躁易怒。

中医辨证：肝气郁滞胸闷。

治法：疏肝解郁。

方药：柴胡疏肝散。

柴胡 10 克　白芍 10 克　枳壳 6 克　川芎 6 克　制香附 10 克　川楝子 10 克　陈皮 6 克　郁金 10 克　甘草 6 克

用法：诸药共煎加水 800 毫升，煎至 300 毫升去滓，一日三次，饭后服用。

禁忌：海菜、猪肉、菘菜。

方论：方中柴胡、川芎、香附、郁金、川楝子疏肝解郁为君药；枳壳、陈皮行气健脾疏肝为臣；白芍和络柔肝养血为佐药；甘草调和诸药为使。诸药组合成方共奏疏肝解郁之功。

284. 心中懊恼

心中懊恼即自觉心中烦热，闷乱不安的症状，其部位在心窝胸膈间，故称心中懊恼，多由热扰胸膈、湿热郁蒸、阳明燥结、热实结胸、气阴两伤、阴虚火旺而致。

一、热扰胸膈（心中懊恼）

热扰胸膈，心中懊恼。

主证：心中懊恼，烦热不宁，胸中窒塞，胃脘痞满，按之濡软，舌红少苔，脉数。

中医辨证：热扰胸膈，心中懊恼。

治法：宣郁清热。

方药：栀子豉汤。

栀子 10 克　淡豆豉 10 克

用法：二味共煎加水 400 毫升，煎至 200 毫升去滓，一日三次，饭后服用。

禁忌：犬肉、猪肉、葱、蒜。

方论：本方具有清热除烦功效。主治身热懊恼，虚烦不眠，胸脘痞满，按之软而不硬，嘈杂似饥，但不欲食，少气者加甘草（栀子甘草豉汤）；呕逆明显者加生姜（栀子生姜豉汤）。

二、湿热郁蒸（心中懊恼）

湿热郁蒸，心中懊恼。

主证：心烦懊恼，身目发黄，鲜明如橘子色，汗出不彻，恶心欲呕。

中医辨证：湿热郁蒸，心中懊恼。

治法：清利湿热。

方药：茵陈蒿汤。

茵陈蒿 15 克　栀子 10 克　大黄 6 克

用法：三味共煎加水 600 毫升，煎至 300 毫升去滓，一日三次，空腹服用。

禁忌：羊肉、羊血、饴糖、葱、蒜。

方论：本方症为湿邪与瘀热内蕴所致，治宜清热利湿。方中茵陈苦微寒，入脾胃肝胆，善清利脾胃肝胆湿热退黄，为治湿热黄疸的主药；栀子苦寒入三焦，清热燥湿，泻肝胆，利三焦，使湿热从小便而出，为辅药；大黄苦寒，荡涤肠胃实热以通腑气，使湿热从大便而解，是为佐药。三药合用，则苦燥脾胃肝胆之湿，寒凉脾胃肝胆之热，且能泻肝胆，决三焦，通腑气，使湿热从二便分消。湿热自去，心中懊恼自愈。

三、阳阴燥结（心中懊恼）

阳阴燥结，心中懊恼。

主证：心中懊恼，烦躁不安，大便秘结，腹痛拒按，小便赤短，苔黄起刺。

中医辨证：阳阴燥结，心中懊恼。

治法：峻下通腑。

方药：大承气汤。

厚朴 10 克　枳实 10 克　大黄 6 克　芒硝 6 克

用法：四味药共煎加水 300 毫升，煎至 150 毫升去滓，分服三次，便下腑通后再调理。（服一次通便后不再服）

禁忌：体虚、孕妇不宜服用。

方论：方中大黄泻热通便，厚朴行气散满，枳实破气消痞，芒硝润燥软坚。四味配合既有硝、黄之泻实，又有枳、朴之下气，硝、黄借枳、朴宽肠下气之势，增强了对实热积滞的泻下作用；而枳、朴在硝、黄泻下基础上，就能彻底根除痞满而不致伤津，则痞实燥满俱去，而达"急下存阴"清燥消结之目的。

四、热实结胸（心中懊恼）

热实结胸，心中懊恼。

主证：心下痞满，懊恼不宁，甚则从心中至少腹硬痛拒按，午后微有潮热，口渴，便秘，苔红，少津，脉滑实。

中医辨证：热实结胸，心中懊恼。

治法：泻热逐水破结。

方药：大陷胸汤。

甘遂粉 1 克　芒硝 6 克　大黄 6 克

用法：先煮大黄，去滓，入芒硝再煎一二沸，入甘遂末，待温分二次服。

禁忌：身体虚弱孕妇，老年人慎用。（在医生指导下使用）

方论：方中大黄苦寒泻下，芒硝泻热、软坚润燥，甘遂苦寒有毒、泻水攻痰。三味组合共奏泻水攻痰之功。

五、气阴两伤（心中懊恼）

气阴两伤，心中懊恼。

主证：心中烦闷不安，多汗，少气，舌红少苔，脉细数。

中医辨证：气阴两伤，心中懊恼。

治法：益气养阴。

方药：竹叶石膏汤。

麦冬 15 克　半夏 10 克　炙甘草 6 克　粳米 30 克　人参 10 克　竹叶 10 克　石膏 10 克

用法：诸药共煎加水 800 毫升，煎至 450 毫升去滓，一日三次，饭后服用。

禁忌：羊肉、羊血、饴糖、海菜、猪肉、菘菜。

方论：方中人参、麦冬益气养阴为君；竹叶、石膏、清心泻火为臣；半夏、粳米降逆宽胸、健脾益气为佐；甘草调和诸药，诸药组合共奏益气养阴之功。

六、阴虚火旺（心中懊恼）

阴虚火旺，心中懊恼。

主证：心中烦热闷乱，五心烦热，头晕耳鸣，两颧红赤，舌红少苔，脉细数。

中医辨证：阴虚火旺，心中懊恼。

治法：滋阴降火。

方药：知柏地黄汤。

知母 10 克　黄柏 10 克　生地黄 12 克　牡丹皮 10 克　白茯苓 12 克　泽泻 10 克　山药 10 克　山萸肉 10 克

用法：诸药共煎加水 900 毫升，煎至 450 毫升去滓，一日三次，饭后服用。

禁忌：葱、蒜、萝卜、一切血、胡荽。

方论：方中知母、黄柏滋阴清热，生地黄补肾阴，益精血为君；山萸肉补肝肾、敛虚火，干山药既可补肾，又可健脾共为臣药；阴虚则火旺，故配丹皮凉血清热，以泻肝肾之火；肾虚则水湿不能渗利，故用茯苓、泽泻以利水湿，诸药组合共奏滋阴降火之功。

285. 嗳　气

嗳气，多由食滞胃腑、胃中痰火、肝气犯胃、脾胃虚弱而致。嗳气也称噫气，是指胃中浊气上逆，经食管由口排出其声沉长的病症。

一、食滞胃腑（嗳气）

食滞胃腑嗳气。

主证：食后嗳气频作，嗳声闷浊，气味酸腐而臭，胸脘痞满，舌苔厚腻，脉滑。

中医辨证：食滞胃腑嗳气。

治法：消食导滞，理气和胃。

方药：保和汤。

茯苓 10 克　半夏 10 克　山楂 10 克　神曲 10 克　陈皮 6 克　莱菔子 10 克　黄芩 10 克　黄连 3 克　大黄 6 克

用法：诸药共煎加水 800 毫升，煎至 300 毫升去滓，一日三次，空腹服用。

禁忌：醋及一切酸、羊肉、羊血、饴糖、冷水、猪肉。

方论：方中山楂善消油腻肉滞；神曲能消酒食陈腐之积；莱菔子消面食痰浊之滞；陈皮、半夏、茯苓理气和胃、燥湿化痰；连翘、黄连、黄芩、大黄散结清热，共成消食导滞理气和胃之功。

二、胃中痰火（嗳气）

胃中痰火嗳气。

主证：时嗳热臭，口渴唇干，渴不欲饮，胸膈满闷或呕吐痰涎，或咳嗽痰黄，黏稠难咯。

中医辨证：胃中痰火嗳气。

治法：清热化痰，和胃降逆。

方药：温胆汤加味。

陈皮 6 克　茯苓 10 克　半夏 10 克　枳实 10 克　黄连 3 克　竹茹 10 克　甘草 6 克　胆南星 10 克

用法：诸药加水 900 毫升，煎至 450 毫升去滓，一日三次，空腹服用。

禁忌：羊肉、羊血、饴糖、冷水、猪肉、醋及一切醋、海菜、菘菜。

方论：方中半夏、胆南星降逆和胃，燥湿化痰为君；竹茹清热化痰、止呕除烦，枳实行气消痰，使痰随气下为臣；陈皮行气燥湿，茯苓健脾渗湿，黄连清胃中邪热共为佐；甘草调和诸药。诸药组合成方共奏清热化痰，和胃降逆之功。

三、肝气犯胃（嗳气）

肝气犯胃嗳气。

主证：嗳气时作，嗳声响亮，胸胁不舒，常因精神刺激诱发而加重，苔薄白，脉弦。

中医辨证：肝气犯胃嗳气。

治法：疏肝理气，和胃降逆。

方药：四逆散。

柴胡 10 克　　制香附 10 克　　枳实 10 克　　青皮 6 克　　白芍 10 克　　黄连 6 克　　吴萸 6 克　炙甘草 6 克

用法：诸药共煎加水 800 毫升，煎至 450 毫升去滓，一日三次，空腹服用。

禁忌：海菜、猪肉、菘菜、冷水。

方论：方中柴胡既可疏肝解郁，又可升清阳以使郁热外透，共为君药；芍药养血敛阴，香附、青皮、枳实行气疏肝为臣药；吴萸、黄连一温一寒温经散寒为佐；炙甘草行气健脾兼调诸药为使。诸药共奏疏肝理气，和胃降逆之功，肝郁疏通，胃气和降，诸症自愈。

四、脾胃虚弱（嗳气）

脾胃虚弱嗳气。

主证：嗳气断续，嗳声低弱，纳呆，泛吐清水，食后腹部胀满，舌淡苔薄白，脉缓弱或濡。

中医辨证：脾胃虚弱嗳气。

治法：健脾益气，理气和胃。

方药：异功散。

白术 10 克　　炙甘草 6 克　　人参 10 克　　茯苓 10 克　　陈皮 6 克

用法：五味药共煎加水 600 毫升，煎至 300 毫升去滓，一日三次，饭后服用。

禁忌：醋及一切酸、雀肉、青鱼、菘菜、桃李。

方论：方中人参甘温，益气补中为君；白术燥脾去湿，合人参以益气健脾为臣；茯苓渗湿健脾，陈皮行气健脾为佐；甘草调和诸药为使，五味药组合共成健脾益气理气和胃之功。

286. 呃 逆

呃逆俗称打嗝，古称"哕"。多由胃中寒冷、胃火上冲、气逆痰阻、脾胃阳虚、胃阴不足、肾阳虚衰而致。

一、胃中寒冷（呃逆）

胃中寒冷呃逆。

治法：温中散寒，和胃降逆。

中医辨证：胃中寒冷，胃失和降。

方药：丁香柿蒂散合二陈汤加减。

丁香 5 克　　柿蒂 10 克　　良姜 10 克　　炙甘草 6 克　　厚朴 10 克　　枳壳 10 克　　神曲 10 克　山楂 10 克　　鸡内金 10 克　　半夏 10 克　　陈皮 6 克

用法：诸药共煎加水 900 毫升，煎至 450 毫升去滓，一日三次，饭后服用。

禁忌：海菜、猪肉、菘菜、羊肉、羊血、饴糖。

方论：方中丁香、柿蒂温中暖胃降逆为君；良姜、厚朴、半夏温胃健脾散寒降逆气止呕哕，枳壳、陈皮行气健脾为臣；神曲、山楂、麦芽消食降逆，鸡内金散积健脾为佐；炙甘草益气养胃善调诸药为使。诸药组合共成温中散寒、和胃降逆之功。

二、胃火上冲（呃逆）

胃火上冲呃逆。

主证：呃声洪亮，连续有力，冲逆而出，口臭烦渴，多喜冷饮，舌红苔黄，脉数。

中医辨证：胃火上冲呃逆。

治法：清胃泻热，降逆止呕。

方药：竹叶石膏汤加减。

竹叶 10 克　生石膏 15 克　北沙参 15 克　粳米 10 克　淡竹茹 10 克　枇杷叶 10 克　炙甘草 6 克　玄参 10 克　半夏 10 克　黄芩 3 克　天花粉 10 克　知母 10 克　麦冬 10 克

用法：诸药共煎加水 900 毫升，煎至 450 毫升去滓，一日三次，饭后服用。

禁忌：羊血、羊肉、饴糖、鲫鱼。

方论：方中竹叶、石膏、黄芩清胃热除烦，沙参、粳米益气养阴共为君药；竹茹、枇杷叶、半夏降逆和胃止呕化哕，知母、玄参祛腹中深伏之热共为臣药；麦冬、花粉滋阴生津为佐药；使以甘草益气健脾兼调诸药。诸药合成方共奏清胃泻热，降逆止呕之功。热祛、烦除，气复、津生，胃气调和，诸症自愈。

三、气逆痰阻（呃逆）

气逆痰阻呃逆。

主证：呃逆连声，胸胁胀满，每因抑郁恼怒而诱发或加重，情志转舒则稍缓，头昏目眩，脘闷食少，嗳气恶心。

中医辨证：气逆痰阻呃逆。

治法：降气化痰，和胃止呕。

方药：旋覆代赭石汤。

法半夏 10 克　人参 10 克　旋覆花 10 克　代赭石 15 克　生姜 6 克　炙甘草 6 克　大枣 6 克　延胡索 10 克　川楝子 6 克　栀子 10 克　黄芩 10 克　山萸肉 10 克　茯苓 10 克　陈皮 6 克

用法：诸药共煎加水 900 毫升，煎至 450 毫升去滓，一日三次，饭后服用。

禁忌：羊肉、羊血、饴糖、海菜、甘草、菘菜、醋、一切酸。

方论：方中旋覆花消痰降逆，代赭石重镇降逆，生姜、半夏化痰止呕共为君药；人参、大枣、甘草益气和胃，气通痰降，气行则痰化，故用川楝子、玄胡、陈皮行气化痰共为臣；茯苓、山萸清腹内热邪而为使。诸药组合共奏降气化痰，和胃止呕之功。

四、脾胃阳虚（呃逆）

脾胃阳虚呃逆，呃声低缓无力。

主证：纳呆，呃声断续，手足不温，面色苍白，困疲无力，舌淡，苔白，脉沉迟。

中医辨证：脾胃阳虚呃逆。

治法：温补中阳，和胃降逆。

方药：理中汤加味。

人参 10 克　白术 10 克　山萸肉 10 克　干姜 6 克　炙甘草 6 克　丁香 5 克　柿蒂 10 克　刀豆子 10 克　神曲 10 克　制附片 10 克　肉桂 3 克　陈皮 6 克

用法：诸药共煎加水 900 毫升，煎至 450 毫升去滓，一日三次，饭后服用。

禁忌：雀肉、青鱼、菘菜、桃李、海菜、猪肉。

方论：方中干姜、附子、肉桂温中壮阳暖胃降逆为君药；人参补气健脾，协干姜振奋脾阳，附子、肉桂温阳补肾纳气，合丁香、柿蒂、山萸增强降逆止呕哕之效共为臣；白术、刀豆子、神曲健脾降逆消食化痰为佐；陈皮、甘草行气降逆为使。诸药组合共奏温补中阳、和胃降逆之功。

五、胃阴不足（呃逆）

胃阴不足呃逆。

主证：呃逆短促而不连续，口干舌燥，烦渴不安，舌红少津，苔薄黄，脉数。

中医辨证：胃阴不足呃逆。

治法：益胃生津，降逆止呃。

方药：益胃汤。

北沙参 10 克　麦冬 10 克　枇杷叶 10 克　冰糖 10 克　生地 12 克　玉竹 10 克　柿蒂 10 克　钗石斛 10 克　麦芽 10 克　山楂 10 克　知母 10 克　神曲 10 克

用法：诸药共煎加水 900 毫升，煎至 450 毫升去滓，一日三次，饭后服用。

禁忌：葱、蒜、萝卜、一切血、鲫鱼。

方论：方中沙参、麦冬、玉竹益气生津，石斛、生地、冰糖养胃生津滋阴除热共为君；枇杷叶、柿蒂降逆气，止呃呕共为臣；麦芽、山楂、神曲健胃消食养胃降逆为佐；知母祛腹中深伏之热而为使。诸药组合共奏益胃生津降逆止呃之功。

六、肾阳虚衰（呃逆）

肾阳虚衰呃逆。

主证：呃声低微，时断时续，自觉腹中有气自丹田冲逆而上，面色苍白或灰黯，形寒肢冷，腰膝酸软，舌淡苔白，脉迟而弱。

中医辨证：肾阳虚衰呃逆。

治法：温肾纳气，降逆止呕。

方药：金匮肾气汤加味。

山萸肉 10 克　牡丹皮 10 克　茯苓 10 克　山药 10 克　制附片 10 克　肉桂 3 克　丁香 5 克　紫石英 15 克　泽泻 10 克　熟地 10 克

用法：诸药共煎加水 900 毫升，煎至 450 毫升去滓，一日三次，饭后服用。

禁忌：醋一切酸、葱、蒜、萝卜、一切血。

方论：方中附子、肉桂温肾壮阳为君药；熟地补肾阴益精髓，山萸肉补肝肾敛虚火，干山药既可补肾，又可健脾，紫石英镇心安神降逆气，丁香温中暖肾共为臣药；阴虚则火旺，故配丹皮凉血清热，以泻肝肾虚火为佐药；肾虚则水湿不能渗利，故用茯苓、泽泻渗利水湿共为使药。诸药组合共奏温肾纳气、降逆止呕之功。

287. 呕　吐

呕吐，症名，多由风寒犯胃、风热犯胃、暑湿犯胃、秽浊犯胃、暑热犯胃、食滞内停、阳明腑实、痰饮内阻、肝气犯胃、脾胃气虚、脾胃阳虚、胃阴不足而致。

一、风寒犯胃（呕吐）

风寒犯胃呕吐。

主证：突然呕吐，起病较急，兼见恶寒身热，头痛肢楚，舌质淡苔白，脉弦缓。

中医辨证：风寒犯胃呕吐。

治法：疏解表邪，和胃降逆。

方药：藿香正气散化裁。

藿香 10 克　紫苏 10 克　鸡内金 10 克　厚朴花 6 克　半夏曲 6 克　大腹皮 6 克　茯苓 12 克　生姜 6 克　白芷 10 克　神曲 10 克　陈皮 6 克

用法：诸药共煎加水 900 毫升，煎至 450 毫升去滓，一日三次，空腹服用。

禁忌：醋及一切酸、羊肉、羊血、饴糖。

方论：方中藿香芳香化湿，和中止呕，并能发散风寒为君药；紫苏、白芷辛香发散，助藿香外散风寒，兼可芳香化浊，厚朴、陈皮、半夏曲行气燥湿，和中消滞，茯苓健脾去湿共为臣药；鸡内金健脾消积，大腹皮行气利湿，神曲助鸡内金消食化滞共为佐；使以陈皮行气健脾和胃降逆，诸药组合共奏疏解表邪、和胃降逆之功。

二、风热犯胃（呕吐）

风热犯胃呕吐。

主证：突然呕吐，起病较急，兼见发热恶风，头痛自汗，舌红苔黄，脉浮数。

中医辨证：风热犯胃呕吐。

治法：疏风清热，降逆止呕。

方药：银翘散加减。

银花 10 克　连翘 6 克　薄荷（后下）6 克　陈皮 6 克　淡竹茹 10 克　淡豆豉 10 克　芦根 15 克　荆芥穗 10 克

用法：诸药共煎加水 900 毫升，煎至 450 毫升，一日三次，空腹服用。

禁忌：鲫鱼、猪肉、犬肉、葱。

方论：方中金银花、连翘辛凉轻宣，透泄散邪，清热解毒为君；薄荷辛凉散风清热，荆芥穗、淡豆豉辛散透表，解肌散风为臣；竹茹、芦根清热除烦，生津止咳为佐；陈皮行气化痰健脾为使。诸药共奏疏风清热、降逆止呕之功。热清，逆降，风去，诸症自愈。

三、暑湿犯胃（呕吐）

暑湿犯胃呕吐。

主证：呕吐，身热，心烦，口渴，头痛，头重，腹泻呕吐，胸闷不舒，舌淡苔白腻，脉浮濡。

中医辨证：暑湿犯胃呕吐。

治法：清暑利湿，和胃止呕。

方药：新加香薷饮加味。

广香薷 10 克　厚朴花 10 克　银花 10 克　连翘 10 克　六一散 12 克　佩兰 10 克　大豆卷 10 克　扁豆花 12 克（鲜）

用法：诸药共煎加水 800 毫升，煎至 400 毫升去滓，一日三次，空腹服用。

禁忌：海菜、猪肉、菘菜。

方论：方中香薷祛暑化湿为君；厚朴花、扁豆花、佩兰、大豆卷解表除烦宣郁健脾和中，清暑利湿为臣；六一散性寒味淡，寒能清热，淡能渗湿，使三焦湿热从小便而解兼能调和气为佐；银花、连翘清热解毒消暑。诸药组合共奏消暑利湿，和胃止呕之功。

四、秽浊犯胃 （呕吐）

秽浊犯胃呕吐。

主证：突然呕吐恶心，吐热甚剧，胸脘痞闷，舌质淡，苔白，脉弦缓。

中医辨证：秽浊犯胃呕吐。

治法：辟秽化浊，降逆止呕。

方药：藿香正气散加减，与玉枢丹同服。

藿香 10 克　苏叶 10 克　茯苓 10 克　厚朴 10 克　半夏 10 克　大腹皮 10 克　甘草 6 克　白芷 6 克　陈皮 6 克 （同玉枢丹同服善佳）

用法：诸药共煎加水 900 毫升，煎至 450 毫升去滓，一日三次，空腹服用。

禁忌：羊肉、羊血、饴糖、海菜、菘菜、猪肉。

方论：方中藿香芳香化湿，和中止呕，并能发散风寒；白芷辛香发散，助藿香外散风寒，兼可芳香化浊；厚朴、陈皮、半夏曲行气燥湿，和中消滞；茯苓健脾祛湿，大腹皮行气利湿；苏叶理气和营，行气宽胸；白芷行气活络化滞止痛；陈皮行气健脾利湿。诸药组合成方共奏辟秽化浊、降逆止呕之功。

五、暑热犯胃 （呕吐）

暑热犯胃呕吐。

主证：骤然呕吐，壮热口渴，神乱不眠，舌淡，苔白腻，脉浮濡。

中医辨证：暑热犯胃，胃失和降。

治法：清热解暑。

方药：黄连解毒汤加味。

黄连 6 克　栀子 10 克　黄芩 10 克　黄柏 10 克　荷叶 15 克　赭石 10 克　知母 10 克　竹茹 10 克　佩兰 10 克　生大黄 6 克

用法：诸药共煎加水 900 毫升，煎至 450 毫升去滓，一日三次，空腹服用。

禁忌：冷水、猪肉。

方论：方中黄芩清上焦之热，黄连清中焦之热，黄柏清下焦之热，栀子清三焦之热共为君药；佩兰清暑辟秽化浊，竹茹、赭石降逆化浊为臣；知母、荷叶清深伏之热，生津除烦为佐；大黄大寒抑阳而扶阴，泻腑内热积从大便而解。诸药组合成方共奏清热解暑止呕之功。

六、食滞内停 （呕吐）

食滞内停呕吐。

主证：呕吐酸腐，脘腹胀满，吐后稍适，嗳气厌食，舌苔厚腻，脉滑。

中医辨证：食滞内停呕吐。

治法：消食导滞，和胃降逆。

方药：保和丸加味。

山楂 10 克　神曲 10 克　陈皮 6 克　连翘 10 克　半夏 10 克　茯苓 10 克　白蔻仁 3 克　竹茹 10 克　大腹皮 10 克　麦芽 10 克　黄连 3 克

用法：诸药共煎加水 900 毫升，煎至 450 毫升去滓，一日三次，空腹服用。

禁忌：羊血、羊肉、饴糖、醋及一切酸、冷水、猪肉。

方论：方中山楂善消油腻肉滞食物，神曲能消酒食陈腐之积，大腹皮行气消滞散积而为君；半夏、竹茹降逆止呕，白蔻仁、麦芽健脾消食共为臣；黄连泻胃中湿邪而为佐；陈皮行气健脾而为使。诸药共奏消食导滞，和胃降逆之功。

七、阴明腑实（呕吐）

阳明腑实呕吐。

主证：呕吐，腹胀拒按，大便秘，伴发热，舌苔黄腻，脉沉实。

中医辨证：阳明腑实呕吐。

治法：导滞通腑，清利湿热。

方药：枳实导滞丸加味。

黄连 3 克　大黄 6 克　黄芩 10 克　陈皮 6 克　神曲 10 克　大腹皮 10 克　茯苓 10 克　槟榔 10 克　白术 10 克　泽泻 10 克

用法：诸药共煎加水 900 毫升，煎至 300 毫升去滓，一日三次，空腹服用。

禁忌：冷水、猪肉、雀肉、青鱼、菘菜、醋及一切酸。

方论：方中大黄消积通腑导滞消积，神曲消酒食陈腐之积，大腹皮、槟榔行气健脾消积均为君；白术、茯苓清胃中湿热为使，组合诸药合成方共奏导滞通腑利湿之功。积滞导，腑通，湿去，诸症自愈。

八、痰饮内阻（呕吐）

痰饮内阻呕吐。

主证：呕吐清水痰涎，胸脘痞闷，不思饮食，头眩心悸，舌淡苔白腻，脉滑。

中医辨证：痰饮内阻呕吐。

治法：温化痰饮，和胃降逆。

方药：桂苓术甘汤合二陈汤。

白茯苓 10 克　桂枝 10 克　白术 10 克　炙甘草 6 克　半夏 10 克　陈皮 6 克　生姜 6 克

用法：诸药共煎加水 900 毫升，煎至 450 毫升去滓，一日三次，空腹服用。

禁忌：雀肉、青鱼、海菜、猪肉、羊肉、羊血、饴糖、一切血、菘菜、桃李。

方论：方中桂枝辛温化痰，白术、甘草益气化痰为君药；陈皮行气化痰，半夏健脾降逆和胃为臣；茯苓健脾渗湿化痰为佐；生姜温化痰涎为使。诸药组合共奏温化痰饮，和胃降逆之功。痰化，逆降，诸症自消。

九、肝气犯胃（呕吐）

肝气犯胃呕吐。

主证：呕吐吞酸，或干呕泛恶，嗳气频作，胸胁胀满，舌质淡，苔白，脉弦。

中医辨证：肝气犯胃呕吐。

治法：疏肝理气，和胃降逆。

方药：半夏厚朴汤加减。

半夏 10 克　厚朴 6 克　香附 6 克　佛手 10 克　生姜 6 克　沉香 5 克　苏梗 9 克

用法：诸药共煎加水 800 毫升，煎至 400 毫升去滓，一日三次，空腹服用。

禁忌：羊肉、羊血、饴糖、一切血。

方论：方中半夏化痰开结降逆为君药；厚朴、生姜、苏梗相伍，辛开苦降理气畅中，消痰下气，俱助半夏降逆消结为臣药；香附理气疏肝解郁，沉香行气化痰健脾和胃共为佐药；

生姜行气和胃降逆为使。综合诸药共成疏肝理气，和胃降逆之功。肝气疏，胃逆降，诸症自愈。

十、脾胃气虚（呕吐）

脾胃气虚呕吐。

主证：恶心呕吐，食入难化，泛恶痰涎，胃脘痞满，食欲不振，舌淡苔薄白，脉缓弱或濡。

中医辨证：脾胃气虚呕吐。

治法：健脾和胃，降逆止呕。

方药：香砂六君子汤。

党参 15 克　白术 10 克　木香 6 克　半夏 10 克　陈皮 6 克　茯苓 10 克　砂仁 3 克　佩兰 10 克　生姜 6 克　广藿香 10 克　炙甘草 10 克

用法：诸药共煎加水 900 毫升，煎至 400 毫升去滓，一日三次，空腹服用。

禁忌：羊肉、羊血、饴糖、雀肉、青鱼、菘菜、桃李、醋及一切酸。

方论：方中人参甘温大补元气，木香辛苦温理气化滞，陈皮行气健脾和胃共为君药；白术苦温补气燥脾，砂仁行气宽中开胃消食，半夏和胃降逆共为臣药；茯苓甘淡渗湿泻热为佐药；甘草甘平和中益土为使。诸药组合共成健脾和胃，降逆止呕之效。

十一、脾胃阳虚（呕吐）

脾胃阳虚呕吐。

主证：呕吐时作时止，每因饮食不慎而作，泛吐清水，脘部喜暖恶寒，口干不欲饮，倦怠乏力，面色发白，舌淡苔白，脉沉迟。

中医辨证：脾胃阳虚呕吐。

治法：温中健脾，和胃降逆。

方药：理中汤加味。

人参 10 克　砂仁 3 克　白术 10 克　半夏 10 克　炙甘草 6 克　陈皮 6 克　干姜 6 克　制附片 10 克　肉桂 3 克

用法：诸药共煎加水 800 毫升，煎至 300 毫升去滓，一日三次，空腹服用。

禁忌：雀肉、青鱼、菘菜、菘菜、桃李、羊肉、羊血、饴糖、海菜、猪肉。

方论：方中附子、肉桂、干姜以散寒邪，人参补气健脾，协助干姜振兴脾阳为君；白术健脾燥湿，以促脾阳健运，半夏调脾降逆温胃和中，砂仁行气消食，宽胸开胃为臣；陈皮行气健脾胃为佐；甘草调和诸药为使。诸药组合成方共奏温中健脾之功。中焦重振，脾胃健运，升清降浊机能得到恢复，呕吐腹痛自愈。

十二、胃阴不足（呕吐）

胃阴不足呕吐。

主证：呕吐反复发作，或恶心干呕，口燥咽干，饥不欲食，脘部嘈杂，舌红少津，脉细数。

中医辨证：胃阴不足呕吐。

治法：滋养胃阴，降逆止呕。

方药：麦门冬汤加味。

麦门冬 10 克　半夏 10 克　石斛 10 克　人参 10 克　乌梅 10 克　玉竹参 10 克　粳米 10 克　甘草 6 克　炒麦芽 10 克　淡竹叶 10 克　枇杷叶 10 克　橘皮 6 克

用法：诸药共煎加水 900 毫升，煎至 450 毫升去滓，一日三次，饭后服用。

禁忌：鲫鱼、海菜、猪肉、菘菜、羊肉、羊血、饴糖。

方论：方中重用麦冬滋养胃阴，清降虚火为君药；人参、玉竹养阴润燥，益气补中，枇杷叶、石斛、半夏、粳米消积降逆和胃共为臣药；陈皮、甘草健脾益气，乌梅、竹叶清虚热生津收敛为佐药；淡竹叶清心泻火为使，诸药组合成方共奏滋阴降火，降逆止呕之功。

288. 呕吐不食（火热相拒隔）

呕吐不食火热相拒隔。

主证：呕吐不食，水饮不得入口，舌红少津，脉弦。

中医辨证：呕吐不食火热相拒隔。

治法：和胃清火。

方药：人参干姜汤。

人参 10 克　干姜 2 克　黄连 10 克　黄芩 10 克

用法：诸药共煎加水 600 毫升，煎至 300 毫升去滓，一日三次，空腹服用。

禁忌：冷水、猪肉、萝卜。

方论：方中人参补中益气健脾和胃为君；干姜温胃开闭为臣；黄芩、黄连清膈泻热为佐使，胃和，火热清，呕吐自愈。

289. 呕吐能食（两热相争冲）

呕吐能食两热相争。

主证：呕吐能食，食入即吐，舌红少津，脉弦数。

中医辨证：两热相争。

治法：清泻腑热。

方药：酒蒸大黄汤。

酒大黄 10 克　甘草 3 克

用法：二味药加水 250 毫升，煎至 150 毫升，分二次早晚服用。

禁忌：海菜、菘菜、猪肉。

方论：方中大黄通腑消积清泻火热，酒炒大黄有行气开郁清腑泻肺热之功。

290. 食久乃吐

食久乃吐，多由脾经乏火、胃腑虚寒、肾脏虚寒、肝经寒热而致。

一、脾经乏火（食久乃吐）

食久乃吐，脾经乏火。

主证：食久乃吐，兼见大腹胀满，舌淡苔白腻，脉濡弱。

中医辨证：脾经乏火，食久乃吐。

治法：益气补中，化痰降逆。

干姜 3 克　附子 6 克　半夏 6 克　人参 6 克　白术 10 克　茯苓 10 克　陈皮 3 克　甘草 3 克　香附 10 克　砂仁 3 克

用法：诸药共煎加水 500 毫升，煎至 300 毫升去滓，一日三次，饭后服用。

禁忌：羊肉、羊血、饴糖、雀肉、青鱼、菘菜、桃李、海菜、猪肉。

方论：方中附子辛大热温中降逆为君；白术健脾燥湿，合人参以益气健脾，半夏、干姜温胃降逆化痰和胃，茯苓渗湿健脾，合陈皮行气健脾和胃为佐；甘草调和诸药为使。诸药组合成方共奏益气补中、化痰降逆之功。

二、胃腑虚寒（食久乃吐）

胃腑虚寒，食久乃吐。

主证：面色苍白，体倦乏力，食少腹胀，食久乃吐，舌淡苔白，脉濡弱。

中医辨证：胃腑虚寒，食久乃吐。

治法：健脾和胃，温中降逆。

方药：香砂养胃汤。

木香 10 克　砂仁 3 克　茯苓 10 克　陈皮 10 克　半夏 10 克　人参 10 克　白术 10 克　干姜 3 克　甘草 3 克　大枣 4 枚

用法：诸药共煎加水 900 毫升，煎至 450 毫升去滓，一日三次，饭后服用。

禁忌：醋及一切酸、羊肉、羊血、饴糖、雀肉、青鱼、菘菜、桃李、海菜、猪肉。

方论：方中干姜温中降逆为君；人参益气补中，白术燥温健脾和胃，半夏燥湿降逆，调理脾胃，木香理气滞调和胃气，砂仁行气消食共为佐；甘草调和诸药为使，诸药共组成方共奏健脾和胃，温中降逆之功。

三、肾部虚寒（食久乃吐）

食久乃吐，吐出多带水液。

主证：食久乃吐，吐出多带水液，舌质淡苔白，脉沉迟。

中医辨证：肾部虚寒，食久乃吐。

治法：温阴利水。

方药：仲景真武汤。

白茯苓 10 克　白芍药 10 克　白术 10 克　生姜 3 片　附子 10 克

用法：五味药共煎加水 800 毫升，煎至 300 毫升去滓，一日三次，每服 100 毫升，空腹服用。

禁忌：雀肉、青鱼、菘菜、桃李、醋及一切酸。

方论：本方治脾肾阳虚，水湿内停的要方。方中附子温壮肾阳，白术健脾燥湿，茯苓利水渗湿，生姜温散水气，芍药利便止腹痛。五味相配，既能温补脾肾之阳，又可利水祛湿故适用于脾肾阳虚，水湿内聚所产生的诸症。

四、肝经寒热（食久乃吐）

食久乃吐，肝经寒热。

主证：食久乃吐，吐出多带酸水，反胃呕吐，时发时止，舌淡苔白，脉弦数。

中医辨证：肝经寒热，食久乃吐。

治法：温中散寒，消除寒热。

方药：仲景乌梅丸。

乌梅3枚　人参6克　当归10克　黄连6克　黄柏6克　干姜3克　细辛2克　附子6克　桂枝3克　花椒3克

用法：诸药共煎加水900毫升，煎至300毫升去滓，一日三次，饭后服用。

禁忌：冷水、猪肉、湿面。

方论：方中重用乌梅疗反胃呕吐为君；细辛、干姜、桂枝、附子、川椒辛热之品以清热，人参、当归补气养血为佐使。诸药共奏温中散寒，消除寒热之功。

291. 单吐痰涎（胃中痰饮）

单吐痰涎，胃中痰饮。

主证：单吐痰涎，咳嗽头痛，脾胃不和，胸脘痞闷，呕吐恶心，头晕心悸，咳嗽痰多，舌淡苔白腻，脉滑。

中医辨证：胃中痰涎。

治法：燥湿化痰，理气和中。

方药：加味二陈汤。

陈皮6克　半夏6克　生姜3片　甘草3克　竹沥6克　茯苓10克　黄芩10克

用法：诸药共煎加水800毫升，煎至450毫升去滓，一日三次，饭后服用。

禁忌：海菜、猪肉、菘菜、醋及一切酸，羊肉、羊血、饴糖。

方论：本方是治疗湿痰要方。湿痰之成，多因饮食生冷，脾胃不和，运化失健，以致湿聚成痰。方中半夏燥湿化痰，和胃止呕；陈皮理气化痰和胃止呕，使气顺则痰降，气行则痰化；痰由湿生，故以茯苓健脾渗湿；甘草和中益脾，竹沥清热化痰，生姜温散化痰消饮，黄芩清胃中湿热。诸药组合共成燥湿化痰，理气和中之效。湿去、痰化，诸症自愈。

292. 呕吐不止（脾气虚寒）

呕吐不止，脾气虚寒。

主证：腹痛下痢，呕吐不止，脘腹冷痛，喜按喜温，舌淡苔白，脉沉迟。

中医辨证：脾肾虚寒，呕吐不止。

治法：益气健脾，温中回阳。

方药：附子理中汤。

附子6克　甘草3克　人参6克　白术10克　干姜3克

用法：诸药共煎加水800毫升，煎至300毫升去滓，一日三次，饭后服用。

禁忌：海菜、猪肉、菘菜、雀肉、青鱼、桃李。

方论：方中附子辛热回阳温脾胃为君药；人参甘温升清阳，而断下利，甘补中气以缓急，白术味甘苦性温健脾，燥湿止泄为臣；炮姜大辛大热可祛中寒，辛能散其寒凝为佐药；炙甘草味甘性温补中气而调诸药为使药，诸药组合共成益气健脾，温中回阳之效，脾健、阳回，诸症自愈。

293. 呕吐发热（少阳气逆）

呕吐发热，少阳之气逆。

主证：口苦，胸满，不欲食，寒热往来，心烦，呕吐发热，舌苔黄腻，脉弦。

中医辨证：少阳气逆，呕吐发热。

治法：扶正祛邪，和解少阳。

方药：小柴胡汤。

柴胡 3 克　人参 6 克　黄芩 10 克　半夏 10 克　甘草 3 克　生姜 3 片　大枣 4 枚

用法：诸药加水 600 毫升，煎至 300 毫升去滓，一日三次，饭后服用。

禁忌：羊肉、羊血、饴糖、桃李、海菜、猪肉。

方论：方中柴胡清透太阳半表之邪，从外而解为君；黄芩清泄少阳之半里之热为臣；人参、甘草益气扶正，半夏降逆和中为佐；生姜助半夏和胃，大枣助参草益气，姜枣合用，又可调理营卫为使，诸药组合共奏和解少阳之功。

294. 猝然呕吐（感瘴疠异气）

猝然呕吐，感瘴疠异气。

主证：猝然呕吐，发热闷恶，外感风寒，发热恶寒，舌苔白腻，脉浮濡。

中医辨证：猝然呕吐，感瘴疠异气。

治法：解表化湿，理气和中。

方药：藿香正气散。

藿香 3 克　白术 10 克　半夏 10 克　砂仁 6 克　茯苓 10 克　陈皮 3 克　大腹皮 6 克　白芷 6 克　紫苏 3 克　甘草 3 克　厚朴 3 克　桔梗 3 克　大枣 4 枚　生姜 3 片

用法：诸药共煎加水 900 毫升煎，至 450 毫升去滓，一日三次，空腹服用。

禁忌：羊肉、羊血、饴糖、醋一切酸、青鱼、雀肉、菘菜、桃李、一切血。

方论：方中藿香芳香化湿，和中止呕，并能发散风寒；紫苏、白芷辛香发散，助藿香外散风寒，兼可芳香化浊；厚朴、陈皮、半夏曲行气燥湿，和中消滞；白术、茯苓健脾去湿，大腹皮行气利湿；桔梗宣肺利膈；生姜、大枣、甘草调和脾胃且和药性。诸药合用，共成解表化湿，理气和中之功。

295. 反　胃

反胃是指饮食入胃，停滞不化，良久反出的病症，多由脾胃虚寒、肾阳虚衰、寒饮内停、痰气交阻、胃中积热、瘀血积结、气阴两虚而致。

一、脾胃虚寒（反胃）

脾胃虚寒反胃。

主证：食后脘腹胀满，朝食暮吐，暮食朝吐，吐出宿食不化及清水稀涎，吐尽始觉舒适，肢冷不温，神疲乏力，舌淡苔白，脉沉迟。

中医辨证：脾胃虚寒反胃。

治法：温中健脾，和胃降逆。

方药：丁沉透膈散。

丁香5克　人参6克　砂仁3克　白蔻仁3克　白术10克　炙甘草3克　制香附10克
木香10克　麦芽10克　神曲10克　沉香6克

用法：诸药共煎加水900毫升，煎至450毫升去滓，一日三次，饭后服用。

禁忌：雀肉、青鱼、菘菜、猪肉、海菜、桃李。

方论：方中丁香、沉香温中健脾理气降逆为君；人参甘温益气补中，白蔻仁温胃健脾，砂仁行气化滞，麦芽、神曲消食化积共为臣；木香、香附行气化滞为佐；炙甘草气温中健脾兼调诸药为便，诸药共组合成方共奏温中健脾，和胃降逆之功。

二、肾阴虚衰（反胃）

肾阳虚衰反胃。

主证：食久复吐，吐物完谷不化，泛吐清涎，澄彻清冷，舌淡苔白，脉沉迟弱。

中医辨证：肾阳虚衰反胃。

治法：温补肾阳，降逆和胃。

方药：六味回阳饮。

人参6克　当归10克　熟地10克　干姜3克　制附片10克　丁香5克　沉香5克
半夏10克　炙甘草6克

用法：诸药共煎加水900毫升，煎至450毫升去滓，一日三次，空腹服用。

禁忌：葱、蒜、萝卜、一切血、羊肉、羊血、饴糖、湿面、海菜、猪肉、菘菜。

方论：方中附子、干姜辛温，温肾壮阳为君；人参、甘草益气补中，行气健脾，半夏健脾调胃降逆气，丁香、沉香温肾降逆共为臣；当归、熟地补血益肾为佐使。诸药组合共成温肾补阳、降逆和胃之功。

三、寒饮内停（反胃）

寒饮内停反胃。

主证：反胃吐出宿谷及清水痰涎，或泛吐涎沫，脘闷食少，胃中有振水声，舌淡苔腻，脉沉滑。

中医辨证：寒饮内停反胃。

治法：温阳化饮，降逆和胃。

方药：茯苓泽泻汤。

茯苓10克　泽泻10克　生姜3克　甘草3克　白术10克　桂枝6克　吴茱萸10克
椒目3克　枳壳6克　党参10克

用法：诸药共煎加水900毫升，煎至450毫升去滓，一日三次，空腹服用。

禁忌：醋及一切酸、海菜、菘菜、猪肉、雀肉、青鱼、桃李。

方论：方中茯苓、泽泻健脾渗湿，祛痰化饮，白术健脾燥湿，助茯苓运化水湿为君药；桂枝温阳化饮，吴茱萸温中开郁，枳壳行气健脾，党参祛痰，甘草行气健脾化痰兼调和诸药为使。诸药共奏温阳化饮，降逆和胃之功。

四、痰气交阻（反胃）

痰气交阻反胃。

主证：反胃吐出宿食痰涎，胸膈痞闷，脘腹胀满，呃逆嗳气，舌淡，苔白腻，脉滑。

中医辨证：痰气交阻反胃。

治法：解郁化痰，和胃降逆。

方药：香砂宽中丸。

白术 10 克　白蔻仁 3 克　制香附 10 克　砂仁 3 克　甘草 3 克　茯苓 10 克　半夏曲 10 克　槟榔 10 克　生姜 3 克　青皮 6 克　厚朴 6 克　陈皮 3 克

用法：诸药共煎加水 900 毫升，煎至 450 毫升，一日三次，空腹服用。

禁忌：雀肉、青鱼、菘菜、桃李、海菜、猪肉、醋及一切酸。

方论：方中半夏曲、砂仁、茯苓、白术健脾化痰降逆为君；白豆蔻、厚朴、槟榔、青陈皮行气解郁化滞为臣；香附理气解郁，生姜降逆开胃止呕吐反胃为佐；甘草调诸药益气和中。诸药组合共奏解郁化痰，和胃降逆之功。

五、胃中积热（反胃）

胃中积热反胃。

主证：食后脘腹胀满，反胃吐食，气味酸馊，大便秘结，小便黄赤，心烦口渴，舌红苔黄，脉滑数。

中医辨证：胃中积热反胃。

治法：清胃泻热，和中降逆。

方药：竹茹汤加味。

竹茹 10 克　半夏 10 克　陈皮 3 克　黄连 3 克　甘草 3 克　枳壳 3 克　厚朴 6 克　槟榔 10 克　枇杷叶 10 克　莱菔子 10 克　大黄 6 克　黄芩 10 克

用法：诸药共煎加水 900 毫升，煎至 450 毫升，一日三次，空腹服用。

禁忌：羊肉、羊血一切血、冷水、猪肉、海菜、菘菜。

方论：方中黄连、黄芩、大黄、莱菔子清泻胃中积热共为君；枳壳、槟榔、枇杷叶、竹茹行气清热降逆共为臣；厚朴、半夏调脾健胃以防苦寒泻下之药伤及脾胃共为佐；陈皮行气健脾，甘草益气调脾兼和诸药为使。诸药组合共成清胃泻热，和中降逆之功。

六、瘀血积结（反胃）

瘀血积结反胃。

主证：反胃吐食不化，或吐褐色浊液，或吐血，便血，腹部胀满，食后尤甚，上腹刺痛拒按，舌暗或有瘀斑，脉弦涩。

中医辨证：瘀血积结，气机不畅。

治法：活血祛瘀，和胃降逆。

方药：膈下逐瘀汤。

川芎 6 克　五灵脂 10 克　赤芍药 10 克　半夏 10 克　桃仁 10 克　红花 6 克　甘草 6 克　制香附 10 克　乌药 10 克　延胡 10 克　牡丹皮 10 克　枳壳 10 克　当归 10 克

用法：诸药共煎加水 900 毫升，煎至 450 毫升去滓，一日三次，空腹服用。

禁忌：蒜、胡荽、羊血、羊肉、饴糖、湿面。

方论：方中当归、川芎、赤芍养血活血；牡丹皮清热凉血，活血化瘀；桃仁、红花、灵脂破血逐瘀，半夏健脾和胃降逆；配元胡、乌药、枳壳行气化滞，且增强逐瘀之力。甘草调和诸药。全方以活血化瘀和行气药物居多，使气帅血行，更好发挥其活血逐瘀、破积消结之功。

七、气阴两虚（反胃）

气阴两虚反胃。

主证：食入反出，食欲不振，便秘，汗出，心悸怔忡。

中医辨证：气阴两虚反胃。

治法：益气养阴，和胃降逆。

方药：麦门冬汤加味。

麦门冬 10 克　半夏 10 克　粳米 30 克　甘草 6 克　人参 10 克　大枣 6 克　火麻仁 10 克
制首乌 12 克　酸枣仁 10 克　天花粉 10 克　钗石斛 10 克　生麦芽 10 克　鸡内金 10 克

用法：诸药共煎加水 1000 毫升，煎至 450 毫升去滓，一日三次，空腹服用。

禁忌：羊肉、羊血、饴糖、海菜、猪肉、菘菜、葱、蒜、萝卜、一切血。

方论：方中人参、大枣、粳米益气健脾补中为君；石斛、麦冬、天花粉、何首乌滋阴养血，半夏降逆调脾胃为臣；鸡金、麦芽健脾消积，火麻仁泻结清热为佐；枣仁镇心安神，甘草行气健脾兼调诸药为使。诸药组合共奏益气养阴，和胃降逆之功。

296. 胃　痛

胃痛是以胃脘部临近心窝部疼痛的病症，多由寒邪客胃、饮食停滞、湿阻气滞、寒湿阻中、湿热中阻、痰饮阻中、肝气犯胃、肝胃郁热、瘀血阻络、脾胃虚寒、胃阴不足、虫积胃脘而致。

一、寒邪客胃（胃痛）

寒邪客胃胃痛。

主证：胃痛暴作，畏寒喜暖，得温则痛减，遇寒则痛增，舌淡苔白，脉沉迟。

中医辨证：寒邪客胃胃痛。

治法：温胃散寒，行气止痛。

方药：良附丸。

高良姜 10 克　香附 10 克　陈皮 6 克　木香 6 克　吴茱萸 10 克　干姜 6 克（本方治诸痛，因寒而得香附 3 克　高良姜 6 克；因怒而得香附 6 克　良姜 3 克　）

用法：诸药共煎加水 800 毫升，煎至 400 毫升去滓，一日三次，空腹服用。

禁忌：凉饮、猪肉、犬肉、菘菜。

方论：方中良姜温中暖胃，散寒止痛；良姜大辛大温故专主中宫真寒重证，独治胃冷气逆；方中香附疏肝开郁，行气止痛；陈皮行气健脾；木香行气化滞；干姜温中散寒；吴茱萸疗心腹之冷气；诸药组合成方共奏温胃散寒，行气止痛之功。

二、饮食停滞（胃痛）

饮食停滞胃痛。

主证：胃脘胀满，疼痛拒按，嗳腐吞酸，或呕吐不消化食物，吐后或矢气后痛减，不思饮食，大便不爽，舌苔厚腻，脉滑。

中医辨证：饮食停滞胃痛。

治法：消食导滞，和胃止痛。

方药：保和丸。

山楂 10 克　神曲 10 克　莱菔子 10 克　茯苓 10 克　半夏 10 克　连翘 6 克　大黄 6 克槟榔 10 克　陈皮 6 克　枳壳 10 克

用法：诸药共煎加水 800 毫升，煎至 400 毫升去滓，一日三次，空腹服用。

禁忌：醋及一切酸、羊肉、羊血、饴糖。

方论：方中山楂善消油腻肉滞；神曲能消酒食陈腐之积；莱菔子消面食痰浊之滞；陈皮、半夏、茯苓理气和胃燥湿化痰，连翘散结清热，枳壳行气健脾，槟榔、大黄清胃健脾消积化滞。诸药组合共奏消食导滞、和胃止痛之功。

三、湿阻气滞（胃痛）

湿阻气滞胃痛。

主证：胃脘胀满隐痛，头胀胸闷，倦怠嗜卧，纳食减少，苔白腻，脉濡细。

中医辨证：湿阻气滞胃痛。

治法：燥湿理气，和胃止痛。

方药：平胃散加味。

苍术 10 克　炙甘草 3 克　佩兰 10 克　厚朴 6 克　苡仁 10 克　生姜 3 克　草豆蔻 6 克大枣 6 克　陈皮 6 克

用法：诸药共煎加水 900 毫升，煎至 400 毫升去滓，一日分三次温服。

禁忌：雀肉、青鱼、菘菜、桃李、海菜、猪肉。

方论：方中重用苍术燥湿运脾为君；厚朴、生姜行气化湿温脾化滞，佩兰辟秽化湿消胀除满，薏仁健脾化湿和中，草豆蔻温中逐寒，燥湿祛寒为臣；陈皮行气化滞健脾和中，大枣益气补中共为佐；炙甘草益气健脾兼调诸药。诸药组合共奏燥湿理气，和胃止痛之功。

四、寒湿阻中（胃痛）

寒湿阻中胃痛。

主证：胃痛喜温，脘腹满闷，四肢欠温，口淡厌食，恶心欲呕，舌淡苔腻，脉濡细。

中医辨证：寒湿阻中胃痛。

治法：温中散寒，燥湿理气。

方药：厚朴温中汤加味。

厚朴 6 克　干姜 3 克　炙甘草 3 克　草豆蔻 6 克　木香 10 克　茯苓 10 克　苍术 10 克白术 10 克　橘皮 6 克　生姜 3 克

用法：诸药共煎加水 900 毫升，煎至 400 毫升去滓，一日三次，空腹服用。

禁忌：海菜、菘菜、猪肉、醋及一切酸、雀肉、青鱼、桃李。

方论：方中厚朴理气燥湿消胀除满为君；草豆蔻燥湿祛痰，干姜、生姜温中散寒，苍术、白术燥湿祛痰健脾共为臣；木香理气化滞，橘皮行气健脾为佐；甘草、茯苓健脾渗湿，诸药共奏温中散寒，燥湿理气之功。

五、湿热中阻（胃痛）

湿热中阻胃痛。

主证：胃脘胸痛胀满，嘈杂吐酸，口干而苦，渴不欲饮，苔白腻，脉濡数。

中医辨证：湿热中阻，健运失职。

治法：清化湿热，理气和胃。

方药：清中汤加味。

黄连 3 克　草豆蔻 6 克　栀子 10 克　陈皮 6 克　半夏 10 克　厚朴 6 克　煅瓦楞 15 克　海螵蛸 15 克　甘草 6 克

用法：诸药共煎加水 900 毫升，煎至 450 毫升去滓，一日三次，空腹服用。

禁忌：羊肉、羊血、饴糖、海菜、猪肉、菘菜、冷水。

方论：方中黄连、栀子清热化湿为君；半夏、厚朴健脾燥湿，草豆蔻渗湿逐痰，陈皮、甘草行气健脾化湿为臣；煅瓦楞甘咸化痰祛湿散瘀为佐；海螵蛸除湿化痰为使，诸药组合共成清热化湿、理气和胃之功。

六、痰饮阻中（胃痛）

痰饮阻中胃痛。

主证：胃脘闷痛，饮水痛增，痞满恶心，时吐涎沫，头目昏眩，脘腹漉漉有声。

中医辨证：痰饮阻中胃痛。

治法：温中健脾，和胃化饮。

方药：苍术化饮汤加味。

苍术 10 克　茯苓 10 克　陈皮 6 克　党参 15 克　白术 10 克　肉桂 3 克　生姜 3 克　细辛 3 克　炙甘草 6 克　制附片 10 克　车前子 10 克

用法：诸药共煎加水 800 毫升，煎至 400 毫升去滓，一日三次，空腹服用。

禁忌：雀肉、青鱼、菘菜、桃李、醋一切酸、海菜、猪肉。

方论：方中肉桂、苍术、附子、党参、白术温中健脾为君药；茯苓、陈皮、细辛、生姜行气健脾消痰化饮为臣药；车前子导湿浊下行从小便而解为佐；甘草行气健脾兼调和诸药。诸药组合成方共奏温中健脾、和胃化饮之功。

七、肝气犯胃（胃痛）

肝气犯胃胃痛。

主证：胃脘痞满，痛连两胁，每因情志因素而痛作，舌红苔腻，脉弦。

中医辨证：肝气犯胃胃痛。

治法：疏肝理气，和胃止痛。

方药：柴胡疏肝汤。

柴胡 10 克　白芍 10 克　制香附 10 克　陈皮 6 克　川芎 6 克　枳壳 6 克　佩兰 10 克　郁金 10 克　砂仁 3 克　炙甘草 3 克　煅瓦楞 15 克　吴萸子 10 克　黄连 3 克

用法：诸药共煎加水 900 毫升，煎至 300 毫升，一日三次，空腹服用。

禁忌：海菜、猪肉、菘菜、冷水。

方论：方中柴胡疏肝解郁，枳壳、陈皮行气健脾，郁金、香附疏肝散瘀共为君药；砂仁、佩兰健脾和胃，川芎、瓦楞子、吴萸子开瘀散结，理气化滞，白芍平肝活络均为臣药；黄连祛肝胃邪热为佐药；使以炙甘草缓急兼调诸药。配合成方共奏疏肝理气、和胃止痛之功。

八、肝胃郁热（胃痛）

肝胃郁热胃痛。

主证：胃脘灼痛，痛热急迫，心烦易怒，嘈杂吐酸，口干口苦，舌红苔腻，脉弦。

中医辨证：肝胃郁热胃痛。

治法：疏肝泻热，和胃止痛。

方药：化肝煎合左金丸加味。

白芍 10 克　青皮 6 克　陈皮 6 克　泽泻 10 克　栀子 10 克　川贝母 10 克　黄连 3 克 吴茱萸 10 克　香橼 10 克　佛手 10 克　丹皮 10 克

用法：诸药共煎加水 1000 毫升，煎至 450 毫升去滓，一日三次，空腹服用。

禁忌：冷水，猪肉、蒜、胡荽。

方论：本方治之症为肝失条达，郁而化火，以及肝气犯胃所致，方中重用黄连苦寒泻火为君；吴茱萸既能降逆止呕，制酸止痛，又能制约黄连之过于寒凉，少量栀子清三焦之邪火，青皮、陈皮、香橼行气开郁疏肝，白芍滋阴清热，贝母清热散郁，丹皮清热凉血舒肝解郁共为臣；佛手辛温善治肝胃气郁为佐；泽泻渗湿利水导热下行，而使郁热从小便而解为使。诸药组合共奏疏肝泻热、和胃止痛之效。

九、瘀血阻络（胃痛）

瘀血阻络胃瘀。

主证：胃痛如针刺或刀割，痛处固定拒按，食后痛甚，舌质不鲜或紫暗，脉细涩。

中医辨证：瘀血阻络，血行不畅。

治法：活血化瘀，通络止痛。

方药：丹参饮合失笑散。

丹参 10 克　砂仁 3 克　檀香 3 克　蒲黄 10 克　五灵脂 10 克

用法：五味药共煎加水 500 毫升，煎至 300 毫升，一日三次，空腹服用。

禁忌：猪肉、犬肉、葱、蒜。

方论：方中五灵脂、蒲黄相须合用，活血祛瘀通利血脉止瘀痛，取醋煎熬取其活血脉；丹参味苦微寒，重用活血化瘀止痛而不伤气血，因血瘀，气往往亦滞，故配檀香、砂仁温中行气止痛，阴阳并行，刚柔相济使瘀化气畅，胃痛渐止。

十、脾胃虚寒（胃痛）

脾胃虚寒胃痛。

主证：胃脘隐痛，喜温喜按，空腹痛甚，得食痛减，舌质淡，脉细。

中医辨证：脾胃虚寒胃痛。

治法：温中健脾，健脾和胃。

方药：黄芪建中汤加味。

黄芪 15 克　白芍 10 克　生姜 3 克　饴糖 15 克　桂枝 10 克　大枣 6 克　炙甘草 6 克 半夏 10 克　陈皮 6 克　高良姜 6 克　制香附 10 克

用法：诸药共煎加水 900 毫升，煎至 450 毫升去滓，一日三服，每服 150 毫升，空腹服用。

禁忌：海菜、猪肉、菘菜、羊肉、羊血、饴糖。

方论：方中黄芪益气补中，良姜、桂枝、饴糖、生姜温中散寒共为君；大枣、炙甘草益气健脾，半夏、陈皮健脾和中均为臣；白芍行气活络止痛为佐；香附理气活络为使。诸药共奏温中散寒、健脾和胃之功。

十一、胃阴不足（胃痛）

胃阴不足胃痛。

主证：胃痛隐隐灼痛，烦渴思饮，口燥咽干，食少，大便干，舌红少津，脉细数。

中医辨证：胃阴不足胃痛。

治法：滋养胃阴，缓急止痛。

方药：芍药甘草汤。

白芍 10 克　炙甘草 6 克　北沙参 15 克　麦冬 10 克　玉竹参 10 克　钗石斛 10 克　扁豆 10 克　天花粉 10 克　绿萼梅 6 克　生地黄 12 克　佛手片 10 克

用法：诸药共煎加水 900 毫升，煎至 450 毫升去滓，一日三次，空腹服用。

禁忌：海菜、猪肉、菘菜、鲫鱼、葱、蒜、萝卜、一切血。

方论：本方主治津液受损，阴血不足，筋脉失濡所致诸症；方中的白芍药酸寒，养血敛阴，柔肝止痛，甘草甘温健脾益气，缓急止痛，酸甘化阴共为君；沙参、玉竹参养阴润燥，天花粉、石斛滋阴除热，养阴生津为臣；佛手和中益气开郁散结为佐；使以甘草缓急止痛。诸药组合共奏滋阴养血、缓急止痛之功。

十二、虫积胃脘（胃痛）

虫积胃脘胃痛。

主证：胃脘痛疼，得食缓之，空腹剧增，时作剧痛，移时自安，舌淡苔白，脉滑。

中医辨证：虫积胃脘胃痛。

治法：杀虫安胃，理气止痛。

方药：使君子散。

使君子 6 克　苦楝子 10 克　芜荑 6 克　甘草 6 克　干姜 6 克　木香 6 克

用法：诸药共煎加水 800 毫升，煎至 300 毫升去滓，一日三次，空腹服用。

禁忌：海菜、猪肉、菘菜。

方论：方中使君子、苦楝子、芜荑杀虫消积健脾共为君；干姜温中健脾，安胃止痛为臣；木香行气化滞为佐；甘草益气调中健脾为使。诸药共奏杀虫安胃、理气止痛之功。

297. 胃　缓

胃缓系指胃体虚弱无力，弛纵松缓而言，多由脾虚气陷、肝郁脾虚、脾虚饮停、胃阴不足而致。

一、脾虚气陷（胃缓）

脾虚气陷胃缓。

主证：脘痞腹胀，食后尤甚，倦怠嗜卧，少气懒言，不思饮食，舌淡，脉弱。

中医辨证：脾虚气陷胃缓。

治法：补气升陷。

方药：补中益气汤加味。

黄芪 15 克　人参 10 克　炙甘草 6 克　柴胡 6 克　白术 10 克　当归 10 克　陈皮 6 克　升麻 6 克　枳实 10 克

用法：诸药共煎加水 900 毫升，煎至 450 毫升去滓，一日三次，饭后服用。

禁忌：海菜、菘菜、猪肉、雀肉、莼菜、青鱼、桃李、湿面。

方论：方中黄芪补中益气，升阳固表为君；人参、白术、甘草甘温益气，补益脾胃为臣；陈皮调理气机，当归补血和营为佐；升麻、柴胡协参、芪升举清阳，枳实行气宽胸健脾为使。综合全方，一则补气健脾，使后天生化有源，脾胃气虚诸症自可痊愈；一则升提中气，恢复中焦升降之功能，使下脱虚陷之症自复其位。

二、肝郁脾虚（胃缓）

肝郁脾虚胃缓。

主证：脘痞腹胀，食后坠痛，胸胁不舒，烦躁易怒，纳呆食少，嗳气频作，舌薄白，脉缓弱。

中医辨证：肝郁脾虚胃缓。

治法：疏肝健脾。

方药：四君子汤合四逆散。

柴胡 10 克　党参 15 克　枳壳 6 克　白术 10 克　黄芪 15 克　茯苓 10 克　生麦芽 10 克　炙甘草 3 克

用法：诸药共煎加水 800 毫升，煎至 400 毫升去滓，一日三次，空腹服用。

禁忌：雀肉、莼菜、青鱼、猪肉、醋及一切酸、海菜。

方论：方中柴胡疏肝解郁，党参、黄芪益气健脾为君；枳壳、白术行气健脾为臣；茯苓健脾和中，麦芽和胃健脾为佐；炙甘草益气健脾和胃兼调诸药为使。诸药共奏疏肝健脾之功。

三、脾虚饮停（胃缓）

脾虚饮停胃缓。

主证：脘腹痞满，漉漉有声，口淡不渴，呕吐清水，神疲乏力，舌淡苔白，脉滑。

中医辨证：脾虚饮停胃缓。

治法：健脾益气，温中化饮。

方药：二陈汤合苓桂术甘汤。

陈皮 6 克　法半夏 10 克　茯苓 10 克　桂枝尖 10 克　白术 10 克　干姜 3 克　制附子 10 克　党参 15 克　黄芪 15 克

用法：诸药共煎加水 900 毫升，煎至 450 毫升去滓，一日三次，空腹服用。

禁忌：羊血、羊肉、饴糖、醋及一切酸、雀肉、青鱼、莼菜、桃李。

方论：方中党参、黄芪、白术益气补中健脾为君；附子、干姜、桂枝温中健脾为臣；半夏、茯苓燥湿化痰消饮为佐；陈皮行气健脾为使。诸药组合共奏健脾益气，温中化饮之功。

四、胃阴不足（胃缓）

胃阴不足胃缓。

主证：食后脘腹坠满，干呕呃逆，烦闷不舒，烦渴喜饮，舌红少津，脉细数。

中医辨证：胃阴不足胃缓。

治法：滋养胃阴。

方药：益胃汤加减。

北沙参 15 克　麦门冬 10 克　天花粉 10 克　生地黄 10 克　玉竹参 10 克　钗石斛 10 克
葛根 10 克　厚朴花 10 克　玫瑰花 10 克　炒谷芽 10 克　炒麦芽 10 克

用法：诸药共煎加水 900 毫升，煎至 450 毫升去滓，一日三次，饭后服用。

禁忌：鲫鱼、葱、蒜、萝卜、一切血。

方论：方中沙参滋阴清热生津，生地、玉竹、石斛、花粉、麦冬养阴清热生津止渴共为君；葛根退热生津醒脾和胃，厚朴花健脾和胃降逆止呕为臣；炒谷芽、炒麦芽健脾消积和中开胃共为佐；玫瑰花理气解郁和血散瘀为使。诸药组合成方共奏滋养胃阴之功。

298. 痞　满

痞满，胸脘痞塞，闷满不舒。多由饮食停积、痰湿中阻、饮邪阻中、邪热壅塞、寒热错杂、肝气犯胃、肝胃郁热、脾胃阳虚、胃阴不足而致。

一、饮食停积（痞满）

饮食停积痞满。

主证：胸脘痞闷，痞塞不舒，吞酸嗳腐，或恶心呕吐，腹痛拒按，舌苔厚腻，脉滑。

中医辨证：饮食停积痞满。

治法：消食导滞，和胃消痞。

方药：保和丸加味。

山楂 10 克　神曲 10 克　莱菔子 10 克　陈皮 6 克　半夏 10 克　连翘 6 克　茯苓 10 克
槟榔 10 克　黄连 3 克　枳实 6 克　厚朴花 6 克

用法：诸药共煎加水 900 毫升，煎至 450 毫升去滓，一日三次，空腹服用。

禁忌：羊肉、羊血、饴糖、醋及一切酸、冷水、猪肉。

方论：方中山楂善消油腻肉滞；神曲能消酒食陈腐之积；莱菔子消面食痰浊之滞，枳实、厚朴花行气化滞除痞满，陈皮、半夏、茯苓燥湿化痰，理气和胃；黄连、连翘散结清热，槟榔消积化饮。诸药组合成方共奏消食导滞，和胃消痞之功。

二、痰湿中阻（痞满）

痰湿中阻痞满。

主证：胸脘痞塞，闷满不舒，头晕目眩，恶心欲呕，身重疲倦，苔白腻，脉濡细。

中医辨证：痰湿中阻痞满。

治法：燥湿化痰，行滞消痞。

方药：平胃散合二陈汤。

厚朴 6 克　陈皮 6 克　甘草 6 克　茯苓 12 克　苍术 10 克　半夏 6 克　生姜 3 片

用法：诸药加水 800 毫升，煎至 400 毫升去滓，一日三次，空腹服用。

禁忌：海菜、菘菜、猪肉、醋及一切酸、雀肉、青鱼、桃李、羊肉、羊血。

方论：方中苍术燥湿运脾，半夏燥湿化痰和胃止呕为君；厚朴温胃除湿消胀除满，陈皮理气化痰，使气顺则痰降，气行则痰化。痰由湿生，故以茯苓健渗湿共为臣；甘草和中益脾，煎加生姜，既制半夏之毒，又协同半夏、陈皮和胃祛痰止呕为佐使。诸药组合共奏燥湿化痰，行滞消痞之功。

三、饮邪阻中（痞满）

饮邪阻中痞满。

主证：胃脘痞满，肠鸣，干噫食臭，饮食减少，大便溏薄，舌淡苔白腻，脉滑。

中医辨证：饮邪阻中痞满。

治法：温中化饮，和胃消痞。

方药：生姜泻心汤。

人参 10 克　白茯苓 10 克　生姜 6 克　干姜 6 克　半夏 10 克　大枣 6 克　桂枝 10 克　炙甘草 6 克

用法：诸药共煎加水 800 毫升，煎至 400 毫升去滓，一日三次，空腹服用。

禁忌：醋及一切酸、羊肉、羊血、饴糖、海菜、猪肉、菘菜。

方论：本方即半夏泻心汤减少干姜，另加生姜而成。因本证胃虚食滞，兼有水饮内停，故重用生姜为主药。姜夏配伍仍属辛开苦降法，以调理脾胃，而复升降之职，清阳能升，浊阴能降。则痞满自消，更佐以人参、甘草、大枣补益脾胃扶正祛邪，诸药组成共成温中化饮，和胃消痞之功。

四、邪热壅塞（痞满）

邪热壅塞痞满。

主证：胃脘痞满，按之软而不痛，心烦口渴，小便短赤，苔黄腻，舌红少津，脉滑痞。

中医辨证：邪热壅塞痞满。

治法：泻热消痞。

方药：大黄泻心汤。

黄芩 10 克　黄连 6 克　半夏 10 克　大黄 6 克　干姜 3 克

用法：五味药共煎加水 500 毫升，煎至 300 毫升去滓，一日三次，空腹服用。

禁忌：冷水、猪肉、羊肉、羊血、饴糖。

方论：方中黄芩泻上焦之火，黄连泻中焦之火，大黄泻下焦之火，三焦实火大便实者，邪热壅塞皆可治之。苦寒太过易伤真阴，故用干姜温性缓解苦寒伤胃之患。半夏健脾消胀和胃。诸药共奏泻热消痞之功。

五、寒热错杂（痞满）

寒热错杂痞满。

主证：寒热错杂痞满。

中医辨证：寒热错杂痞满。

治法：苦辛通降，和中消痞。

方药：半夏泻心汤。

黄芩 10 克　黄连 6 克　半夏 10 克　大枣 6 克　干姜 3 克　人参 3 克　甘草 3 克

用法：五味共煎加水 500 毫升，煎至 300 毫升去滓，一日三次，空腹服之。

禁忌：冷水、猪肉、羊肉、羊血、饴糖。

方论：方中半夏和胃降逆，消痞散结为君；干姜温中散寒，黄芩、黄连清泻里热为臣；人参、甘草、大枣益气健脾补中为佐。只因寒热互结于心下，胃气不和见症如上者均可用之。

六、肝气犯胃（痞满）

肝气犯胃痞满。

主证：胃脘痞满，两胁作胀，时作嗳气，饮食减少，舌淡，苔白，脉弦滑。

中医辨证：肝气犯胃痞满。

治法：疏肝理气，和胃消痞。

方药：柴胡疏肝汤加味。

柴胡 10 克　白芍 10 克　制香附 10 克　川芎 6 克　枳壳 6 克　旋覆花 10 克　炙甘草 6 克　陈皮 6 克　半夏 10 克

用法：诸药共煎加水 800 毫升，煎至 400 毫升去滓，一日三次，空腹服用。

禁忌：羊肉、羊血、饴糖、海菜、菘菜、猪肉。

方论：方中柴胡疏肝解郁为君；香附、川芎行气开郁疏肝、消痞化滞，旋覆花降逆化痰除胀共为臣；枳壳、陈皮行气健脾胃，半夏健脾除痞满，白芍柔肝化滞共为佐；使以炙甘草益气和中兼调诸药。诸药组合共奏疏肝理气、和胃消痞之功。

七、肝胃郁热（痞满）

肝胃郁热痞满。

主证：胃脘痞闷胀满，灼热疼痛，泛酸嘈杂，口苦而渴，舌红，苔腻，脉弦。

中医辨证：肝胃郁热痞满。

治法：清肝解郁，和中消痞。

方药：化肝煎加味。

白芍 10 克　泽泻 10 克　丹皮 10 克　栀子 10 克　川贝母 10 克　北沙参 15 克　麦冬 10 克　知母 10 克　青皮 6 克　生地黄 12 克　天花粉 10 克

用法：诸药共煎加水 900 毫升，煎至 400 毫升去滓，一日三次，空腹服用。

禁忌：蒜、胡荽、葱、蒜、鲫鱼。

方论：方中沙参、花粉、丹皮、麦冬、生地滋阴清热清肝泻火共为君；白芍滋阴清肝热，知母、栀子善治肝胃深伏之火共为臣；青皮行气宽胸和中消痞，合天花粉开郁散结清热凉血为佐；使以泽泻导肝胃郁热从小便而解。诸药组合共奏清肝解郁、和中消痞之功。

八、脾胃阳虚（痞满）

脾胃阳虚痞满。

主证：胸脘满闷，痞塞不舒，时宽时急，喜温喜按，四肢不温，舌淡苔白，脉沉迟。

中医辨证：脾胃阳虚痞满。

治法：温中祛寒，补气健脾。

方药：理中汤加味。

白术 10 克　炙甘草 6 克　干姜 6 克　人参 10 克　木香 10 克　白蔻仁 3 克　陈皮 6 克　砂仁 3 克　神曲 10 克　炒麦芽 10 克

用法：诸药共煎加水 900 毫升，煎至 400 毫升去滓，一日三次，饭后服用。

禁忌：海菜、菘菜、猪肉、雀肉、青鱼、桃李。

方论：方中干姜温中散寒，人参补气健脾，协干姜以振奋脾阳为君；白蔻仁、木香、砂仁理气健脾，神曲、麦芽健脾消积为臣；佐以白术健脾燥湿以促进脾阳健运，陈皮行气健脾；甘草调诸药益气补中为使。诸药组合共奏温中散寒、补气健脾之功。

九、胃阴不足（痞满）

胃阴不足痞满。

主证：胃脘痞满，口干咽燥，便秘纳呆，饥而不欲食，舌红少津，脉细数。

中医辨证：胃阴不足痞满。

治法：滋阴养胃。

方药：养胃汤加减。

北沙参 15 克　麦冬 10 克　钗石斛 10 克　玉竹参 10 克　天花粉 10 克　炙甘草 6 克　扁豆 10 克

用法：诸药共煎加水 800 毫升，煎至 450 毫升去滓，一日三次，空腹服用。

禁忌：鲫鱼、海菜、猪肉、菘菜。

方论：方中沙参、麦冬滋阴清胃热为君；石斛、甘草益气养胃，天花粉滋阴清热荡涤脾胃之郁热为臣；玉竹参益气养阴润燥除烦，扁豆健脾和中共为佐；甘草益气兼调诸药为使。诸药组合共奏清胃养阴之功。

299. 吐　酸

吐酸是指泛吐酸水的症状而言，多由寒邪客胃、食滞伤胃、痰饮中阻、肝胃郁热、肝寒气逆、胃中积热、脾胃虚寒而致。

一、寒邪客胃（吐酸）

寒邪客胃吐酸。

主证：吐酸吞酸，脘胀，嗳气，或有恶寒发热，头痛身痛，舌淡苔白，脉沉迟。

中医辨证：寒邪客胃吐酸。

治法：温胃散寒，达郁制酸。

方药：防葛平胃散。

葛根 10 克　防风 10 克　苍术 10 克　厚朴 10 克　吴茱萸 10 克　炙甘草 6 克

用法：诸药共煎加水 900 毫升，煎至 450 毫升去滓，一日三次，饭后服用。

禁忌：雀肉、青鱼、菘菜、桃李。

方论：方中葛根健脾和中，防风温胃活络，二味组合达郁制酸，温中和胃为君；苍术燥湿运脾，厚朴行气化湿、开郁散寒止呕为佐；炙甘草益气和中兼调和诸药。诸药合用共成温中散寒，达郁制酸之功。

二、食滞伤胃（吐酸）

食滞伤胃吐酸。

主证：吐酸时作，胸脘胀满，恶心纳呆，嗳腐食臭，舌苔厚腻，脉滑。

中医辨证：食滞伤胃吐酸。

治法：消食导滞，和胃制酸。

方药：保和丸加味。

山楂 10 克　神曲 10 克　莱菔子 10 克　麦芽 10 克　瓦楞子 10 克　乌贼骨 12 克　连翘

6克　半夏10克　茯苓10克　陈皮6克

用法：诸药共煎加水900毫升，煎至300毫升去滓，一日三次，空腹服用。

禁忌：羊肉、羊血、饴糖、醋及一切酸。

方论：方中山楂善消油腻肉滞；神曲能消酒食陈腐之积；莱菔子消面食痰浊之滞；瓦楞子消积化痰散瘀；陈皮、半夏、茯苓理气和胃燥湿化痰；麦芽健脾消积，连翘清热散结，乌贼骨止酸固涩。诸药组合共成消食导滞之功。

三、痰饮中阻（吐酸）

痰饮中阻吐酸。

主证：吐酸吞酸，胸闷痰多，呕恶纳少，心悸眩晕，舌淡苔白腻，脉滑。

中医辨证：痰饮中阻吐酸。

治法：温中化饮，和胃降逆。

方药：苓桂术甘汤加味。

白茯苓10克　桂枝尖10克　白术10克　甘草6克　干姜3克　乌贼骨15克　黄连3克　半夏6克　煅瓦楞15克

用法：诸药共煎加水800毫升，煎至300毫升去滓，一日三次，空腹服用。

禁忌：醋及一切酸、雀肉、青鱼、菘菜、桃李。

方论：方中茯苓健脾渗湿，祛痰化饮为君；白术健脾燥湿，助茯苓运化水湿，半夏、干姜温中降逆和胃，桂枝通阳化气，甘草益气补中共为臣；乌贼骨、煅瓦楞化痰散瘀和胃制酸为佐；使以黄连清胃中湿热。诸药组合共奏温中化饮，和胃降逆之功。

四、肝胃郁热（吐酸）

肝胃郁热吐酸。

主证：吐酸时作，胸膈胃脘灼热，口苦咽干，两胁胀痛，舌红，苔黄腻，脉弦数。

中医辨证：肝胃郁热吐酸。

治法：清肝泻热，和胃降逆。

方药：左金丸加味。

煅瓦楞15克　乌贼骨15克　青皮6克　郁金10克　川楝子10克　黄连3克　吴茱萸10克　生地黄10克　麦冬10克　天冬10克

用法：诸药共煎加水900毫升，煎至400毫升去滓，一日三次，空腹服用。

禁忌：冷水、猪肉、鲫鱼、葱、蒜、萝卜、一切血。

方论：方中黄连苦寒泻火，以辛热吴茱萸，既能降逆止呕，制酸止痛，又能制约黄连之寒凉。二味配合，一清一温，苦降辛开，以收相反相乘之效为君；煅瓦楞、乌贼骨开郁消积，和胃制酸，青皮、川楝子、郁金行气和胃，开郁降逆共为臣；麦冬、天冬滋阴清热为佐；郁热最易伤阴，故用生地黄滋阴凉血为使，诸药组合共奏清肝泻热、和胃降逆之功效。

五、肝寒气逆（吐酸）

肝寒气逆，单吐酸水，或兼头痛如裂者。

主证：单吐酸水，或兼头痛如裂，舌淡苔薄白脉，弦滑。

中医辨证：肝寒气逆吐酸。

治法：温肝降逆，和胃制酸。

方药：加味左金丸。

吴茱萸 6 克　黄连 3 克　人参 6 克　薏苡仁 10 克　细辛 2 克　茯苓 10 克

用法：诸药共煎加水 600 毫升，煎至 300 毫升去滓，一日三次，饭后服用。

禁忌：冷水、猪肉、醋及一切酸。

方论：方中吴茱萸温肝降逆为君；人参甘温益气健脾和胃，茯苓健脾补气为臣；薏苡仁健脾开郁，少量黄连去肝胃邪热，善能使吴茱萸之辛燥之性不致太过为佐；细辛辛温配合吴茱萸加强温肝降逆之效为使。诸药组合共成温肝降逆、和胃制酸之效。

六、胃口积热（吐酸）

胃中积热吐酸。

主证：吐酸吞酸，胃脘灼痛，口苦口臭，咽干喜饮，舌红少津，脉滑数。

中医辨证：胃中积热吐酸。

治法：清热和胃。

方药：清胃散加味。

黄连 3 克　生地黄 12 克　当归 10 克　生石膏 15 克　升麻 6 克　酒军 6 克

用法：诸药共煎加水 600 毫升，煎至 300 毫升去滓，一日三次，空腹服用。

禁忌：冷水、猪肉、湿面、葱、萝卜、一切血。

方论：方中黄连清胃泻火，以清胃中积热为君；生地滋阴凉血清热，石膏甘寒清胃中积热共为臣；当归养血生新，升麻凉血滋阴共为佐；酒军消积活络泻积热下行从大便而解。诸药共奏清热和胃之功。热去、胃安，吐酸自愈。

七、脾胃虚寒（吐酸）

脾胃虚寒吐酸。

主证：吐酸时作时止，食少腹胀，喜唾涎沫，四肢不温，舌淡苔白，脉沉迟。

中医辨证：脾胃虚寒吐酸。

治法：温中散寒，和胃制酸。

方药：香砂六君子汤加味。

砂仁 3 克　木香 10 克　陈皮 6 克　半夏 6 克　甘草 3 克　人参 6 克　茯苓 10 克　肉蔻 6 克　白术 6 克　厚朴 6 克　苍术 10 克　佩兰 10 克

用法：诸药共煎加水 900 毫升，煎至 450 毫升去滓，一日三次，饭后服用。

禁忌：羊肉、羊血、饴糖、海菜、猪肉、菘菜、醋、一切酸、雀肉、青鱼、桃李。

方论：方中苍术、厚朴、肉蔻温中散寒和胃制酸为君；人参、白术、茯苓、甘草益气补中健脾调胃为臣；砂仁行气消食健脾和胃，木香行气化滞，陈皮行气消积健胃共为佐；佩兰祛寒健脾为使。诸药组合共奏温中散寒、和胃制酸之功。

300. 吞　酸

吞酸常与吐酸症相类似，俗称泛酸。多由肝气犯胃、饮食积滞而致。

一、肝气犯胃（吞酸）

肝气犯胃吞酸。

主证：吞酸时作，胃中有烧灼感，反复发作，兼胸胁不舒，舌红苔腻，脉弦。

中医辨证：肝气犯胃吞酸。

治法：清肝理气，和胃降逆。

方药：左金丸加味。

煅瓦楞 15 克　乌贼骨 15 克　青皮 6 克　郁金 10 克　川楝子 10 克　黄连 3 克　吴萸子 10 克　生地黄 10 克　麦门冬 10 克　天冬 10 克　柴胡 10 克

用法：诸药共煎加水 900 毫升，煎至 450 毫升去滓，一日三次，空腹服用。

禁忌：冷水、猪肉、鲫鱼、葱、蒜、萝卜、一切血。

方论：方中柴胡疏肝散瘀，瓦楞化痰饮咳逆制酸健脾，乌贼骨健脾和中制酸降逆，吴萸子温肝降逆理气和胃共为君；青皮、郁金、川楝子疏肝解郁理气活络为臣；生地黄滋肝养血，天冬、麦冬滋阴养胃为佐；少量黄连清肝胃之湿热为使。诸药共奏清肝理气，和胃降逆之功。

二、饮食积滞（吞酸）

饮食积滞吞酸。

主证：吞酸时作，胃中烧灼感，嗳腐食臭，胸痞厌食。

中医辨证：饮食积滞吞酸。

治法：消食导滞，理气和中。

方药：保和丸加味。

山楂 10 克　神曲 10 克　莱菔子 10 克　麦芽 10 克　煅瓦楞 15 克　乌贼骨 15 克　连翘 10 克　半夏 10 克　茯苓 10 克　陈皮 6 克

用法：诸药共煎加水 900 毫升，煎至 450 毫升去滓，一日三次，空腹服用。

禁忌：羊肉、羊血、饴糖、醋及一切酸

方论：方中山楂消油腻肉滞；神曲能消酒食陈腐之积；麦芽、莱菔子消面食痰浊之滞，瓦楞子消积化痰散瘀；陈皮、半夏、茯苓理气和胃燥湿化痰；连翘清热散结；乌贼骨止酸固涩。诸药组合共成消食化滞，理气和中之功。

301. 嘈　杂

嘈热又名心嘈，是指自觉胃中空虚，似饥非饥，似辣非辣，似痛非痛，胸膈懊恼，莫可名状的一种病症，多由痰热内扰、肝胃郁热、食滞伤胃、脾胃气虚、胃阴不足、心脾血虚而致。

一、痰热内扰（嘈杂）

痰热内扰嘈杂。

主证：嘈杂而兼恶心吐酸，口渴欲饮，心烦易怒，舌红苔黄腻，脉滑数。

中医辨证：痰热内扰嘈杂。

治法：清热化痰，理气和胃。

方药：温胆汤。

竹茹 10 克　陈皮 6 克　半夏 10 克　枳实 10 克　茯苓 10 克　生姜 3 克　甘草 3 克　大枣 6 克

用法：诸药共煎加水 800 毫升，煎至 300 毫升去滓，一日三次，空腹服用。

禁忌：羊肉、羊血、饴糖、醋及一切酸、海菜、猪肉、菘菜。

方论：方中半夏降逆和胃，燥湿化痰为君；竹茹清热化痰，止呕除烦，枳实行气消痰，使痰随气下为臣；陈皮理气燥湿；茯苓健脾渗湿为佐；姜、枣、甘草益气和胃，协调诸药为使。诸药合用共奏理气化痰，清肝和胃之效。

二、肝胃郁热（嘈杂）

肝胃郁热嘈杂。

主证：嘈杂口臭，口苦，口渴欲饮，心烦易怒，每因情志不舒而诱发加重，舌红少津，脉数弦。

中医辨证：肝胃郁热嘈杂。

方药：丹栀逍遥散合左金丸加减。

白芍 10 克　薄荷（后下）6 克　丹皮 10 克　栀子 10 克　柴胡 10 克　龙胆草 10 克　黄连 3 克　吴萸 10 克　当归 10 克　知母 10 克　青皮 6 克

用法：诸药共煎加水 900 毫升，煎至 300 毫升去滓，一日三次，空腹服用。

方论：方中柴胡、当归、白芍入肝疏肝郁而养血为君；黄连苦寒泻肝胃之火，吴萸子能降逆和胃，二味配伍清肝胃之火又能和胃止呕辟秽嘈杂之患。栀子、丹皮、龙胆草泻肝胆之实热共为臣；知母苦寒善治肝胃深伏之热，薄荷味辛疏肝散郁为佐；使以青皮行气散郁清肝和胃。诸药组合共奏清热和胃，疏肝解郁之功。

三、食滞伤胃（嘈杂）

食滞伤胃嘈杂。

主证：嘈杂吐酸，嗳腐恶心，恶闻食臭，脘腹胀满，大便臭秽，舌厚腻，脉滑。

中医辨证：食滞伤胃嘈杂。

治法：消食导滞。

方药：保和丸加味。

神曲 10 克　山楂 10 克　半夏 10 克　莱菔子 10 克　连翘 6 克　茯苓 12 克　枳壳 10 克　白术 10 克

用法：诸药共煎加水 800 毫升，煎至 300 毫升去滓，一日三次，空腹服用。

禁忌：羊血、羊肉、饴糖、醋及一切酸。

方论：方中山楂善消油腻肉滞，神曲能消酒食陈腐之积；莱菔子消面食痰浊之滞；半夏茯苓理气和胃，燥湿化痰，连翘散结清热，枳壳行气健脾和胃，白术益气健脾助胃，诸药组合共成消食和胃之功。

四、脾胃气虚（嘈杂）

脾胃气虚嘈杂。

主证：嘈杂时作时止，口淡无味，纳呆，食后脘胀，体倦乏力，舌淡，苔薄白，脉缓弱或濡。

中医辨证：脾胃气虚嘈杂。

治法：益气健脾，行气消食。

方药：四君子汤加味。

白术 10 克　炙甘草 6 克　人参 10 克　茯苓 12 克　山药 12 克　扁豆 10 克　干姜 3 克　砂仁 3 克　木香 10 克

用法：诸药共煎加水 900 毫升，煎至 300 毫升去滓，一日三次，饭后服用。

禁忌：海菜、猪肉、菘菜、雀肉、青鱼、桃李。

方论：方中人参甘温益气补中，白术健脾燥湿，合人参益气健脾为君；山药甘平补脾胃，茯苓渗湿健脾；砂仁行气消食，宽中开胃，合干姜温中健脾共为臣；木香理气化滞消积，扁豆健脾和中化湿为佐；使以甘草益气补中兼调诸药。诸药组合共奏益气健脾，行气消食之功。

五、胃阴不足（嘈杂）

胃阴不足嘈杂。

主证：嘈杂，口干舌燥，饥不欲食，食后饱胀，大便秘结，舌红少津，脉细。

中医辨证：胃阴不足嘈杂。

治法：滋养胃阴。

方药：益胃汤。

北沙参 15 克　麦冬 10 克　枇杷叶 10 克　冰糖 10 克　生地黄 12 克　竹参 10 克　玄参 10 克　竹茹 10 克　麻仁 10 克　何首乌 10 克

用法：诸药共煎加水 900 毫升，煎至 450 毫升去滓，一日三次分服，饭后服用。

禁忌：鲫鱼、葱、蒜、萝卜、一切血。

方论：方中沙参、麦冬、冰糖、生地黄滋阴养胃为君药；玉竹参养胃生津润燥，玄参苦寒养阴生津清胃热，竹茹甘寒和胃清热，枇杷叶疗逆气治嘈杂共为臣药；何首乌益气养血，麻仁消结通腑泻热下行，从大便而解，诸药合用共奏滋阴养胃之功。

六、心脾血虚（嘈杂）

心脾血虚嘈杂。

主证：嘈杂食少，唇淡面黄，心悸，失眠多梦，健忘，舌淡苔白，脉细弱。

中医辨证：心脾血虚嘈杂。

治法：益气补血，健脾养心。

方药：归脾汤加味。

人参 10 克　白术 10 克　黄芪 15 克　当归 10 克　木香 10 克　酸枣仁 10 克　大枣 6 克　远志 6 克　茯神 10 克　龙眼肉 10 克　砂仁 3 克　山药 10 克　生姜 3 克

用法：诸药共煎加水 800 毫升，煎至 300 毫升去滓，一日三次，空腹服用。

禁忌：雀肉、菘菜、青鱼、桃李、湿面、醋及一切酸。

方论：方中参、芪、术补气健脾；当归、龙眼肉补血养心，酸枣仁、茯神、远志宁心安神；更以木香理气醒脾，以防补益气血药腻滞碍胃；砂仁行气消食，山药健脾和胃，生姜开胸和胃，大枣益气健脾，诸药组合共奏益气补血，健脾养心之功。

302. 恶　心

恶心是指欲吐不吐，欲罢却不止的一种症状，多由胃寒、胃热、胃阴虚、肝胃不和、伤食而致。

一、胃寒（恶心）

胃寒，恶心。

主证：恶心或兼胃痛，或不时泛恶清水涎沫，得暖则感舒服，舌淡苔白，脉沉迟。

中医辨证：胃寒，恶心。

治法：温中散寒，降逆。

方药：附子理中汤加味。

制附子6克　人参6克　白术10克　白芍10克　干姜3克　陈皮3克　白蔻仁3克　木香6克　茯苓10克

用法：诸药共煎加水900毫升，煎至300毫升去滓，一日三次，饭后服用。

禁忌：雀肉、菘菜、青鱼、桃李、醋及一切酸。

方论：方中附子、干姜温运中焦，人参甘温益气健脾振奋脾胃功能；白术除湿益气，和中补阳，故用白术补脾燥湿共为君药；陈皮行气健脾，白蔻仁温中健脾，木香理气化滞均为臣；茯苓健脾祛湿为佐；温燥之药最易伤阴，故以苦寒白芍敛阴，以防辛燥太过伤阴为使。诸药组合共奏温中散寒降逆之功。

二、胃热（恶心）

胃热，恶心。恶心或时兼嘈杂。

主证：恶心或时兼嘈杂，口臭，吞酸，溲赤，因暑热入里而致胃热恶心，舌红少津，脉细。

中医辨证：胃热恶心。

治法：滋阴清热降逆。

方药：竹叶石膏汤。

竹叶10克　生石膏15克　人参10克　甘草6克　粳米30克　法半夏10克　麦冬10克

用法：诸药共煎加水800毫升，煎至300毫升去滓，一日三次，空腹服用。

禁忌：海菜、菘菜、猪肉、羊血、羊肉、饴糖。

方论：方中竹叶、石膏清热除烦为君；人参、麦冬益气养阴为臣；半夏降逆止呕为佐；甘草、粳米调养胃气为使。诸药合用，使热祛烦除，气复生津，胃气调和，诸症自清。

三、胃阴虚（恶心）

胃阴虚，恶心。

主证：恶心常伴剧烈呕吐，或出现于剧烈呕吐之后，口渴，水入即吐，舌红少津，脉细。

中医辨证：胃阴虚，恶心。

治法：滋养胃阴。

方药：益胃汤合橘皮竹茹汤。

橘皮6克　北沙参15克　麦冬10克　生地10克　玉竹参10克　冰糖15克　竹茹10克　生姜3克　半夏10克　炙甘草3克

用法：诸药共煎加水900毫升，煎至400毫升去滓，一日三次，空腹服用。

禁忌：鲫鱼、葱、蒜、萝卜、一切血、羊肉、羊血、饴糖、海菜、猪肉、菘菜。

方论：方中沙参、麦冬、冰糖、生地滋阴养胃为君；玉竹参养阴生津，竹茹甘寒清热和胃，半夏降逆和胃运脾共为君；生姜降逆和胃，橘皮行气和胃为佐；甘草调和诸药为使。诸药组合共成养胃之功。

四、肝胃不和（恶心）

肝胃不和，恶心。

主证：恶心或兼呕吐，胸闷胁痛，口苦，咽干，舌苔薄白，脉细。

中医辨证：肝胃不和，恶心。

治法：疏肝和胃。

方药：柴平汤。

人参 10 克　半夏 10 克　柴胡 6 克　陈皮 6 克　甘草 3 克　厚朴 6 克　苍术 10 克　生姜 3 克　枳壳 6 克　大枣 6 克　黄芩 10 克　白茯苓 10 克

用法：诸药共煎加水 900 毫升，煎至 300 毫升去滓，一日三次，饭后服用。

禁忌：羊肉、羊血、饴糖、海菜、猪肉、菘菜、雀肉、青鱼、桃李、醋及一切酸。

方论：此方为小柴胡汤与平胃散合方有疏肝和胃，和解少阳之效，方用柴胡辛凉，疏郁透邪，黄芩性味苦寒清其热；人参、半夏入脾胃，补中扶正，和胃降逆止呕；生姜、大枣合用既能调和营卫又可和中健脾，苍术、厚朴燥湿运脾，行气化痰，消胀除满，陈皮、枳壳行气宽胸健脾和胃为臣；白茯苓益气健脾和胃为佐；甘草益气补中健脾兼调诸药为使；诸药组合成方共奏疏肝和胃、降逆止呕之功。

五、伤食（恶心）

伤食恶心。

主证：恶心欲吐，嗳腐吐酸，胃脘胀满，恶闻食臭，舌苔厚腻，脉滑。

中医辨证：伤食恶心。

治法：消食导滞。

方药：楂曲平胃散。

山楂 10 克　神曲 10 克　佩兰 10 克　厚朴 6 克　白芍 10 克　苍术 10 克　生姜 3 克　草蔻 6 克　薏苡仁 10 克　陈皮 6 克　炙甘草 6 克

用法：诸药共煎加水 900 毫升，煎至 300 毫升去滓，一日三次，空腹服用。

禁忌：猪肉、菘菜、雀肉、青鱼、桃李。

方论：方中山楂善消油腻肉滞；神曲能消酒食陈腐之积；苍术、厚朴燥湿运脾，行气化痰，消胀除满；草蔻、薏苡仁行气化湿，合佩兰辟秽化湿和中健胃；陈皮、生姜行气降逆开胃消食；白芍行气止痛降逆；甘草调诸药健脾和中。诸药组合共奏消食化滞之功。

303. 干　呕

干呕是指欲吐而呕，无物有声，或仅呕出少量涎沫的症状。多由胃热、胃寒、肝郁、食滞而致。

一、胃热（干呕）

胃热，干呕。

主证：口苦，心烦，心下痞塞，干呕频作，其声洪亮，舌红少津，脉细。

中医辨证：胃热，干呕。

治法：清热通腑，和胃降逆。

方药：调胃承气汤。

炙甘草 6 克　芒硝 6 克　大黄 10 克

用法：诸药共煎加水 300 毫升，煎至 200 毫升去滓，一日两次，空腹服用。

禁忌：猪肉、犬肉、生葱、生蒜。

方论：方中大黄苦寒，泻火通结为君；芒硝咸寒，软坚润燥为臣；甘草甘缓和中，益气和胃，以缓消大黄之苦泄，使药力缓缓下行为佐；燥热得解，胃气自和，诸症自消。

二、胃寒

胃寒干呕，干呕声低弱。

主证：脘腹冷痛，偶尔呕吐出少量涎沫，干呕吐逆，舌淡苔白薄，脉沉迟。

中医辨证：胃寒干呕，干呕声低弱。

治法：舒肝理气，和胃降逆。

方药：半夏干姜散合吴茱萸汤。

半夏 10 克　干姜 10 克　生姜 6 克　吴茱萸 10 克　大枣 6 克　人参 10 克

用法：诸药共煎加水 600 毫升，煎至 300 毫升去滓，一日三次，饭后服用。

禁忌：羊肉、羊血、饴糖、萝卜。

方论：本方症属胃中有寒，津液凝为痰涎，随胃气上逆，因而干呕吐涎沫。方中干姜温胃散寒，半夏化痰降逆为君；吴茱萸温肝暖胃，散寒降浊为臣；生姜分散寒邪，温胃止呕为佐；人参、大枣补虚益胃，甘缓和中为使，诸药合用共奏温补降逆之功。

三、肝郁气滞（干呕）

肝郁气滞，干呕。

主证：干呕时作时止，声音不扬，每随情志波动而发，兼胸胁烦闷，纳果，苔薄白，脉弦。

中医辨证：肝郁气滞，干呕。

治法：疏肝理气，和胃降逆。

方药：四七汤。

茯苓 10 克　半夏 6 克　大枣 6 克　紫苏叶 10 克　生姜 3 克　厚朴 10 克

用法：诸药共煎加水 900 毫升，煎至 300 毫升去滓，一日三次，空腹服用。

禁忌：醋及一切酸、羊肉、羊血、饴糖。

方论：方中苏叶舒肝理气为君；半夏、厚朴燥湿除满，健脾消呕止吐为臣；茯苓、大枣益气和中为佐；生姜开郁散结降逆为使。

四、食滞（干呕）

食滞，干呕。

主证：干呕食臭，欲吐不能，胸痞厌食，脘腹胀满，大便秽臭，舌淡，苔白，脉滑。

中医辨证：食滞，干呕。

治法：和胃理气，消食导滞。

方药：保和丸加味。

山楂 10 克　神曲 10 克　莱菔子 10 克　茯苓 10 克　半夏 10 克　连翘 6 克　大黄 6 克　陈皮 6 克　槟榔 10 克　枳实 6 克

用法：诸药共煎加水 800 毫升，煎至 300 毫升去滓，一日三次，空腹服用。

禁忌：羊肉、羊血、饴糖、醋及一切酸。

方论：方中山楂善消油腻肉滞；神曲能消酒食陈腐之积；莱菔子消面食痰浊之滞；陈皮、枳壳、半夏、茯苓理气和胃，燥湿化痰；大黄、槟榔泻腑内积滞；连翘清热散结。诸药组合共成消食导滞、和胃理气之功。

304. 误中虫毒（邪变入脏气）

误中虫毒，食白矾而反甜者。

主证：烦躁腹痛。

中医辨证：误中虫毒，食白矾而反甜者。

治法：吐利泻毒。

方药：吐利泻毒方。

升麻 10 克　郁金 10 克

用法：诸药共煎加水 200 毫升，煎至 100 毫升去滓，一日三次，空腹服用。

禁忌：阴虚失血及无气滞血郁者忌服，孕妇忌服。

方论：方中升麻甘辛微苦凉，主解百毒，郁金行气散瘀，凉血解毒，二药配合可解虫毒。

305. 腋下潮湿（漏液）

腋下潮湿如汗，俗称漏液。

主证：腋下潮湿如汗。

中医辨证：腋下潮湿如汗，湿毒。

治法：活络解毒，渗湿散结。

方药：六物散。

干蔷薇 60 克　干枸杞根 60 克　商陆根 30 克　甘草 60 克　铅粉 30 克

用法：诸药共研细末，用醋调涂外敷。

禁忌：外敷期间，忌食猪肉、海菜，脾虚水肿，孕妇忌用。

方论：方中干蔷薇清热利湿，活血通络，消肿解毒；商陆根泻水散结；滑石利湿泻热；甘草益气健脾祛湿；铅粉消积解毒；枸杞子活络祛潮热。诸药组合共奏活络解郁、渗湿散结之功效。

306. 腋臭（狐臭）

腋下散气，臭如野狐，俗称"狐臭"。

主证：腋下散气，恶臭难闻。

中医辨证：腋下散气，臭如野狐。

治法：活络散瘀。

方药：密陀僧散。

密陀僧 3 克　枯矾少许　雄黄 6 克　蛇床子 6 克　硫黄 6 克　雌黄 3 克　轻粉 1.5 克

用法：诸药共研细末，搽敷患部。

禁忌：皮肤破损禁用。

307. 腋窝红肿

腋窝红肿，多由火毒凝滞、肝经血热而致。

一、火毒凝滞（腋窝红肿）

火毒凝滞，腋窝红肿。

主证：初起皮肤上有粟米样小颗粒，或痒或麻，以后逐渐红肿热痛，根生坚硬，势如钉头，重者可见恶寒发热，肿势逐渐扩大，四周浸润明显，范围不超过二寸，疼痛增剧，壮热口渴，舌红少津，脉细。

中医辨证：火毒凝滞，经络阻闭。

治法：清热解毒，开瘀散结。

方药：黄连解毒汤化裁。

黄连 6 克　黄芩 10 克　黄柏 10 克　赤芍 10 克　蒲黄 10 克　皂角刺 10 克　银花 12 克连翘 10 克　穿山甲 10 克　制香附 10 克　甘草 6 克

用法：诸药共煎加水 900 毫升，煎至 300 毫升去滓，一日三次，饭后服用。

禁忌：冷水、猪肉、海菜、菘菜。

方论：三焦积热，邪火妄行，故用黄芩泻肺火于上焦，黄连泻脾火于中焦，黄柏泻肾火于下焦，阳盛则阴衰，火盛则水衰，故用大苦大寒之药，抑阳而扶阴，泻其亢盛之火，均为君；连翘、银花清热解毒为臣；皂刺、香附、穿山甲、赤芍、蒲黄开瘀散结共为佐；使以甘草益气调中兼和诸药。全方组合共奏清热解毒，开瘀散结之功。

二、肝经血热（腋窝红肿）

肝经血热，腋窝红肿。

主证：初起腋窝皮肉间，突然肿胀不适，光软无头，继则结块，表面焮红，灼热痛疼，肿势高突，舌红苔黄，脉弦细。

中医辨证：肝经血热，腋窝红肿。

治法：清肝解郁，活血行瘀。

方药：柴胡清肝汤加减。

升麻 6 克　生地 12 克　柴胡 10 克　黄芩 10 克　杭白芍 10 克　天花粉 10 克　当归 10 克　黄连 6 克　栀子 10 克　生甘草 6 克　牡丹皮 10 克　川芎 6 克

用法：诸药共煎加水 900 毫升，煎至 450 毫升去滓，一日三次，空腹服用。

禁忌：葱、蒜、萝卜、冷水、猪肉、菘菜、湿面、一切血。

方论：方中柴胡疏肝解郁为君；黄芩、黄连、栀子祛三焦热邪，白芍、生地、丹皮、天花粉滋阴凉血，开郁散结为臣；川芎、当归行气散瘀，疏肝活血为佐；升麻清热消肿解毒，甘草调和诸药。诸药组合共成清肝解郁，活血行瘀之功。

308. 腋下结核（痰核）

腋下结核，皮色不变，俗称"痰核"，实即瘰疬一类，故常与颈间结核同时出现。

主证：结核经年，不红不痛，坚而难移，久而逐渐肿痛，舌红少津，脉细。

中医辨证：腋下结核。

治法：清热化痰，软坚消肿。

方药：消核丸。

黄芩10克　黄连3克　瓜蒌仁10克　天花粉10克　连翘6克　玄参10克　牡蛎15克　橘红10克　半夏曲10克　僵蚕10克　赤芍10克　栀子6克　桔梗6克　甘草6克

用法：诸药共煎加水900毫升，煎至450毫升去滓，一日三次，饭后服用。

禁忌：猪肉、冷水、羊血、羊肉、饴糖。

方论：方中黄芩、黄连、栀子清热祛湿，连翘祛风散结为君；瓜蒌、天花粉宽胸化痰，橘红行气化痰浊，半夏、僵蚕软坚化结共为臣；赤茯苓健脾化痰，桔梗轻清上行化滞散结为佐；甘草行气健脾化痰。诸药共奏清热化痰软坚化结之功。热清痰化，结消滞化，诸症自解。

309. 腋　痈

腋痈是发生腋窝里肉外的急性脓性疾病，又称"夹肢痈"，俗称"夹痈"。初起腋窝暴肿，一般有初期、成脓期，在治疗上分两方面治疗。

一、初期（腋痈）

腋痈初期，腋窝部多暴肿。

主证：灼热疼痛，皮色不变，患侧上肢上举活动不利，伴有恶寒发热，纳呆，舌红，脉细弦。

中医辨证：腋痈初期。

治法：清肝解郁，消肿化毒。

方药：柴胡清肝汤。

柴胡10克　牛蒡子10克　赤芍10克　当归10克　川芎6克　天花粉10克　防风10克　生地10克　栀子10克　连翘10克　黄芩10克　生甘草6克

用法：诸药共煎加水900毫升，煎至450毫升去滓，一日三次，空腹服用。

禁忌：猪肉、冷水、羊血、羊肉、饴糖。

方论：方中柴胡疏肝解郁为君；黄芩、连翘、栀子清热解毒，生地、花粉清热散结解毒，牛蒡子、防风疏风活络散结消肿均为臣；当归、川芎补气补血养肝解郁为佐；甘草调和诸药使以清热解毒。诸药组合共成清肝解郁，消肿化毒之功。

二、成脓期（腋痈）

腋痈成脓期。

主证：痈肿疼痛日增，寒热不退，势在酿脓，经10～14天肿块中间变软，皮色转红，按之波动明显时，此为内脓已成，舌红，脉弦细。

中医辨证：腋痈成脓期。

治法：清肝解郁，消肿化毒。

方药：柴胡清肝加甲片、皂刺。

炮山甲 10 克　皂角刺 10 克　柴胡 10 克　当归 10 克　赤芍 10 克　天花粉 10 克　栀子 10 克　连翘 10 克　防风 10 克　生地黄 6 克　黄芩 10 克　川芎 6 克　生甘草 6 克　牛蒡子 10 克

用法：诸药共煎加水 900 毫升，煎至 450 毫升去滓，一日三次，空腹服用。

禁忌：葱、蒜、萝卜、猪肉、菘菜、湿面、一切血。

方论：方中柴胡疏肝解郁，山甲、皂刺消肿化毒、透脓托毒共为君；黄芩、连翘、栀子清热解毒，生地、花粉清热散结解毒，牛蒡子、防风疏风活络散结消肿均为臣；当归、川芎行气补血养血散郁为佐；甘草调和诸药清热解毒为使。诸药组合共成清肝解郁，消肿化毒，透脓托毒之功。

310. 食入气呛 （会厌血滞）

会厌血滞，食入气呛。

主证：食入气呛，哽噎不下，干呕，饮水呛，呃逆，急躁，舌暗或有瘀斑，脉涩。

中医辨证：会厌血滞，食入气呛。

治法：活血祛瘀。

方药：血府逐瘀汤。

当归 10 克　生地黄 10 克　桃仁 12 克　红花 6 克　枳壳 6 克　赤芍 6 克　柴胡 3 克　甘草 6 克　桔梗 5 克　川芎 6 克　牛膝 10 克　半夏 3 克

用法：诸药共煎加水 900 毫升，煎至 450 毫升去滓，一日三次，饭后服用。

禁忌：葱、蒜、桃李、菘菜、湿面、一切血、海菜、猪肉、雀肉、青鱼、萝卜。

方论：方中桃仁、红花、川芎、赤芍活血去瘀，配合当归、生地活血养血，使瘀血去而又不伤阴血；柴胡、枳壳疏肝理气，使气行则血行；牛膝破瘀通经，引瘀血下行，桔梗载药上行，开郁散结；甘草缓急，通百脉以调和诸药，半夏降逆和胃。诸药组合共成活血祛瘀降逆之功。

311. 食后困顿

饭后困顿，嗜睡，或进餐中疲困难支而停食入睡，即称为食后困顿。多由胃脾虚弱、痰湿困脾而致。

一、脾胃虚弱 （食后困顿）

脾胃虚弱，食后困顿。

主证：食后困倦，嗜睡，甚者停食入睡，倦怠乏力，舌淡苔白，脉缓弱。

中医辨证：脾胃虚弱，食后困顿。

治法：益气健脾消食。

方药：香砂六君子汤。

砂仁 3 克　木香 10 克　党参 15 克　茯苓 10 克　炙甘草 6 克　白术 10 克　陈皮 6 克　半夏 10 克

用法：诸药共煎加水 900 毫升，煎至 450 毫升去滓，一日三次，饭后服用。

禁忌：醋及一切酸、桃李、菘菜、海菜、猪肉、雀肉、青鱼。

方论：方中人参甘温大补元气，白术苦温燥脾和胃，补气为君；茯苓甘淡渗湿，甘草甘平和中益土，半夏陈皮降逆和胃，行气化痰共为臣；木香辛苦温行气化痰为佐；生姜行气化痰和胃，大枣行气调脾为使。诸药组合共奏益气补中、化痰和胃之功。

二、痰湿困脾（食后困顿）

痰湿困脾，食后困顿。

主证：食后欲睡，头重身困，胸脘痞闷，精神疲惫，食少便溏，口黏不爽，形体肥胖，苔腻，脉濡细。

中医辨证：痰湿困脾，食后困顿。

治法：健脾燥湿化痰。

方药：不换金正气散加味。

藿香 10 克　半夏 10 克　苍术 10 克　甘草 6 克　白术 10 克　陈皮 6 克

用法：诸药共煎加水 800 毫升，煎至 300 毫升去滓，一日三次，饭后服用。

禁忌：羊血、羊肉、饴糖、海菜、猪肉、菘菜、雀肉、青鱼、桃李。

方论：方中苍术、藿香化湿醒脾，半夏健脾化痰燥湿，白术燥湿健脾；陈皮行气健脾；甘草益气健脾。诸药组合成方共奏健脾燥湿之功。

312. 饮伤腹满（膀胱不化气）

饮伤腹满，膀胱不化气。

主证：小便不利，水湿内停的水肿，泄泻，头痛，发热，身痛，舌白苔滑，脉缓弱细。

中医辨证：饮伤腹满，膀胱不化气。

治法：利水渗湿，温阳化气。

方药：五苓散。

猪苓（去皮）10 克　泽泻 15 克　白术 10 克　茯苓 10 克　桂枝（去皮）7 克

用法：五药共煎加水 500 毫升，煎至 300 毫升去滓，一日三次，空腹服用。

禁忌：雀肉、青鱼、菘菜、桃李、醋及一切酸。

方论：方中猪苓、茯苓、泽泻淡渗利湿，白术健脾燥湿，桂枝解表化气，五味相配，使气化表解脾健，则蓄水痰饮所致诸症自除。

313. 伤食腹痛（宿食停滞）

伤食腹痛，宿食停滞。

主证：腹痛，兼见吐酸，不思饮食，口淡无味，舌苔白腻而厚，脉缓濡。

中医辨证：伤食腹痛，宿食停滞。

治法：燥湿运脾，行气和胃。

方药：加减平胃散。

陈皮6克　厚朴3克　生姜3克　神曲6克　苍术6克　甘草3克　大黄3克

用法：诸药共煎加水800毫升，煎至300毫升去滓，一日三次，饭后服用。

禁忌：雀肉、青鱼、菘菜、猪肉、桃李。

方论：方中重用苍术燥湿健脾为君；厚朴、神曲行气化湿，消胀除满，陈皮行气健脾，生姜开胃和中均为臣；大黄泻腑内腐积；甘草益气健脾调和诸药。诸药组合共奏燥湿运脾，行气和胃之功。湿去气行，胃健脾运，诸症自愈。

314. 食必饮送（胃气不降）

食必饮送，胃气不降。

主证：食必饮送，无饮即吐咽不下，饥不思食，舌淡苔白腻，脉缓弱。

中医辨证：食必饮送，胃气不降。

治法：益气健脾，和胃降逆。

方药：六君子汤加减。

人参6克　白术10克　甘草3克　山药10克　大腹皮10克　神曲6克　桔梗6克　半夏6克　陈皮6克

用法：诸药共煎加水800毫升，煎至300毫升去滓，一日三次，空腹服用。

禁忌：雀肉、青鱼、桃李、海菜、羊血、羊肉、饴糖。

方论：方中人参甘温，益气补中，健脾和胃，白术健脾和胃，合人参益气健脾为君；茯苓行气健脾，大腹皮行气消积导滞，神曲健脾和中消食降逆均为臣；半夏降逆和胃，桔梗开窍化滞清利咽喉为佐；山药、甘草益气健脾和胃诸药为使，诸药组合共奏益气健脾、和胃降逆之功。

315. 喜热饮（脾胃虚寒）

喜饮热汤，或兼腹痛厥利者。

主证：喜热饮，下焦虚寒，脘腹冷痛，吐逆泄泻，舌淡苔白，脉沉迟。

中医辨证：脾胃之虚寒。

治法：温中散寒，补益健脾。

方药：附子理中汤。

附子10克　生姜6克　甘草3克　人参6克　白术10克

用法：诸药共煎加水800毫升，煎至300毫升去滓，一日三次，饭后服用。

禁忌：雀肉、青鱼、桃李、海菜、菘菜、猪肉。

方论：方中附子、生姜温运中焦，祛散寒邪，恢复脾阳为君药；辅以人参补气健脾，振奋脾胃之功能；佐以白术健脾燥湿；使以炙甘草调和诸药，而兼补脾和中，五味药组合，具有温中祛寒，补脾胃之功。

316. 喜冷饮（胃中虚热）

喜冷饮，以及消渴不止者。

主证：喜冷饮，胃中客热，牙宣口臭，醉饱房劳，饥饿心烦，不欲食，不任凉药，瘀热在里，苔黄腻，脉濡弱。

中医辨证：喜冷饮胃中虚热。

治法：清热养阴，行气利湿。

方药：原方甘露饮。

黄芩 10 克　枇杷叶 10 克　枳壳 3 克　生地黄 10 克　熟地黄 10 克　天门冬 10 克　麦门冬 10 克　茵陈 10 克　石斛 10 克　甘草 3 克

用法：诸药共煎加水 800 毫升，煎至 450 毫升去滓，一日三次，空腹服用。

禁忌：葱、蒜、萝卜、菘菜、一切血、海菜、猪肉、鲫鱼。

方论：方中黄芩、枇杷叶清肺胃之热为君；生熟地黄滋阴养胃生津，天麦门冬滋阴清肺生津共为臣；茵陈清热利湿，石斛养阴生津滋阴养胃为佐；枳壳、甘草行气健脾和中为使。诸药组合共奏清热养阴，行气利湿之功。

317. 不善于食（脾胃两虚）

不善于食，而并不思饮食者，脾胃两虚。

主证：不善于食，而并不思饮食，食而不化，四肢倦怠，舌淡，苔白，脉缓弱或濡。

中医辨证：脾胃两虚，不善于食。

治法：调脾和胃，温中用寒。

方药：小建中汤。

白术 10 克　白芍 10 克　桂枝 6 克　饴糖 10 克　党参 10 克　干姜 3 克　大枣 3 枝　甘草 3 克

用法：诸药共煎加水 800 毫升，煎至 300 毫升去滓，一日三次，空腹服用。

禁忌：雀肉、青鱼、桃李、海菜、菘菜、猪肉。

方论：方中人参、饴糖甘温，温中健脾为君药；白术甘温入脾胃，补脾和胃益气化湿为臣；桂枝、白芍养血敛阴，疏肝健脾和胃共为佐；姜枣、甘草补中而调营卫共为使。诸药组合成共奏调脾和胃、温中散寒之功。

318. 食而善饱（胃强脾弱）

食而善饱，每饱后又作反胀者。

主证：胃脘胀满食而善饱，不思饮食，脘腹不舒，舌淡苔白，脉缓弱或濡。

中医辨证：食而善饱，胃强脾弱。

治法：抑胃扶脾。

方药：抑胃扶脾汤。

黄连 6 克　白芍 6 克　麦冬 10 克　山药 6 克　党参 10 克　白术 10 克　黄精 10 克　甘

草3克　木香3克　麦芽6克

用法：诸药共煎加水800毫升，煎至450毫升去滓，一日三次，空腹服用。

禁忌：冷水、猪肉、鲫鱼、雀肉、青鱼、海菜、菘菜。

方论：方中党参、黄精益气健脾为君；白术、山药健脾祛湿，麦芽、甘草益气健脾；白芍滋阴养血，木香行气为佐；使以甘草益气调脾。组合成方共奏抑胃健脾之效。

319. 饥而思食（脾强胃弱）

饥而思食，每食又不能多者，脾强胃弱。

主证：腹胁胀满，肠鸣泄泻，四肢倦怠，舌淡，苔白，脉缓迟。

中医辨证：脾强胃弱，饥而思食。

治法：温中健脾。

方药：重订助胃丸。

苍术10克　砂仁3克　陈皮3克　吴茱萸6克　白蔻仁3克　甘草3克　生姜3克　茯苓10克　檀香6克　党参10克　大枣6克

用法：诸药共煎加水800毫升，煎至300毫升去滓，一日三次，空腹服用。

禁忌：雀肉、青鱼、菘菜、桃李、一切酸、醋。

方论：方中苍术温胃，砂仁消食健胃，吴茱萸、白蔻仁温中健脾，檀香理气和胃，陈皮行气健胃均为君药；生姜温胃进食，茯苓祛湿健脾共为臣；党参、大枣益气和胃调脾为佐；使以甘草调诸药。诸药组合共奏温中健胃之功。

320. 食欲不振

食欲不振，多由肝气犯胃、脾胃湿热、胃阴不足、脾胃气虚、脾胃虚寒、脾肾阳虚、阳虚而致。

一、肝气犯胃（食欲不振）

肝气犯胃，食欲不振。

主证：不思饮食，呃逆嗳气，精神抑郁，胸胁胀闷或胀满。

中医辨证：肝气犯胃，食欲不振。

治法：舒肝和胃，健脾和中。

方药：逍遥散加味。

当归10克　白芍10克　柴胡10克　茯苓10克　白术10克　煨姜3克　薄荷（后下）6克　木香6克　苏叶10克　橘皮6克　甘草3克

用法：诸药共煎加水800毫升，煎至300毫升去滓，一日三次，空腹服用。

禁忌：湿面、猪肉、海菜、菘菜、醋及一切酸、雀肉、青鱼、桃李。

方论：方中柴胡疏肝解郁；当归、白芍养血柔肝；白术、甘草、茯苓健脾养胃；陈皮行气健脾胃；苏叶疏肝理气宽胸；生姜疏肝开郁温中健胃；薄荷助柴胡以散肝郁；木香行气散瘀疏肝，诸药组合共成舒肝和胃，健脾和中之效。

二、脾胃湿热（食欲不振）

脾胃湿热，不思饮食。

主证：脘腹痞满，呕恶厌食，便溏不爽，周身疲乏倦怠，苔黄腻，脉濡细。

中医辨证：脾胃湿热，不思饮食。

治法：清化湿热。

方药：三香汤加减。

瓜蒌皮10克　桔梗6克　郁金10克　栀子10克　木通6克　川朴10克　降香10克　香豉10克　竹叶10克

用法：诸药共煎加水800毫升，煎至400毫升去滓，一日三次分服。

禁忌：猪肉。

方论：方中瓜蒌宽胸清热，桔梗清热祛湿，厚朴行气化痰祛湿，栀子清热共为君药；竹叶疏风清热，豆豉宣郁清热除烦，郁金凉血清热共为臣；降香行瘀辟秽祛湿为佐；木通清热利水导湿热下行为使。诸药组合共奏清热利湿之功。

三、胃阴不足（食欲不振）

胃阴不足，食欲不振。

主证：饥不欲食，口渴喜饮，唇红干燥，大便干结，舌红少津，脉弦细。

中医辨证：胃阴不足，食欲不振。

治法：滋阴养胃。

方药：养胃汤加减。

白芍10克　炙甘草6克　北沙参10克　麦冬10克　玉竹10克　生地黄10克　绿萼梅6克　钗石斛10克　扁豆10克　佛手片10克　天花粉10克

用法：诸药共煎加水1000毫升，煎至400毫升去滓，一日三次，饭后服用。

禁忌：海菜、猪肉、菘菜、鲫鱼、葱、蒜、萝卜。

方论：方中沙参、麦冬、玉竹滋阴清胃益气润燥为君；白芍、生地滋阴养血，钗石斛泻热存阴，养胃生津，花粉滋阴清热养胃生津为臣；扁豆健脾除湿，佛手和中理气为佐；萼梅清热疏肝，炙甘草益气清胃兼调理诸药为使。诸药组合共奏滋阴养胃之功。

四、脾胃气虚（食欲不振）

脾胃气虚，食欲不振。

主证：不思饮食，食后腹胀，或进食少许即泛泛欲吐，气短懒言。

中医辨证：脾胃气虚，食欲不振。

治法：健脾益气。

方药：异功散。

白术10克　党参10克　茯苓10克　生姜3克　炙甘草3克　陈皮6克　大枣6克

用法：诸药共煎加水800毫升，煎至400毫升去滓，一日三次，饭后服用。

禁忌：雀肉、青鱼、菘菜、桃李、海菜、猪肉、醋及一切酸。

方论：方中人参甘温益气补中为君；白术健脾燥湿，合人参以益气健脾为臣；茯苓渗湿健脾，陈皮行气健脾为佐；炙甘草甘缓和中为使。诸药组合共奏健脾益气之功。

五、脾胃虚寒（食欲不振）

脾胃虚寒，不思饮食。

主证：饮食无味，不知饥饿，进食稍多则脘腹闷胀欲呕，舌淡苔白，脉沉迟。

中医辨证：脾胃虚寒，不思饮食。

治法：温中散寒，益气健脾。

方药：理中汤加味。

白术 10 克　炙甘草 3 克　干姜 3 克　人参 6 克　木香 6 克　白豆蔻 3 克　陈皮 6 克　砂仁 3 克　神曲 10 克　半夏 10 克

用法：诸药共煎加水 800 毫升，煎至 400 毫升去滓，一日三次，饭后服用。

禁忌：雀肉、青鱼、猪肉、桃李、桃李、海菜、羊血、羊肉、饴糖。

方论：方中干姜温运中焦，以散寒邪为君；人参补气健脾，协助干姜以振奋脾阳，白蔻仁、白术甘温健脾温胃，砂仁、神曲行气消食健脾，半夏健脾和胃共为臣；木香理气化滞，陈皮行气和胃共为佐；炙甘草益气和中兼调诸药为使。诸药组合共奏温中散寒，益气健脾之功。

六、脾肾阳虚（食欲不振）

脾肾阳虚，食欲不振。

主证：气短懒言，口淡，面色发白，疲乏倦怠，畏寒肢冷。

中医辨证：脾肾阳虚，食欲不振。

治法：温补脾肾。

方药：二神丸合真武汤加减。

补骨脂 10 克　白豆蔻 3 克　生姜 3 克　大枣 6 克　白术 10 克　茯苓 10 克　炙甘草 6 克　制附片 10 克

用法：诸药共煎加水 900 毫升，煎至 400 毫升去滓，一日三次，饭后服用。

禁忌：青鱼、雀肉、菘菜、桃李、醋及一切酸、海菜、猪肉。

方论：本方是治脾肾阳虚，水湿内停的要方。方中附子补骨脂，温肾壮阳为君；白蔻仁、白术、生姜温中健脾肾为臣；茯苓健脾补肾为佐；炙甘草益气健脾兼调诸药。诸药组合既能温补脾肾之阳，又能利水祛湿利水，故适用于脾肾阳虚，水湿内停所产生的诸症。

七、食伤（食欲不振）

食伤，食欲不振。

主证：厌食嗳腐吞酸，脘腹饱胀，大便臭秽或秘结不通，舌苔厚腻，脉濡缓。

中医辨证：食伤，食欲不振。

治法：消食化滞和胃。

方药：保和丸。

神曲 10 克　山楂 10 克　半夏 10 克　莱菔子 10 克　谷芽 10 克　麦芽 10 克　枳壳 6 克　白术 10 克　茯苓 10 克　连翘 6 克

用法：诸药共煎加水 900 毫升，煎至 400 毫升去滓，一日三次，空腹服用。

禁忌：羊血、羊肉、饴糖、醋及一切酸、青鱼、雀肉、菘菜、桃李。

方论：方中山楂善消油腻肉滞；神曲能消酒食陈腐之积；莱菔子消面食痰浊之滞；半

夏、茯苓、谷芽、白术理气和胃，健脾燥湿化痰，枳壳行气和胃，麦芽健胃消食，连翘散结清热。诸药组合共成消食和胃化滞之功。

321. 善食易饥

善食易饥，多因久有瘀血又兼新感，热邪与瘀交结于肠胃，以致消谷善饥，多由阳明蓄血、胃火炽盛而致。

一、阳明蓄血（善食易饥）

阳明蓄血，善食易饥。

主证：发热不恶寒，口燥咽干，但欲漱口不欲咽，善忘，少腹硬痛，小便自利，大便色黑，虽硬而易解，舌暗，脉沉结。

中医辨证：阳明蓄血，善食易饥。

治法：攻逐瘀血。

方药：抵当汤。

虻虫6克　桃仁10克　水蛭6克　大黄10克

用法：诸药共煎加水400毫升，煎至150毫升去滓，一日三次分服。

禁忌：孕妇、妇女经期、老年及体虚患者忌用。

方论：本方具有通瘀散结，破血祛瘀功效，主治下焦蓄血，发狂或如狂，少腹硬满，小便自利，大便色黑易解，妇女经闭，少腹硬满拒按者。

二、胃火炽盛（善食易饥）

胃火炽盛，善食易饥。

主证：善食易饥，口渴，大便秘结，其人形体消瘦，舌红苔黄，脉滑细。

中医辨证：胃火炽盛，善食易饥。

治法：清热滋阴。

方药：白虎汤加人参汤加味。

人参6克　甘草3克　粳米30克　生地10克　黄连6克　生石膏15克　知母10克

用法：诸药共煎加水600毫升，煎至300毫升去滓，一日三次，空腹服用。

禁忌：海菜、猪肉、菘菜、葱、蒜、萝卜、冰水。

方论：本方治发热盛，胃火炽盛，津气不足之证，故在白虎汤的基础上，加以人参以益气生津。气壮、燥去、津生、热清，诸症自清。

322. 喜食异物

喜食异物，一是善食某种食物或饮料，一是喜食泥土、纸张、煤炭等异物。多由疳疾、虫积、情志异常而致。

一、疳疾（喜食异物）

疳疾，喜食异物。

主证：喜食泥土茶之物，身体瘦弱，面色萎黄，腹大青筋，腹痛泄利，食呆，舌淡苔白，脉缓弱或濡。

中医辨证：疳疾，喜食异物。

治法：健脾消疳，温中理气。

方药：益黄散。

青皮6克　陈皮6克　炙甘草3克　丁香5克　诃子皮6克

用法：诸药共煎加水600毫升，煎至300毫升去滓，一日三次，饭后服用。

禁忌：海菜、猪肉、菘菜。

方论：方中丁香健脾开胃，温胃消疳为君；青皮、陈皮行气健脾开胃和中消食为臣；诃子皮益气健脾温胃为佐；甘草调和诸药益气健脾为使。五味配合共奏健脾消疳，温中理气健脾之效。

二、虫积（喜食异物）

虫积，喜食异物。

主证：腹痛绕脐，发作有时，或吐蛔虫，大便下虫，喜食生米、生肉、泥炭，食欲不佳。

中医辨证：虫积，喜食异物。

治法：温脏安蛔。

方药：乌梅丸加减。

乌梅10克　细辛3克　附子6克　郁金10克　黄连6克　枳壳10克　川椒6克　桂枝6克　生姜3克　延胡10克　炙甘草3克

用法：诸药共煎加水900毫升，煎至300毫升去滓，一日三次，空腹服用。

禁忌：冷水、猪肉、菘菜、海菜、蒜。

方论：本方所治蛔厥是胃热伤寒，蛔动不安所致，可缓急安蛔。蛔虫得酸则静，得辛则伏，得苦则下，故重用乌梅味酸以安蛔；配细辛、生姜、桂枝、附子、川椒辛热之品以温脏驱蛔。枳壳、细辛、延胡、郁金行气活络止痛，炙甘草益气补中兼调诸药。诸药组合共奏温脏安蛔之效。

三、情志异常（喜食异物）

情志异常，喜食异物。

主证：五心烦热，食呆，喜食异物，胸闷胁痛，头目昏重，舌苔薄白，脉弦。

中医辨证：情志异常，喜食异物。

治法：柔肝养心，安神定志。

方药：逍遥散加味。

当归10克　白芍10克　柴胡10克　茯苓10克　白术10克　甘草6克　薄荷（后下）6克　煨姜3克　远志6克　大枣6克

用法：诸药共煎加水900毫升，煎至400毫升去滓，一日三次，饭后服用。

禁忌：湿面、醋及一切酸、雀肉、青鱼、菘菜、桃李。

方论：方中柴胡疏肝解郁；当归、白芍养血柔肝，白术、甘草、茯苓健脾养心，远志宁心安神；薄荷助柴胡以散肝郁；煨生姜温胃和中，大枣益气健脾，诸药合用可收肝脾并治，气血兼顾的效果。

323. 吐　蛔

吐蛔系指蛔虫从口中吐出，亦称吐蚘。多由胃寒、胃热、寒热交错而致。

一、胃寒（吐蛔）

胃寒，吐蛔。

主证：吐蛔，脘腹隐隐作痛，喜热畏寒，口淡，四肢不温，便溏，舌淡苔白滑，脉滑。

中医辨证：胃寒，吐蛔。

治法：温中安蛔。

方药：温中汤。

人参6克　白术10克　干姜6克　炙甘草3克　乌梅10克　椒目6克　茯苓10克

用法：诸药共煎加水600毫升，煎至300毫升去滓，一日三次，空腹服用。

禁忌：雀肉、青鱼、菘菜、桃李、海菜、猪肉、醋及一切酸。

方论：方中人参甘温，益气补中。干姜辛温，温运中焦，益气补中为臣；白术健脾温中，乌梅味酸性温，合椒目降逆安蛔为臣；茯苓健脾和胃为佐；使以甘草益气和中兼调和诸药。诸药组合共成温中安蛔之功。

二、寒热交错（吐蛔）

寒热交错吐蛔，多由过食寒凉、外感误下而致。

主证：吐蛔，腹胀作痛，肠胃寒热交错，蛔从口出，得食而吐，时烦或烦闷而吐，时发时止，脉弦滑。

中医辨证：寒热交错吐蛔。

治法：祛寒清热，安蛔制虫。

方药：乌梅丸加减。

使君子10克　川楝子10克　乌梅10克　干姜6克　制附片6克　肉桂3克　大黄6克　槟榔10克　川椒6克　细辛3克　黄柏10克　当归10克　人参10克

用法：诸药共煎加水900毫升，煎至300毫升去滓，一日三次，空腹服用。

禁忌：湿面、油腻食物、生冷。

方论：方中使君子、川楝子消积杀虫，行气止痛，乌梅酸温安蛔共为君；干姜、附子、肉桂、细辛辛温温中安蛔为臣；大黄、黄柏、槟榔去腑内寒热，消积开郁为佐；当归、人参气血双补为使药，诸药组合共成祛寒清热、安蛔制蚘之功。

三、胃热（吐蛔）

胃热吐蛔，消谷善饥。

主证：吐蛔，喜冷恶热，烦渴，小便赤涩，舌红苔黄，脉洪细。

中医辨证：胃热吐蛔。

治法：清胃泻火。

方药：抽薪饮。

山栀子10克　黄芩10克　黄柏10克　钗石斛10克　枳壳6克　川木通6克　生甘草3克　泽泻10克

用法：诸药共煎加水 800 毫升，煎至 300 毫升去滓，一日三次，空腹服用。

禁忌：菘菜、海菜、猪肉。

方论：方中黄芩、黄柏、山栀子苦寒清三焦热邪为君；石斛滋阴清胃降逆，枳壳行气止痛为臣；木通、泽泻清热利水，导热邪从小便而解为佐；生甘草清热健脾和中兼调诸药为使，诸药组合成方共成清胃降火之功。

324. 心　悸

心悸是指患者自觉心中跳动，心慌不安的一种病症，多由心气不足、心阳不足、心阴亏损、心血不足、心虚胆怯、肝肾阴虚、痰浊阻滞、水饮凌心、心脉瘀阻而致。

一、心气不足（心悸）

心气不足，心悸。

主证：心悸气短，头晕乏力，自汗，面色无华，动则悸发，静则悸缓，苔白，脉细弱或结代。

中医辨证：心气不足，心悸。

治法：益气养心，安神定志。

方药：五味子汤。

五味子 6 克　人参 10 克　黄芪 19 克　炙甘草 6 克　柏子 10 克　熟地 10 克　麦冬 10 克　合欢花 10 克　丹参 10 克　酸枣仁 10 克

用法：诸药共煎加水 800 毫升，煎至 400 毫升去滓，一日三次，饭后服用。

禁忌：菘菜、海菜、猪肉、葱、蒜、萝卜、鲫鱼。

方论：方中人参、黄芪甘温益气补中养心为君；合欢花、柏子仁、酸枣仁养心安神，熟地、麦冬滋阴养血宁心为臣；丹参活血补血，养神定志为佐；五味子益气养精安神，甘草益气补中养心兼调诸药为使，诸药组合共成益气养心，安神定志之功。

二、心阳不足（心悸）

心阳不足，心悸。

主证：心悸不安，胸闷气短，动则尤其，面色苍白，舌淡紫暗，脉细弱结代。

中医辨证：心阳不足，心悸。

治法：温补心阳，安神定志。

方药：桂枝加龙骨牡蛎汤。

桂枝 10 克　龙骨 15 克　牡蛎 15 克　炙甘草 6 克　白芍 10 克　人参 10 克　制附子 10 克

用法：诸药共煎加水 800 毫升，煎至 300 毫升去滓，一日三次，饭后服用。

禁忌：菘菜、海菜、猪肉。

方论：方中桂枝、附子温补心阳为君；人参、炙甘草益气宁心安神为臣；龙骨、牡蛎平补阴阳，潜镇固摄为佐；白芍补血柔肝，益气除烦为使，诸药组合共奏温补心阳，安神定志之功。

三、心阴亏虚（心悸）

心阴亏虚，心悸。

主证：心悸易惊，心烦失眠，五心烦躁，颧红盗汗，舌尖红，脉细。

中医辨证：心阴亏虚，心悸。

治法：滋阴养血，宁心安神。

方药：天王补心丹。

远志6克　五味子6克　人参10克　丹参10克　玄参10克　桔梗6克　茯苓12克 柏子仁10克　当归10克　天冬10克　麦冬10克　生地12克　枣仁12克

用法：诸药共煎加水900毫升，煎至450毫升去滓，一日三次，饭后服用。

禁忌：胡荽、醋及一切酸、一切血、葱、蒜、萝卜、鲫鱼。

方论：方中生地滋肾阴养心血为君药；玄参生地壮水以制火，天门冬、麦冬养肺阴以滋水之上源，丹参、当归补心血共为臣；人参、茯苓益气，柏子仁、远志宁心安神共为佐；五味子、酸枣仁敛心气，安心神为使药。诸药合用共成滋阴养血、补心安神之功。

四、心血不足（心悸）

心血不足，心悸。

主证：心悸，怔忡不寐，心烦，面色无华，精神不振，舌淡，脉细。

中医辨证：心血不足，心悸。

治法：补益心血。

方药：归脾汤。

茯苓10克　远志6克　人参10克　黄芪15克　炙甘草6克　大枣6克　枣仁12克 木香6克　生姜6克　龙眼肉10克　当归10克

用法：诸药共煎加水900毫升，煎至400毫升去滓，一日三次，饭后服用。

禁忌：醋及一切酸、海菜、猪肉、菘菜、湿面。

方论：方用以参、芪、术、甘草甘温补气健脾；当归、龙眼肉补心养血，酸枣仁、茯苓、远志宁心安神；更以木香理气醒脾，以防补益气血药滋腻碍胃。诸药组合成方，心脾兼顾，气血双补。

五、心虚胆怯（心悸）

心虚胆怯，心悸。

主证：心悸不安，善惊易恐，遇惊则心悸怵惕，舌淡苔白，脉细弱或结代。

中医辨证：心虚胆怯，心悸。

治法：养心安神，镇惊定志。

方药：安神定志丸。

人参10克　茯苓12克　远志6克　琥珀（分冲）2克　龙齿15克　菖蒲6克　茯神 10克　炙甘草3克　五味子6克　磁石15克

用法：诸药共煎加水900毫升，煎至400毫升去滓，一日三次，饭后服用。

禁忌：醋及一切酸、羊血、羊肉、饴糖、海菜。

方论：方中人参、甘草、五味子益气宁心，养心气，远志宁心定志均为君；龙骨、茯神、磁石镇惊安神为臣；琥珀安神镇惊，宁心益气为佐；茯苓健脾养心为使。诸药组合共奏养心安神，镇惊定志之功。

六、肝胃阴虚（心悸）

肝胃阴虚，心悸。

主证：五心烦热，心悸失眠，眩晕耳鸣，急躁易怒，腰痛遗精，舌红苔黄，脉弦细。

中医辨证：肝胃阴虚，心悸。

治法：滋养肝肾，宁心安神。

方药：一贯煎合酸枣仁汤。

北沙参 15 克　当归身 10 克　酸枣仁 12 克　生地 10 克　枸杞子 10 克　川楝子 10 克　川芎 6 克　茯苓 10 克　麦冬 10 克　甘草 6 克　知母 10 克

用法：诸药共煎加水 900 毫升，煎至 400 毫升去滓，一日三次，饭后服用。

禁忌：湿面、葱、蒜、萝卜、一切血、醋及一切酸、鲫鱼、海菜、猪肉、菘菜。

方论：方中生地滋阴养血，滋补肝肾为君；沙参、麦冬、当归、知母、枸杞子配合君药滋阴养血柔肝，麦冬、茯苓行气滋阴养心生津均为臣；川楝子、川芎行气疏肝为佐；甘草益气养心兼调和诸药为使。诸药组合共奏滋养肝肾，宁心安神之功。

七、痰浊阻滞（心悸）

痰浊阻滞，心悸。

主证：心悸气短，心胸痞闷胀满，恶心，食少，痰多，舌红苔腻，脉滑。

中医辨证：痰浊阻滞，心悸。

治法：燥湿化滞，宁心安神。

方药：导痰汤加味。

茯苓 10 克　橘红 6 克　菖蒲 6 克　制南星 10 克　半夏 10 克　远志 6 克　枳实 10 克　全瓜蒌 10 克　生姜 3 克　降香 6 克　甘草 6 克

禁忌：羊肉、羊血、饴糖、雀肉、青鱼、菘菜、桃李、醋及一切酸、海菜、猪肉。

方论：方用天南星燥湿化痰，祛风散结，枳实下气行痰，共为君药；半夏功专燥湿祛痰，橘红下气消痰均为臣药；枳实行气宽胸，瓜蒌润肺宽胸清热化痰，生姜温化痰浊，降香降气化痰浊，菖蒲开窍化痰，远志宁心定志为佐；甘草益气兼调和诸药，组合成方共奏燥湿化痰，宁心安神之效。

八、水饮凌心（心悸）

水饮凌心，心悸。

主证：心悸，小便短少或下肢浮肿，胸脘痞满，渴不欲饮，形寒肢冷，眩晕，恶心呕泛痰涎，舌淡或暗，脉细弱或结代。

中医辨证：水饮凌心，心悸。

治法：振奋心阳，化气行水。

方药：苓桂术甘汤加味。

琥珀（分冲）2 克　菖蒲 6 克　白茯苓 10 克　桂枝 10 克　白术 10 克　炙甘草 6 克　泽泻 10 克　猪苓 10 克　车前子 10 克　生姜 6 克　半夏 10 克

用法：诸药共煎加水 900 毫升，煎至 400 毫升去滓，一日三次，空腹服用。

禁忌：羊血、羊肉、饴糖、醋及一切酸、雀肉、青鱼、菘菜、桃李。

方论：方中琥珀利水化瘀，安神镇惊，半夏健脾渗湿，祛痰化饮为君；白术健脾燥湿，助茯苓运化水湿，桂枝通阳化气益气和中，猪苓、茯苓、泽泻淡渗利湿，车前子利水祛湿共为臣；生姜温阳利水祛痰为佐；甘草益气和中兼调理诸药。组合成方共奏振奋心阳，化气行水之功。

九、心血瘀阻（心悸）

心血瘀阻，心悸。

主证：心悸怔忡，胸闷不舒，心痛时作，舌质紫黯或有紫色斑点，脉迟或结代。

中医辨证：心血瘀阻，心悸。

治法：祛瘀通络，益气宁心。

方药：血府逐瘀汤加减。

桃仁10克　红花6克　当归10克　生地12克　川芎6克　黄精10克　远志6克　川牛膝10克　枣仁12克　党参15克　黄芪15克　桂枝10克　薤白10克

用法：诸药共煎加水900毫升，煎至400毫升去滓，一日三次，饭后服用。

禁忌：湿面、葱、蒜、萝卜。

方论：方中桃仁、红花、川芎活血去瘀，配合当归、生地活血养血，使瘀血去而又不伤血，黄精、党参、黄芪益气养心，桂枝、薤白温阳散结，理气宽胸能散能行，能温能通；远志、枣仁宽心安神，镇惊定志；牛膝交通上下活血行血，诸药组合共成祛瘀通络益气之功。

325. 心 下 悸

心下悸是指心下惕然跳动而言，多由水气凌心、心阳不振、阴虚火旺、痰火相搏而致。

一、水气凌心（心下悸）

水气凌心，心下悸。

主证：心下经常跳动，多饱则甚，头眩，呕吐，小便不利，舌苔白滑，脉弦滑。

中医辨证：水气凌心，心下悸。

治法：蠲饮通阳。

方药：茯苓甘草汤合半夏麻黄丸。

茯苓10克　甘草6克　干姜6克　桂枝10克　半夏10克　麻黄6克（先煎去浮沫）

用法：诸药共煎加水600毫升，煎至300毫升去滓，一日三次，空腹服用。

禁忌：醋及一切酸、海菜、猪肉、羊血、菘菜、羊肉、饴糖。

方论：方中茯苓健脾渗湿，祛痰化饮为君；半夏健脾燥湿，助茯苓运化水湿，桂枝通阳化水气，干姜温中散结共为臣；麻黄温阳利水为佐；甘草益气兼调和诸药。组合成方共成蠲饮通阳之功。

二、心阳不振（心下悸）

心阳不振，心下悸。

主证：心下悸动不宁，按之稍安，兼有气短，胸闷畏寒，四肢不温，舌苔白滑，脉弦滑。

中医辨证：心阳不振，心下悸。

治法：温通心阳。

方药：茯苓桂枝白术甘草汤。

茯苓12克　桂枝10克　白术10克　甘草6克

用法：诸药共煎加水600毫升，煎至300毫升去滓，一日三次，饭后服用。

禁忌：醋及一切酸、雀肉、青鱼、桃李、苋菜、海菜、猪肉。

方论：方中甘草、茯苓健脾渗湿，祛痰化饮为君；白术健脾燥湿，助茯苓运化水湿为臣；桂枝通阳化气为佐；甘草益气和中为使。配合成方共奏温通心阳之功。

三、阴虚火旺（心下悸）

阴虚火旺，心下悸。

主证：心下悸动，时而发止，伴有五心烦热，颧红，头晕耳鸣，舌红苔黄，脉细。

中医辨证：阴虚火旺，心下悸。

治法：滋阴降火。

方药：知柏地黄汤。

知母 10 克　黄柏 10 克　生地黄 15 克　泽泻 10 克　山萸肉 10 克　丹皮 10 克　茯苓 10 克　山药 10 克

用法：诸药共煎加水 900 毫升，煎至 300 毫升去滓，一日三次分服。

禁忌：葱、蒜、一切血、醋及一切酸。

方论：方中知母、黄柏滋阴清热，生地黄补肾阴，益精髓为君；山萸肉补肝肾，干山药既可补肾，又可健脾共为臣；阴虚则火旺，故配丹皮凉血清热，以泻肝肾虚火为佐；肾虚则水湿不能渗利，故用茯苓、泽泻以利水湿为使。组合成方共奏滋阴降火之效。

四、痰火相搏（心下悸）

痰火相搏，心下悸。

主证：心下悸动烦乱，易惊，口苦，失眠多梦，或呕吐痰涎，舌红，苔腻，脉滑。

中医辨证：痰火相搏，心下悸。

治法：清热豁痰。

方药：导痰汤。

陈皮 6 克　茯苓 10 克　炙甘草 6 克　枳实 10 克　天南星 10 克　半夏 10 克

用法：诸药共煎加水 800 毫升，煎至 400 毫升去滓，一日三次，空腹服用。

禁忌：醋及一切酸、海菜、苋菜、猪肉、羊肉、羊血、饴糖。

方论：方中天南星燥湿化痰，祛风散结，枳实下气行痰为君；半夏功专燥湿祛痰，陈皮行气消痰；辅助君药加强豁痰顺气之功为臣；茯苓渗湿，甘草和中为佐使药。全方共奏燥湿化痰，行气开郁之功。

326. 心下痞

心下痞，多由热痞、痰气痞、饮气痞、客气上逆痞而致。

一、热痞（心下痞）

热痞，热盛心下痞。

主证：心下痞，按之濡，心烦口渴，或兼吐衄，小便黄赤，舌苔薄黄，其脉关上浮。

中医辨证：热盛心下痞。

治法：泄热消痞。

方药：黄连泻心汤。

黄连 3 克　大黄 6 克

用法：诸药共煎加水 300 毫升，煎至 150 毫升去滓，一日三次，空腹服用。

禁忌：冷水、猪肉。

方论：方中大黄、黄连均为苦寒之药。用沸水浸泡是取其味薄气轻，使之清泄上部邪热而发挥消痞之效。

二、寒热痞（心下痞）

寒热，心下痞。

主证：心下痞，按之濡，兼见汗出，恶寒，舌苔薄白，脉浮而弱或细。

中医辨证：寒热，心下痞。

治法：清热扶阳消痞。

方药：附子泻心汤。

制附子 10 克　黄连 6 克　黄芩 10 克　大黄 6 克

用法：诸药共煎加水 600 毫升，煎至 300 毫升去滓，一日三次，空腹服用。

禁忌：冷水、猪肉。

方论：方中附子温经扶阳，以治肌表之恶寒；大黄、黄连之苦寒以麻沸汤浸渍，取其味薄气轻，清泻上部之邪热以治胸部之痞结。

三、痰气痞（心下痞）

痰气痞，心下痞。

主证：心下痞满，恶心呕吐，头晕目眩，小便不利，肠鸣下利，舌苔薄黄而腻，脉弦细。

中医辨证：痰气痞，心下痞。

治法：和胃降逆，散结消痞。

方药：半夏泻心汤。

干姜 6 克　炙甘草 6 克　黄连 3 克　黄参 10 克　大枣 6 克　半夏 10 克　人参 10 克

用法：诸药共煎加水 900 毫升，煎至 400 毫升去滓，一日三次，空腹服用。

禁忌：冷水、猪肉、羊肉、羊血、饴糖、海菜、菘菜。

方论：方中半夏和胃降逆，消痞散结为君；干姜温中散寒，黄芩、黄连清泻里热为臣；人参、炙甘草、大枣益气健脾和中补虚为佐；凡因寒热互结于心下，胃气不和，见症如上所述者，均可使用。

四、饮气痞（心下痞）

饮气痞，心下痞。

主证：心下痞满，纳呆，干噫，食臭，腹中作响，大便溏薄，舌淡苔白，脉滑。

中医辨证：饮气痞，心下痞。

治法：散饮消痞。

方药：生姜泻心汤。

生姜 6 克　炙甘草 3 克　黄芩 10 克　黄连 3 克　大枣 6 克　人参 10 克

用法：诸药共煎加水 600 毫升，煎至 300 毫升去滓，一日三次，空腹服用。

禁忌：海菜、猪肉、菘菜、冷水。

方论：方中半夏为主药味辛性降，辛开散结，和中降逆，消痞除满；阳格于上，火不下交，黄连、黄芩味苦性寒，苦降泻热以调其阳；阴格于下，浊阴壅塞，人参、炙甘草、生姜、大枣温补脾胃以调其阴，使其中土运转，清升浊降。中焦冲和，阴阳和畅。饮散痞消，痞满自除。

五、客气上逆（心下痞）

客气上逆，心下痞，伤寒或中风，表不解而误下法，胃中空虚，客气上逆，心下痞硬。

主证：心下痞硬，心烦不安，干呕，纳呆或兼下利，呕恶不食，舌苔腻，脉弦细。

中医辨证：客气上逆，心下痞。

治法：缓急消痞。

方药：甘草泻心汤。

大枣 10 克　黄芩 10 克　干姜 6 克　炙甘 6 克　半夏 10 克　黄连 3 克

用法：诸药共煎加水 800 毫升，煎至 400 毫升去滓，一日三次，空腹服用。

禁忌：海菜、猪肉、菘菜、冷水、羊血、羊肉、饴糖。

方论：方中半夏和胃降逆，消痞散结为君；干姜温中散寒，黄芩、黄连清泻里热为臣；炙甘草、人参、大枣益气健脾，和中补虚为佐使。

327. 呵　欠

呵欠，多由肝郁气滞、气滞血瘀、脾肾阳虚而致。

一、肝郁气滞（呵欠）

肝郁气滞，呵欠。

主证：时时欠伸，抑郁少欢，精神不振，表情淡漠，胸闷腹胀，嗳气，或咽中梗塞，如有炙脔，或精神恍惚，善悲喜哭，苔薄白，脉弦。

中医辨证：肝郁气滞，呵欠。

治法：疏肝理气，解郁化结。

方药：柴胡疏肝散加味。

柴胡 10 克　白芍 10 克　炙甘草 6 克　川芎 6 克　制香附 10 克　枳壳 10 克　郁金 10 克　川楝子 10 克

用法：诸药共煎加水 800 毫升，煎至 400 毫升去滓，一日三次，空腹服用。

禁忌：海菜、猪肉、菘菜。

方论：方中柴胡、川楝子、香附疏肝理气解郁化结为君；枳壳、川芎、白芍理气养血散郁为臣；郁金行血开郁化结为佐；炙甘草益气兼调诸药为使。组合成方共奏疏肝理气、解郁化结之功。

二、气滞血郁（呵欠）

气滞血瘀，呵欠。

主证：频频呵欠，胸部憋闷，或心前刺痛，心悸气短，头晕耳鸣，舌暗苔白，脉涩弦。

中医辨证：气滞血郁呵欠。

治法：活血化瘀，理气破滞。

方药：血府逐瘀汤加减。

生地黄 12 克　赤芍 10 克　桃仁 10 克　红花 10 克　枳壳 10 克　五灵脂 10 克　川牛膝 10 克　川芎 6 克　当归 10 克　炙甘草 6 克　蒲黄 10 克

用法：诸药共煎加水 900 毫升，煎至 400 毫升去滓，一日三次，空腹服用。

禁忌：葱、蒜、萝卜、海菜、猪肉、菘菜。

方论：方中桃仁、红花、当归、川芎、赤芍活血祛瘀；生地养血化瘀；枳壳疏肝理气；牛膝破瘀通经络引瘀血化瘀下行，生蒲黄、五灵脂化瘀行血；炙甘草益气兼调诸药。组合成方共奏活血化瘀，理气化滞之功。

三、脾肾阳虚（呵欠）

脾肾阳虚呵欠。

主证：精神疲惫，连连呵欠，伴形寒肢冷，面色㿠白，食少腹胀，大便溏泄，尿液增多，或小便清长，舌苔淡苔白，脉沉迟。

中医辨证：脾肾阳虚，呵欠。

治法：健脾温阳，补肾益火。

方药：左归饮加味。

熟地 10 克　山药 10 克　山萸肉 10 克　枸杞子 10 克　肉桂 3 克　制附片 10 克　鹿角胶 10 克　当归 10 克　杜仲 10 克　菟丝子 10 克

用法：诸药共煎加水 1000 毫升，煎至 400 毫升去滓，一日三次，空腹服用。

禁忌：葱、蒜、萝卜、湿面。

方论：方中肉桂、附子片温阳健脾为君；菟丝子、枸杞子、鹿角胶、杜仲补肾益火为臣；山萸肉、熟地滋阴补肾，山药既能健脾又能补肾共为佐；当归补虚养脾益肾为使。诸药共奏健脾温阳、补肾益火之功。

328. 吐　血

吐血又称内衄，是一种出血性疾患，由胃或食道而出，经口吐出，临床又有吐血与呕血之分，若血从口出，其色鲜红，血出无声则称吐血；血出有声，血色紫黯，或夹杂食物残渣者，称为呕血。吐血多由邪热伤胃、湿热伤胃、胃热内盛、肝火犯胃、阴虚火旺、脾肾阳虚、气虚血溢、气滞血瘀而致。

一、邪热伤胃（吐血）

邪热伤胃，吐血。

主证：吐血色红，发热烦躁，面红目赤，口干咽燥，舌红苔黄，脉滑数。

中医辨证：邪热伤胃，吐血。

治法：清热解毒，凉血止血。

方药：犀角地黄汤加味。

生地 10 克　丹皮 10 克　水牛角 15 克　白芍 10 克　茜草 10 克　地榆 10 克　白茅根 30 克　栀子 10 克　侧柏叶 10 克

用法：诸药共煎加水 900 毫升，煎至 400 毫升去滓，一日三次，空腹服用。

禁忌：葱、蒜、胡荽、萝卜。

方论：方中犀角清热凉血，清热解毒为君；生地清热凉血滋养阴液为臣；芍药和营泄热，丹皮泻血分伏热，凉血散瘀共为佐；使以茜草、地榆止血凉血。诸药共成清热解毒，凉血止血之功。

二、温热伤胃（吐血）

温热伤胃，吐血。

主证：吐血色红或紫暗，或夹食物残渣，脘腹胀满，胁痛不舒，呕吐频作，舌苔腻，脉濡细。

中医辨证：湿热伤胃，吐血。

治法：清热化湿，凉血止血。

方药：四生丸合枳实导滞丸加减。

枳实10克　大黄6克　黄连3克　黄芩10克　泽泻10克　白术10克　生地10克　茯苓10克　荷叶10克　侧柏叶10克

用法：诸药共煎加水800毫升，煎至300毫升去滓，一日三次，饭后服用。

禁忌：冷水、雀肉、青鱼、菘菜、桃李、醋及一切酸、葱、蒜、萝卜。

方论：方中黄芩、黄连清热祛湿；白术、茯苓健脾渗湿；枳壳、大黄行气消积化滞；侧柏叶凉血止血；生地黄凉血清热，养血生津，荷叶清热止血散瘀，泽泻补阴引热下行为使。诸药组合共奏清热化湿，凉血止血之功。

三、胃热内盛（吐血）

胃热内盛，吐血。

主证：吐血量多，色鲜红或紫黯，夹有食物残渣，脘腹胀闷或疼痛，有灼热感，便秘或大便色黑，舌红苔黄，脉滑数。

中医辨证：胃热内盛，吐血。

治法：清热泻火。

方药：泻心汤合十灰散加减。

生大黄10克　黄连5克　黄芩10克　丹皮10克　泽泻10克　大蓟10克　小蓟10克　蒲黄10克　花蕊石10克　三七粉（分次吞服）3克　天花粉10克　石斛10克　麦冬10克

用法：诸药共煎加水900毫升，煎至450毫升去滓，一日三次，空腹服用。

禁忌：冷水、蒜、胡荽、猪肉。

方论：方中黄芩、黄连泻肺胃之火；大黄泻腑散结；丹皮、麦冬、天花粉滋阴凉血散结清热；三七、大小蓟、蒲黄既能活血又能止血；石斛泻热存阴，养阴生津；花蕊石化瘀止血；泽泻清热利水导热下行，诸药组合共奏清热泻火之功。

四、肝火犯胃（吐血）

肝火犯胃，吐血。

主证：呕吐鲜血或紫黯血块，伴有食物残渣，胁痛口苦，烦躁易怒，头晕目眩，舌质红苔黄，脉弦数。

中医辨证：肝火犯胃，吐血。

治法：清泻肝火，凉血止血。

方药：龙胆泻肝汤加减。

龙胆草10克　山栀子10克　黄芩10克　生地10克　柴胡10克　丹皮10克　白茅根30克　三七粉（分次吞服）3克　花蕊石10克　侧柏叶10克　丹皮10克

用法：诸药共煎加水900毫升，煎至450毫升去滓，一日三次，空腹服用。

禁忌：葱、蒜、萝卜、一切血、胡荽。

方论：方中龙胆草善泻肝胆之实火，并能清下焦之湿热为君；黄芩、栀子、柴胡苦寒泻火，生地滋阴清热泻火为臣；白茅根、侧柏叶凉血止血，茜草清胃热行血止血通络散瘀，三七粉、花蕊石既能止血又能活血共为佐；丹皮滋阴凉血为使。组合成方共奏清肝泻火，凉血止血之功。

五、阴虚火旺（吐血）

阴虚火旺，吐血。

主证：吐血量多色红，盗汗口干，面色潮红，胃痛隐隐，烦躁不安，舌红苔黄，脉数。

中医辨证：阴虚火旺，吐血。

治法：滋阴降火，凉血止血。

方药：玉女煎加减。

生石膏15克　知母10克　丹皮10克　麦冬10克　生地10克　侧柏叶10克　白茅根30克　牛膝10克　藕节15克

用法：诸药共煎加水800毫升，煎至400毫升去滓，一日三次，空腹服用。

禁忌：蒜、胡荽、鲫鱼、葱、萝卜、一切血。

方论：方中知母、石膏清阳明有余之火为君；丹皮、麦冬滋阴清热生津，藕节、白茅根止血降逆，侧柏叶凉血止血共为臣，牛膝引血下行为佐使。诸药共奏滋阴降火，凉血止血之功。

六、脾肾阳虚（吐血）

脾肾阳虚，吐血。

主证：吐血反复发作，迁延日久，血色黯淡，伴见面白息微，四肢厥冷，大便溏薄，小便清长，舌淡苔白，脉沉迟。

中医辨证：脾肾阳虚，吐血。

治法：温补脾肾，固阳摄血。

方药：黄土汤加味。

灶心土10克　阿胶10克（烊化兑服）　制附子6克　熟地黄10克　炙甘草6克　黄芩10克　黄芪15克　党参15克　白术10克

用法：诸药共煎加水800毫升，煎至400毫升去滓，一日三次，饭后服用。

禁忌：葱、蒜、萝卜、一切血、海菜、猪肉、菘菜、雀肉、青鱼、桃李。

方论：方中附子、灶心土、熟地温补脾肾为君；党参、白术、黄芪、甘草益气固阳摄血为臣；阿胶养血补虚为佐；黄芩止血清上焦邪热为使。诸药组合共奏温补脾肾，固阳摄血之功。

七、气虚血溢（吐血）

气虚血溢，吐血。

主证：心悸气短，神疲少力，血色暗淡，血量或少或多，舌淡苔白，脉虚弱。

中医辨证：气虚血溢，吐血。

治法：补气摄血。

方药：归脾汤加减。

白术10克　熟地10克　黄芪12克　人参10克　山药10克　炮姜炭3克　制附片5克　当归10克　炙甘草3克　乌贼骨10克　白芨10克

用法：诸药共煎加水900毫升，煎至400毫升去滓，一日三次，饭后服用。

禁忌：葱、蒜、萝卜、一切血、湿面、海菜、猪肉、菘菜。

方论：方以参、芪、术、甘草补气健脾；当归熟地补血养心，炮姜炭、制附子温中散寒补气止血；山药健脾益气；乌贼骨、白芨除湿制酸止血。诸药组合共奏补气摄血之功。

八、气滞血瘀（吐血）

气滞血瘀，吐血。

主证：胃脘刺痛，痛有定处，或可扪及硬块，吐血紫黯，舌暗或有瘀斑，脉涩。

中医辨证：气滞血瘀，吐血。

治法：化瘀止血，理气通络。

方药：血府逐瘀汤加减。

生地10克　赤芍10克　当归10克　川芎6克　枳壳6克　茜草10克　仙鹤草10克　三七粉3克（分次冲服）　桃仁10克　桔梗6克　川牛膝10克　柴胡10克

用法：诸药共煎加水1000毫升，煎至400毫升去滓，一日三次分服。

禁忌：葱、蒜、萝卜、猪肉、一切血。

方论：方中桃仁、当归、川芎、赤芍活血祛瘀，当归、生地养血化瘀，柴胡、枳壳疏肝理气，茜草、三七粉、仙鹤草凉血止血；牛膝破瘀通络，引瘀血下行；桔梗轻清活络化滞。诸药组合成方共奏化瘀止血，理气通络之功。

329. 吐血口渴（火热伤阴）

吐血口渴。

主证：吐血，口渴，血色鲜红，口干咽燥，舌红或绛，脉洪数。

中医辨证：火热伤阴，口渴吐血。

治法：凉血止血。

方药：加味四生丸。

生地黄10克　艾叶3克　丹皮10克　茅根10克　柏叶10克　荷叶10克　牛膝3克　酒军2克　知母10克　花粉10克　马通30克（白马屎）　枯芩10克

用法：诸药共煎加水900毫升，煎至400毫升去滓，一日三次，空腹服用。

禁忌：蒜、胡荽、葱、蒜、萝卜、一切血。

方论：方中生地黄清热凉血，天花粉滋阴清热散结，生荷叶滋阴清热散瘀，生艾叶性温止血，有制约寒凉，防止留瘀之效，白茅根泻火生津，凉血止血，侧柏叶凉血止血，马勃清热解毒、止血降逆均为君；知母治腹内深伏之热邪，酒军泻腑积热，枯芩止血散热共为臣；牛膝交通上下散血止血为佐使。诸药组合共成凉血清热之功。

330. 吐血口和（阳虚阴脱）

吐血口和，阳虚阴脱。

主证：尿清口和，腹满不食，阳虚失血如吐血，舌淡苔白，脉沉迟。

中医辨证：吐血口和，阳虚阴脱。

治法：温中散寒，益气固脱。

方药：变化理中汤。

当归10克　白术6克　白芍6克　党参6克　黄芪6克　马通（白马屎）30克　醋艾3克　五味子2克　侧柏叶6克　木香3克　黑姜3克　甘草3克

　用法：诸药共煎（马通泡取水加入药内）加水900毫升，煎至450毫升，一日三次，饭后服用。

　禁忌：雀肉、茲菜、猪肉、海菜、青鱼、桃李。

方论：方中黑姜、醋艾、黄芪、党参、白术、甘草温中扶阳，益气固脱为君；当归、白芍养血补血，木香理气散瘀，降逆补虚共为臣；侧柏叶、凉血止血为佐；五味子降逆止吐，甘草调诸药，诸药组合共奏温中散寒，益气固脱之功。

331. 吐后口渴（瘀血结腹）

吐后口渴，瘀血结腹。

主证：血黑而腹痛，吐后，口渴，舌暗苔白或有瘀斑，脉涩。

中医辨证：瘀血结腹，吐后口渴。

治法：活血化瘀。

方药：加味四物汤。

生地黄10克　当归10克　川芎3克　桃仁6克　大黄3克　白芍6克　枳壳3克　牡丹皮6克　香附10克　降香3克

　用法：诸药共煎加水800毫升，煎至300毫升去滓，一日三次，空腹服用。

　禁忌：葱、蒜、萝卜、一切血、胡荽。

方论：方中当归、白芍补血养血柔肝，熟地滋阴养血，川芎行气活血共为君；桃仁、大黄、丹皮化瘀活血，清滞破结共为臣；香附理气活血散瘀，降香行瘀活血均为佐；枳壳行气化滞为使。诸药组合共奏活血化瘀之功。

332. 恶心吐血（血潮凌心）

吐血之前，必大发恶心者，血潮而凌心。

主证：吐血之前大发恶心，吐血，苔黄质红，脉数。

中医辨证：血潮凌心，恶心吐血。

治法：降逆止血，清热凉血。

方药：郁金丹皮汤加味。

牡丹皮6克　郁金6克　当归6克　牛膝6克　生地黄10克　麦冬10克　朱砂3克

五味子 2 克　枣仁 6 克　知母 3 克

用法：诸药共煎加水 900 毫升，煎至 400 毫升去滓，一日三次，空腹服用。

禁忌：蒜、胡荽、湿面、葱、蒜、萝卜、一切血。

方论：方中牡丹皮、郁金苦寒，凉血清热降逆为君；生地黄、麦冬滋阴凉血，当归补血润血共为臣；枣仁、五味子、朱砂镇心安神降逆共为佐；使以牛膝交通上下引血下行，知母清腹中深伏之热。诸药共奏降逆止血，清热凉血之功。

333. 骤然吐血（外感伤经脉）

先咳血，然后得吐血证者，外感伤经脉。

主证：骤然吐血，兼见寒热头痛，舌和，脉浮。

中医辨证：肺燥伤阴，骤然吐血。

治法：清热润燥，解表散瘀。

方药：麻黄芍药汤。

麻黄 3 克　白芍 10 克　藕节 6 克　枯芩 3 克　当归 10 克　川芎 2 克　生地黄 6 克　香附 6 克　丹皮 6 克　麦冬 10 克　杏仁 10 克　枳壳 3 克　蒲黄 3 克　甘草 3 克

用法：诸药共煎加水 800 毫升，煎至 400 毫升去滓，三次分服，空腹时服用。

禁忌：湿面、葱、蒜、菘菜、猪肉、一切血、鲫鱼、海菜、胡荽。

方论：麻黄解表疏通络脉，黄芩、麦门冬、杏仁滋阴清肺生津润燥共为君；当归、白芍、生地养血凉血，川芎、丹皮、枳壳、香附行气活血散瘀为臣；蒲黄、藕节行瘀止血为佐；使以甘草调和诸药。组合成方共奏清热润燥，解表散瘀之功。

334. 先咳后吐血（肺燥伤阴）

先行咳血，然后得吐血证者，肺燥伤阴。

主证：先行咳血，然后得吐血，干咳，咽喉干燥，鼻燥，胸满胁痛，心烦口渴，舌干少苔，脉虚大而数。

中医辨证：肺燥伤阴，先咳血后吐血。

治法：清燥活血。

方药：清燥活血汤。

生地黄 10 克　麦冬 10 克　百合 6 克　当归 10 克　红花 2 克　五味子 2 克　贝母 6 克　杏仁 10 克　蒲黄 3 克　降香 3 克　续断 6 克　藕节 6 克　竹茹 6 克　荆芥 3 克

用法：诸药共煎加水 900 毫升，煎至 400 毫升去滓，一日三次，空腹服用。

禁忌：鲫鱼、湿面、葱、蒜、萝卜、一切血。

方论：方中生地黄、麦冬、百合、五味子、贝母、杏仁滋阴润燥生津为君；当归、红花行血和血，蒲黄、藕节、续断补血生血又能止血共为臣；荆芥活络散滞为佐；竹茹清肺热降逆，百合清肺润燥共为使。诸药组合共奏清燥活血之功。

335. 先吐血后咳嗽（阴阳不协调）

先行吐血，然后得咳嗽证者，阴阳不协调。

主证：先行吐血，后得咳嗽证者，阴阳不协调。舌红少苔，脉细数。

中医辨证：先行吐血，后得咳嗽证者，阴阳不协调。

治法：滋阴润肺。

方药：百合阿胶汤（调阴和阳汤）。

百合 6 克　阿胶 3 克　生地黄 6 克　白芍药 6 克　白薇 6 克　五味子 2 克　蒲黄 3 克 当归 6 克　牛膝 3 克　贝母 6 克　沉香 2 克　降香 3 克　牡蛎 6 克　杏仁 6 克

用法：诸药共煎加水 1000 毫升，煎至 450 毫升去滓，一日三次，空腹服用。

禁忌：葱、蒜、萝卜、一切血、湿面。

方论：方中百合、生地黄、白芍、川贝母、杏仁滋阴润肺止咳共为君；降香、沉香辛温，理气行血散瘀扶阳共为臣；阿胶、蒲黄行气养血止血，牡蛎滋阴潜阳共为佐；续断行血通脉兼能扶阳，牛膝引血下行善通十二经脉，调理阴阳为使。诸药组合共奏滋阴润肺、调理阴阳之功。

336. 吐血之后鱼鳞甲错（腹中有干血）

吐血之后，肌肤鱼鳞甲错。

主证：肌肤鱼鳞甲错，形体羸瘦，腹满不能饮食，两目晦黯，舌暗或有瘀斑，脉弦滑。

中医辨证：腹中干血，肌肤鱼鳞甲错。

治法：破瘀消癥，养血生新。

方药：大黄䗪虫丸。

䗪虫（炒）3 克　大黄 3 克　桃仁 3 克　甘草 3 克　虻虫（炒）3 克　蛴螬 3 克　水蛭（炒）2 条　炒荆芥 3 克　当归 3 克

用法：诸药共煎加水 500 毫升，煎至 150 毫升去滓，一日三次，空腹服用。

禁忌：海菜、猪肉、菘菜、湿面。

方论：方中䗪虫、虻虫、蛴螬破血逐瘀，消癥瘕积聚共为君；桃仁、大黄活血化瘀为臣；荆芥疏风活络，当归养血补虚生新血为佐；甘草补中兼调诸药为使，诸药组合成方共奏破瘀消癥，养血生新之功。

八　腹胁症治

337. 小腹满痛

小腹满痛，多由膀胱水结、胞宫血结而致。

一、膀胱水结（小腹满痛）

主证：外有表症，内停水湿，头痛发热，烦渴欲饮，或水入即吐，小便不利，泄泻，苔腻，脉濡。

中医辨证：小便不通，小腹满痛。

治法：利水渗湿，湿阳化气。

方药：加味五苓汤。

白芍 15 克　桂枝 15 克　杏仁 10 克　茯苓 10 克　泽泻 10 克　猪苓 10 克　白术 10 克

用法：诸药共煎加水 800 毫升，煎至 400 毫升去滓，一日三次，空腹服用。

禁忌：醋及一切酸、雀肉、青鱼、菘菜、桃李。

方论：方中猪苓、茯苓、泽泻淡渗利湿；白术健脾燥湿；白芍行气化滞止痛，杏仁降逆除满化痰，诸药相配水行气化表解，湿渗，脾健，蓄水痰饮自除。

二、胞宫血结（小腹满痛）

小腹满痛，小便仍然通利。

主证：小腹急结，硬满疼痛，小便自利，舌质暗紫，脉沉涩。

中医辨证：小腹血瘀，下腹满痛。

治法：活血逐瘀散结。

方药：加减桃仁汤。

桃仁 3 克　蒲黄 10 克　归尾 10 克　赤芍 6 克　白芍 6 克　灵脂 10 克　川芎 3 克　木香 3 克　香附 10 克　郁金 3 克　黄芩 6 克　甘草 3 克

用法：诸药共煎加水 900 毫升，煎至 400 毫升去滓，一日三次，空腹服用。

禁忌：海菜、菘菜、猪肉。

方论：方中桃仁活血化瘀，川芎、赤芍、木香、灵脂理血活血止痛，香附、白芍理血气止痛共为君；当归养血活络，蒲黄行气活血善止血又能行血为佐；黄芩清腑内之深伏邪热，甘草益气行滞兼调诸药，组成成方共成活血逐瘀散结之功。

338. 小腹绞痛（下焦寒疝）

小腹绞痛，下焦寒疝。

主证：其痛绕脐上下难忍，若发则冷汗出，手足逆冷，脉沉紧。

中医辨证：下焦寒疝，小腹绞痛。

治法：破积，散寒，止痛。

方药：乌头羊肉汤。

乌头（炮）6克　羊肉120克　当归10克　生姜10克

用法：四味共煎加水800毫升，煎至300毫升食肉去滓，一日三次，空腹服用。

禁忌：湿面、猪肉。

方论：方中乌头大辛大热，善治沉寒痼冷，配以羊肉同煎，并能增强止痛和延长疗效，二药合用，故可用于阳虚积寒在里，寒气搏结不散而致的寒疝腹痛。但乌头有毒，必须久煎，并注意用量和服法，以防中毒，当归养血补虚，生姜温中散寒，四味组合共成破积散寒，止痛之功。

339. 小腹旁痛（厥阴寒邪侵袭）

小腹旁痛，以及软肋俱痛者，厥阴寒邪侵袭。

主证：小腹旁痛，手足厥寒或肠鸣腹痛，下利不止，脉细欲绝，舌淡苔白。

中医辨证：寒邪侵袭，小腹旁痛。

治法：养血散寒，温经通脉。

方药：当归四逆汤。

茯苓6克　白芍6克　木通6克　当归10克　灵脂6克　细辛2克　生地6克　橘叶10克　艾叶6克　香附6克　台乌药6克　甘草3克　桂枝6克　川芎3克

用法：诸药共煎加水900毫升，煎至450毫升去滓，一日三次，空腹服用。

禁忌：醋、一切酸、葱、蒜、萝卜、海菜、菘菜、猪肉、一切血。

方论：方中当归既能养血又能和血养血，生地、芍药、川芎行气补血为君；桂枝通经脉，以畅血行，芍药益阴和营，二味相配，内疏厥阴，调和营卫，艾叶、香附、乌药、细辛散表里内外之寒邪为臣；五灵脂、木通入经通脉，橘叶疗腹痛解瘀化滞共为佐；使以甘草调和诸药，组合成方共奏养血散寒，温经通脉之功。

340. 小腹疼痛

小腹疼痛，多由小肠气不和、胞宫瘀与热而致。

一、小肠气不和（小腹疼痛）

小肠气不和。

主证：小腹疼痛，得屁腹鸣乃快者，舌淡苔白，脉缓濡。

中医辨证：小肠气不和，小腹疼痛。

治法：温中健脾，理气止痛。

方药：普明橘核丸。

橘核10克　吴茱萸3克　荔枝10克　楂核6克　小茴香3克　川楝子10克　香附10克

用法：诸药共煎加水500毫升，煎至300毫升去滓，一日三次，空腹服用。

禁忌：猪肉、油腻食物。

方论：方中橘核入厥阴气分而行气；吴茱萸、小茴香开郁理气，温中散寒止痛；楂核、荔枝消食散瘀理气止痛；川楝子行气破疝止痛，香附理气活络止痛。诸药组合共成温中健脾，理气止痛之功。

二、胞宫瘀与热（小腹疼痛）

小腹疼痛，胞宫瘀与热。

主证：小腹疼痛，胀满不适，舌红少津，脉数涩。

中医辨证：小腹疼痛，胞宫瘀与热。

治法：消瘀清热。

方药：下瘀清热汤。

黄柏6克　黄芩10克　桃仁10克　牛膝3克　茜草3克　赤芍6克　白芍6克　归尾10克　牡丹皮10克　生地黄10克　甘草3克

用法：诸药共煎加水900毫升，煎至400毫升去滓，一日三次，空腹服用。

禁忌：蒜、胡荽、葱、萝卜、一切血、海菜、菘菜、猪肉、湿面。

方论：方中桃仁、赤芍、牡丹皮、牛膝活血化瘀，清下焦瘀血为君；黄芩、黄柏、茜草凉血散瘀为臣药；生地黄、当归、白芍滋阴养血为佐；甘草调和诸药为使。诸药组合共奏消瘀清热之功。

341. 单腹胀

单腹胀又称鼓胀、单鼓、独腹部肿大，面、躯体、四肢皆瘦者，称为单鼓胀。多由气滞血阻、湿热蕴结、气滞血瘀、脾肾阳虚、肝肾阴虚、脾虚血结而致。

一、气滞湿阻（单腹胀）

气滞湿阻，单腹胀。

主证：单腹膨大如鼓，胁下胀满或疼痛，皮色苍黄，舌苔白腻，脉弦。

中医辨证：气滞湿阻，单腹胀。

治法：疏肝理气，行湿散满。

方药：柴胡疏肝散合平胃散。

柴胡10克　川芎6克　制香附10克　杭白芍10克　炙甘草3克　枳壳6克　苍术10克　陈皮6克　厚朴6克

用法：诸药共煎加水900毫升，煎至450毫升去滓，一日三次，空腹服用。

禁忌：海菜、猪肉、雀肉、青鱼、菘菜、桃李。

方论：方中柴胡疏肝解郁为君；香附、枳壳理气疏肝为臣；苍术辛温芳香化浊，厚朴性温芳香化湿温中，理气散满，陈皮芳香能理气化滞为佐；甘草温入脾，和中健脾。诸药共用组合成方共奏疏肝理气，行湿散满之功，肝疏湿行气调，腹胀自消。

二、湿热蕴结（单腹胀）

湿热蕴结，单腹胀。

主证：腹胀而满，腹皮紧张拒按，口苦纳差，腹大坚满，小便短赤，苔黄腻，脉弦数。

中医辨证：湿热蕴结，单腹胀。

治法：健脾和中，清热利湿。

方药：中满分消丸。

白术 10 克　茯苓 10 克　猪苓 10 克　党参 15 克　黄芩 10 克　甘草 6 克　泽泻 10 克　姜黄 10 克　干姜 6 克　知母 10 克　枳壳 10 克　黄连 6 克　半夏 10 克　厚朴 6 克　陈皮 6 克

用法：诸药共煎加水 1200 毫升，煎至 450 毫升去滓，一日三次，空腹时服用。

禁忌：雀肉、青鱼、菘菜、桃李、海菜、猪肉、羊肉、羊血、饴糖。

方论：本方由辛散、苦泄、淡渗之药组成，合六君、四苓、泻心、二陈、平胃而为一方。方中重用厚朴、枳壳，是取厚朴三物之一半，合以姜黄苦温开泄，行气平胃；黄芩、黄连、干姜、半夏合用，是取泻心之意，辛开苦降，分理湿热，又以知母治阳明独胜之火，润肾滋阴；泽泻、猪苓、茯苓与白术，义取四苓理脾渗湿，使决渎之气化达，则气血自然调和；少佐陈皮、砂仁、四君，是六君方法，在祛邪之中佐以扶正，亦是补脾胃之法于分消解散之中，诸药相合，可使湿热浊水从脾胃分消，使热清，水去，气行，中满除，诸症解。

三、气滞血瘀（单腹胀）

气滞血瘀，单腹胀。

主证：腹大坚满，腹壁青筋显露，胸背颈或面部可见红斑赤缕，胁肋刺痛，舌暗或有紫斑，脉细涩或结代。

中医辨证：气滞血瘀，单腹胀。

治法：疏肝理气，活血化瘀。

方药：血府逐瘀汤加减。

生地黄 10 克　赤芍 10 克　当归 10 克　川芎 6 克　枳实 10 克　柴胡 10 克　牛膝 10 克　桃仁 10 克　红花 6 克　炙甘草 6 克　莪术 10 克　三棱 10 克

用法：诸药共煎加水 800 毫升，煎至 400 毫升去滓，一日三次，空腹服用。

禁忌：葱、蒜、萝卜、湿面、海菜、猪肉、菘菜。

方论：方中桃仁、红花、当归、川芎、赤芍活血祛瘀；莪术、三棱消积行气，当归、生地养血化瘀；柴胡、枳壳疏肝理气；牛膝破瘀通经，引瘀下行；桔梗开肺气引药上行；甘草缓急调和诸药。共奏疏肝理气，活血化瘀之功。

四、脾肾阳虚（单腹胀）

脾肾阳虚，单腹胀。

主证：腹部膨大，入暮益甚，按之不坚，兼有面色晦黯，畏寒肢冷，或下肢浮肿，神倦神疲，便溏尿少，舌淡苔白，脉沉迟。

中医辨证：脾肾阳虚，单腹胀。

治法：健脾温肾，化气行水。

方药：五苓散合附子理中汤。

制附子 10 克　干姜 6 克　人参 10 克　炙甘草 6 克　白术 10 克　泽泻 10 克　猪苓 10 克　茯苓 10 克　桂枝 6 克

用法：诸药共煎加水 900 毫升，煎至 400 毫升去滓，一日三次，饭后服用。

禁忌：海菜、菘菜、猪肉、雀肉、青鱼、菘菜、桃李。

方论：方中附子、干姜温中壮阳，温运中焦以散寒邪为君；人参补气健脾燥湿，合附子、干姜温补脾肾为臣；白术健脾燥湿，猪苓、茯苓、泽泻淡渗利湿，桂枝温阳，化气补脾肾之阳共为佐；使以炙甘草益气健脾兼调诸药。组合成方，共奏健脾温肾、化气行水之功。

五、肝肾阴虚（单腹胀）

肝肾阴虚，单腹胀。

主证：腹部胀大，其则青筋暴露，形体消瘦，兼见面色萎黄，或面唇紫，手足心热，尿少短黄，舌红苔薄黄，脉细数。

中医辨证：肝肾阴虚，单腹胀。

治法：滋养肝肾，凉血化瘀。

方药：六味地黄汤加味。

生地黄 10 克　白茯苓 10 克　杭白芍 10 克　山萸肉 10 克　泽泻 15 克　制首乌 12 克　石斛 10 克　玄参 10 克　鸡血藤 15 克　白茅根 15 克　仙鹤草 15 克　丹皮 10 克

用法：诸药共煎加水 1000 毫升，煎至 400 毫升去滓，一日三次，空腹服用。

禁忌：葱、蒜、萝卜、胡荽。

方论：本方主治症均属肝肾阴虚，治当滋补肝肾之阴，益精髓。方中生地黄、白茯苓、何首乌、山萸肉补肾阴益精髓共为君；白芍、玄参、石斛、泽泻滋阴凉血散瘀共为臣；鸡血藤、牡丹皮凉血化瘀，白茅根、仙鹤草凉血滋阴共为佐；使以茯苓健脾益肝肾。诸药组合共奏滋养肝肾、凉血化瘀之功。

六、脾虚血结（单腹痛）

单腹肿大，其人四肢瘦削者。

主证：单腹肿大，血结，其人四肢瘦削，面色萎黄，舌淡，苔白，脉缓滑。

中医辨证：脾虚血结，单腹肿大。

治法：益气健脾，活血化瘀。

方药：加味逍遥散。

白术 10 克　茯苓 10 克　薄荷 3 克　香附 10 克　煨姜 6 克　柴胡 3 克　蚯蚓 3 克　乳香 3 克　大腹皮 6 克　五灵脂 10 克　防己 3 克　苏梗 3 克　白芍 10 克　当归 10 克

用法：诸药共煎加水 1000 毫升，煎至 400 毫升去滓，一日三次，空腹服用。

禁忌：醋及一切酸、鳖肉、湿面。

方论：方中柴胡疏肝解郁；当归、白芍养血柔肝；香附、五灵脂疏肝散血去瘀；薄荷、苏梗助柴胡以散肝郁；蚯蚓、乳香活血散瘀；干姜温中散结；大腹皮、白术、茯苓健脾消胀，防己消肿利水。诸药组合成方共奏益气健脾，活血化瘀之功。

342. 腹　冷

腹冷是自觉腹部内外有凉冷感。多因肾阳虚衰、脾胃阳虚、冲任虚寒、寒滞肝脉而致。

一、肾阳虚衰（腹冷）

肾阳虚衰，腹冷。

主证：腹中发冷，五更泄泻，腰膝酸软，夜尿频频，或小便余沥不尽，舌白质淡，脉沉迟而弱。

中医辨证：肾阳虚衰，腹冷。

治法：温肾壮阳。

方药：四神丸合肾气丸。

吴茱萸 10 克　五味子 6 克　肉豆蔻 6 克　补骨脂 10 克　怀山药 10 克　茯苓 10 克　生地黄 10 克　泽泻 10 克　丹皮 10 克

用法：诸药共煎加水 900 毫升，煎至 400 毫升去滓，一日三次，空腹服用。

禁忌：醋及一切酸、葱、蒜、萝卜、一切血、胡荽。

方论：方中补骨脂温肾暖脾，吴茱萸温中散寒，肉豆蔻温脾暖胃，五味子益肾固涩；生地黄补益肾阴而摄精气；山药、茯苓健脾渗湿；泽泻泄肾中水邪；牡丹皮清肝胆相火，**诸药组合成方共奏温肾壮阳之功**。

二、脾胃阳虚（腹冷）

脾胃阳虚，腹冷。

主证：脘腹中常觉发冷，或兼脘腹作疼，反酸或泛吐清水，畏寒喜暖，或大便溏薄，舌淡苔白，沉迟。

中医辨证：脾胃阳虚，腹冷。

治法：温补脾胃。

方药：小建中汤。

桂枝 6 克　甘草 3 克　生姜 3 克　饴糖 10 克　白芍药 10 克　大枣 10 克

用法：诸药共煎加水 800 毫升，煎至 300 毫升去滓，一日三次，饭后服用。

禁忌：海菜、菘菜、猪肉。

方论：方中重用饴糖温中补虚，和里缓急；桂枝温阳散寒；芍药和营益阴，甘草调中益气，生姜、大枣调和营卫。诸药合用共奏温养中气、平补阴阳、调和营卫之功。

三、冲任虚寒（腹冷）

冲任虚寒，腹冷。

主证：腹部发冷，以小腹为甚，经期延后，经血量少，色淡，或夹血块，或带下清稀，或难以受孕，舌淡苔白，脉沉迟。

中医辨证：冲任虚寒，腹冷。

治法：调补冲任，温经散寒。

方药：温经汤调补。

牛膝 10 克　人参 10 克　川芎 6 克　白芍 10 克　桂心 6 克　当归 10 克　丹皮 10 克　甘草 6 克

用法：调药共煎加水 800 毫升，煎至 400 毫升去滓，一日三次，空腹服用。

禁忌：湿面、胡荽、蒜。

方论：方中桂枝温经散寒，通利血脉为君；当归、川芎、芍药、丹皮养血祛瘀为臣；麦冬养阴润燥，人参、甘草益气健脾为佐；甘草调和诸药为使。诸药相配，共奏温经散寒，养血祛瘀之功。

四、寒滞肝脉（腹冷）

寒滞肝脉，腹冷。

主证：腹部发冷，以少腹为甚，并牵及睾丸坠胀疼痛。

中医辨证：寒滞肝脉，腹冷。

治法：温肝散寒，畅通气血。

方药：暖肝煎。

当归 10 克　小茴香 10 克　枸杞 10 克　肉桂 3 克　乌药 10 克　沉香 6 克　生姜 6 克 茯苓 10 克

用法：诸药共煎加水 800 毫升，煎至 400 毫升去滓，一日三次，空腹服用。

禁忌：醋及一切酸。

方论：方中肉桂辛温，温肝散寒，小茴香辛温，温肝破疝，善疗腹痛、腹冷为君；枸杞子甘温滋肝补肾，生姜、乌药健脾暖肾为臣；沉香降气暖肾温腹祛冷为佐；当归、茯苓健脾养血为使。诸药组合共成温肝散寒，畅通气血之功。

343. 脐 腹 痛

脐腹痛，多因寒凝积冷、脾肾阳虚、阳阴热结、肠胃气滞、湿热蕴结、伤食积滞、蛔虫内扰而致。

一、寒凝积冷（脐腹痛）

寒凝积冷，脐腹痛。

主证：脐腹猝然而痛，疼痛剧烈，无有休时，得温稍减，舌淡苔白，脉沉迟。

中医辨证：寒凝积冷，脐腹痛。

治法：温中散寒，理气止痛。

方药：天台乌药散加味。

乌药 10 克　木香 10 克　小茴香 10 克　川楝子 10 克　巴豆霜（分次稍减）0.3 克　青皮 6 克　生姜 3 克　肉桂 3 克

用法：诸药共煎加水 800 毫升，煎至 400 毫升去滓，一日三次，空腹服用（巴豆分次稍减）。

禁忌：油腻，猪肉。

方论：方中乌药、肉桂行气疏肝止痛为君；木香、小茴香、青皮行气散结祛寒除湿为臣；巴豆霜、川楝子行气散结为佐；生姜温中散结交通上下为使。诸药同用使寒凝解，气滞散，肝和，诸症自除。

二、脾肾阳虚（脐腹痛）

脾肾阳虚，腹痛。

主证：脐腹冷痛，其势绵绵，时轻时重，喜温喜按，遇冷加重，舌淡苔白，脉沉迟。

中医辨证：脾肾阳虚腹痛。

治法：补益脾肾，温阳止痛。

方药：理阴煎合附子理中汤加味。

制附子 10 克　当归 10 克　干姜 6 克　熟地 10 克　白术 10 克　炙甘草 6 克　人参 10 克 肉桂 3 克　白芍 10 克

用法：诸药共煎加水 900 毫升，煎至 400 毫升去滓，一日三次，空腹服用。

禁忌：湿面、葱、蒜、萝卜、莙荙菜、一切血、桃李、青鱼、雀肉。

方论：方中附子、干姜温补脾肾祛散寒邪，恢发脾阳；辅以人参补气健脾，振奋脾胃功能；熟地、肉桂温脾补肾，白术健脾补中，当归、白芍行气养血止痛，甘草调和诸药。组合成方共奏补益脾肾，温阳止痛之功。

三、阳明热结（脐腹痛）

热结阳明，脐腹痛。

主证：腹痛绕脐，满硬拒按，日晡潮热，大便秘结，或下利稀水。

中医辨证：热结阳明，脐腹痛。

治法：清热泻下。

方药：调胃承气汤。

甘草10克　芒硝（后下）6克　大黄10克

用法：甘草、大黄先煎后下芒硝，加水300毫升，煎至150毫升，一日三次，空腹服用。

禁忌：海菜、猪肉、菘菜。

方论：方中大黄苦寒，泻火通结为君；芒硝咸寒，软坚润燥为臣；甘草甘缓和中，益气养胃，以缓消大黄之苦泄，使药力缓缓下行为佐。燥热得解，胃气自和，诸症自愈。

四、肠胃气滞（脐腹痛）

肠胃气滞，脐腹痛。

主证：脐腹痛疼，胀满不舒，胀痛随矢气而稍减，或脐腹部有气瘕攻动作痛，情志不舒则疼痛加剧，舌苔白腻，脉滑。

中医辨证：肠胃气滞，脐腹痛。

治法：降气散结，调中止痛。

方药：五磨饮子。

沉香5克　乌药10克　枳壳10克　木香10克　槟榔10克

用法：诸药共煎加水500毫升，煎至300毫升去滓，一日三次，空腹服用。

禁忌：猪、犬肉，油腻、诸果。

方论：方中槟榔性如铁石，沉香入水独沉，故皆能下气；气逆宜顺之，加枳壳、木香能增强其宽中下气之功，故本方有顺气开郁之效。郁开，结散，疼痛自愈。

五、湿热蕴结（脐腹痛）

湿热蕴结，脐腹痛。

主证：脐腹疼痛，痛则欲泻，下而不爽，里急后重，大便黏稠臭秽，兼结脓血，口苦口干，不欲饮水，舌黄苔腻，脉濡数。

中医辨证：湿热蕴结，脐腹痛。

治法：清热化湿，理气止痛。

方药：芍药汤。

黄芩10克　黄连6克　白芍10克　槟榔10克　当归10克　炙甘草6克　大黄10克　木香10克　桂枝6克

用法：诸药加水800毫升，煎至400毫升去滓，一日三次，空腹服用。

禁忌：冷水，猪肉，海菜，菘菜，湿面。

方论：方中重用芍药，配当归、肉桂活血和营；木香、槟榔导滞行气；大黄、黄连、黄芩清热化湿，理气止痛。甘草调和诸药。配合成方，共奏和血调气，清热化湿之效。

六、伤食积滞（脐腹痛）

伤食积滞，脐腹痛。

主证：脐腹疼痛，纳呆，嗳气泛恶，或大便泄泻，泻下多为未消化食物，气味酸臭，泻后痛减，舌苔厚腻，脉滑。

中医辨证：伤食积滞，脐腹痛。

治法：消食导滞。

方药：木香槟榔丸。

木香 10 克　槟榔 10 克　莪术 10 克　制香附 10 克　牵牛子 10 克　黄连 6 克　黄柏 10 克　青皮 6 克　陈皮 6 克　枳壳 6 克　神曲 10 克

用法：诸药共煎加水 900 毫升，煎至 400 毫升去滓，一日三次，空腹服用。

禁忌：冷水，猪肉。

方论：方中木香、香附通行三焦气滞；青皮、陈皮疏理肝胃之气；黄连、黄柏清热燥湿；槟榔、牵牛子下气导滞；莪术破血中滞气；枳壳、神曲消积通便，诸药配伍，共奏消积导滞之功。

七、蛔虫内扰（脐腹痛）

蛔虫内扰，脐腹痛。

主证：脐腹疼痛，阵作无时，发则疼痛剧烈，或见腹部积块突起，痛止则如常人，面黄形瘦，舌淡苔白，脉滑。

中医辨证：安蛔止痛。

方药：乌梅丸。

使君子 6 克　川楝子 10 克　干姜 3 克　制附子 6 克　桂枝 6 克　大黄 10 克　槟榔 10 克　川椒 6 克　细辛 3 克　黄柏 10 克　当归 10 克　乌梅 10 克

用法：诸药共煎加水 900 毫升，煎至 400 毫升去滓，一日三次，空腹服用。

禁忌：湿面，猪肉，油腻食物，犬肉。

方论：方中使君子、川楝子消积杀虫行气止痛，乌梅酸温安蛔共为君；干姜、附子、桂枝、细辛、川椒温中安蛔为臣；大黄、黄柏去脐内寒热，消积开郁均为佐；当归补虚养血以顾正气之不足，全方合用具有温脐安蛔、寒热并治、邪正兼顾之功。

344. 脐下动悸

脐下动悸即少腹部惕惕然动悸的症状，多因水停下焦肾不纳气而致。

一、水停下焦（脐下动悸）

水停下焦，脐下动悸。

主证：脐下跳动，口吐涎沫，头眩，舌淡，苔白厚，脉沉迟。

中医辨证：水停下焦，脐下动悸。

治法：通阳利水。

方药：五苓散加味。

白术 10 克　泽泻 10 克　猪苓 10 克　桂枝 6 克　大枣 6 克　茯苓 10 克　甘草 6 克

用法：诸药共煎加水 800 毫升，煎至 400 毫升去滓，一日三次，空腹服用。

禁忌：雀肉、青鱼、松菜、桃李、醋及一切酸。

方论：方中猪苓、茯苓、泽泻淡渗利湿；白术健脾燥湿，桂枝解表化气；甘草、大枣益气调脾兼调诸药。诸药配伍使水行气化，表解脾健，使蓄水痰饮所致诸症自除。

二、肾不纳气（脐下动悸）

肾不纳气，脐下动悸。

主证：脐下动悸，连及脐部，伴有气不接续，汗出，舌红少苔，脉细数。

中医辨证：肾不纳气，脐下动悸。

治法：补肾纳气。

方药：都气丸。

党参 15 克　泽泻 10 克　熟地黄 10 克　山药 10 克　丹皮 10 克　山萸肉 10 克　茯苓 10克　五味子 6 克

用法：诸药共煎加水 800 毫升，煎至 400 毫升去滓，一日三次，空腹服用。

禁忌：葱、蒜、萝卜、一切血、胡荽、蒜、醋及一切酸。

方论：方中熟地黄补肾益精髓，党参益气，合五味子滋阴纳气敛肺为君；阴虚火旺，故配牡丹皮凉血清热以泻肝肾虚火为佐；肾虚则水湿不能渗利，故用茯苓、泽泻以利水湿共为使。诸药共奏补肾纳气之功。

345. 两胁下痛

两胁下痛，多因少阳气不和、肝脾之痰饮而致。

一、少阳气不和（两胁下痛）

两胁下痛，难于俯仰屈伸者。

主证：两胁下痛，难于俯仰屈伸者，口苦，心烦，舌淡，苔和，脉弦。

中医辨证：少阳气不和，两胁下痛。

治法：疏肝解郁，行气止痛。

方药：加减柴胡汤。

柴胡 10 克　党参 10 克　归尾 10 克　竹茹 10 克　青皮 6 克　半夏 10 克　黄芩 10 克生姜 6 克　牡蛎 15 克　甘草 6 克

用法：诸药共煎加水 800 毫升，煎至 300 毫升去滓，一日三次，空腹服用。

禁忌：羊血、羊肉、饴糖、海菜、猪肉、菘菜。

方论：方中柴胡疏肝解郁，清透少阳之邪为君；生姜、青皮行气宽胸活络止痛，党参、甘草益气扶正，健脾和中，半夏、竹茹清热降逆共为臣；归尾养血活络，牡蛎滋阴潜阳，黄芩清泄少阳邪热共为佐；使以甘草调诸药。组合成方共奏疏肝解郁、活络止痛之功。

二、肝脾痰饮（两胁下痛）

两胁下痛，肝脾痰饮。

主证：两胁下痛，穿刺游走有声者，脾胃不和，胸脘痞闷，舌苔白腻，脉弦滑。

中医辨证：两胁下痛，肝脾痰饮。

治法：燥湿化痰，理化和中。

方药：加味二阵汤。

陈皮 6 克　半夏 6 克　白术 6 克　紫苏梗 10 克　白芥子 6 克　前胡 6 克　茯苓 10 克　甘草 3 克

用法：诸药共煎加水 800 毫升，煎至 400 毫升去滓，一日三次，空腹服用。

禁忌：羊肉、羊血、饴糖、雀肉、青鱼、菘菜、桃李、醋及一切酸。

方论：方中半夏燥湿化痰，健脾和胃；陈皮理气化痰，白芥子温肺豁痰消肿止痛；白术健脾化痰，苏梗理气解郁化痰；前胡清热疏络，理气化痰；气顺则痰降，气行则痰化，痰由湿生，故以茯苓健脾渗湿；甘草和中益脾。诸药组合共奏燥湿化痰，理气和中之功。

346. 两软胁痛（厥阴血不和）

两软胁痛，厥阴血不和。

主证：两胁肋病，以及小腹痛，舌暗或有瘀斑，脉涩或结代。

中医辨证：两软胁痛，厥阴血不和。

治法：活血化瘀。

方药：血府逐瘀汤。

杏仁 6 克　红花 3 克　生地 6 克　枳壳 3 克　川芎 3 克　桔梗 6 克　赤芍 6 克　柴胡 3 克　牛膝 10 克　甘草 3 克　当归 10 克

用法：诸药共煎加水 800 毫升，煎至 400 毫升去滓，一日三次，饭后服用。

禁忌：葱、蒜、萝卜、海菜、菘菜、猪肉、湿面。

方论：方中桃仁、红花、当归、川芎、赤芍活血祛瘀；当归、生地活血化瘀；柴胡、枳壳疏肝理气；牛膝破瘀通经，引瘀血下行；桔梗开肺气引血上行；甘草缓急，调和诸药。共奏调气活血之功，瘀消，血活，诸症自除。

347. 胁下偏痛（血气痰三积）

胁下偏痛，痞满硬结不去者。

主证：胁下偏痛，痞满硬结不去，舌暗，苔腻，脉滑或涩濡。

中医辨证：胁下偏痛，气血痰三积。

治法：行气活血，消痰。

方药：三消去痞汤。

大黄 3 克　细辛 2 克　附子 6 克　灵脂 10 克　香附 10 克　白芥子 10 克

用法：六味药共煎加水 600 毫升，煎至 300 毫升去滓，一日三次，空腹服用。

禁忌：犬肉、油腻食物、猪肉。

方论：方中五灵脂、香附、细辛行气活血化痰；白芥子温肺化痰；附子燥湿化痰；大黄泻痰气血三积消痰化滞。六味药组合共成行气活血消瘀之功。

348. 胁胀（肝气郁结）

胁下胀满不舒。

主证：胸胁痞胀，食呆，胸胁疼痛，妇女乳房疼痛，舌有瘀斑，脉弦。

中医辨证：肝气郁结，胁下胀满。

治法：疏肝解郁，行气除胀。

方药：枳壳散加味。

枳壳 10 克　甘草 10 克　青皮 6 克　橘叶 10 克

用法：四味共煎加水 300 毫升，煎至 150 毫升去滓，一日三次，空腹服用。

禁忌：海菜、菘菜、猪肉。

方论：方中枳壳舒肝解郁，行气除胀为君；青皮行气化滞，舒肝除胀为臣；橘叶疏肝行气化痰治胁痛；甘草调和诸药。四味组合共奏疏肝解郁、行气除胀之功。

349. 大腹绞痛（脾实而热闭）

大腹绞痛。

主证：大腹绞痛，闭闷不得吐泻，舌红苔黄，脉滑数。

中医辨证：脾实而热闭，大腹绞痛。

治法：健脾泻热，行气止痛。

方药：加味三物汤。

枳壳 3 克　大黄 3 克　甘草 3 克　厚朴 3 克　黄芩 10 克　白芍 10 克　杏仁 10 克

用法：诸药共煎加水 800 毫升，煎至 400 毫升去滓，一日三次，分服。

禁忌：海菜、猪肉、菘菜。

方论：方中厚朴、枳壳行气健脾开郁除胀，大黄消积泻热，白芍滋阴清热行气止痛，黄芩清三焦热邪，杏仁化痰降气，甘草调和诸药。组合成方共奏健脾泻热、行气止痛之功。

350. 腹中绞痛（痰饮积聚）

腹中绞痛，窜走两胁鸣痛者。

主证：腹中绞痛，窜走两胁鸣痛，饮食生冷，脾胃不和，运化失健，舌苔腻，脉滑。

中医辨证：痰饮积聚，腹中绞痛。

治法：燥湿化痰，理气和中。

方药：加味二陈汤。

陈皮 10 克　半夏 10 克　苏梗 6 克　甘草 3 克　前胡 6 克　白芥子 6 克　茯苓 10 克

用法：诸药共煎加水 600 毫升，煎至 300 毫升去滓，一日三次，空腹服用。

禁忌：羊肉、羊血、饴糖、海菜、猪肉、菘菜、醋及一切酸。

方论：方中半夏燥湿化痰和胃止呕；陈皮理气化痰，使气顺则痰降，气行则痰化；痰由湿生，故以茯苓健脾渗湿；甘草和中益脾，苏梗疏肝解郁理气化痰，前胡清热疏结理气化痰；白芥子温肺豁痰止痛。诸药组合共成燥湿化痰，理气和中之效。

351. 腹中切痛（脾虚发霍乱）

腹中切痛，脾虚发霍乱。

主证：腹中切痛兼风吐泻厥冷，呕吐腹痛，不思饮食，自利不渴，舌淡苔白，脉沉迟。

中医辨证：脾虚发霍乱，腹中切痛。

治法：温中散寒，补气健脾。

方药：仲景理中汤。

白术 10 克　干姜 10 克　人参 10 克　炙甘草 6 克

用法：四味共煎加水 500 毫升，煎至 300 毫升去滓，一日三次，空腹服用。

禁忌：海菜、猪肉、菘菜、雀肉、青鱼、诸果。

方论：方中干姜温运中焦，以散寒邪为君；人参补气健脾，协助干姜以振奋脾阳为臣；佐以白术健脾燥湿，以促进脾阳健运，使以炙甘草调和诸药。诸药合用使中焦重振，脾胃健运，升清降浊机能得以恢复，则腹中切痛自愈。

352. 腹中疼痛

腹中疼痛多由肾气奔豚、肝气奔豚而致。

一、肾气奔豚（腹中疼痛）

肾气奔豚，腹中疼痛。

主证：腹中疼痛，有物自脐冲上者，奔豚气上冲胸腹痛，舌淡，脉沉迟。

中医辨证：肾气奔豚，腹中疼痛。

治法：温肾纳气。

方药：肾气奔豚汤。

白术 10 克　桂枝 10 克　甘草 6 克　大枣 2 枚　茯苓 10 克　附子（炮）10 克　薏苡仁 10 克

用法：诸药共煎加水 500 毫升，煎至 300 毫升去滓，一日三次，空腹服用。

禁忌：雀肉、青鱼、菘菜、猪肉、醋及一切酸。

方论：方中附子、桂枝辛温回阳救逆为君；茯苓、薏苡仁、白术健脾益肾为臣；大枣益气健脾为佐；甘草调诸药。组合成方共奏温肾纳气之功。

二、肝气奔豚（腹中疼痛）

腹中疼痛，有物自左冲上者。

主证：腹中疼痛，奔豚气上冲胸，腹痛，小腹部发出，经胸部，向咽喉的游走性的冲撞和腹部绞痛。

中医辨证：肝气奔豚，腹中疼痛。

治法：疏肝解郁，理气降逆。

方药：肝气奔豚汤。

荔枝 3 枚　吴茱萸 3 克　黄连 10 克　香附 10 克　乌梅 2 枚　牡蛎 10 克　茯苓 6 克

用法：诸药共煎加水 600 毫升，煎至 300 毫升去滓，一日三次，空腹服用。

禁忌：冷水、猪肉、醋及一切血。

方论：方中吴茱萸、荔枝核温中散滞降逆气为君；乌梅酸温收敛，散奔豚之气，香附理气化结开瘀为臣；牡蛎敛阴潜阳降逆，茯苓健脾补肾为佐；使以黄连苦寒之性，制奔豚气下降，酸收苦降之意。诸药组合共成疏肝解郁、理气降逆之功。

353. 腹中大痛（虚寒见实象）

腹中大痛，有物突起拒摩者。

主证：腹中大痛，呕不能食，腹中寒，心胸中大寒痛，舌淡苔白，脉沉迟。

中医辨证：虚寒实象，腹中大痛。

治法：温中补虚，降逆止痛。

方药：大建中汤。

人参 10 克　饴糖 10 克　干姜 6 克　蜀椒 6 克

用法：四味共煎加水 300 毫升，煎至 200 毫升去滓，一日三次，空腹服用。

禁忌：油腻食物、凉饮、寒凉食物。

方论：方中蜀椒味辛大热，温脾胃助命门并能散积；干姜辛热，温中助阳，散寒降逆；人参补益脾胃，扶助正气；重用饴糖建中缓急，并能缓和椒姜燥烈之性。诸药合用，共奏温中补虚，降逆止痛之功。

354. 腹痛善按（蛔虫内扰）

腹痛善按，蛔虫内扰。

主证：腹痛善按，舌上有白花点，烦闷呕吐，时发时止，脉滑。

中医辨证：腹痛善按，蛔虫内扰。

治法：温脏安蛔。

方药：醋制乌梅丸。

当归 10 克　党参 10 克　黄连 10 克　黄柏 6 克　干姜 6 克　川椒 6 克　桂枝 10 克　附片（炮）10 克　细辛 3 克　乌梅 12 克

用法：诸药共煎加水 900 毫升，煎至 400 毫升去滓，一日三次，空腹服用。

禁忌：冷水、猪肉、湿面、油腻食物，生冷、滑物。

方论：本方治蛔厥、胃热肠寒蛔动不安。蛔得酸则静，得辛则伏，得苦之下，故方中重用乌梅味酸以安蛔；配干姜、附子、细辛、川椒、桂枝辛热之品以温脏驱蛔；黄连、黄柏苦寒之品清热下蛔；更以人参、当归补气养血，以顾正气之不足。全方合用具有温脏安蛔，寒热并治，邪正兼顾之功。

355. 腹中刺痛（瘀血阻滞）

腹中刺痛，脉涩，痛如刀锥者。

主证：腹痛如锥刺，腹中瘀血阻滞，跌打损伤，舌暗或有瘀斑，脉涩。

中医辨证：瘀血阻滞，痛如锥刺。

治法：活血化瘀止痛。

方药：加减桃仁汤。

桃仁10克　赤芍10克　白芍10克　蒲黄10克　灵脂6克　归尾10克　甘草3克　香附10克　黄芩10克　川芎3克　青木香6克　郁金3克

用法：诸药共煎加水900毫升，煎至400毫升去滓，一日三次，空腹服用。

禁忌：湿面，海菜，猪肉，菘菜。

方论：方中桃仁、赤芍、蒲黄、五灵脂、香附活血化瘀为君；青木香、郁金、川芎行气化滞，疗刺痛，当归、白芍养血活络共为臣；黄芩善清三焦之邪热为佐；甘草调和诸药为使。诸药组合成方共奏活血化瘀止痛之功。

356. 腹中猝痛

腹中猝痛，多因肝气乘脾、血乱正气而致。

一、肝气乘脾（脾中猝痛）

肝气乘脾，腹中猝痛，由风邪而得之。

主证：腹中猝痛，发热恶微寒，心下支结，寒热往来，脉浮紧或弦紧。

中医辨证：肝气乘脾，腹中猝痛。

治法：解表和里。

方药：柴胡桂枝汤。

柴胡6克　桂枝6克　青皮3克　人参10克　黄芩10克　半夏10克　大枣3枚　甘草6克　生姜3克

用法：诸药共煎加水800毫升，煎至400毫升去滓，一日三次，分服。

禁忌：饴糖、羊肉、菘菜、诸果、海菜、猪肉。

方论：方中柴胡疏肝解郁，解表疏风为君；桂枝活络化滞行气止痛，青皮行气消郁和中，半夏健脾和胃共为臣；人参、甘草扶正祛邪，黄芩之苦寒以清其热共为佐；大枣合生姜调和营卫为使。诸药组合解表和里内外兼顾。表解，里和，诸症自愈。

二、血乱正气（腹中猝痛）

血乱正气，腹中猝痛。

主证：腹中猝痛，胸腹满闷，脘腹疼痛，肠鸣泄泻，舌苔白腻，脉濡弱。

中医辨证：血乱正气，腹中猝痛。

治法：顺气宽胸，健脾理气止痛。

方药：加减正气散。

苍术10克　陈皮3克　木香3克　党参10克　茯苓10克　半夏6克　大枣3枚　桂心6克　龙骨10克　麝香少许（冲服）

用法：诸药共煎加水800毫升，煎至400毫升去滓，一日三次，空腹服用。

禁忌：雀肉、青鱼、菘菜、诸果、醋及一切酸、羊肉、羊血、饴糖。

方论：方中苍术、陈皮化湿消满，木香理气宽胸；桂心活络化滞；党参、大枣益气扶正补中；半夏曲、茯苓降逆和中；龙骨解痉收敛；麝香行气和络散结止痛，诸药组合共奏顺气宽胸，健脾理气止痛之功。

357. 腹中胀满

腹中胀满，多由脾失健运、湿甚而致。

一、脾失健运（腹中胀满）

脾失健运，腹中胀满。

主证：腹中胀满，兼见大便溏泄者，舌淡苔白或腻，脉缓弱或濡。

中医辨证：脾失健运，腹中胀满。

治法：益气健脾祛湿。

方药：加味六君子汤。

白术10克　木香3克　砂仁6克　茯苓10克　人参10克　甘草3克　陈皮6克　麦芽3克　芡实10克　大枣3枚　生姜10克

　用法：诸药共煎加水800毫升，煎至400毫升去滓，一日三次，空腹服用。

　禁忌：雀肉、青鱼、菘菜、诸果、醋及一切酸、海菜、猪肉。

　方论：方中人参甘温益气补中，白术健脾燥湿；茯苓、芡实渗湿健脾；砂仁、陈皮行气健脾消胀满；大枣健脾和胃，麦芽、芡实消积除满；生姜温中散滞，甘草调诸药。诸药组合共成益气健脾祛湿之功。

二、湿甚（腹中胀满）

腹中胀满，湿甚者濡泻。

主证：腹中胀满，兼见大便溏泄，湿甚则濡泄，舌苔白腻，脉濡。

中医辨证：湿邪甚，腹中胀满。

治法：燥湿健脾，理气和中。

方药：胃苓汤。

陈皮6克　白术10克　苍术10克　大枣6克　茯苓10克　猪苓10克　甘草3克　白芍6克　桂枝6克　泽泻6克　厚朴3克　生姜3片

　用法：诸药共煎加水900毫升，煎至400毫升去滓，一日三次，空腹服用。

　禁忌：雀肉、青鱼、菘菜、诸果、醋及一切酸，海菜、猪肉。

　方论：方中桂枝味甘辛而性温，温经化气，合苍术、白术燥湿健脾为君；厚朴性温芳香化湿温中，理气散满，陈皮芳香能理气化痰，和中健胃，茯苓、猪苓、泽泻渗湿利水推陈致新共为臣；大枣行气和中，生姜化湿行气，白芍行气化滞理气和中为佐；甘草调和诸药。诸药组合共奏燥湿健脾，理气和中之功。

358. 腹中痞块

　　腹中痞块即腹内肿块，属于癥瘕和积聚范围，《内经》根据肿块发生部位及活动与否，又有不同称呼。发生于腹部如心下（上脘）、脐腹、少腹的称"伏梁"，发于胁下的称"息积"、"肥气"，由于此类肿块比较明显，往往"上下左右皆有根"或"若覆杯"，且推之不移，故称为积或癥。若发于少腹，称"伏痕"、"肠覃"，如为妇人少腹肿块，则称"瘕聚"、"石瘕"，这类肿块临床多不明显，且推之可以活动，也有异常肿大者，称为瘕或聚。

多由气滞血瘀、痰食凝结、中气虚损而致。

一、气滞血瘀（腹中痞块）

主证：痞块多发于胁下，初起软而不坚，胀痛或压痛，痛有定处，舌质暗，或有紫斑，脉涩。

中医辨证：气滞血瘀，腹中痞块。

治法：舒肝解郁，行气止痛。

方药：逍遥散合金铃子散。

柴胡10克　白芍药10克　当归尾6克　薄荷（后下）6克　甘草6克　煨姜6克　金钩子10克　延胡索10克　白术10克　茯苓10克

用法：诸药共煎加水800毫升，煎至400毫升去滓，一日三次，空腹服用。

禁忌：海菜、菘菜、猪肉、醋及一切酸、雀肉、青鱼、诸果、鳖肉、湿面。

方论：方中柴胡疏肝解郁；金铃子、元胡活血化瘀，当归、白芍养血柔肝；白术、甘草、茯苓健脾养心；薄荷助柴胡以散肝郁；煨生姜温胃和中。诸药合用，可收脾胃并治，气血兼顾之效果。

二、痰食凝结（腹中痞块）

痰食凝结，腹中痞块。

主证：痞块发生于胃脘及脐腹部位，胃脘胀满闷痛，压痛拒按，舌暗或有瘀斑，脉滑。

中医辨证：痰食凝结，腹中痞块。

治法：活血祛瘀。

方药：膈下逐瘀汤。

当归尾10克　乌药10克　五灵脂10克　赤芍10克　枳壳10克　桃仁10克　红花6克　丹皮10克　制香附10克　甘草6克　延胡10克　川芎6克

用法：诸药共煎加水800毫升，煎至400毫升去滓，一日三次，空腹服用。

禁忌：湿面、海菜、菘菜、猪肉、蒜、胡荽。

方论：方中当归、川芎、赤芍养血活血，丹皮清热凉血，活血化瘀，桃仁、红花、灵脂破血逐瘀，配香附、乌药、枳壳、元胡行气止痛，且增强逐瘀散结之力，甘草调和诸药。全方以活血化瘀和行气药物居多，使气帅血行，更好发挥其活血逐瘀、破癥消结之力。

三、中气虚损（腹中痞块）

中气虚损，腹中痞块。

主证：按之软，且随体位变化或大或小，平卧时不显著，站立时明显可见，多为隐痛，胃脘胀满，舌淡，脉滑。

中医辨证：中气虚损，腹中痞块。

治法：补中健脾，益气消痞。

方药：补中益气汤。

党参15克　黄芪15克　当归10克　茯苓10克　甘草6克　柴胡10克　白术10克枳壳6克　升麻6克

用法：诸药加水800毫升，煎至400毫升去滓，一日三次，空腹服用。

禁忌：湿面、醋及一切酸、海菜、菘菜、猪肉、雀肉、青鱼、诸果。

方论：方中黄芪补中益气，升阳固表为君；当归补血和营；升麻、柴胡协同参芪升举清阳，枳壳行气补中为佐；使以甘草调和诸药。诸药组合成方共奏补中健脾、益气消痞之功。

359. 肠 鸣

肠鸣又称腹鸣，指肠道蠕动所发出的响声，多因脾肾阳虚、脾胃气虚、中焦寒湿、痰湿中阻、肝脾不和、肠胃湿热而致。

一、脾肾阳虚

脾肾阳虚，肠鸣。

主证：肠鸣泄泻，腹痛绵绵，喜温喜按，四肢不温，腰膝酸软，舌淡苔白，脉沉迟。

中医辨证：脾肾阳虚，肠鸣。

治法：温补脾肾。

方药：附子理中汤。

制附子10克　干姜10克　白术10克　炙甘草6克　人参10克

用法：五味药共煎加水800毫升，煎至400毫升去滓，一日三次，空腹服用。

禁忌：雀肉、菘菜、猪肉、诸果、海菜。

方论：方中用附子辛热温肾暖脾；人参味甘辛温入脾肾温升清阳而断下利，甘缓中气以缓迫急；炮姜大辛大热可祛中寒，大辛可散其寒凝，白术味甘苦辛温，甘温健脾，燥湿止泻；炙甘草味甘性温补中益气而调诸药。通过温补，使其阳回寒消，肾温脾健，诸症自除。

二、脾胃气虚（肠鸣）

脾胃气虚，肠鸣。

主证：肠鸣泄泻，少腹坠胀，疲乏无力，少气懒言，或兼见脱肛，妇女子宫下坠，舌淡苔白，脉弱。

中医辨证：脾胃气虚，肠鸣。

治法：补益中气。

方药：补中益气汤。

党参15克　黄芪15克　升麻6克　白术10克　柴胡6克　枳壳6克　陈皮6克　茯苓10克　当归10克

用法：诸药共煎加水800毫升，煎至400毫升去滓，一日三次，饭后服用。

禁忌：雀肉、青鱼、菘菜、诸果、醋及一切酸。

方论：方中黄芪补中益气，升阳固表为君；党参、白术、茯苓、甘草甘温益气补益脾胃为臣；陈皮调理气机，当归补血和营为佐；升麻、柴胡协同参芪升举清阳为使。综合全方，一则补气健脾使后天生化有源，脾胃气虚可愈；一则升提中气，恢复中焦升降之功能，使脾虚肠鸣之诸症自除。

三、中焦寒湿（肠鸣）

中焦寒湿，肠鸣。

主证：腹中皆鸣，腹冷善温，形寒肢冷，呕吐清水，大便稀薄夹有黏冻物，舌苔滑腻，脉濡。

中医辨证：中焦寒湿肠鸣。

治法：健脾化湿温中。

方药：参苓白术散。

党参 15 克　茯苓 10 克　白术 10 克　扁豆 10 克　砂仁 3 克　莲肉 10 克　薏苡仁 10 克 怀山药 10 克　桔梗 6 克　炙甘草 6 克

用法：诸药共煎加水 800 毫升，煎至 400 毫升去滓，一日三次，饭后服用。

禁忌：醋及一切酸、青鱼、雀肉、海菜、诸果、猪肉。

方论：补脾渗湿；砂仁醒脾；桔梗升清，宣肺利气，用以载药上行。诸药组合共成健脾益气、化湿温中之功。

四、痰湿中阻（肠鸣）

痰湿中阻，肠鸣。

主证：肠鸣漉漉，心下逆满，口黏乏味，干呕欲吐，舌苔白腻，脉滑濡。

中医辨证：痰湿中阻，肠鸣。

治法：健脾化湿通阳。

方药：苓桂术甘汤。

茯苓 10 克　桂枝 10 克　白术 10 克　炙甘草 6 克

用法：四味共煎加水 500 毫升，煎至 300 毫升去滓，一日三次，空腹服用。

禁忌：醋及一切酸、雀肉、青鱼、菘菜、猪肉、海菜。

方论：方中茯苓健脾渗湿，祛痰化饮为君；白术健脾燥湿，助茯苓运化水湿为臣；桂枝通阳化气为佐；甘草调和诸药为使；配合成方，共奏温化痰饮、健脾利湿之功。

五、肝脾不和（肠鸣）

肝脾不和，肠鸣。

主证：肠鸣阵作，伴有腹痛，时而泄泻，胸胁不舒，嗳气食少，舌苔薄，脉两关不调，弦而缓。

中医辨证：肝脾不行肠鸣。

治法：舒肝健脾和中。

方药：痛泻要方。

杭白芍 10 克　防风 10 克　白术 10 克　陈皮 6 克

用法：四味共煎加水 500 毫升，煎至 300 毫升去滓，一日三次，饭后服用。

禁忌：雀肉、菘菜、青鱼、诸果。

方论：方中白术燥湿健脾，白芍养血泻肝，陈皮理气醒脾，防风散肝舒脾。四药相配，可以补脾土即泻肝木，调气机以止痛泻。

六、肠胃湿热（肠鸣）

肠胃湿热，肠鸣。

主证：肠鸣，腹泻，泻下不爽，肛门灼热，大便异臭难闻，口苦口黏，舌红苔黄腻，脉濡数。

中医辨证：肠胃湿热伤鸣。

治法：清热理肺。

方药：葛根黄芩黄连汤。

葛根 10 克　黄芩 10 克　黄连 3 克　炙甘草 6 克

用法：四味加水 500 毫升，煎至 300 毫升去滓，一日三次，空腹服用。

禁忌：冷水、猪肉、海菜、菘菜。

方论：方中重用葛根，既能发表解肌，以解在表之邪，又能升清阳、止泻利，使表解里和。因里热已炽，故用黄芩以清里热，甘草协调诸药，共奏表里两解、清热理肠之功。

360. 腹露青筋

腹露青筋，指腹部皮肤青筋暴露，《内经》称为"腹筋"。多由气滞湿阻、肝脾血瘀、脾肾阳虚、肝肾阴虚而致。

一、气滞湿阻

气滞湿阻，腹露青筋。

主证：腹大胀满，青筋暴露，两胁胀痛，食欲不振，食后腹胀加重，肢体困倦。

中医辨证：气滞血瘀，腹露青筋。

治法：疏肝化滞，渗湿健脾。

方药：柴胡疏肝散合胃苓汤加减。

香附 10 克　炙甘草 6 克　柴胡 10 克　陈皮 6 克　白芍 10 克　枳壳 6 克　苍术 10 克　厚朴 6 克　桂枝 6 克　猪苓 10 克　川芎 6 克

用法：诸药共煎加水 900 毫升，煎至 400 毫升去滓，一日三次分服。

禁忌：雀肉、青鱼、菘菜、诸果、醋。

方论：方中柴胡、香附疏肝化滞解郁；桂枝、枳壳、陈皮行气化滞；猪苓淡渗利湿，苍术、厚朴健脾燥湿运脾；白芍、川芎行气疏络止痛；甘草调和诸药。诸药组合共成疏肝化滞、渗湿健脾之功。

二、肝脾血瘀（腹露青筋）

肝脾血瘀，腹露青筋。

主证：腹露青筋，腹大坚满，青筋暴露，胁下肿块刺痛，口干但欲漱水不欲咽，大便色黑，面色黧黑，头颈胸臂可见丝纹状血痣，舌暗或有紫斑，脉弦或涩。

中医辨证：肝脾血瘀，腹露青筋。

治法：活血化瘀，利水清肿。

方药：调营饮。

莪术 10 克　白芷 6 克　桑白皮 10 克　细辛 3 克　大腹皮 10 克　赤芍 10 克　延胡索 10 克　当归 10 克　川芎 6 克　甘草 6 克　官桂 6 克　大黄 6 克　白茯苓 10 克　瞿麦 10 克　橘皮 6 克　槟榔 10 克　葶苈子 10 克

用法：诸药共煎加水 1200 毫升，煎至 450 毫升去滓，一日三次，空腹服用。

禁忌：湿面、海菜、醋及一切酸、猪肉、菘菜。

方论：方中赤芍、当归、川芎、延胡索、细辛、白芷活血化滞；橘皮、大腹皮、桑白皮、大黄行气消积化滞；莪术攻坚破结消瘀通经络；茯苓、瞿麦、葶苈子、槟榔利水散结；官桂辛温化气利水；甘草调和诸药。组合成方共奏活血化、瘀利水消肿之功。

三、脾肾阳虚（腹露青筋）

脾肾阳虚，腹露青筋。

主证：腹露青筋，腹大胀满，畏寒肢冷，脘闷纳呆，腰膝酸软，大便溏。

中医辨证：脾肾阳虚，腹露青筋。

治法：温补脾肾，行气利水。

方药：实脾饮化裁。

白茯苓 10 克　白术 10 克　木瓜 10 克　厚朴 10 克　草豆蔻 10 克　木香 10 克　干姜 6 克　生姜 6 克　制附子 10 克　大枣 6 克　甘草 6 克

用法：诸药共煎加水 900 毫升，煎至 400 毫升去滓，一日三次，空腹服用。

禁忌：醋及一切醋、雀肉、青鱼、诸果、菘菜。

方论：方中附子、干姜温养脾肾、扶阳抑阴；厚朴、木香、草果仁下气导滞、化湿利水；白术、茯苓、木瓜健脾和中，渗湿利水；甘草、生姜、大枣益脾温中。诸药合用，共奏温脾暖肾之功。

四、肝肾阴虚（腹露青筋）

肝肾阴虚，腹露青筋。

主证：腹大胀满，青筋暴露，心烦不眠，口燥咽干，舌红少津，脉弦细弱。

中医辨证：肝肾阴虚，腹露青筋。

治法：滋养肝肾，利水消胀。

方药：一贯煎加味。

当归 10 克　北沙参 15 克　麦冬 10 克　生地黄 10 克　滑石 15 克　阿胶（烊化兑服）10 克　川楝子 10 克　枸杞子 10 克　泽泻 15 克　猪苓 10 克　茯苓 10 克

用法：诸药共煎加水 900 毫升，煎至 400 毫升去滓，一日三次，空腹服用。

禁忌：鲫鱼、葱、蒜、萝卜、一切血、醋及一切酸。

方论：方中重用生地黄滋阴养血以补肝肾为君；沙参、麦冬、当归、枸杞子配合君药滋阴养血，生津以柔肝为臣；猪苓、茯苓、泽泻淡渗利水消胀；阿胶养血滋阴，滑石利六腑湿结共为佐；使以少量川楝子疏经活络化滞。诸药组合共奏滋养肝肾，利水消胀之功。

九　二阴症治

361. 尿　频

尿频即小便频数的简称，是小便次数明显增加，甚则一日达数十次的一种症状。多由膀胱湿热、肾阴亏虚、肾气不固、脾胃气虚而致。

一、膀胱湿热（尿频）

膀胱湿热，尿频。

主证：小便频数，尿急尿痛，尿道灼热感，小便短黄浑浊，舌红苔腻，脉濡数。

中医辨证：膀胱湿热尿频。

治法：清热利湿通淋。

方药：八正散。

车前子 10 克　栀子 10 克　滑石 15 克　瞿麦 10 克　甘草 3 克　大黄 6 克　木通 10 克　萹蓄 10 克

用法：诸药共煎加水 800 毫升，煎至 400 毫升去滓，一日三次，空腹服用。

禁忌：海菜、菘菜、猪肉。

方论：方中萹蓄、瞿麦苦寒入膀胱，清利湿热而通利；车前子苦寒清热利膀胱，源清而流自洁；木通清心利小便，心火清则肺金肃；滑石甘淡寒入胃膀胱，清热滑窍通淋；甘草梢直达肾中，甘缓止痛；栀子、大黄以导泄肝胆膀胱之热，诸药组合共成清热利湿通淋之功。

二、肾阴亏虚（尿频）

肾阴亏虚，尿频。

主证：尿频而短黄，伴眩晕耳鸣，虚烦不眠，咽干燥，腰膝酸软，骨蒸劳热，舌红，脉细数。

中医辨证：肾阴亏虚，尿频。

治法：滋阴降火。

方药：知柏地黄丸。

知母 6 克　黄柏 6 克　生地黄 12 克　牡丹皮 10 克　山药 10 克　山萸肉 10 克　泽泻 10 克　茯苓 12 克

用法：诸药共煎加水 800 毫升，煎至 400 毫升去滓，一日三次，空腹时服用。

禁忌：葱、蒜、萝卜、一切血、猪肉、胡荽、醋及一切酸。

方论：方中知母、黄柏滋阴清热，熟地黄补肾阴、益精髓为君；萸肉补肝肾，敛虚火、干山药既可补肾，又可健脾共为臣；阴虚则火旺，故配丹皮凉血清热以泻肝肾虚火；肾虚则水湿不能渗利，故用茯苓、泽泻以利水湿。诸药组合共成滋阴降火之功。

三、肾气不固（尿频）

肾气不固，尿频。

主证：尿频而清长，或兼尿遗失禁，伴面色㿠白，头晕，耳鸣，气短喘逆，腰膝无力，四肢不温，舌淡苔白，脉沉弱。

中医辨证：肾气不固，尿频。

治法：温肾补阳。

方药：右归丸。

熟地黄 12 克　怀山药 10 克　山萸肉 10 克　枸杞子 10 克　杜仲 10 克　鹿角胶 10 克　制附片 6 克　肉桂 3 克　当归身 10 克　菟丝子 10 克

用法：诸药共煎加水 800 毫升，煎至 400 毫升去滓，一日三次，空腹时服用。

禁忌：葱、蒜、萝卜、一切血、湿面。

方论：本方用附子、肉桂、熟地、山萸、枸杞、杜仲"辛温热味厚，入肝肾经，温肾阳而补门，补肝肾而滋精血"；山药、炙甘草甘温辛平入脾胃，补中焦利脾胃；当归身养血润肝肾；菟丝子补肝肾益精髓。诸药组合共成温肾补阳之功。

四、肺脾气虚（尿频）

肺脾气虚，尿频。

主证：尿频清长，或伴遗尿失禁，兼见唇淡口和，咳吐涎沫，头晕气短，形寒神疲，纳减便溏，舌淡苔白，脉虚弱。

中医辨证：肺脾气虚，尿频。

治法：补中益气，润肺健脾。

方药：补中益气汤。

人参 15 克　黄芪 15 克　升麻 6 克　钟乳粉 10 克　半夏 10 克　陈皮 6 克　干姜 6 克　肉桂 3 克　白术 10 克　炙甘草 6 克　木香 10 克

用法：诸药共煎加水 900 毫升，煎至 400 毫升去滓，一日三次，空腹时服用。

禁忌：雀肉、青鱼、菘菜、诸果、羊肉、羊血、饴糖。

方论：方中黄芪补中益气、升阳固脬，钟乳石温肺气壮元阳共为君；人参、白术、甘草甘温益气、补益脾胃为臣；陈皮调理气机，半夏健脾和胃，木香理气温阳，升麻协同参芪升举清阳，干姜、肉桂助君药行气温阳为佐，诸药组合共成补中益气、润肺健脾之功。

362. 夜间尿多

夜间尿多指夜间小便次数增多及尿量增加的症状。多因肾阳虚惫、脾肾两虚而致。

一、肾阳虚惫（夜间尿多）

肾阳虚惫，夜间尿多。

主证：夜间尿多，伴有小便频数，尿有余沥，甚至小便失禁或遗尿，舌白质淡，脉沉迟而弱。

中医辨证：肾阳虚惫，夜间尿多。

治法：益气固脬，温补肾阳。

方药：桑螵蛸散。

桑螵蛸 10 克　龙骨 10 克　人参 10 克　龟版 10 克　石菖蒲 6 克　当归 10 克　茯神 10 克　远志 6 克

用法：诸药共煎加水 800 毫升，煎至 400 毫升去滓，一日二次，空腹时服用。

禁忌：羊肉、羊血、饴糖、湿面、醋及一切酸。

方论：方中桑螵蛸补肾涩精，龙骨涩精安神为君；人参、茯神、菖蒲、远志益气养心、安神定志为臣；当归、龟版养血滋阴为佐。诸药配合，既能补肾益精、涩精止遗，又能补养心神，从而起到调补心肾、交通上下、收敛固涩的效果。

二、脾肾两虚（夜间尿多）

脾肾两虚，夜间尿多。

主证：形寒肢冷，体倦神疲，头晕耳鸣，腰膝酸软，舌质淡，脉沉迟而弱。

中医辨证：脾肾两虚，夜间尿多。

治法：脾肾双补，温阳固涩。

方药：固脬丸。

制菟丝子 10 克　茴香 6 克　附子（去脐、炮）6 克　桑螵蛸 15 克

用法：诸药共煎加水 500 毫升，煎至 200 毫升去滓，一日三次，饭后服用。

禁忌：猪犬肉、生冷、油腻食物。

方论：方中菟丝子补肝肾益精髓为君；茴香、附子温肾暖脾为臣；桑螵蛸补肾益精缩小便固涩为佐使，四味组合共奏脾肾双补、温阳固涩之功。

363. 肿胀尿清（阴结水停）

肿胀尿清，阴结而水停。

主证：口不渴，尿清，水气内停，小便不利，腹痛下利，苔白质淡，沉迟而弱。

中医辨证：肿胀尿清，阴结水停。

治法：温阳利水。

方药：真武汤。

白术 10 克　附子 10 克　茯苓 10 克　生姜 10 克

用法：诸药共煎加水 900 毫升，煎至 200 毫升去滓，一日三次，空腹时服用。

禁忌：醋及一切酸、雀肉、青鱼、菘菜、诸果。

方论：本方是治脾肾阳虚、水湿内停的要方。方中的附子温壮肾阳，白术健脾燥湿，茯苓利水渗湿，生姜温散水气。四味组合共成温阳利水之功。

364. 尿后余沥

尿后余沥不尽，是指小便后仍有余沥点滴的症状。多由肾虚胞寒、脾胃气虚而致。

一、肾虚胞寒（尿后余沥）

肾虚胞寒，尿后余沥。

主证：小便频数而清长，尿后余沥不净，神疲体倦，腰背酸软，四肢不温，苔白质淡，脉沉迟而虚。

中医辨证：肾虚胞寒，尿后余沥。

治法：温肾固涩。

方药：桑螵蛸散合桂附地黄丸加减。

桑螵蛸 10 克　肉桂 6 克　制附片 6 克　煅龙骨 15 克　人参 10 克　远志 6 克　茯神 10 克　茯苓 10 克　熟地黄 10 克　石菖蒲 6 克　山萸肉 10 克　怀山药 10 克　龟版 10 克　丹皮 10 克

用法：诸药共煎加水 1000 毫升，煎至 400 毫升去滓，一日三次，空腹时服用。

禁忌：醋及一切酸、羊肉、羊血、饴糖、胡荽、蒜。

方论：方中桑寄生补肾涩精，龙骨敛阳潜阳，人参、茯神，菖蒲、远志益气养心、安神定志共为君；附子、肉桂温肾壮阳，熟地、山萸肉、丹皮滋阴补肾、益精髓固涩为臣；龟版滋补肝肾，山药健脾为佐；使以茯苓渗湿健脾。诸药组合共成温肾固涩之功。

二、脾胃气虚（尿后余沥）

脾胃气虚，尿后余沥。

主证：小便后余沥点滴，时作时止，遇劳即发，面色㿠白，精神疲惫，舌淡苔薄白，脉缓弱或濡。

中医辨证：脾胃气虚，尿后余沥。

治法：补中益气，升阳举陷。

方药：补中益气汤。

人参 15 克　黄芪 15 克　陈皮 6 克　白术 10 克　当归 10 克　柴胡 10 克　升麻 6 克　炙甘草 6 克

用法：诸药共煎加水 800 毫升，煎至 400 毫升去滓，一日三次，饭后服用。

禁忌：雀肉、青鱼、菘菜、诸果、湿面、海菜、猪肉。

方论：方中黄芪补中益气为君；人参、白术、甘草甘温益气、补益脾胃为臣；陈皮调理气机，当归补血和营为佐；升麻、柴胡协同参、芪升举消阳为使。综合全方，一则补气健脾，使后天生化有源，脾胃所虚诸症自可痊愈；一则升提中气，恢复中焦升降功能，使下脱诸症自愈。

三、膀胱湿热（尿后余沥）

膀胱湿热，尿后余沥。

主证：小便频数，色黄或淡黄，尿后余沥，点滴不尽，伴尿道灼热疼痛，舌红苔黄腻，脉濡数。

中医辨证：膀胱湿热，尿后余沥。

治法：清热利湿。

方药：八正散。

车前子 10 克　栀子 10 克　滑石 15 克　瞿麦 10 克　甘草 3 克　大黄 6 克　木通 6 克　萹蓄 10 克

用法：诸药共煎加水 800 毫升，煎至 400 毫升去滓，一日三次，空腹时服用。

禁忌：海菜、猪肉、菘菜。

方论：方中萹蓄、瞿麦苦寒入膀胱，专清利湿热而通利；车前子苦寒清热利膀胱，源清而流自洁；通清心利小便，心火清而肺气肃；滑石甘淡寒入胃膀胱，清热滑窍通淋；甘草梢直达肾中，甘缓止痛；栀子、大黄以导泄肝胆膀胱之热。诸药组合共成清热利湿之功。

365. 前阴湿痒（肝经湿热）

前阴湿痒，以及赤肿生疮者。

主证：前阴湿痒，赤肿生疮，肝经湿热下注所致小便涩痛，阴部热痒及臊臭，舌红苔黄腻，脉濡数。

中医辨证：前阴湿痒，肝经湿热。

治法：清肝胆湿热。

方药：龙胆泻肝汤。

龙胆草 6 克　泽泻 6 克　车前子 6 克　甘草 3 克　栀子 6 克　生地黄 10 克　柴胡 3 克　黄芩 10 克　木通 3 克　当归 10 克

用法：诸药共煎加水 900 毫升，煎至 400 毫升去滓，一日三次，空腹时服用。

禁忌：海菜、菘菜、猪肉、葱、蒜、萝卜、诸果。

方论：方中龙胆草泻肝胆之火，并能清下焦湿热为君；黄芩、栀子、柴胡苦寒泻火，车前子、木通、泽泻清利湿热，使湿热从小便而解，均为臣；肝为藏血之脏，肝经湿热则易伤阴血，故佐以生地、当归养血益阴；甘草调和诸药为使。配合成方共奏泻肝胆实火，消肝经湿热之功。

366. 男女阴部虫蚀（狐蟨病）

男女阴部虫蚀者，古人狐蟨病也。

主证：口腔、咽、齿龈和阴部的多处联合性溃烂，有时全身烧，神志不宁，不欲饮食，舌红苔黄，脉濡数。

中医辨证：男女阴部虫蚀狐蟨病。

治法：泻肝胆之湿热。

方药：（1）内服龙胆泻肝汤。

　　　　（2）苦参 30 克　雄黄 10 克（外用）

用法：（1）龙胆泻肝汤内服参照 365 页"前阴湿痒"。

　　　　（2）苦参 30 克　雄黄 10 克　煎汤外洗患部。

禁忌：内服药龙胆泻肝汤忌海菜、猪肉、菘菜、葱、蒜、萝卜、诸果。

方论：参照 365 前阴湿痒。

367. 前阴暴缩（肝肾虚寒）

前阴暴缩，肝肾虚寒。

主证：前阴暴缩，四肢厥逆，恶寒蜷卧，下利清谷，神衰欲寐，舌淡苔白，脉沉细迟微弱。

中医辨证：前阴暴缩，肝肾虚寒。

治法：回阳救逆。

方药：加味四逆汤。

人参6克　附子6克　乌头（炮）3克　当归10克　甘草（炙）6克　茯苓10克

用法：六味共煎加水800毫升，煎至400毫升去滓，一日三次，空腹服用。

禁忌：湿面、海菜、菘菜、猪肉。

方论：方中生附子大辛大热、温壮肾阳、祛寒救逆为君；人参甘温益气温中，乌头辛温通十二经、温肝暖肾为臣；当归养血润肾养肝益肾为佐；茯苓养肝益肾健脾，甘草调和诸药。诸药组合，共奏回阳救逆、温肝暖肾之功。

368. 阴囊缩入（肝经热邪）

阴囊缩入，肝经之热邪也。

主证：阴囊缩入，兼见舌卷心热，自觉腹满，舌绛起刺，斑色紫黑，脉弦数。

中医辨证：阴囊缩入，肝经热邪。

治法：清肝泻热。

方药：生犀泻肝汤。

犀角6克　生地黄10克　白芍药10克　大黄3克　知母10克　苁蓉10克　当归6克

用法：诸药共煎加水800毫升，煎至400毫升去滓，一日三次，空腹时服用。

禁忌：葱、蒜、萝卜、一切血、湿面。

方论：方中犀角清营凉血、清热解毒为君；生地黄清热凉血、滋养阴液为臣；芍药和营泻热，知母泻肝肾深伏之热，凉血散瘀，大黄泻肝肾湿邪共为佐；苁蓉、当归养血益肝肾为使。诸药共奏清肝泻热之功。

369. 阴囊胀结（肝经疝气）

阴囊胀结，痛引少腹以内者，肝经之疝气也。

主证：阴囊胀结，水湿内停，头痛发热，烦渴欲饮，舌淡，苔白腻，脉濡弦。

中医辨证：阴囊胀结，肝经疝气。

治法：利水消胀，温阳化结。

方药：茴香五苓汤。

小茴香6克　荔核6克　橘核5克　栋核3克　归尾10克　香附10克　台乌药6克　桂尖3克　白术6克　茯苓10克　猪苓6克　泽泻6克　白芍6克　槟榔3克

用法：诸药共煎加水900毫升，煎至400毫升去滓，一日三次，空腹时服用。

禁忌：湿面、雀肉、青鱼、菘菜、诸果、醋及一切酸。

方论：方中小茴香辛温，温中散寒理气止痛；橘核辛温行气化结善治睾丸痛胀，荔核甘温入肝理气止痛，栋核入肝肾理气上痛，当归、白芍养血润肝肾，乌药、香附、桂枝行气活络化滞，猪苓、茯苓、泽泻淡渗利水，白术健脾、行气，合槟榔化滞行气止痛。诸药组合共奏利水消胀、温阳化结之功。

370. 小便赤短（小肠火盛）

小便赤短，别无外症内伤者。

主证：小便赤短，心经热盛，心胸烦热，小便短涩不畅，尿时刺痛，舌红，脉数。

中医辨证：小便赤短，小肠火盛。

治法：清心凉血，利水通淋。

方药：加味导赤散。

川木通6克　山栀10克　黄芩10克　滑石6克　竹叶3克　草梢3克　生地黄10克

用法：诸药共煎加水700毫升，煎至400毫升去滓，一日三次，空腹时服用。

禁忌：海菜、猪肉、菘菜、葱、蒜、萝卜、一切血。

方论：方中生地黄清热凉血，兼能养阴。木通、竹叶清心降火，利水通淋；山栀、黄芩清中上焦热邪；滑石清热利尿；甘草清热兼调诸药。诸药组合共奏清心凉血，利水通淋之功。

371. 小便短涩（膀胱热淋）

小便短涩，膀胱热淋。

主证：小便短涩疼痛，小便不利，烦渴欲饮，水湿内停，舌红苔腻，脉濡数。

中医辨证：膀胱热淋，小便短赤。

治法：清热利尿。

方药：车前五淋散。

车前子6克　当归10克　赤芍药10克　栀子10克　赤茯苓10克　甘草3克　灯芯草1克

用法：诸药共煎加水700毫升，煎至400毫升去滓，一日三次，空腹时服用。

禁忌：湿面、醋及一切酸、海菜、猪肉、菘菜。

方论：方中当归、赤芍补血活血，栀子、赤茯苓清热凉血，利尿导热，车前子利尿清膀胱热邪，灯心草清心泻火利尿通淋，甘草调和诸药。诸药组合共成清热利尿之功。

372. 小便白浊（脾经湿气）

脾经湿气，小便白浊。

主证：小便白浊，其则尽如米饮，小便频数，混浊不清，白如米泔，舌淡，苔腻，脉濡。

中医辨证：小便白浊，脾经湿气。

治法：温肾利湿，分清去浊。

方药：萆薢分清饮。

萆薢3克　甘草3克　益智仁6克　乌药6克　菖蒲6克

用法：诸药共煎加水600毫升，煎至300毫升去滓，一日三次，空腹时服用。

禁忌：海菜、羊肉、羊血、饴糖、猪肉、菘菜。

方论：方中萆薢利水去湿、分清化浊为君；益智仁温肾阳、缩小便为臣；乌药温肾化气，石菖蒲化浊利窍为佐；甘草调和诸药为使。诸药合用，有温暖下元，利湿泄浊分清之功。

373. 小便带血（热结膀胱）

热结膀胱，小便带血。

主证：小便带血，烦渴欲饮，小便不利，舌红苔黄，脉数。

中医辨证：热结膀胱，小便带血。

治法：清热化结。

方药：加味五苓汤。

当归10克　牛膝3克　赤芍6克　白芍10克　灯芯6克　桃仁10克　甘草3克　栀子6克　生地黄10克　龙胆草3克　木通3克　车前子3克　郁金3克　麝香0.1克

用法：诸药共煎加水900毫升，煎至400毫升去滓，一日三次，空腹时服用。

禁忌：湿面、海菜、猪肉、菘菜、葱、蒜、萝卜、一切血。

方论：方中白芍药、生地黄滋阴清热为君；当归、赤芍、桃仁、牛膝、郁金活络化滞为臣；龙胆草、木通、车前子、栀子、灯芯、甘草消膀胱之热邪为佐；牛膝通诸经，麝香开诸窍，二药合作助诸药共奏清热化结之功。

374. 小便不通

小便不通，点滴俱不能出者，诸药俱不效验者。多由热结膀胱、气道闭塞而致。

一、热结膀胱（小便不通）

热结膀胱，小便不通。

主证：小便不通，点滴俱不能出，热在下焦血分，舌红苔薄黄，脉滑数。

中医辨证：热结膀胱，小便不通。

治法：滋肾通关。

方药：滋阴通关丸。

知母10克　黄柏10克　肉桂1克

用法：三味加水300毫升，煎至1500毫升去滓，一日三次，空腹时服用。

禁忌：猪肉、犬肉、羊肉、羊血。

方论：本方口不渴而小便闭热在下焦血分，当用通关丸。至于通关丸知母与肉桂寒热并用，主要取知柏大苦大寒以泻肾火，少用肉桂助气化，从而达到通利小便的作用。

二、气道闭塞（小便不通）

气道迫塞，小便不通。

主证：小便迫塞，点滴不通，少腹胀满，烦躁，舌苔薄黄，脉数滑。

中医辨证：气道迫塞，小便不通。

治法：清热利尿，通窍开闭。

方药：通气麻杏汤。

麻黄2克　杏仁10克　甘草3克

用法：三味加水300毫升，煎至150毫升去滓，一日三次，空腹时服用。

禁忌：海菜、猪肉、菘菜。

方论：方中杏仁清肺热通调水道；麻黄通九窍利水化滞；甘草清热益气开闭。三味组合，使肺气得宣，肺热得清，闭塞自愈。

375. 小便不利

小便不利，多由肺气失宣、脾阳不振、肾阳虚衰、湿热内阻、气滞血阻而致。

一、肺气失宣（小便不利）

肺气失宣，小便不利。

主证：小便不利，眼睑浮肿，继而四肢甚至全身水肿。

中医辨证：肺气失宣，小便不利。

治法：宣肺利水。

方药：越婢加术汤。

白术10克　麻黄（先煎去浮沫）6克　甘草6克　生姜6克　生石膏15克　大枣6克

用法：诸药共煎加水600毫升，煎至300毫升去滓，一日三次，空腹时服用。

禁忌：雀肉、青鱼、菘菜、诸果。

方论：方中麻黄辛温宣肺利水，白术健脾渗湿理气消肿，生姜行气化滞行水，大枣益气健脾，生石膏清凉解热，甘草清热利水益气补中。六味组合共奏宣肺利水之功。

二、脾阳不振（小便不利）

脾阳不振，小便不利。

主证：小便短少，身肿腰以下为甚，神疲体倦，面色萎黄，舌淡苔白，脉沉迟。

中医辨证：脾阳不振，小便不利。

治法：温运脾阳。

方药：实脾饮。

制附子6克　生姜6克　白术10克　木香10克　茯苓10克　干姜6克　大枣6克
大腹皮10克　甘草6克

用法：诸药共煎加水800毫升，煎至300毫升去滓，一日三次，空腹时服用。

禁忌：雀肉、青鱼、菘菜、桃李、醋及一切酸、海菜、猪肉。

方论：方中附子、干姜温养脾肾、抑阳抑阴，大腹皮、木香化滞利水，茯苓、白术健脾和中、渗湿利水，甘草、生姜、大枣益脾温中。诸药合用，共奏温脾暖肾、利水消肿之功。

三、肾阳虚衰（小便不利）

肾阳虚衰，小便不利。

主证：小便不利，身肿，腰以下为甚，形寒肢冷，腰膝酸重冷疼，舌淡苔白，脉沉迟。

中医辨证：肾阳虚衰，小便不利。

治法：温肾助阳。

方药：真武汤。

制附片6克　生姜6克　白术10克　白芍10克　茯苓10克

用法：诸药共煎加水600毫升，煎至300毫升去滓，一日三次服用。

禁忌：雀肉、青鱼、菘菜、诸果、醋及一切酸。

方论：方中附子温壮肾阳，白术健脾燥湿，茯苓利水渗湿，生姜温散水气，芍药利小便止腹痛。五味配伍，既能温肾之阳，又可利水祛湿。故适用于脾肾阳虚、水湿内停所产生的诸证。

四、湿热内阻（小便不利）

湿热内阻，小便不利。

主证：小便短赤不利，心烦欲呕，口苦黏腻，渴不欲饮，纳呆腹胀，舌苔腻，脉濡数。

中医辨证：湿热内阻，小便不利。

治法：清利湿热，攻逐水湿。

羌活 10 克　秦艽 10 克　槟榔 10 克　商陆 6 克　大腹皮 10 克　生姜 6 克　泽泻 10 克　茯苓 10 克　椒目 6 克　赤小豆 10 克　木通 10 克

用法：诸药共煎加水 1000 毫升，煎至 400 毫升去滓，一日三次，空腹时服用。

禁忌：醋及一切酸。

方论：本方具有疏风透表、行气利水之功效。故以商陆为君专行诸水，佐羌活、秦艽、大腹皮、茯苓行在表之水，从皮肤而散；佐槟榔、赤小豆、椒目、泽泻、木通行在里之水，从二便出。上下内外，分消其势，思神禹疏凿江河之意。诸药配合共奏清利湿热、攻逐水邪之功。

五、气滞湿阻（小便不利）

气滞湿阻，小便不利。

主证：小便不利，口苦咽干，胸胁不舒，嗳气吞酸，食后腹胀，甚则腹大而按之不坚，舌暗，苔腻，脉涩濡。

中医辨证：气滞湿阻，小便不利。

方药：柴胡疏肝汤加味。

柴胡 10 克　白芍 10 克　枳壳 10 克　川芎 6 克　制香附 10 克　炙甘草 6 克　厚朴 10 克　白术 10 克　陈皮 6 克　桂枝 6 克　泽泻 10 克

用法：诸药共煎加水 900 毫升，煎至 400 毫升去滓，一日三次，空腹时服用。

禁忌：海菜、猪肉、菘菜、雀肉、青鱼、诸果。

方论：方中柴胡、香附疏肝化滞，桂枝、枳壳、陈皮行气化滞，白术、厚朴健脾燥湿，白芍、川芎疏络止痛，泽泻利水通淋，甘草调和诸药。诸药配合共奏疏肝解郁、行气利水之功。

376. 小便过多（膀胱与肾寒）

小便过多，膀胱与肾寒。

主证：小便过多，遗尿不禁，面色萎黄，形寒肢冷，头晕耳鸣，苔白质淡，脉沉迟而弱。

中医辨证：膀胱与肾寒，小便过多。

治法：补肾壮阳，固涩止泻。

方药：附子温肾汤。

附子 6 克　白术 10 克　熟地 10 克　山萸 10 克　青盐 2 克　官桂 3 克

用法：诸药共煎加水 900 毫升，煎至 400 毫升去滓，一日三次，空腹时服用。

禁忌：葱、蒜、萝卜、雀肉、青鱼、菘菜、诸果。

方论：方中附子温肾壮阳，白术益气健脾，滋肾填精，山萸肉滋肝补肾，官桂温阳化气，诸药配合成方共奏补肾壮阳、固涩止泻之功。

377. 遗 尿

遗尿，一夜可发生一二次至数次，或小便失禁。多由肾阳不足、肺气上虚、脾气虚弱、心肾亏损、肝失疏泄、下焦蓄血而致。

一、肾阴不足（遗尿）

肾阴不足，遗尿。

主证：遗尿或小便频数不能自禁，或余沥不尽，尿少色深而热，口燥咽干，潮热盗汗，虚烦不眠，颧红唇赤，舌红，脉细数。

中医辨证：肾阴不足，遗尿。

治法：滋阴降火兼以固涩。

方药：知柏地黄汤。

山萸肉 10 克　茯苓 10 克　知母 10 克　黄柏 10 克　生地黄 12 克　山药 10 克　泽泻 10 克　丹皮 10 克　龙骨 12 克　桑螵蛸 10 克　牡蛎 12 克

用法：诸药共煎加水 900 毫升，煎至 400 毫升去滓，一日三次，空腹时服用。

禁忌：醋及一切酸、葱、蒜、萝卜、胡荽、一切血。

方论：知母、黄柏、生地黄滋阴清热、益精髓为君；山萸肉补肝肾、敛虚火，干山药既可补肾又可健脾共为臣；阴虚火旺故配丹皮凉血清热，以泻肝肾之虚火；肾虚则水湿不能渗利，故用茯苓、泽泻以利水湿。全方组合共奏滋阴降火之功。

二、肾阳不足（遗尿）

肾阳不足，睡中遗尿。

主证：一夜可发一二次或数次，或小便失禁，神疲怯寒，畏寒肢冷，小便清长，苔白，脉沉迟两弱。

中医辨证：肾阳不足，睡中遗尿。

治法：壮阳补肾，固涩止遗。

方药：济生菟丝子丸加减。

菟丝子 10 克　制附子 6 克　肉苁蓉 10 克　桑螵蛸 10 克　鹿角片 10 克　五味子 6 克　益智仁 10 克　乌药 6 克　熟地黄 10 克　煅牡蛎 12 克　怀山药 12 克　鸡内金 10 克

用法：诸药共煎加水 900 毫升，煎至 400 毫升去滓，一日三次，空腹时服用。

禁忌：葱、蒜、萝卜、一切血。

方论：方用附子、鹿角片、熟地、菟丝子、肉苁蓉、益智仁温阳补肾、益精髓为臣；桑螵蛸、莲子肉固肾益精髓为臣；山药、鸡内金健脾补肾，乌药行气活络，牡蛎滋阴潜阳为佐；五味子安五脏善滋肝肾为使。诸药组合成方共奏壮阳补肾、固涩止遗之功。

三、肺气上虚（遗尿）

肺气上虚，遗尿。

主证：遗尿或小便频数而不禁，或伴久咳，或于咳嗽或谈笑时发生小便失禁，吐涎沫，口不渴，苔白舌，淡脉虚弱。

中医辨证：肺气上虚，遗尿。

治法：温肺益气。

方药：甘草干姜汤加味。

人参 10 克　甘草 6 克　干姜 6 克　白果 10 克　生姜 6 克　胡桃仁 10 克　甜杏仁 10 克

用法：诸药共煎加水 800 毫升，煎至 400 毫升去滓，一日三次，空腹时服用。

禁忌：海菜、菘菜、猪肉。

方论：方中干姜温肺化滞，合人参、甘草益气健脾润肺；胡桃仁甘温补肺温肾纳气；白果益气补肺，善治尿频、小便不禁，生姜宣肺化滞；杏仁益肺润肠，诸药合成方共奏温肺益气之功。

四、脾气虚弱（遗尿）

脾气虚弱，遗尿。

主证：尿意频急，时有尿自遗或不禁，遇劳则重，小腹时有坠胀，舌淡苔白，脉虚弱。

中医辨证：脾气虚弱，遗尿。

治法：补气健脾。

方药：补中益气汤加味。

党参 15 克　黄芪 15 克　白术 10 克　柴胡 10 克　五味子 6 克　当归 10 克　升麻 6 克
山药 12 克　甘草 6 克　陈皮 6 克

用法：诸药共煎加水 800 毫升，煎至 400 毫升去滓，一日三次，空腹时服用。

禁忌：雀肉、青鱼、菘菜、诸果、海菜、猪肉。

方论：方中黄芪补中益气、调理脾胃利中为君；党参、白术、甘草甘温益气、补益脾胃为臣；陈皮调理气机，当归补血和营为佐；升麻、柴胡协同参芪升举清阳，五味子、山药滋肾健脾。综合全方，一则补气健脾，使后天生化有源，脾胃气虚诸症自可痊愈；一则升提中气，恢复中焦升降之功能，使下脱遗尿之症自愈。

五、心肾亏虚（遗尿）

心肾亏损遗尿。

主证：恐惧或大笑尿自遗，精神不振，或健忘，或心烦，溲频淋漓，面部潮红，腰膝酸软，舌红，脉细数。

中医辨证：心肾亏损遗尿。

治法：补肾益精，涩精止遗。

方药：桑螵蛸散加味。

龙骨 12 克　牡蛎 12 克　桑螵蛸 10 克　远志 6 克　人参 15 克　石菖蒲 6 克　龟版 10 克
茯苓 10 克　当归身 10 克

用法：诸药共煎加水 900 毫升，煎至 400 毫升去滓，一日三次，空腹时服用。

禁忌：羊肉、羊血、饴糖、醋及一切酸。

方论：方中桑螵蛸补肾涩精，龙骨、牡蛎安神涩精为君；人参、茯神、菖蒲、远志益气养心、安神定志为臣；当归、龟版养血滋阴为佐；诸药配合，既能补肾益精，涩精止遗，又能补养心神，从而起到调补心肾、交通上下、收敛固涩的效果。

六、肝失疏泄（遗尿）

肝失疏泄，遗尿。

主证：遗尿，甚者小便失禁，小便短赤或黄臊，头痛目赤，急躁易怒，两胁胀痛，或有腰酸低热，舌红，苔黄，脉弦数。

中医辨证：肝失疏泄，遗尿。

治法：疏肝养血，健脾和中。

方药：逍遥散加味。

当归 10 克　柴胡 10 克　茯苓 10 克　白术 10 克　薄荷（后下）6 克　甘草 6 克　煨姜 3 克　栀子 10 克　泽泻 10 克　木通 6 克

用法：诸药共煎加水 800 毫升，煎至 400 毫升去滓，一日三次，空腹时服用。

禁忌：湿面、醋及一切酸、雀肉、青鱼、菘菜、诸果、鳖肉。

方论：方中柴胡疏肝解郁，当归养血柔肝，甘草、白术、茯苓健脾养心，薄荷助柴胡以疏肝郁，煨生姜温胃和中，泽泻、木通导热下行使热邪从小便而解，栀子泻三焦之邪热而为使。诸药组合共奏疏肝养血、健脾和中之功。

七、下焦蓄血（遗尿）

下焦蓄血，遗尿。

主证：遗尿或小便失禁，小便滴沥不畅，少腹胀满隐痛，或可触及肿块，舌有瘀点或斑，脉涩滑。

中医辨证：下焦蓄血，遗尿。

治法：活血化瘀，宣畅气机。

方药：少腹逐瘀汤。

茴香 10 克　没药 10 克　干姜 3 克　赤芍 10 克　肉桂 3 克　延胡索 10 克　当归 10 克　五灵脂 10 克　川芎 6 克

用法：诸药共煎加水 800 毫升，煎至 400 毫升去滓，一日三次，空腹时服用。

禁忌：湿面、油腻、犬肉。

方论：方中当归、川芎、赤芍活血散瘀，养血调经；小茴香、干姜、官桂散寒通阳，温暖冲任；蒲黄、五灵脂、延胡索、没药活血祛瘀，散结定痛。诸药相配共成化瘀散结、宣畅气机之功。

378. 热淋（湿热）

热淋，小便频数，灼热刺疼，尿色黄浊。

主证：小便频数，灼热刺痛，尿色黄浊，烦躁不宁，口舌生疮，舌红苔黄腻，脉濡数。

中医辨证：热淋湿热而致。

治法：清热除烦，利水通淋。

方药：八正散。

滑石 15 克　车前子 10 克　栀子 10 克　瞿麦 10 克　灯芯 6 克　甘草梢 10 克　木通 6 克　大黄 6 克

用法：诸药共煎加水 900 毫升，煎至 400 毫升去滓，一日三次，空腹时服用。

禁忌：海菜、猪肉、菘菜、羊肉、羊血、饴糖。

方论：方用瞿麦利水通淋、清热凉血，木通利水降火为主；辅以扁蓄、车前子、滑石、灯芯清热利湿、利窍通淋；以栀子、大黄清热邪火、引热下行，甘草和药缓急，止尿道涩痛。诸药合用有清热泻火、利水通淋之功。

379. 冷淋（寒湿）

冷淋，阴冷尿涩，淋漓不尽。

主证：阴冷尿涩，淋漓不尽，尿后小腹冷痛，遇热则解，甚则寒颤而发热，舌淡苔腻，脉沉迟。

中医辨证：冷淋寒湿而致。

治法：散寒温经通淋。

方药：寒淋汤加减。

川椒目6克　制附片10克　桂枝10克　茯苓10克　小茴香10克　瞿麦10克　泽泻10克　山药10克　山萸肉10克　当归10克

用法：诸药共煎加水900毫升，煎至400毫升去滓，一日三次，空腹时服用。

禁忌：醋及一切酸、湿面。

方论：方中附子、茴香、桂枝温经通阳为君；茯苓、瞿麦、泽泻引君药下行温脬暖肾而泻寒湿下行而为臣；山药、山萸肉健脾益肾而为佐；当归养血补血而为使。配合成方共奏散寒温经通淋之功。

380. 血　淋

血淋，指小便涩痛带血。多由湿热下注、血热妄行、瘀血阻滞、气血虚弱而致。

一、湿热下注（血淋）

湿热下注，血淋。

主证：心烦，疼痛满结，尿色深红或夹血丝，舌红苔腻，脉濡数。

中医辨证：湿热下注血淋。

治法：清热利湿，通淋止血。

方药：小蓟饮子。

藕节15克　蒲黄10克　小蓟10克　栀子10克　白茅根30克　竹叶6克　生地黄12克　滑石15克　川木通6克　甘草梢6克　血余炭10克　三七粉3克

用法：诸药共煎加水900毫升，煎至400毫升去滓，一日三次，空腹时服用。

禁忌：葱、蒜、萝卜、一切血、海菜、菘菜、猪肉。

方论：方中小蓟、生地黄、藕节、白茅根、滑石凉血祛湿止血为君；余炭、三七粉、蒲黄活血止血为臣；竹叶、栀子清热解毒为佐；木通清热通淋，甘草和诸药清热祛湿。诸药组合共奏清热利湿、通淋止血之功。

二、血热妄行（血淋）

血热妄行，血淋。

主证：尿色深红量多，发热，面赤，口渴，便秘，肌肤紫斑，舌红，脉数。

中医辨证：血热妄行，血淋。

治法：清热解毒，凉血止血。

方药：清营汤加减。

水牛角 15 克　麦门冬 10 克　牡丹皮 10 克　黄连 3 克　生地 15 克　竹叶 6 克　木通 6 克　金银花 12 克　连翘 10 克　冬葵子 10 克　石苇 10 克

用法：诸药共煎加水 900 毫升，煎至 400 毫升去滓，一日三次，空腹服用。

禁忌：鲫鱼、冷水、猪肉。

方论：方中犀角、生地黄清营凉血；银花、连翘、黄连、竹叶心清热解毒，并透热于外，使入营之邪透出气分而解；牡丹皮滋阴清热凉血；冬葵子利水清热，木通清热利水导热下行；石苇凉血清热善治尿血之患。诸药组合成方共奏清热解毒、凉血止血之功。

三、瘀血阻滞（血淋）

瘀血阻滞，血淋。

主证：尿色红赤，夹有紫色血块，小便淋沥，尿时茎中刺痛如刀割，牵及小腹，面色黧黑，肌肤甲错，舌暗有紫斑，脉涩数。

中医辨证：瘀血阻滞，血淋。

治法：活血止血，化瘀通淋。

方药：大黄地鳖虫丸加减。

地鳖虫 6 克　大黄 6 克　桃仁 10 克　虻虫 6 克　干地黄 10 克　白芍 10 克　甘草 6 克　冬葵子 10 克　石苇 10 克　滑石 15 克

用法：诸药共煎加水 900 毫升，煎至 300 毫升去滓，一日三次分服，空腹服用。

禁忌：海菜、猪肉、菘菜、葱、蒜、萝卜。

方论：方中地鳖虫、大黄、桃仁、虻虫活血化瘀为君；干地黄、白芍养血活血化滞为臣；滑石、冬葵子、石苇利水通淋止血淋为佐；甘草益气兼调诸药。诸药配伍共奏活血止血、化瘀通淋之功。

四、气血虚弱（血淋）

气血虚弱，血淋。

主证：小便淋漓不畅，尿时痛疼不剧，尿色淡红，面色苍白，眩晕耳鸣，四肢无力，舌淡苔白，脉虚弱。

中医辨证：气血虚弱，血淋。

治法：补益气血、利湿通淋。

方药：猪苓汤加减。

猪苓 10 克　生地黄 12 克　当归 10 克　阿胶（烊化兑服）10 克　白芍 10 克　茯苓 10 克　泽泻 10 克　黄芩 10 克　黄芪 15 克　党参 10 克　白术 10 克

用法：诸药共煎加水 900 毫升，煎至 400 毫升去滓，一日三次，空腹服用。

禁忌：葱、蒜、萝卜、一切血、湿面、醋及一切醋。

方论：方中黄芪、党参、白术益气健脾为君；当归、阿胶、熟地黄养血行气合君药气血双补为臣；茯苓、泽泻、猪苓淡渗利湿通淋共为佐；黄芩清湿热止血通淋。配合成方共奏补益气血，利湿通淋之功。

381. 气滞淋（气滞）

气滞淋，小便滞涩淋漓不畅。

主证：少腹或会阴部胀痛，或腰胁痛疼，或睾丸疼痛，舌苔薄白，脉缓弱。

中医辨证：气滞淋漓不畅。

治法：行气利水通淋。

方药：沉香散加减。

沉香5克　白芍10克　赤芍10克　当归10克　陈皮6克　滑石15克　川楝子10克　甘草3克　石苇10克　冬葵子10克　延胡10克　乌药10克　郁金10克

用法：诸药共煎加水1000毫升，煎至450毫升去滓，一日三次，空腹服用。

禁忌：湿面、海菜、菘菜、犬肉、羊肉。

方论：方中沉香行气纳肾调中利小便止痛，冬葵子通淋利水为君；当归、赤芍、白芍养血行气；陈皮、川楝子、玄胡、乌药、郁金行气通淋共为臣；滑石清热利湿，石苇通淋利水为佐；甘草益气兼调诸药。组合成方共奏行气利水通淋之功。

382. 气虚淋（气虚）

气虚淋，小便余沥不尽，尿出无力。

主证：小便余沥不尽，尿出无力，少腹坠胀，四肢无力，舌淡苔白，脉虚弱。

中医辨证：气虚淋漓。

治法：补中益气，升陷通淋。

方药：补中益气汤加减。

人参10克　黄芪15克　升麻10克　甘草6克　琥珀粉（冲服）3克　当归10克　柴胡10克　茯苓10克　木通6克　赤芍10克　川芎6克

用法：诸药共煎加水900毫升，煎至400毫升去滓，一日三次，空腹服用。

禁忌：海菜、醋及一切酸、湿面。

方论：方中黄芪补中益气为君；人参、白术、甘草甘温益气、补益脾胃为臣；升麻、柴胡协同参芪升举清阳，当归、赤芍、川芎补血和营共为佐；琥珀理气利水化瘀，木通通淋共为使。配合成方共奏补中益气、升陷通淋之功。

383. 石淋（湿热）

石淋，小便滞涩不畅，尿不能卒出，窘迫难忍。

主证：小便滞涩不畅，尿不能卒出，窘迫难忍，痛忍少腹，或尿时中断，或腰痛如绞，牵引少腹，连及外阴，或尿中带血，时夹砂石，砂石排出后诸症皆除，舌苔腻，脉濡滑。

中医辨证：湿热内结，膀胱石淋。

治法：清热利湿，排石通淋。

方药：石苇散加味。

石苇10克　冬葵子10克　车前子10克　瞿麦10克　滑石15克　金钱草30克　鸡内

金 10 克　海金砂 10 克　木通 6 克　乌药 10 克　延胡 10 克

用法：诸药共煎加水 900 毫升，煎至 400 毫升去滓，一日三次，空腹服用。

禁忌：油炸食物。

方论：方中石苇、冬葵子利水通淋为君；木通、滑石、车前子、瞿麦、金钱草利水祛湿通淋为臣；海金砂、鸡内金消石通淋为佐；乌药、延胡行气止痛为使。组合成方共奏清热利湿、排石通淋之功。

384. 膏淋（湿热）

膏淋，尿道热涩疼痛。

主证：小便混浊如米泔，置之沉淀如絮状，上有浮油如脂膏，或有脂块阻塞，或混有血液，兼发热，腰痛，舌苔腻，脉濡数。

中医辨证：湿热下注膏淋。

治法：清热通淋，分清泌浊。

方药：程氏萆薢分清饮。

萆薢 10 克　石菖蒲 6 克　茯苓 10 克　黄柏 10 克　丹参 10 克　莲子心 10 克　车前子 10 克　白术 10 克　乌药 10 克　青皮 6 克

用法：诸药共煎加水 900 毫升，煎至 400 毫升去滓，一日三次，空腹服用。

禁忌：醋及一切酸、雀肉、青鱼、菘菜、诸果、羊肉、羊血、饴糖。

方论：方中萆薢利水祛湿、分清化浊为君；茯苓、白术、青皮、莲子肉健脾燥湿和中，菖蒲、乌药、丹参理气散瘀共为臣；黄柏清下焦湿热为佐；车前子清热利湿，导湿热从小便解。诸药配伍共奏清热通淋、分清泌浊之功。

385. 劳淋（五脏虚损）

劳淋由于淋证经久，五脏虚损，过度劳倦后而发的一种淋证。

主证：诸症不明显，尿液赤涩不甚，尿痛不著，唯淋漓不已，余沥难尽，或有尿热感，时轻时重，遇劳则发或加重，腰痛绵绵，舌淡苔白，脉虚弱或濡。

中医辨证：五脏虚损，过度劳倦劳淋。

治法：温阳益肾，补肾固摄。

方药：无比山药丸加减。

怀山药 12 克　川木通 6 克　车前子 10 克　巴戟天 10 克　熟地 10 克　茯苓 10 克　菟丝子 10 克　五味子 3 克　杜仲 10 克　川牛膝 10 克　肉苁蓉 10 克

用法：诸药共煎加水 900 毫升，煎至 400 毫升去滓，一日三次，空腹服用。

禁忌：葱、蒜、萝卜、一切血、醋及一切酸。

方论：方中山药健脾补肾为君；巴戟天、熟地黄、菟丝子、杜仲、肉苁蓉、茯苓温肾填精益肾为臣；牛膝活血通络载诸药交通上下为佐；木通、车前子、五味子利水通淋共为使。诸药共奏温阳益肾、补肾固摄之功。

386. 尿 血

尿血,多由风热下迫、火毒熏灼、心火下移、阴虚火旺、气阴亏耗、脾失统摄、肾气不纳、络阻血瘀而致。

一、风热下迫(尿血)

风热下迫尿血。

主证:小便出血,恶风发热,眼睑浮肿,伴咽喉肿痛,舌苔薄白,脉浮数。

中医辨证:风热下迫尿血。

治法:疏风宣肺,清热止血。

方药:银翘散加减。

银花12克 连翘10克 薄荷(后下)6克 桔梗6克 牛蒡子10克 芦根15克 竹叶10克 侧柏叶10克 小蓟10克 白茅根15克 浮萍10克 桑皮10克 甘草6克

用法:诸药共煎加水900毫升,煎至400毫升去滓,一日三次,空腹服用。

禁忌:鳖肉、胡荽、猪肉、菘菜、海菜。

方论:方中金银花,连翘辛凉轻宣,透泄散邪,清热解毒为君;薄荷、牛蒡子辛凉散风清热,桔梗、芦根、竹叶疏风宣肺清热活络为臣;柏叶、小蓟、白茅根、浮萍、桑皮清热凉血止血为佐;甘草调和诸药为使。诸药配合共奏疏风宣肺、清热止血之功。

二、火毒熏灼(尿血)

火毒熏灼尿血。

主证:壮热烦躁,口干唇焦,尿血,血色鲜红,或伴血,舌红苔黄,脉数。

中医辨证:火毒熏灼尿血。

方药:清瘟败毒饮加减。

生膏15克 知母10克 玄参10克 水牛角15克 生地12克 黄连6克 赤芍10克 栀子10克 黄芩10克 紫草10克 蚤休10克 丹皮10克

用法:诸药共煎加水900毫升,煎至400毫升去滓,一日三次,空腹服用。

禁忌:葱、蒜、海菜、猪肉、萝卜、一切血、冷水。

方论:方中重用石膏合知母清阳明之热;黄连、栀子、黄芩三药合用清二焦实火;犀角、丹皮、上地黄、赤芍药合用凉血解毒化瘀;玄参、蚤休清热透邪利咽;竹叶清心利尿,导热下行。诸药合用既清气分之火,又凉血分之热,热泻火清、血凉,尿血等诸症自愈。

三、心火下移(尿血)

心火下移尿血。

主证:小便热赤,尿中带血,色鲜红,不寐,舌红,脉细数。

中医辨证:心火下移尿血。

治法:清心泻火,凉血止血。

方药:导赤散加味。

金银花12克 连翘10克 蒲黄10克 黄连3克 生地黄10克 竹叶6克 小蓟10克 藕节15克 木通6克 青黛(分次调服)3克 甘草梢6克 栀子10克

用法：诸药共煎加水900毫升，煎至400毫升去滓，一日三次，空腹服用。

禁忌：葱、蒜、萝卜、一切血、冷水、猪肉、海菜、菘菜。

方论：方中生地黄凉血清热养阴；木通、竹叶、黄连清心泻火、利水通淋；生甘草和胃清热、通淋止痛，金银花、连翘、小蓟、藕节、青黛、栀子、蒲黄清热凉血止血。配合成方共奏清心泻火、凉血止血之功。

四、阴虚火旺（尿血）

阴虚火旺尿血。

主证：尿血，色鲜红，反复发作，腰膝酸软，五心烦热，眩晕耳鸣，舌红，脉细数。

中医辨证：阴虚火旺尿血。

治法：滋阴降火，凉血止血。

方药：知柏地黄丸加味。

知母10克　黄柏10克　生地黄12克　山药12克　山萸肉10克　白茯苓10克　大蓟10克　小蓟10克　丹皮10克　蒲黄10克　藕节15克

用法：诸药共煎加水900毫升，煎至400毫升去滓，一日三次，空腹服用。

禁忌：葱、蒜、萝卜、一切血、醋及一切酸、胡荽。

方论：方中知母、黄柏滋阴清热，生地黄补肾阴、益精髓为君；山萸肉补肝肾、敛虚火，干山药既可补虚又可健脾共为臣；阴虚则火旺，故配丹皮凉血清热，以泻肝肾之虚火为佐；水虚火旺故配大小蓟、蒲黄、藕节清热凉血止血。诸药配合成方共奏滋阴降火、凉血止血之功。

五、气阴耗伤（尿血）

气阴耗伤尿血。

主证：尿血，其色鲜红或淡红，尿频或尿少，迁延反复，病程久长，有痨病史，神疲乏力，腰膝酸痛，舌红苔黄，脉虚而弱。

中医辨证：气阴耗伤尿血。

治法：益气养阴，凉血止血。

方药：车前叶汤合参麦散加减。

车前子10克　五味子6克　人参6克　麦冬10克　茜草10克　地骨皮10克　龟版10克　黄芩10克　阿胶（烊化兑服）10克　柴胡10克　牡蛎15克

用法：诸药共煎加水900毫升，煎至400毫升去滓，一日三次，空腹服用。

禁忌：鲫鱼。

方论：方中人参补肺气生津消热，麦冬养阴清肺，五味子敛肺滋肾阴，车前子叶清肺热凉血，牡蛎、龟版滋阴潜阳、补肾阴不足，柴胡疏肝清热，黄芩善清三焦之热邪，地骨皮能解肺肾深伏之热邪；茜草、阿胶补血又能止血。诸药组合成方共奏益气养阴、凉血止血之功。

六、脾失统摄（尿血）

脾失统摄尿血。

主证：久病失血，遇劳加重，尿色淡红，疲乏少力，食少气短，或兼齿衄，鼻衄，妇女月经淋，舌质淡，苔薄白，脉细弱。

中医辨证：脾失统摄尿血。

治法：补脾摄血。

方药：归脾汤加减。

人参 15 克　当归 10 克　龙眼肉 10 克　木香 10 克　茯苓 10 克　白术 10 克　甘草 6 克　阿胶（烊化兑服）10 克　血余炭 10 克　仙鹤草 10 克　三七粉（分次吞服）3 克

用法：诸药共煎加水 900 毫升，煎至 400 毫升去滓，一日三次，空腹服用。

禁忌：湿面、醋及一切酸、雀肉、菘菜、青鱼、诸果。

方论：方中人参、白术、甘草温补脾气，当归、龙眼肉补血养心，木香理气化滞，阿胶、血余炭、仙鹤草、三七粉既能补血，又能和血行滞，甘草调诸药兼健脾和中，诸药组合成方共奏补脾摄血之功。

七、肾气不固（尿血）

肾气不固尿血。

主证：尿血色淡，病程轻久，小便频数，舌淡，苔白，脉沉弱。

中医辨证：肾气不固尿血。

治法：补益肾气，固涩止血。

方药：无比逍遥丸加减。

山萸肉 10 克　桑螵蛸 10 克　熟地 10 克　菟丝子 10 克　巴戟天 10 克　五味子 6 克　杜仲 10 克　紫草 10 克　肉苁蓉 10 克　鹿角胶 10 克　仙鹤草 10 克　茯苓 10 克

用法：诸药共煎加水 900 毫升，煎至 400 毫升去滓，一日三次，空腹服用。

禁忌：葱、蒜、萝卜、一切血、醋及一切酸。

方论：方中桑螵蛸、熟地黄、菟丝子、巴戟天、山萸肉、杜仲填精益肾为君；鹿角胶、肉苁蓉填精补髓为臣；紫草、仙鹤草合君药固涩止血为佐；茯苓既能补肾，又能健脾，使生化有源。诸药组合成方共奏补益肾气、固涩止血之功。

八、络阻血瘀（尿血）

络阻血瘀尿血。

主证：尿血反复不止，血色紫黯或鲜血与瘀块混夹而出，小腹刺痛拒按，或可触及癥积，舌暗或有紫斑，脉涩。

中医辨证：络阻血瘀尿血。

治法：行气化瘀，养血止血。

方药：茜草根散加减。

茜草根 10 克　川贝母 10 克　生地黄 10 克　全当归 6 克　炙甘草 6 克　川芎 6 克　枳壳 10 克　桃仁 10 克　红花 6 克　瓜蒌仁 10 克　花蕊石 10 克

用法：诸药共煎加水 900 毫升，煎至 400 毫升去滓，一日三次，空腹服用。

禁忌：葱、蒜、萝卜、一切血、海菜、菘菜。

方论：方中川芎、当归、红花、桃仁、生地养血活血化瘀为君；茜草、花蕊石止血活血为臣；瓜蒌、贝母通络清肺通调水道为佐；甘草调和诸药为使。组药成方共奏行气化瘀止血之功。

387. 肿胀尿赤（阳郁水壅）

肿胀尿赤，阳郁水壅。

主证：肿胀尿赤，或兼口渴脉数，小便不利，舌苔白、脉浮。

中医辨证：肿胀尿赤，阳郁水壅。

治法：健脾理气，利水消肿止血。

方药：加味五皮饮。

桑白皮 10 克　茯苓 6 克　腹皮 6 克　白芍 6 克　知母 10 克　青木香 3 克　车前子 10 克　滑石 10 克　黄芩 10 克　当归 10 克　防己 3 克　杏仁 10 克

用法：诸药共煎加水 900 毫升，煎至 400 毫升去滓，一日三次，空腹服用。

禁忌：醋及一切酸、湿面。

方论：方中防己、桑白皮、茯苓、大腹皮、青木香理气健脾利水渗湿共为君；当归、白芍养血活血，杏仁、知母宣肺清热共为臣；滑石、黄芩清热利湿散阳郁而泻水湿为佐；使以车前子泻水壅清阳郁从小便而解。配合成方共奏健脾理气，利水止血消肿之功。

388. 尿　浊

尿浊是指小便浑浊不清，但排尿时并无尿道涩痛为主要特征的疾患。其小便浑浊，状如米泔，称为"白浊"。本症多由痰湿内蕴、湿热下注、心热下移、脾虚气陷、肾阴亏损、肾阳虚而致。

一、痰湿内蕴（尿浊）

痰湿内蕴尿浊。

主证：小便混浊如米泔，呕恶纳呆，胸膈胀闷，头眩心悸，苔白腻，脉濡滑。

中医辨证：痰湿内蕴尿浊。

治法：燥湿化痰，辟秽化浊。

方药：苍术二陈汤。

苍术 10 克　陈皮 6 克　半复 10 克　茯苓 10 克　甘草 6 克

用法：五味共煎加水 600 毫升，煎至 300 毫升去滓，一日三次，空腹服用。

禁忌：雀肉、青鱼、菘菜、诸果、醋、海菜、猪肉。

方论：方中苍术燥湿化痰辟秽化浊为君；半夏燥湿化痰、和胃止呕；陈皮理气化痰，使气顺则痰降，气行则痰化；痰由湿生，故以茯苓健脾渗湿；甘草和中益脾。诸药组合共奏燥湿化痰、辟秽化浊之功。

二、湿热下注（尿浊）

湿热下注尿浊。

主证：小便浑浊如米泔，时夹滑腻之物，或小便黄赤而浑浊不清，苔腻，脉濡滑。

中医辨证：湿热下注尿浊。

治法：清热化湿，分清利浊。

方药：萆薢分清饮。

草薢 10 克　佩兰 10 克　车前子 10 克　黄柏 10 克　白术 10 克　茯苓 10 克　川木通 6 克　芦根 3 克　砂仁 3 克　厚朴 6 克　石菖蒲 6 克

用法：诸药共煎加水 800 毫升，煎至 400 毫升去滓，一日三次，空腹服用。

禁忌：雀肉、青鱼、菘菜、诸果、羊肉、羊血、饴糖。

方论：方中草薢利水祛湿、分清化浊为君；厚朴、砂仁、茯苓、白术、佩兰健脾燥湿辟秽化浊和中，黄柏、车前子清泄下焦湿热为臣；芦根清热化湿浊，菖蒲理气化浊共为佐；木通清热化湿浊导湿热从小便而解为使。配合成方共奏清热化湿、分清利浊之功。

三、心热下移（尿浊）

心热下移尿浊。

主证：小便浑浊色赤，心悸而烦，多梦少寐，口干舌燥，舌红，脉数。

中医辨证：心热下移尿浊。

治法：清心利湿，益气养心。

方药：清心莲子饮加减。

石莲子 10 克　黄芩 10 克　木通 6 克　滑石 15 克　生地黄 10 克　麦冬 10 克　白茅根 30 克　甘草 3 克　柏子仁 10 克　酸枣仁 10 克　车前仁 10 克

用法：诸药共煎加水 900 毫升，煎至 400 毫升去滓，一日三次，空腹服用。

禁忌：葱、萝卜、蒜、鲫鱼、菘菜、猪肉。

方论：方中莲子心、木通、麦冬、甘草、生地清心泻热为君；滑石利湿清热，柏子仁、枣仁宁心安神，白茅根清热利湿共为臣；黄芩清三焦之湿热为佐；车前子分清化浊，导湿浊从小便排出。诸药组合成方共奏清心利湿、益气养心之功。

四、脾虚气陷（尿浊）

脾虚气陷尿浊。

主证：小便浑浊，或尿时不甚浑浊而稍置即沉淀呈积粉样，或尿浊而色赤时作时止，每遇劳倦或进食油腻食物而作，小腹胀痛，大便清溏，舌淡苔白，脉濡或缓弱。

中医辨证：脾虚气陷尿浊。

治法：补气升阳，健脾敛精。

方药：补中益气汤。

白术 10 克　山药 10 克　人参 10 克　黄芪 15 克　芡实 10 克　炙甘草 6 克　橘皮 6 克　当归 10 克　升麻 6 克　柴胡 6 克　益智仁 10 克

用法：诸药共煎加水 900 毫升，煎至 400 毫升去滓，一日二次，空腹服用。

禁忌：雀肉、青鱼、菘菜、诸果、海菜、湿面。

方论：方中黄芪补中益气为君；人参、白术、甘草甘温益气、补益脾胃为臣；升麻、柴胡协同参芪升举清阳，益智、芡实、橘皮行气健脾共为佐；当归养血补血，合黄芪、人参气血双补。诸药组合共奏补气升阳、健脾敛精之功。

五、肾阴亏损（尿浊）

肾阴亏损尿浊。

主证：小便浑浊而赤，尿量不多，烦热口干，骨蒸盗汗，舌红，脉细数。

中医辨证：肾阴亏损尿浊。

治法：滋阴清热，补肾益精。

方药：知柏地黄加味。

知母 10 克　黄柏 10 克　生地黄 10 克　牡丹皮 10 克　山药 10 克　泽泻 10 克　茯苓 10 克　萆薢 10 克　旱莲草 15 克　仙鹤草 15 克

用法：诸药共煎加水 900 毫升，煎至 400 毫升去滓，一日三次，空腹服用。

禁忌：葱、蒜、萝卜、一切血、胡荽、蒜、醋及一切酸。

方论：知母、黄柏滋阴清热，熟地黄补肾阴、益精髓为君；山药既可补肾又可健脾共为臣；阴虚则火旺，故配丹皮凉血清热以泻肝肾之火，萆薢分清降浊，茯苓、泽泻利水湿共为佐；旱莲草、仙鹤草滋阴益肾清热祛湿为使。诸药组合共成滋阴清热、补肾益精之功。

六、肾阳虚衰（尿浊）

肾阳虚衰尿浊。

主证：小便浑浊，日久不愈，尿频或尿后余沥，腰脊冷畏寒，或阳痿早泄，精神萎靡，舌淡苔白，脉沉迟。

中医辨证：肾阳虚衰尿浊。

治法：温肾固涩，益气补阳。

方药：鹿茸补涩丸。

鹿茸 3 克　龙骨 15 克　桑螵蛸 10 克　补骨脂 10 克　制附片 6 克　肉桂 3 克　菟丝子 10 克　莲肉 10 克　芡实 10 克　黄芪 15 克　人参 10 克

用法：诸药共煎加水 900 毫升，煎至 400 毫升去滓，一日三次，空腹服用。

禁忌：油腻、犬猪肉。

方论：方中鹿茸、桑螵蛸、补骨脂、附子、肉桂、菟丝子温肾壮阳为君；龙骨、桑螵蛸补肾益精髓为臣；人参、黄芪益气温阳为佐；芡实健脾祛湿、益肾固精为使，诸药组合共奏温肾固涩。

389. 精液减少

精液减少，多因肾精亏虚、气血两虚、热伤精血，精道阻塞而致。

一、肾精亏虚（精液减少）

肾精亏虚，精液减少。

主证：精液量少，不育，神疲乏力，耳鸣，动作迟缓，舌质经，脉细数。

中医辨证：肾阴亏虚，精液减少。

治法：填补肾精。

方药：生髓育麟丹。

人参 10 克　龟版 10 克　当归 10 克　麦冬 10 克　山萸肉 10 克　河车粉 10 克　枸杞 10 克　鹿茸 3 克　熟地 12 克　肉苁蓉 12 克　菟丝子 12 克　五味子 3 克　柏子仁 10 克

用法：诸药共煎加水 900 毫升，煎至 400 毫升去滓，一日三次分服。

禁忌：鲫鱼、葱、蒜、萝卜、一切血。

方论：方中河车粉、山萸肉、肉苁蓉、熟地黄、鹿茸、枸杞子、菟丝子补肾益精髓为君；人参益气补中，当归养血补血共成气血双补，龟版滋阴潜阳共为臣；柏子仁养心安神补亏损，麦冬滋肾助元为佐；五味子滋五脏补诸损。诸药组合成方共奏填补肾精之功。

二、气血两虚（精液减少）

精液减少，气血两虚。

主证：精液减少，不育，神疲乏力，形体消瘦，面色无华，舌淡苔白，脉细弱。

中医辨证：气血两虚，精液减少。

方药：八珍汤加减。

茯苓 10 克　白术 10 克　人参 10 克　河车粉 10 克　炙甘草 6 克　白芍 10 克　熟地 10 克　当归 10 克　川芎 6 克　甜黄精 10 克　菟丝子 10 克

用法：诸药共煎加水 900 毫升，煎至 400 毫升去滓，一日三次，空腹服用。

禁忌：醋及一切酸、雀肉、青鱼、菘菜、诸果、海菜、猪肉。

方论：方中人参、白术、茯苓、甘草益气补中温养脾胃为君；当归、白芍、川芎、熟地补虚养血为臣；河车粉、菟丝子益肾填精为佐；甜黄精补中益气为使。配合成方共奏气血双补、益肾填精之功。

三、热伤精血（精液减少）

热伤精室，精液减少。

主证：精液量少，不育，五心烦热，口燥咽干，心烦失眠，舌红，脉细数。

中医辨证：热伤精室，精液减少。

治法：养阴清热，补肾生精。

方药：大补阴丸。

知母 6 克　黄柏 6 克　熟地 10 克　生地黄 10 克　龟版 10 克　桑椹 10 克　肉苁蓉 10 克　玄参 10 克　天冬 10 克　杜仲 10 克

用法：诸药共煎加水 800 毫升，煎至 400 毫升去滓，一日三次，空腹服用。

禁忌：葱、蒜、萝卜、鲫鱼。

方论：方中知母、玄参、天门冬滋阴潜阳为臣；肉苁蓉填精益肾为佐；杜仲补肾强筋为使。诸药组合共奏养阴清热、补肾生精之功。

四、精道阻塞（精液减少）

精道阻塞，精液减少。

主证：精液量少，不育，胸胁痞闷，少腹隐痛，或射精痛，舌苔和，脉滑涩。

中医辨证：精道阻塞，精液减少。

治法：疏通精道，益气补肾。

方药：精脉疏通汤。

穿山甲 10 克　延胡索 10 克　路路通 15 克　锁阳 10 克　荔枝核 10 克　丹参 10 克　红花 6 克　菟丝子 10 克　川牛膝 10 克　桃仁 10 克

用法：诸药共煎加水 900 毫升，煎至 400 毫升去滓，一日三次，空腹服用。

禁忌：猪、犬、肉、油炸食品。

方论：方中穿山甲、路路通、红花、桃仁活血化瘀、开瘀散结为君；锁阳、菟丝子、荔枝核益气补肾为臣；丹参、延胡索开郁破结能疏通精道为佐；川牛膝交通诸经为使，诸药组合共奏疏通精道、益气补肾之功。

390. 精液增多

精液增多，多由肾气不同、命门火衰而致。

一、肾气不固（精液增多）

肾气不固，精液增多。

主证：精液量多，不育，腰酸神疲，滑精，早泄，舌淡苔白，脉沉弱。

中医辨证：肾气不同，精液增多。

治法：补肾固精。

方药：固精丸。

鹿茸 3 克　鹿角霜 10 克　制附片 10 克　肉苁蓉 10 克　巴戟天 10 克　阳起石 10 克
韭籽 10 克　赤石脂 10 克　龙骨 12 克　桑螵蛸 12 克　覆盆子 10 克　茯苓 10 克

用法：诸药共煎加水 900 毫升，煎至 400 毫升去滓，一日三次，空腹服用。

禁忌：醋及一切酸。

方论：方中鹿茸、鹿角霜、肉苁蓉、巴戟天补肾益精为君；附子、阳起石、韭籽壮阳益肾为臣；桑螵蛸、覆盆子、龙骨、赤石脂补肾固涩为佐；茯苓健脾补肾为使。诸药组合共奏补肾固精之功。

二、命门火衰（精液增多）

精液增多，命门火衰。

主证：精液量多而清稀，不育，腰膝酸软，畏寒肢冷，苔白质淡，脉沉迟而弱。

中医辨证：命门火衰，精液增多。

治法：温补肾阳，益肾填精。

方药：赞育丹加味。

韭籽 10 克　淫羊藿 10 克　蛇床子 10 克　制附片 10 克　肉桂 3 克　仙茅 10 克　巴戟天 10 克　枸杞子 10 克　海狗肾 10 克　肉苁蓉 10 克　山萸肉 10 克　杜仲 10 克

用法：诸药共煎加水 1200 毫升，煎至 400 毫升去滓，一日三次，空腹服用。

禁忌：油腻、犬肉、猪肉。

方论：方中韭籽、仙灵脾、附子、肉桂、巴戟天、仙茅、杜仲温补肾阳为君；肉苁蓉、海狗肾益肾填精为臣；蛇床子温肾壮阳为佐；山萸肉、枸杞子壮肾益精髓为使。诸药组合共奏温补肾阳、益肾填精之功。

391. 精液黏稠

精液黏稠度大或不液化，多由阴虚火旺、湿热下注、肾阳不足、脾肾两虚而致。

一、阴虚火旺（精液黏稠）

阴虚火旺，兼见射精费力。

主证：精液黏稠，射精费力或不射精，或血精，精浊，舌红苔黄，脉细数。

中医辨证：阴虚火旺，精液黏稠。

治法：甘酸化阴，化精增液。

方药：乌梅甘草汤。

乌梅10克　甘草3克　天花粉10克　甜黄精10克　白芍药10克　制首乌10克　泽泻10克　知母10克　玄参10克　仙灵脾10克　枸杞10克　丹参10克

用法：诸药共煎加水900毫升，煎至400毫升去滓，一日三次，空腹服用。

禁忌：海菜、猪肉、菘菜、羊肉、羊血、饴糖。

方论：方中乌梅、甘草甘酸化阴收敛生津增液为君；知母、天花粉、玄参、白芍、黄精益气滋阴为臣；仙灵脾、枸杞子、何首乌补肾益精血为佐；玄参养阴生津增液，丹参补血生新，养阴化精共为使。诸药组合成方共奏甘酸化阴、化精增液之功。

二、湿热下注（精液黏稠）

湿热下注，精液黏稠。

主证：婚后不育，小便灼热，频数淋漓，黄赤混浊，舌红，苔黄腻，脉弦数。

中医辨证：精液黏稠，湿热下注。

治法：清热利湿，滋阴降火。

方药：知柏地黄丸合龙胆泻肝汤。

知母6克　黄柏6克　龙胆草10克　泽泻10克　木通3克　生地黄12克　栀子10克　黄芩10克　当归10克　甘草3克

用法：诸药共煎加水900毫升，煎至400毫升去滓，一日三次，空腹服用。

禁忌：萝卜、海菜、菘菜、猪肉、湿面。

方论：方中知母、黄柏滋阴清热祛湿，生地黄补肾阴、益精髓为君；龙胆草、栀子、茯苓、黄芩泻下焦湿热为臣；湿邪最易伤阴血，故用当归补阴血为佐；木通导湿热下行从小便而解，甘草调和诸药。诸药配或方共奏清热利湿、滋阴降火之功。

三、肾阳不足（精液黏稠）

精液黏稠度过大或不液化，由肾阳不足而致。

主证：精液黏稠度过大或不液化，兼有精冷不育，阳痿早泄，腰膝酸软，舌淡苔白，脉沉迟。

中医辨证：肾阳不足，精液黏稠不能温化。

治法：填精益气，温肾散寒。

方药：生精汤化裁。

生地黄12克　麦门冬12克　山萸肉10克　牡丹皮10克　白芍10克　制首乌10克　桑椹10克　仙灵脾10克　制附片6克　巴戟天10克　玄参10克

用法：诸药共煎加水900毫升，煎至400毫升去滓，一日三次，空腹服用。

禁忌：鲫鱼、胡荽、蒜、羊肉、羊血、饴糖。

方论：方中生地、山萸肉、桑椹子补肾益精髓为君；附子、巴戟天、仙灵脾、何首乌温肾散寒为臣；牡丹皮滋肾阴生津润精，合白芍生津为佐；玄参色黑质润稀精增液为使。诸药组合共奏填精益气、温肾散寒之功。

四、脾肾两虚（精液黏稠）

脾肾两虚，精液黏稠。

主证：射精无力，腰酸神疲，面色少华，纳呆便溏，舌淡苔白，脉沉迟缓弱。

中医辨证：脾肾两虚，精液黏稠。

治法：健脾补肾。

方药：水陆二仙丹。

芡实 10 克　金樱子 10 克　诃子肉 10 克　山药 10 克　续断 10 克　白芍 10 克　补骨脂 10 克　茯苓 10 克　杜仲 10 克　五味子 10 克　炙甘草 6 克

用法：诸药共煎加水 800 毫升，煎至 400 毫升去滓，一日三次，空腹服用。

禁忌：醋及一切酸、海菜、菘菜、猪肉。

方论：方中芡实、山药、茯苓健脾益肾为君；续断、杜仲、补骨脂、金樱子、诃子补肾益精壮水为臣；白芍活络滋肾为佐；五味子滋肾益水为使。配合成方共奏健脾补肾之功。

392. 早　泄

交尚未进，或为时甚短精液即已泄出称为早泄。多由肾气不固、阴虚火旺、心脾虚损、肝经湿热而致。

一、肾气不固（早泄）

肾气不固早泄。

主证：早泄，性欲减退，腰膝酸软，尿频，尿多，遗尿，失禁，舌淡苔白，脉沉迟微细。

中医辨证：肾气不固早泄。

治法：固摄肾气，益肾固精。

方药：金匮肾气丸加味。

牡丹皮 10 克　白茯苓 10 克　山萸肉 10 克　怀山药 10 克　肉桂 3 克　制附片 10 克　潼蒺藜 10 克　龙骨 10 克　牡蛎 10 克

用法：诸药共煎加水 900 毫升，煎至 400 毫升去滓，一日三次，空腹服用。

禁忌：醋及一切酸、胡荽。

方论：方中附子、肉桂温壮肾阳为君；熟地、山萸肉滋肾阴益精髓，合潼蒺藜、龙骨、牡蛎益肾固摄为臣；干山药既能补肾又能健脾，牡丹皮活络凉血，善疗虚损共为佐使。诸药组合共成益肾固精、固摄肾气之功。

二、阴虚火旺（早泄）

阴虚火旺早泄。

主证：早泄，性欲亢进，腰膝酸软，五心烦热，眩晕耳鸣，舌红，脉细数。

中医辨证：阴虚火旺，早泄。

治法：滋阴降火。

方药：知柏地黄丸加味。

生地黄 10 克　知母 10 克　黄柏 10 克　山萸肉 10 克　牡丹皮 10 克　泽泻 10 克　山药 10 克　茯苓 10 克　龙骨 10 克　牡蛎 12 克

用法：诸药共煎加水 900 毫升，煎至 400 毫升去滓，一日三次，空腹服用。

禁忌：胡荽、醋及一切酸。

方论：方中知母、黄柏、生地滋阴清热为君；山萸肉、山药健脾补肾为臣；龙骨、牡蛎滋阴潜阳固涩，阴虚则火旺，故配丹皮因凉血清热，以泻肝肾虚火；肾虚水湿不能渗利，故用茯苓、泽泻以利水湿。配合成方共奏滋阴降火之功。

三、心脾虚损（早泄）

心脾虚损，早泄。

主证：肢体疲惫，面色不华，心悸气短，健忘多梦，纳呆便溏，舌淡苔白，脉缓弱或濡。

中医辨证：心脾虚损早泄。

治法：补益心脾，固涩精气。

方药：归脾汤加味。

人参10克　当归10克　白术10克　龙眼肉10克　生姜6克　茯苓10克　远志6克　大枣6克　金樱子10克　炙甘草6克　芡实10克　木香10克　黄芪15克

用法：诸药共煎加水800毫升，煎至400毫升去滓，一日三次，空腹服用。

禁忌：雀肉、青鱼、莼菜、诸果、醋及一切酸、海菜、猪肉。

方论：方中以参、芪、术甘温补气健脾胃为君；当归、远志、龙眼肉补血养心，金樱子、芡实、木香行气固涩精气共为臣；生姜、大枣行气益气补中为佐；炙甘草益气健脾兼调诸药为使。配伍成方共奏补益心脾、固涩精气之功。

四、肝肾浊热（早泄）

肝经湿热早泄。

主证：性欲亢进，泄精过早，眩晕头晕，口苦咽干，舌红苔腻，脉弦数。

中医辨证：肝经湿热早泄。

治法：清泄湿热，固涩止泄。

方药：龙胆泻肝汤。

龙胆草10克　栀子10克　黄芩10克　泽泻10克　生地黄10克　木通6克　柴胡10克　当归10克　车前仁10克　炙甘草6克

用法：诸药共煎加水900毫升，煎至400毫升去滓，一日三次，空腹服用。

禁忌：葱、蒜、萝卜、湿面、海菜、猪肉、莼菜。

方论：方中龙胆草泻肝胆之火并能清下焦之湿热为君；黄芩、栀子、柴胡苦寒泻火，车前子、木通、泽泻清利湿热，使湿热从小便而解均为臣；肝为藏血之脏，肝经有热则易伤阴血，故佐以生地、当归养血益阴；甘草调和诸药为使。配合成方共奏泻肝经湿热，固涩止泄之功。

393. 阳　痿

阳痿，多由命门火衰、心脾亏损、肝气郁结、恐惧伤肾、湿热下注而致。

一、命门火衰（阳痿）

命门火衰阳痿。

主证：阳事不举，精薄清冷，精神衰靡，面色㿠白，舌淡苔白，脉沉弱。

中医辨证：命门火衰阳痿。

治法：温补下元，振阳起痿。

方药：

仙茅 10 克　巴戟天 10 克　肉苁蓉 10 克　山萸肉 10 克　白术 10 克　肉桂 5 克　熟地 10 克　淫羊藿 10 克　枸杞 10 克　蛇床子 10 克　鹿角胶 10 克　当归 10 克

用法：诸药共煎加水 800 毫升，煎至 400 毫升去滓，一日三次，空腹服用。

禁忌：雀肉、青鱼、菘菜、诸果、葱、蒜、萝卜、一切血。

方论：方中淫羊藿、肉桂、巴戟天、仙茅温肾壮阳为君；肉苁蓉、鹿角胶、枸杞子、山萸肉、熟地黄益肾填精为臣；蛇床子温肾散寒，白术健脾补中为佐；当归润血补虚而为使。诸药组合共奏温补下元、振阳起痿之功。

二、心脾亏损（阳痿）

心脾亏损阳痿。

主证：阳事不举，面色少华，身倦神疲，失眠心悸，舌淡苔白，脉缓弱。

中医辨证：心脾亏损阳痿。

治法：补益心脾，升阳举陷。

方药：归脾汤加减。

白术 10 克　远志 6 克　党参 15 克　茯苓 10 克　酸枣仁 10 克　龙眼肉 10 克　炙甘草 6 克　当归 10 克　龙骨 12 克　牡蛎 12 克　制首乌 10 克　黄芪 15 克

用法：诸药共煎加水 900 毫升，煎至 400 毫升去滓，一日三次，空腹服用。

禁忌：雀肉、青鱼、菘菜、诸果、一切酸、醋、海菜、猪肉、葱、蒜、萝卜、一切血。

方论：方中以参、芪、术、甘草补气健脾，当归、龙眼肉补血养心，龙骨、牡蛎滋阴潜阳，酸枣仁、远志、茯苓宁心安神，何首乌养血宁神为使。诸药组合共奏补益心脾、升阳举陷之功。

三、肝气郁结（阳痿）

肝气郁结阳痿。

主证：阳事不举，情志抑郁，胸胁胀满，急躁易怒，喜太息，苔薄白，脉弦。

中医辨证：肝气郁结阳痿。

治法：疏肝解郁，通络振痿。

方药：柴胡疏肝散。

柴胡 10 克　白芍 10 克　枳壳 10 克　川芎 6 克　制香附 10 克　郁金 10 克　青皮 6 克　炙甘草 6 克　蜈蚣 6 克　牡丹皮 10 克　栀子 10 克

用法：诸药共煎加水 900 毫升，煎至 400 毫升去滓，一日三次，空腹服用。

禁忌：海菜、菘菜、猪肉、胡荽、蒜。

方论：方中柴胡、川芎、枳壳、香附、郁金疏肝解郁为君；白芍药、青皮、牡丹皮行气化瘀，蜈蚣壮阳补肾起痿为臣；栀子清三焦之热邪为佐；甘草益气健脾兼调诸药。配合成方共奏疏肝解郁、通络振痿之功。

四、恐惧伤肾（阳痿）

恐惧伤肾阳痿。

主证：阳痿不举或举而不坚，心悸易惊，夜多噩梦，胆怯多疑，舌淡苔白，脉缓濡。

中医辨证：恐惧伤肾阳痿。

治法：宁神补肾，升阳振痿。

方药：宣志汤加味。

熟地 12 克　巴戟天 10 克　当归 10 克　党参 15 克　柴胡 6 克　升麻 6 克　白术 10 克　蜈蚣 2 条　茯苓 10 克　山药 10 克　远志 6 克　牡蛎 12 克　龙骨 12 克　枣仁 10 克

用法：诸药共煎加水 1000 毫升，煎至 400 毫升去滓，一日三次，空腹服用。

禁忌：蒜、萝卜、一切血、雀肉、青鱼、桃李、醋及一切酸。

方论：方中龙骨、牡蛎、远志、枣仁、当归宁心安神、解恐振惊共为君；熟地、巴戟天、茯苓、山药、蜈蚣补肾健脾为臣；党参、当归、白术、益气补血为佐；使以升麻协诸药升阳举陷振痿。诸药组合共奏宁冲补肾、升阳振痿之功。

五、湿热下注（阳痿）

湿热下注阳痿。

主证：阳痿，阴囊潮湿，臊臭胀坠，甚则陷下，心烦口苦，苔腻，脉濡。

中医辨证：湿热下注阳痿。

治法：清热祛湿起痿。

方药：龙胆泻肝汤加味。

龙胆草 10 克　泽泻 10 克　黄芩 10 克　木通 3 克　车前子 12 克　生地 10 克　当归 10 克　柴胡 6 克　栀子 10 克　蜈蚣 2 条

用法：诸药共煎加水 900 毫升，煎至 400 毫升去滓，一日三次，空腹服用。

禁忌：葱、蒜、萝卜、一切血、湿面。

方论：龙胆草泻肝胆之火，并能泻下焦湿热为君；黄芩、栀子、柴胡苦寒泻火，车前子、木通、泽泻清利湿热，使湿热从小便而解为臣；肝为藏血之脏，肝经有热则易伤阴血，故佐以生地、当归养血益阴；使以蜈蚣活络益肾起痿。配合成方共奏清热利湿起痿之功。

394. 阳　强

阳强是指阴茎异常勃起，茎体坚硬，久而不衰的一种病症，又称"纵挺不收"、"阳强不倒"、"玉茎不萎"、"玉茎挺长"。多由阴虚阳亢、肝火炽盛、湿热下注、瘀阻茎络而致。

一、阴虚阳亢（阳强）

阴虚阳亢阳强。

主证：阴茎强硬不倒，精液外溢，胀痛难忍，性欲亢进，头晕耳鸣，腰膝酸软，心烦少寐，舌红，脉数。

中医辨证：阴虚阳亢阳强。

治法：滋阴降火。

方药：知柏地黄汤。

知母 10 克　黄柏 6 克　生地黄 12 克　牡丹皮 10 克　山药 10 克　泽泻 10 克　山萸肉 10 克　茯苓 10 克　肉桂 10 克　川牛膝 10 克　琥珀（分冲）3 克　黄连 3 克

用法：诸药共煎加水 800 毫升，煎至 400 毫升去滓，一日三次，空腹服用。

禁忌：葱、蒜、萝卜、胡荽、猪肉、冷水、醋及一切酸。

方论：方中知母、黄柏、熟地黄滋阴清热为君；山萸肉、山药健脾补肾为臣；牡丹皮凉血清热，茯苓、泽泻、山萸肉补肾能泻利水湿，琥珀化瘀利水共为佐；肉桂引火归元之意，古人"善补阴者，必于阳中求阴"，黄连清利深伏热邪。诸药组合共奏滋阴降火之功。

注：阳强处用芒硝外敷效果尚佳。（各种阳强皆可）

二、肝火炽盛（阳强）

肝火炽盛，阳强不倒。

主证：阴茎强硬不倒，触之则痛，烦躁易怒，头晕目眩，胸胁苦满，口苦咽干，舌红苔黄，脉弦数。

中医辨证：肝火炽盛阳强。

治法：消肝泻火，疏肝解郁。

方药：当归龙荟丸加味。

当归10克　龙胆草10克　山栀子10克　木香10克　枳壳6克　白芍10克　大黄6克黄连3克　黄芩10克　青黛（分次兑服）10克　柴胡10克　白芷10克　芒硝6克

用法：诸药共煎加水1000毫升，煎至400毫升去滓，一日三次，空胶服用。

禁忌：湿面、冷水、猪肉。

方论：方中龙胆草、山栀子、黄连、黄芩、大黄、青黛清肝胆实火凉血为君；柴胡疏肝解郁，木香、枳壳、白芷行气疏肝柔肝解郁为臣；当归、白芍养血柔肝平肝为佐；芒硝软坚化结为使。诸药组合共奏清肝泻火、疏肝解郁之功。

三、湿热下注解（阳强）

湿热下注阳强。

主证：阴茎强硬不倒，肿胀痛，头晕重胀，肢体困倦，烦躁口苦，舌红苔黄，脉弦数。

中医辨证：湿热下注阳强。

治法：清热利湿。

方药：龙胆泻肝汤加味。

龙胆草10克　生地黄12克　栀子10克　黄芩10克　泽泻10克　车前子10克　萆薢10克　当归10克　白芍药10克　王不留行10克　甘草6克　木通6克

用法：诸药共煎加水1000毫升，煎至400毫升去滓，一日三次，空腹服用。

禁忌：葱、蒜、萝卜、湿面、海菜、猪肉、菘菜。

方论：方中龙胆草泻肝胆之火，并能清下焦之湿热为君；黄芩、栀子、柴胡苦寒泻火，车前子、木通、泽泻清利湿热，使湿热从小便而解，萆薢、王不留行祛风利湿为臣；湿热则最易伤阴血，故佐以生地、当归养血益阴；甘草调和诸药。组合成方共奏清热利湿之功。

四、瘀阻茎络（阳强）

瘀阻茎络，阳强。

主证：阴茎强硬不倒，皮肤色紫而黯，疼痛，触之加重，舌暗，脉涩。

中医辨证：瘀阻茎络阳强。

治法：活血化瘀，软坚化结。

方药：红花散瘀汤加味。

当归 10 克　苏木 10 克　红花 6 克　皂角刺 10 克　僵蚕 10 克　黄连 3 克　石决明 15 克　乳香 3 克　川贝母 10 克　穿山甲 10 克　牵牛子 5 克　牛膝 10 克　大黄 5 克　芒硝 6 克

用法：诸药共煎加水 1000 毫升，煎至 400 毫升去滓，一日三次，空腹服用。

禁忌：湿面、冷水、猪肉。

方论：方中红花、苏木、乳香、皂刺、山甲、当归活血散瘀为君；僵蚕、牛膝、牵牛子活血化瘀化滞为臣；石决明平肝和络，贝母清热散结均为佐；大黄、芒硝通腑攻结，善有软坚化结之功，黄连清三焦深伏之热为使。诸药组合成方共奏活血化瘀、软坚化结之功。

395. 阳　缩

阳缩指男子睾丸、阴囊突然向内挛缩，重者阴茎亦缩入，小腹抽搐，甚得全身战栗，蜷缩。多由寒滞肝脉、阴盛阳衰、湿热下注而致。

一、寒滞肝脉（阳缩）

寒滞肝脉，阳缩。

主证：阴囊突然间挛缩，甚者睾丸、阴茎亦缩入，少腹抽痛，甚者全身战栗，蜷缩，舌淡苔白，脉沉紧。

中医辨证：寒滞肝脉阳缩。

治法：温肝暖肾，缓急止痛。

方药：暖肝煎加味。

枸杞子 10 克　茯苓 10 克　小茴香 10 克　沉香 5 克　乌药 10 克　蜈蚣 2 条　白芍药 10 克　当归 10 克　细辛 3 克　山萸肉 10 克　葱白 6 条（生食）

用法：诸药共煎加水 1000 毫升，煎至 450 毫升去滓，一日三次，空腹服用。

禁忌：醋及一切酸。

方论：方中红花、苏木、乳香、皂刺、穿山甲、当归活血化瘀散结为君；当归、白芍柔肝化滞活络滋养肝肾为臣；蜈蚣活络通经散瘀化结为佐；使以乌药理气止痛散诸郁。配合成方共奏温肝暖肾、缓急止痛之功。

二、阴盛阳衰（阳缩）

阴盛阳衰阳缩，突然起病。

主证：阴茎、睾丸挛缩，甚则缩入腹中，四肢厥冷，腹痛下坠，舌淡苔白，脉沉弦。

中医辨证：阴盛阳衰阳缩。

治法：温补肾阳。

方药：阳缩神方。

干姜 6 克　人参 10 克　白术 10 克　制附片 10 克　肉桂 3 克　山萸肉 10 克　小茴香 10 克　葱白 10 枚（另生食）

用法：诸药共煎加水 800 毫升，煎至 400 毫升去滓，一日三次，空腹服用。

禁忌：雀肉、青鱼、菘菜、诸果。

方论：方中附子、干姜、肉桂、山萸肉温补肾阳为君；葱白温中散寒活络化滞为臣；人参、白术益气健脾温中为佐使。诸药组合共奏温补肾阳之功。

三、湿热下注（阳缩）

湿热下注阳缩。

主证：睾丸、阴囊上缩抽痛，剧者阴囊缩入，心烦易怒，舌红苔腻，脉濡数。

中医辨证：湿热下注阳缩。

治法：清热利湿。

方药：龙胆泻肝汤。

龙胆草 10 克　当归 10 克　柴胡 6 克　蜈蚣 2 条　泽泻 10 克　栀子 10 克　黄芩 10 克 生地黄 10 克　木通 6 克　车前子 10 克

用法：诸药共煎加水 800 毫升，煎至 400 毫升去滓，一日三次，空腹服用。

禁忌：湿面、葱、蒜、萝卜、一切血。

方论：方中龙胆草善泻肝胆之火，并能清下焦之湿热为君；黄芩、栀子、柴胡苦寒泻火，车前子、木通、泽泻清利湿热，使湿热从小便而解均为臣；肝经有热最宜伤阴血，故佐以生地、当归养血益阴，蜈蚣活络通经化滞散结共为佐；甘草调和诸药为使。配合成方共奏清热利湿之功。

396. 阴　冷

阴冷是男子前阴寒冷为主症的疾患。多由命门火衰、寒滞肝脉、肝经湿热而致。

一、命门火衰（阴冷）

命门火衰阴冷。

主证：前阴寒冷，畏寒喜热，性欲淡漠，精冷不育，舌淡苔白，脉沉弱而迟。

中医辨证：命门火衰阴冷。

治法：补益肾气，温散寒邪。

方药：右归丸加味。

熟地 10 克　山药 10 克　当归 10 克　山萸肉 10 克　杜仲 10 克　枸杞 10 克　鹿角胶 10 克　仙灵脾 10 克　巴戟天 10 克　肉桂 3 克　制附片 10 克　菟丝子 10 克

用法：诸药共煎加水 1000 毫升，煎至 450 毫升去滓，一日三次，空腹服用。

禁忌：葱、蒜、萝卜、一切血、湿面。

方论：方中附子、肉桂、熟地壮阳补肾温散寒邪为君；山萸肉、杜仲、枸杞子、鹿角胶、巴戟天、菟丝子、仙灵脾补益肾气为臣；山药既能补肾又健脾为佐；当归养血滋肝肾为使。诸药配伍成方共奏补益肾气、温散寒邪之功。

二、寒滞肝脉（阴冷）

寒滞肝脉阴冷。

主证：起病急骤，前阴寒冷，或阴茎、睾丸冷痛，甚则阴器内收，少腹拘挛引痛，形寒肢冷，舌淡苔白，脉沉涩弦。

中医辨证：寒滞肝脉阴冷。

治法：温暖肝肾，行滞散寒。

方药：椒桂汤合暖肝煎加减。

川椒目 6 克　小茴香 10 克　乌药 10 克　吴茱萸 10 克　沉香 5 克　桂枝 10 克　柴胡 10 克　橘皮 6 克　麻黄 6 克（先煎去浮沫）

用法：诸药共煎加水 800 毫升，煎至 400 毫升去滓，一日三次，空腹服用。

禁忌：犬肉、猪肉、油腻滞食物。

方论：方中小茴香、川椒、吴茱萸、桂枝、麻黄温肝散寒为君；柴胡疏肝化郁为臣；沉香、乌药理气疏肝化滞共为佐；橘皮行气健脾利中为使，诸药组合成方共奏温暖肝肾、行滞散寒之功。

三、肝经湿热（阴冷）

肝经湿热阴冷。

主证：前阴寒冷，汗出阴囊湿痒，有臊臭气，伴胁肋胀满疼痛，烦躁易怒，口苦咽干，大便不爽，舌苔腻，脉弦濡。

中医辨证：肝经湿热阴冷。

治法：清热利湿。

方药：清魂汤加味。

柴胡 6 克　酒黄柏 10 克　当归 10 克　麻黄根 10 克　汉防己 10 克　龙胆草 10 克　泽泻 10 克　茯苓 10 克　红花 6 克　五味子 3 克　广藿香 10 克

用法：诸药共煎加水 800 毫升，煎至 400 毫升去滓，一日三次，空腹服用。

禁忌：醋及一切酸、湿面。

方论：方中柴胡、黄柏、龙胆草、麻黄根清肝经湿热为君；藿香、防己、茯苓、泽泻渗湿利水为臣；当归、红花活血化瘀为佐；五味子滋肝益肾为使。诸药组合成方共奏清热利湿之功。

397. 白　淫

白淫有广义、狭义之分。广义白淫是指女子从阴道流出过多白色黏液，男子精液自出而清稀，前者实为白带之重症，后者实为滑精之重症。狭义的白淫，指男子因性欲触动而流清稀精液之症。这里介绍的狭义白淫，多由肾气虚损、命门火衰而致。

一、肾气亏虚（白淫）

肾气亏虚白淫。

主证：腰酸腰痛，疲乏无力，或见女子从阴道流清稀精液，或闻淫声即射清稀清液，舌淡苔白，脉虚弱。

中医辨证：肾气亏虚白淫。

治法：益气固肾。

方药：秘元煎。

远志 6 克　山药 10 克　金樱子 10 克　酸枣仁 10 克　芡实 10 克　白术 10 克　炙甘草 6 克　人参 10 克　五味子 6 克　茯苓 10 克

用法：诸药共煎加水 900 毫升，煎至 400 毫升去滓，一日三次，空腹服用。

禁忌：青鱼、雀肉、蒜菜、桃李、醋及一切酸。

方论：方中人参、五味子、金樱子、芡实、山药益气固肾为君；白术、甘草健脾补中为臣；枣仁、远志宁心安神为佐；茯苓益气补中益肾为使。诸药组合成方共奏益气固肾之功。

二、命门火衰（白淫）

命门火衰白淫。

主证：每因情欲触动而流清稀精液，腰酸肢冷畏寒，舌淡苔白，脉沉迟而弱。

中医辨证：命门火衰白淫。

治法：温补肾阳。

方药：右归丸。

熟地 10 克　山药 10 克　当归 10 克　山萸肉 10 克　杜仲 10 克　肉桂 3 克　制附片 6 克鹿角胶 10 克　菟丝子 10 克　枸杞子 10 克

用法：诸药共煎加水 900 毫升，煎至 400 毫升去滓，一日三次，空腹服用。

禁忌：葱、蒜、萝卜、一切血、湿面。

方论：方中附子、肉桂温肾壮阳，补命门之火为君；鹿角胶、菟丝子、熟地、杜仲、枸杞子、山萸肉温肾益精髓为臣；山药既能补肾又能健脾为佐；当归养血益肾为使。诸药组合成方共奏温补肾阳之功。

398. 遗　精

遗精是指不因性生活而自行排出精液为主要表现的病症。多由心肾不交、气不摄精、精关不固、湿热下注而致。

一、心肾不交（遗精）

心肾不交遗精。

主证：阳事易举，梦遗失精，伴少寐多梦，心悸怔忡。

中医辨证：心肾不交遗精。

治法：滋阴降火，养血固精。

方药：三才封髓丹加味。

天门冬 10 克　熟地 10 克　肉桂 3 克　人参 10 克　砂仁 3 克　龙骨 15 克　牡蛎 15 克黄柏 10 克　黄连 3 克　茯神 10 克

用法：诸药共煎加水 800 毫升，煎至 400 毫升去滓，一日三次，空腹服用。

禁忌：鲫鱼、葱，蒜、萝卜、一切血、冷水、黄连。

方论：方中熟地、天门冬清心养血益肾为君；龙牡、茯神、人参益气滋阴潜阳固精为臣；黄柏、黄连滋阴降火为佐；砂仁助人参益气养血安神，肉桂引火归元为使。组合成方共奏滋阴养血、降火固精之功。

二、气不摄精（遗精）

气不摄精遗精。

主证：梦遗滑精，小劳即甚，心悸怔忡，失眠健忘，舌淡，苔白，脉虚弱。

中医辨证：气不摄精遗精。

治法：调补心脾，益气摄精。

方药：妙香散化裁。

人参 10 克　黄芪 15 克　木香 6 克　桔梗 6 克　远志 6 克　朱砂 3 克　山药 10 克　黄连 3 克　牡蛎 15 克

用法：诸药共煎加水 800 毫升，煎至 400 毫升去滓，一日三次，空腹服用。

禁忌：胡荽、蒜、冷水、猪肉。

方论：方中人参、黄芪、山药、木香、远志益气健脾宁心为君；牡蛎合参芪益气固精为臣；远志、朱砂安神镇静，黄连清心降火为佐使。诸药组合共成调补心脾、益气摄精之功。

三、精关不固（遗精）

精关不固遗精。

主证：梦遗频作，甚则滑精，腰膝酸软，眩晕，心烦，耳鸣，舌淡苔白，脉沉弱。

中医辨证：精关不固遗精。

治法：补益肾精，固涩止遗。

方药：秘髓丸。

龙骨 15 克　牡蛎 15 克　桑螵蛸 10 克　韭籽 10 克　五味子 6 克　菟丝子 10 克　鹿角胶 10 克　肉桂 3 克　制附片 6 克　当归 10 克　茯苓 10 克

用法：诸药共煎加水 900 毫升，煎至 400 毫升去滓，一日三次，空腹服用。

禁忌：醋及一切酸、湿面。

方论：方中鹿角胶、菟丝子补益肾精为君；桑螵蛸、龙骨、牡蛎、茯苓、五味子固肾益精为臣；肉桂、附子、韭籽温补肾阳为佐；当归养血滋肝肾为使。诸药组合成方共奏补益肾精、固涩止遗之功。

四、湿热下注（遗精）

湿热下注遗精。

主证：遗精频作，或尿时少量精液外流，小溲浑浊，或尿涩不爽，舌苔黄腻，脉濡。

中医辨证：湿热下注遗精。

治法：清利湿热。

方药：程氏萆薢分清饮。

佩兰 10 克　车前子 10 克　黄柏 10 克　白术 10 克　木香 10 克　石菖蒲 6 克　砂仁 3 克　鲜芦根 30 克　厚朴 6 克　茯苓 10 克

用法：诸药共煎加水 800 毫升，煎至 400 毫升去滓，一日三次，空腹服用。

禁忌：雀肉、青鱼、菘菜、桃李、醋及一切酸。

方论：方中佩兰、黄柏清热化湿，白术、厚朴健脾渗湿清热为君；木香、菖蒲、砂仁理气健脾渗湿为臣；车前子、茯苓分清化浊，导湿热从小便而解为佐；芦根宣肺，合茯苓、车前子通调水道为使。诸药组合成方共奏清利湿热之功。

399. 遗精有梦（心肝火郁）

遗精有梦，心肝火郁。

主证：遗精有梦，或兼心烦喜怒，口苦咽干，潮热，舌红少津，脉细数。

中医辨证：遗精有梦遗精。

治法：清心肝郁火，固遗。

方药：龙胆泻肝汤。

龙胆草 6 克　牡蛎 6 克　车前子 6 克　泽泻 6 克　木通 3 克　当归 6 克　炒栀子 6 克
生地 6 克　甘草 3 克　灯芯 12 克　柴胡 3 克　远志 3 克　丹皮 3 克　黄芩 6 克

用法：诸药共煎加水 800 毫升，煎至 400 毫升去滓，一日三次，空腹服用。

禁忌：湿面、葱、蒜、萝卜、菘菜、一切血、猪肉。

方论：方中龙胆草清肝经实火，生地、木通、甘草、灯芯清心泻火，并能泻三焦之热火为君；柴胡、黄芩、栀子、丹皮疏肝解郁凉血清热为臣；泽泻、木通、车前子导三焦郁火从小便而解为佐；牡蛎合甘草益肾固遗，当归合生地滋阴养心安神为使。诸药组合共奏清心泻火固遗之功。

400. 遗精无梦（肾元阳虚）

肾元阳虚，无梦而遗。

主证：遗精无梦，或兼阴头寒冷，腰膝冷痛，男子失精，舌淡，苔白，脉沉迟弱。

中医辨证：肾元阳虚，无梦遗精。

治法：补阳摄阴。

方药：加味天雄散。

天雄 10 克　牡蛎 12 克　桂尖 6 克　龙骨 10 克　甘草 6 克　白术 12 克

用法：诸药共煎加水 800 毫升，煎至 400 毫升去滓，一日三次，空腹服用。

禁忌：海菜、猪肉、菘菜。

方论：方中天雄补命门阳虚，桂尖温阳补肾固摄为君；龙骨、牡蛎滋阴潜阳，益肾固遗为臣；白术健脾补肾为佐；甘草健脾温中兼调诸药为使。诸药组合共奏补阳摄阴之功。

401. 血　精

血精，又称精血，是指所排出的精液中夹有血液的病症。多因阴虚火旺、脾肾两虚、湿热下注、络伤血溢而致。

一、阴虚火旺（血精）

阴虚火旺血精。

主证：血精，鲜血量少，或兼射精疼痛，伴少腹、阴部坠胀不适，舌红苔黄白，脉细数。

中医辨证：阴虚火旺血精。

治法：滋阴降火，凉血止血。

方药：大补阴丸。

知母 10 克　黄柏 10 克　生地黄 10 克　阿胶（烊化兑服）10 克　大蓟 10 克　小蓟 10克　龟版 10 克

用法：诸药共煎加水 800 毫升，煎至 400 毫升去滓，一日三次，空腹服用。

禁忌：葱、蒜、萝卜、一切血。

方论：方中黄柏、知母苦寒泻火，生地大补肾阴，龟版、阿胶属血肉之品，填精益髓，大小蓟滋阴凉血止血。诸药合用补阴与泻火并重，且泻火可存阴，滋阴可制火，共收滋阴降火之效。

二、脾肾两虚（血精）

脾肾两虚血精。

主证：精液色红，性欲减退，头晕心悸，失眠健忘，纳少便溏。

中医辨证：脾肾两虚血精。

治法：益气养血，固肾健脾。

方药：鹿茸补涩丸加减。

菟丝子 10 克　阿胶（烊化兑服）10 克　当归 10 克　黄芪 15 克　党参 15 克　茯苓 10 克　熟地黄 10 克　桑螵蛸 10 克　侧柏叶 10 克　龙骨 12 克　莲子肉 10 克　补骨脂 10 克

用法：诸药共煎加水 1000 毫升，煎至 450 毫升去滓，一日三次，空腹服用。

禁忌：湿面、醋及一切酸。

方论：方中党参、黄芪、当归、茯苓、阿胶益气养血为君；熟地黄、桑螵蛸、补骨脂、菟丝子固肾益精髓为臣；侧柏叶、龙骨滋阴凉血止血为佐；莲子肉甘寒凉血健脾为使。诸药组合成方共奏益气养血、固肾健脾之功。

三、湿热下注（血精）

湿热下注血精。

主证：精液红色，伴烦躁头痛，面红目赤，口苦咽干，睾丸及会阴部痛胀，舌红苔腻，脉数。

中医辨证：湿热下注血精。

方药：龙胆泻肝汤加减。

车前草 10 克　龙胆草 10 克　栀子 10 克　黄芩 10 克　泽泻 10 克　木通 6 克　生地 12 克　当归 10 克　甘草 6 克　大蓟 10 克　小蓟 10 克　仙鹤草 10 克

用法：诸药共煎加水 900 毫升，煎至 400 毫升去滓，一日三次，空腹服用。

禁忌：葱、蒜、萝卜、一切血、海菜、猪肉、湿面。

方论：方中龙胆草泻肝经实火，并能清下焦湿热为君；黄芩、栀子、柴胡苦寒泻火，车前子、木通、泽泻清利湿热，使湿热从小便而均为臣；肝为藏血之脏，肝经有热则易伤阴血，故佐以生地、当归养血益阴；甘草调和诸药为使。配合成方，共奏泻肝胆实火、清肝经湿热之功。

四、络伤血溢（血精）

络伤血溢血精。

主证：精血枣红色，或夹血块，阴部痛疼，崩中漏下，舌暗，脉涩数。

中医辨证：络伤血溢血精。

治法：活血祛瘀。

方药：桃红四物汤合金铃子散。

桃仁 10 克　红花 6 克　金铃子 10 克　蒲黄 10 克　赤芍 10 克　当归 10 克　五灵脂 10 克　熟地黄 10 克　川芎 6 克

用法：诸药共煎加水 800 毫升，煎至 400 毫升去滓，一日三次，空腹服用。

禁忌：葱、蒜、萝卜、一切血、湿面。

方论：方中赤芍补血养肝和血调经，金铃子疏肝气，泄肝火，蒲黄行血中气滞，气中之血滞为君；熟地黄滋阴补血，当归养血柔肝和营，桃仁、红花活血化瘀均为臣；川芎、五灵脂活血行气，畅通气血为佐使。诸药组合成方共奏活血祛瘀之功。

402. 不 射 精

性交过程没有精液射出，称为不射精，亦称射精不能。多由肝气郁结、瘀血停聚、湿热下注、命门火衰、阴虚火旺而致。

一、肝气郁结（不射精）

肝气郁结不射精。

主证：性交时阴茎长时间勃起而无精液射出，久之则由勃起挺强转为举而不坚，舌淡苔白，脉弦涩。

中医辨证：肝气郁结，不射精。

治法：疏肝解郁。

方药：逍遥汤。

当归10克　白芍药10克　茯苓10克　白术10克　薄荷（后下）6克　甘草6克　木香6克　砂仁（后下）3克　煨姜6克　柴胡6克

用法：诸药共煎加水900毫升，煎至400毫升去滓，一日三次，空腹服用。

禁忌：醋及一切酸、雀肉、青鱼、菘菜、诸果、鳖肉、猪肉、海菜。

方论：方中柴胡疏肝解郁；当归、白芍养肝柔肝；白术、甘草、茯苓健脾养心，干姜活络散郁，砂仁补中健脾；薄荷助柴胡以散肝郁，木香理气疏肝解郁。诸药合用，可收肝脾并治、气血兼顾的效果。

二、瘀血停聚（不射精）

瘀血停聚，不射精。

主证：性交时阴茎勃起而不射精，阴茎有刺痛感，睾丸坠胀疼痛，牵连少腹，舌暗或有紫斑点，脉涩弦。

中医辨证：瘀血停聚，不射精。

治法：活血化瘀开窍。

方药：通窍活血汤。

川芎6克　白芷10克　山甲珠10克　路路通15克　赤芍10克　甘草3克　桃仁10克红花6克　生姜6克　大枣6克　葱白1枚

用法：诸药共煎加水800毫升，煎至400毫升去滓，一日三次，空腹服用，用黄酒送服。

禁忌：海菜、猪肉、菘菜。

方论：方中赤芍、川芎行血活血，桃仁、红花活血通络为君；葱姜通阳，麝香开窍，黄酒通络为臣；佐以大枣缓和芳香辛窜之药性；使以白芷活络化瘀，路路通善通十二经。诸药组合成方共奏活血化瘀开窍之功。

三、湿热下注（不射精）

湿热下注，不射精。

主证：阴茎勃起不易萎软，性交时不能射精，会阴部坠胀，尿黄浑，口中黏，舌红苔黄腻，脉濡弦。

中医辨证：湿热下注，不射精。

治法：清热化湿通窍。

方药：四妙汤加减。

苍术 10 克　车前子 10 克　黄柏 10 克　橘叶 6 克　路路通 15 克　川牛膝 10 克　荔枝草 15 克　薏苡仁 10 克　紫石英 10 克

用法：诸药共煎加水 800 毫升，煎至 400 毫升去滓，一日三次，空腹服用。

禁忌：雀肉、青鱼、菘菜、诸果。

方论：方中苍术燥湿健脾，黄柏清热燥湿，路路通、川牛膝通经活络散瘀化湿补肾壮阳；薏苡仁、荔枝草清热利湿行茎中瘀阻，橘叶、紫石英行气通络下行二阴通窍开闭，车前子导湿热下行而从小便而解。诸药组合共成清热化湿开窍之功。

四、命门火衰（不射精）

命门火衰，不射精。

主证：勃起不坚，性欲低下，形寒畏冷，舌淡苔白，脉沉迟而弱。

中医辨证：命门火衰，不射精。

治法：温肾壮阳。

方药：羊睾丸加减。

阳起石 10 克　淫羊藿 10 克　巴戟天 10 克　胡芦巴 10 克　广木香 6 克　补骨脂 10 克　柴胡 6 克　延胡 10 克　蜈蚣 2 条　川牛膝 10 克　紫石英 10 克　羊睾丸 1 对

用法：诸药共煎加水 1000 毫升，煎至 400 毫升去滓，一日三次，空腹服用。

禁忌：犬肉、猪肉。

方论：方中羊睾丸壮阳补肾直通命门为君；阳起石、淫羊藿、巴戟天、胡芦巴、补骨脂温肾壮阳、填精益肾为臣；紫石英、蜈蚣、延胡、木香行气活经通茎开窍为佐；柴胡疏肝解郁，川牛膝交通上下为使。诸药组合成方共奏温肾壮阳之功。

五、阴虚火旺（不射精）

阴虚火旺，不射精。

主证：性欲旺盛，阳强不倒，五心烦热，眩晕，耳鸣，舌红，脉细数。

中医辨证：阴虚火旺，不射精。

治法：滋阴降火。

方药：大补阴丸加味。

龟版 10 克　鳖甲 10 克　地鳖虫 6 克　黄柏 6 克　穿山甲 6 克　木通 10 克　龙胆草 10 克　知母 6 克　栀子 10 克

用法：诸药共煎加水 800 毫升，煎至 400 毫升去滓，一日三次，空腹服用。

禁忌：犬肉。

方论：方中知母、黄柏滋阴补肾降火祛肝肾深伏之火，龟版、鳖甲滋阴潜阳共为君；龙胆草、栀子、木通消肝肾之火为佐；使以地鳖虫、穿山甲活络通经开闭通精道而行精。诸药组合成方，阴滋，火去，诸症自愈。

403. 阴茎结核

阴茎结核，相当于西医所说的"疳疮"范围。多由痰浊凝聚、湿热下注、阴虚火旺而致。

一、痰浊凝聚（阴茎结核）

痰浊凝聚，阴茎结核。

主证：疳疮初起，龟头部有结节，不痛或痛疼轻微，舌苔白腻，脉滑。

中医辨证：痰浊凝聚，阴茎结核。

治法：消痰化浊。

方药：二陈汤。

陈皮6克　半夏10克　茯苓10克　甘草3克　白术10克　苍术10克　车前子12克　山药10克　木通3克　厚朴10克　灯芯3克

用法：诸药共煎加水800毫升，煎至400毫升去滓，一日三次，空腹服用。

禁忌：醋及一切酸、海菜、猪肉、菘菜、雀肉、青鱼、诸果、羊肉、饴糖。

方论：方中半夏、苍术、白术、山药健脾燥湿化痰浊为君；陈皮、厚朴、甘草理气健脾和中为臣；茯苓利湿健脾和胃利湿化浊为佐；木通、车前子利水化浊，导痰浊从二便而解。诸药组合共成清痰化浊之功。

二、湿热下注（阴茎结核）

湿热下注，阴茎结核。

主证：疳疮中期，阴茎头部有小结，或已溃或未溃，局部灼热疼痛，舌淡苔白腻，脉濡数。

中医辨证：湿热下注，阴茎结核。

治法：消利湿解毒。

方药：龙胆泻肝汤加味。

龙胆草10克　泽泻10克　栀子10克　黄芩6克　生甘草3克　当归10克　生地10克　车前子10克　黄柏6克　木通3克　萹草15克

用法：诸药共煎加水800毫升，煎至400毫升去滓，一日三次，空腹服用。

禁忌：海菜、猪肉、菘菜、湿面。

方论：方中龙胆草善治肝胆之实火，并能清下焦之湿热为君；黄柏、黄芩、栀子苦寒泻火，清利湿热，使湿热从小便而解为臣；肝为藏血之脏，肝经有热则易伤阴血，故佐以生地、当归养血益阴为佐；萹草调和诸药为使。诸药组合成方共奏清利湿热解毒之功。

三、阴虚火旺（阴茎结核）

阴虚火旺，阴茎结核。

主证：疳疮日久，溃疡融合成片，周围板滞，有新小结节，舌红，脉细数。

中医辨证：阴虚火旺，阴茎结核。

治法：滋阴降火。

方药：知柏地黄丸合大补阴丸加减。

知母6克　黄柏6克　生地黄12克　炙龟版15克　酥鳖甲15克　山萸肉10克　牡丹皮10克　泽泻10克　茯苓10克

用法：诸药共煎加水900毫升，煎至400毫升去滓，一日三次，空腹服用。

禁忌：醋及一切酸、蒜、胡荽、葱、蒜、萝卜、一切血。

方论：方中知母、黄柏清肝肾之火为君；生地、山萸、牡丹皮、茯苓、泽泻滋阴补肾为臣；龟版、鳖甲滋阴潜阳为佐；牡丹皮滋阴清热，知母活络化滞为使。诸药组合共奏滋阴降火之功。

404. 阴茎硬结

寒痰阻络，阴茎硬结，多由寒痰阻络、瘀血阻络而致。

一、寒痰阻络（阴茎硬结）

寒痰阴络，阴茎硬结。

主证：阴茎背侧硬结，按则如软骨，阴茎勃起疼痛及弯曲，舌淡，苔白，脉沉滑。

中医辨证：寒痰阻络，阴茎硬结。

治法：温脾暖肾，化痰软坚。

方药：经验方。

韭子10克　夏枯草15克　制附片6克　熟地黄10克　莪术10克　鸡血藤15克　白术10克　山药10克　山萸子10克

用法：诸药共煎加水800毫升，煎至400毫升去滓，一日三次，空腹服用。

禁忌：葱、蒜、萝卜、一切血、雀肉、青鱼、菘菜、诸果。

方论：方中附子、白术温脾和中，韭籽、山萸、山药暖肾和中共为君；夏枯草清肝散结化滞，莪术破瘀化滞共为臣；鸡血藤舒筋散结，善行阴茎之瘀结为佐使。诸药组合成方共奏温脾暖肾之功。

注：《现代实用中药》鸡血藤为强壮性补血药，适用贫血性之神经麻痹症，如肢体及腰膝痛、麻木不仁等。

二、瘀血阻络（阴茎阻络）

阴茎硬结，瘀血阻络。

主证：阴茎背侧硬结，按则如软骨，有轻度疼痛，勃起疼痛或弯曲，少腹坠胀，或睾丸掣痛，舌有紫斑，脉涩。

中医辨证：阴茎硬结，瘀血阻络。

治法：疏肝理气，化结散瘀。

方药：经验方。

川楝子10克　制香附10克　莪术10克　柴胡6克　白芍药10克　法半夏10克　酥鳖甲15克　血丹参10克　穿山甲10克　海藻10克　川牛膝10克　泽兰10克

用法：诸药共煎加水900毫升，煎至400毫升去滓，一日三次，空腹服用。

禁忌：羊肉、羊血、饴糖。

方论：方中柴胡、川楝子、白芍、丹参、香附疏肝解郁为君药；鳖甲、莪术、海藻、穿山甲、半夏消瘰散结为臣；川牛膝活络散瘀化滞，交通瘀阻为佐；泽兰活血消瘀通九窍利诸经消阻滞为使。诸药组合共成疏肝理气、化结散瘀之功。

405. 子 痛

子痛是以睾丸痛疼、坠胀，甚者痛引少腹为主要临床表现的一种病症。多由寒滞肝脉、肝经湿热、肝气郁结、瘀血阻络而致。

一、寒滞肝脉（子痛）

寒滞肝脉，子痛。

主证：睾丸疼痛，遇寒加重，得热痛减，下腹隐隐冷痛，肢冷畏寒，舌淡苔白，脉沉迟。

中医辨证：寒滞肝脉，子痛。

治法：暖经散寒，行气止痛。

方药：暖肝煎。

茯苓10克　枸杞10克　乌药10克　沉香5克　肉桂3克　川楝核10克　橘核10克　荔枝核10克　当归10克　生姜6克　附片6克

用法：诸药共煎加水900毫升，煎至400毫升去滓，一日三次，空腹服用。

禁忌：醋及一切酸、湿面。

方论：方中肉桂、枸杞、附片、生姜暖经散寒化滞为君；乌药、沉香、橘核、荔枝核、川楝子核理气活络止痛为臣；茯苓健脾温中散结为佐；当归养血润肝活络为使。诸药组合成方共奏暖经散寒、行气止痛之功。

二、肝经湿热（子痛）

肝经湿热，子痛。

主证：睾丸剧痛，阴囊、睾丸灼热，伴口苦咽干，心烦易怒，舌苔腻，脉濡数。

中医辨证：肝经湿热，子痛。

治法：疏肝清热，利湿止痛。

方药：龙胆泻肝汤加味。

龙胆草10克　栀子10克　黄芩10克　泽泻10克　木通6克　生地黄12克　车前子12克　柴胡10克　川楝子10克　甘草6克　当归10克

用法：诸药共煎加水900毫升，煎至400毫升去滓，一日三次，空腹服用。

禁忌：葱、蒜、萝卜、一切血、海菜、猪肉、菘菜。

方论：方中龙胆草清肝胆湿热，并能清肝经实火为君；黄芩、栀子、柴胡苦寒泻火，车前子、木通、泽泻清利湿热，使湿热从小便而解均为臣药；肝为藏血之脏，肝经有热则易伤阴血，故佐以生地、当归养血益阴，川楝子行气止痛共为佐；甘草调和诸药为使。配合成方共奏泻肝胆实火、清肝胆湿热之功。

三、肝气郁结（子痛）

肝气郁结，子痛。

主证：睾丸胀坠疼痛，痛引少腹，心烦，偏有大小，坚硬如石，舌淡苔白，脉滑弦。

中医辨证：肝气郁结，子痛。

方药：橘核丸加味。

桃仁 10 克　橘核 10 克　木通 3 克　川楝核 10 克　荔枝核 10 克　海藻 15 克　海带 15 克　桂心 5 克　厚朴 10 克　延胡 10 克　枳实 10 克

用法：诸药共煎加水 900 毫升，煎至 400 毫升去滓，一日三次，空腹服用。

禁忌：犬肉、油腻食品。

方论：本证是由肝经气滞血瘀、肾有寒湿而成。方中橘核入厥阴气分而行气；桃仁、延胡入厥阴血分而活血；川楝核、木通、荔核清膀胱热从小便下行而祛湿；桂心能暖肾、补肾命门之火，所以祛寒；厚朴、枳实并能行结水而破宿血；昆布、海藻软坚化结。诸药组合成方共奏行气活血、软坚散结之功。

四、气滞血瘀（子痛）

气滞血瘀，子痛。

主证：睾丸坠胀疼痛，触压痛重，固着不移，时如针刺，舌暗苔白，脉涩弦。

中医辨证：气滞血瘀，子痛。

治法：活血化瘀，疏肝通络。

方药：复元活血汤。

桃仁 10 克　红花 6 克　穿山甲 10 克　瓜蒌根 12 克　川楝子 10 克　当归 10 克　柴胡 6 克　大黄 6 克　甘草 6 克

用法：诸药共煎加水 900 毫升，煎至 400 毫升去滓，一日三次，空腹服用。

禁忌：湿面、海菜、猪肉、菘菜。

方论：方中柴胡疏肝胆之气，当归养血活血，山甲破瘀通络，桃仁、红花祛瘀生新，瓜蒌根润燥散血，甘草缓急止痛，重用大黄荡涤凝瘀败血。诸药合用，气血畅行，肝络疏通，子痛自平。"去则去，生者生，痛自舒而无自复。"

406. 子　痰

子痰，多由寒痰凝结、肝肾阴虚、气血两虚而致。

一、寒痰凝结（子痰）

寒痰凝结，子痰。

主证：睾丸内可扪及不规则硬结，胀痛不坠，阴囊凉冷，舌淡苔白，脉沉滑。

中医辨证：寒痰凝结，子痛。

治法：温经通络，化痰散结。

方药：阳和汤加味。

熟地黄 10 克　鹿角胶 10 克　麻黄（先煎去沫）6 克　白芥子 10 克　干姜 6 克　橘核 10 克　炙甘草 6 克　荔枝核 10 克

用法：诸药共煎加水 800 毫升，煎至 400 毫升去滓，一日三次，空腹服用。

禁忌：葱、蒜、萝卜、一切血、海菜、菘菜、猪肉。

方论：方中重用熟地大补营血为君；鹿角胶生精养血温阳为臣；干姜破阴回阳，荔枝核、白芥子消痰散结，麻黄调血脉，通膝理均为佐；甘草解毒而和诸药为使。诸药合用，阳回阴清，血脉宣通，用于阴寒之证，犹如离照当空，阴霾四散。

二、肝肾阴虚（子痰）

肝肾阴虚，子痰。

主证：睾丸硬结或化脓，或溃破脓液清稀如痰，舌红，少津，脉弦数。

中医辨证：肝肾阴虚，子痰。

治法：滋阴清热，化痰透脓。

方药：滋阴除湿汤。

熟地黄10克　白芍10克　川芎6克　当归10克　知母10克　柴胡6克　黄芩10克川贝母10克　泽泻10克　皂角刺10克　黄芪15克　穿山甲10克

禁忌：葱、蒜、萝卜、一切血。

方论：方中熟地、白芍、黄芩、知母滋阴清热为君；当归、皂刺、黄芪、穿山甲、贝母清逐散结为臣；柴胡疏肝解郁清热，川芎行气排脓祛湿为佐；泽泻滋阴利水，导热下行从小便而解。诸药相配共奏滋阴清热、化湿透脓之功。

三、气血两虚（子痰）

气血两虚，子痰。

主证：睾丸硬结不消或化脓，或溃破流脓，脓质清稀，逐渐形成瘘管，经久不愈，面色萎黄，畏寒肢冷，舌白质淡，脉细弱。

中医辨证：气血两虚，子痰。

治法：益气养血，化痰除湿。

方药：十全大补汤加减。

潞党参15克　白茯苓10克　川芎6克　白术10克　白芍10克　鹿角胶10克　熟地黄10克　黄芪15克　当归10克　肉桂3克　制附片6克

用法：诸药共煎加水800毫升，煎至400毫升去滓，一日三次，空腹服用。

禁忌：醋及一切酸、雀肉、青鱼、菘菜、诸果、湿面。

方论：本方由四君子汤合四物汤再加黄芪和少佐温煦的肉桂组合，则补益气血之功显著，对于气血两亏的偏于虚寒者善佳。

407. 子　痈

子痈，多由寒湿凝聚、湿热下注、肝络失和、睾丸外伤而致。

一、寒湿凝聚（子痈）

寒湿凝聚，子痈。

主证：睾丸肿大，质地坚硬，疼痛难忍，阴囊摸之发冷，畏寒肢冷，舌淡苔白，脉沉濡。

中医辨证：寒湿凝聚，子痈。

治法：温暖肝肾，通阳散结。

方药：四逆汤合吴茱萸生姜汤。

吴茱萸 10 克　生姜 6 克　桂枝 6 克　白芍 10 克　桃仁 10 克　红花 6 克　细辛 3 克 川木通 3 克　川牛膝 10 克　柴胡 6 克

用法：诸药共煎加水 900 毫升，煎至 400 毫升去滓，一日三次，空腹服用。

禁忌：羊肉、猪肉。

方论：方中附子大辛大热、温壮肾阳、祛寒救逆，吴茱萸温肝暖肾、散寒降浊为君；生姜辛散邪温胃止呕散湿，桂枝、细辛活络散瘀，桃仁、红花、牛膝、白芍活血化瘀消痛散肿为臣；柴胡疏肝行气散郁化结为佐；牛膝交通上下，导温药下行，温肝暖肾祛寒散而为使。诸药配合成方共奏温肝暖肾、通阳散结之功。

二、湿热下注（子痈）

湿热下注，子痈。

主证：初期仅觉阴囊胀痛下坠，继则灼热肿痛，痛引少腹，睾丸肿大，质地坚硬，疼痛拒按，寒战高热，恶心呕吐，舌淡苔腻，脉濡。

中医辨证：湿热下注，子痈。

治法：清热利湿，解毒消痈。

方药：龙胆泻肝汤加减。

龙胆草 10 克　山栀子 10 克　柴胡 10 克　黄芩 10 克　生地黄 10 克　泽泻 10 克　当归 10 克　车前子 10 克　穿山甲 10 克　皂角刺 10 克　苦参 10 克　延胡 10 克　木通 10 克

用法：诸药共煎加水 1000 毫升，煎至 400 毫升去滓，一日三次，空腹服用。

禁忌：湿面、醋及一切酸、葱、蒜、萝卜、一切血。

方论：方中龙肝草善泻肝胆之火，并能泻下焦湿热为君；黄芩、栀子、柴胡苦寒泻火，车前子、木通、泽泻清利湿热，使湿热从小便而解，穿山甲、皂刺、延胡消痈散结共为臣；湿热最易伤阴血，故佐以生地、当归养血益阴；苦参清燥散湿、消痈肿解毒为使。诸药配合成方共奏清热利湿，解毒消痈之功。

三、肝络失和（子痈）

肝络失和，子痈。

主证：起病缓慢，睾丸逐渐肿大，隐痛坠胀，扪之坚硬，日久不愈，皮色转为黯红，溃后流出稀薄脓液，舌暗，脉弦涩。

中医辨证：肝络失和，子痈。

治法：疏肝理气，活血散结。

方药：橘核丸加味。

橘核 10 克　桃仁 10 克　延胡 10 克　木香 10 克　枳实 10 克　厚朴 10 克　川楝子 10 克 木通 10 克　荔枝核 10 克　肉桂 3 克　海藻 15 克　海带 15 克

用法：诸药共煎加水 900 毫升，煎至 400 毫升去滓，一日三次，空腹服用。

禁忌：猪犬肉、油腻、陈臭诸物。

方论：本症由于肝络失和气滞血郁。方中橘核、木香入厥阴气分而行气；桃仁、延胡入厥阴血分而活血；川楝子、木通、荔枝核清膀胱及睾丸热邪从小便而解，肉桂能暖肾和络补命门之火，所以能祛寒，厚朴、枳实能去结水而破宿血；昆布、海藻润下而软坚散结，配合成方共奏疏肝理气、软坚化结之功。

四、睾丸外伤（子痈）

睾丸外伤，子痈。

主证：初期睾丸肿胀痛疼，继则睾丸灼热肿痛，甚者高热，舌淡苔白，脉涩。

中医辨证：睾丸外伤，子痈。

方药：复元活血汤。

柴胡 10 克　当归 10 克　丹皮 10 克　大黄 6 克　穿山甲 10 克　桃仁 10 克　红花 6 克　甘草 3 克　天花粉 10 克　川楝子 10 克　延胡 10 克

用法：诸药共煎加水 900 毫升，煎至 400 毫升去滓，一日三次，空腹服用。

禁忌：湿面、蒜、胡荽、海菜、猪肉、菘菜。

方论：方中柴胡疏肝胆之气，当归养血活血，穿山甲破瘀通络，桃仁、红花祛瘀生新，天花粉润燥散血，甘草化结止痛，大黄荡涤败血，川楝子、延胡行气止痛活血化瘀，牡丹皮凉血清热活络化瘀。诸药配合成方共奏活血化瘀止痛之功。

408. 阴囊瘙痒

阴囊瘙痒，多由风热外袭、湿热下注、风湿浸淫、肝经风盛、血虚风燥而致。

一、风热外袭（阴囊瘙痒）

风热外袭，阴囊瘙痒。

主证：阴囊干燥作声，喜浴热汤，甚则起丘疹如赤粟，搔破流黄水，脉浮数。

中医辨证：风热外袭，阴囊瘙痒。

治法：清热疏风止痒。

方药：清热疏风汤。

生地黄 12 克　赤芍药 10 克　当归 10 克　连翘 10 克　白蒺藜 10 克　菊花 10 克　苦参 10 克　蝉蜕 10 克　龙胆草 10 克　生石膏 15 克　知母 10 克　防风 10 克

用法：诸药共煎加水 900 毫升，煎至 400 毫升去滓，一日三次，空腹服用。

禁忌：葱、蒜、萝卜、一切血、湿面。

方论：方中苦参、连翘、白蒺藜、菊花、蝉蜕、防风清热疏风止痒为君；龙胆草、知母清肝胆之实热为臣；生地、赤芍、当归养血和络为佐使。诸药配合组合成方共奏清热疏风之功。

二、湿热下注（阴囊瘙痒）

湿热下注，阴囊瘙痒。

主证：阴囊瘙痒，甚者或灼热痒痛，局部皮肤潮红，起红疹水泡，搔破流水，浸淫渐大，糜烂脱皮，甚则黄水淋漓而黏，舌红苔腻，脉濡数。

中医辨证：湿热下注，阴囊瘙痒。

治法：清热除湿止痒。

方药：当归拈痛汤。

当归 10 克　黄芩 10 克　羌活 10 克　泽泻 10 克　苦参 10 克　生甘草 6 克　苍术 10 克　猪苓 10 克　茵陈 10 克　滑石 15 克　栀子 10 克

用法：诸药共煎加水 800 毫升，煎至 400 毫升去滓，一日三次，空腹服用。

禁忌：海菜、猪肉、菘菜、湿面、雀肉、青鱼、诸果。

方论：方中苦参、茵陈、栀子、黄芩清热利湿止痒为君；苍术、羌活燥湿清热，滑石利湿清热为臣；当归养血和络，猪苓、泽泻利水化湿，导湿热从小便而解为佐；使以甘草调和诸药。组合成方共奏清热除湿止痒之功。

三、风湿浸淫（阴囊瘙痒）

风湿浸淫，阴囊瘙痒。

主证：阴囊瘙痒，阴囊皮肤可见成片扁平丘疹，重则遍及整个阴囊，抓痒而不流水，日久皮变厚，状如席纹，舌苔白腻，脉濡迟。

中医辨证：风湿浸淫，阴囊瘙痒。

治法：祛风除湿，养血润燥。

方药：皮癣汤。

当归 10 克　黄芩 10 克　苍耳子 10 克　生地黄 15 克　地肤子 10 克　苦参 10 克　生甘草 6 克

用法：诸药共煎加水 800 毫升，煎至 400 毫升去滓，一日三次，空腹服用。

禁忌：湿面、葱、蒜、萝卜、一切血、海菜、猪肉、菘菜。

方论：方中苦参、地肤子祛风渗湿止痒，苍耳子祛风化湿，疗疮疡肿毒为君；当归、生地养血润燥为臣；黄芩清三焦湿邪为佐；使以甘草调和诸药。配合成方共奏祛风除湿、养血润燥之功。

四、肝经风盛（阴囊瘙痒）

肝经风盛，阴囊瘙痒。

主证：阴囊隐隐作痒，如有虫行，局部皮肤正常或见抓痕，血痂，舌淡苔白，脉弦迟。

中医辨证：肝经风盛，阴囊瘙痒。

治法：养血柔肝祛风。

方药：当归饮子。

当归 10 克　川芎 6 克　黄芪 15 克　荆芥 10 克　白芍 10 克　生地 15 克　制首乌 12 克　白蒺藜 15 克　炙甘草 6 克　防风 10 克

用法：诸药共煎加水 900 毫升，煎至 400 毫升去滓，一日三次，空腹服用。

禁忌：湿面、海菜、猪肉、菘菜、雀肉、青鱼、诸果。

方论：方中当归、川芎、生地、白芍养血柔肝为君；荆芥、防风、白蒺藜祛风活络化滞止痒为臣；黄芪益气补中为佐；甘草调和诸药，益气健脾祛湿为使。配合成方共奏养血柔肝祛风之功。

五、血虚风燥（阴囊瘙痒）

血虚风痒，阴囊瘙痒。

主证：病情反复，阴囊瘙痒已久，痒剧，入夜尤甚，阴囊皮肤粗糙变厚，或有脱屑，或皲裂作痛，搔破出血结血痂，舌淡苔白，脉弦细。

中医辨证：血虚风燥，阴囊瘙痒。

治法：养血柔肝祛风。

方药：柴胡四物汤加味。

柴胡 10 克　白芍药 10 克　黄芩 10 克　地骨皮 10 克　川芎 6 克　当归 10 克　泽泻 10 克　甘草 6 克　生地黄 12 克　陈皮 6 克　知母 10 克

用法：诸药共煎加水 800 毫升，煎至 400 毫升去滓，一日三次，空腹服用。

禁忌：湿面、葱、蒜、萝卜、一切血、海菜、猪肉、菘菜。

方论：方中当归、白芍、川芎、生地养血柔肝润燥为君；柴胡、地骨皮合川芎祛风止痒为臣；陈皮行气活络，合泽泻润燥为佐；甘草调和诸药为使。诸药配合共奏养血柔肝祛风之功。

409. 阴　汗

阴汗，前阴汗出，阴囊潮湿，多因肾阳虚衰、肝经湿热而致。

一、肾阳虚弱（阴汗）

肾阳虚弱，阴汗。（阴汗指男子前阴部位经常汗出甚或汗气腥臭的一种病症，本病又称"冷汗"）。

主证：前阴汗出，阴囊湿冷，畏寒肢冷，腰膝酸软，小便清长，舌淡苔白，脉沉弱。

中医辨证：肾阳虚弱，阴汗。

治法：温补肾阳，益气培元。

方药：安肾丸化裁。

肉苁蓉 10 克　桃仁 10 克　破故纸 10 克　制附片 6 克　白术 10 克　山药 10 克　茯苓 10 克　巴戟天 10 克　肉桂 3 克　白蒺藜 10 克

用法：诸药共煎加水 800 毫升，煎至 400 毫升去滓，一日三次，空腹服用。

禁忌：雀肉、青鱼、菘菜、诸果、醋及一切酸。

方论：方中附子、肉桂温补肾阳为君；肉苁蓉、破故纸、巴戟天、山药、白术、茯苓益气培元为臣；桃仁和络化瘀，白蒺藜散瘀化结为佐使。诸药组合共奏温补肾阳、益气培元之功。

二、肝经湿热（阴汗）

肝经湿热，阴汗。

主证：前阴汗出，阴囊潮湿，气味腥臭，胸胁胀满，口苦，舌红，苔腻黄，脉濡数。

中医辨证：肝经湿热，阴汗。

治法：清热利湿，疏肝养血。

方药：清囊汤加减。

白术 10 克　泽泻 10 克　柴胡 6 克　茯苓 10 克　滑石 15 克　麻黄根 10 克　甘草 6 克　猪苓 10 克　当归 10 克　防风 10 克　木通 10 克　红花 10 克

用法：诸药共煎加水 900 毫升，煎至 400 毫升去滓，一日三次，空腹服用。

禁忌：醋及一切酸、雀肉、青鱼、菘菜、诸果、湿面。

方论：方中滑石、猪苓、茯苓、泽泻清热利湿为君；柴胡、当归疏肝养血为臣；白术、甘草益气健脾化湿，防风祛风活络，合红花活血化滞为佐；麻黄根固表止阴汗为使。诸药组成方共奏清热利湿、疏肝养血之功。

410. 脱　囊

脱囊，阴囊生毒，一二日内腐烂甚巨，囊皮脱落，而致睾丸露者，谓之脱囊。阴囊猝然剧肿，多由湿热下注、气营两燔，气阴两虚而致。

一、湿热下注（脱囊）

湿热下注，脱囊。

主证：阴囊硬肿，灼热，焮红，光亮，或有水泡，舌淡苔白腻，脉濡数。

中医辨证：湿热下注，脱囊。

治法：清热利湿，解毒消肿。

方药：龙胆泻肝汤加减。

龙胆草10克　山栀子10克　黄芩10克　黄连3克　生地黄12克　泽泻10克　车前子10克　当归10克　板蓝根10克　苦参10克　生甘草6克　青皮6克　木通3克

用法：诸药共煎加水900毫升，煎至400毫升去滓，一日三次，空腹服用。

禁忌：葱、蒜、萝卜、冷水、猪肉、海菜、菘菜、湿面。

方论：方中龙胆草清肝胆实火，并能清下焦湿热为君；黄芩、栀子、黄连、柴胡苦寒泻火，车前子、木通、泽泻清利湿热，使湿热从小便而解为臣；肝经有热易伤阴血，故用当归、生地养血益阴，板蓝根、苦参清热解毒消肿为佐；甘草调诸药为使。配合成方共奏清热利湿、解毒消肿之功。

二、气营两燔（脱囊）

气营两燔，脱囊。

主证：阴囊腐坏，或局于一处，或蔓延全囊，其色紫黑，或囊皮全脱，睾丸裸露，高热汗出，心烦不寐。

中医辨证：气营两燔，脱囊。

治法：解毒凉血。

方药：解毒凉血汤加减。

赤芍药10克　生玳瑁10克　金银花12克　生石膏15克　天花粉10克　山栀子10克　连翘10克　黄连6克　莲子心10克　生地黄12克　白茅根30克

用法：诸药共煎加水900毫升，煎至400毫升去滓，一日三次，空腹服用。

禁忌：冷水、猪肉、葱、蒜、萝卜、一切血。

方论：方中玳瑁清热凉血、消肿解毒、去腐生肌为君；金银花、连翘、山栀子、天花粉、黄连清热解毒为臣；赤芍药、生地黄养血清热和营为佐；莲子清热凉血、益脾养胃为使。诸药组合成方共奏解毒凉血之功。

三、气阴两虚（脱囊）

气阴两虚，脱囊。

主证：创面腐肉大部已脱，露出红色创面，渗流少许津脂，舌红苔白少津，脉数细。

中医辨证：气阴两虚，脱囊。

治法：益气养阴，兼清余毒。

方药：托里消毒散加减。

西洋参10克　皂刺10克　黄芪15克　白术10克　白芍10克　当归10克　茯苓10克
生地黄10克　麦冬12克　石斛10克　玄参10克

用法：诸药共煎加水800毫升，煎至400毫升去滓，一日三次，空腹服用。

禁忌：雀肉、青鱼、菘菜、桃李。

方论：方中西洋参、黄芪、白术、茯苓益气养阴、固脱生肌为君；当归、白芍、生地养血润血生新为臣；皂刺活血消肿化滞消痈，麦门冬滋阴生津为佐；玄参、石斛消痈散结、清热解毒为使。诸药配合成方共奏益气养阴兼消余毒之功。

411. 囊　痈

囊痈是发于阴囊皮里膜外的急性化脓性炎症。多由湿热下注、邪毒不解、余毒未清而致。

一、湿热下注（囊痈）

湿热下注，囊痈。

主证：阴囊一侧或双侧红肿热痛，局部结块，压痛，轻度寒热，口干不欲饮，舌红苔薄黄，脉弦数。

中医辨证：湿热下注，囊痈。

治法：清热解毒，利湿消肿。

方药：龙胆泻肝汤加减。

龙胆草10克　泽泻10克　栀子10克　黄芩6克　生地黄12克　天花粉10克　木通3克　当归10克　柴胡6克　白芍药10克　生甘草6克　川芎6克

用法：诸药共煎加水900毫升，煎至400毫升去滓，一日三次，空腹服用。

禁忌：葱、蒜、萝卜、一切血、海菜、猪肉、菘菜、湿面。

方论：方中龙胆草清热解毒，并能清下焦湿热为君；黄芩、栀子、柴胡苦寒泻火，车前子、木通、泽泻清利湿热，使湿热从小便而解均为臣药；湿热最易伤阴血，故用当归、生地养血益阴，天花粉滋阴消痈散结，川芎行气散瘀为佐；甘草益气健脾、祛湿兼调脾胃为使。配合成方共成清热解毒、利湿消肿之功。

二、邪毒不解（囊痈）

邪毒不解，囊痈。

主证：阴囊焮热，皮薄光亮，形如瓠状，疼痛加甚有如鸡啄，按之痛甚，壮热恶寒，舌红苔腻，脉数。

中医辨证：邪毒不解，囊痈。

治法：清热和营，托毒透脓。

方药：清瘟败毒饮。

黄芩6克　黄连3克　栀子10克　生石膏15克　知母10克　丹皮10克　玄参10克
生地黄10克　生甘草6克　皂角刺10克　穿山甲10克

用法：诸药共煎加水900毫升，煎至400毫升去滓，一日三次，空腹服用。

禁忌：海菜、猪肉、菘菜、葱、蒜、萝卜、一切血、胡荽。

方论：方中重用石膏合知母、甘草清热消痈；黄芩、黄连、栀子三药合用能清三焦之火；丹皮、生地凉血解毒化瘀，玄参清热透邪消痈；皂刺、穿山甲消肿散结；诸药配合成方共奏清热和营、托毒透脓之功。

三、余毒未清（囊痈）

余毒未清，囊痈。

主证：溃流脓液，黄白质黏，肿痛俱减，疮口新肉渐生，舌红，脉濡。

中医辨证：余毒未清，囊痈。

治法：清除余毒，滋养气血。

方药：滋阴除湿汤。

生地黄 12 克　白芍药 10 克　川贝 10 克　地骨皮 10 克　当归 10 克　川芎 6 克　柴胡 6 克　知母 10 克　生甘草 3 克　黄芩 6 克　陈皮 6 克

用法：诸药共煎加水 900 毫升，煎至 400 毫升去滓，一日三次，空腹服用。

禁忌：海菜、猪肉、菘菜、湿面、葱、蒜、萝卜、一切血。

方论：方中白芍、当归、川芎、生地滋阴养血为君；陈皮、甘草行气散郁，合君药补气为臣；柴胡、知母、黄芩疏肝解郁、清热解毒为佐；地骨皮、贝母活络散结消痈为使。诸药配合成方共奏清除余毒、滋养气血之功。

412. 隐　睾

先天禀赋不足或后天精气充盈不足，精气不达，以致睾丸在下降过程中停在某一部位而不能达于阴囊内，临床称为隐睾。多由肝肾阴虚、心肾阴虚、脾肾阳虚而致。

一、肝肾阴虚（隐睾）

肝肾阴虚，隐睾。

主证：隐睾，腰膝酸软，眩晕头痛，耳鸣，健忘，舌红，脉细数。

中医辨证：肝肾阴虚，隐睾。

治法：滋补肝肾。

方药：杞菊地黄丸。

枸杞子 10 克　菊花 10 克　生地黄 12 克　山萸肉 10 克　怀山药 10 克　丹皮 10 克　泽泻 10 克　茯苓 10 克

用法：诸药共煎加水 800 毫升，煎至 400 毫升去滓，一日三次，空腹服用。

禁忌：葱、蒜、萝卜、一切血、醋及一切酸、胡荽。

方论：方中枸杞、菊花滋补肝肾为君；生地黄、丹皮滋阴凉血为臣；山药、茯苓既能健脾又能补肾，脾肾兼顾为佐；泽泻导热下行从小便而解为使。配合成方共奏滋补肝肾之功。

二、心肾阴虚（隐睾）

心肾阴虚，隐睾。

主证：隐睾，五心烦热，腰膝酸软，虚烦不寐，遗精盗汗，舌红少津，脉细数。

中医辨证：心肾阴虚，隐睾。

治法：养阴清热，心肾并调。

方药：天王补心丹。

远志 6 克　柏子仁 10 克　天门冬 10 克　麦门冬 10 克　五味子 6 克　人参 10 克　丹参 10 克　玄参 10 克　茯苓 10 克　酸枣仁 10 克　桔梗 6 克　朱砂 3 克（共煎服，不冲服）

用法：诸药共煎加水 900 毫升，煎至 400 毫升去滓，一日三次，空腹服用。

禁忌：鲫鱼、醋及一切酸、猪肉。

方论：方中生黄滋肾阴、养心血为君药；玄参助生地壮水以制火，天门冬、麦门冬养肺阴以滋水之上源，丹参补心血，人参、茯苓养心血益心气，酸枣仁、远志宁心安神共为臣药；五味子敛心气安心神为佐药；桔梗载药上行，朱砂入诸药共煎（不宜冲服）安神为使。诸药合用共奏养阴清热、心肾并调之功。

三、脾肾阳虚（隐睾）

脾肾阳虚，隐睾。

主证：隐睾，畏寒肢冷，气短懒言，腰膝酸软，动则汗出，舌淡苔白，脉沉迟弱。

中医辨证：脾肾阳虚，隐睾。

方药：当归四逆汤。

桂枝尖 6 克　白芍 10 克　全当归 10 克　北细辛 3 克　炙甘草 6 克　大枣 6 克　川木通 6 克

用法：诸药共煎加水 800 毫升，煎至 300 毫升去滓，一日三次，空腹服用。

禁忌：湿面、海菜、猪肉、菘菜。

方论：方中桂枝尖、细辛、大枣温肾健脾为君；白芍、当归养血活络通脉为臣；甘草益气升阳为佐；木通通睾化络散滞为使。配合成方共奏温补脾肾、养血通脉之功。

413. 寒　疝

寒疝多由实寒、虚寒而致。

一、实寒（寒疝）

实寒，寒疝。

主证：阴囊肿胀硬而发冷，甚则坚硬如石，痛引睾丸及少腹拘急挛痛，畏寒喜暖，疼痛拒按，舌淡苔白，脉沉迟。

中医辨证：寒实寒疝。

治法：温经散寒，理气止痛。

方药：天台乌药散加减。

乌药 10 克　木香 10 克　茴香 10 克　川楝子 10 克　高良姜 10 克　干姜 6 克　荔枝核 10 克　青皮 6 克　槟榔 10 克　橘核 10 克

用法：诸药共煎加水 800 毫升，煎至 400 毫升去滓，一日三次，空腹服用。

禁忌：猪肉、油腻食物。

方论：方中茴香、高良姜、乌药、荔枝核温疝止痛为君；木香、川楝子、橘核、青皮行气活络止痛为臣；槟榔健脾化滞为佐；干姜行气温中为使。配合成方共奏温经散寒、理气止痛之功。

二、虚寒（寒疝）

虚寒寒疝。

主证：阴囊肿胀发冷，按之不坚，痛引少腹，睾丸冷痛不适，形寒肢冷，喜热，喜按，舌淡苔白，脉沉迟。

中医辨证：虚寒寒疝。

治法：温补肝肾，散寒行气。

方药：温肝煎加味。

枸杞子 10 克　肉桂 3 克　小茴香 10 克　沉香 5 克　乌药 10 克　荔枝核 10 克　当归 10 克　茯苓 10 克　生姜 6 克　制附片 6 克

用法：诸药共煎加水 800 毫升，煎至 400 毫升去滓，一日三次，空腹服用。

禁忌：湿面、醋及一切酸。

方论：方中乌药行气化滞、祛疝止痛为君；小茴香、沉香、肉桂、附子温肝化滞消疝为臣；枸杞子、荔枝核温肝肾为佐；当归养血滋肝肾为使。配合成方共奏温补肝肾之功。

414. 水　疝

水疝，多由寒湿、湿热而致。

一、寒湿（水疝）

寒湿水疝。

主证：水疝，坠重而胀痛，阴囊汗出，或少腹按之有水声，腹中胀满，肢体肿胀，舌淡，苔白，脉沉迟。

中医辨证：寒湿水疝。

治法：温阳行气，利水渗湿。

方药：茵陈五苓散加味。

小茴香 10 克　川楝子 10 克　茯苓 10 克　猪苓 10 克　泽泻 10 克　制附片 6 克　肉桂 3 克　生姜 6 克　葱白 5 枚　吴茱萸 10 克　白术 10 克

用法：诸药共煎加水 800 毫升，煎至 400 毫升去滓，一日三次，空腹服用。

禁忌：醋及一切酸、雀肉、青鱼、菘菜、猪肉。

方论：方中小茴香、附片、肉桂、吴茱萸、葱白温阳化气为君；茯苓、泽泻、猪苓利水渗湿，合生姜温阳化气利水为臣；白术健脾化湿为佐；川楝子行气活络、散滞止痛为使。配合成方共奏温阳行气、利水渗湿之功。

二、水疝（湿热）

湿热水疝。

主证：阴囊水肿，重坠灼痛，皮色发红而痒，或阴茎肿胀，或白浊如精随尿而下，脘腹痞满而热，小便热赤，苔腻，脉数濡。

中医辨证：湿热水疝。

治法：温阳行气，利水渗湿。

方药：龙胆泻肝汤加减。

龙胆草 10 克　生地黄 12 克　栀子 10 克　黄芩 10 克　泽泻 10 克　木通 6 克　橘核 10克　车前子 10 克　柴胡 10 克　当归 10 克　生甘草 6 克

用法：诸药共煎加水 900 毫升，煎至 400 毫升去滓，一日三次，空腹服用。

禁忌：葱、蒜、萝卜、一切血、湿面、海菜、猪肉。

方论：方中龙胆草清肝经湿热并能清下焦湿热为君；黄芩、栀子、柴胡苦寒泻火，车前子、木通、泽泻清热利湿，使湿热从小便而解均为臣药；橘核理气止痛，善化滞消肿；肝经有热则易伤阴血，故佐以生地、当归养血益阴为佐；甘草调和诸药为使。配合成方共奏温经行气、利水渗湿之功。

415. 气　疝

气疝，多由气滞、气虚而致。

一、气滞（气疝）

气滞气疝。

主证：阴囊肿胀坠痛，痛无定处，胀甚于痛，因愤怒、哭号、情志不舒而加重，伴胸闷善太息，胸胁胀痛，少腹结滞不舒。

中医辨证：气滞气疝。

治法：疏肝解郁，理气止痛。

方药：柴胡疏肝散加味。

柴胡 10 克　杭白芍 10 克　枳壳 10 克　莪术 10 克　三棱 10 克　川楝子 10 克　荔枝核 10 克　甘草 6 克　制香附 10 克　木香 10 克　吴茱萸 10 克　制附子 6 克　黄柏 10 克

用法：诸药共煎加水 900 毫升，煎至 400 毫升去滓，一日三次，空腹服用。

禁忌：海菜、猪肉、菘菜。

方论：方中柴胡疏肝解郁为君；荔枝核、香附、川楝子、甘草、白芍药、枳壳、木香理气行瘀疗疝化结为臣；附片、吴茱萸、三棱、莪术攻坚破结为佐；黄柏清下焦深伏热邪为使。诸药组合配成方共成疏肝解郁、理气止痛之功。

二、气虚（气疝）

气虚气疝，阴囊肿胀。

主证：阴囊肿胀，偏坠而痛，反复发作，遇劳即发，少腹胀痛，有下坠感，舌淡苔白，脉虚弱。

中医辨证：气虚气疝。

治法：补中益气，升阳举陷。

方药：补中益气汤加味。

潞党参 15 克　黄芪 15 克　当归 10 克　升麻 6 克　荔枝核 10 克　大枣 6 克　炙甘草 6克　陈皮 6 克　柴胡 10 克　白术 10 克　橘核 10 克

用法：诸药共煎加水 800 毫升，煎至 400 毫升去滓，一日三次，空腹服用。

禁忌：海菜、湿面、菘菜、猪肉。

方论：方中黄芪补中益气为君；橘核、党参、白术、甘草甘温益气、补益脾胃为臣；荔核、陈皮调理气机，当归补血和营为佐；升麻、柴胡协同参芪升举清阳，甘草调和诸药为使。诸药组合共成补中益气、升阳举陷之功。

416. 狐 疝

狐疝,多由气滞、气虚而致。

一、气滞 (狐疝)

主证:阴囊偏有大小,胀痛较甚,囊内容物时上时下,卧则入腹,立则复出入囊,甚则坠入囊内,肿物不能还入腹腔,每因性情急躁或哭号而加重,舌淡苔腻,脉滑。

中医辨证:气滞狐疝。

治法:疏肝理气,升阳举陷。

方药:导痰汤加味。

川楝子 10 克　小茴香 10 克　吴茱萸 10 克　木香 10 克　肉桂 3 克　附片 6 克　升麻 6 克　乌药 10 克　延胡 10 克　橘核 10 克

用法:诸药共煎加水 800 毫升,煎至 300 毫升去滓,一日三次,空腹服用。

禁忌:犬肉、油腻厚味。

方论:方中川楝子、乌药、木香疏肝理气为君;升麻、橘核、附片、肉桂益气温阳化滞、升阳举陷为臣;小茴香、吴茱萸暖疝化滞为佐;延胡理气止痛为使。诸药组合共奏疏肝理气、升提举陷之功。

二、气虚 (狐疝)

气虚狐疝。

主证:阴囊偏有大小,阴囊内肿物时上时下,卧则入腹,甚则肿物坠入阴囊中不能还腹,胀痛不甚,舌淡苔白,脉虚弱。

中医辨证:气虚狐疝。

治法:补中益气,升阳举陷。

方药:补中益气汤加味。

党参 15 克　白术 10 克　黄芪 15 克　升麻 6 克　橘核 10 克　荔枝核 10 克　川楝子 10 克　柴胡 6 克　当归 10 克　陈皮 6 克　炙甘草 6 克

用法:诸药共煎加水 900 毫升,煎至 400 毫升去滓,一日三次,空腹服用。

禁忌:雀肉、菘菜、猪肉、湿面。

方论:方中黄芪补中益气为君;党参、白术、甘草、橘核甘温益气为臣;荔核、陈皮调理气机,当归补血和营为佐;升麻、柴胡协同参芪升阳,甘草调和诸药为使。配合成方共奏补中益气、升阳举陷之功。

417. 㿉 疝

㿉疝,多因痰湿、湿热而致。

一、痰湿 (㿉疝)

痰湿㿉疝,阴囊肿大,如升如斗,麻木不知痛痒。

主证：坚硬重坠，其则阴囊肿大如升如斗，麻木不知痛痒，舌淡苔腻，脉滑濡。

中医辨证：痰湿㿗疝。

治法：祛痰除湿，化瘀软坚。

方药：橘核丸。

橘核 10 克　桃仁 10 克　延胡索 10 克　昆布 15 克　海藻 15 克　川楝子 10 克　桂心 6 克　木香 10 克　枳实 10 克　厚朴 10 克　莪术 6 克　三棱 6 克

用法：诸药共煎加水 800 毫升，煎至 400 毫升去滓，一日三次，空腹服用。

禁忌：甘草、犬肉、猪肉。

方论：方中橘核、木香入厥阴气分而行气化痰；桃仁、延胡入厥阴血分而活血；川楝子导小肠、膀胱之热由小便而解；桂心暖肾，补肾命之火；厚朴、枳壳行结水而破积水；昆布、海藻、三棱、莪术软坚散结。诸药组合成方共奏祛痰化湿、软坚化结之功。

二、湿热（㿗疝）

湿热㿗疝。

主证：阴囊肿大粗厚，坚硬重坠，阴囊红肿痛痒，舌红苔白，脉弦数濡。

中医辨证：湿热㿗疝。

治法：清热祛湿，软坚化瘀。

方药：龙胆泻肝汤合橘核丸。

橘核 10 克　龙胆草 10 克　山栀子 10 克　泽泻 10 克　枳实 10 克　厚朴 10 克　车前子 12 克　当归 10 克　昆布 15 克　海藻 15 克　木通 6 克

用法：诸药共煎加水 900 毫升，煎至 400 毫升去滓，一日三次，空腹服用。

禁忌：湿面、猪犬肉。

方论：方中橘核、龙胆草、山栀子清热祛湿消疝为君；昆布、海藻软坚化结，厚朴、枳壳行气化滞为臣；当归养血柔筋，泽泻、车前子利水祛湿清热为佐；木通导热利水，使湿热从小便而泻。诸药组合成方共奏清热祛湿，软坚化瘀之功。

418. 血疝（外伤）

外伤血疝。

主证：阴囊肿胀刺痛，或阴囊皮肤呈紫色，或有瘀斑，囊内有肿块，状如黄瓜，口欲漱水而不欲咽，脉弦涩。

中医辨证：外伤血疝。

治法：活血化瘀，行气止痛。

方药：荔枝核汤。

荔枝核 10 克　橘核 10 克　桃仁 10 克　延胡 10 克　枳壳 10 克　白术 10 克　甘草 6 克　莪术 10 克　三棱 10 克　虻虫 6 克　水蛭 6 克　穿山甲 10 克

用法：诸药共煎加水 800 毫升，煎至 400 毫升去滓，一日三次，空腹服用。

禁忌：雀肉、菘菜、青鱼、诸果、桃李、海菜。

方论：方中荔枝核、橘核、桃仁、延胡理气活血化瘀为君；莪术、三棱、虻虫、水蛭、山甲攻坚破结、软坚化结为臣；白术、枳实健脾益气；甘草行气兼调和诸药为使。诸药组合成方共奏活血化瘀、行气止痛之功。

419. 不　育

不育，多由肾阳不足、肾阴虚、脾肾阳虚、气血亏虚、肝郁血郁、痰湿内蕴、湿热下注而致。

一、肾阳不足（不育）

肾阳不足不育。

主证：精清精冷，婚久不育，阳痿早泄，性欲淡漠，腰膝酸软，小便清长，舌淡苔白，脉沉迟而弱。

中医辨证：肾阳不足不育。

治法：补肾壮阳，生精种子。

方药：生精种子汤。

巴戟天 10 克　车前子 10 克　仙灵脾 10 克　菟丝子 10 克　续断 10 克　制首乌 12 克　枸杞子 10 克　黄芪 15 克　当归 10 克　桑椹 10 克　五味子 10 克　覆盆子 10 克

用法：诸药共煎加水 800 毫升，煎至 400 毫升去滓，一日三次，空腹服用。

禁忌：葱、蒜、萝卜、一切血、湿面。

方论：方中巴戟天、枸杞子、菟丝子、桑椹子、覆盆子、续断补肾填精益髓为君；何首乌、黄芪、当归益肝肾补气血为臣；五味子引诸药下行滋肝补肾为佐；车前子助五味子增强滋肝补肾益精之功。诸药配合成方共奏补肾壮阳、生精种子之功。

二、肾阴虚（不育）

肾阴虚不育，性欲充盛，性交过频不育。

主证：不育，五心烦热，盗汗口干，腰膝酸软，头晕耳鸣，舌红，脉细数。

中医辨证：肾阴虚不育。

治法：滋阴补肾，生精种子。

方药：知柏地黄丸。

生地黄 12 克　知母 6 克　黄柏 6 克　山萸肉 10 克　牡丹皮 10 克　丹参 10 克　怀山药 10 克　泽泻 10 克　茯苓 10 克　连翘 6 克　甘草 6 克

用法：诸药共煎加水 900 毫升，煎至 400 毫升去滓，一日三次，空腹服用。

禁忌：葱、蒜、萝卜、一切血、醋及一切酸、胡荽。

方论：方中知母、黄柏滋阴清热，山萸、生地滋肾阴益精髓为君；山药既能补肾，又能健脾为臣；阴虚火旺故配丹皮、连翘凉血清热以泻肝肾之火，茯苓、泽泻利水补肾为佐；丹参养精血合甘草调中益气为使。配合成方共奏滋阴补肾、生精种子之功。

三、脾肾阳虚（不育）

脾肾阳虚不育。

主证：婚久不育，性欲淡漠或阳痿早泄，纳呆便溏，精神疲乏，腰膝酸软，舌淡苔白，脉迟而弱。

中医辨证：脾肾阳虚不育。

治法：温补脾肾，生精种子。

方药：脾肾双补丸。

潞党参 15 克　砂仁 3 克　山萸肉 10 克　肉豆蔻 10 克　巴戟天 10 克　山药 10 克　补骨脂 10 克　陈皮 6 克　莲子肉 10 克　五味子 6 克　菟丝子 10 克

用法：诸药共煎加水 900 毫升，煎至 400 毫升去滓，一日三次，空腹服用。

禁忌：油腻食物。

方论：方中山萸肉、巴戟天、补骨脂、菟丝子温肾补阳为君；党参、砂仁、山药、肉豆蔻、莲子健脾益肾为臣；五味子滋养五脏，陈皮行气健脾为佐使。诸药组合共奏温补脾肾、生精种子之功。

四、气血亏虚（不育）

气血亏虚不育。

主证：性欲减退，不能耐劳，尤以行房后精神萎靡疲惫不堪，面色萎黄，少气懒言，形体消瘦，舌淡苔白，脉虚弱。

中医辨证：气血亏虚不育。

治法：气血双补，生精种子。

方药：八珍汤加味。

白术 10 克　炙甘草 6 克　党参 10 克　当归 10 克　熟地 10 克　白芍 10 克　黄芪 15 克　甜黄精 10 克　仙灵脾 10 克　菟丝子 10 克

用法：诸药共煎加水 1000 毫升，煎至 400 毫升去滓，一日三次，空腹服用。

禁忌：雀肉、海菜、菘菜、湿面、葱、蒜、萝卜、一切血。

方论：方中党参、黄芪、白术、黄精益气健脾为君；当归、熟地、菟丝子、白芍养血补肾生精种子为臣；仙灵脾活络壮阳为佐；甘草益气健脾生化有源为使。诸药组合成方共奏气血双补、生精种子之功。

五、肝郁血郁（不育）

肝郁血瘀不育。

主证：婚久不育，郁郁寡欢，胸胁胀满，口苦目眩，或伴阳痿，不射精，舌暗或紫斑，脉弦涩。

中医辨证：肝郁血郁，婚久不育。

方药：柴胡疏肝散加减。

柴胡 10 克　杭白芍 10 克　菟丝子 10 克　当归 10 克　川芎 6 克　制香附 10 克　仙灵脾 10 克　红花 6 克　路路通 15 克　枸杞子 10 克　黄芪 15 克　穿山甲 10 克

用法：诸药共煎加水 900 毫升，煎至 400 毫升去滓，一日三次，空腹服用。

禁忌：湿面、油腻食物。

方论：方中柴胡、川芎、香附、红花活血通络为君；菟丝子、仙灵脾、枸杞子、穿山甲、路路通填精益肾、生精种子为臣；当归、川芎、白芍养血活血解郁为佐；白芍药柔肝养肝和络为使。配合成方共奏疏肝解郁、活血通络之功。

六、痰湿内蕴（不育）

痰湿内蕴不育。

主证：婚久不育，形体肥胖，或婚后增加较快，神疲气短，肢体困乏，精液黏稠不液化，或射精障碍，苔白腻，脉滑或濡。

中医辨证：痰湿内蕴不育。

治法：燥湿化痰，利气通窍、生精种子。

方药：苍附导痰汤加减。

苍术 10 克　制香附 10 克　陈皮 6 克　茯苓 10 克　党参 15 克　半夏 10 克　枳壳 10 克　车前子 10 克　穿山甲 10 克　白术 10 克　路路通 15 克

用法：诸药共煎加水 900 毫升，煎至 400 毫升去滓，一日三次，空腹服用。

禁忌：雀肉、青鱼、菘菜、诸果、醋及一切酸、羊肉、羊血、饴糖。

方论：方中苍术、白术、茯苓、半夏燥湿化痰为君；香附、陈皮、枳壳利气通窍为臣；党参益气健脾，合穿山甲填精益肾为佐；路路通、车前子导精下行生精种子为使。配合成方共奏燥湿化痰、利气通窍、生精种子之功。

七、湿热下注（不育）

湿热下注不育。

主证：头晕目眩，胁痛，口苦，性欲淡漠，阴肿阴痒，阴囊潮湿多汗，舌红，苔腻，脉濡。

中医辨证：湿热下注不育。

治法：清热利湿。

方药：龙胆泻肝汤合二妙丸。

龙胆草 10 克　柴胡 10 克　黄芩 10 克　黄柏 10 克　车前子 10 克　苍术 10 克　生地黄 12 克　泽泻 10 克　木通 6 克　当归 10 克

用法：诸药共煎加水 900 毫升，煎至 400 毫升去滓，一日三次，空腹服用。

禁忌：葱、蒜、菘菜、海菜、猪肉、雀肉、青鱼、诸果、湿面。

方论：方中龙胆草、苍术、黄柏清热利湿为君；黄芩、黄柏、泽泻、木通清三焦之热为臣；柴胡疏肝解郁，车前子清热善利湿，能导湿热下行从小便而解为使。配合成方共奏清热利湿之功。

420. 肛周疮毒

肛周疮毒指肛门附近肿溃疮疡，多由热毒湿注、肺脾肾虚而致。

一、热毒湿法（肛周疮毒）

热毒湿注，肛周疮毒。

主证：患部结肿局限，高突，焮红灼痛，形如桃李，按之可觉肤热明显，约五至七天成脓，溃后脓出黄绿稠厚白秽，疮口呈凸形而结实，全身可见寒热交作，便秘溲赤，舌红苔腻，脉数濡。

中医辨证：热毒湿注，肛周疮毒。

治法：清热利湿，凉血解毒。

方药：未溃时可用凉血地黄汤加减。

生地黄 12 克　天花粉 10 克　槐实 10 克　地榆 10 克　苍术 10 克　枳实 10 克　黄芩 10

克 黄连6克 黄柏10克 川牛膝10克 当归10克

用法：诸药共煎加水900毫升，煎至400毫升去滓，一日三次，空腹服用。

禁忌：雀肉、菘菜、青鱼、桃李、冷水、湿面、葱、蒜、萝卜、一切血。

方论：方中苍术燥湿健脾，黄连、黄芩、黄柏清热利湿为君；生地、天花粉滋阴凉血解毒为臣；枳实、牛膝、槐实、地榆行气消肿解毒为佐；当归、生地养血益阴为使。配合成方共奏清热利湿、凉血解毒之功。

二、肺脾肾虚（肛周疮毒）

肺脾肾虚，肛周疮毒。

主证：患者结肿平塌，皮色黯红或不红，扪之不热，疼痛轻微，约十至二十天成脓，溃后脓出淡白稀薄不臭，疮口凹陷而呈空壳状，一般不发热或有虚热，舌淡苔白，脉虚而弱。

中医辨证：肺脾肾虚，肝周疮毒。

治法：滋阴除湿，凉血解毒。

方药：滋阴除湿汤。

生地12克 白芍10克 柴胡6克 黄芩10克 川贝母10克 泽泻10克 甘草6克 川芎6克 当归10克 龟版10克 鳖甲10克 知母10克

用法：诸药共煎加水900毫升，煎至400毫升去滓，一日三次，空腹服用。

禁忌：海菜、菘菜、猪肉、葱、蒜、萝卜、一切血。

方论：方中鳖甲、龟版、生地、白芍滋阴除湿为君；知母、黄芩、贝母清肺热，当归、川芎行气养血为臣；柴胡疏肝散瘀除湿，泽泻利湿消肿为佐；甘草调和诸药为使。配合成方共奏滋阴利湿兼清虚热之功。

421. 肛周痈疽

肛周痈疽即肛门直肠痈疽，指肛门直肠周围热毒蕴结成脓肿，溃后而成漏的症状。多由湿热蕴阻、虚热结聚而成。

一、湿热蕴阻（肛周痈疽）

湿热蕴阻，肛门痈疽。

主证：初期肿胀结硬，焮红灼热，坠胀疼痛，常伴发热恶寒，头痛身痛，舌红苔腻，脉数。

中医辨证：湿热蕴阻，肛周痈疽。

治法：清热利湿，解毒散瘀。

方药：仙方活命饮加减。

银花12克 当归10克 防风10克 生甘草6克 天花粉10克 穿山甲10克 陈皮6克 皂刺10克 白芷10克 赤芍10克 乳香5克

用法：诸药共煎加水900毫升，煎至400毫升去滓，一日三次，空腹服用。

禁忌：湿面、海菜、菘菜、猪肉。

方论：方中以金银花清热解毒为君；归尾、赤芍、乳香活血散瘀止痛，陈皮理气以助血行为臣；防风、白芷疏风散结以消肿，穿山甲、皂角刺疏通经络，溃坚排脓为佐；甘草调和诸药为使。配合成方共奏清热解毒之功。

二、虚热结聚（肛周痈疽）

虚热结聚，肛周痈疽。

主证：起痈缓慢，病程迁延，肛周肿物红肿不堪，疼痛轻微，稍有低热，约经十至三十日成脓，白溃或切开后脓清色白，晦暗臭腥，如米粥米浆，淋漓不断，夹有败絮状物，疮口平塌，潮热盗汗，舌红，脉数。

中医辨证：虚热结聚，肛周痈疽。

治法：养阴固本。

方药：清骨散。

银柴胡 10 克　黄连 6 克　秦艽 10 克　鳖甲 10 克　知母 10 克　青蒿 10 克　地骨皮 10克　生地黄 12 克

用法：诸药共煎加水 800 毫升，煎至 400 毫升去滓，一日三次，空腹服用。

禁忌：冷水、猪肉、葱、蒜、萝卜。

方论：方中银柴胡能清骨髓之热，治虚劳之骨蒸；地骨皮、黄连、知母均为入阴分而清热于里；青蒿、秦艽均具辛散之功，能宣内伏之热而出于表；更以鳖甲滋阴潜阳，补益肝肾，又引诸药入里；甘草调和脾胃，以免寒凉滋腻之味损伤脾胃之气。配合成方共奏养阴固本之功。

三、寒邪凝聚（肛周痈疽）

寒邪凝聚，肛门痈疽。

主证：肛周肿物形成，不红不热，按之坚硬如石，自溃后脓清如污水不时而下，伴有形寒肢冷，倦怠食少，舌淡苔白，脉沉迟而弱。

中医辨证：寒邪凝聚，肛周痈疽。

治法：祛寒散结，温阳固本。

方药：阳和汤。

麻黄（先煎去浮沫）6 克　肉桂 3 克　炙甘草 3 克　鹿角胶 10 克　熟地 10 克　白芥子10 克　炮姜炭 10 克

用法：麻黄去浮沫后水加至 500 毫升，煎至 300 毫升，一日三次分服。

禁忌：海菜、猪肉、菘菜、葱、蒜、萝卜、一切血。

方论：方中重用熟地大补营血为君；鹿角胶生精补髓，养血温阳为臣；白芥子消痰散结，麻黄调血脉通腠理，干姜破阴回阳，肉桂温阳固本为佐；甘草调和诸药为使。诸药合成方共奏祛寒散结、温阳固本之功。

422. 肛门瘙痒

肛门瘙痒，多由风热郁结、风湿夹热、血虚生风而致。

一、风热郁结（肛门瘙痒）

风热郁结，肛门瘙痒。

主证：肛门瘙痒，灼热坠痛胀，如火烤虫咬，瘙痒，甚至皮肤抓破出血裂口，心烦如焚，夜不能寐，口苦咽干，便秘溲赤，舌红苔腻、脉弦数滑。

中医辨证：风热郁结，肛门瘙痒。

治法：疏风清热，泻火通便。

方药：龙胆泻肝汤加减。

龙胆草 10 克　车前仁 10 克　泽泻 10 克　栀子 10 克　黄芩 10 克　生地 10 克　当归 10 克　生甘草 6 克　乌梢蛇 15 克　桑叶 10 克　大黄 6 克　苦参 10 克

用法：诸药共煎加水 900 毫升，煎至 400 毫升去滓，一日三次，空腹服用。

禁忌：海菜、菘菜、猪肉、葱、蒜、萝卜、一切血、湿面。

方论：方中龙胆草清肝胆之实火，并能清下焦之湿热为君；黄芩、栀子、霜桑叶、车前子、泽泻清热泻火为臣；生地、当归养血益阴，乌梢蛇、苦参疏风化滞止痒为佐；大黄通腑消积清热通便，甘草调和诸药为使。诸药配合共奏疏风清热、泻火通便之功。风疏，热清，便通，痒止，诸症自愈。

二、风湿夹热（肛门瘙痒）

风湿夹热，肛门瘙痒。

主证：肛门瘙痒，肛门渗出湿潮，活动摩擦则其痛更甚，肛门下坠，困倦身重，脉浮数。

中医辨证：风湿夹热，肛门瘙痒。

治法：疏风清热，健脾除湿。

方药：消风散。

知母 10 克　生石膏 15 克　苦参 10 克　白芥子 10 克　当归 10 克　防风 10 克　生地 10 克　苍术 10 克　生甘草 10 克　蝉蜕 10 克　胡麻仁 10 克　牛蒡子 10 克　木通 6 克

用法：诸药共煎加水 1000 毫升，煎至 400 毫升去滓，一日三次，空腹服用。

禁忌：葱、蒜、萝卜、海菜、湿面、猪肉、菘菜。

方论：方中防风、蝉蜕、牛蒡子、苦参疏风祛湿止痒为君；苍术祛湿健脾，生地、木通、甘草、石膏、知母滋阴清热燥湿为臣；当归养血，合防风养血熄风去湿除痒为佐；胡麻仁泻湿清热为使。诸药组合共成疏风清热、健脾除湿之功。

三、血虚生风（肛门瘙痒）

血虚生风，肛门瘙痒。

主证：肛门奇痒，皮肤干燥，失去光泽及弹性，皲裂如蛛网，累及阴囊或阴唇，伴有口舌干燥，消瘦，夜不能寝，舌红，脉细数。

中医辨证：血虚生风，肛门瘙痒。

治法：养血熄风，滋阴润燥。

方药：当归饮子。

当归 10 克　川芎 6 克　黄芪 15 克　荆芥 10 克　赤芍 10 克　生地黄 10 克　何首乌 10 克　白蒺藜 10 克　甘草 3 克　防风 10 克

用法：诸药共煎加水 800 毫升，煎至 400 毫升去滓，一日三次，空腹服用。

禁忌：葱、蒜、萝卜、一切血、菘菜、猪肉、海菜、湿面。

方论：方中当归、川芎、赤芍、生地、首乌养血熄风滋阴润燥为君；荆芥、防风、白蒺藜益气疏风止痒为臣；黄芪益气补中为佐；甘草调和诸药为使。组合成方共奏养血熄风、滋阴润燥之功。

423. 肛 裂

肛裂系指肛管皮肤全层破裂，形成梭形溃疡，表现为周期疼痛的症状。多因热结肠燥、湿热蕴结、血虚肠燥而致。

一、热结肠燥（肛裂）

热结肠燥肛裂。

主证：便血鲜红，裂口红绛，灼热疼痛，大便秘结，或伴有腹满胀痛拒按，舌红，苔黄，脉数。

中医辨证：热结肠燥肛裂。

治法：清热凉血，润肠通便。

方药：凉血地黄汤合脾约麻仁丸加减。

生地黄10克　黄连3克　黄芩10克　大黄6克　枳实10克　槐角10克　地榆10克　厚朴6克　赤芍10克　白芍10克　天花粉10克　胡麻仁10克　生甘草3克

用法：诸药共煎加水1000毫升，煎至400毫升去滓，一日三次，空腹服用。

禁忌：冷水、猪肉、海菜、葱、蒜、萝卜、海菜、菘菜。

方论：方中枳实、大黄、胡麻仁清腑散结润肠生津为君；地榆、槐角消湿散热，疗痔漏消痈为臣；厚朴、甘草行气润肠为佐使。配合成方共奏清热凉血、润肠通便之功。

二、湿热蕴结（肛裂）

湿热蕴结肛裂。

主证：大便腹痛剧烈，鲜血而下，大便困难，肛门坠胀，舌红苔黄，脉濡数。

中医辨证：湿热蕴结肛裂。

治法：清热化湿，润肠通便。

方药：黄连汤。

黄连3克　当归10克　阿胶（烊化兑服）10克　石榴皮10克　干姜3克　甘草3克　黄柏10克

用法：诸药共煎加水900毫升，煎至400毫升去滓，一日三次，空腹服用。

禁忌：冰水、湿面、猪肉、海菜、菘菜。

方论：方中黄连、黄芩泻上焦之热，合当归、阿胶养血润肠为君；石榴皮收涩敛肠活络，干姜化湿活络共为臣；黄柏泻肾火为佐；甘草益气健脾为使。诸药组合共成清热化湿、润肠通便之功。

三、血虚肠燥（肛裂）

血虚肠燥肛裂。

主证：便血淡红，裂口灰白，痛如刀割，伴腹胀喜按，神疲乏力，舌胖，脉沉细缓。

中医辨证：血虚肠燥肛裂。

治法：养阴润燥通便。

方药：润肠汤合增液汤。

玄参10克　川芎6克　生地黄10克　胡麻仁10克　麦门冬10克　桃仁10克　阿胶

10 克　甘草 3 克　仙鹤草 15 克　当归 10 克

用法：诸药共煎加水 1000 毫升，煎至 400 毫升去滓，一日三次，空腹服用。

禁忌：葱、蒜、萝卜、一切血、鲫鱼、海菜、猪肉。

方论：方中玄参、生地、阿胶、麦冬养阴生津润肠为君；仙鹤草下气活血理百病散瘀消疮毒为臣；胡麻仁、桃仁利肠缓下、散结通便为佐；当归、川芎润肠养血，甘草行气解毒为使。配合成方共奏养阴润肠通便之功。肠润，便通，阴生，诸症自愈。

424. 肛　漏

肛漏，肛门直肠痈溃后脓水淋漓，久不收口，生成漏管的疾病。多因实证、虚证而致。

一、实证（肛漏）

实证肛漏。

主证：外口与肛沿之间可扪及条索状硬物，外口呈凸形，脓水稠，或肿胀灼热疼痛，或身热口干便秘，舌红苔腻，脉濡数。

中医辨证：实证肛漏。

治法：清热利湿，化结消毒。

方药：萆薢渗湿汤加减。

薏苡仁 12 克　黄柏 10 克　滑石 10 克　泽泻 10 克　赤茯苓 10 克　丹皮 10 克　通草 6 克　萆薢 10 克

用法：诸药共煎加水 800 毫升，煎至 300 毫升去滓，一日三次，空腹服用。

禁忌：醋及一切酸、胡荽、蒜。

方论：方中萆薢利水祛湿、分清化浊为君；赤茯苓、滑石渗湿辟秽、化浊和中，黄柏、泽泻清泻下焦湿热、通经活络共为臣；薏苡仁、牡丹皮凉血祛湿健脾为佐；通草善通诸筋活络、开瘀化结解毒为使。诸药组合成方共奏清热利湿、化结消毒之功。

二、虚证（肛漏）

虚证肛漏。

主证：外口凹，脓水稀薄，倦怠，面色萎黄或苍白，微肿散漫，疮可呈潜行性，虚热盗汗，舌红苔腻，脉濡弱。

中医辨证：虚证肛漏。

治法：养阴清热。

方药：青蒿鳖甲汤加减。

青蒿 10 克　鳖甲 15 克　知母 10 克　牡丹皮 10 克　生地黄 15 克

用法：诸药共煎加水 600 毫升，煎至 300 毫升去滓，一日三次，空腹服用。

禁忌：蒜、胡荽、葱、萝卜、一切血。

方论：方中鳖甲直入阴分，咸寒滋阴以退虚热，青蒿芳香以透邪热外出共为主药；生地甘凉滋阴清热，知母苦寒而润，滋阴降火，助鳖甲以养阴退虚热，丹皮辛苦凉，能泻阴中之火，使火退而阴生，并协助青蒿以透泄阴分之伏热，共为佐使药。诸药合用有养阴透热之功，阴复热透，诸症自愈。

425. 大便不通

大便不通，多因阳明燥结、脾寒气凝而致。

一、阳明燥结（大便不通）

阳明燥结，大便不通。

主证：大肠不通，口渴，小便黄，腹满拒按，舌苔黄，脉滑数。

中医辨证：阳明燥结，大便不通。

治法：缓下热结。

方药：加味承气汤。

芒硝 3 克　生地黄 10 克　天花粉 10 克　枳壳 3 克　大黄 6 克　甘草 3 克　厚朴 6 克

用法：诸药共煎加水 600 毫升，煎至 300 毫升去滓，一日三次，空腹服用。

禁忌：葱、蒜、萝卜。

方论：方中大黄苦寒散结泻火，芒硝咸寒软坚散结为君；厚朴、枳壳行气散滞为臣；天花粉、生地滋阴生津润肠为佐；使以甘草甘缓和胃，益气养胃以缓消大黄之苦泻。燥热得解，胃气自和，大便自通。

二、脾寒气凝（大便不通）

脾寒气凝，大便不通。

主证：大便不通，口和小便清，腹满不食，四肢不温及中寒霍乱，舌淡苔白，脉沉迟。

中医辨证：脾寒气凝，大便不通。

治法：温中祛寒，补气健脾。

方药：加味理中汤。

当归 10 克　人参 6 克　白芍 10 克　白术（炒）6 克　干姜 3 克　甘草 3 克

用法：诸药共煎加水 600 毫升，煎至 300 毫升去滓，一日三次，空腹服用。

禁忌：湿面、雀肉、青鱼、菘菜、猪肉、海菜、诸果。

方论：方中干姜温运中焦，以散寒邪为君；人参补气健脾，协助干姜以振奋脾阳为臣；当归、白芍养血和血，人参气血双补，白术健脾燥湿，以促进脾阳健运；使以甘草调和诸药，而兼补脾和中。诸药合用使中焦重振，脾胃健运，升清降浊机能恢复，使大便不通等诸症自愈。

426. 大便溏泻

大便溏泻，多因脾经寒湿、肠中湿热、肾寒侮脾而致。

一、脾经寒湿（大便溏泻）

脾经寒湿，大便溏泻。

主证：大便溏泻，面色无华，不思饮食，便物青白，完谷不化，舌淡苔白，脉沉迟弱。

中医辨证：脾经寒湿，大便溏泻。

治法：温化寒湿，健脾调中。

方药：加味胃苓汤。

白术 10 克　苍术 6 克　甘草 3 克　桂枝 6 克　猪苓 6 克　干姜 3 克　白芍 6 克　附子?克　大枣 4 枚　肉蔻 3 克　党参 6 克　茯苓 10 克　泽泻 6 克　陈皮 6 克

用法：诸药共煎加水 1000 毫升，煎至 400 毫升去滓，一日三次，空腹服用。

禁忌：雀肉、青鱼、菘菜、猪肉、醋及一切酸、海菜。

方论：方中桂枝、干姜、附子温化寒湿为君；苍术、党参、肉蔻、大枣健脾祛湿和中为臣；白术、泽泻、猪苓、茯苓渗湿利水、健脾助胃为佐；陈皮、甘草行气健脾、补中止泻为使。诸药组合成方共奏温化寒湿、健脾调中之功。

二、肠中湿热（大便溏泻）

肠中湿热，大便溏泻。

主证：大便溏泻，脘腹胀满，头痛昏重，乏力，舌红苔腻，脉濡数。

中医辨证：肠中湿热，大便溏泻。

治法：清热涤痰，理气和中。

方药：清热涤痰汤。

杏仁 10 克　滑石 6 克　木通 6 克　黄芩 10 克　车前子 3 克　厚朴 6 克　绿豆 10 克　泽泻 6 克　栀子 6 克　生地 10 克　白芍 6 克　甘草 6 克　黄连 6 克　当归 6 克

用法：诸药共煎加水 900 毫升，煎至 400 毫升去滓，一日三次，空腹服用。

禁忌：葱、蒜、萝卜、海菜、猪肉、菘菜、冷水、湿面、一切血。

方论：方中滑石、黄芩、绿豆、栀子、黄连、木通清利湿热为君；厚朴、甘草、杏仁行气祛湿涤痰为臣；当归、生地、白芍滋阴养血为佐；泽泻、车前子导湿从小便而解为使。配合成方共奏清热涤痰、理气和中之功。

三、肾寒侮脾（大便溏泻）

肾寒侮脾，大便溏泻。

主证：大便溏泻，必在五更时分，肾寒而伤脾，舌淡苔白，脉沉迟弱。

中医辨证：肾寒侮脾，大便溏泻。

治法：温肾暖脾，固涩止泻。

方药：加味四神丸。

茯苓 10 克　吴茱萸 6 克　肉蔻 6 克　白术 10 克　甘草 3 克　人参 10 克　五味子 3 克　粟壳 3 克　生姜 2 片　干姜 6 克　附子 3 克　大枣 4 枚

用法：诸药共煎加水 900 毫升，煎至 400 毫升去滓，一日三次，空腹服用。

禁忌：醋及一切酸、雀肉、青鱼、菘菜、桃李。

方论：方中吴茱萸、干姜温肾助阳为君；附子、人参、肉蔻、白术、甘草、大枣暖脾补中为臣；茯苓既能补肾又能健脾。五味子通五脏，益脾养肾为佐；甘草调诸药，罂粟壳阴阳双调为使。配合成方共奏温肾暖脾之功。

427. 大便完谷（肺热暴注）

肺热暴注，大便完谷。

主证：大便完谷，食入即刻痢出，肺热而暴注（也叫协热痢），舌红，苔黄腻，脉细数。

中医辨证：肺热暴注，大便完谷。

治法：泻肺止利。

方药：泻肺止痢汤。

黄芩 6 克　知母 10 克　葛根 6 克　桔梗 6 克　黄连 6 克　石膏 10 克　罂粟壳 3 克　生地 6 克　大黄 3 克　人参 6 克　白芍 6 克　桑皮 6 克

用法：诸药共煎加水 900 毫升，煎至 400 毫升去滓，一日三次，空腹服用。

禁忌：猪肉、冷水、葱、蒜、萝卜、一切血。

方论：方中桑白皮、黄柏、黄芩、石膏、桔梗、大黄、知母清泄肺热为君；葛根除胸腹热邪，生地、白芍滋阴养血润肺，人参益气健脾润肺为佐；罂粟壳阴阳双调为使。配合成方共奏泻肺止利之功。

428. 便泻赤白（湿热郁痢）

便泻赤白，湿热郁痢。

主证：湿热郁为痢，腹痛不痢脓血，赤白相兼；里急后重，舌苔黄腻，脉滑数。

中医辨证：湿热郁痢，便泻赤白。

治法：和血调气，清热化湿。

方药：加减芍药汤。

柴胡 3 克　当归 6 克　葛根 10 克　槟榔 6 克　黄芩 6 克　黄连 6 克　荷叶 6 克　杏仁 6 克　银花 10 克　甘草 3 克　绿豆 3 克　木香 10 克　桔梗 6 克

用法：诸药共煎加水 900 毫升，煎至 400 毫升去滓，一日三次，空腹服用。

禁忌：湿面、冷水、猪肉、海菜、菘菜。

方论：方中当归活血和营，葛根除胸腹湿热，木香、槟榔导滞行气化湿共为君；黄连、黄芩、银花、杏仁、绿豆、荷叶化湿解毒，柴胡疏肝化湿解郁，桔梗活络化滞、祛热除湿为佐；甘草调和诸药为使。配合成方共奏和血调气、清热化湿之功。

429. 便痢纯赤（热结血分）

便痢纯赤，热结血分。

主证：便痢纯血，或见口渴尿赤，热毒深陷血分，腹痛便脓血，里急后重，舌红苔黄，脉弦数。

中医辨证：热结血分，便痢纯赤。

治法：清热解毒，凉血止痢。

方药：地榆白头翁汤。

白头翁 10 克　黄芩 6 克　黄连 6 克　牡丹皮 6 克　地榆 6 克　秦皮 10 克　白芍药 10 克　当归 6 克　金银花 3 克　黄柏 6 克

用法：诸药共煎加水 800 毫升，煎至 400 毫升去滓，一日三次，空腹服用。

禁忌：冷水、猪肉、胡荽、蒜、湿面。

方论：方中白头翁、牡丹皮、黄连、黄芩、银花凉血治痢为君；秦皮、地榆凉血止血，泻热解毒为臣；黄柏泻下焦湿热，合地榆凉血止血为佐；当归、白芍养阴润血为使。诸药配合成方共奏清热解毒、凉血止痢之功。

430. 下痢纯白（热郁气分）

下痢纯白，但见里急后重者。

主证：下痢纯白，里急后重，腹痛，湿热蕴肠胃，舌红，脉数弱。

中医辨证：下痢纯白，热郁气分。

治法：清气分郁热。

方药：膏芩清痢散。

石膏 10 克　黄芩 10 克　兜铃 6 克　枳壳 3 克　白芍 10 克　知母 10 克　防己 6 克　滑石 6 克　杏仁 10 克　荷梗 10 克　金银花 6 克　甘草 3 克

用法：诸药共煎加水 900 毫升，煎至 400 毫升去滓，一日三次，空腹服用。

禁忌：海菜、猪肉、菘菜。

方论：方中枳壳、白芍、知母、石膏、黄芩、荷梗、兜铃清气分之湿热为君；防己、滑石、杏仁祛湿化滞清利湿热为臣；金银花清热解毒为佐；甘草调和诸药为使。配合成方共奏清气分郁热之功。

431. 下痢噤口（热伤中气）

下痢噤口，其人饮食不纳，邪热伤中气。

主证：下痢噤口，饮食不纳，少腹胀，舌红苔腻，脉濡弱。

中医辨证：下痢噤口，热伤中气。

治法：清热补中，益气开噤。

方药：人参开噤汤。

人参 10 克　天花粉 10 克　木香 3 克　黄芩 10 克　石膏 10 克　知母 10 克　银花 3 克连翘 6 克　桔梗 3 克　荷梗 6 克　葛根 6 克　麦冬 10 克　甘草 3 克

用法：诸药共煎加水 800 毫升，煎至 400 毫升去滓，一日三次，空腹服用。

禁忌：猪肉、鲫鱼、海菜、菘菜。

方论：方中人参益气补中为君；黄芩、石膏、银花、知母、连翘、桔梗、荷梗清热利湿为臣；天花粉、麦冬滋阴清热，木香理气化滞，葛根行气活络共为佐，使以甘草合人参益气开禁。配合成方共奏清热补中、益气开噤之功。

432. 大便久痢（寒热错杂）

大便久痢，诸药不能禁止者。

主证：大便久痢，伴有腹痛，里急后重，舌淡苔白，脉濡缓。

中医辨证：寒热错杂，大便久痢。

治法：温中散寒，益气止痢。

方药：姜连四神丸。

干姜 6 克　白芍 10 克　乌梅 4 枚　黄连 6 克　甘草 3 克

用法：诸药共煎加水 500 毫升，煎至 200 毫升去滓，一日三次，空腹服用。

禁忌：冷水、猪肉、海菜、菘菜。

方论：方中干姜温中散寒健脾和中为君；乌梅酸温收敛止痢；黄连止泻痢厚肠胃为佐；甘草益气调中、健脾止痢为使。诸药配伍组合成方共奏温中散寒之功。

433. 大便失禁

排便不能自控，滑脱不禁，甚则便出而不自知者称大便失禁，亦称滑泄。多因热毒炽盛、脾肾阳虚、气虚下陷而致。

一、热毒炽盛（大便失禁）

热毒炽盛，大便失禁。

主证：大便自遗，舌红苔黄，脉数濡。

中医辨证：热毒炽盛，大便失禁。

治法：清热解毒，凉营开窍。

方药：黄连解毒汤合白头翁汤。

黄连 6 克　黄芩 10 克　栀子 10 克　黄柏 10 克　秦皮 10 克　白头翁 10 克

用法：诸药共煎加水 800 毫升，煎至 400 毫升去滓，一日三次，饭后服用。

禁忌：冷水、猪肉。

方论：方中白头翁清热解毒，凉血治痢为君；黄芩泻肺火于上焦，黄连泻脾火于中焦，黄柏泻肾火于下焦，栀子通泻三焦之火从膀胱而出，秦皮清热燥湿泻火解毒为臣；阳盛则阴衰，火盛则水衰，故用大苦大寒之药抑阴而扶阳，泻其亢盛之火。诸药组合成方共奏清热解毒、凉营开窍之功。

二、脾肾阳虚（大便失禁）

脾肾阳虚，大便失禁。

主证：频频泄痢，肛门失约，时时流出黏液，形寒怯冷，食少腹胀，腰酸耳鸣，舌淡苔白，脉沉迟。

中医辨证：脾肾阳虚，大便失禁。

治法：温补脾肾，佐以收摄。

方药：六柱饮加味。

人参 15 克　茯苓 10 克　诃子 10 克　木香 10 克　肉豆蔻 10 克　制附片 6 克　干姜 6 克　赤石脂 10 克

用法：诸药共煎加水 800 毫升，煎至 400 毫升去滓，一日三次，空腹服用。

禁忌：醋及一切酸。

方论：方中附子、干姜温补肾阳为君；人参、茯苓健脾温中为臣；赤石脂、诃子固肠温中止涩，合木香疗气结失禁为佐；使以干姜温肾暖脾。诸药组合共奏温补脾肾佐以收敛之功。

三、气虚下陷（大便失禁）

气虚下陷，大便失禁。

主证：大便时时流出而不自知，舌淡，脉弱。

中医辨证：气虚下陷，大便失禁。

治法：补中益气，升举固脱。

方药：真人活命汤加味。

白术 10 克　肉豆蔻 10 克　诃子 10 克　当归 10 克　罂粟壳 10 克　白芍 10 克　肉桂 3 克　潞党参 15 克

用法：诸药共煎加水 800 毫升，煎至 400 毫升去滓，一日三次，空腹服用。

禁忌：雀肉、青鱼、菘菜、诸果。

方论：方中党参、白术补中益气为君；肉桂、肉豆蔻升阳固下、益气补中、温肾升陷为臣；赤石脂、罂粟壳固肠止陷为佐；当归、白芍行气养血，合党参气血双补为使。诸药组合成方共奏补中益气、升举固脱之功。

434. 脱 肛

后阴脱出，多因中气下陷、脾肾两虚、气血两亏而致。

一、中气下陷（脱肛）

中气下陷，脱肛。

主证：后阴脱出，尿后良久乃入者，中气下陷之故，舌淡苔白，脉虚弱。

中医辨证：中气下陷，脱肛。

治法：补中益气。

方药：补中益气汤加生姜、大枣。

柴胡 3 克　升麻 6 克　大枣 3 枚　当归 6 克　黄芪 10 克　白术 10 克　炙甘草 3 克　陈皮 3 克　人参 10 克　生姜 3 片

用法：诸药共煎加水 800 毫升，煎至 400 毫升去滓，一日三次，空腹服用。

禁忌：雀肉、青鱼、菘菜、诸果、海菜、猪肉。

方论：方中黄芪补中益气升阳固表为君；人参、白术、甘草甘温益气补益脾胃为臣；陈皮调理气机，当归补血和营为佐；升麻、柴胡协同参芪升举清阳为使。综合全方，一则补气健脾，使后天生化有源，脾胃气虚诸症自可痊愈；一则升提中气，恢复中焦升降之功能，使下脱、下陷、下垂之症自复其位。

二、脾肾两虚（脱肛）

脾肾两虚，脱肛。

主证：肛门常脱不收，自觉小腹及肛门下坠感，伴有腰膝酸软，头晕耳鸣，神疲健忘，倦怠乏力，全身畏寒，小便频数而清长，尚可见遗精阳痿，舌淡，脉弱。

中医辨证：脾肾两虚，脱肛。

治法：脾肾双补，益气固脱。

方药：大补元煎加味。

人参 10 克　当归 10 克　山萸肉 10 克　山药 10 克　熟地黄 10 克　金樱子 10 克　菟丝子 10 克　枸杞子 10 克　杜仲 10 克　五味子 3 克　补骨脂 10 克　炙甘草 3 克

用法：诸药共煎加水 1000 毫升，煎至 400 毫升去滓，一日三次，空腹服用。

禁忌：湿面、葱、蒜、萝卜、一切血、海菜、菘菜、猪肉。

方论：方中人参、金樱子、菟丝子、补骨脂填精益肾大补元气为君；熟地、当归滋阴补血，枸杞子、山萸肉补肝肾，杜仲温肾阳为臣；山药既能健脾又能补肾，合五味子善滋五脏共为佐；甘草补益而和诸药。诸药配合，大补真元益气养血，共奏固本培元之功。

三、气血亏虚（脱肛）

气血亏虚，脱肛。

主证：肛门常脱不收，伴见食欲不振，气短懒言，四肢倦怠疲乏，面色苍白，舌淡苔白，脉弱虚。

中医辨证：气血亏虚，脱肛。

治法：益气养血，升提固脱。

方药：八珍汤加减。

当归10克　白芍10克　川芎6克　熟地12克　白术10克　人参10克　柴胡6克　升麻6克　炙甘草6克　大枣6克　生姜3克　生黄芪15克

用法：诸药共煎加水800毫升，煎至400毫升去滓，一日三次，空腹服用。

禁忌：湿面、葱、蒜、萝卜、雀肉、青鱼、菘菜、诸果、猪肉、一切血。

方论：本方中人参、熟地为主甘温益气养血；辅以白术苦温健脾燥湿，茯苓甘淡益脾渗湿，二药合用协人参补脾肺之气，实后天气血生化之源；当归、白芍养血和营，协熟地以益心调肝生血，黄芪、升麻益气升提举陷，炙甘草和中益气，以川芎活血行气共为佐药；使以姜枣调和脾胃。诸药配伍共奏益气养血，升提固脱之功。

四、湿热下迫（脱肛）

湿热下迫，脱肛。

主证：肛门脱出，红肿热痛，伴身热面赤，口中干苦，腹脘胀满，大便燥结，舌红苔黄，脉濡数。

中医辨证：湿热下迫脱肛。

治法：清热利湿，泻火通便。

方药：约营煎加减。

苍术10克　黄芩10克　升麻6克　荆芥10克　地榆10克　白芍10克　乌梅10克　槐花10克　黄连6克　生甘草6克　龙胆草10克

用法：诸药共煎加水900毫升，煎至400毫升去滓，一日三次，空腹服用。

禁忌：雀肉、青鱼、菘菜、诸果、冷水、猪肉、海菜。

方论：方中苍术健脾燥湿，合龙胆草、黄连、黄芩、槐花清热利湿为君；乌梅、白芍酸能固肠收敛，地榆清热凉血固肠化湿，合升麻升提固脱共为臣；荆芥疏风活络化滞消肿为佐；黄芩、黄连、龙胆草苦寒泻火通便为佐。诸药组合成方共奏清热利湿泻火通便功效。

435. 便后出血（脾不统血）

脾不统血，便后出血。

主证：大便下血，其下在粪之后，血色黯淡，四肢不温，舌淡苔白，脉沉细无力。

中医辨证：脾不统血，便后出血。

治法：温阳健脾，养血止血。

方药：仲景黄土汤。

阿胶 6 克　　白术 10 克　　炙甘草 6 克　　附子 6 克　　灶心土 10 克　　生地黄 10 克

用法：诸药共煎加水 600 毫升，煎至 300 毫升去滓，一日三次，空腹服用。

禁忌：青鱼、雀肉、菘菜、诸果、海菜、猪肉、葱、蒜、萝卜、一切血。

方论：方中灯心土温中止血为君；白术、附子温脾阳而补中气，助君药以复统摄之权为臣；出血量多，阴血亏耗，而辛温之术、附又易耗血动血，故用生地阿胶滋阴养血，黄芩清热止血为佐；甘草调诸药和中为使。诸药配合，寒热并用，标本兼治，刚柔相济，温阳而不伤阴，滋阴而不碍阳。

436. 便前出血（肠风痔疮）

大便前出血，肠风疮痔。

主证：大便下血，其下在粪之前。

中医辨证：大便前出血，肠风疮痔。

治法：清热利湿，和营解毒。

方药：赤小豆加味散。

赤小豆 10 克　　当归 10 克　　地榆 10 克　　银花 3 克　　麦冬 10 克　　牛蒡子 10 克　　防己 3 克　　牡丹皮 10 克　　白芍 6 克　　甘草 3 克　　棕炭 3 克　　槐角 10 克　　黄柏 6 克　　杏仁 10 克

用法：诸药共煎加水 1000 毫升，煎至 400 毫升去滓，一日三次，空腹服用。

禁忌：湿面、鲫鱼、胡荽、蒜、海菜、猪肉、菘菜。

方论：方中赤小豆、金银花、牛蒡子、黄柏渗湿清热为君；当归、牡丹皮、白芍、麦冬凉血止血养血和营为臣；槐角、防己、棕炭、地榆凉血止血祛湿热，杏仁行气消结共为佐；甘草调和诸药为使。诸药组合共成清热利湿、和营解毒之功。

437. 痔　疮

痔疮，多因阴明血燥、湿热壅结、气血瘀结、中气下陷而致。

一、阳明血燥（痔疮）

阳明血燥，痔疮。

主证：后阴痔疮，一切肿痛，大便秘结，小便频数，舌红少津，脉滑。

中医辨证：阳明血燥痔疮。

治法：润肠通便，养血润燥。

方药：麻仁地榆汤。

生地黄 10 克　　地榆 10 克　　麻仁 10 克　　金银花 3 克　　牛蒡子 6 克　　杏仁 6 克　　黄芩 10 克　　槐实 6 克　　桔梗 3 克　　当归 10 克　　黄连 3 克　　白芍 6 克

用法：诸药共煎加水 900 毫升，煎至 400 毫升去滓，一日三次，空腹服用。

禁忌：葱、蒜、萝卜、一切血、冷水、猪肉。

方论：方中麻仁润肠通便为君；生地黄、杏仁、当归、白芍养血和营、降气润肠为臣；金银花、牛蒡子、黄连、槐实清热凉血润燥为佐；地榆清热凉血，桔梗清热生津为使。诸药配合成方共奏养血润燥通便之功。

二、湿热壅结（痔疮）

湿热壅结，痔疮。

主证：痔核肿大突出、肛门水肿、疼痛剧烈，舌红苔黄腻，脉濡数。

中医辨证：湿热壅结痔疮。

治法：清热利湿，活血消肿。

方药：止痛如神汤加减。

当归 10 克　黄柏 10 克　泽泻 10 克　桃仁 10 克　皂角刺 10 克　赤芍 10 克　车前子 10 克　大黄 10 克

用法：诸药共煎加水 900 毫升，煎至 400 毫升去滓，一日三次，空腹服用。

禁忌：面汤、犬肉。

方论：方中黄柏、泽泻清热利湿为君；桃仁、赤芍、当归、皂角刺活血消肿化瘀散结为臣；大黄通腑散结消肿为佐；车前子导湿热下行从小便而解为使。诸药组合共奏清热利湿活血消肿之功。

三、气血瘀结（痔疮）

气血瘀结，痔疮。

主证：痔核脱出，出血量多，肛门坠痛，小便涩，舌暗或有紫斑，脉涩。

中医辨证：气血瘀结，痔疮。

治法：理气活血，消肿化瘀。

方药：凉血地黄汤。

槐实 6 克　地榆 10 克　生地黄 12 克　天花粉 10 克　枳实 10 克　黄芩 10 克　黄连 6 克　荆芥 10 克　生甘草 6 克　升麻 6 克　当归 10 克

用法：诸药共煎加水 900 毫升，煎至 400 毫升去滓，一日三次，空腹服用。

禁忌：海菜、菘菜、猪肉、葱、蒜、萝卜、面汤、一切血、冷水、猪肉。

方论：方中生地黄、天花粉、槐实、地榆清热凉血为君；升麻、枳实行气升陷，荆芥散瘀活络消肿为臣；当归养血散瘀消肿，黄芩、黄连清热解毒共为佐；甘草益气调中兼调诸药为使。诸药组合共奏理气活血，消肿化瘀之功。

四、中气下陷（痔疮）

中气下陷痔疮。年老体衰或病痔年久者多易见之。

主证：便后内痔脱出，甚至咳嗽站立、行走、下蹲时亦能脱出，或伴有脱肛，舌淡，脉弱。

中医辨证：中气下陷痔疮。

治法：补中益气，升阳举陷。

方药：补中益气丸。

黄芪 15 克　柴胡 10 克　枳实 10 克　升麻 10 克　白术 10 克　党参 15 克　当归 10 克

用法：诸药共煎加水 800 毫升，煎至 400 毫升去滓，一日三次分服。

禁忌：雀肉、青鱼、菘菜、诸果、面汤。

方论：方中黄芪补中益气升阳举陷为君；党参、白术甘温益气、补益脾胃为臣；当归补血和营，升麻、柴胡协同参芪升举清阳为佐；枳实行气提陷为使。诸药配伍组合全方，一则补气健脾，使后天生化有源，脾胃气虚诸症自可痊愈；一则升提中气，恢复中焦升降之功能，使下脱下垂之症自复其位。

十　四肢手足症治

438. 手　颤

手颤，多因肝风、风痰、风寒、脾虚风动、血虚生风、阴虚风动而致。

一、肝风（手颤）

肝风手颤，起病骤然，震颤较剧。

主证：手颤，伴有头晕，头痛，烦躁不眠，舌红苔黄，脉弦数。

中医辨证：肝风手颤。

治法：平肝熄风。

方药：羚羊钩藤汤。

羚羊角10克　钩藤（后下）10克　桑叶10克　川贝母10克　杭菊花10克　鲜竹茹10克　生地黄10克　杭芍药10克　炙甘草3克　朱茯神10克

用法：诸药共煎加水900毫升，煎至400毫升去滓，一日三次，空腹服用。

禁忌：葱、蒜、萝卜、一切血、海菜、猪肉、菘菜、醋及一切酸。

方论：方中以羚羊角、钩藤清热凉肝、熄风止痉共为君；桑叶、菊花清热熄风为臣药；芍药、生地黄、甘草养阴增液以柔肝舒筋，竹茹、贝母清热除痰，茯神宁心安神均为佐药；甘草调和诸药。

二、风痰（手颤）

风痰手颤，手颤兼有麻木。

主证：手颤，兼有麻木，胸胁满闷，干呕，恶心，口干或时有烦怒，舌红，脉弦数。

中医辨证：风痰手颤。

治法：祛风化痰。

方药：导痰汤加竹沥。

陈皮6克　半夏10克　甘草3克　茯苓10克　竹沥（分兑）10克　枳实10丸　胆南星10克

用法：诸药共煎加水800毫升，煎至400毫升去滓，一日三次分服。

禁忌：羊肉、羊血、饴糖、海菜、猪肉、菘菜、醋及一切酸。

方论：方中南星燥湿化痰、祛风散结，枳实下气行痰，共为君药；半夏功专燥湿祛痰，陈皮下气消痰均为臣药，辅助君药加豁痰顺气之力；茯苓渗湿，竹茹清火滑痰共为佐药；甘草调和诸药兼和中为使。全方共奏燥湿化痰、行气开郁之功。气顺则痰自降，痰降则诸症自愈。

三、风寒（手颤）

风寒手颤，兼有疼痛。

主证：恶风寒，项强不舒，舌淡苔白，脉沉迟缓。

中医辨证：风寒手颤。

治法：祛风散寒。

方药：黄芪桂枝五物汤。

黄芪15克　桂枝6克　生姜6克　大枣6克　白芍药6克　葛根10克

用法：诸药共煎加水800毫升，煎至400毫升去滓，一日三次分服。

禁忌：猪犬肉、油滞食品。

方论：方中黄芪补气，桂枝助阳为君；白芍药养血除痹为臣；葛根活血化瘀祛风散寒为佐；生姜、大枣调和营卫，为使。诸药组合共奏祛风散寒之功。

四、脾虚风动（手颤）

脾虚风动手颤。

主证：手颤时发时止，手不能任物，有疲劳困乏感，舌淡苔白，脉缓弱。

中医辨证：脾虚风动，手颤。

治法：健脾培土定风。

方药：六君子汤加味。

党参15克　茯苓10克　甘草3克　白术10克　半夏10克　陈皮3克　钩藤10克　防风10克　白芍10克　当归10克

用法：诸药共煎加水800毫升，煎至400毫升去滓，一日三次分服。

禁忌：醋及一切酸、海菜、猪肉、菘菜、羊肉、羊血、饴糖、雀肉、青鱼、诸果。

方论：方中党参甘温益气补中，陈皮行气健脾，半夏、白术健脾燥湿，茯苓健脾渗湿共成培土定风均为君药；钩藤、防风祛风化滞解痉为臣药；当归、白芍凉血柔肝、养血润筋解颤为佐；使以甘草益气健脾，配合成方共奏健脾培土定风之功。

五、血虚生风（手颤）

血虚风动，手颤。

主证：手颤发麻，面色无华，头晕，心悸，舌淡，脉弦细。

中医辨证：血虚风动，手颤。

治法：养血熄风止颤。

方药：定振丸。

全当归10克　川芎6克　天麻10克　秦艽10克　全蝎5克　荆芥10克　威灵仙10克　杭白芍10克　白术10克　黄芪15克　生地黄10克　熟地黄10克　防风10克

用法：诸药共煎加水1000毫升，煎至400毫升去滓，一日三次分服。

禁忌：面汤、雀肉、菘菜、青鱼、诸果、葱、蒜、萝卜。

方论：方中当归、白芍、川芎、生熟地黄养血活血为君药；天麻、全蝎祛风解痉化滞为臣；威灵仙、荆芥、防风、秦艽疏风活络化滞为佐；黄芪、白术益气健脾，助君药增加补血养血之功，则成行气补血，气行则血行之意共为使药。配合成方共成养血熄风止颤之功。

六、阴虚风动（手颤）

阴虚风动，手颤。

主证：手颤，指头蠕动，心悸神疲，口咽发干，形体消瘦，舌红少苔，脉细数。

中医辨证：阴虚风动，手颤。

治法：滋阴熄风止颤。

方药：六味地黄汤合青娥丸加减。

生地黄 10 克　泽泻 10 克　山药 10 克　牡丹皮 10 克　茯苓 10 克　杭菊花 10 克　枸杞子 10 克　麦冬 10 克　桃仁 10 克　杜仲 10 克　五味子 3 克　补骨脂 10 克

用法：诸药共煎加水 1000 毫升，煎至 400 毫升去滓，一日三次分服。

禁忌：葱、蒜、萝卜、醋、胡葱、猪肉、鲫鱼。

方论：方中生地黄滋阴补肾益精髓为君；干山药健脾补肾，菊花、麦冬、牡丹皮、五味子滋阴凉血泻肝肾之火，枸杞子、杜仲、补骨脂益肾填精共为臣；肾虚则水湿不能渗利，故用茯苓、泽泻以利水湿为佐；桃仁活血化滞为使。诸药配伍合成方共奏滋阴熄风止颤之功。

439. 手丫疮（湿热蕴毒）

手丫生疮，手丫生小粒如芥子，瘙痒难忍，遇热尤甚。

主证：手丫生疮，搔破后出血或流黄水、结成干痂，久之化脓，痒痛并作，名为"疥疮"，有"干疥"、"湿疥"和"脓疥"之别，总由风湿蕴毒化生，初起发生手丫，渐渐遍染全身，但头面很少发生，舌红苔腻，脉濡数。

中医辨证：湿热蕴毒，手丫生疮。

治法：清血散风解毒。

方药：清风散。

生石膏 15 克　知母 10 克　当归 10 克　生地黄 12 克　苦参 10 克　苍术 10 克　防风 10 克　牛蒡子 10 克　生甘草 3 克　荆芥 10 克　蝉蜕 10 克　木通 6 克

用法：诸药共煎加水 1000 毫升，煎至 400 毫升去滓，一日三次分服。

禁忌：葱、蒜、萝卜、雀肉、青鱼、菘菜、诸果、海菜、猪肉。

方论：方中苍术健脾燥湿，苦参清热燥湿为君；牛蒡子、防风、蝉蜕、荆芥清热化湿为君；当归、生地黄清热补血凉血为臣；知母、石膏祛腹内深伏之邪热为佐；甘草清热解毒，木通引内蕴热毒下行从小便而解为使。诸药配合成方共奏消血散风解毒之功。

440. 指头肿痛

指头肿痛多由脏腑火毒、外感邪毒而致，即指头肿痛之症，多属疔疮疾患。

一、脏腑火毒（指头肿痛）

脏腑火毒，指头肿痛。

主证：初起指头麻木作痒，继则焮痛红肿，无头者较多，有头者较少。继则肿势渐渐扩大，疼痛剧烈而呈波动性，肘部及指部可触及瘰核，此时全身症状逐渐出现，如恶寒发热，饮食减少，睡眠不安，舌红，脉数。

中医辨证：脏腑火毒，指头肿痛。

治法：清热解毒。

方药：五味消毒饮合黄连解毒汤。

金银花 12 克　野菊花 12 克　蒲公英 12 克　天葵子 10 克　地丁 12 克　黄连 6 克　黄芩 10 克　黄柏 10 克　栀子 10 克

用法：诸药共煎加水 800 毫升，煎至 400 毫升去滓，一日三次分服。

禁忌：冷水、猪肉。

方论：方中金银花清热解毒，消散痈肿；紫花地丁、蒲公英、野菊花、紫背天葵子清热解毒、凉血消肿散结；黄芩清上焦热；黄连清中焦之热；黄柏清下焦热毒；栀子清三焦之热，诸药组合共奏清热解毒之功。

二、外感邪毒（指头肿痛）

外感邪毒，指头肿痛。

主证：初起指甲旁焮肿痛，逐渐扩大是为脓成，一般无全身症状，舌红苔黄，脉数。

中医辨证：外感邪毒，指头肿痛。

治法：清热解毒。

方药：五味消毒饮。

金银花 12 克　野菊花 12 克　蒲公英 12 克　天葵子 10 克　地丁 12 克　当归 10 克　皂角刺 10 克　黄芪 15 克　穿山甲 10 克　川芎 6 克

用法：诸药共煎加水 1000 毫升，煎至 400 毫升去滓，一日三次分服。

禁忌：面汤、湿面。

方论：方中银花清热解毒，消散痈肿，紫花地丁、蒲公英、野菊花、紫背天葵子清热解毒，凉血消肿散结；当归养血散瘀，皂角刺活血清肿散结消痈；穿山甲化滞散结活血消肿；黄芪、川芎能益气又能行气活络消肿。诸药组合成方共奏清热解毒之功。

441. 手脚厥冷（脾肾虚寒）

手脚厥冷，或兼泄利清谷者。

主证：手脚厥冷，或兼泄利清谷，脘腹冷痛，舌淡苔白，脉沉迟缓。

中医辨证：脾肾虚寒，手脚厥冷。

治法：温肾暖脾。

方药：附子理中汤。

白术 10 克　炙甘草 6 克　附子 10 克　干姜 10 克　党参 10 克

用法：五味药共煎加水 600 毫升，煎至 300 毫升去滓，一日三次分服。

禁忌：海菜、猪肉、菘菜、雀肉、青鱼、诸果。

方论：方中附子温肾壮阳回阳救逆为君；黑姜温运中焦以散寒邪，人参补气健脾，协助干姜以振奋脾阳为臣；佐以白术健脾燥湿，以促进脾阳健运；使以炙甘草调和诸药，而兼补脾和中取其甘缓之气调理脾胃，诸药合用共奏温肾健脾之功。肾温，脾健，诸症自愈。

442. 手发潮热（胃中燥屎）

手发潮热，兼见谵语舌黑。

主证：手发潮热，腹满，纳差，口渴便秘，舌苔正黄，脉滑数。

中医辨证：胃中燥屎，手发潮热。

治法：缓下燥屎。

方药：调胃承气汤。

朴硝 10 克　大黄 6 克　枳壳 6 克　厚朴 6 克　甘草 3 克

用法：五味共煎加水 600 毫升，煎至 300 毫升，一日三次，空腹服用。

禁忌：海菜、猪肉、菘菜。

方论：方中大黄苦寒泻火通结为君；芒硝苦寒软坚润燥为臣，厚朴、枳壳行气消积为佐；甘草甘缓和中益气养胃，以缓消大黄之苦泄，使药力缓缓下行为使。燥积得解，胃气自和，诸症自愈。

443. 手心发热

手心发热，多因阴分瘀血、脾胃停食而致。

一、阴分瘀血（手心发热）

手心发热，阴分瘀血。

主证：手心发热，多在入夜之后，瘀血在阴分，舌红少津，脉涩而数。

中医辨证：阴分瘀血，手心发热。

治法：养血凉血，活血除蒸。

方药：四物经瘀汤。

当归 10 克　生地黄 10 克　川芎 3 克　桑叶 10 克　竹叶 10 克　蒲黄 6 克　丹皮 10 克　浮小麦 10 克　灯心 3 克　荆芥（炒）6 克　桃仁 10 克

用法：诸药共煎加水 800 毫升，煎至 400 毫升去滓，一日三次，饭后一小时服用。

禁忌：湿面、葱、蒜、萝卜、胡荽、鲫鱼。

方论：方中当归、生地、川芎、牡丹皮养血凉血为君；桑叶、灯心、地骨皮、浮小麦、麦冬清热泻火养心除蒸为臣；蒲黄、荆芥、桃仁活络化滞为佐使。诸药组合成方共奏养血凉血、活血除蒸之功。

二、脾胃停食（手足心热）

脾胃停食，手心发热。

主证：手心发热，多在午饭以后，脾胃停食，舌淡，苔白腻而厚，脉滑。

中医辨证：脾胃停食，手心发热。

治法：燥湿运脾，行气和胃。

方药：加味平胃散。

苍术 6 克　陈皮 6 克　厚朴 6 克　甘草 3 克　神曲 6 克　酒军 3 克　白芍药 6 克

用法：诸药共煎加水 600 毫升，煎至 300 毫升去滓，一日三次，空腹服用。

禁忌：雀肉、青鱼、菘菜、猪肉、海菜。

方论：方中重用苍术燥湿运脾为君；厚朴行气化湿，消胀除满，神曲消食化滞，陈皮行气化积共为臣；酒军活络化瘀散结为佐；白芍清腑结为使。诸药组合成方共奏燥湿运脾、行气和胃之功。

444. 手腕疼痛（风寒湿痹）

风寒湿痹，手腕疼痛。

主证：手腕疼痛或兼身痛拘急，舌淡苔腻，脉沉濡或浮缓。

中医辨证：风寒湿痹，手腕疼痛。

治法：消风祛寒湿。

方药：五物逐风汤。

当归10克　黄芪6克　薏苡仁10克　甘草3克　生姜3克　桂枝6克

用法：诸药共煎加水600毫升，煎至300毫升去滓，一日三次，饭后服用。

禁忌：海菜、湿面、猪肉、菘菜。

方论：方中桂枝温经活络，合生姜祛风寒为君；薏苡仁祛湿通络为臣；气行则血行，气滞则血滞，故用当归、黄芪气血双补，以疏经散滞助桂枝祛风寒散湿痹之功共为佐；使以甘草益气活络兼调诸药。配合成方，共奏消风祛寒湿之功。

445. 手腕麻木（血虚风湿）

手腕麻木，血虚受风湿。

主证：手腕麻木，通腕皆痛不仁，面色萎黄，眩晕，视物模糊，舌淡，脉弦细。

中医辨证：血虚风湿，手腕麻木。

治法：养血熄风。

方药：养血熄风汤。

白芍药10克　钩藤6克　当归10克　秦艽6克　荆芥3克　薏苡仁6克　秦皮6克
竹茹6克　川芎3克　续断6克　僵蚕6克　生地黄10克　红花3克　白酒1杯

用法：诸药共煎加水900毫升，煎至400毫升去滓，一日三次，饭后服用，用白酒一小杯服用。

禁忌：湿面、葱、蒜、萝卜、一切血。

方论：方中当归、白芍、川芎、生地黄养血润筋为君；钩藤、秦艽、僵蚕、荆芥、秦皮疏筋活络共为臣；薏苡仁疏风化湿消滞，红花活血化瘀，续断通血脉，利关节，舒筋活络共为佐；竹茹清热散结为使。诸药组合共奏养血熄风祛湿之功。

446. 手指挛急（俗称鸡爪风）

手指挛急俗称鸡爪风，指手指拘急挛曲难以伸直而腕部以上活动自如者。多因血不养经、血燥筋伤、寒湿伤筋而致。

一、血不养筋（手指挛急）

主证：手指挛急，挛曲难以伸直，腕部以上活动自如，舌淡苔白，脉沉而濡。

中医辨证：寒湿伤筋，手指挛急。

治法：养血舒筋，补血活血。

方药：四物汤。

白芍药 10 克　川芎 6 克　熟地黄 10 克　当归 10 克

用法：四味共煎加水 600 毫升，煎至 300 毫升去滓，一日三次，饭后服用。

禁忌：葱、蒜、萝卜、一切血。

方论：方中当归补血养肝，和血调经为君；熟地黄滋阴补血为臣；白芍药养血柔肝和营为佐；川芎活血行气畅通气血为使。四味合用，补而不滞，滋而不腻，养血活血，可使营血调和。

二、血燥筋伤（手指挛急）

血燥筋伤，手指挛急。

主证：手指挛急，兼有灼热感，皮肤干燥，口唇皲裂，舌红少津，脉细数。

中医辨证：血燥筋伤，手指挛急。

治法：润燥养血舒筋。

方药：养血地黄汤。

熟地黄 10 克　山萸肉 10 克　狗脊 10 克　白术 10 克　干漆（煅）10 克　车前子 10 克　萆薢 10 克　泽泻 10 克　蔓荆子 10 克　蛴螬 5 克　天雄 6 克

用法：诸药共煎加水 900 毫升，煎至 400 毫升，一日三次，饭后服用。

禁忌：雀肉、青鱼、菘菜、诸果、葱、蒜、萝卜。

方论：方中熟地黄、山萸滋阴养血润筋为君；蔓荆、蛴螬、干漆、天雄、狗脊通脉养筋解挛舒筋为臣；泽泻、车前子润燥清热为佐；萆薢祛风活络，坚筋骨为使。诸药组合共成润燥、养血舒筋之功。

三、寒湿伤筋（手指挛急）

寒湿伤筋，手指挛急。

主证：手指挛急，兼有酸楚疼痛，畏寒肢冷，遇雨天加剧。舌淡苔腻，脉濡迟。

中医辨证：寒湿伤筋，手指挛急。

治法：散寒湿，舒筋脉。

方药：蠲痹汤。

秦艽 10 克　当归 10 克　羌活 10 克　独活 10 克　桂心 5 克　海风藤 15 克　乳香 5 克　甘草 3 克　木香 10 克　桑枝尖 15 克

用法：诸药共煎加水 600 毫升，煎至 300 毫升，一日三次，饭后服用。

禁忌：湿面、海菜、猪肉、菘菜。

方论：方中秦艽、羌活、独活、海风藤、桑枝尖散寒湿通血脉舒筋活络为君；桂心、当归养血润筋和营通络为臣；木香行气化滞，乳香活络消痛共为佐；甘草调和诸药为使。诸药配合共成散寒湿舒筋脉之功。

447. 手掌脱皮（风湿蕴毒）俗称鹅掌风

掌心燥痒，继起白皮。

主证：手掌脱皮，皮肤枯槁燥裂，能至掌心延及遍手，但不犯手背，名为"鹅掌风"，舌红苔腻，脉濡。

中医辨证：手掌脱皮，风湿蕴毒。

治法：祛风活络，滋阴养血。

方药：祛风地黄丸。

生地黄 10 克　熟地黄 10 克　白蒺藜 15 克　川牛膝 10 克　黄柏 10 克　菟丝子 10 克　枸杞子 10 克　独活 10 克

用法：诸药共煎加水 800 毫升，煎至 400 毫升去滓，一日三次，饭后服用。

禁忌：葱、蒜、萝卜、一切血。

方论：方中白蒺藜、独活祛风渗湿和络疏风化滞，黄柏滋阴清热祛湿共为君；生熟地黄滋阴养血凉血润肤解毒为臣；菟丝子、枸杞子滋肝补肾、滋肤荣颜为佐；牛膝通诸筋活络化滞祛风为使。诸药组合共成祛风活络、滋阴养血之功。

448. 朱 砂 掌

两手掌大小鱼际处肤色红赤，压之褪色，皮肤变薄者为朱砂掌。多因肝肾阴虚、瘀血郁阻而致。

一、肝肾阴虚（朱砂掌）

肝肾阴虚，朱砂掌。

主证：手掌大小鱼际肤色鲜红，低热或午后潮热，头晕耳鸣，形体消瘦，面色晦黯，失眠多梦，舌红，脉弦数。

中医辨证：肝肾阴虚，朱砂掌。

治法：滋养肝肾阴血，活血化瘀。

方药：杞菊地黄丸。

醋鳖甲 15 克　桃仁 10 克　枸杞子 10 克　生地黄 12 克　郁金 10 克　山药 10 克　山萸肉 10 克　牡丹皮 10 克　茯苓 10 克　泽泻 10 克

用法：诸药共煎加水 800 毫升，煎至 400 毫升去滓，一日三次，空腹服用。

禁忌：葱、蒜、萝卜、一切血、醋及一切血。

方论：方中枸杞子、菊花滋阴养血，鳖甲、郁金滋阴凉血，熟地滋阴补肾共为君药；山萸肉补肝肾、敛虚火，干山药既可补肾又可健脾共为臣；阴虚则火旺，故配丹皮凉血、清热以泻肝肾虚火；肾虚则水湿不能渗利，故用茯苓、泽泻以利水湿。诸药配伍组合成方共奏滋肝肾阴、活血化瘀之功。

二、瘀血郁阻（朱砂掌）

瘀血郁阻，朱砂掌。

主证：手掌大小鱼际肤暗红，面色黧黑，两胁下癥块质硬刺痛，腹部青筋外露，颈项和胸部常见蛛纹、血丝，齿衄或衄血，舌暗或有紫斑点，脉涩。

中医辨证：瘀血郁阻，朱砂掌。

治法：活血逐瘀。

方药：膈下逐瘀汤。

牡丹皮 10 克　赤芍 10 克　五灵脂 10 克　山药 10 克　桃仁 10 克　红花 10 克　制香附 10 克　甘草 6 克　枳壳 10 克　延胡 10 克

用法：诸药共煎加水 800 毫升，煎至 400 毫升去滓，一日三次分服。

禁忌：猪肉、海菜、蒜、菘菜、胡荽。

方论：方中当归、川芎、赤芍养血活血，丹皮清热凉血、活血化瘀，桃仁、红花、五灵脂破血逐瘀，香附、枳壳行气止痛，且增强逐瘀之力，甘草调和诸药，全方以活血化瘀和行气之药并用，使气帅血行之功。

449. 足背肿（脾虚水湿下注）

足背肿为脾虚水湿下注所生，亦为"浮肿"初期，往往在活动后加重，休息后减轻。

主证：足背肿，往往在活动后加重，也能发展为"脚气"肿胀，舌苔白腻，脉弦滑。

中医辨证：脾虚水湿下注，足背肿。

治法：健脾利湿化痰。

方药：桂苓术甘枣汤。

桂枝 10 克　茯苓 10 克　甘草 6 克　大枣 6 克（轻者用生熟薏苡仁代茶服）

用法：四味共煎加水 500 毫升，煎至 300 毫升，一日三次空腹服用。

禁忌：醋及一切酸、海菜、猪肉、菘菜。

方论：方中茯苓健脾渗湿、祛痰化饮为君；甘草健脾燥湿，助茯苓运化水湿为臣；桂枝通阳化气为佐；大枣益气和中，调和诸药为使。配合成方，共奏温化痰饮、健脾利湿之功。

450. 足　痛

足痛，主要表现为一侧或两侧足跟痛或足心痛，多因肝肾亏虚、气虚血亏、寒湿凝滞、风湿痹阻而致。

一、肝肾亏虚（足痛）

肝肾亏虚，足痛。

主证：足痛，局部不红肿，不耐久立行走，下肢乏力，舌红光少津，脉细数。

中医辨证：肝肾亏虚，足痛。

治法：滋阴补肾，益精养血。

方药：左归丸加味。

熟地黄 10 克　山药 10 克　山萸肉 10 克　龟版胶 10 克　枸杞子 10 克　鹿角胶 10 克
鹿角霜 10 克　牛膝 10 克　茯苓 10 克　杜仲 10 克　破故纸 10 克

用法：诸药共煎加水 900 毫升，煎至 400 毫升去滓，一日三次，空腹服用。

禁忌：葱、蒜、萝卜、醋及一切酸。

方论：方中熟地、山药、山茱萸补益肝肾阴血；龟版胶、鹿角胶、鹿角霜均为血肉之品，三味合用，峻补精血，调和阴阳；复配牛膝、故纸、枸杞子补肝肾，强腰膝，健筋骨。诸药合用具有滋阴补肾、益精养血之功。

二、气血亏虚（足痛）

气血亏虚，足痛。

主证：常见足跟痛疼，皮肤不红肿，日间活动痛缓，夜痛疼加重。

中医辨证：气血亏虚，足痛。

治法：补气养血。

方药：十全大补汤补气养血。

当归 10 克　川芎 6 克　白芍药 10 克　白术 10 克　肉桂 3 克　茯苓 10 克　炙甘草 6 克　黄芪 15 克　熟地 10 克　党参 15 克

用法：诸药共煎加水 900 毫升，煎至 400 毫升去滓，一日三次，空腹服用。

禁忌：湿面、雀肉、青鱼、菘菜、诸果、醋及一切酸。

方论：本方由四君子汤合四物汤再加黄芪、肉桂所成。方中四君子汤补气，四物汤补血，更与补气的黄芪和少佐温煦之肉桂组合，则补益气血之功更著。

三、寒湿凝滞（足痛）

寒湿凝滞，足痛。

主证：走路时下肢沉困无力，痛甚则跛行，小腿酸胀重着，肤冷苍白，舌淡苔白，脉沉濡迟。

中医辨证：寒湿凝滞，足痛。

治法：温经散寒除湿，活血通脉。

方药：当归四逆汤合附子汤化裁。

当归 10 克　北细辛 3 克　川木通 6 克　桂枝 10 克　赤芍药 10 克　炙甘草 6 克　大枣 6 克　茯苓 10 克　干姜 6 克　白术 10 克　人参 10 克

用法：诸药共煎加水 900 毫升，煎至 400 毫升去滓，一日三次，空腹服用。

禁忌：湿面、雀肉、青鱼、菘菜、诸果、海菜、猪肉、醋、一切酸。

方论：方中桂枝壮阳温肾、祛寒救逆为君；干姜辛热温里祛寒祛湿加强附子回阳之效；茯苓、人参、白术、甘草益气健脾为臣；当归、赤芍、大枣、细辛补血活络止痛为佐；川木通交通上下活络通瘀导诸药下行。诸药组合成方共奏温经散寒除湿，活血通脉之功。

四、风湿痹阻（足痛）

风湿痹阻，足痛。

主证：足部痛疼，肿胀，伸屈不利，下肢困重，足跟痛，腰膝酸痛，舌腻苔白，脉迟濡涩。

中医辨证：风湿痹阻，足痛。

治法：蠲痹通络。

方药：蠲痹汤加减。

桂枝 10 克　麻黄（先煎去沫）6 克　秦艽 10 克　当归 10 克　羌活 10 克　苡仁 10 克　木香 10 克　海风藤 15 克　桑枝尖 15 克　乳香 5 克　甘草 6 克　川芎 6 克

用法：诸药共煎加水 900 毫升，煎至 400 毫升去滓，一日三次，空腹服用。

禁忌：湿面、海菜、猪肉、菘菜。

方论：方中桂枝、麻黄、秦艽、羌活、桑枝、海风藤蠲痹祛风渗湿通络为君；薏苡仁散瘀消结，合乳香消痛活络止痛为臣；当归、川芎、木香行气活血补血，气帅血行为佐；甘草调和诸药为使。诸药组合成方共奏蠲痹通络之功。

451. 足　颤

足颤，是指一足或双足震颤动摇。多由血虚风动、风寒湿侵而致。

一、血虚风动（足颤）

血虚风动，足颤。

主证：足颤动，心悸，头晕目眩，或见下肢麻木，面色萎黄，舌淡，脉弦细。

中医辨证：血虚风动，足颤。

治法：养血熄风。

方药：定振丸。

天麻10克　秦艽10克　当归10克　黄芪15克　熟地12克　生地12克　全蝎2枚　白芍10克　威灵仙10克　防风10克　荆芥10克　白术10克　川芎10克

用法：诸药共煎加水900毫升，煎至400毫升去滓，一日三次，空腹服用。

禁忌：湿面、葱、蒜、萝卜、一切血。

方论：方中当归、熟地、生地、川芎、白芍养血活络为君；黄芪、白术、防风益气活络为臣；天麻、全蝎、秦艽、威灵仙、荆芥熄风定颤为佐使。诸药配伍，血养，风熄，诸症自愈。

二、风寒湿侵（足颤）

风寒湿侵，足颤。

主证：足颤动且有痛感，肢体紧困不舒，恶风寒，内伤生冷，胸腹痞闷，舌淡苔腻，脉沉迟濡。

中医辨证：风寒湿侵，足痛。

治法：祛风散寒除湿，活血通络。

方药：五积散化裁。

白芷10克　陈皮6克　当归10克　茯苓10克　猪苓10克　肉桂3克　白芍药10克　半夏10克　天麻10克　苍术10克　生姜5克　干姜5克　厚朴6克　川芎6克

用法：诸药共煎加水1000毫升，煎至400毫升去滓，一日三次，空腹服用。

禁忌：醋及一切酸、湿面、雀肉、青鱼、荙菜、羊肉、饴糖。

方论：方中生姜、白芷发散表寒；干姜、肉桂温散里寒；苍术、厚朴健脾燥湿；半夏、陈皮、茯苓、猪苓理气化痰；当归、川芎、白芍养血活血，甘草调和诸药。全方共奏散寒祛湿、理气活血化痰之功。五积去，诸症自愈。

452. 足趾紫黑（寒湿内蕴，阴火燔灼）

足趾紫黑，寒湿内蕴，阴火燔灼。

主证：足趾周围皮肤由紫变黑，逐渐蔓延，渐至腐烂，流出败水，溃处肉色不鲜，气味剧臭，痛疼异常，夜间尤甚，腐烂延开，可使五趾相结，渐见罹病关节坏死，自行脱落，疮面久久不敛。多因寒湿内蕴和阴火燔灼，病名"脱疽"，为一种险恶疾患。

中医辨证：寒湿内蕴，阴火燔灼，足趾紫黑。

治法：温阳补血，散寒通滞。

方药：阳和汤合四妙勇安汤加减。

麻黄（先煎去沫）6克　炮姜6克　熟地10克　白芥子10克　肉桂3克　党参10克　当归10克　金银花12克　鹿角胶10克　甘草6克

用法：诸药共煎加水900毫升，煎至400毫升去滓，一日三次，空腹服用。

禁忌：葱、蒜、萝卜、一切血、海菜、猪肉、菘菜。

方论：方中当归、熟地大补营血为君；鹿角胶生精补髓，养血温阳为臣；姜炭破阴和阳，肉桂温经通脉，白芥子消痰散结，麻黄调血脉，通腠理均为佐；生甘草、金银花解脓毒而和诸药为使。诸药合用，阳回阴消，血脉宣通，用于阴寒之证，犹如离照当空，阴霾四散。

453. 足丫湿气（湿热下注）

足丫湿气湿热下注，水湿浸渍，引起脚丫潮湿，作痒难忍。

主证：脚丫作痒难忍，往往搓至皮烂疼痛，流出黄水，其痒方止，但至次日又痒，经年不愈，俗称"湿气"。严重者腐烂疼痛，足趾浮肿，流脓淌水，臭味难闻，行走不便，称为"烂脚丫"，舌红，舌苔腻，脉濡。

中医辨证：湿热下注，足丫湿气。

治法：清热利湿，宣通三焦。

方药：三石散。

炉甘石6克　熟石膏6克　赤石脂6克　通草6克　杏仁9克

用法：三味共煎加水400毫升，煎至200毫升去滓，一日三次分服。

禁忌：酒、茶、羊肉、牛肉、胡荽。

方论：方中熟石膏、杏仁宣开上焦肺气，消中焦之热；滑石、通草利下焦湿热。诸药合用，共奏清热利湿，宣通三焦之功。湿去，络通，诸症自愈。

注：炉甘石、熟石膏、赤石脂各等分研细末外敷善佳。

454. 足生鸡眼（伤及血脉）

足生鸡眼，伤及血脉。此因穿小鞋远行，或走崎岖道路，顶起硬凸。

主证：此因穿小鞋远行，伤及血脉，足生老茧，根陷肉里，顶起硬凸，痛疼，妨碍步履。

中医辨证：足生鸡眼，伤及血脉。

治法：活血化瘀。

方药：醋蛋活血方。

鸡蛋6粒　陈醋2斤

用法：鸡蛋醋煎煮，每日早晚和服1粒，煎煮三分钟后，可把鸡蛋稍打破皮再行煮煎，使醋渗入蛋内。

455. 脚冷厥逆（脾肾虚寒）

脚冷厥逆，脾肾虚寒。

主证：脚冷厥逆，下利清谷，神衰欲昧，恶寒踡卧，舌淡，脉沉微细。

中医辨证：脚冷厥逆，脾肾虚寒。

治法：温壮肾阳，祛寒救逆。

方药：加味四逆汤。

甘草 6 克　附片 10 克　干姜 6 克　白术 10 克　茯苓 10 克

用法：五味药共煎加水 500 毫升，煎至 300 毫升去滓，一日三次，空腹服用。

禁忌：海菜、猪肉、菘菜、醋及一切酸。

方论：方中附子大辛大热，温阳壮肾，祛寒救逆为君；干姜辛热，温里祛寒，归、术甘温补脾益气为臣；茯苓健脾益肾为佐；炙甘草甘温益气和中，并缓姜附燥烈之性为使，诸药组合成方共奏温壮肾阳，祛寒救逆之功。

456. 脚发厥热（肾阴亏虚）

肾阴虚，脚发厥热。

主证：脚发厥热，夜间不欲被覆，头晕，健忘，耳鸣耳聋，舌红，脉细数。

中医辨证：脚发厥热，肾阴亏虚。

治法：滋补肾阴。

方药：六味地黄丸。

熟地黄 15 克　牡丹皮 10 克　山药 12 克　山茱萸 10 克　泽泻 10 克　茯苓 10 克

用法：诸药共煎加水 800 毫升，煎至 400 毫升去滓，一日三次，空腹服用。

禁忌：胡荽、葱、蒜、萝卜、一切血、醋及一切酸。

方论：方中熟地黄补肾阴、益精髓为君；山萸肉补肾阴，敛虚火，干山药既可补肾，又可健脾，共为臣药；阴虚则火旺，故配牡丹皮凉血清热，以泻肝肾之火；肾虚则水湿不能渗利，故用茯苓、泽泻以利水湿。全方"三补"与"三泻"并用，配伍精当，滋补肾阴效果善佳。

457. 脚胕肿大（寒湿）

脚胕肿大，寒湿。

主证：脚胕肿大，青白如蚕明亮，行动不便，麻木冷痛，挛急上冲，舌淡，脉沉迟濡。

中医辨证：脚胕肿大，寒湿。

治法：行气降浊，化湿通络。

方药：神仙鸡鸣散。

吴茱萸 6 克　生姜 10 克　苍术 6 克　紫苏 6 克　薏苡仁 10 克　陈皮 6 克　槟榔 3 克　茯苓 10 克　桔梗 6 克

用法：诸药共煎加水 800 毫升，煎至 400 毫升去滓，一日三次，空腹服用。

禁忌：雀肉、青鱼、菘菜、诸果、醋及一切酸、猪肉。

方论：方中槟榔质重下达，行气逐湿为君；陈皮燥湿通络，和中健脾，薏苡仁健脾渗湿，苍术健脾燥湿，茯苓益脾养心渗湿利水共为臣；紫苏、桔梗宣通气机，吴茱萸、生姜温散寒邪并为佐；诸药合用共奏行气降浊，化湿降浊通络之功。

458. 脚跗赤肿（湿热）

脚跗赤肿，湿热。

主证：脚跗赤肿，以及生疮溃烂，下肢痿软无力。舌苔黄腻，脉濡数。

中医辨证：脚跗赤肿，湿热。

治法：清热燥湿，活络消肿。

方药：苍术知母汤。

苍术6克　知母10克　白术6克　茯苓6克　防己5克　黄芩6克　白芍6克　续断6克　茵陈6克　秦皮6克　地骨皮6克　甘草3克　桑皮6克

用法：诸药共煎加水800毫升，煎至400毫升去滓，一日三次，空腹服用。

禁忌：雀肉、青鱼、菘菜、诸果、醋及一切酸、海菜、猪肉

方论：方中苍术燥湿健脾，茯苓渗湿利水，白术健脾燥湿，防己祛湿利水共为君；茵陈、黄芩、知母、秦皮、桑皮清热利湿共为臣；白芍、续断舒筋活络行气化滞消肿为佐；甘草调诸药兼健脾利湿为使。诸药组合共奏清热燥湿，利水消肿之功。

459. 脚痛瘦削（干脚气）

脚痛瘦削。

主证：脚瘦削痛疼，干枯发热。

中医辨证：脚痛瘦削。

治法：滋阴活血，养血润燥。

方药：去痿活血汤。

生地黄10克　元参6克　当归10克　白芍6克　龙胆草6克　牡丹皮6克　知母6克　杏仁6克　麦冬10克　秦艽6克

用法：诸药共煎加水800毫升，煎至400毫升去滓，一日三次，空腹服用。

禁忌：葱、蒜、萝卜、一切血、鲫鱼、胡荽、湿面。

方论：方中当归、白芍、牡丹皮、生地黄养血润肤清热凉血为君；麦冬、杏仁清肺润肤，合当归调营和卫并为臣；龙胆草、知母善清下焦之热邪为佐；秦艽通经活络，合熟地、白芍养血润肤为使。诸药组合共成滋阴活血，养血润燥之功。

460. 四肢强直

四肢强直指四肢肌肉强直，肢体伸直而不能屈曲，或四肢关节由于某种原因而致僵硬不能屈伸的症状。多因风寒湿阻风气胜、风寒湿阻寒气胜、风寒湿阻湿气胜、风邪入侵、湿热阻络、痰火动风、肝阳化风、肝肾亏虚、血瘀气滞、阳气虚衰而致。

一、风寒湿阻，风气胜者（四肢强直）

风寒湿阻，风气胜者。

主证：痹病日久，四肢关节强直，不能伸屈，关节肌肉痛疼，时有肿胀，日久可见肌肉萎缩瘦削，舌淡苔腻，脉迟而濡。

中医辨证：风寒湿阻风气胜，四肢强直。

治法：疏风通经活络。

方药：防风汤。

防风 10 克　杏仁 10 克　当归 10 克　黄芩 10 克　秦艽 10 克　葛根 6 克　炙甘草 6 克　麻黄 6 克　茯苓 10 克

用法：诸药共煎加水 800 毫升，煎至 400 毫升去滓，一日三次分服。

禁忌：海菜、猪肉、湿面、菘菜、醋及一切酸。

方论：方中防风、秦艽、麻黄温经祛湿疏风散结为君，甘草益气化滞，茯苓渗利水湿共为臣；当归、葛根养血滋润经脉解肌化滞为佐；黄芩祛湿，合杏仁通络散瘀为使。诸药组合成方，共奏疏风通经活络之功。

二、风寒湿阻寒气胜（四肢强直）

风寒湿阻者。

主证：痹痛日久，四肢关节强直，不能伸屈关节，肌肉疼痛，时有肿胀，日久可见肌肉瘦削，舌淡，苔腻，脉沉迟。

中医辨证：风寒湿阻，寒气胜。

治法：温经散寒活络。

方药：乌头汤。

川乌 6 克　白芍 10 克　黄芪 15 克　炙甘草 6 克　桂枝头 10 克

用法：诸药共煎加水 500 毫升，煎至 300 毫升去滓，一日三次，空腹时服用。

禁忌：海菜、猪肉、菘菜。

方论：方中川乌头大辛大热，善治沉寒痼冷阳虚积寒及寒气搏结不散四肢经络不畅之症为君；黄芪、甘草益气助阳为佐；白芍药补血活络柔筋为使。配合成方共奏温经散寒活络之功。

三、风寒湿阻，湿气胜者（四肢强直）

风寒湿阻，湿气胜者。

主证：痹痛日久，四肢关节强直，不能屈伸，时有肿胀，日久可见肌肉瘦削，舌淡苔腻，脉濡。

中医辨证：风寒湿阻，湿气胜。

治法：健脾利湿通络。

方药：薏苡仁汤。

桂心 6 克　薏苡仁 10 克　川牛膝 10 克　制附子 10 克　干姜 6 克　白薇 10 克　白芍药 10 克　炙甘草 6 克　酸枣仁 10 克

用法：诸药共煎加水 800 毫升，煎至 400 毫升去滓，一日三次分服。

禁忌：海菜、猪肉、菘菜。

方论：方中薏仁祛湿健脾活络散结为君；桂心、附子、干姜温经通络为臣；白芍药柔经散瘀活络，酸枣仁疗湿痹、四肢酸困为佐；甘草调和诸药益气健脾祛湿为使。配合成共奏健脾利湿通络之功。

四、风邪入侵（四肢强直）

风邪入侵，四肢强直。

主证：四肢强直，发热恶寒，头痛强直，发热恶寒，口噤不开，舌红，苔黄，脉弦数。

中医辨证：风邪入侵，四肢强硬。

治法：平肝潜阳，祛风止痉。

方药：羚羊钩藤汤。

羚羊角10克　钩藤10克　桑叶10克　菊花10克　川贝母10克　鲜竹茹10克　鲜生地10克　甘草6克　杭白芍12克　朱茯苓12克

用法：诸药共煎加水900毫升，煎至400毫升去滓，一日三次分服。

禁忌：海菜、猪肉、菘菜、葱、蒜、萝卜、一切血。

方论：方中以羚羊角、钩藤清热凉肝，熄风止痉共为君药；桑叶、菊花清热熄风为臣药；白芍、生地黄、甘草养阴增液以柔肝舒筋；竹茹、贝母清热化痰；茯神宁心安神均为佐药；甘草调和诸药，兼以为使，诸药组合成方共奏平肝潜阳，祛风止痉之功。

五、湿热阻络（四肢强直）

湿热阻络，四肢强直。

主证：四肢强直，多半有湿热痹症状，迁延日久则四肢强直，四肢关节不得屈伸，关节红肿疼痛，足踝部肌肤可见多数结节性红斑，身热，头如裹，肢困，日久可见四肢肌肉瘦，关节灼红肿大，舌红，苔腻，脉涩濡。

中医辨证：湿热阻络，四肢强直。

治法：清热利湿通络。

方药：二妙散。

黄柏10克　苍术10克　龟版10克　牛膝10克　当归10克　木防己10克　萆薢10克

用法：诸药共煎加水800毫升，煎至400毫升去滓，一日三次分服。

禁忌：雀肉、青鱼、菘菜、诸果、湿面。

方论：方中苍术、防己健脾祛湿，萆薢辟秽化浊为君；龟版、黄柏滋阴清热为臣；当归养血润筋为佐；牛膝祛湿活络为使。诸药组合共奏利湿通络之功。

六、痰火动风（四肢强直）

痰火动风，四肢强直。

主证：多突然发病，四肢过度伸直，强硬而不能屈曲，颈项强直，并可伴阵阵抽搐，面红气粗或有发热，神志不清，喉鸣，舌红苔黄，脉滑弦。

中医辨证：痰火动风，四肢强直。

治法：涤痰泻火，清气化痰。

方药：清气化痰丸。

黄芩19克　杏仁10克　枳实10克　天南星10克　茯苓10克　瓜蒌仁10克　半夏10克　姜汁10克

用法：诸药共煎加水 800 毫升，煎至 400 毫升去滓，一日三次分服。

禁忌：醋及一切酸、羊肉、羊血、饴糖。

方论：方中半夏燥湿化痰，痰由湿生，故以茯苓健脾渗湿，瓜蒌涤痰泻火共为君；天南星搜风祛痰，散结润燥为臣；黄芩清热化湿，杏仁散结润燥泻肺解肌，枳实行气祛湿为佐；姜汁行气散结化痰祛湿为使。诸药组合成方共奏清气化痰，涤痰泻火之功。

七、肝阳化风（四肢强直）

肝阳化风，四肢强直。

主证：平素即有肝阳偏亢的症状，如头晕头痛，耳鸣，目眩，心烦易怒，面红目赤。

中医辨证：肝阳化风，四肢强直。

治法：平肝潜阳。

方药：羚羊钩藤汤。

羚羊角 10 克　钩藤（后下）10 克　桑叶 10 克　菊花 10 克　川贝母 10 克　鲜竹茹 10 克　鲜生地 15 克　炙甘草 6 克　白芍 10 克　朱茯苓 10 克

用法：诸药共煎加水 800 毫升，煎至 400 毫升去滓，一日三次分服。

禁忌：海菜、猪肉、菘菜、醋及一切酸、葱、蒜、萝卜。

方论：方以羚角、钩藤清热凉肝，熄风止痉共为君药；桑叶、菊花清热熄风为臣药；白芍、生地黄、甘草养阴增液以柔肝舒筋；竹茹、贝母清热除痰；茯神宁心神均为佐药；甘草调和诸药，兼以为使。诸药组合成方共奏平肝潜阳，祛风止痉之功。

八、肝肾亏虚（四肢强直）

肝肾亏虚，四肢强直。

主证：头晕目眩，耳鸣如蝉，失眠健忘，心烦易怒，四肢渐次强直，吞咽打呛。

中医辨证：肝肾亏虚，四肢强直。

治法：滋补肝肾。

方药：三甲复脉汤合六味地黄汤。

生地黄 12 克　阿磁针（净化兑服）10 克　当归 10 克　白芍 10 克　龟版 10 克　鳖甲 10 克　山萸肉 10 克　牡丹皮 10 克　山药 10 克　麻仁 10 克

用法：诸药共煎加水 900 毫升，煎至 400 毫升去滓，一日三次分服。

禁忌：葱、蒜、萝卜、胡荽、醋及一切酸、一切血。

方论：方中生地黄、山萸肉、龟版、鳖甲滋阴补肾为君；当归、白芍、阿胶滋阴养血润筋，山药既能补肾又能健脾共为臣；阴虚则火旺，故配丹皮凉血清热以泻肝肾之虚火，肾虚则水湿不能渗利，故用茯苓以利水湿为佐；麻仁消腑泻热，通痹活络为使。诸药组合成方共奏滋补肝肾之功。

九、血瘀气滞（四肢强直）

血瘀气滞，四肢强直。

主证：多先在外伤、中毒后遗四肢伸直强曲，不能屈曲，眼开而神昏不识人，不能言语，二便失禁，日久肌肤甲错，舌暗或有紫斑，脉涩或结代。

中医辨证：血瘀气滞，四肢强直。

治法：益气化瘀。

方药：补阳还五汤。

黄芪15克　桃仁10克　红花6克　赤芍10克　当归10克　川芎6克　干地龙10克

用法：诸药共煎加水800毫升，煎至400毫升去滓，一日三次分服。

禁忌：湿面。

方论：本方重用黄芪大补元气；归尾、川芎、赤芍、桃仁、红花活血化瘀，地龙通行经络。诸药合用，使气旺血行，瘀祛络通，诸症可渐愈。

十、阳气虚衰（四肢强直）

阳气虚衰，四肢强直。

主证：四肢强直，面色㿠白，手足厥冷，默默不语，神识不清，目开而不识人，四肢偶有自动，二便失禁，舌淡苔白，脉沉弱迟。

中医辨证：阳气虚衰，四肢强直。

治法：温阳活血。

方药：桂枝加附子汤。

桂枝10克　制附子10克　生姜6克　白芍10克　炙甘草6克　大枣6克

用法：诸药共煎加水900毫升，煎至400毫升去滓，一日三次分服。

禁忌：海菜、猪肉、菘菜。

方论：方中桂枝散风寒通经络；附子祛风除湿，温经散寒，白芍柔筋养血，三药相配，散风寒湿邪而止痹痛；生姜、大枣调和营卫，甘草补脾和中。六味药合用，共奏祛风除湿，温经散寒之功。

461. 四肢肿胀

四肢肿胀，多因湿热蕴结、气滞肌表、寒湿凝滞、气虚血瘀而致。

一、湿热蕴结（四肢肿胀）

湿热蕴结，四肢肿胀。

主证：四肢肿胀，关节肿痛，肌肤灼热，皮色发红发亮，舌苔腻，舌红，脉濡滑。

中医辨证：湿热蕴结，四肢肿胀。

治法：清热疏风祛湿。

方药：白虎桂枝汤。

桂枝尖10克　粳米3克　生石膏15克　甘草6克　知母10克

用法：诸药共煎加水600毫升，煎至300毫升去滓，一日三次分服。

禁忌：海菜、猪肉、菘菜。

方论：方中桂枝尖疏风祛湿，活络消肿为君；知母、石膏清胃热而除烦为臣；粳米、甘草益气生津健脾祛湿为佐使。诸药组合成方共奏清热疏风祛湿之功。

二、气滞肌表（四肢肿胀）

气滞肌表，四肢肿胀。

主证：四肢肿胀，自觉发胀，肤色苍白，按之即起，似有弹性，或兼有胸胁胀满，善太息，无汗。

中医辨证：气滞肌表，四肢肿胀。

治法：行气导滞，佐以温散。

方药：香苏豉汤。

制香附 10 克　紫苏 10 克　葱白 5 枚　淡豆豉 10 克

用法：四味共煎加水 500 毫升，煎至 300 毫升去滓，一日三次分服。

禁忌：犬肉、猪肉。

方论：方中紫苏散在表之风寒兼理气机为君；香附行气化滞为臣，葱白助主药增强温散风寒之功为佐；淡豆豉解肌发表退热除烦为使。诸药组合成方共奏行气导滞、温散风寒之功。

三、寒温凝滞（四肢肿胀）

寒湿凝滞，四肢肿胀。

主证：四肢关节疼痛，痛有定处，或下肢沉重，四肢肿胀，手足笨重，舌淡，苔白腻，脉沉濡。

中医辨证：寒湿凝滞，四肢肿胀。

治法：散寒除湿。

方药：乌头汤。

川乌 6 克　麻黄 6 克　肉桂 3 克　白芍 10 克　黄芪 15 克　炙甘草 6 克

用法：诸药共煎加水 600 毫升，煎至 400 毫升去滓，一日三次分服。

禁忌：海菜、猪肉、菘菜。

方论：方中乌头大辛大热善治沉寒痼冷，祛湿通经为君；麻黄疏表散寒又能利水消肿，白芍凉血柔筋活络又能制乌头辛燥之性共为臣，黄芪、肉桂益气温阳活络为佐；甘草调诸药为使。诸药组合共奏散寒除湿、活络消肿之功。

462. 四肢瘦削

四肢瘦削，上、下肢由于某种病因引起的肌肉萎缩的症状，多由脾胃虚弱、肝肾阴虚、脾肾阳虚、气血两虚而致。

一、脾胃虚弱（四肢瘦削）

脾胃虚弱，四肢瘦削。

主证：多见于青少年，面色苍白，神疲倦怠，四肢瘦削，以肩臀部为明显，上肢无力，下肢走如鸭步，足踝内翻或外翻，足背呈弓形，纳谷不馨，舌淡苔白，脉沉迟。

中医辨证：脾胃虚弱，四肢瘦削。

治法：补中益气。

方药：补中益气汤。

人参 15 克　黄芪 15 克　升麻 6 克　白术 10 克　当归 10 克　陈皮 6 克　炙甘草 6 克
柴胡 6 克

用法：诸药共煎加水 800 毫升，煎至 400 毫升去滓，一日三次分服。

禁忌：青鱼、雀肉、菘菜、海菜、猪肉、湿面、一切血。

方论：方中黄芪补中益气，升阳固表为君；人参、白术、甘草甘温益气，补益脾胃为臣；陈皮理气调理气机，当归补血和营为佐；升麻、柴胡协同参、芪升举清阳为使。综合全方，一则补气健脾，使后天生化有源，脾胃气虚诸症可愈；一则升提中气，恢复中焦升降之功能，使脾胃虚弱，诸症自愈。

二、肝肾阴虚（四肢瘦削）

肝肾阴虚，四肢瘦削。

主证：肌肉瘦削，四肢无力而颤抖，步履踉跄，筋惕肉瞤，舌红，少津，脉数。

中医辨证：肝肾阴虚，四肢瘦削。

治法：滋补肝肾，育阴潜阳。

方药：知柏地黄丸加味。

知母 10 克　黄柏 10 克　生地黄 12 克　山药 10 克　泽泻 10 克　山萸肉 10 克　龟版 10 克　茯苓 10 克　牡丹皮 10 克

用法：诸药共煎加水 800 毫升，煎至 400 毫升去滓，一日三次服用。

禁忌：葱、蒜、萝卜、醋及一切酸、胡荽。

方论：方中知母、黄柏、熟地滋阴补肾为君；山萸肉补肝肾，敛虚火，干山药既能补肾又能健脾共为臣；阴虚则火旺，故配丹皮凉血清热，以泻肝肾虚火；肾虚则水湿不能渗利，故用茯苓、泽泻渗利水湿，龟版育阴潜阳共为佐使。诸药组合成方共奏滋阴清热、育阳潜阳之功。

三、脾肾阳虚（四肢瘦削）

脾肾阳虚，四肢瘦削。

主证：肌肉瘦削，四肢无力，肌冷形寒，大肉脱陷，腰酸腿软，遗精阳痿，便溏溲清，舌淡苔白，脉沉迟。

中医辨证：脾肾阳虚，四肢瘦削。

治法：温补脾肾。

方药：金匮肾气丸加味。

山萸肉 10 克　牡丹皮 10 克　制附子 10 克　肉桂 3 克　熟地黄 10 克　泽泻 10 克　山药 10 克　白术 10 克　人参 10 克

用法：诸药共煎加水 800 毫升，煎至 400 毫升去滓，一日三次服用。

禁忌：蒜、胡荽、葱、萝卜、雀肉、青鱼、诸果。

方论：方中附子、肉桂温补肾阳为君；山萸肉补肝肾敛虚火，干山药既可补肾，又可健脾共为臣；丹皮凉血清热，以泻肝肾虚火为佐；肾虚则水湿不能渗利，故用茯苓、泽泻渗利水湿为使。诸药组合成共奏温补脾肾之功。

四、气血两虚（四肢瘦削）

气血两虚，四肢瘦削。

主证：肌肉瘦削，面色苍白，神疲困乏，头晕眼花，心悸气短，自汗盗汗，舌淡苔白，脉虚弱。

中医辨证：气血两虚，四肢瘦削。

治法：滋养阴血。

方药：人参养营汤。

熟地黄 12 克　白术 10 克　黄芪 15 克　当归 10 克　远志 10 克　桂心 3 克　白芍药 10 克　茯苓 10 克　炙甘草 6 克　陈皮 6 克　五味子 6 克　人参 10 克

用法：诸药共煎加水 1000 毫升，煎至 400 毫升去滓，一日三次服用。

禁忌：葱、蒜、萝卜、诸果、雀肉、青鱼、菘菜、猪肉、醋及一切酸。

方论：方中熟地、当归、白芍补血养阴，人参、黄芪、甘草、白术、茯苓补气益脾，且可阳生阴长，补气以生血；远志、五味子宁心安神；桂心能导诸药入营生血；陈皮理气，使诸药补而不滞，诸药组合成方共成滋养阴血理气补血之功。

463. 四肢抽搐

四肢抽搐，多由风邪闭阻、风痰夹瘀、阴虚阳亢、热极生风、脾肾阳虚、肝郁血虚而致。

一、风邪闭阻（四肢抽搐）

四肢抽搐，风邪闭阻。

主证：发热恶寒，四肢抽搐，项背强急，筋脉拘挛，肢体酸重或疼痛，舌淡，脉细弱缓。

中医辨证：风邪闭阻，四肢抽搐。

治法：祛风通络，养血和营。

方药：大秦艽汤。

生地黄 10 克　熟地黄 10 克　羌活 10 克　独活 10 克　秦艽 10 克　川芎 6 克　赤芍 10 克　白芷 10 克　生石膏 15 克　当归 10 克　茯苓 10 克　细辛 3 克　白术 10 克　木防己 10 克

用法：诸药共煎加水 1000 毫升，煎至 400 毫升去滓，一日三次分服。

禁忌：葱、蒜、萝卜、醋及一切酸、雀肉、青鱼、菘菜、诸果。

方论：方中独活、秦艽、细辛、防己、羌活祛风化滞为君；生地、熟地、川芎、当归养血和营为臣；白芷活络化滞，石膏清热解痉为佐；白术、茯苓益气健脾和营为使。诸药组合共奏祛风通络，养血和营之功。

二、风痰夹瘀（四肢抽搐）

风痰夹瘀，四肢抽搐。

主证：发作性抽搐，或口作六畜叫声，两目上视，口吐涎沫，四肢强直痉挛，继之屈伸阵挛，二便失禁，神识不清，舌红，脉弦数。

中医辨证：风痰夹瘀，四肢抽搐。

治法：祛瘀熄风化痰。

方药：镇肝熄风汤。

生龙骨 15 克　生牡蛎 15 克　生龟版 15 克　怀牛膝 12 克　代赭石 10 克　玄参 10 克　麦冬 10 克　川楝子 10 克　甘草 6 克　生麦芽 10 克　茵陈 10 克

用法：诸药共煎加水 900 毫升，煎至 400 毫升去滓，一日三次分服。

禁忌：鲫鱼、海菜、猪肉、菘菜。

方论：方中牛膝以引痰浊下行，龙骨、牡蛎、龟版以镇肝熄风，代赭石降胃使痰下行，麦冬使肺中清肃之气下行，茵陈得初春少阳生发之气，与肝木同气相求，泻肝热兼舒肝郁，实能将顺肝木之性。麦芽为谷之萌芽，生用之变善将顺肝木之性使不抑郁。川楝子善调肝气下行，甘草调和诸药。配合成方共奏祛瘀熄风化痰之功。

三、阴虚阳亢（四肢抽搐）

阴虚阳亢，四肢抽搐。

主证：视物不清，腰酸脚软，麻木拘急，耳鸣眩晕，五心烦热，额红唇赤，肌肤发热，入夜尤甚，激怒后四肢抽搐，舌红，脉弦而数。

中医辨证：阴虚阳亢，四肢抽搐。

治法：清热平肝，潜阳熄风。

方药：天麻钩藤饮。

栀子 10 克　石决明 15 克　天麻 10 克　钩藤 10 克　黄芩 10 克　川牛膝 10 克　杜仲 10 克　茯神 10 克　益母草 15 克　桑寄生 10 克　夜交藤 15 克

用法：诸药共煎加水 800 毫升，煎至 400 毫升去滓，一日三次分服。

禁忌：醋及一切酸。

方论：方中钩藤、石决明平肝熄风；栀子、黄芩清肝泻火；杜仲、桑寄生补益肝肾；夜交藤、朱茯神养心安神，益母草活血利水；牛膝活血通络，引血下行。诸药合用共成清热平肝，潜阳熄风之效。

四、热极生风（四肢抽搐）

热极生风，四肢抽搐。

主证：壮热口渴，面红气粗，四肢抽搐或瘛疭不已，水肿，纳呆，便溏，腰膝酸软，口淡不渴，尿长或尿少，舌红苔黄，脉数弦。

中医辨证：热极生风，四肢抽搐。

治法：清热熄风。

方药：羚羊钩藤汤。

羚羊角 10 克　钩藤 10 克　桑叶 10 克　菊花 10 克　川贝母 10 克　鲜竹茹 10 克　鲜生地 15 克　炙甘草 6 克　白芍药 10 克　朱茯神 10 克

用法：诸药共煎加水 800 毫升，煎至 400 毫升去滓，一日三次分服。

禁忌：葱、蒜、萝卜、一切血、海菜、猪肉、菘菜、醋。

方论：方中羚羊角、钩藤清热凉肝，熄风止痉，共为君药；桑叶、菊花清热熄风，为臣药；白芍、生地黄、甘草养阴增液，柔肝舒筋；竹茹、贝母清热除痰；茯神宁心安神，均为佐药；甘草调和诸药，兼以为使。诸药合用共奏平肝熄风，清热止痉之效。

五、脾肾阳虚（四肢抽搐）

脾肾阳虚，四肢抽搐。

主证：形寒肢冷，面白目清，四肢抽动不已，水肿，纳呆，便溏，腰酸腿软，舌淡苔白，脉沉细弱。

中医辨证：脾肾阳虚，四肢抽搐。

治法：温阳固本。

方药：固真汤。

制附子10克　肉桂3克　人参10克　茯苓10克　白术10克　山药10克　黄芪15克　炙甘草6克

用法：诸药共煎加水800毫升，煎至400毫升去滓，一日三次分服。

禁忌：雀肉、青鱼、菘菜、海菜、猪肉。

方论：方中附子、肉桂温肾壮阳为君；茯苓、山药健脾补肾为臣；人参、黄芪、白术健脾补中为佐；甘草调和诸药为使。诸药组合共成温阳固本之功。

六、肝郁血虚（四肢抽搐）

肝郁血虚，四肢抽搐。

主证：胸闷不舒，多愁善感，多梦多寐，喜长太息，遇精神刺激则捶胸顿作，哭笑间作，或卒然倒仆，四肢抽搐，伴手足舞动。舌暗或有瘀点，脉涩缓。

中医辨证：肝郁血虚，四肢抽搐。

治法：柔肝舒筋，养血滋阴。

方药：补肝汤加减。

当归10克　白芍10克　酸枣仁10克　川芎6克　木瓜10克　熟地10克　柴胡10克

用法：诸药共煎加水800毫升，煎至400毫升去滓，一日三次分服。

禁忌：葱、蒜、萝卜、一切血、湿面。

方论：本方由四物汤加味而成，方中四物汤滋养阴血；酸枣仁、木瓜、甘草酸甘化阴，柔肝舒筋。柴胡疏肝解郁，诸药组合共奏柔肝舒筋，养血滋阴之功。

464. 四肢疼痛

四肢疼是指病人上肢或下肢，或上下肢筋脉、肌肉、关节疼痛的症状。多因风邪阻络、寒邪阻络、湿邪阻络、热邪阻络、湿热阻络、气血亏虚、肝肾亏虚而致。

一、风邪阻络（四肢疼痛）

风邪阻络，四肢疼痛。

主证：四肢关节走注痛疼，痛无定处，而以腕、肘、膝、踝等处为最多见，舌淡苔腻，脉沉濡。

中医辨证：风邪阻络，四肢疼痛。

治法：祛风散寒，利湿补血。

防风10克　杏仁10克　葛根10克　当归10克　黄芩10克　秦艽10克　茯苓10克　炙甘草10克　麻黄6克

用法：诸药共煎加水800毫升，煎至400毫升去滓，一日三次分服。

禁忌：湿面、醋及一切酸、海菜、菘菜、猪肉。

方论：方中秦艽、防风、麻黄、葛根疏风散寒活络为君；茯苓、杏仁渗利湿邪，合当归利湿补血为臣；黄芩清热利湿为佐，甘草调和诸药，诸药组合共成祛风散寒、利湿补血之功。

二、寒邪阻络（四肢疼痛）

寒邪阻络，四肢疼痛。

主证：四肢关节冷痛，痛处不移，形寒肢冷，局部皮肤颜色不红，遇寒加重，得温痛减，舌淡苔白，脉沉迟。

中医辨证：寒邪阻络，四肢疼痛。

治法：温经散寒，活络化滞。

方药：小活络丹合乌头汤。

天南星10克　川乌6克　草乌6克　乳香5克　没药5克　干地龙10克　麻黄6克　白芍10克　炙甘草6克　黄芪15克

用法：诸药共煎加水800毫升，煎至400毫升去滓，一日三次分服。

禁忌：海菜、猪肉、菘菜。

方论：方中、川乌、草乌、天南星温经通络，善治沉寒痼冷，并能止痛为君；地龙、乳香、没药活血化瘀为臣；白芍药行气化滞，兼制川乌、草乌辛燥太过为佐；黄芪、甘草益气补中为使。诸药组合共奏温经散寒，活络化滞之功。

三、湿邪阻络（四肢疼痛）

湿邪阻络，四肢疼痛。

主证：关节酸楚痛疼，重着不移，或肌肉麻木不仁，舌苔白腻，脉濡。

中医辨证：湿邪阻络，四肢疼痛。

治法：利湿疏风，温经散寒。

方药：薏苡仁汤。

薏苡仁10克　川芎6克　当归10克　麻黄6克　桂枝6克　羌活10克　独活10克　防风10克　川乌6克　炙甘草6克　生姜6克

用法：诸药共煎加水800毫升，煎至400毫升去滓，一日三次分服。

禁忌：海菜、猪肉、菘菜、湿面。

方论：方中川乌、独活、防风、桂枝温经疏风化结散寒为君；薏苡仁利湿化滞，川芎疏风化湿为臣；生姜温经散寒活络为佐；甘草调和诸药，配合成方共奏利湿疏风，温经散寒之效。

四、热邪阻络（四肢痛疼）

热邪阻络，四肢疼痛。

主证：四肢关节疼痛，局部焮红疼痛，肿胀，兼有发热，口渴，烦躁，舌红苔黄，脉数。

中医辨证：热邪阻络，四肢疼痛。

治法：清热活络。

方药：白虎桂枝汤。

桂枝10克　生石膏15克　知母10克　粳米30克　甘草6克

用法：诸药共煎加水600毫升，煎至300毫升去滓，一日三次分服。

禁忌：海菜、猪肉、菘菜。

方论：方中桂枝疏风活络化滞，知母、石膏清肺胃之热而除烦渴，甘草、粳米养胃和中，五味共用共收清热活络之功。

五、湿热阻络，四肢疼痛

湿热阻络，四肢疼痛。

主证：四肢关节红肿，四肢困重疼痛，小便赤浊，舌红苔腻，脉濡数。

中医辨证：湿热阻络，四肢疼痛。

治法：清热燥湿。

方药：拈痛汤。

升麻 10 克　人参 10 克　羌活 10 克　茯苓 10 克　苦参 10 克　葛根 10 克　苍术 10 克　猪苓 10 克　甘草 6 克　泽泻 10 克　防风 10 克　白术 10 克

用法：诸药共煎加水 900 毫升，煎至 400 毫升去滓，一日三次服用。

禁忌：醋及一切酸、雀肉、青鱼、菘菜、诸果、海菜、猪肉。

方论：方中苦参、升麻清热燥湿，苍术、白术辛温化湿；羌活、防风疏风化湿；猪苓、茯苓、泽泻利水渗湿；人参、甘草益气补中，气行湿消；葛根解肌通络善行四肢。诸药组合共奏清热燥湿之效。

六、气血亏虚（四肢疼痛）

气血亏虚，四肢疼痛。

主证：关节酸痛，劳累后加重，可见肌肉消瘦，面色苍白，唇甲淡白无华，舌淡苔白，脉虚弱。

中医辨证：气血亏虚，四肢疼痛。

治法：补气养营，活血化瘀。

方药：桃红饮加味。

桃仁 10 克　红花 6 克　桂枝尖 10 克　川芎 6 克　全当归 10 克　人参 10 克　威灵仙 10 克　全蝎 2 枚　干地龙 10 克　蜈蚣 2 条　蜣螂 3 克　山甲 10 克　乌梢蛇 15 克

用法：诸药共煎加水 800 毫升，煎至 400 毫升去滓，一日三次分服。

禁忌：湿面。

方论：方中人参、当归、川芎补气养营为君；地龙、全蝎、山甲、乌蛇、蜣螂、蜈蚣破瘀活血养血为臣；桃仁、红花活血化瘀为佐；使以桂枝尖和络通经，诸药配伍共奏补气养营，活血化瘀之效。

七、肝肾亏虚（四肢疼痛）

肝肾亏虚，四肢疼痛。

主证：筋骨酸痛，拘急或弛缓，头目眩晕，瓜甲枯脆，腰膝酸软。舌淡苔白腻，脉迟缓。

中医辨证：肝肾亏虚，四肢疼痛。

治法：补肝益肾，宣痹活络。

方药：寄生独活汤。

秦艽 10 克　防风 10 克　桑寄生 10 克　独活 10 克　川牛膝 10 克　细辛 3 克　当归 10 克　杜仲 10 克　肉桂 3 克　党参 15 克　熟地黄 10 克　茯苓 10 克　杭白芍 10 克　川芎 6 克

用法：诸药共煎加水 900 毫升，煎至 400 毫升去滓，一日三次分服。

禁忌：醋及一切酸、葱、蒜、萝卜、一切血。

方论：方中独活、秦艽、防风、细辛祛风除湿散寒止痛；独活、牛膝、寄生补肝肾，强筋骨，祛风湿；当归、熟地、白芍、川芎养血活血；人参、茯苓、甘草补气健脾；肉桂温通血脉。诸药合用，共奏祛风湿，止四肢痹痛，补肝肾，益气血之功。

465. 四肢麻木

四肢麻木伴有疼痛，多因风寒入络、气血失荣、气滞血瘀、肝风内动、风痰阻络、湿热郁阻而致。

一、风寒入络（四肢麻木）

风寒入络，四肢麻木。

主证：四肢麻木伴有疼痛，遇天气寒冷加重，兼有恶风寒，手足发凉，腰膝酸沉，舌淡苔白，脉沉迟。

中医辨证：风寒入络，四肢麻木。

治法：温经散寒，养血通脉。

方药：当归四逆汤。

官桂6克　白芍10克　当归10克　细辛3克　炙甘草3克　大枣6克　通草6克

用法：诸药共煎加水800毫升，煎至300毫升去滓，一日三次分服。

禁忌：海菜、菘菜、猪肉、湿面。

方论：方中当归既能养血，又能和血养血为君；官桂温经通络，以畅气血，芍药育阴和营，二味相配，内疏厥阴，调和营卫为臣；细辛散表里内外之寒邪，通草入经通脉为佐；甘草、大枣温养脾胃为使。诸药合用有温经散寒，养血通脉之功。

二、气血失荣（四肢麻木）

气血失荣，四肢麻木。

主证：四肢麻木，抬举无力，面色萎黄无华，伴气短心慌，头晕失眠，健忘。

中医辨证：气血失荣，四肢麻木。

治法：气血双补。

方药：八珍汤。

熟地12克　川芎6克　当归10克　白芍药10克　人参10克　茯苓10克　炙甘草6克　白术10克

用法：诸药共煎加水800毫升，煎至400毫升去滓，一日三次分服。

禁忌：葱、蒜，萝卜、一切血、醋及一切酸、海菜、猪肉、菘菜、雀肉、青鱼、诸果。

方论：本方为治气血不足之证，治宜气血双补。方中人参、熟地为主药，甘温益气养血，辅以白术苦温健脾燥湿，茯苓甘淡益脾渗湿，二味合用，协人参补脾肺之气，实后天气血生化之源，当归、白芍养血和营，协熟地调肝益心生血，炙甘草和中益气，川芎以活血行气共为佐药，使以姜枣调和诸药和脾胃，诸药合用补气养血，则诸症自愈。

三、气滞血瘀（四肢麻木）

四肢麻木，气滞血瘀。

主证：四肢麻木伴有郁胀疼痛，按之则舒，面色晦黯，口唇发紫，舌暗或有瘀斑点，脉涩缓。

中医辨证：四肢麻木，气滞血瘀。

治法：行气通络，疏风消痹。

方药：羌活行痹汤。

羌活 10 克　乳香 5 克　没药 5 克　防风 10 克　秦艽 10 克　续断 10 克　桃仁 10 克　白芍 10 克　红花 6 克　威灵仙 10 克　当归 10 克

用法：清药共煎加水 900 毫升，煎至 400 毫升去滓，一日三次分服。

禁忌：湿面。

方论：方中羌活、防风、秦艽、威灵仙祛风湿，利四肢关节行气活络为君药；乳香、没药、桃仁、红花活血化瘀为臣药；当归、白芍养血和营通络为佐；续断通诸经益筋壮骨为使。诸药组合共奏行气通络、疏风消痹之功。

四、肝风内动（四肢麻木）

肝风内动，四肢麻木。

主证：四肢麻木伴有振颤，并有头痛，头晕，易怒，烦躁，失眠，舌红苔黄，脉弦数。

中医辨证：肝风内动，四肢麻木。

治法：平肝熄风。

方药：羚羊钩藤汤。

生地黄 12 克　川贝母 10 克　羚羊角 10 克　钩藤 10 克　桑叶 10 克　白菊花 10 克　杭白芍 10 克　茯神 12 克　甘草 6 克　竹茹 10 克

用法：诸药共煎加水 800 毫升，煎至 400 毫升去滓，一日三次分服。

禁忌：葱、蒜、萝卜、一切血、醋及一切酸、海菜、猪肉、菘菜。

方论：方中以羚羊角、钩藤清热凉肝，熄风止痉，共为君药；桑叶、菊花清热熄风为臣药；白芍、生地黄、甘草养阴生津以柔肝舒筋；竹茹、贝母清热除痰；茯神宁心安神，均为佐药；甘草调和诸药，兼以为使。诸药合用共奏平肝熄风，清热止痉之功。

五、风痰阻络（四肢麻木）

风痰阻络，四肢麻木。

主证：四肢麻木，伴有痒感，或兼不时震颤，并有头晕眩，肩背沉重，或见呕恶，痰多，舌滑，色暗，脉滑缓。

中医辨证：风痰阻络，四肢麻木。

治法：祛风化痰，行气活络。

方药：导痰汤合玉屏风散。

天南星 10 克　枳实 10 克　陈皮 6 克　半夏 10 克　甘草 3 克　黄芪 15 克　防风 10 克　白术 10 克　茯苓 10 克

用法：诸药共煎加水 800 毫升，煎至 400 毫升去滓，一日三次分服。

禁忌：羊肉、羊血、饴糖、海菜、猪肉、醋、一切酸、雀肉、青鱼、菘菜。

方论：方中天南星、防风燥湿化痰，祛风散结，枳实下气行痰，共为君药；半夏功专燥湿祛痰，陈皮下气消痰均为臣药；黄芪、白术辅助君药加强豁痰顺气之力，茯苓渗湿为佐药；甘草和中为使药，全方共奏燥湿化痰祛风活络之功。

六、湿热郁阻（四肢麻木）

湿热郁阻，四肢麻木。

主证：下肢麻木，伴有灼热麻木感，患肢发热，甚则两足欲踏凉地，舌苔黄腻，脉濡数。

中医辨证：湿热郁阳，四肢麻木。

方药：二妙散。

黄柏 10 克　苍术 10 克　牛膝 10 克　萆薢 10 克　龟版 15 克　当归 10 克　防己 10 克

用法：诸药共煎加水 800 毫升，煎至 400 毫升去滓，一日三次服用。

禁忌：雀肉、青鱼、菘菜、诸果、湿面。

方论：方中苍术苦温燥湿，黄柏苦寒清热，二味合用清热燥湿为君；防己、萆薢分清化浊祛湿为臣药；龟版滋阴潜阳，当归养血和营共为佐；牛膝通诸筋达四肢活络化滞为使药，诸药共奏清热利湿通络之效。

466. 四肢拘急

四肢拘急是指手足拘紧挛急，屈伸不利的症状称为四肢拘急。多由外感风寒、寒湿蕴结、湿热浸淫、热盛阴亏、亡阳液脱、肝血亏虚而致。

一、外感风寒 （四肢拘急）

四肢拘急，外感风寒。

主证：发热恶风寒，项背强几几，四肢拘急，有汗或无汗，头身痛，舌苔薄白，脉浮缓。

中医辨证：外感风寒，四肢拘急。

治法：祛风散寒。

方药：瓜蒌桂枝汤。

瓜蒌 12 克　桂枝 10 克　粉葛 10 克　生姜 6 克　白芍 10 克　山药 10 克　大枣 6 克　炙甘草 6 克

用法：诸药共煎加水 800 毫升，煎至 400 毫升去滓，一日三次分服。

禁忌：海菜、猪肉、菘菜。

方论：方中桂枝甘温，温经通阳，以散肌表风寒；瓜蒌滋阴润肺，葛根散太阳风寒；白芍，酸苦微寒，以固营阴解表敛汗养阴；山药调脾和中；生姜、大枣调和营土，甘草调和诸药。诸药组合共奏祛风散寒之效。

二、寒湿蕴结 （四肢拘急）

寒湿蕴结，四肢拘急。

主证：头如地，四肢困重，脘闷纳呆，面虚浮而晦滞，手厥逆冷，四肢拘急，或伴骨节、肌肉重着酸痛，舌淡苔腻，脉沉濡。

中医辨证：寒湿蕴结，四肢拘急。

治法：温阳利湿。

方药：胃苓汤。

猪苓 10 克　泽泻 10 克　苍术 10 克　厚朴花 10 克　甘草 6 克　桂枝 10 克　陈皮 6 克白术 10 克　大枣 6 克　生姜 6 克

用法：诸药共煎加水 800 毫升，煎至 400 毫升去滓，一日三次服用。

禁忌：雀肉、青鱼、海菜、菘菜、诸果、猪肉。

方论：方中桂枝甘温，温经通阳化湿，黄柏苦寒清热燥湿，二味合用，清热燥湿为君；

猪苓、泽泻淡渗利湿，厚朴花行气化湿为臣药；白术健脾燥湿，陈皮行气和中，甘草益气健脾和中为佐药；大枣、生姜调营和卫，诸药组合共成温阳利湿之功。

三、湿热浸淫（四肢拘急）

湿热浸淫，四肢拘急。

主证：身热肢困，头重如裹，脘闷纳呆，泛恶欲呕，四肢拘急挛紧，手足心热，舌红苔黄腻，脉数濡。

中医辨证：湿热浸淫，四肢拘急。

治法：清热燥湿。

方药：加味二妙散。

苍术 10 克　黄柏 10 克　牛膝 10 克　当归 10 克　龟版 10 克　萆薢 10 克　木防己 10 克

用法：诸药加水 800 毫升，煎至 400 毫升去滓，一日三次分服。

禁忌：雀肉、青鱼、菘菜、诸果、湿面。

方论：方中苍术苦寒清热合用，清热利湿为君；萆薢、防己分清化浊为臣药；龟版滋阴潜阳，当归养血润筋通络为佐药；牛膝通诸筋活血化滞为使药。诸药组合共奏清热燥湿之效。

四、热盛阴亏（四肢拘急）

热盛阴亏，四肢拘急。

主证：项强，壮热，四肢拘急，甚则抽搐，尿短赤，便燥结，昏狂谵语，目上视，头动摇，唇红咽干，舌红，苔黄，脉弦数。

中医辨证：热盛阴亏，四肢拘急。

治法：平肝熄风。

方药：羚羊钩藤汤加减。

水牛角 15 克　麦冬 10 克　羚羊角 10 克　钩藤 10 克　桑叶 10 克　菊花 10 克　川贝 10 克　鲜竹茹 10 克　朱茯神 12 克　鲜生地 15 克　炙甘草 10 克　杭白芍 10 克　丹皮 10 克银花 12 克

用法：诸药共煎加水 1000 毫升，煎至 400 毫升去滓，一日三次分服。

禁忌：鲫鱼、醋及一切酸、葱、蒜、萝卜、菘菜、猪肉、海菜、胡荽。

方论：方中水牛角、羚羊角、钩藤清热凉肝，熄风止痉，共为君；桑叶、菊花清热熄风为臣药；白芍、麦冬、生地、丹皮养阴增液以柔肝舒筋；竹茹、贝母、金银花清热除痰，茯神宁心安神均为佐药；甘草调和诸药。诸药合用共奏平肝熄风，清热止痉之效。

五、亡阳液脱（四肢拘急）

亡阳液脱，四肢拘急。

主证：呕吐，泻利，漏汗不止，恶寒，四肢厥冷而拘急。

中医辨证：亡阳液脱，四肢拘急。

治法：回阳救逆。

方药：四逆汤加人参。

人参 10 克　制附子 10 克　干姜 10 克　炙甘草 6 克

用法：四味加水 500 毫升，煎至 300 毫升去滓，一日三次分服。

禁忌：猪肉、菘菜、海菜。

方论：方中附子大辛大热温阳救逆，温壮肾阳为君；人参甘温益气，干姜辛热，温里散寒，以加强附子回阳之效为臣；炙甘草甘温助人参增强益气之力，并缓解附姜燥烈之性为佐使，四味配合共奏回阳救逆之效。

六、肝血亏虚（四肢拘急）

肝血亏虚，四肢拘急。

主证：目视昏花，头晕耳鸣，肌肉麻木，筋惕肉目瞤。

中医辨证：肝血亏虚，四肢拘急。

治法：补血养肝。

方药：四物汤。

当归 10 克　熟地 10 克　白芍 10 克　川芎 6 克　枸杞 10 克　制首乌 10 克

用法：诸药共煎加水 600 毫升，煎至 300 毫升去滓，一日三次分服。

禁忌：葱、蒜、萝卜、一切血、湿面。

方论：方中当归、何首乌补肝肾益精血，和血调经为君；熟地黄滋阴补血，枸杞子益精血共为臣；白芍药养血柔肝和营为佐；川芎活血行气畅通气血为使。诸药组合补而不滞，滋而不腻，共奏养血和络、润筋活络之效。

十一 妇科症治

467. 月经过多

月经周期与经期基本正常，经量较之于正常者显著增多，称之月经过多，或称"经多"等。多因气虚、冲任虚、血热、血瘀、肾虚、血虚而致。

一、气虚（月经过多）

气虚，月经过多。

主证：月经量多，色淡红或正常，经质稀薄，兼见气短懒言，心悸怔忡，小腹空坠，或不耐劳乏，动辄汗出，舌淡苔白，脉细弱。

中医辨证：气虚月经过多。

治法：益气升阳，摄血固冲。

方药：举元煎加减。

人参 10 克　白术 10 克　黄芪 15 克　升麻 10 克　炙甘草 6 克　艾叶 10 克　乌贼骨 15 克　阿胶 10 克（烊化兑服）

用法：诸药共煎加水 800 毫升，煎至 400 毫升去滓，一日三次分服。

禁忌：海菜、猪肉、菘菜、雀肉、青鱼、诸果。

方论：方中黄芪补中益气，合升麻升举清阳为君；人参、白术、甘草甘温益气为臣；乌贼骨摄血固冲，艾叶温经通络为佐；阿胶补血养血。诸药组合共成益气升阳、摄血固冲之功。

二、冲任虚（月经过多）

冲任虚月经过多。

主证：经水过多，以及漏下不止，舌淡苔白，脉细弱。

中医辨证：冲任虚月经过多。

治法：温经摄血。

方药：千金胶姜汤。

生地黄 10 克　川芎 6 克　鹿角霜 10 克　棕炭 10 克　艾叶 10 克　牡蛎 15 克　附子 10 克　当归 10 克　白芍 10 克　甘草 6 克

用法：诸药共煎加水 800 毫升，煎至 400 毫升，一日三次分服。

禁忌：葱、蒜、萝卜、海菜、猪肉、菘菜。

方论：方中附子、鹿角霜、艾叶温经摄血为君；当归、川芎、白芍、熟地养血和血为臣；棕炭、艾叶温经摄血为佐；甘草调和诸药为使。诸药组合共成温经摄血之功。

三、血热（月经过多）

血热，月经过多。

主证：血瘀月经过多，经来量多，色深红或紫红、舌红少津，脉细数。

中医辨证：血热，月经过多。

治法：清热凉血，固冲止血。

方药：清经散加味。

地骨皮 10 克　白芍 10 克　丹皮 10 克　青蒿 10 克　栀子 10 克　黄柏 10 克　生地黄 15 克

用法：诸药共煎加水 800 毫升，煎至 400 毫升去滓，一日三次分服，空腹服用。

禁忌：胡姜、蒜、葱、蒜、萝卜。

方论：方中青蒿、地骨皮、丹皮清热凉血为君；白芍、生地凉血养血固冲止血为臣；栀子清三焦热邪为佐；黄柏治下焦深伏之热为使。诸药组合共成清热凉血，固冲止血之功。

四、血瘀（月经过多）

血瘀，月经过多。

主证：月经量多，色紫暗有块，小腹疼痛，拒按，舌质紫暗或边有紫色斑点，脉涩。

中医辨证：血瘀月经过多。

治法：活血化瘀，行血止血。

方药：通瘀煎。

乌药 10 克　制香附 10 克　炒山楂 10 克　当归 10 克　炒蒲黄 10 克　五灵脂 10 克　炒丹参 10 克　川芎 6 克

用法：诸药共煎加水 800 毫升，煎至 400 毫升去滓，一日三次分服。

方论：方中五灵脂、蒲黄合用活血祛瘀通利血脉而止瘀痛为君；乌药、香附行气和血为臣；当归、丹参、川芎行气补血养血为佐；山楂行瘀散滞为使。诸药组合成方共奏活血化瘀、行血止血之功。

468. 月经过少

月经周期基本正常，经量明显减少，甚至点滴即净，或经期少于两天，经量亦少者，称之为月经过少，亦称"经水滞涩"等。多因肾虚、血虚、血寒、气滞、痰阻而致。

一、肾虚（月经过少）

肾虚月经过少。

主证：月经量少，或伴迟至，或腰膝酸软，头晕耳鸣，舌红，脉涩。

中医辨证：肾虚月经量少。

治法：滋肾阳，补肝血。

方药：当归地黄饮。

当归 10 克　生地黄 15 克　杜仲 10 克　淫羊藿 10 克　巴戟天 10 克　牛膝 10 克　山萸肉 10 克　山药 12 克　炙甘草 6 克　菟丝子 10 克

用法：诸药共煎加水 800 毫升，煎至 400 毫升去滓，一日三次，空腹服用。

禁忌：葱、蒜、萝卜、猪肉、海菜、菘菜。

方论：方中当归、生地滋肾补肝血为君；巴戟天、山萸、菟丝子、淫羊藿、杜仲填肾益精，滋肝血为臣；牛膝通经活络补肝肾为佐；山药既能补脾又能益肾使生化有源为使。诸药组合共成滋肾阴、补肝血之功。

二、血虚（月经过少）

经水过少，以及干枯发热者。

主证：经水过少，以及干枯发热，面色萎黄，舌淡，脉细数。

中医辨证：血虚月经过少。

治法：补血活血，益气养血。

方药：加味四物汤。

麦冬 6 克　山药 3 克　当归 6 克　乌药 3 克　远志 3 克　香附 5 克　枣仁 10 克　甘草 3 克　生地 10 克　白芍 5 克　阿胶 5 克　人参 5 克　茯苓 10 克

用法：诸药共煎加水 800 毫升，煎至 400 毫升，一日三次分服。

禁忌：鲫鱼、湿面、海菜、猪肉、菘菜、醋。

方论：方中当归、生地、白芍滋阴养血为君；香附、乌药、阿胶活血补血为臣；枣仁、远志、麦冬宁心安神为佐；人参、茯苓、山药、甘草益气健脾，合君药气血双补为药。诸药组合成方，共收补血活血、气血双收之效。

三、血寒（月经过少）

血寒月经过少，排出不畅。

主证：血黯有块，周期延长，小腹疼痛，得热则减，舌淡，脉沉迟。

中医辨证：血寒月经过少。

治法：温经散寒，养血活血。

方药：艾附暖宫丸。

艾叶（醋炒透）10 克　制香附 10 克　当归 10 克　黄芪 15 克　杭白芍 10 克　官桂 3 克　川芎 6 克　山茱萸 10 克　生地 10 克　续断 2 克

用法：诸药共煎加水 900 毫升，煎至 400 毫升去滓，一日三次，空腹服用。

禁忌：葱、蒜、萝卜。

方论：方中官桂、艾叶温经散寒为君；当归、杭芍、川芎、生地黄养血润筋为臣；黄芪补中益气升阳温中，香附理气活络，共为佐；山萸肉、续断温补肝肾通经活络为使。诸药组合共奏温经散寒，养血活血之效。

四、气滞（月经过少）

气滞月经过少。

主证：月经过少，行而不爽，月经周期延后，经色正常或黑红有块，舌紫瘀斑，脉涩。

中医辨证：气滞月经过少。

治法：疏肝理气，活血调经。

方药：柴胡疏肝散。

枳壳 10 克　制香附 10 克　川芎 6 克　当归 10 克　白芍 10 克　鸡血藤 15 克　乌药 10 克　桃仁 10 克　红花 6 克　牛膝 10 克　炙甘草 6 克　柴胡 10 克

用法：诸药共煎加水 900 毫升，煎至 400 毫升去滓，一日三次，空腹服用。

禁忌：海菜、猪肉、菘菜。

方论：方中柴胡疏肝解郁为君；香附、当归、甘草、白芍、枳壳、川芎、乌药行气解郁为臣；鸡血藤、桃仁、红花活血化瘀为佐；牛膝活络养血润筋为使。诸药组合共奏疏肝理气，活血调经之效。

五、痰阻（月经过少）

痰阻月经过少。

主证：经行量少，色淡，质黏稠，或经水中混杂黏涎，常伴月经周期延后，胸脘满闷，胃纳不佳，或形体肥胖，呕恶痰多，带下量多，苔黄腻，脉滑。

中医辨证：痰阻月经过少。

治法：燥湿化痰，活血通经。

方药：导痰汤加味。

陈皮6克　法半夏10克　茯苓10克　炙甘草6克　枳壳10克　牛膝10克　鸡血藤15克　川芎6克　胆南星10克　当归10克

用法：诸药共煎加水900毫升，煎至400毫升去滓，一日三次分服。

禁忌：醋及一切酸、海菜、猪肉、菘菜、羊肉、羊血、饴糖。

方论：方中胆南星燥湿化痰、祛风散结，枳壳下气行痰，半夏功专燥湿祛痰，陈皮下气消痰，均为君药；鸡血藤补血活血通络，当归、川芎养血柔筋补血为臣；茯苓健脾渗湿，甘草益气化痰为佐；牛膝疏经活络为使。诸药组合共成燥湿化痰，活血通络之效。

469. 月经先期

月经先期指月经周期提前七天以上，甚至一月两潮者，称为月经先期，亦称月经提前等。多由气虚、血虚、血瘀、血热而致。

一、气虚（月经先期）

月经先期量多质稀，色淡红，气短懒言，倦怠无力，心悸怔忡，小腹空虚，自汗出。

主证：月经先期，量多，质稀薄，色淡红，气短懒言，倦怠无力，心悸怔忡，小腹空虚，舌淡苔白，脉虚弱。

中医辨证：气虚月经先期。

治法：补气摄血调经。

方药：补中益气汤加味。

党参15克　白术10克　当归10克　黄芪15克　炙甘草6克　升麻10克　艾叶10克　阿胶（烊化兑服）10克　陈皮6克　乌贼骨15克　柴胡10克

用法：诸药共煎加水900毫升，煎至400毫升去滓，一日三次，空腹服用。

禁忌：雀肉、青鱼、菘菜、诸果、湿面、海菜、猪肉。

方论：方中黄芪补中益气，升阳益气；党参、白术、甘草甘温益气补脾胃；阿胶、当归养血补血；乌贼骨、升麻调经摄血；陈皮行气，艾叶温经，柴胡疏肝。诸药组合成方共奏补气摄血调经之效。

二、肾虚（月经先期）

肾虚月经先期。

主证：月经提前，经量或多或少，色黯淡，质清稀，伴腰软脚弱，精神不振，夜间尿频。

中医辨证：肾虚月经先期。

治法：补肾益气固卫。

方药：归肾丸加味。

当归 10 克　山药 12 克　杜仲 10 克　枸杞 10 克　菟丝子 10 克　茯苓 12 克　鹿角胶 10 克　续断 10 克　山萸肉 10 克

用法：诸药共煎加水 800 毫升，煎至 400 毫升去滓，一日三次分服。

禁忌：湿面、醋及一切酸。

方论：方中鹿角胶、菟丝子、枸杞子、山萸肉、杜仲补肝益肾为君；当归养血调营卫，合山药益气补肾共为臣；续断补肝肾壮筋兼调经血为佐；使以茯苓益心健脾调经养血。诸药组合共成补肾益气固卫之功。

三、血瘀（月经先期）

血瘀月经先期。

主证：月经周期提前，经量多，色紫暗有块，小腹痛，块下则痛减，舌暗或有紫斑，脉涩。

中医辨证：血瘀月经先期。

治法：活血化瘀，调经固卫。

方药：桃红四物汤。

桃仁 10 克　红花 6 克　川芎 6 克　丹参 10 克　当归 10 克　白芍 10 克　五灵脂 10 克　炒蒲黄 10 克

用法：诸药共煎加水 800 毫升，煎至 400 毫升去滓，一日三次，空腹服用。

禁忌：湿面。

方论：本方是治疗营血亏虚、血行不畅的常用方剂。方中桃红、红花活血化瘀，当归补血养肝、和血调经为君；熟地黄滋阴补血为臣；丹参、白芍养血柔肝为佐；川芎、蒲黄、五灵脂活血行气、调畅气血为使。诸药组合补而不滞，滋而不腻，养血活血，可使营血调和经血正常。

四、血热（月经先期）

血热月经先期。

主证：经水先期，其色紫黑，烦怒者，舌红少津，脉数。

中医辨证：血热月经先期。

治法：清热养阴，补血调经。

方药：地骨皮饮。

地骨皮 10 克　竹茹 10 克　川芎 3 克　香附 10 克　生地黄 10 克　枯芩 10 克　柴胡 6 克　当归 10 克　白芍 10 克　丹皮 10 克

用法：诸药共煎加水 800 毫升，煎至 400 毫升去滓，一日三次，空腹服用。

禁忌：湿面、葱、蒜、萝卜、一切血、胡荽。

方论：方中地骨皮、竹茹、黄芩清热养阴为君；生地黄、白芍、川芎、当归、丹皮补血柔肝养血为臣；柴胡疏肝解郁，合白芍、丹皮滋阴清热理血化滞为佐；香附理血气和血调经为使。诸药组合共奏清热养阴、调经养血之功效。

470. 月经后期

月经延后七天以上或每隔四五十日甚至二、三月一潮，且连续两个月经周期以上者，称为月经后期，又称"月经延后"。多因血虚、肾虚、血寒、虚寒、气郁、痰阻而导致。

一、血虚（月经后期）

血虚月经后期。

主证：月经后期，量少色淡，质薄无块，或小腹绵绵作痛，面色苍白萎黄，头晕眼花，心悸失眠，或手足麻木，舌淡，脉细。

中医辨证：血虚月经后期。

治法：益气补血调经。

方药：人参养营汤。

人参10克　黄芪15克　熟地10克　白芍10克　当归10克　陈皮6克　远志10克　五味子6克　白术10克　茯苓10克　炙甘草6克　大枣10克

用法：诸药共煎加水800毫升，煎至400毫升去滓，一日三次，空腹服用。

禁忌：葱、蒜、萝卜、湿面、醋及一切酸、海菜、猪肉、菘菜。

方论：方中熟地、当归、白芍补血养颜，人参、黄芪、白术、茯苓、甘草补气养脾，且可阳生阴长，补气以生血；远志、五味子调经理血安神；大枣健脾补血健脾，甘草调和诸药。诸药组合共奏益气补血调经之功。

二、肾虚（月经后期）

肾虚月经后期。

主证：月经初期较迟，以后即见月经后期量少，色正常或黯淡，质薄，腰膝酸软，头晕耳鸣，或尿频，舌红，脉细数。

中医辨证：肾虚月经后期。

治法：补肾养血调经。

方药：当归地黄饮加味。

当归10克　熟地黄10克　菟丝子10克　巴戟天10克　杜仲10克　淫羊藿10克　牛膝10克　山药10克　炙甘草6克　山萸肉10克

用法：诸药共煎加水900毫升，煎至400毫升去滓，一日三次，空腹服用。

禁忌：葱、蒜、萝卜、一切血、海菜、猪肉、菘菜。

方论：方中熟地黄、菟丝子、巴戟天、杜仲、淫羊藿、山萸肉补肾填精益肾调理经脉为君；当归、山药补血和营健脾益气为臣；甘草调诸药益气为佐使。诸药配伍共成补肾养血调经之功。

三、血寒（月经后期）

血寒月经后期。

主证：经水后期，其血淡，疼痛，四肢冷，舌淡苔白，脉弦迟。

中医辨证：血寒月经后期。

治法：温经散寒，活络通经。

方药：当归活血汤。

当归 10 克　白芍 10 克　细辛 3 克　桂尖 10 克　艾叶 10 克　阿胶 10 克　茯苓 10 克　生地黄 10 克　香附 10 克　法半夏 10 克　木通 3 克　生姜 3 克　大枣 3 克　甘草 3 克

用法：诸药共煎加水 900 毫升，煎至 400 毫升去滓，一日三次服用。

禁忌：羊肉、羊血、饴糖、海菜、菘菜、猪肉、醋以及一切酸。

方论：方中桂尖、细辛、艾叶温经散寒活络为君；当归、白芍、阿胶、生地黄、甘草理气养血为臣；茯苓、半夏健脾助生姜、大枣调和营卫，木通通诸经交通上下为佐；香附理气活血通络为使。诸药配伍共成温经散寒、活络通经之效。

四、虚寒（月经后期）

虚寒月经后期。

主证：经行后期，量少色淡，腹痛绵绵，喜暖喜按，头晕，面色发白，或腰背疼痛，或小溲清长，舌淡苔白，脉沉迟。

中医辨证：虚寒月经后期。

治法：温阳散寒，养血祛瘀。

方药：温经汤。

吴茱萸 10 克　肉桂 3 克　阿胶（烊化兑服）10 克　白芍 10 克　半夏 10 克　当归 10 克　川芎 6 克　人参 10 克　麦冬 10 克　炙甘草 6 克　生姜 6 克　牡丹皮 10 克

用法：诸药共煎加 900 毫升，煎至 400 毫升，一日三次，空腹服用。

禁忌：羊肉、羊血、饴糖、鲫鱼、胡荽、猪肉、菘菜、海菜。

方论：方中吴茱萸、肉桂温经散寒，通利血脉为君；当归、川芎、芍药、丹皮养血祛瘀为臣；阿胶、麦冬养阴润燥；人参、甘草益气健脾，半夏、生姜降逆温中为佐；甘草调和诸药为使。诸药相配，共奏温经散寒、养血祛瘀之功。

五、气郁（月经后期）

气郁月经后期。

主证：经期后期，量少或正常，色质正常或色质红稠，行而不畅，或有小血块，小腹胀疼，按之不减，苔薄白，脉弦。

中医辨证：气郁月经后期。

治法：理气活血调经。

方药：柴胡疏肝散。

柴胡 10 克　枳壳 10 克　香附 10 克　川芎 6 克　当归 10 克　白芍 10 克　鸡血藤 15 克　台乌药 10 克　姜黄 10 克　陈皮 6 克　甘草 6 克

用法：诸药共煎加水 900 毫升，煎至 400 毫升去滓，一日三次，空腹时服用。

禁忌：湿面、海菜、猪肉、菘菜。

方论：方中柴胡理气疏肝解郁为君；香附、枳壳、川芎、当归、白芍理气养血和营为臣；鸡血藤、乌药、陈皮、姜黄理气活血调经为佐；甘草调和诸药。诸药配伍共成理气活血调经之效。

六、痰阻（月经后期）

痰阻月经后期。

主证：经期延后，经量或多或少，经血夹杂黏液，色淡，质稠，或平时带多质稠，体质丰肥，胸闷恶心，眩晕心慌，舌苔腻，脉滑。

中医辨证：痰阻月经后期。

治法：燥湿化痰，活血调经。

方药：芎归二陈汤。

川芎6克　当归10克　半夏10克　陈皮6克　生姜6克　茯苓10克　甘草6克

用法：诸药共煎加水800毫升，煎至300毫升去滓，一日三次，空腹服用。

禁忌：羊血、羊肉、饴糖、醋及一切酸、湿面。

方论：本方是治疗湿痰的药方。多因饮食生冷，脾胃不和，运化失健，以致聚湿成痰。方中半夏燥湿化痰和胃止呕；陈皮理气化痰，使气顺则痰降，气行则痰化；痰由湿生，故以茯苓健脾渗湿；川芎、当归行气养血；甘草和中益脾。煎加生姜，既制半夏之毒，又协同半夏、陈皮和胃祛痰。诸药组合共成燥湿化痰、活血调经之功。

471. 月经先后无定期

月经按周期来潮，或提前或延后七天以上者，称月经先后无定期，又称"经乱"等。多因肝郁、肾虚、脾虚、血瘀而致。

一、肝郁

肝郁，月经先后无定期。

主证：经量或多或少，经行不畅，或有血块，色正常或紫红，胸胁、乳房、少腹胀痛，精神郁闷，或心烦易怒，时欲太息，脘闷不舒，嗳气食少，舌淡或有瘀点，脉弦涩。

中医辨证：肝郁，月经先后无定期。

治法：疏肝解郁，养血调经。

方药：逍遥散。

当归10克　白芍10克　柴胡6克　薄荷（后下）6克　白术10克　煨姜6克　甘草6克　茯苓10克

用法：诸药共煎加水800毫升，煎至400毫升去滓，一日三次，空腹服用。

禁忌：蟹肉、鲫鱼、雀肉、青鱼、菾菜、醋、海菜、诸果、一切酸。

方论：方中柴胡疏肝解郁；当归、芍药养血柔肝；白术、甘草、茯苓健脾养心；薄荷助柴胡以散肝郁；煨生姜温胃和中。诸药合用，可收肝脾并治、气血兼顾之效果。

二、肾虚（月经先后无定期）

肾虚，月经先后无定期。

主证：月经量少，色淡，质清，头晕耳鸣，腰酸软，溲频或清长，或夜尿多，舌淡苔白，脉沉迟。

中医辨证：肾虚，月经先后无定期。

治法：补益肾气，调固冲任。

方药：归肾丸加减。

山茱萸10克　熟地10克　山药10克　杜仲10克　当归10克　菟丝子10克　益智仁10克　枸杞子10克

用法：诸药共煎加水 900 毫升，煎至 400 毫升去滓，一日三次，空腹服用。

禁忌：葱、蒜、萝卜、一切血、湿面。

方论：方中山茱萸、熟地、山药、杜仲、菟丝子、枸杞子补益肾气为君；益智仁温中散寒、固肾暖胃为臣；当归养血和营为佐使。诸药配合成方共成补益肾气、调固冲任之功效。

三、脾虚（月经先后无定期）

脾虚月经先后无定期。经来时先时后，经量或多或少。

主证：色淡质稀，面色萎黄，食少无力，纳呆便溏，舌淡苔白，脉缓弱或濡。

中医辨证：脾虚，月经先后无定期。

治法：益气健脾，养血调经。

方药：八物汤。

人参 10 克　茯苓 10 克　白术 10 克　白芍药 10 克　炙甘草 6 克　陈皮 6 克　香附 10 克　当归身 10 克

用法：诸药共煎加水 800 毫升，煎至 400 毫升去滓，一日三次，饭后服用。

禁忌：醋及一切酸、雀肉、青鱼、菘菜、诸果、海菜、猪肉。

方论：方中人参、白术、甘草益气健脾为君；当归、白芍养血调经为臣；陈皮行气健脾，香附理血调经为佐；茯苓健脾益气为使。诸药组合成方共奏益气健脾、养血调经之功。

四、血瘀（月经先后无定期）

血瘀，月经先后无定期。

主证：经痛或前或后，少腹疼痛拒按，月经色紫黯夹块，经量或多或少，舌暗或有瘀斑，脉涩。

中医辨证：血瘀，月经先后无定期。

治法：活血祛瘀调经。

方药：桃红四物汤。

桃红 10 克　红花 6 克　丹参 10 克　五灵脂 10 克　川芎 6 克　生地黄 10 克　炒蒲黄 10 克　牡丹皮 10 克　当归 10 克　赤芍 10 克

用法：诸药共煎加水 900 毫升，煎至 400 毫升去滓，一日三次，空腹服用。

禁忌：葱、蒜、萝卜、胡荽、湿面。

方论：方中桃红、红花活血祛瘀调经；当归养血调营共为君；丹参、赤芍、白芍、丹皮养血柔肝调经为臣；蒲黄、川芎、五灵脂活血行气止血佐使。诸药配伍成方共奏活血祛瘀之功效。

472. 经期延长

月经周期基本正常，行经时间超过 7 天以上，或淋漓半月方净者，称月经延长，亦称"月事不断"。多由气虚、阴虚血热、湿热蕴结、血瘀而致。

一、气虚（经期延长）

气虚，经期延长。

主证：经期延长，淋漓不尽，量少，色淡质清稀，神疲乏力，疲倦，嗜卧，头晕眼花，心悸少寐，纳少便溏，舌淡苔白，脉缓弱或濡。

中医辨证：气虚，经期延长。

治法：健脾益气，温经止血。

方药：归脾汤。

人参 10 克　白术 10 克　黄芪 15 克　当归 10 克　远志 6 克　大枣 6 克　枣仁 10 克　龙眼肉 10 克　生姜 3 克　炒艾叶 10 克　乌贼骨 15 克

用法：诸药共煎加水 800 毫升，煎至 400 毫升去滓，一日三次，空腹服用。

禁忌：青鱼、雀肉、菘菜、诸果、湿面。

方论：方中以参、芪、术、甘草补气健脾；当归、龙眼肉补血养心，酸枣仁、茯苓、远志宁心安神；艾叶温经行血；乌贼骨滋肝补肾止血。诸药组合成方共奏健脾益气、温经止血之功效。

二、阴虚血热（经期延长）

阴虚，血热经期延长。

主证：月经过期淋漓不尽，量少，质稠，颧红潮热或手心灼热，口燥咽干，舌红苔黄，脉细数。

中医辨证：阴虚血热，经期延长。

治法：滋阴清热，凉血止血。

方药：两地汤加味。

生地黄 15 克　地骨皮 10 克　阿胶（烊化兑服）10 克　麦冬 10 克　玄参 10 克　白芍药 10 克　女贞子 10 克　旱莲草 15 克　茜草 10 克　益母草 15 克　乌贼骨 15 克

用法：诸药共煎加水 900 毫升，煎至 400 毫升去滓，一日三次，空腹服用。

禁忌：葱、蒜、萝卜、鲫鱼、一切血。

方论：方中生地、玄参、麦冬养阴滋液，凉血清热；地骨皮泻肾火除骨蒸；阿胶、白芍、女贞子、旱莲草、茜草养血益阴；益母草活血止血，乌贼骨收敛止血。诸药组合共奏滋阴清热、凉血止血之效。

三、湿热蕴结（经期延长）

湿热蕴结，经期延长。

主证：经水淋漓不净，量少，色黯，如败酱，混杂黏液，气味臭秽，腰腹胀痛，平时带下量多色黄有臭味，舌红，苔腻黄，脉濡数。

中医辨证：湿热蕴结。

治法：清热解毒，利湿止血。

方药：四妙丸加味。

苍术 10 克　牛膝 10 克　黄柏 10 克　苡仁 10 克　贯众 10 克　地榆 10 克　鹿含草 15 克　银花藤 15 克　茜草 10 克　益母草 15 克

用法：诸药共煎加水 900 毫升，煎至 400 毫升去滓，一日分三次，空腹服用。

禁忌：雀肉、青鱼、菘菜、诸果。

方论：方中苍术燥湿健脾，黄柏清热燥湿，牛膝补肝肾、强筋骨，苡仁祛湿热利筋络，贯众、银花藤、鹿含草、茜草凉血解毒，地榆凉血清热止血，益母草能行血又能止血。诸药组合成方共奏清热解毒、利湿止血之效。

四、血瘀（经期延长）

血瘀经期延长。

主证：经期延长，量少，色黯有块，小腹疼痛拒按，舌暗或有紫斑，脉涩弦。

中医辨证：血瘀经期延长。

治法：活血祛瘀，行血止血。

方药：失笑散合桃红四物汤。

桃仁10克　红花10克　熟地黄12克　蒲黄10克　五灵脂10克　赤芍药10克　茜草10克　益母草15克　当归10克　川芎6克

用法：诸药共煎加水900毫升，煎至400毫升去滓，一日分三次，空腹服用。

禁忌：葱、蒜、萝卜、一切血、湿面。

方论：方中桃仁、红花活血祛瘀调经；当归养血调营为君；丹参、赤芍、白芍、丹皮养血柔肝调经为臣；蒲黄、五灵脂、川芎活血行气止血为佐使。诸药组合共奏活血祛瘀、行血止血之效。

473. 经间期出血

在两次月经中间，生发周期性的阴道出血，称为经间期出血，亦称"氤氲期出血"。多因肾阴虚、肾阳虚、湿热、血瘀而致。

一、肾阴虚（经间期出血）

肾阴虚，经间期出血。

主证：经间前期，或经间中期出血，量少或稍多，色鲜红或深红，无血块，兼见五心烦热，头晕耳鸣，腰膝酸软，便难溲黄，舌红，苔黄，脉细数。

中医辨证：肾阴虚，经间期出血。

治法：滋阴清热止血。

方药：两地汤加味。

生地黄15克　地骨皮10克　阿胶10克　玄参10克　麦冬10克　女贞子10克　白芍药10克　旱莲草15克

用法：诸药共煎加水800毫升，煎至300毫升去滓，一日分三次，空腹服用。

禁忌：葱、蒜、萝卜、一切血、鲫鱼。

方论：方中生地、玄参、麦冬养阴滋液，凉血清热；地骨皮泻肾火、除骨蒸；阿胶、白芍药养血益阴，女贞子、旱莲草养血益阴。诸药组合成方共奏滋阴清热止血之功效。

二、肾阳虚（经间期出血）

肾阳虚，经间期出血。

主证：经间后期出血，量少或多，色淡红，无血块，兼见头晕腰酸，尿频便溏，舌淡苔白，脉沉迟而弱。

中医辨证：肾阳虚，经间期出血。

治法：补肾助阳，益气止血。

方药：左归丸加减。

山萸肉 10 克　怀山药 10 克　熟地黄 10 克　黄芪 15 克　甘草 6 克　枸杞子 10 克　杜仲 10 克　覆盆子 10 克

用法：诸药共煎加水 800 毫升，煎至 400 毫升去滓，一日分三次，空腹服用。

禁忌：葱、蒜、萝卜、海菜、菘菜、猪肉、一切血。

方论：方中用附子、肉桂、熟地、山萸、枸杞子、杜仲甘辛温热，味厚归肾入肝温肾阳而补命门、补肝肾而滋精血；山药、炙甘草甘温性平入脾胃。诸药组合共成补肾助阳、益气止血止汗之效。

三、湿热（经间期出血）

湿热经间期出血。

主证：经间期出血，量或多或少，色黯红质稠腻或如赤白带，或有臭气，或兼有小腹疼痛，胸闷烦躁，纳食较差，小便短赤，神疲乏力，平时带下量多，质黏稠，舌质红，苔黄而腻，脉濡数。

中医辨证：湿热经间期出血。

治法：清热利湿止血。

方药：四物汤加减。

当归 10 克　牡丹皮 10 克　香附 10 克　茜草 10 克　黑豆 10 克　生地黄 15 克　乌贼骨 15 克　黄柏 10 克　白芍药 10 克　茯苓 10 克

用法：诸药共煎加水 800 毫升，煎至 400 毫升去滓，一日分三次，空腹服用。

禁忌：蒜、胡荽、醋及一切酸、湿面、葱、萝卜、一切血。

方论：方中白芍、当归、阿胶、小黑豆养血清肝；生地、白芍、丹皮凉血清肝；黄柏、茯苓清利湿热；香附理气调经血，乌贼骨祛湿止血。诸药组合成方共奏清热利湿止血之效。

四、血瘀（经间期出血）

血瘀经间期出血。

主证：经间期出血，量少，色紫夹有血块，兼见小腹疼痛，胸闷烦躁，或痛经史，舌暗或有紫斑，脉涩弦。

中医辨证：血瘀经间期出血。

治法：行血止血祛瘀。

方药：逐瘀止血汤加味。

大黄 10 克　归尾 10 克　生地黄 15 克　桃仁 10 克　红花 6 克　枳壳 10 克　龟版 10 克　赤芍药 10 克　牡丹皮 10 克　五灵脂 10 克

用法：诸药共煎加水 900 毫升，煎至 400 毫升去滓，一日三次，空腹服用。

禁忌：葱、蒜、萝卜、一切血、胡荽。

方论：方中桃仁、红花、赤芍、五灵脂活血逐瘀为君；牡丹皮、白芍、龟版凉血止血为臣；当归、生地凉血补血为佐；枳壳行气化滞为使。诸药组合成方共奏行血化瘀止血之效。

474. 痛　经

妇女正值经期或行经前后，出现周期性小腹疼痛，或痛引腰骶，甚则剧痛昏厥者，称为痛经，亦称"经前腹痛"、"行经腹痛"、"经后腹痛"等。多因气滞血瘀、阳虚内寒、寒湿凝滞、湿热下注、瘀热交阻、肝肾虚损、气血虚损、脾胃虚寒而致。

一、气血瘀滞（痛经）

气血瘀滞痛经。

主证：经前或经期少腹胀痛拒按，经量少或行而不畅，红色紫黯有块，血块排出后痛减，胸肋乳房作胀，舌色紫暗或边有紫斑，脉弦涩。

中医辨证：气血瘀滞痛经。

治法：理气化瘀止痛。

方药：膈下逐瘀汤。

当归10克　赤芍10克　枳壳10克　桃仁10克　红花6克　川芎6克　香附10克　乌药6克　延胡10克　五灵脂10克

用法：诸药共煎加水900毫升，煎至400毫升去滓，一日三次，空腹服用。

禁忌：湿面。

方论：方中当归、赤芍、川芎养血活血、活血化瘀，桃仁、红花、灵脂破血逐瘀，配香附、乌药、枳壳、元胡行气止痛，且增强逐瘀之力。诸药组合成方共奏理气化瘀止痛之效。

二、阳虚内寒（痛经）

阳虚内寒痛经。

主证：经期或经后小腹冷痛喜按，得热痛减，经量少，经血黯淡，腰腿酸痛，小便清长，舌苔白滑，脉沉弦。

中医辨证：阳虚内寒痛经。

治法：温经暖宫，调血止痛。

方药：暖经汤加味。

当归10克　白芍10克　吴茱萸10克　川芎6克　半夏10克　人参10克　阿胶（烊化兑服）10克　艾叶（醋炒透）10克　麦冬10克　桂枝10克　制附子10克　丹参10克

用法：诸药共煎加水900毫升，煎至400毫升去滓，一日三次，空腹时服用。

禁忌：羊肉、羊血、饴糖、鲫鱼。

方论：方中吴茱萸、桂枝温经散寒、通利血脉为君；当归、川芎、芍药、丹参养血祛瘀为臣；阿胶、麦冬养阴润燥，人参益气健脾，半夏、艾叶、附子温经散寒止痛为佐使。诸药组合成方共奏温经散寒暖宫，调经止痛之效。

三、寒湿凝滞（痛经）

寒湿凝滞痛经，经前数日或经期小腹冷痛。

主证：得热痛减，按之痛甚，经量少，经色黯黑有块，或畏冷身疼，舌淡苔白，脉沉弦。

中医辨证：寒湿凝滞痛经。

治法：温散寒湿，化瘀止痛。

方药：少腹逐瘀汤。

小茴香10克　没药5克　肉桂3克　生蒲黄10克　五灵脂（炒）10克　川芎6克　茯苓10克　延胡10克　当归10克

用法：诸药共煎加水800毫升，煎至400毫升去滓，一日三次，空腹服用。

禁忌：醋及一切酸。

方论：方中小茴香、干姜、肉桂温经散寒、通达下焦。元胡、没药利气散瘀、消胀定痛，蒲黄、灵脂活血祛瘀、散结止痛，其中蒲黄生用，重在活血祛痛，灵脂用炒，重在止痛而不损胃气；当归、川芎乃阴中之阳药，血中之气药，配合赤芍用以活血行气、散滞调经，全方共奏温经散寒、活血祛瘀、消胀止痛之效。

四、湿热下注（痛经）

湿热下注痛经。经前或经期小腹疼痛拒按，有灼烧感。

主证：湿热下注经痛或伴有腰骶部胀痛，或平时少腹时痛，经来疼痛加剧，经色黑红，质稠有块，舌苔腻，脉濡弦。

中医辨证：湿热下注痛经。

治法：清热除湿，化瘀止痛。

方药：清热除湿汤。

黄连3克　生地黄12克　当归10克　丹皮10克　川芎6克　败酱草15克　苡仁10克　莪术6克　延胡10克　制香附10克　白芍10克　红花10克　红藤15克

用法：诸药共煎加水900毫升，煎至400毫升去滓，一日三次，空腹服用。

禁忌：葱、蒜、萝卜、胡荽。

方论：方中生地黄、白芍、丹皮滋阴清热凉血，苡仁、川芎、黄连清利湿热共为君；红藤、败酱草清热解毒散瘀消肿止痛为臣；元胡、香附、桃仁、红花、莪术行气化瘀散滞通经止痛为佐；当归补血养血行血和营为使。诸药组合成方共奏清热除湿，化瘀止痛之功效。

五、瘀热交阻（痛经）

瘀热交阻痛经。经前或经期少腹胀痛，经量或多或少。

主证：色紫红有块，乳房胀痛，心烦易怒，口苦咽干，舌暗或绛，脉弦或涩。

中医辨证：瘀热交阻痛经。

治法：清热泻火，逐瘀止痛。

方药：生血清热方加味。

生地黄10克　赤芍10克　桃红10克　红花6克　当归10克　香附10克　川芎6克　甘草6克　延胡10克　黄连3克　木香10克　夏枯草15克　丹皮10克

用法：诸药共煎加水1000毫升，煎至400毫升去滓，一日三次，空腹服用。

禁忌：葱、蒜、萝卜、一切血、胡荽、湿面。

方论：方中生地黄、赤芍、当归、川芎、丹皮生血凉血清热为君；桃仁、红花、香附、延胡、木香理气活血化滞为臣；黄连清上焦热邪，夏枯草清热化滞共为佐；甘草调和诸药为使。诸药组合成方共奏清热泻火，逐瘀止痛之功效。

六、肝肾虚损（痛经）

肝肾虚损痛经。经后一、二日内小腹绵绵作痛。

主证：腰部酸胀，经血暗淡，量少，质稀稠，或有耳鸣，头晕，眼花，或腰骶酸痛，小腹空坠不温或颧潮红，舌淡苔白，脉弦细。

中医辨证：肝肾虚损痛经。

治法：益肾养肝止痛。

方药：调肝汤。

当归 10 克　白芍 10 克　山萸肉 10 克　巴戟天 10 克　川楝子 10 克　阿胶（烊化兑服）10 克　延胡索 10 克　山药 10 克　甘草 6 克　郁金子 10 克　小茴香 10 克

用法：诸药共煎加水 900 毫升，煎至 400 毫升去滓，一日三次，空腹服用。

禁忌：海菜、菘菜、猪肉、湿面。

方论：方中当归、白芍、阿胶养肝，山萸肉、巴戟天益肾填精共为君；小茴香温补肝肾，川楝子、元胡索、郁金疏肝理气为臣；山药健脾益肾为佐；甘草调和诸药为使。诸药组合成方共成益肾养肝之功效。

七、气血虚损（痛经）

气血虚损而致。

主证：经期或经后一、二日小腹绵绵作痛，喜揉按，月经量少，色淡质薄，伴见神疲乏力，面色萎黄，纳少便溏，舌淡，脉弦细或弱。

中医辨证：气血虚损痛经。

治法：益气补血止痛。

方药：三才大补丸。

熟地黄 12 克　白术 10 克　当归 10 克　川芎 6 克　黄芪 15 克　炒艾叶 10 克　人参 10 克　阿胶（烊化兑服）10 克　地骨皮 10 克　白芍 10 克　山药 10 克　制香附 10 克

用法：诸药共煎加水 1000 毫升，煎至 400 毫升去滓，一日三次，空腹时服用。

禁忌：葱、蒜、萝卜、菘菜、雀肉、青鱼、诸果。

方论：方中人参、黄芪、白术益气补损为君；当归、阿胶、白芍、川芎、熟地养血合营为臣；山药健脾补肾，艾叶温经活络为佐；香附理气活络调经为使。诸药组合成方共奏益气补血止痛之效。

八、脾胃虚寒（痛经）

脾胃虚寒而致。

主证：经期及经后小腹及胃脘疼痛，喜温喜按，月经量多，色淡有块，伴呕吐清稀，泻物溏薄，四肢清冷，苔白，舌淡，脉沉迟或弱。

中医辨证：脾胃虚寒痛经。

治法：温中散寒，健脾和胃止痛。

方药：理中丸加味。

制香附 10 克　炙甘草 6 克　干姜 5 克　高良姜 5 克　炮姜 5 克　白术 10 克　人参 10 克

用法：诸药共煎加水 800 毫升，煎至 400 毫升去滓，一日三次，空腹服用。

禁忌：海菜、菘菜、猪肉、雀肉、青鱼、诸果。

方论：方中干姜、炮姜温运中焦，以散寒邪为君；人参补气健脾，协助干姜振奋脾阳为臣；佐以白术健脾燥湿，以促进脾阳健运；香附理气血；甘草调和诸药为使。诸药组合成方共奏健脾和胃止痛之功。

475. 经前腹痛（血分瘀热）

血分瘀热而致经前腹痛。

主证：经前腹痛，以及行经不利者，舌红苔白，脉弦数。

中医辨证：经期腹痛，血分瘀热。

治法：凉血散瘀，调经止痛。

方药：加味香苏散。

香附 10 克　苏梗 10 克　当归 10 克　白术 10 克　陈皮 6 克　延胡索 6 克　甘草 3 克　柴胡 6 克　牡丹皮 10 克　桃仁 10 克

用法：诸药共煎加水 800 毫升，煎至 400 毫升去滓，一日三次，空腹服用。

禁忌：海菜、菘菜、猪肉、蒜、胡荽。

方论：方中香附、苏梗理气调经为君；丹皮、白芍、当归、延胡索凉血活络行气止痛为臣；柴胡疏肝散郁，桃仁开郁化滞为佐；陈皮行气健脾，甘草益气健脾。诸药组合成方共成凉血散瘀、调经止痛之功。

476. 经后腹痛（血虚）

血虚不足而致经后腹痛。

主证：经后腹痛以及经量减少，发热烦躁，阴血亏虚，脉洪而虚。

中医辨证：血虚经后腹痛。

治法：益气补血。

方药：加味补血汤。

川芎 3 克　人参 6 克　白术 10 克　熟地 10 克　黄芪 10 克　当归 10 克　香附 6 克

用法：诸药共煎加水 800 毫升，煎至 300 毫升去滓，一日三次，空腹服用。

禁忌：青鱼、雀肉、菘菜、葱、蒜、萝卜、一切血、湿面。

方论：方中重用黄芪大补脾肺之气，以资生血之源；配当归、熟地、川芎养血和营，则阳生阴长，气旺血生；人参、白术助黄芪益气健脾，香附理血行气活络。诸药组合成方共奏益气补血之功效。

477. 经行头痛

每逢经期或经行前后头痛，称为行经头痛。多由气血虚弱、肝郁化火、肾虚肝旺、瘀血阻络、痰湿内阻而致。

一、气血虚弱（经行头痛）

气血虚弱，行经头疼。

主证：经期或经后头痛中空，时伴头晕，神疲乏力，心悸少寐，食欲不振，经量减少，色淡，质薄，面色萎黄，舌淡苔白，脉细数。

中医辨证：气血虚弱，行经头疼。

治法：益气养血，调经止痛。

方药：人参养营汤加减。

人参 10 克　白术 10 克　当归 10 克　黄芪 15 克　白芍 10 克　熟地黄 10 克　五味子 3 克　茯苓 10 克　荆芥 10 克　杭菊 10 克　远志 6 克

用法：诸药共煎加水 900 毫升，煎至 400 毫升去滓，一日三次，空腹服用。

禁忌：雀肉、青鱼、菘菜、诸果、葱、蒜、萝卜、醋及一切酸。

方论：方中熟地、当归、白芍补血养颜，人参、黄芪、白术、茯苓补气益脾，且可阳生阴长、补气以生血；远志、五味子宁心安神；荆芥祛风活络化滞止痛；菊花清热祛风。诸药组合成方共奏益气养血之功。

二、肝郁化火（经行头痛）

肝郁化火，经行头痛。

主证：经行头痛，经前或经期头部胀痛，痛在两侧，或掣及巅顶，伴见头晕目眩，胁肋腹痛，烦躁易怒，虚烦不眠，口苦，舌红苔黄，脉弦数。

中医辨证：肝郁化火，经行头痛。

治法：疏肝散热，泻火止痛。

方药：丹栀逍遥散加减。

牡丹皮 10 克　白芍 10 克　柴胡 6 克　当归 10 克　杭菊 10 克　焦栀 10 克　夏枯草 15 克　蔓荆子 10 克　川芎 6 克　薄荷（后下）6 克　甘草 6 克　煨生姜 1 块

用法：诸药共煎加水 900 毫升，煎至 400 毫升去滓，一日三次，空腹服用。

禁忌：蒜、胡荽、鲫鱼、海菜、猪肉、菘菜。

方论：方中柴胡疏肝解郁；当归、白芍养血柔肝；白术、甘草、茯苓健脾养心；薄荷助柴胡疏肝郁；煨生姜温胃和中，菊花清热疏风，栀子清热凉血；夏枯草、蔓荆子疏风化滞。诸药组合成方共奏疏肝清热、泻火止痛之功效。

三、肾虚肝旺（经行头痛）

肾虚肝旺，经行头痛。

主证：经行头痛，头胀，或牵及巅顶，时见头晕目眩，腰酸腿软，五心烦热，口苦咽干，烦躁易怒，舌红苔黄，脉弦数。

中医辨证：肾虚肝旺，经行头痛。

治法：滋阴养血，平肝潜阳。

方药：杞菊地黄丸。

枸杞子 10 克　生地黄 15 克　山萸肉 10 克　山药 10 克　泽泻 10 克　茯苓 10 克　牡丹皮 10 克　钩藤（后下）10 克　白蒺藜 15 克　苦丁茶 15 克

用法：诸药共煎加水 900 毫升，煎至 400 毫升去滓，一日三次，空腹服用。

禁忌：葱、蒜、萝卜、一切血、胡荽、醋及一切酸。

方论：方中熟地黄、枸杞子、山萸肉滋阴养血补肾为君；丹皮、钩藤、白蒺藜、苦丁茶平肝潜阳、疏风散结、行气止痛为臣；山药健脾补肾，使生化有源为佐；泽泻导肝热下行从小便而解。诸药组合成方共奏滋阴养血、平肝潜阳之功效。

四、瘀血阻络（经行头痛）

瘀血阻络头痛。经前、经期头痛，痛如锥刺。

主证：经期头痛，痛有定处，经久不愈，月经量少，色黯有块，伴小腹疼痛拒按，舌暗或有瘀斑，脉弦涩。

中医辨证：瘀血阻络头痛。

治法：活血化瘀，通络止痛。

方药：通窍活血汤。

桃仁 10 克　红花 6 克　老葱 5 丸　白芷 10 克　川芎 6 克　大枣 6 克　生姜 6 克

用法：诸药共煎加水 600 毫升，煎至 300 毫升去滓，一日三次，空腹服用。

禁忌：猪肉、油腻。

方论：方中川芎行气活血，桃仁、红花活血通络，葱姜通阳，麝香开窍，黄酒通络，佐以大枣缓和芳香辛窜药物之性。全方功能通络开窍、行血活血，其中麝香味辛性温，功专开窍通闭，解毒活血，因而用为主要药；与姜、葱、黄酒配伍更能通络开窍、通利气血运行的道路，从而使赤芍、川芎、桃仁、红花更能发挥其活血通络作用。诸药组合成方共奏活血化瘀、通络止痛之功效。

五、痰湿内阻（经行头痛）

痰湿内阻，经行头痛。

主证：经行头痛，头重如裹，伴见胸脘满闷，呕恶痰涎，经行后期，舌苔腻，脉濡滑。

中医辨证：痰湿内阻，经行头痛。

治法：燥湿化痰，活血止痛。

方药：二陈汤加减。

陈皮 6 克　半夏 10 克　升麻 6 克　当归 10 克　藁本 10 克　茯苓 10 克　白术 10 克　川芎 6 克　蔓荆子 10 克　枳壳 10 克　香附 10 克

用法：诸药共煎加水 900 毫升，煎至 400 毫升去滓，一日三次，空腹服用。

禁忌：青鱼、雀肉、莼菜、桃李、醋及一切酸、羊肉、羊血、饴糖。

方论：方中半夏燥湿化痰、和胃止呕；陈皮理气化痰，使气顺则痰降，气行则痰化；痰由湿生，故以茯苓健脾渗湿，白术健脾补中；藁本、蔓荆子、香附、枳壳行气化滞止痛；升麻消风活络，川芎、当归祛风养血祛湿。诸药组合成方共奏燥湿化痰，活血止痛之功效。

478. 经行口糜

经行口糜。每值月经前后或行经时口舌糜烂，称为经行口糜。多因阴虚火旺、胃热熏蒸、脾经湿热而致。

一、阴虚火旺（经行口糜）

阴虚火旺，经行口糜。

主证：经期口舌生疮，溃烂疼痛，口燥咽干，伴月经量少，色红，五心烦热，舌红，脉弦数。

中医辨证：阴虚火旺，经行口糜。

治法：滋阴降火。

方药：知柏地黄汤。

知母 10 克　黄柏 10 克　生地黄 15 克　山萸肉 10 克　山药 10 克　茯苓 10 克　泽泻 10

克 丹皮 10 克 淡竹叶 10 克 甘草梢 10 克 川木通 6 克

用法：诸药共煎加水 900 毫升，煎至 400 毫升去滓，一日三次，空腹服用。

禁忌：葱、蒜、萝卜、一切血、醋及一切酸、海菜、猪肉、菘菜。

方论：方中熟地、知母、黄柏滋阴降火为君；山萸肉、山药、茯苓、泽泻、丹皮填精益肾为臣；竹叶、木通清热解毒导热泻火为佐；甘草调和诸药为使。诸药组合成方共奏滋阴降火之功效。

二、胃热熏蒸（行经口糜）

胃热熏蒸，经行口糜。

主证：经行口舌生疮，口臭，月经量多，色深红，口干喜饮，尿黄便结，舌红苔黄，脉数。

中医辨证：胃热熏蒸，经行口糜。

治法：清胃泻火。

方药：凉膈散。

连翘 10 克 栀子 10 克 黄芩 10 克 甘草 3 克 薄荷 6 克 淡竹叶 10 克 朴硝 1 克 大黄 10 克 白蜜少许

用法：诸药共煎加水 800 毫升，煎至 400 毫升去滓，一日三次，空腹时服。

禁忌：鲫鱼、海菜、猪肉、菘菜。

方论：方中连翘、栀子、黄芩、竹叶、甘草、薄荷清泻胃火为君；朴硝、大黄清泻三焦热邪为臣；蜂蜜滋阴清热，清胃泻火为佐使。组合成方共奏清胃泻火之功效。

三、脾经湿热（经行口糜）

脾经湿热，经行口糜。

主证：经行口腔糜烂或口舌生疮，脘腹胀满，大便溏臭，月经量多，色红质稠，或经期延长不爽，舌黄苔腻，脉弦濡。

中医辨证：脾经湿热，经行口糜。

治法：清热利湿，芳香化浊。

方药：甘露消毒丹。

飞滑石 15 克 川贝母 10 克 绵茵陈 10 克 黄芩 10 克 广藿香 10 克 白蔻仁 3 克 川木通 3 克 石菖蒲 6 克 苏薄荷 6 克 射干 6 克

用法：诸药共煎加水 800 毫升，煎至 400 毫升去滓，一日三次，空腹时服用。

禁忌：鲫鱼、羊肉、羊血、饴糖。

方论：方中滑石、贝母、茵陈、黄芩清热利湿为君；菖蒲、藿香、白豆蔻健脾化湿、芳香化浊为臣；薄荷消糜解毒，射干泻火解毒为佐；木通导热下行引湿热为使。诸药组合成方共奏清热利湿、芳香化浊之功效。

479. 经行音哑

经行前或经期声音嘶哑，甚至失音，经净后自然复声者，称为经行音哑。多因肺肾阴虚、肝肾阴虚、脾肺两虚而致。

一、肺肾阴虚（经行音哑）

肺肾阴虚，经行音哑。

主证：行经音哑，咽喉燥痛，干咳痰少，虚燥不寐，手足心热，耳鸣目眩，腰膝酸软，舌红少苔，脉细数。

中医辨证：肺肾阴虚，经行音哑。

治法：滋阴润肺。

方药：百合固金汤加味。

百合10克　当归10克　麦门冬10克　生地黄12克　熟地黄12克　白芍药10克　川贝母10克　玄参10克　知母10克　桔梗6克　甘草6克

用法：诸药共煎加水900毫升，煎至400毫升去滓，一日三次，空腹服用。

禁忌：鲫鱼、葱、蒜、萝卜、一切血、海菜、菘菜、猪肉。

方论：方中百合、生地黄滋养肺肾阴液并为君药；麦冬助百合以养肺阴、清肺热，玄参助生地黄以益肾阴，降虚火为臣药；当归、芍药养血和营，贝母、桔梗、知母化痰止咳为佐，甘草调和诸药。诸药组合共成滋阴润肺之功效。

二、肝肾阴虚（经行音哑）

肝肾阴虚，经行音哑。

主证：经行音哑，口燥少津，性急易怒，胸肋隐痛，口干而苦，腰膝酸软，头晕耳鸣，舌红，脉细数。

中医辨证：肝肾阴虚，经行音哑。

治法：滋阴润燥，补血柔肝。

方药：一贯煎加味。

天门冬10克　麦门冬10克　当归10克　北沙参15克　桔梗6克　枸杞子10克　胖大海10克　杭白芍10克　川楝子10克

用法：诸药共煎加水800毫升，煎至400毫升去滓，一日三次，空腹服用。

禁忌：鲫鱼、湿面。

方论：方中重用生地滋阴养血以补肝肾为君；沙参、麦冬、白芍、当归、枸杞子配合君药滋阴养血生津柔肝为臣；更用少量的川楝子疏泄肝气为佐；胖大海消肿扬音利咽为使。诸药组合成方共奏滋阴润燥、补血柔肝之功效。

三、脾肺两虚（经行音哑）

脾肺两虚，经行音哑。

主证：经行时声低音哑，口燥咽干，神疲纳差，气短懒言，面色虚浮。

中医辨证：脾肺两虚，经行音哑。

治法：益气健脾，养阴润颜。

方药：补肺汤加味。

人参10克　黄芪15克　桑白皮10克　五味子6克　北沙参15克　广紫菀10克　熟地黄10克　怀山药10克　麦门冬10克

用法：诸药共煎加水800毫升，煎至400毫升去滓，一日三次，空腹时服用。

禁忌：葱、蒜、萝卜、一切血、鲫鱼。

方论：方中沙参、麦冬、五味子养阴润肺利咽为君；人参、黄芪、山药益气健脾扬声为臣；桑白皮、紫菀补肺气利咽喉为佐；熟地黄养血调营润肺为使。诸药组合共成益气健脾、养阴润肺之功效。

480. 经行风疹块

每值临经前或经行期间周身皮肤突起恶疹，或风团块，瘙痒异常，经净渐退者，称为经行风疹块，又称"经行隐疹"、"经行瘖瘰"。多因血虚、风热、风寒、肝郁化火而致。

一、血虚（经行风疹块）

血虚经行风疹块。

主证：经行身痒，或隐疹频发，疹块色淡与肤色相同，入夜瘙痒加重，月经量少，皮肤干燥，面色无华。

中医辨证：血虚经行风疹块。

治法：养血疏风。

方药：当归饮子。

当归 10 克　川芎 6 克　防风 10 克　荆芥 10 克　白芍 10 克　生地黄 15 克　甘草 6 克　黄芪 15 克　白蒺藜 15 克　制首乌 15 克

用法：诸药共煎加水 800 毫升，煎至 400 毫升去滓，一日三次，饭后服用。

禁忌：湿面、葱、蒜、萝卜、一切血、菘菜、海菜、猪肉。

方论：方中当归、川芎、白芍、生地黄、首乌养血活络为君；防风、荆芥、白蒺藜疏风通络为臣；黄芪合当归益气养血调营为佐；甘草调诸药为使。诸药组合共奏养血疏风之功效。

二、风热（经行风疹块）

风热经行风疹块。

主证：经行皮肤起疹，风团、疹块扪之有热感，瘙痒难忍，遇热则剧，得冷则缓，月经提前，量多，口干喜饮，舌苔薄白或微黄，脉浮数。

中医辨证：风热经行风疹块。

治法：清营凉血，养血疏风。

方药：消风散。

荆芥 10 克　生地黄 10 克　苍术 10 克　苦参 10 克　木通 3 克　当归 10 克　蝉蜕 10 克　生石膏 15 克　生甘草 6 克　牛蒡子 10 克

用法：诸药共煎加水 800 毫升，煎至 400 毫升去滓，一日三次，饭后服用。

禁忌：葱、蒜、萝卜、一切血、雀肉、青鱼、菘菜、诸果。

方论：方中荆芥、蝉蜕、牛蒡子、苦参疏风活络为君；人参、黄芪、山药益气疏风为臣；当归、生地黄养血调营为佐；甘草调和诸药。诸药组合成方共奏清营凉血、养血疏风之效。

三、风寒（经行风疹块）

风寒经行风疹块。

主证：每遇经行辄发风疹，皮肤瘙痒，疹块色淡或白，遇冷或风吹尤甚，得暖则减，行经腹痛有块，畏风寒，舌苔淡白而润，脉浮或浮紧。

中医辨证：经行风疹块。

治法：疏风散寒，调和营血。

方药：荆防四物汤加味。

荆芥 10 克　防风 10 克　羌活 10 克　当归 10 克　升麻 6 克　白芍 10 克　生地黄 15 克　川芎 6 克

用法：诸药共煎加水 800 毫升，煎至 400 毫升去滓，一日三次，饭后服用。

禁忌：面汤、葱、蒜、萝卜、一切血。

方论：方中荆芥、防风疏风化滞，当归补血养肝和血调营为君；熟地黄滋阴补血为臣；白芍药养血柔肝和营为佐；川芎活血行气、畅通气血为使。诸药组合成方，补而不滞，滋而不腻，养血活血，可使营血调和。

四、肝郁化火（经行风疹块）

肝郁化火，经行风疹块。

主证：经行泛起风疹团块，瘙痒剧烈，疹块烁红灼热，遇热加剧，月经提前，量多，烦躁易怒，胸肋胀闷不舒，口苦咽干，舌红无苔，脉浮数。

中医辨证：肝郁化火，经行风疹块。

治法：疏肝清热，凉血消风。

方药：丹栀逍遥散。

当归 10 克　白芍 10 克　丹皮 10 克　栀子 10 克　炙甘草 6 克　柴胡 6 克　白术 10 克　荆芥 10 克　防风 10 克　紫草 10 克　白茯苓 10 克　生姜 3 片　薄荷 6 克

用法：诸药共煎加水 900 毫升，煎至 400 毫升去滓，一日三次，空腹服用。

禁忌：面汤、蒜、胡荽、海菜、猪肉、菘菜、雀肉、青鱼、诸果、醋及一切酸。

方论：方中柴胡疏肝解郁；当归、白芍药养血柔肝；白术、甘草、茯苓健脾养心；薄荷助柴胡以散肝郁；煨生姜疏风化滞；丹皮、栀子、紫草凉血解毒，茯苓导郁热下行从小便而解。诸药组合成方共奏疏肝清热、凉血解毒之效。

481. 经行昏厥

每值经行突然昏倒，不省人事，面色苍白，四肢厥冷，无后遗症者，称为经行抽搐。多因气脱、气郁、血脱、血瘀、痰浊而致。

一、气脱（经行昏厥）

气脱经行昏厥。

主证：经行眩晕昏仆，四肢厥逆，面色苍白，冷汗淋漓，气血微弱，经血量多色淡，舌淡苔白，脉虚弱。

中医辨证：气脱经行昏厥。

治法：补气回阳。

方药：四味回阳散加味。

人参 10 克　黄芪 5 克　制附子 10 克　煅龙骨 15 克　煅牡蛎 15 克　炮姜 5 克　干姜 5

克　炙甘草6克　白术10克

用法：诸药共煎加水800毫升，煎至400毫升去滓，一日三次，空腹服用。

禁忌：海菜、猪肉、菘菜、雀肉、青鱼、诸果。

方论：方中人参、黄芪、制附子、炮姜、干姜补气回阳为君；白术补气和中为臣；牡蛎、龙骨收敛固涩滋阴潜阳为佐；甘草调和诸药为使。诸药组合成方共奏补气回阳之功效。

二、气郁（经行昏厥）

气郁经行昏厥。

主证：经行眩晕昏仆，四肢厥冷，牙关紧闭，两手握拳，呼吸气粗，经行量少紫黯，血行不畅，小腹胀痛，心胸憋闷，舌淡苔白，脉弦。

中医辨证：气郁经行昏厥。

治法：开郁顺气。

方药：五磨饮子。

枳实10克　沉香3克　檀香3克　白术10克　苍术10克　川牛膝10克　桃仁10克红花6克　乌药6克

用法：诸药共煎加水800毫升（沉香后下）煎至400毫升，一日三次，空腹服用。

禁忌：雀肉、菘菜、青鱼、桃李。

方论：方中沉香降气平喘，枳实行气破滞，乌药、檀香理气开郁为君；白术、苍术健脾燥湿益气补中为臣；桃仁、红花开郁散结为佐；乌药助君药开郁顺气为使。组合成方共奏开郁顺气之功。

三、血脱（经行昏厥）

血脱经行昏厥。

主证：经血暴下如注，突然昏厥，面色苍白，纯淡无华，口张自汗，息微。

中医辨证：血脱经行昏厥。

治法：益气摄血固脱。

方药：人参养营汤加味。

人参10克　仙鹤草15克　阿胶10克（烊化兑服）　生牡蛎15克　当归10克　熟地黄10克　白芍10克　茯苓10克　陈皮6克　白术10克　生姜5克

用法：诸药共煎加水900毫升，煎至400毫升，一日三次，空腹服用。

禁忌：葱、蒜、萝卜、一切血、雀肉、青鱼、菘菜、醋及一切酸。

方论：方中熟地黄、当归、白芍补血养阴；人参、白术、茯苓、甘草补气益脾，且可阳生阴长，补气以生血；陈皮理气，阿胶养血，生姜行气化滞；牡蛎益气固脱；诸药组合成方共奏益气摄血之功效。

四、血瘀（经行昏厥）

血瘀经行昏厥。

主证：经行昏厥不省人事，四肢厥冷，月经量少，色紫黯有块，血行不畅，小腹剧痛，冷汗淋漓，舌暗或有紫斑，脉涩或细。

中医辨证：血瘀经行昏厥。

治法：活血行瘀，顺气调经。

方药：通瘀煎加味。

制香附 10 克　当归尾 10 克　泽泻 10 克　青皮 6 克　红花 6 克　乌药 10 克　五灵脂 10 克　生蒲黄 10 克

用法：诸药共煎加水 800 毫升，煎至 400 毫升去滓，一日三次，空腹服用。

禁忌：湿面、面汤。

方论：方中五灵脂、蒲黄活血祛瘀通利血脉；制香附、乌药、当归理气养血为臣；青皮行气活络，红花活血化瘀为佐；茯苓益气调经为使。诸药组合成方共奏活血行瘀、顺气调经之效。

五、痰浊（经行昏厥）

痰浊经行昏厥。

主证：痰浊经行昏厥。

中医辨证：经行忽然晕仆，喉中痰鸣，经量少而不畅，舌苔白腻，脉滑。

治法：涤痰开窍，祛瘀调经。

方药：导痰汤加味。

半夏 10 克　枳实 10 克　制南星 10 克　陈皮 6 克　郁金 6 克　赤芍 10 克　茯苓 10 克　丹参 10 克　石菖蒲 6 克

用法：诸药共煎加水 800 毫升，煎至 400 毫升去滓，一日三次，空腹服用。

禁忌：羊肉、羊血、饴糖、醋及一切酸。

方论：方中南星燥湿化痰、祛风散结，枳实下气行痰共为君；半夏功专燥湿祛痰，陈皮下气消痰，茯苓健脾祛痰为臣；赤芍、郁金、丹参祛瘀调经为佐；菖蒲行气消痰化浊开窍为使。诸药组合成方共奏涤痰开窍、祛痰调经之功效。

482. 经行抽搐（血虚）

每值经行发生肢体麻木，四肢抽搐，经后消失者，称为经行抽搐。多因血虚、风痰上扰而致。

一、血虚（经行抽搐）

血虚经行抽搐。

主证：血虚经行抽搐。

中医辨证：经行全身麻木抽搐，不能自主，月经量少，色淡质薄，平素头晕眼花，心悸失眠，面色萎黄，舌淡，脉弦细。

治法：养血和营，熄风定搐。

方药：八珍汤加减。

人参 15 克　白术 10 克　当归 10 克　熟地黄 10 克　白芍药 10 克　川芎 6 克　僵蚕 10 克　钩藤（后下）10 克　全蝎粉（分冲）1 克　麦冬 10 克　鸡血藤 15 克

用法：诸药共煎加水 900 毫升，煎至 400 毫升去滓，一日三次，空腹服用。

禁忌：雀肉、青鱼、莶菜、湿面、葱、蒜、萝卜、一切血、鲫鱼。

方论：方中人参、熟地黄为主，甘温益气养血，辅以白术苦温健脾燥湿，茯苓甘淡益脾渗湿，二药合用，协人参补脾肺之气，实后天气血生化之源。当归、白芍养血和营，协熟地以益心调肝生血，炙甘草和中益气，川芎活血行气为佐；僵蚕、全蝎、钩藤、鸡血藤熄风定搐为使。诸药组合成方共奏养血和营、熄风定搐之功。

二、风痰上扰（经行抽搐）

风痰上扰，经行抽搐。

主证：经行头晕目眩，胸闷泛恶，继则抽搐频作，双目上视，昏不知人，醒后头晕，乏力肢软，舌红苔白，脉弦数。

中医辨证：风痰上扰，经行抽搐。

治法：熄风开窍，涤痰止搐。

方药：定痫丸。

茯神 10 克　竹沥（分冲）10 克　僵蚕 10 克　川贝 10 克　砂仁 3 克　胆星 10 克　半夏 10 克　麦冬 10 克　茯苓 10 克　全蝎 2 枚　琥珀粉（分冲）3 克　甘草 6 克　天麻 10 克　丹参 10 克

用法：诸药共煎加水 900 毫升，煎至 400 毫升去滓，一日三次，空腹服用。

禁忌：羊肉、羊血、饴糖、鲫鱼、醋及一切酸、海菜、猪肉、菘菜。

方论：方中竹沥、贝母、胆星苦凉性降，用以清化热痰，其中贝母甘润，使苦燥而不伤阴；半夏、茯苓相合燥湿化痰兼以健脾开胃，以助祛痰之力；天麻、全蝎、僵蚕相合偏温，功善息风止痉，且得天麻之甘平质柔多液而使诸药不燥；麦门冬、丹参、茯神偏凉清心；琥珀偏凉质重而镇心，砂仁健脾化痰；甘草益气健脾。诸药组合成方共奏熄风开窍、涤痰止搐之功效。

483. 经行身痛

经行身痛是指伴随月经周期而身体疼痛或肢体痹病者，称为经行身痛。多由血虚、寒湿、外感寒邪、外感风邪而致。

一、血虚（经行身痛）

血虚经行身痛。

主证：经行肢体麻木疼痛，肢软无力，月经量少，色淡质清，面色无华，舌淡，脉弦细。

中医辨证：血虚经行身痛。

治法：调营养血，柔筋此痛。

方药：黄芪建中汤。

黄芪 15 克　白芍 10 克　炙甘草 6 克　大枣 6 克　当归 10 克　生姜 5 克　鸡血藤 15 克　桂枝 10 克　饴糖 15 克

用法：诸药共煎加水 800 毫升，煎至 400 毫升去滓，一日三次，饭后服用。

禁忌：海菜、菘菜、猪肉、湿面。

方论：方中当归、白芍、饴糖养血调营为君；鸡血藤、桂枝、白芍柔筋止痛为臣；黄芪、甘草益气健脾，使生化有源为佐；生姜、大枣调和营卫为使。诸药组合成方共奏调营养血，舒筋止痛之功。

二、寒湿（经行身痛）

寒湿经行身痛。

主证：经行腰膝、肢体、关节疼痛，酸楚不适，遇寒痛甚，得热痛减，伴经期推迟，腹痛，经行有块，量少，平素可有肢体麻木，或酸软无力，舌淡苔白，脉濡沉迟。

中医辨证：寒湿经行身痛。

治法：散寒除湿，养血止痛。

方药：趁痛汤加味。

桂心5克　姜黄10克　白术10克　生姜5克　薤白10克　独活10克　羌活10克　当归10克　川牛膝10克　黄芪15克

用法：诸药共煎加水800毫升，煎至400毫升去滓，一日三次，空腹服用。

禁忌：雀肉、青鱼、菘菜、诸果、湿面。

方论：方中桂心、独活、羌活、生姜、姜黄散寒除湿为主；辅以白术健脾祛湿，薤白通阳散寒活络；黄芪益气健脾补中，当归养血调营为佐；牛膝交通诸经活血调经为使。诸药组合共奏散寒除湿、养血止痛之效。

三、外感寒邪（经行身痛）

外感寒邪，经行身痛。

主证：经行身痛，恶寒发热，头痛无汗，或咳嗽，脐腹痊痛，时发疼痛，舌淡苔白，脉浮迟。

中医辨证：外感寒邪，经行身痛。

治法：解表散寒，养血和营。

方药：麻黄四物汤。

麻黄（先煎去浮沫）6克　当归10克　生地黄10克　白芍药10克　川芎6克　杏仁10克　甘草6克　桂枝10克

用法：诸药共煎加水800毫升，煎至400毫升去滓，一日三次，空腹服用。

禁忌：葱、蒜、萝卜、一切血、海菜、菘菜、猪肉。

方论：方中麻黄解表散寒，桂枝通阳温经，杏仁除风散寒为君药；当归、白芍补血养血柔肝为臣药；熟地黄养血生血，川芎行血散瘀为佐；甘草、大枣益气调营为使药。诸药组合成方共奏解表散寒、养血利营之功。

四、外感风邪（经行身痛）

经行身痛，外感风邪。

主证：经行身痛，发热头痛，汗出恶风，鼻流清涕，或喷嚏干呕，舌淡苔白，脉浮迟。

中医辨证：经行身痛，外感风邪。

治法：散风解肌，养血和营。

方药：桂枝四物汤。

桂枝10克　当归10克　白芍药10克　生地黄10克　川芎6克　甘草6克　大枣6克　生姜6克

用法：诸药共煎加水800毫升，煎至400毫升去滓，一日三次，饭后服用。

禁忌：湿面、葱、蒜、萝卜、一切血、海菜、猪肉、菘菜。

方论：方中桂枝散风解肌止痛为主药；当归补血养肝、和血调营为辅；熟地补血润营，白芍养血柔肝和营，川芎活血行气畅通气血为佐；使以大枣、生姜调营和卫。诸药组合成方共奏散风解肌，养血和营之功效。

484. 经前便血

经前便血经行之前或正值经期大便下血，经量减少又称"差经"或"错经"。多因胃热、肝热、虚热、脾肾气虚而致。

一、胃热（经前便血）

胃热经前便血。

主证：经前或经期大便下血，色深红，面红唇赤，口渴饮冷，烦躁不安，小便灼热短赤。

中医辨证：胃热经前便血。

治法：清热凉血。

方药：约营煎加减。

生地黄 15 克　白芍药 10 克　黄芩 10 克　槐花 10 克　荆芥穗 10 克　地榆 10 克　乌梅 10 克　栀子 10 克　黄连 6 克　甘草 6 克　牡丹皮 10 克

　　用法：诸药共煎加水 900 毫升，煎至 400 毫升去滓，一日三次，空腹服用。

　　禁忌：葱、蒜、萝卜、一切血、冷水、猪肉、胡荽、海菜。

　　方论：方中黄芩、栀子、黄连、地榆清热止血为君；生地黄、丹皮、白芍滋阴凉血为臣；乌梅酸温收敛，槐花、地榆、荆芥清热凉血为佐；甘草益气健脾兼调诸药为使。诸药配伍组合成方共奏清热凉血调经之功。

二、肝热（经期便血）

肝热经前便血。

主证：经前或行经便血，月经量少，色深红，质黏稠，口苦咽干，舌红苔黄，脉弦数。

中医辨证：肝热经前便血。

治法：疏肝清热，佐以止血。

方药：丹栀逍遥散加减。

当归 10 克　白芍 10 克　柴胡 6 克　龙胆草 15 克　甘草 6 克　白术 10 克　薄荷（后下）6 克　乌梅 10 克　槐花 10 克　丹皮 10 克　炒芥穗 10 克　茯苓 10 克

　　用法：诸药共煎加水 900 毫升，煎至 400 毫升去滓，一日三次，空腹服用。

　　禁忌：湿面、海菜、猪肉、菘菜、雀肉、青鱼、诸果、鲫鱼、醋及一切酸。

　　方论：方中柴胡疏肝解郁；当归、白芍养血柔肝；白术、甘草、茯苓健脾养心；薄荷助柴胡以散肝郁；龙胆草泻肝胆热邪；槐花、牡丹皮、炒荆芥穗凉血止血。诸药组合成方共奏疏肝清热，佐以止血之功效。

三、虚热（经前便血）

虚热经前便血。

主证：经前便血，形体羸瘦，头晕目眩，口干咽燥，心烦少寐，颧红潮热，舌红苔黄，脉弦数。

中医辨证：虚热经前便血。

治法：养阴清热止血。

方药：脏连丸加减。

熟地黄 10 克　山萸肉 10 克　牡丹皮 10 克　怀山药 10 克　鳖甲 10 克　玄参 10 克　知母 10 克　杭白芍 10 克

用法：诸药共煎加水 800 毫升，煎至 400 毫升去滓，一日三次，空腹服用。

禁忌：葱、蒜、萝卜、胡荽、一切血。

方论：方中熟地、牡丹皮、鳖甲、玄参、知母养血滋阴为君；白芍、山萸肉柔肝补肾为臣；怀山药补肾健脾为佐使。诸药组合成方共奏养阴清热止血之功效。

四、脾肾气虚（经前便血）

脾肾气虚，经前便血。

主证：经前便血，量多色淡，面色苍白，头晕目眩，心悸怔忡，腰酸腿软，带下量多，质清稀，舌淡苔白，脉缓弱或濡。

中医辨证：脾肾气虚，经前便血。

治法：补肾健脾，益气止血。

方药：顺经两安汤。

当归 10 克　白芍药 10 克　山萸肉 10 克　熟地黄 12 克　白术 10 克　升麻 6 克　人参 10 克　黑荆芥 10 克　巴戟天 10 克　麦门冬 10 克

用法：诸药共煎加水 800 毫升，煎至 400 毫升去滓，一日三次分服，空腹服用。

禁忌：湿面、葱、蒜、萝卜、一切血、雀肉、青鱼、菘菜、鲫鱼。

方论：方中人参、白术、山萸肉、巴戟天补肾健脾为君；当归、白芍、熟地黄养血调经为臣；黑荆芥凉血止血，人参、黄芪助升麻益气止血为佐；麦门冬清心除烦为使。诸药组合成方共奏补肾健脾、益气止血之功效。

485. 经行眩晕

每逢经行前后或正值经期出现头目眩晕，视物昏花，称为经行眩晕。多因气血虚弱、阴虚阳亢、痰浊阻滞而致。

一、气血虚弱（经行眩晕）

气血虚弱，经行眩晕。

主证：经行或经后头晕目眩，经期错后，量少色淡，质稀，面色萎黄无华，体倦乏力，心悸少寐。

中医辨证：气血虚弱，经行眩晕。

治法：补益心脾，益气生血。

方药：归脾汤加味。

白术 10 克　远志 6 克　人参 10 克　当归 10 克　龙眼肉 10 克　熟地黄 10 克　白芍 10 克　茯神 10 克　木香 6 克　枣仁 10 克　枸杞 10 克　制首乌 15 克

用法：诸药共煎加水 900 毫升，煎至 400 毫升去滓，一日三次，空腹时用。

禁忌：雀肉、湿面、葱、蒜、萝卜、一切血、醋及一切酸。

方论：方中以参、术、甘草甘温补气健脾；当归、龙眼肉补血养心，酸枣仁、茯苓、远志宁心安神；枸杞子温补肾气，白芍、何首乌养肝益肾；更用木香理气醒脾，以防补益气血药腻碍胃。组合成方心脾兼顾、气血双补。

二、阴虚阳亢（经行眩晕）

阴虚阳亢，经行眩晕。

主证：经行头晕目眩，耳鸣如蝉，经行量多色鲜红，烦躁易怒，口干咽燥，舌红苔黄，脉弦数。

中医辨证：阴虚阳亢，经行眩晕。

治法：滋阴潜阳。

方药：天麻钩藤汤。

石决明 15 克　川牛膝 10 克　天麻 10 克　钩藤（后下）10 克　栀子 10 克　杜仲 10 克　黄芩 10 克　夜交藤 15 克　益母草 15 克　桑寄生 10 克　茯神 10 克

用法：诸药共煎加水 900 毫升，煎至 400 毫升去滓，一日三次，空腹服用。

禁忌：醋及一切酸。

方论：方中天麻、钩藤、石决明平肝熄风；山栀、黄芩清肝泻火；杜仲、桑寄生补益肝肾；夜交藤、朱茯神养心安神，益母草活血利水；牛膝活血通络，引血下行。诸药组合共奏清热平肝、潜阳熄风之效。

三、痰浊阻滞（经行眩晕）

痰浊阻滞，经行眩晕。

主证：经行前后、头晕而沉重，胸闷泛恶，少食多寐，纳少便溏，舌淡苔白，脉弦滑。

中医辨证：痰浊阻滞，经行眩晕。

治法：健脾除湿，化痰止眩。

方药：半夏白术天麻汤。

半夏 10 克　白术 10 克　天麻 10 克　陈皮 6 克　大枣 6 克　蔓荆子 10 克　甘草 6 克　茯苓 10 克　生姜 6 克

用法：诸药共煎加水 800 毫升，煎至 400 毫升去滓，一日三次，空腹时服用。

禁忌：羊肉、羊血、饴糖、雀肉、青鱼、荞菜、一切血、海菜、猪肉、醋及一切酸。

方论：方中白术、半夏健脾祛湿痰浊，生姜、茯苓、半夏祛寒湿、化痰饮；天麻定虚风、止眩晕；陈皮、大枣行气健脾化痰；蔓荆子活络化滞；甘草调诸药益气除痰。诸药组合成方共奏健脾除湿、化痰止眩之功效。

486. 经行乳胀

每于经行前或正值经行期出现乳房胀满疼痛或乳头痒痛，甚至不可触衣者，称为经行乳胀。多因肝郁气滞、肝肾阴虚而致。

一、肝郁气滞（行经乳胀）

肝郁气滞，经行乳胀。

主证：经前乳肿或乳头痒痛甚至不能触衣，经后两三天消失，或有月经后期，量少，痛经，或婚久不孕，伴见精神抑郁，胸闷胁痛，时叹息，烦躁易怒，舌暗，脉弦或涩。

中医辨证：肝郁气滞，经行乳胀。

治法：疏肝理气，和胃通络。

方药：柴胡疏肝散加味。

柴胡 6 克　枳壳 10 克　白芍 10 克　川芎 6 克　制香附 10 克　路路通 10 克　橘叶 10 克　麦芽 10 克　茯苓 10 克　炙甘草 6 克　郁金 10 克　鸡内金 10 克

用法：诸药共煎加水 900 毫升，煎至 400 毫升去滓，一日三次，空腹服用。

禁忌：醋及一切酸、海菜、猪肉、菘菜。

方论：方中柴胡、香附、枳壳、川芎、白芍疏肝化滞为君；茯苓、鸡内金、路路通、麦芽和胃通络为臣；郁金、橘叶行气疏肝化滞为佐；甘草调和诸药。组合成方共奏疏肝理气、和胃通络之功效。

二、肝肾阴虚（经行乳胀）

肝肾阴虚，经行乳胀。

主证：经行或经后乳房胀痛而软，或兼月经提前，量少，或婚久不孕，腰膝酸痛，两目干涩，五心烦热，口苦咽干，舌红，苔黄，脉弦数。

中医辨证：肝肾阴虚，经行乳胀。

治法：滋肾养肝，疏解通络。

方药：一贯煎加味。

北沙参 15 克　当归 10 克　青皮 6 克　川楝子 10 克　生地黄 15 克　枸杞子 10 克　合欢花 10 克　郁金 10 克　制首乌 15 克

用法：诸药共煎加水 800 毫升，煎至 400 毫升去滓，一日三次，空腹服用。

禁忌：湿面、葱、蒜、萝卜、一切血。

方论：方中重用生地滋阴养血以补肝肾为君；沙参、麦冬、当归、枸杞子、首乌配合君药滋阴养血生津以柔肝为臣；郁金、合欢花开郁化滞，制首乌养血滋肾共为佐；川楝子疏泄肝气为使。诸药组合成方共奏滋肾养肝、疏解通络之功效。

487. 经行浮肿

每逢经行前后或正值经期，头面四肢浮肿，经后自行消退者，称为经行浮肿。多因脾虚、肾虚、气滞血瘀而致。

一、脾虚（经行浮肿）

主证：经行面目四肢浮肿，按之没指，脘闷腹胀，纳少便溏，面色萎黄，神疲肢冷，小便短少，月经量多，色淡质薄，舌淡苔白，脉缓弱濡。

中医辨证：脾虚经行浮肿。

治法：健脾温阳，利水消肿。

方药：实脾饮。

炮附子 10 克　白术 10 克　炮姜 6 克　生姜 6 克　厚朴 6 克　甘草 6 克　木瓜 10 克　茯苓 10 克　大腹皮 10 克　草果 10 克　大枣 6 克　木香 6 克

用法：诸药共煎加水 800 毫升，煎至 400 毫升去滓；一日三次，空腹服用。

禁忌：雀肉、青鱼、菘菜、醋及一切酸、猪肉、海菜。

方论：方中附子、炮姜温养脾肾，扶阳抑阴；厚朴、木香、大腹皮、草果下气导滞、化湿利水；茯苓、白术、木瓜健脾和中渗湿利水；甘草、生姜、大枣益脾温中。诸药合用，共奏温脾暖肾、利水消肿之功。

二、肾虚（经行浮肿）

肾虚经行浮肿。

主证：经行肢面浮肿，下肢尤甚，按之凹而不起，伴见腰部冷痛酸重，尿量减少或增多，四肢厥冷，畏寒神疲，月经后期，量少色淡，面色灰滞或㿠白，舌淡苔白，脉沉迟。

中医辨证：肾虚经行浮肿。

治法：温肾助阳，化气行水。

方药：真武汤加味。

茯苓 10 克 猪苓 10 克 巴戟天 10 克 白芍 10 克 补骨脂 10 克 制附子 10 克 白术 10 克 牛膝 10 克 生姜 6 克

用法：诸药共煎加水 800 毫升，煎至 400 毫升去滓，一日三次，空腹服用。

禁忌：醋及一切酸、雀肉、青鱼、菘菜。

方论：方中附子、巴戟天、补骨脂温肾助阳为君；白术健脾燥湿，茯苓、猪苓利水渗湿为臣；生姜温散水气，芍药利小便消浮肿为佐；牛膝通络化滞交通上下为使。诸药组合共奏温肾助阳、化气行水之功。

三、气滞血瘀（行经浮肿）

气滞血瘀，经行浮肿。

主证：经行肢体肿胀，按之随起，月经愆后，色黯有块，胸脘胁闷胀。

中医辨证：气滞血瘀，经行浮肿。

治法：理气活血，佐以消肿。

方药：八珍汤加味。

当归 10 克 川芎 6 克 延胡 12 克 槟榔 10 克 川楝子 10 克 生地黄 12 克 白芍 10 克 茯苓 10 克 泽兰 10 克 益母草 15 克 炒木香 10 克

用法：诸药共煎加水 900 毫升，煎至 400 毫升去滓，一日三次，空腹服用。

禁忌：湿面、葱、蒜、萝卜、醋及一切酸、一切血。

方论：方中川楝子、延胡、川芎、木香理气活血、消瘀化滞调经为君；白芍、茯苓、槟榔利水消肿为臣；泽兰、益母草消瘀化滞为佐；当归、熟地养血调营为使。诸药组合成方共奏理气活血消肿之功效。

488. 经行吐衄

每于经期或经行前一二天出现有规律的、周期性的口鼻出血称为经行吐衄。由于吐衄时往往伴有经量减少或不行，犹如经血倒行逆上故称"逆经"、"倒经"。多因肝经郁火、肺肾阴虚、胃火炽盛、血瘀气逆而致。

一、肝经郁火（经行吐衄）

肝经郁火，经行吐衄。

主证：经前或经期吐血、衄血，量较多，色鲜红有块，月经可提前，量少，甚至不行，心烦易怒或两肋胀痛，舌暗或有瘀斑，脉弦数。

中医辨证：肝经郁火，经行吐衄。

治法：清肝泻热，降逆止血。

方药：清肝引经汤。

生地黄 12 克　白芍 10 克　当归 10 克　川楝子 10 克　茜草 10 克　丹皮 10 克　栀子 10 克　牛膝 10 克　甘草 6 克　白茅根 15 克　黄芩 10 克

用法：诸药共煎加水 800 毫升，煎至 400 毫升去滓，一日三次分服。

禁忌：葱、蒜、萝卜、胡荽、海菜、猪肉、蒜菜。

方论：方中丹皮、栀子、黄芩清肝泻热为君药；白茅根、川楝子、茜草降逆止血为臣药；当归、生地、白芍养血调营为佐药；牛膝通经降逆引血下行为使药。诸药组合成方共奏清肝泻火、降逆止血之功效。

二、肺肾阴虚（经行吐衄）

肺肾阴虚，经行吐衄。

主证：经将尽或已尽后吐血、咯血或衄血，量少，色鲜红，月经量少或先期，并见头晕耳鸣，手足心热，颧红，潮热，干咳少痰，口渴，咽干等症，舌红，少苔，脉弦数。

中医辨证：肺肾阴虚、经行吐衄。

治法：滋肾润肺，清热降逆止血。

方药：顺经汤加味。

生地黄 15 克　赤芍药 10 克　当归身 10 克　牡丹皮 10 克　川牛膝 10 克　青蒿 10 克　鳖甲 10 克　黑荆芥 10 克　北沙参 15 克　天门冬 10 克　百合 10 克

用法：诸药共煎加水 900 毫升，煎至 400 毫升去滓，一日三次分服。

禁忌：葱、蒜、萝卜、一切血、胡荽、鲫鱼。

方论：方中生地黄、丹皮、白芍滋阴补肾为君；沙参、麦门冬、天门冬、百合、青蒿、鳖甲滋肾润肺为臣；当归养血润营，黑荆芥凉血止血为佐；牛膝活血通经引血下行为使。诸药组合成方共奏滋肾润肺、清热降逆之功。

三、胃火炽盛（经行吐衄）

经行吐衄，胃火炽盛。

主证：经前或经期吐衄或齿衄，色红量多，月经提前，量多，伴口干咽燥，欲饮，口臭，或牙肿痛，便秘，胸中烦热，舌红，苔黄，脉滑数。

中医辨证：经行吐衄，胃火炽盛。

治法：清胃泻火，降逆止血。

方药：三黄四物汤加减。

黄芩 10 克　黄连 3 克　大黄 10 克　生地黄 15 克　赤芍 10 克　当归 10 克　川牛膝 10 克　益母草 15 克　石斛 10 克　天花粉 10 克

用法：诸药共煎加水 900 毫升，煎至 400 毫升去滓，一日三次，空腹时服用。

禁忌：冷水、葱、蒜、萝卜、一切血、湿面。

方论：方中黄芩、黄连、大黄清热泻火为君；益母草、赤芍、川牛膝、石斛降逆止血为臣；生地黄、当归养血调营为佐；天花粉荡涤胸腹深状之热为使。诸药组合成方共奏清胃泻火、降逆止血之功。

四、血瘀气逆（经行吐衄）

血瘀气逆，经行吐衄。

主证：经前或经期吐血、衄血，量多或量少，月经量少色黯有块，小腹疼痛拒按，或经血不行，腹痛不已，舌暗，或有瘀斑，脉涩弦。

中医辨证：血瘀气逆，经行吐衄。

治法：逐瘀通经，理气调中。

方药：桃红四物汤。

桃仁 10 克　红花 6 克　当归 10 克　川芎 6 克　生地黄 15 克　赤芍 10 克　枳壳 10 克柴胡 6 克　川牛膝 10 克　甘草 6 克

用法：诸药共煎加水 800 毫升，煎至 400 毫升去滓，一日三次，空腹时服用。

禁忌：蒜、葱、萝卜、一切血、海菜、猪肉、菘菜。

方论：方中桃仁、红花逐瘀通经，当归、生地、赤芍补血养肝、和血调营为君；甘草、川芎、枳壳理气调中为臣；柴胡疏肝降逆止血为佐；甘草调和诸药为使。诸药组合成方共奏逐瘀通经之功。

489. 经行泄泻

每值行经前后或经期，大便溏泄，甚至清稀如水，日下数次，称为经行泄泻。多因肾虚、脾虚而致。

一、肾虚

肾虚经行泄泻。

主证：经期或经后大便溏泻，或黎明即泻，月经色淡质清，腰膝酸软，头晕耳鸣，畏寒肢冷，舌淡苔白，脉沉迟而弱。

中医辨证：肾虚经行泄泻。

治法：温肾扶阳，暖土固肠。

方药：健固汤合四神汤加减。

诃子 10 克　巴戟天 10 克　补骨脂 10 克　五味子 3 克　肉豆蔻 6 克　人参 10 克　茯苓 10 克　白术 10 克　薏苡仁 10 克　红枣 6 克　生姜 3 克　吴茱萸 10 克

用法：诸药共煎加水 800 毫升，煎至 400 毫升去滓，一日三次，空腹服用。

禁忌：醋及一切酸、雀肉、青鱼、菘菜。

方论：方中巴戟天、补骨脂、吴茱萸温肾扶阳为君；诃子、薏苡仁、白豆蔻温脾固肠为臣；人参、白术、茯苓益气健脾为佐；五味子滋肾，生姜、大枣调营和胃共为使。诸药组合成方共奏温肾扶阳、暖土固肠之功。

二、脾虚（经行泄泻）

脾虚经行泄泻。

主证：经行或经后大便泄泻，月经量多，色淡质稀，脘腹胀痛，神疲肢软，或面目浮肿及肢浮，口淡无味，舌淡苔薄白，脉弱或濡。

中医辨证：脾虚经行泄泻。

治法：健脾益气，化湿止泄。

方药：参苓白术散。

人参 10 克　茯苓 10 克　白术 10 克　苡仁 10 克　砂仁 3 克　莲子肉 10 克　桔梗 6 克　山药 10 克　扁豆 10 克　炙甘草 6 克

用法：诸药共煎加水 800 毫升，煎至 400 毫升去滓，一日三次，空腹服用。

禁忌：醋及一切酸、雀肉、青鱼、菘菜、诸果、猪肉、海菜。

方论：方中人参、白术、茯苓、甘草补气健脾；山药、扁豆、莲肉、苡仁补肾渗湿；砂仁醒脾；桔梗升清、宣肺利气用以载药上行。诸药组合成方共奏健脾化湿止泄之功。

490. 经行发热

妇女每逢经期或经行前后出现以发热为主症的病症，称为经行发热。多因外感风热、外感风寒、血热、血瘀、阴虚、气虚而致。

一、外感风热（经行发热）

主证：经行恶风热微，或有汗泄，头痛且胀，咳嗽咯痰稠黄，咽部焮红作痛，舌苔薄白或微黄，脉浮数。

中医辨证：外感风热，经行发热。

治法：解表清热，养血和营。

方药：银翘散合四物汤。

金银花 12 克　连翘 10 克　牛蒡子 10 克　芦根 15 克　薄荷（后下）6 克　淡豆豉 10 克　竹叶 10 克　当归 10 克　川芎 6 克　白芍 10 克　生地黄 10 克

用法：诸药共煎加水 900 毫升，煎至 400 毫升去滓，一日三次，空腹服用。

禁忌：鲫鱼、湿面、葱、蒜、萝卜、一切血。

方论：方中银花、连翘、竹叶、芦根以清上焦气分之热毒，配合薄荷、豆豉、牛蒡子等以疏风宣肺，使邪从外达，肺气得清，其病即愈，更加生地黄、白芍、当归、川芎养血调营。诸药组合成方共奏解表清热、养血和营之功。

二、外感风寒（经行发热）

外感风寒，经行发热。

主证：经行恶寒发热，无汗，头痛强痛，身体疼痛，或咳嗽鼻塞，舌苔薄白而润，脉浮或浮紧。

中医辨证：外感风寒，经行发热。

治法：解表散寒，养血和营。

方药：荆防四物汤加味。

荆芥 10 克　防风 10 克　当归 10 克　川芎 6 克　白芍 10 克　生地 12 克　淡豆豉 10 克　苏叶 10 克　苍耳子 10 克　杏仁 10 克

用法：诸药共煎加水 800 毫升，煎至 400 毫升去滓，一日三次，空腹服用。

禁忌：湿面、葱、蒜、萝卜、一切血、雀肉、青鱼、诸果、菘菜。

方论：方中荆芥、防风以助辛温发散之力；豆豉透表达邪；苏叶、杏仁宣肺化痰；苍耳子透脑疏络；当归、白芍、生地黄、川芎养血和营。诸药组合成方共奏解表散寒、养血和营之功。

三、血热（经行发热）

血热经行发热。

主证：经前或经期身热面赤，月经先期或量多，口干喜饮，心烦易怒，舌红苔黄，脉弦数。

中医辨证：血热经行发热。

治法：清热凉血调经。

方药：清经散加味。

地骨皮 10 克　生地黄 12 克　牡丹皮 10 克　青蒿 10 克　白芍 10 克　茯苓 10 克　黄柏 10 克　胡黄连 6 克　益母草 15 克

用法：诸药共煎加水 800 毫升，煎至 400 毫升去滓，一日三次，空腹服用。

禁忌：葱、蒜、萝卜、一切血、胡荽、醋及一切酸。

方论：方中丹皮、青蒿、黄柏清热泻火，生地、地骨皮清热凉血；白芍柔肝凉血；胡黄连清热退蒸；益母草活络清热；茯苓清热利水导热下行。诸药组合成方共奏清热凉血调经之功。

四、血瘀（经行发热）

血瘀经行发热，或乍寒乍热，经行不畅。

主证：经前或经期发热，经行不畅，色紫暗夹血块，小腹刺痛拒按，舌暗或有瘀斑，脉弦涩。

中医辨证：血瘀经行发热。

治法：活血化瘀，清热调经。

方药：桃红四物汤加味。

桃仁 10 克　红花 6 克　当归 10 克　川牛膝 10 克　生地黄 12 克　赤芍 10 克　鳖甲 10 克　柴胡 6 克　胡黄连 6 克　枳壳 10 克　川芎 6 克　延胡 10 克

用法：诸药共煎加水 900 毫升，煎至 400 毫升去滓，一日三次，空腹时服用。

禁忌：湿面、葱、蒜、萝卜、一切血。

方论：方中桃仁、红花活血化瘀为君；当归、赤芍、生地、川芎补血养血调营为臣；柴胡、延胡疏肝解郁；枳壳行气化滞；胡黄连清热退蒸；鳖甲滋阴潜阳为佐；牛膝交通上下活络化滞为使。诸药组合成方共奏活血化瘀、清热调经之效。

五、阴虚（经行发热）

阴虚经行发热。

主证：经期或经后午后潮热，五心烦躁，经行量少色红，颧红盗汗，烦躁少寐，舌红苔黄，脉弦数。

中医辨证：阴虚经行发热。

治法：养阴清热，凉血调经。

方药：加味地骨皮饮。

地骨皮 10 克　当归 10 克　川芎 6 克　丹皮 10 克　生地黄 12 克　白芍 10 克　胡黄连 6 克　合欢花 10 克　酸枣仁 10 克　远志 6 克　麦门冬 10 克　玄参 10 克

用法：诸药共煎加水 900 毫升，煎至 400 毫升去滓，一日三次，空腹服用。

禁忌：湿面、胡荽、葱、蒜、萝卜、一切血、鲫鱼。

方论：方中地骨皮、玄参、胡黄连养阴清热为君；丹皮、白芍、生地黄、麦冬凉血清热为臣；当归、川芎养血调营为佐；枣仁、合欢花、远志活络调营止痛。诸药组合成方共奏养阴清热、凉血调经之效。

六、气虚（经行发热）

气虚经行发热。

主证：经行或经后发热，热势不扬，动辄出汗，经行量多，色淡质薄，少气懒言，神疲肢软，面色发白。

中医辨证：气血经行发热。

治法：益气固表，甘温除热。

方药：补中益气汤。

人参 10 克　黄芪 15 克　升麻 6 克　白术 10 克　柴胡 6 克　当归 10 克　炙甘草 6 克　陈皮 6 克

用法：诸药共煎加水 800 毫升，煎至 400 毫升去滓，一日三次，空腹服用。

禁忌：雀肉、青鱼、诸果、菘菜、海菜、猪肉。

方论：方中黄芪补中益气、升阳固表为君；人参、白术、甘草甘温益气补益脾胃为臣；陈皮调理气机，当归补血和营为佐；升麻、柴胡协同参、芪升举清阳为使。综合全方，一则补气健脾，使后天生化有源，脾胃气虚诸症自愈；一则升举中气，恢复中焦升降之功能。诸药组合成方共奏益气固表、甘温除热之功。

491. 经行目痛

妇人每于经期或经前其后出现眼目疼痛或伴有目赤睑肿、黑睛生翳等症状，统称为行经目痛。多由热郁血盛、血虚失养、正虚邪留而致。

一、热郁血盛（经行目痛）

热郁血盛，经行目痛。

主证：经期目痛目赤，或有胞睑肿胀，甚至涩痛生翳，心烦口燥，经色鲜红量多或经期提前，舌红，苔黄，脉弦数。

中医辨证：热郁血盛，经行目痛。

治法：清热凉血。

方药：玄参散加减。

玄参 10 克　石决明 15 克　马牙硝 6 克　菊花 10 克　羚羊角 10 克　蔓荆子 10 克　黄芩 10 克　防风 10 克　赤芍 10 克　川芎 6 克

用法：诸药共煎加水 800 毫升，煎至 400 毫升去滓，一日三次，空腹服用。

禁忌：醋、犬肉、猪肉。

方论：方中石决明、玄参、黄芩、羚羊角清热凉血为君；菊花、蔓荆子、防风疏风活络清热为臣；赤芍、川芎行气止痛为佐；马牙硝行气止痛为使。诸药组合成方共奏清热凉血之功效。

二、血虚失养（经行目痛）

血虚失养，经行目痛。

主证：经至则目痛绵绵，干涩少泪，白睛微赤或视物不爽，神疲懒言，舌淡苔白，脉弦细。

中医辨证：血虚失养，经行目痛。

治法：补血明目。

方药：当归补血汤。

当归10克　川芎6克　天冬10克　熟地黄10克　白芍10克　防风10克　白术10克　炙甘草6克　牛膝10克

用法：诸药共煎加水800毫升，煎至400毫升去滓，一日三次，空腹服用。

禁忌：湿面、葱、蒜、萝卜、海菜、猪肉、一切血。

方论：方中当归、川芎、熟地、白芍补血养血明目为君；麦冬滋阴生津为臣；甘草、白术健脾益气以资生血之源，配以当归养血和营，则阳生阴长为佐；防风、牛膝活络化滞为使。诸药组合成方共奏补血明目之功。

三、正虚邪留（经行目痛）

正虚邪留，经行目痛。

主证：每至经期目痛必发，或轻或重，或黑睛生翳，或如粟米，或如膏脂，白睛浑赤，磣痛难睁，轻者仅抱轮微红，涩痛不舒，舌红苔黄，脉弦数。

中医辨证：正虚邪留，经行目痛。

治法：养血熄风，清肝明目。

方药：当归补血汤。

当归10克　川芎6克　柴胡6克　菊花10克　薄荷（后下）6克　羌活10克　防风10克　茺蔚子10克　生地15克　白芍10克　甘草6克　白蒺藜15克

用法：诸药共煎加水800毫升，煎至400毫升去滓，一日三次分服。

禁忌：鳖肉、海菜、猪肉、菘菜。

方论：方中当归、川芎、生地、白芍养血调营，合羌活、防风养血熄风为君；菊花、薄荷、白蒺藜、茺蔚子疏肝清热、清肝明目化滞为臣；柴胡疏肝解郁为佐；甘草益气兼调诸药为使。诸药组合成方共奏养血熄风、清肝明目之功。

492. 逆经目衄（气不摄血）

妇人经期眼部出血，称为逆经目衄。

主证：每至经期视物不清，或觉眼前黑红影动，眼外观端或于瞳神前、黑睛内可见淡红血液，眼前黑影飘动，或突然视物不清，舌淡苔白，脉虚弱。

中医辨证：逆经目衄，气不摄血。

治法：补气摄血。

方药：当归补血汤。

当归 10 克　川芎 6 克　柴胡 6 克　菊花 10 克　薄荷（后下）6 克　牛膝 10 克　红花 6 克　生地黄 15 克　白芍 10 克　益母草 15 克　茺蔚子 10 克　防风 10 克

用法：诸药共煎加水 800 毫升，煎至 400 毫升去滓，一日三次分服。

禁忌：鳖肉、葱、蒜、萝卜、一切血。

方论：方中当归、川芎、白芍、生地补血调营为君；红花、牛膝活络降逆为臣；益母草、茺蔚子、防风益气摄血为佐；柴胡、薄荷、菊花清热降逆为使。诸药组合成方共奏补气摄血之功效。

493. 闭　经

女子年逾十八周岁月经尚未来潮，或已经中断三个月以上者，称为闭经。多因肾气虚、肾精虚、气血虚弱、阴虚血燥、气滞血瘀、寒凝血瘀、痰湿阻滞而致。

一、肾气虚（闭经）

肾气虚闭经。

主证：初潮过迟，或潮后周期延长，经量过少，经色或黑或淡，质清稀，继而经闭，体质纤弱或矮小，面色淡白或晦黯，伴腰酸腿软，头晕耳鸣，或小便频多，或畏寒肢冷，大便不实，或带下量多，色白质稀，舌淡，苔白，脉沉弦。

中医辨证：肾气虚闭经。

治法：补肾气，益冲任，调经血。

方药：加减苁蓉菟丝子丸。

肉苁蓉 10 克　菟丝子 10 克　淫羊藿 10 克　枸杞子 10 克　熟地 10 克　当归 10 克　鸡血藤 15 克　山楂 10 克　艾叶 10 克　紫河车 15 克　覆盆子 10 克

用法：诸药共煎加水 900 毫升，煎至 400 毫升去滓，一日三次，空腹服用。

禁忌：葱、蒜、萝卜、一切血、湿面。

方论：方中肉苁蓉、菟丝子、淫羊藿、枸杞子、紫河车补肾气为君；当归、熟地、鸡血藤益冲任调经血为臣；艾叶温经活络为佐；山楂开郁散结调经为使。诸药组合成方共奏补肾气、益冲任、调经血之功效。

二、肾精虚（闭经）

肾精虚闭经。

主证：月经由后期量少渐至停闭，伴见腰膝酸软，或足跟作痛，头晕耳鸣，或阴部干涩，舌红，脉弦细数。

中医辨证：肾精虚闭经。

治法：滋肝益精，养血调经。

方药：左归丸。

茯苓 10 克　熟地 10 克　山药 10 克　知母 10 克　黄柏 10 克　炙甘草 6 克　五味子 3 克　地骨皮 10 克　枣仁 10 克

用法：诸药共煎加水 800 毫升，煎至 400 毫升去滓，一日三次，空腹服用。

禁忌：醋及一切酸、葱、蒜、萝卜、一切血、海菜、猪肉、菘菜。

方论：方中熟地黄、山药养阴补肾益精髓；知母、黄柏、五味子滋肾阳；山药助熟地养血调经；茯苓、甘草益气健脾；地骨皮清热，枣仁养血滋肝补肾。诸药组合成方共奏滋肝益精、养血调经之功效。

三、气血虚弱（闭经）

气血虚弱闭经。

主证：月经由后期淡少量薄渐至停闭，伴见面色苍白或萎黄，神倦嗜卧，气短懒言，头晕眼花或心悸怔忡，失眠梦多，或毛发不泽，或肌肤干燥甚至甲错，舌淡苔白，脉细弱。

中医辨证：气血虚弱闭经。

治法：补气养血调经。

方药：八珍汤加味。

党参 15 克　白术 10 克　当归 10 克　熟地 10 克　炙甘草 6 克　川芎 6 克　黄芪 15 克茯苓 10 克　白芍 10 克　鸡血藤 15 克　阿胶 10 克

用法：诸药共煎加水 900 毫升，煎至 400 毫升去滓，一日三次，空腹服用。

禁忌：雀肉、青鱼、菘菜、诸果、湿面、葱、蒜、萝卜、一切血、醋及一切酸。

方论：方中人参、熟地为主甘温益气养血，辅黄芪、白术健脾燥湿，茯苓甘淡益脾渗湿，二味合用，协人参补脾肺之气，实后天气血生化之源。当归、白芍养血和营，协熟地调肝生血，炙甘草和中益气，川芎活血行气共为佐；鸡血藤活血化瘀，阿胶滋阴养血，更以姜枣兼调营为使。诸药组合成方共奏补气养血调经之功效。

四、阴虚血燥（闭经）

阴虚血燥闭经。

主证：经血由量少渐至经闭，伴形体消瘦，午后潮热，口干咽燥，心烦盗汗，纳谷不减或反而旺盛，或咳嗽唾血，舌红少津，脉弦数。

中医辨证：阴虚血燥闭经。

治法：滋阴清热，活血通经。

方药：栝石汤。

瓜蒌 10 克　石斛 10 克　玄参 10 克　麦门冬 10 克　黄连 3 克　瞿麦 10 克　牛膝 10 克车前子 10 克　鳖甲 10 克　益母草 15 克　青蒿 10 克

用法：诸药共煎加水 900 毫升，煎至 400 毫升去滓，一日三次，空腹服用。

禁忌：鲫鱼、冷水、猪肉。

方论：方中瓜蒌、石斛、玄参、鳖甲、麦冬、青蒿滋阴清热为君；益母草、牛膝活血通经为臣；瞿麦清腹腑之热邪，黄连清中焦湿邪共为佐；车前子利小便导热从小便而解为使。诸药组合成方共成滋阴清热、活血通络之功。

五、气滞血瘀（闭经）

气血瘀滞闭经。

主证：月经由周期先后不定渐至停闭，或骤然闭经，少腹胀痛拒按，情志抑郁，心烦易怒，胸肋或乳房胀痛，舌暗苔白，脉弦涩。

中医辨证：气滞血瘀闭经。

治法：理气活血，祛瘀通经。

方药：血府逐瘀汤加味。

川芎 6 克　赤芍 10 克　川牛膝 10 克　桃仁 10 克　红花 10 克　丹皮 10 克　生地 15 克　制香附 10 克　柴胡 6 克　当归 10 克

用法：诸药共煎加水 800 毫升，煎至 400 毫升去滓，一日三次，空腹服用。

禁忌：蒜、胡荽、葱、萝卜、一切血、湿面。

方论：方中当归、川芎、赤芍、桃仁、红花活血祛瘀，牛膝通血脉，祛瘀血并引瘀血下行；气能行血，血的循行，有赖于肺气的敷布、肝气的疏泄，即所谓"气行则血行"，故配柴胡疏肝解郁，升达清阳；生地凉血清热，配当归又能养血润燥，使祛瘀不伤阴血；香附理气调经，丹皮行气活络调营。诸药组合成方共奏理气活血、祛瘀通经之功。

六、寒凝血瘀（闭经）

寒凝血瘀闭经。

主证：月经骤然停闭，少腹冷痛，得热则减，或四肢不温，或带下清冷，舌淡苔白，脉沉缓迟。

中医辨证：寒凝血瘀闭经。

治法：温经散寒、活血化瘀。

方药：温经汤加味。

川牛膝 10 克　牡丹皮 10 克　艾叶 10 克　山萸肉 10 克　当归 10 克　莪术 10 克　炙甘草 6 克　桂心 5 克　人参 10 克

用法：诸药共煎加水 800 毫升，煎至 400 毫升去滓，一日三次，空腹服用。

禁忌：葱、胡荽、蒜、萝卜、一切血。

方论：方中吴茱萸、桂枝温经散寒，吴茱萸擅长于行气止痛，桂枝长于温通血脉，对血瘀寒凝之腹痛二证用之效果颇佳。当归、艾叶活血祛瘀养血调经。丹皮即能助桂枝祛瘀，并能清血分虚热；人参、甘草益气和胃健脾，以资生化之源，阳生阴长，血源可充。炙甘草能调诸药。诸药合用，温通血脉以散寒，补养血气以固本，瘀消血生，经调通解，而诸症自消。

七、痰湿阻滞（闭经）

痰湿阻滞闭经。月经由经量过少渐至停闭，形体肥胖。

主证：胸胁满闷，呕恶痰多，带下色白，量多质稠，舌白腻，脉滑濡。

中医辨证：痰湿阻滞闭经。

治法：燥湿化痰，活血通经。

方药：苍附导痰丸。

苍术 10 克　制香附 10 克　陈皮 6 克　茯苓 10 克　胆南星 10 克　枳壳 6 克　山楂 10 克　生姜 3 片　川芎 6 克　炙甘草 6 克　当归 10 克

用法：诸药共煎加水 800 毫升，煎至 400 毫升去滓，一日三次，空腹时服用。

禁忌：雀肉、青鱼、菘菜、诸果、海菜、猪肉、醋及一切酸。

方论：方中苍术、胆星燥湿化痰，枳壳下气行痰共为君；半夏专功燥湿祛痰，橘红下气消痰，辅助君药加强豁痰顺气之力；茯苓渗湿祛痰共为臣；香附、川芎、当归、山楂理气开瘀散结共为佐；甘草调和诸药，生姜行气化滞为使。诸药组合成方共奏燥湿化痰、活血通经之功。

494. 崩　漏

崩漏是经血非时暴下不止或淋漓不尽，前者称"崩中"或"经崩"，后者称"漏下"或"经漏"。崩与漏虽在发病时程度上有轻重缓急之不同，但二者常互相转化、交替出现，故称崩漏。多因脾虚、肾阳虚、肾阴虚、阳盛血热、肝郁血热、湿热、虚热、血瘀而致。

一、脾虚（崩漏）

脾虚崩漏。

主证：经血非时而至，大下继而淋漓不尽，血色淡而质薄，气短神疲，面色发白，或面浮肿，手足不温。

中医辨证：脾虚崩漏。

治法：补气摄血，养血调经。

方药：固本止崩汤加减。

人参 10 克　白术 10 克　熟地黄 12 克　黑姜 5 克　升麻 6 克　乌贼骨 15 克　大枣 6 克
仙鹤草 15 克　黄芪 15 克

用法：诸药共煎加水 800 毫升，煎至 400 毫升去滓，一日三次，空腹服用。

禁忌：雀肉、青鱼、菘菜、诸果、葱、蒜。

方论：方中人参、白术、黄芪益气摄血为君；熟地黄养血调营为臣；升麻升阳固崩，乌贼骨收敛止血，生姜行血止血，仙鹤草善治各种出血共为佐；大枣益气养血为使。诸药组合成方共奏补气摄血、养血调经之功。

二、肾阳虚（崩漏）

肾阳虚崩漏。经来无潮。

主证：出血量多或淋漓不尽，色淡质清，精神萎靡，畏寒肢冷，面色晦黯，腰酸膝软，小便清长或五更泄泻，舌淡苔白，脉沉迟而弱。

中医辨证：肾阳虚崩漏。

治法：温肾固冲，止血调经。

方药：右归丸加减。

制附片 10 克　熟地黄 10 克　山萸肉 10 克　菟丝子 10 克　鹿角胶 10 克　枸杞 10 克
山药 10 克　覆盆子 10 克　炮姜炭 6 克　焦艾叶 10 克　杜仲 10 克　补骨脂 10 克

用法：诸药共煎加水 900 毫升，煎至 400 毫升去滓，一日三次，空腹服用。

禁忌：葱、蒜、萝卜、一切血。

方论：本方主治肾阳虚、命门火衰或火不生土所致。方中除肉桂、附子外，还增入鹿角胶、菟丝子、杜仲以加强温阳补肾之功；又加当归、枸杞子，配合熟地、山药、山茱萸以滋阴养血之效。诸药组合共奏温肾固冲、止血调经之功。

三、肾阴虚（崩漏）

肾阴虚崩漏。经血非时而下。

主证：血色鲜红，量多或淋漓不尽，质稍稠，头晕耳鸣，腰膝酸软或心烦，舌红苔黄，脉弦数。

中医辨证：肾阴虚崩漏。

治法：滋水益阴，止血调经。

方药：左归丸加减。

熟地黄 10 克　山药 10 克　山萸肉 10 克　龟版胶 10 克　枸杞子 10 克　鹿角胶 10 克 女贞子 10 克　旱莲草 15 克　制香附 10 克　川楝子 10 克　菟丝子 10 克

用法：诸药共煎加水 900 毫升，煎至 400 毫升去滓，一日三次，空腹服用。

禁忌：葱、蒜、萝卜、一切血。

方论：方中熟地、山萸、山药补益肝肾阴血；龟版、鹿角胶均为血肉之品，二味合用，峻补精血，调合阴阳；复配菟丝子、枸杞子补肝肾强腰健筋；女贞子、旱莲草、制香附、川楝子凉血行气理血调营。

四、阳盛血热（崩漏）

阳盛血热崩漏。经血骤然大下，或淋漓日久忽又增多。

主证：血色深红或鲜红，质黏稠，口渴燥热，或有发热小便黄，舌红，苔黄，脉弦数。

中医辨证：阳盛血热崩漏。

治法：清热凉血，止血调经。

方药：清热固金汤加味。

地骨皮 10 克　大生地 10 克　阿胶（烊化兑服）10 克　炙龟版 10 克　牡蛎 15 克　贯仲炭 10 克　藕节 15 克　沙参 15 克　生甘草 6 克　大蓟 10 克　小蓟 10 克

用法：诸药共煎加水 900 毫升，煎至 400 毫升去滓，一日三次，空腹服用。

禁忌：葱、蒜、萝卜、海菜、猪肉、菘菜。

方论：方中地骨皮、藕节、沙参、大蓟、小蓟、贯仲凉血止血为君；生地、阿胶养血调经和营为臣；龟版、牡蛎滋阴潜阳为佐；甘草诸和诸药为使。诸药组合成方共奏清热凉血、止血调经之功。

五、肝郁血热（崩漏）

肝郁血热崩漏。经乱无期，崩与漏交替发作，或时来时止。

主证：血色黯红或鲜红，质稠有块，少腹胀痛，或乳肋胀痛，心烦易怒，口苦咽干，舌暗或边有瘀斑，脉弦涩。

中医辨证：肝郁血热崩漏。

治法：清肝开郁，止血调经。

方药：平肝开郁止血汤加味。

茜草炭 10 克　丹皮 10 克　三七粉（研末分冲）5 克　生地黄 10 克　白术 10 克　当归 10 克　柴胡 6 克　夏枯草 15 克　黑荆芥 10 克

用法：诸药共煎加水 900 毫升，煎至 400 毫升去滓，一日三次，空腹服用。

禁忌：胡荽、蒜、葱、萝卜、一切血、雀肉、青鱼、菘菜、诸果、湿面。

方论：方中牡丹皮、三七、柴胡清肝开郁为君；生地、茜草炭、当归、黑荆芥凉血止血调经为臣；贯仲炭养血止血为佐；夏枯草活络化滞散结为使。诸药组合成方共奏清肝开郁、止血调经之功。

六、湿热（崩漏）

湿热崩漏。经血淋漓，甚至终月不止，或骤而量多，旋复淋漓。

　　主证：血色深红或紫黑，质黏稠，或有块，或夹黏液，气臭秽，崩漏前后带下绵绵或赤白相兼，少腹胀痛，甚则拒按，或有发热或困倦肢重。

　　中医辨证：湿热崩漏。

　　治法：清热除湿，止血调经。

　　方药：三妙红藤汤。

　　黄柏 10 克　苍术 10 克　红藤 15 克　苡仁 10 克　败酱草 15 克　大蓟 10 克　小蓟 10 克　仙鹤草 15 克　香附 10 克　益母草 15 克　半夏 10 克

　　用法：诸药共煎加水 900 毫升，煎至 400 毫升去滓，一日三次，空腹服用。

　　禁忌：雀肉、青鱼、菘菜、诸果、羊肉、羊血、饴糖。

　　方论：方中苍术、黄柏、败酱草、半夏、苡仁清热除湿为君；红藤、香附、益母草调经活血为臣；大小蓟、仙鹤草凉血止血为佐使。诸药组合成方共奏清热除湿、止血调经之功。

七、虚热（崩漏）

　　虚热崩漏。经血非时而下，量少淋漓，或量多势急。

　　主证：色鲜红而稠，五心烦热，或午后潮热，心烦少寐，小便黄，舌红，苔黄，脉数。

　　中医辨证：虚热崩漏。

　　治法：滋阴清热，凉血固经。

　　方药：保阴煎加味。

　　生地黄 10 克　熟地黄 10 克　白芍药 10 克　北沙参 15 克　麦门冬 10 克　淮山药 10 克　川续断 10 克　五味子 3 克　黄芩 10 克　阿胶（烊化兑服）10 克　黄柏 10 克

　　用法：诸药共煎加水 900 毫升，煎至 400 毫升去滓，一日三次，空腹时服用。

　　禁忌：葱、蒜、萝卜、一切血。

　　方论：方中熟地、黄芩、黄柏、麦冬滋阴清热为君；生地、白芍、阿胶清热养血调经为臣；川续断、山药、沙参、五味子益气固经为佐使。诸药组合成方共奏滋阴清热、凉血固经之功。

八、血瘀（崩漏）

　　血瘀崩漏。经血淋漓不断或骤然下血量多。

　　主证：经血或乍来乍止，或经闭数月后又忽然暴下，色黯质稠，夹有瘀块，小腹疼痛，块下疼减，舌紫或有瘀斑、脉弦涩。

　　中医辨证：血瘀崩漏。

　　治法：活血化瘀，止血调经。

　　方药：四物汤合失笑散加味。

　　当归 10 克　川芎 6 克　蒲黄 10 克　五灵脂 10 克　熟地 10 克　白芍 10 克　乌贼骨 15 克　三七粉 5 克（分冲）

　　用法：诸药共煎加水 800 毫升，煎至 400 毫升去滓，一日三次，空腹时服用。

　　禁忌：葱、蒜、萝卜、一切血、湿面。

　　方论：方中五灵脂、蒲黄相须合用，活血祛瘀，通利血脉而止瘀痛，当归补血养肝活血调经为君；熟地黄滋阴补血为臣；白芍药养血柔肝和营为佐；川芎活血行气、畅通气血，乌贼骨止血固经共为使。诸药组合成方共奏活血化瘀、止血调经之功效。

495. 白 崩

白崩多因脾肾阳虚、湿热浸注而致。

一、脾肾阳虚（白崩）

主证：带下如涌，色白或透明，质稀如水，无气味，伴见面色苍白或目眶黯黑，体倦乏力，四肢不温，腰膝酸软，纳少便溏，舌淡苔白，脉沉迟而弱。

中医辨证：脾肾阳虚白崩。

治法：温补脾肾，固涩止带。

方药：既济丹加减。

煅龙骨 15 克　白石脂（煅）10 克　当归 10 克　鹿角霜 10 克　益智仁 10 克　桑螵蛸 10 克　海螵蛸 10 克　芡实 10 克　白果 10 克　远志 6 克　茯苓 10 克

用法：诸药共煎加水 800 毫升，煎至 400 毫升去滓，一日三次，空腹服用。

禁忌：湿面、醋及一切酸。

方论：方中鹿角胶、益智仁、芡实温脾补肾为君；白石脂、龙骨、桑螵蛸、海螵蛸、白果固涩止带为臣；当归养血调营，远志养血活络为佐；茯苓健脾渗湿为使。诸药组合成方共奏温补脾肾，固涩止带之功效。

二、湿毒浸注（白崩）

湿毒侵注白崩。

主证：其气恶臭，下腹或阴部时感疼痛，形体羸瘦，面色晦暗，唇齿洁白。

中医辨证：湿毒侵注白崩。

治法：扶正、祛湿、解毒。

方药：土茯苓汤。

土茯苓 10 克　人参 10 克　黄芪 15 克　猪苓 10 克　苡仁 10 克　半枝莲 15 克　白毛藤 15 克　乳香 3 克　没药 3 克　墓回头 15 克

用法：诸药共煎加水 900 毫升，煎至 400 毫升去滓，一日三次，空腹时服用。

禁忌：面汤、茶水。

方论：方中人参、黄芪益气扶正；土茯苓利湿解毒；墓回头清热利湿治白崩；猪苓、薏苡仁祛湿解毒，白毛藤、半枝莲清热祛湿解毒；乳香、没药活络消壅解毒。诸药组合成方共奏扶正、祛湿、解毒之功效。

496. 白 带

白带从阴道流出时白色透明黏液。若量不多，无异常臭味，属正常现象。如量多兼有异味或伴有其它全身症状为病态。主要病机是肾虚、脾虚。

一、肾虚（白带）

肾虚白带。带下量多，色白质稀。

主证：有清冷感、淋漓不断，伴见面色晦暗，形寒肢冷，小腹及阴部冷感，腰酸如折，大便溏薄，小便频数清长，夜间尤甚，舌淡苔白，脉沉缓弦。

中医辨证：肾虚白带。

治法：温肾暖宫，固涩止带。

方药：内补丸。

肉苁蓉 10 克　菟丝子 10 克　鹿角胶 10 克　制附片 10 克　桑螵蛸 10 克　潼蒺藜 10 克　肉桂 3 克　紫菀 10 克　黄芪 15 克

用法：诸药共煎加水 800 毫升，煎至 400 毫升去滓，一日三次，空腹时服用。

禁忌：犬肉、猪肉、油腻。

方论：方中肉苁蓉、菟丝子、鹿角胶、附片、肉桂温肾暖宫；桑螵蛸固涩止带，潼蒺藜补肾涩精；紫菀益气止带；黄芪摄纳止带。诸药组合成方共奏温肾暖宫、固涩止带之功。

二、脾虚（白带）

脾虚白带。

主证：漏下白物，有如米饮不绝者，脾湿因带下者，舌淡苔腻，脉缓弱或濡。

中医辨证：脾虚白带。

治法：祛湿健脾，宽中理气。

方药：茵陈四苓汤。

茯苓 10 克　猪苓 10 克　菖蒲 3 克　泽泻 10 克　茵陈 10 克　甘草 3 克　萆薢 10 克

用法：诸药共煎加水 800 毫升，煎至 400 毫升去滓，一日三次，空腹服用。

禁忌：醋及一切酸、羊肉、羊血、饴糖。

方论：方中茯苓甘淡，淡能祛湿。猪苓渗湿化浊，泽泻润下而兼渗湿，茵陈利湿清热，合萆薢分清化浊；甘草益气健脾；菖蒲治带利湿。诸药组合成方共奏祛湿健脾、宽中理气之功效。

497. 黄 带

黄带多因湿热下注、湿毒而致。

一、湿热下注（黄带）

湿热下注黄带，带下量多色黄。

主证：带下质稠，其气秽臭，伴见阴部灼热瘙痒，小便黄短，大便溏而不爽，口腻而臭，舌红苔腻，脉弦数。

中医辨证：湿热下注黄带。

治法：清热、利湿、止带。

方药：止带方。

茵陈 10 克　栀子 10 克　牡丹皮 10 克　茯苓 10 克　泽泻 10 克　黄柏 10 克　车前子 12 克　龙胆草 12 克　柴胡 6 克　牛膝 10 克

用法：诸药共煎加水 900 毫升，煎至 400 毫升去滓，一日三次，空腹服用。

禁忌：蒜、胡荽、醋及一切酸。

方论：方中茵陈、栀子、黄柏、牛膝清热利湿，龙胆草、泽泻、茯苓、牡丹皮泻下焦湿热止带；柴胡疏肝祛湿，车前子利小便导湿热从小便而解。诸药组合成方共成清热利湿止带之功效。

二、湿毒（黄带）

湿毒黄带。带下量多。

主证：色黄绿如脓，或赤白相间，或带中夹血，或浊如米泔，或如腐渣，其气腐臭，伴阴中或外阴瘙痒，红肿热痛，或溃疡糜烂，或小腹疼，小便短赤，舌红苔腻，脉濡数。

中医辨证：湿毒黄带。

治法：清热解毒，除湿止带。

方药：银甲丸。

银花10克 生鳖甲10克 连翘10克 红藤15克 琥珀粉（分冲）3克 椿根皮10克 升麻6克 大青叶15克 紫花地丁15克 败酱草15克 蒲公英15克

用法：诸药共煎加水900毫升，煎至400毫升去滓，一日三次，空腹服用。

禁忌：油腻、犬肉、猪肉。

方论：方中金银花、鳖甲、龙胆草、蒲公英、连翘、大青叶、败酱草清热解毒止带；红藤、琥珀、椿根皮活络祛湿；升麻升清化浊止带。诸药组合成方共成清热解毒、除湿止带之功效。

498. 赤　带

赤带多因湿热、肝经郁热、肾阴虚而致。

一、湿热（赤带）

似血非血，带量不多。

主证：湿热赤带，带下量不多，色紫晦暗或如败酱，似血非血，混杂黏液，质黏腻秽臭，舌红苔腻，脉濡数。

中医辨证：湿热赤带。

治法：清热除湿，止血止带。

方药：侧柏樗皮丸加味。

黄柏10克 黄连3克 侧柏叶10克 樗皮10克 白芷10克 白术10克 白芍10克 槐花10克 制香附10克 地榆10克 黑荆芥10克

用法：诸药共煎加水900毫升，煎至400毫升去滓，一日三次，空腹服用。

禁忌：冷水、猪肉、雀肉、青鱼、荽菜、诸果。

方论：方中樗皮、黄柏、黄连、侧柏叶、槐花、白芍清热除湿；白术健脾渗湿；白芷活络行气化湿止带；黑荆芥活络止血；香附理气活络止带；地榆凉血止血。诸药组合成方共奏清热除湿、止血止带之功效。

二、肝经郁热（赤带）

肝经郁热赤带。

主证：带下量多，色赤而稠，伴精神忧郁，心烦口苦，肋胀腹痛，舌红苔白，脉弦数。

中医辨证：肝经郁热赤带。

治法：清肝扶脾，止血止带。

方药：清肝止淋汤加味。

生地黄 12 克　白芍 10 克　当归 10 克　阿胶（烊化兑服）10 克　牛膝 10 克　牡丹皮 10 克　黄柏 10 克　制香附 10 克　柴胡 6 克　川楝子 10 克　小黑豆 10 克

用法：诸药共煎加水 900 毫升，煎至 400 毫升去滓，一日三次，空腹服用。

禁忌：葱、蒜、萝卜、湿面、胡荽。

方论：方中柴胡、白芍、黄柏、香附、川楝子清肝扶脾；阿胶、生地养血调营补肾凉血；牛膝活络清热；当归、丹皮、生地养血凉血止带。诸药组合成方共奏清肝扶脾、止血止带之功效。

三、肾阴虚（赤带）

肾阴虚赤带。带下量少。

主证：色鲜红，似血非血，伴见面色潮红，头晕眼花，心烦少寐，舌红，脉细数。

中医辨证：肾阴虚赤带。

治法：滋阴泻火。

方药：知柏地黄汤加味。

生地黄 12 克　知母 10 克　黄柏 10 克　山萸肉 10 克　茯苓 10 克　泽泻 10 克　旱莲草 15 克　茜草 10 克　牡丹皮 10 克　女贞子 10 克　乌贼骨 15 克

用法：诸药共煎加水 800 毫升，煎至 400 毫升去滓，一日三次，空腹服用。

禁忌：葱、蒜、萝卜、一切血、醋及一切酸、胡荽。

方论：方中知母、黄柏、熟地滋阴补肾为君；山萸肉补肝益肾敛虚火，肾阴虚水湿不能渗利，故用茯苓、泽泻以利水湿，丹皮凉血清热泻火共为臣；茜草、女贞子、旱莲草止血凉血为佐；乌贼骨收敛止带为使；诸药组合成方共奏滋阴泻火之功。

499. 赤 白 带

赤白带下因湿热蕴结、阴虚内热而致。

一、湿热蕴结（赤白带）

湿热蕴结，赤白带下。

主证：带下量多，赤白混杂，晦暗臭秽，常伴腰腹疼痛，小便短黄，大便溏而不爽，舌红舌黄腻，脉数濡。

中医辨证：湿热蕴结，赤白带下。

治法：清热利湿，凉血解毒。

方药：银甲丸加味。

连翘 10 克　红藤 15 克　银花 11 克　生鳖甲 10 克　茵陈蒿 10 克　蒲公英 10 克　紫花地丁 10 克　生蒲黄 10 克　败酱草 10 克　大青叶 10 克　椿根皮 10 克　琥珀粉（分冲）3 克　地榆 10 克　升麻 6 克

用法：诸药共煎加水 900 毫升，煎至 400 毫升去滓，一日三次，空腹服用。

禁忌：猪肉、犬肉、油腻食物。

方论：方中金银花、鳖甲、连翘、龙胆草、蒲公英、大青叶、败酱草清热解毒止带；红藤、琥珀、椿根皮活络祛湿；升麻升清化浊止带。诸药组合成方共奏清热利湿、凉血解毒之功效。

二、阴虚内热（赤白带）

阴虚内热，赤白带下。

主证：带下赤白相间，赤色较鲜，伴潮热颧红，腰膝酸软，口舌干燥，舌红，脉数。

中医辨证：阴虚内热，赤白带下。

治法：滋阴清热，止血止带。

方药：知柏地黄丸加味。

生地黄 10 克　知母 10 克　黄柏 10 克　山萸肉 10 克　丹皮 10 克　泽泻 10 克　山药 10 克　贯仲 10 克　女贞子 10 克　旱莲草 15 克　茜草 10 克

用法：诸药共煎加水 800 毫升，煎至 400 毫升去滓，一日三次，空腹服用。

禁忌：葱、蒜、萝卜、一切血、胡荽。

方论：方中知母、黄柏、熟地滋阴补肾为君；山萸肉补肝益肾敛虚火，肾阴虚水不能渗利，故用茯苓、泽泻以利水湿，丹皮凉血清热泻火共为臣；茜草、女贞子、旱莲草止血凉血为佐；乌贼骨收敛止带为使。诸药组合成方共奏滋阴清热、止血止带之功效。

500. 杂 色 带

湿热蕴结杂色带。

主证：带下杂色量多，或时而下流，杂色秽水，时而出现血水，恶臭异常，伴精神萎顿，形体羸瘦，皮肤枯槁，脐腹疼痛，二便困难，舌红苔腻，脉濡数。

中医辨证：湿热蕴结杂色带。

治法：除湿解毒，益气养血。

方药：疏肝清胃丸加味。

夏枯草 15 克　漏芦 10 克　山慈姑 10 克　蒲公英 15 克　茜草 10 克　瓜蒌仁 10 克　白芷 10 克　紫花地丁 10 克　黄芪 15 克　人参 10 克

用法：诸药共煎加水 800 毫升，煎至 400 毫升去滓，一日三次，空腹时服用。

禁忌：羊肉、猪肉、犬肉、油腻食物。

方论：方中夏枯草、山慈姑、蒲公英、茜草、漏芦除湿解毒为君；黄芪、人参、瓜蒌仁益气养血为臣；地丁助君药清热解毒为佐；白芷行气除湿止带为使。诸药组合成方共奏除湿解毒、益气养血之功效。

501. 青 带

青带，多因湿热、肝肾阴虚而致。

一、湿热（青带）

湿热青带。带下色青质稠，其气腥臭。

主证：头胀目眩，胸肋乳房胀痛，少腹坠胀，阴户作痒或焮热肿痛，舌红，脉濡数。

中医辨证：湿热青带。

治法：疏肝解郁，清利湿热。

方药：加减逍遥散。

白芍 10 克　柴胡 6 克　栀子 10 克　生甘草 6 克　陈皮 6 克　茵陈 10 克　茯苓 10 克

用法：诸药共煎加水 800 毫升，煎至 400 毫升去滓，一日三次，空腹时服用。

禁忌：海菜、猪肉、菘菜、醋及一切酸。

方论：方中柴胡疏肝解郁为君；茵陈、栀子、甘草利湿清热止带为臣；白芍柔肝活络散湿，陈皮行气化滞为佐；茯苓利湿止带为使。诸药组合成方共奏疏肝解郁、清利湿热之功效。

二、肝肾阴虚（青带）

肝肾阴虚青带。

主证：带下色青，质稀，头晕耳鸣，烦躁易怒，五心烦热，腰膝酸软，舌红，脉弦数。

中医辨证：肝肾阴虚青带。

治法：滋养肝肾，佐以清热。

方药：左归丸加味。

熟地黄 12 克　山药 10 克　山萸肉 10 克　知母 10 克　牛膝 10 克　菟丝子 10 克　枸杞子 10 克　鹿角胶 10 克　龟版胶 10 克　黄柏 10 克

用法：诸药共煎加水 800 毫升，煎至 400 毫升去滓，一日三次，空腹时服用。

禁忌：海菜、猪肉、菘菜。

方论：方中熟地、山萸、枸杞子、鹿角胶、龟版胶、菟丝子滋养肝肾为君；知母、黄柏清热化带为臣；牛膝活络清热为佐；山药既能健脾又能补肾为使。诸药组合成方共奏滋养肝肾、佐以清热之功。

502. 黑　带

黑带，带下黑色，黏稠腥秽，多因火热、虚寒而致。

一、火热（黑带）

火热黑带。带下黑色，黏稠腥秽。

主证：伴心烦口渴，渴喜冷饮，溲黄灼热，大便秘结，带下色黑黏稠，舌红，脉弦数。

中医辨证：火热黑带。

治法：清热泻火止带。

方药：利火汤。

大黄 10 克　茯苓 10 克　车前子 10 克　刘寄奴 10 克　黄连 3 克　石膏 15 克　王不留行 10 克　知母 10 克　栀子 10 克

用法：诸药共煎加水 800 毫升，煎至 400 毫升去滓，一日三次，空腹服用。

禁忌：醋及一切酸、冷水、猪肉。

方论：方中大黄、栀子、石膏、知母、黄连清热泻火止带为君；刘寄奴、王不留行活络化滞散结止带为臣；茯苓健脾益气为佐；车前子清热利水导热下行从小便而解为使。诸药组合成方共奏清热泻火止带之功。

二、黑带（虚寒）

虚寒黑带。带下色黑如败血。

主证：绵绵不断，伴见面色晦黯，腰酸腿软，少腹坠胀，阴户作痒或掀红肿痛，舌淡苔白，脉沉迟而弱。

中医辨证：虚寒黑带。

治法：温肾固涩止带。

方药：苁蓉菟丝丸。

肉苁蓉 10 克　菟丝子 10 克　白芍 10 克　牡蛎 10 克　覆盆子 10 克　蛇床子 10 克　乌贼骨 15 克　艾叶 10 克　川芎 6 克　防风 10 克　黄芩 10 克　五味子 3 克

用法：诸药共煎加水 900 毫升，煎至 400 毫升去滓，一日三次，空腹服用。

禁忌：犬肉、油腻、醋。

方论：方中肉苁蓉、菟丝子、覆盆子、艾叶、蛇床子温肾补阳止带为君；牡蛎、蛇床子、乌贼骨固涩止滞为臣；川芎、防风、黄芩行气化滞消肿为佐；五味子滋阴清热为使。诸药组合成方共奏温肾固涩止带之功。

503. 妊娠腹痛

妊娠腹痛是指孕妇发生小腹部疼痛而言。多因血虚、气郁、虚寒、胎气不和而致。

一、血虚（妊娠腹痛）

血虚妊娠腹痛。

主证：妊娠五、六日后，小腹绵绵作痛，按之痛缓，头晕目眩，心悸怔忡，口干不欲多饮，面色萎黄，舌淡，脉弦细。

中医辨证：血虚妊娠腹痛。

治法：养血利血止痛。

方药：当归芍药散。

当归 10 克　白芍 10 克　川芎 6 克　茯苓 10 克　白术 10 克　泽泻 10 克　制首乌 10 克　桑寄生 10 克　枸杞子 10 克　熟地 10 克　阿胶（烊化兑服）10 克　黄芪 15 克

用法：诸药共煎加水 900 毫升，煎至 400 毫升去滓，一日三次，空腹服用。

禁忌：醋及一切酸、葱、蒜、萝卜、一切血、雀肉、青鱼、菘菜、诸果、湿面。

方论：方中当归、熟地、白芍、川芎、何首乌养血调营为君；白术、茯苓健脾利湿，桑寄生祛湿活络共为臣；阿胶、枸杞子养血活络祛湿和营为佐；黄芪益气健脾补中，茯苓利湿为使。诸药组合成方共奏养血利血止痛之功。

二、气郁（妊娠腹痛）

气郁妊娠腹痛。

主证：孕后小腹胀痛不适，甚或连及胸肋胀痛，嗳气叹息，心烦易怒，舌淡，脉弦滑。

中医辨证：气郁妊娠腹痛。

治法：疏肝解郁，止痛安胎。

方药：逍遥散加减。

白术 10 克　白芍 10 克　当归 10 克　柴胡 6 克　薄荷（后下）6 克　苏梗 10 克　党参 15 克　山萸肉 10 克　制首乌 15 克　怀山药 10 克　陈皮 6 克

用法：诸药共煎加水 900 毫升，煎至 400 毫升去滓，一日三次，空腹服用。

禁忌：雀肉、青鱼、菘菜、湿面、鳖肉、葱、蒜、萝卜、一切血。

方论：方中柴胡疏肝解郁为君；当归、白芍柔肝和络行气止痛，苏梗、陈皮行气活络，何首乌养血调经，白术、党参益气健脾共为臣；山萸肉益肾安胎，薄荷行气止痛为佐；山药健脾益肾安胎为使。诸药组合成方共奏疏肝解郁、止痛安胎之功。

三、虚寒（妊娠腹痛）

虚寒妊娠腹痛。

主证：妊娠期间小腹冷痛，绵绵不止，喜温喜按，得热痛减，形寒肢冷，面色㿠白，纳少便溏，舌淡苔白，脉沉迟弱。

中医辨证：虚寒妊娠腹痛。

治法：温阳养血，暖宫止痛。

方药：胶艾汤加减。

阿胶（烊化兑服）10 克　艾叶（醋炒透）10 克　当归 10 克　川芎 6 克　地黄 10 克　杜仲 10 克　甘草 6 克　补骨脂 10 克　巴戟天 10 克　茯苓 10 克　白术 10 克

用法：诸药共煎加水 900 毫升，煎至 400 毫升去滓，一日三次，空腹服用。

禁忌：湿面、海菜、醋及一切酸、葱、蒜、萝卜、雀肉、青鱼、诸果、一切血。

方论：方中巴戟天、杜仲、补骨脂、艾叶温阳暖胃为君；当归、川芎、生地黄、阿胶养血安胎为臣；白术、茯苓健脾补肾为佐；甘草调和诸药。诸药组合成方共奏温阳养血、暖宫止痛之功。

四、胎气不和（妊娠腹痛）

胎气不和，妊娠腹痛。

主证：胎中腹痛，心中郁闷，头重目眩，胎动不安，非时转动，舌淡苔白，脉弦。

中医辨证：胎气不和，妊娠腹痛。

治法：调气安胎，养血调营。

方药：调气安胎饮。

当归 10 克　白芍 5 克　茯苓 10 克　紫苏 5 克　香附 5 克　苎麻根 6 克　木香 3 克

用法：诸药共煎加水 800 毫升，煎至 400 毫升去滓，一日三次，空腹服用。

禁忌：湿面、醋及一切酸。

方论：方中当归、白芍、香附养血调营为君；茯苓健脾益肾为臣；木香理气化滞为佐；苎麻根固肾安胎为使。诸药组合成方共奏养血调营之功。

504. 妊娠腰痛（带脉懈弛）

妊娠腰痛，带脉懈弛。

主证：胎中腰痛过甚，饮食不喜，胎气不安，或腹微痛，苔白，舌淡，脉滑弦。

中医辨证：妊娠腰痛，带脉懈弛。

治法：益气补肾，养血安胎止痛。

方药：加味固胎丸。

杜仲 10 克　续断 10 克　破故纸 10 克　人参 3 克　熟地 10 克　白术 10 克　怀山药 10 克　当归 10 克

用法：诸药共煎加水 800 毫升，煎至 400 毫升去滓，一日三次，空腹时服用。

禁忌：葱、蒜、萝卜、一切血、雀肉、青鱼、菘菜、诸果、湿面。

方论：方中人参、白术、山药益气补肾安胎为君；杜仲、续断、破故纸助君药益气强筋为臣；当归、熟地养血壮筋为佐使。诸药组合共奏益气补肾、安胎止痛之功。

505. 妊娠恶阻

妊娠早期出现恶心呕吐，头晕厌食，恶闻食气，或食入即吐，体倦懈怠，喜食酸咸等症者，称为恶阻，亦名"妊娠恶阻"。多因脾胃虚弱、痰湿阻滞、肝胃不和、脾胃气阻而致。

一、脾胃虚弱

脾胃虚弱妊娠。

主证：妊娠早期恶心呕吐，或食入即吐，呕吐清水或清涎，神疲乏力，倦怠嗜睡，纳呆便溏，舌淡苔白，脉缓弱或濡。

中医辨证：脾胃虚弱妊娠。

治法：健脾和胃，降逆止呕。

方药：香砂六君子汤。

木香 10 克　砂仁 3 克　陈皮 6 克　茯苓 10 克　甘草 6 克　半夏 10 克　生姜 5 克　大枣 5 克　人参 10 克

用法：诸药共煎加水 800 毫升，煎至 400 毫升去滓，一日三次，空腹服用。

禁忌：醋及一切酸、海菜、猪肉、羊肉、羊血、饴糖。

方论：方中人参甘温，益气补中为君；白术健脾渗湿，茯苓渗湿健脾，陈皮行气健脾，木香理气化滞，半夏降逆止呕共为臣；砂仁行气和胃为佐；大枣、生姜调营和胃为使。诸药组合成方共奏健脾和胃、降逆止呕之功。

二、痰湿阻滞（妊娠恶阻）

痰湿阻滞，妊娠恶阻。

主证：妊娠早期，恶心呕吐痰涎，胸脘满闷，不思饮食，心悸气短，口中淡腻，或形体肥胖，苔白腻，咏弦滑。

中医辨证：痰湿阻滞，妊娠恶阻。

治法：化痰除湿，降逆止呕。

方药：小半夏加茯苓汤加减。

半夏 10 克　茯苓 10 克　生姜 3 克　白术 10 克　黄芩 10 克　竹茹 10 克　旋覆花 10 克枳壳 10 克　大枣 10 克　陈皮 6 克

用法：诸药共煎加水 800 毫升，煎至 400 毫升去滓，一日三次，空腹服用。

禁忌：羊肉、羊血、饴糖、醋及一切酸、雀肉、青鱼、菘菜、诸果。

方论：方中半夏、生姜、竹茹化痰除湿降逆为君；陈皮、茯苓、白术健脾祛湿，黄芩清热利湿为臣；枳壳行气宽胸行痰，合旋覆花降逆止呕为佐；大枣行气健脾为使。诸药组合成方共奏化痰除湿之功。

三、肝胃不和（妊娠恶阻）

肝胃不和，妊娠恶阻。

主证：妊娠早期呕吐酸苦，胸闷肋痛，嗳气叹息，头晕而胀，心烦口苦，苔薄，脉弦。

中医辨证：肝胃不和，妊娠恶阻。

治法：柔肝清热，和胃降逆。

方药：苏叶黄连汤加减。

苏叶10克　黄连3克　陈皮6克　茯苓10克　甘草6克　半夏10克　石斛10克　麦冬10克　枇杷叶10克　乌梅10克　竹茹10克

用法：诸药共煎加水800毫升，煎至400毫升去滓，一日三次，空腹时服用。

禁忌：醋及一切酸、海菜、菘菜、萝卜、羊肉、羊血、饴糖。

方论：方中黄连、苏叶、石斛、麦冬、乌梅柔肝清热为君；茯苓、半夏、枇杷叶、竹茹和胃降逆为臣；陈皮行气和胃为佐；甘草益气调中兼调和诸药为使。诸药组合成方共奏柔肝清热、和胃降逆之功。

四、脾胃气阻（妊娠恶阻）

胎中呕吐，数次发恶不休者。

主证：胎中呕吐，数次发恶不休，舌淡苔白，脉弦濡。

中医辨证：脾胃气阻，妊娠恶阻。

治法：健脾和胃，降逆止呕。

方药：香砂六君子汤。

木香3克　白术10克　半夏10克　砂仁6克　当归10克　茯苓10克　甘草3克　大枣2枚　陈皮10克　生姜3克

用法：诸药共煎加水800毫升，煎至400毫升去滓，一日三次，空腹服用。

禁忌：雀肉、青鱼、菘菜、诸果、羊肉、羊血、饴糖、醋及一切酸、海菜、猪肉。

方论：方中白术益气补中健脾燥湿，茯苓渗湿健脾和胃，陈皮行气补中和胃为君；木香理气祛湿，当归养血调营，半夏健脾和胃降逆共为臣；砂仁行气健脾和胃，甘草益气补中为佐；姜、枣调和营卫为使。诸药组合成方共奏健脾和胃、降逆止呕之功。

506. 妊娠心烦

妊娠心烦是指孕妇心惊胆怯，烦闷不安，郁郁寡欢而言。多因阴虚、痰火、肝郁、心胃虚火而致。

一、阴虚（妊娠心烦）

阴虚妊娠心烦。

主证：妊娠五、六月心中烦，坐卧不宁，或五心烦热，午后潮湿，咽燥口干而不欲多饮，小便短黄，舌红，脉弦数。

中医辨证：阴虚妊娠心烦。

治法：养阴清热，除烦安神。

方药：人参麦冬散。

人参10克　麦冬10克　知母10克　生地10克　黄芩10克　甘草6克　茯苓10克　竹茹10克

用法：诸药共煎加水800毫升，煎至400毫升去滓，一日三次，空腹服用。

禁忌：鲫鱼、葱、蒜、萝卜、一切血、海菜、菘菜、猪肉、醋及一切酸。

方论：方中知母、生地、麦冬养阴除烦为君；人参、竹茹、麦冬益气除烦安神为臣；茯苓益气养阴，合黄芩清热养阴为佐；甘草益气健脾为使。诸药组合成方共奏养阴清热除烦之功。

二、痰火（妊娠心烦）

痰火妊娠心烦。

主证：孕妇心烦，心悸胆怯，烦闷不安，精神抑郁易怒，两胁胀痛，善太息，舌红，苔腻，脉滑数。

中医辨证：痰火妊娠心烦。

治法：清热涤痰，除烦安神。

方药：竹沥汤加味。

竹沥 10 克　黄芩 10 克　麦冬 10 克　浙贝母 10 克　天竺黄 10 克　防风 10 克　茯苓 10 克

用法：诸药共煎加水 800 毫升，煎至 400 毫升去滓，一日三次，空腹服用。

禁忌：鲫鱼、醋及一切酸。

方论：方中竹茹、天竺黄清热涤痰为君；大贝母、黄芩清热除烦为臣；茯苓、麦冬养心安神为佐；防风清热活络祛湿化痰为使。诸药组合成方共奏清热涤痰之功效。

三、肝郁（妊娠心烦）

妊娠心烦肝郁。

主证：妊娠数月，心惊胆怯，烦闷不安，精神抑郁易怒，两胁胀痛，善太息，舌暗，脉弦涩。

中医辨证：肝郁妊娠心烦。

治法：疏肝解郁，清热除烦。

方药：逍遥散。

白芍 10 克　柴胡 6 克　当归 10 克　薄荷（后下）6 克　白术 10 克　茯苓 10 克　煨姜 3 克　甘草 3 克

用法：诸药共煎加水 800 毫升，煎至 400 毫升去滓，一日三次，空腹服用。

禁忌：雀肉、青鱼、菘菜、诸果、鲫鱼、醋及一切酸、海菜、猪肉、湿面。

方论：柴胡疏肝解郁，归、芍养血柔肝，三药配合应用可使气血调达，一方面养肝血、补肝阴为君药；白术、茯苓以补中调脾，一方面健脾以化生气血，又有煨姜温中散寒，以复脾健运为臣；加少许薄荷为佐，助柴胡疏散条达；炙甘草调和诸药为使。诸药合用使肝郁得解，血虚得养，脾虚得补，诸症自消。

四、心胃虚火（妊娠心烦）

胎中心烦，心胃虚火。

主证：口渴头晕，胎中心烦，津液亏损，舌红少苔，脉滑数。

中医辨证：胎中心烦，心胃虚火。

治法：清心胃虚火，生津润燥。

方药：安胎清火汤。

白术10克 白芍6克 当归10克 茯苓10克 知母10克 竹叶5克 泽泻10克 麦冬5克 沙参5克 黄芩5克

用法：诸药共煎加水800毫升，煎至400毫升去滓，一日三次，空腹服用。

禁忌：雀肉、青鱼、醋及切酸、鲫鱼、湿面。

方论：方中知母、黄芩清泻胃火为君；沙参、麦冬、竹叶益气泻火清心为臣；当归、白芍养血调营；白术健脾化生气血共为佐；泽泻、茯苓健脾和胃，导虚火下行从小便而解为使。诸药组合成方共奏清心胃虚火、生津润燥之功。

507. 妊娠音哑

妊娠音哑，即妊娠期间，出现声音嘶哑，甚者不能出声者，称为妊娠音哑。多因风寒、痰热、肺肾亏虚、肾阴不足而致。

一、风寒（妊娠音哑）

风寒妊娠音哑。

主证：猝然声音不畅，甚则嘶哑，兼有咳嗽，鼻塞，流涕，恶寒发热，舌淡苔白，脉浮缓。

中医辨证：风寒妊娠音哑。

治法：疏风散寒，宣肺利咽。

方药：金沸草散。

金沸草15克 荆芥10克 麻黄（先煎去浮沫）6克 半夏10克 桑白皮10克 乌药10克 甘草6克 川贝10克 生姜3克 蝉衣10克

用法：诸药共煎加水800毫升，煎至400毫升去滓，一日三次，饭后一小时服用。

禁忌：羊肉、羊血、饴糖。

方论：方中金沸草、麻黄、荆芥、乌药疏风活络散寒为君；贝母、生姜、蝉蜕宣肺利咽为臣；半夏散结化痰，桑白皮温肺散寒为佐；甘草调和诸药为使。诸药组合成方共奏疏风散寒、宣肺利咽之功。

二、痰热（妊娠音哑）

痰热妊娠音哑。

主证：声音重浊不扬，或不能出声，喉间有痰，咯痰黄稠，咽干或痛，舌红苔腻，脉数滑。

中医辨证：痰热妊娠音哑。

治法：清化痰热，宣肺利咽。

方药：清咽宁肺汤。

栀子10克 黄芩10克 桔梗6克 川贝母10克 炙甘草6克 知母10克 前胡10克 蝉衣10克 桑白皮10克

用法：诸药共煎加水800毫升，煎至400毫升去滓，一日三次，饭后一小时服用。

禁忌：海菜、荪菜、猪肉。

方论：方中桔梗、贝母、蝉蜕清热宣肺利咽扬音为君；黄芩、栀子、知母、桑白皮清热化痰为臣；前胡疏肝活络散结，助君药利咽扬音为佐；炙甘草益气利咽兼调和诸药。诸药组合共奏清化痰热、宣肺利咽之功。

三、肺肾亏虚（妊娠音哑）

肺肾亏虚，妊娠音哑。

主证：妊娠期间声音逐渐嘶哑，口干咽燥，潮热盗汗，舌红少苔，脉细数。

中医辨证：肺肾亏虚，妊娠音哑。

治法：滋养肺肾之阳。

方药：养金汤。

杏仁 10 克　生地黄 10 克　阿胶（烊化兑服）10 克　北沙参 15 克　白蜜 15 克　麦门冬 10 克　桑白皮 10 克　知母 10 克

用法：诸药共煎加水 800 毫升，煎至 400 毫升去滓，一日三次，饭后服用。

禁忌：葱、蒜、萝卜、一切血、鲫鱼。

方论：方中沙参、麦冬、生地滋养肺肾之阴为君；杏仁、白蜜、桑皮润肺散结清音为臣；阿胶养血清肺益肾为佐；知母清肺肾深伏之热为使。诸药组合成方共奏滋养肺肾之阴之功。

四、肾阴不足（妊娠音哑）

肾阴不足，妊娠音哑。

主证：声音逐渐嘶哑，甚至不能发声，至傍晚加重，有时颧红，头晕，目眩，耳鸣，咽干，腰膝酸软，舌红，脉细数。

中医辨证：肾阴不足，妊娠音哑。

治法：滋养肾阴。

方药：都气丸。

山药 10 克　熟地黄 10 克　山萸肉 10 克　牡丹皮 10 克　泽泻 10 克　五味子 3 克　茯苓 10 克

用法：诸药共煎加水 800 毫升，煎至 400 毫升去滓，一日三次，饭后服用。

禁忌：葱、蒜、萝卜、一切血、胡荽、醋及一切酸。

方论：方中熟地黄补肾阴，山萸补肝肾敛虚火共为君；干山药即能补肾，又可健脾为臣；阴虚火旺故配丹皮凉血清热以泻肾中之虚火，肾虚水湿不能渗利，故用茯苓、泽泻以利水湿为佐；五味子滋肾水为使。诸药组合成方共奏滋养肾阳之功效。

508. 妊娠小便不通

妊娠小便不通，是妊娠七、八个月膀胱受压所致小便不通者，又称"转胞"、"转脬"、"妊娠尿难"。多因脾虚、肾虚、气郁、热结而致。

一、脾虚（妊娠小便不通）

脾虚妊娠，小便不通。

主证：妊娠七八月小便不通，或频而量少，小腹胀急，心悸气短，神疲乏力，头重目眩，舌淡苔白，缓弱或濡。

中医辨证：脾虚妊娠，小便不通。

治法：气血双补，升陷举胎。

方药：举胎四物汤加味。

当归 10 克　熟地 10 克　川芎 6 克　党参 15 克　升麻 6 克　陈皮 6 克　白术 10 克　白芍 10 克

用法：诸药共煎加水 800 毫升，煎至 400 毫升去滓，一日三次，饭后服用。

禁忌：葱、蒜、萝卜、一切血、雀肉、青鱼、菘菜、诸果。

方论：方中当归、白芍、川芎、熟地补血养肝和血调营为君；党参、升麻益气健脾补中升阳为臣；陈皮行气健脾，白术燥脾和胃为佐使。诸药组合成方共奏气血双补、升陷举胎之功效。

二、肾虚（妊娠小便不通）

肾虚妊娠，小便不通。

主证：妊娠后期，小便频数，滴沥不利，继则闭而不通，小腹胀急，四肢浮肿，面色晦黯，体倦畏寒，头晕，腰膝酸软，舌淡苔白，脉沉迟而弱。

中医辨证：肾虚妊娠，小便不通。

治法：补肾温阳，化气行水。

方药：肾气丸。

山萸肉 10 克　牡丹皮 10 克　泽泻 10 克　熟地黄 10 克　肉桂 3 克　制附子 10 克　怀山药 10 克　茯苓 10 克

用法：诸药共煎加水 800 毫升，煎至 400 毫升去滓，一日三次，空腹服用。

禁忌：胡荽、蒜、葱、萝卜、一切血、醋及一切酸。

方论：方中熟地黄、山萸肉补益肾阴而摄精气；山萸肉补肝肾，茯苓、山药即能补肾又可健脾；泽泻泄肾中水邪；牡丹皮清肝胆相火；桂枝、附子温补命门真火。诸药合用，共成温补肾气之效。

三、气郁（妊娠小便不通）

气郁妊娠，小便不通。

主证：妊娠七八月骤然小便不通，小腹胀急作痛，胸闷胁胀，心烦易怒，善太息。

中医辨证：气郁妊娠，小便不通。

治法：调气行水。

方药：琥珀散加味。

琥珀粉（分冲）3 克　冬葵子 10 克　瞿麦 10 克　滑石 10 克　石苇 10 克　当归 10 克　赤芍 10 克　木香 6 克

用法：诸药共煎加水 800 毫升，煎至 400 毫升，一日三次，空腹服用。

禁忌：湿面。

方论：方中琥珀、冬葵子利水化痰通利小便为君；滑石清热利小便为臣；赤芍、木香理气活络开郁为佐；当归养血和营为使。诸药组合成方共奏调气行水之功。

四、热结（妊娠小便不通）

热结妊娠小便不通。妊娠后期，小便短赤。

主证：妊娠后期小便短黄，继而不通，小便癃胀，饮食如故，头重眩昏，大便干燥，或泻而不爽，舌红，脉数。

中医辨证：热结妊娠，小便不通。

治法：燥湿行水。

方药：五苓散加味。

猪苓 10 克　茯苓 10 克　泽泻 10 克　桂枝 6 克　白术 10 克　川贝母 10 克　苦参 10 克

用法：诸药共煎加水 800 毫升，煎至 400 毫升去滓，一日三次分服。

禁忌：醋及一切酸、雀肉、青鱼、菘菜、猪肉。

方论：方中猪苓、茯苓、泽泻淡渗利湿；白术健脾燥湿，桂枝解表化气；苦参清热燥湿；川贝母清肺兼通调水道；桂枝温阳和络化气。诸药组合成方共成燥湿行水之功。

509. 妊娠尿痛

妊娠期间出现小便频数，淋漓疼痛，称为妊娠尿痛，亦称"子淋"。多因实热、虚热、湿热、气虚而致。

一、实热（妊娠尿痛）

妊娠期中小便频数，短赤灼热，尿意急迫，艰涩疼痛，伴口苦口渴，口舌生疮，大便干结，舌红，脉数、尿黄。

主证：妊娠期中小便频数，短赤灼热，尿意急迫，艰涩疼痛，伴口苦，口渴，口舌生疮，大便干结，舌红脉数。

中医辨证：实热妊娠尿痛。

治法：清热泻火通淋。

方药：导赤散。

生地黄 12 克　竹叶 10 克　甘草梢 6 克　猪苓 10 克　茯苓 10 克　地肤子 10 克　木通 10 克

用法：诸药共煎加水 800 毫升，煎至 400 毫升去滓，一日三次，饭后服用。

禁忌：葱、蒜、萝卜、一切血、醋及一切酸、海菜、猪肉、菘菜。

方论：方中生地黄清热凉血，兼能养阴；木通、竹叶清心降火，利水通淋；地肤子利膀胱可去皮肤之风，善可利小便；甘草调和诸药。诸药共组成方共奏清热通淋泻火之功。

二、虚热（妊娠尿痛）

虚热妊娠尿痛。

主证：妊娠期间小便频数窘涩，点滴而下，色黄灼痛，伴体瘦颧红，咽燥口干，心烦不宁，舌红，脉数。

中医辨证：虚热妊娠尿痛。

治法：清热滋阴通淋。

方药：子淋汤。

阿胶（烊化兑服）10 克　黄芩 10 克　生地黄 12 克　甘草梢 10 克　山栀 10 克　木通 6 克

用法：诸药共煎加水 600 毫升，煎至 300 毫升去滓，一日三次，空腹服用。

禁忌：葱、蒜、萝卜、一切血、海菜、猪肉、菘菜。

方论：方中黄芩、栀子清热泻火为君；生地黄、阿胶滋阴养血调营为臣；木通清热利尿导热下行为佐；甘草清热泻火为使。诸药组合成方共奏清热滋阴通淋之功。

三、湿热（妊娠尿痛）

湿热妊娠尿痛。

主证：妊娠数月小便涩痛，频数量少，色红灼热，面色垢黄，肢体倦怠，口苦，心烦，渴不多饮，大便不爽，舌红苔腻，脉濡。

中医辨证：湿热妊娠尿痛。

治法：清肝泻热，疏肝通淋。

方药：逍遥散加味。

当归10克　白芍10克　柴胡6克　车前子10克　益母草15克　生姜6克　甘草梢6克　丹皮10克　栀子10克　冬葵子10克　茯苓10克

用法：诸药共煎加水800毫升，煎至400毫升去滓，一日三次，空腹服用。

禁忌：湿面、海菜、菘菜、猪肉、醋及一切酸；胡荽、蒜。

方论：方中柴胡疏肝解郁；当归、白芍养血柔肝；甘草、茯苓健脾养心兼祛湿热；丹皮、栀子凉血清热；益母草活络化瘀利湿清热；生姜行气开郁，冬葵子利小便；车前子清热利湿。诸药组合成方共奏清肝泻热之功效。

四、气虚（妊娠尿痛）

气虚妊娠尿痛。

主证：妊娠期间小便淋漓涩痛，色淡黄，或欲解不能，或尿出不禁，尿后疼痛，小腹坠胀，体倦乏力，舌淡苔白，脉虚弱。

中医辨证：气虚妊娠尿痛。

治法：益气止淋。

方药：益气止淋汤。

人参10克　白术10克　茯苓10克　黄芪15克　麦门冬10克

用法：诸药共煎加水600毫升，煎至300毫升去滓，一日三次，空腹服用。

禁忌：醋及一切酸、鲫鱼。

方论：方中人参益气补中，黄芪健脾补中为君；白术健脾益气为臣；麦冬清心泻火为佐；茯苓益气利水止淋为使。诸药组合成方共奏益气止淋之功效。

510. 妊娠肿胀（俗称子肿）

妊娠肿胀，多因脾虚、肾虚、气滞而致。

一、脾虚（妊娠肿胀）

脾虚妊娠肿胀。

主证：妊娠数月面目虚浮，四肢浮肿，渐至遍身恶肿，肤色淡黄，肿处皮薄光亮，按之凹陷，良久不起，短气乏力，四肢不温，口淡无味，或大便溏薄，舌淡苔薄白，脉缓弱或濡。

中医辨证：脾虚妊娠肿胀。

治法：健脾行水。

方药：白术散。

白术 10 克　陈皮 6 克　柴胡 6 克　甘草 6 克　大腹皮 10 克　生姜 3 克　黄芪 15 克　升麻 6 克　茯苓 10 克　党参 15 克

用法：诸药共煎加水 800 毫升，煎至 400 毫升去滓，一日三次，空腹时服用。

禁忌：雀肉、青鱼、菘菜、诸果、海菜、猪肉、菘菜、醋及一切酸。

方论：方中党参、黄芪、白术、茯苓、甘草益气健脾为君；陈皮、大腹皮、生姜行气健脾消肿为臣；柴胡活络消瘀散肿为佐；升麻活络利水为使。诸药组合成方共奏健脾行水之功。

二、肾虚（妊娠肿胀）

肾虚妊娠肿胀。

主证：妊娠五、六月起面目浮肿，四肢浮肿，肿处皮薄光亮，按之如泥，面色晦黯，心悸气短，下肢逆，腰膝酸软，舌淡苔白，脉沉迟而弱。

中医辨证：肾虚妊娠肿胀。

治法：益火消阴，化气行水。

方药：真武汤。

茯苓 10 克　制附子 10 克　生姜 6 克　白术 10 克　白芍 10 克　炙甘草 6 克

用法：诸药共煎加水 600 毫升，煎至 300 毫升去滓，一日三次，空腹服用。

禁忌：醋及一切酸、雀肉、青鱼、菘菜、猪肉、海菜。

方论：本方治脾肾阳虚、水湿内停的要方。方中附子温壮肾阳，白术燥湿健脾，茯苓利水渗湿，生姜温散水气，芍药通利小便，甘草调和诸药。诸药组合成方共奏益火消阴、化气行水之功。

三、气滞（妊娠肿胀）

气滞妊娠肿胀。

主证：妊娠三、四月后肢体肿胀，多自脚始，渐及于腿，肿胀之处按之凹陷，抬指即还原，皮色不变，胸闷胁胀，头眩，心烦易怒，舌面或边有瘀斑，脉弦涩。

中医辨证：气滞妊娠肿胀。

治法：理气行滞。

方药：天仙藤散。

天仙藤 15 克　制香附 10 克　乌药 10 克　甘草 6 克　苏叶 10 克　木瓜 10 克　生姜 3 克

用法：诸药共煎加水 600 毫升，煎至 300 毫升去滓，一日三次分服。

禁忌：海菜、猪肉、菘菜、猪血。

方论：方中天仙藤行气活血、宣通经隧、消肿胀为君；香附、乌药理气化滞，苏叶理气和营通络消肿为臣；木瓜舒筋活络化滞消肿，生姜行气通络消肿为佐；甘草调和诸药。组合成方共奏理气行滞之功。

511. 胎前水肿（胞宫水不化）

胎前水肿，胞宫水不化。

主证：妊娠脾虚，通身浮肿，腹满肠鸣，小便不利，面色萎黄，小便肢冷，舌质淡，苔白滑，脉沉缓。

中医辨证：胎前水肿，胞宫水不化。

治法：温运脾阳，化湿行水。

方药：加味防己汤。

防己6克　姜皮5克　当归6克　泽泻10克　大腹皮6克　草梢3克　桑皮5克　桔梗3克　杏仁10克　茯苓皮10克　附子3克　白术6克

用法：诸药共煎加水800毫升，煎至400毫升去滓，一日三次，空腹服用。

禁忌：湿面、海菜、猪肉、菘菜、醋、一切酸。

方论：方中附子、白术温运脾阳为君；防己、姜皮、泽泻、大腹皮化湿行水为臣；当归养血调营，桑白皮活络消肿，杏仁化湿行水消肿为佐；甘草调和诸药为使。诸药组合成方共奏温运脾阳化湿行水之功。

512. 妊娠眩晕

妊娠眩晕是指妊娠后期所发生的头晕目眩，耳鸣眼花等症状。多由阴虚阳亢、气血亏虚、脾虚夹痰而致。

一、阴虚阳亢（妊娠眩晕）

阴虚阳亢，妊娠眩晕。

主证：妊娠五六月后头晕目眩，耳鸣眼花，心烦急躁，心悸失眠，腰脊酸痛，两腿酸软，或时有面色潮红，舌红苔黄，脉弦数。

中医辨证：阴虚阳亢，妊娠眩晕。

治法：养阴清热，平肝潜阳。

方药：一贯煎加味。

麦冬10克　天冬10克　生地10克　熟地10克　枸杞10克　北沙参15克　当归10克　钩藤（后下）10克　石决明15克　川楝子10克　黄芩10克

用法：诸药共煎加水800毫升，煎至400毫升去滓，一日三次，空腹服用。

禁忌：鲫鱼、葱、蒜、萝卜、一切血。

方论：方中麦门冬、天门冬、生熟地、沙参养阴清热为君；石决明、钩藤、川楝子平肝潜阳为臣；当归养血调阴为佐；黄芩清热除烦为使。诸药组合成方共奏养阴清热、平肝潜阳之功效。

二、气血亏虚（妊娠眩晕）

气血亏虚，妊娠眩晕。

主证：妊娠后期头晕目眩，动作时加重，心悸气短，语言低微，心烦少寐，神疲，纳呆，皮肤不润，面色发白，唇淡，舌淡，脉细。

中医辨证：气血亏虚，妊娠眩晕。

治法：益气养血，补益心脾。

方药：归脾汤。

白术10克　远志6克　党参15克　黄芪15克　酸枣仁10克　龙眼肉10克　茯苓10

克　木香 10 克　熟地黄 10 克　白芍 10 克　当归 10 克

用法：诸药共煎加水 800 毫升，煎至 400 毫升去滓，一日三次分服。

禁忌：雀肉、青鱼、菘菜、诸果、醋及一切酸、湿面。

方论：方中以参、芪、术、甘草甘温补气健脾；当归、龙眼肉补血；当归、龙眼肉补血养心，酸枣仁、茯苓、远志宁心安神；更以木香理气醒脾，以防补益气血药腻滞碍胃。组合成方共奏益气养血、补益心脾之功。

三、脾虚夹痰（妊娠眩晕）

脾虚夹痰，妊娠眩晕。

主证：妊娠后期头晕目眩，头重眼花，胸膈满闷，恶心纳少，舌淡苔白腻，脉濡细。

中医辨证：脾虚夹痰，妊娠眩晕。

治法：健脾化痰，理气除湿。

方药：六君子汤。

党参 10 克　白术 10 克　陈皮 6 克　半夏 10 克　茯苓 10 克　甘草 6 克

用法：诸药共煎加水 600 毫升，煎至 300 毫升去滓，一日三次分服。

禁忌：雀肉、青鱼、菘菜、诸果、羊肉、羊血、饴糖、醋及一切酸。

方论：方中党参甘温，益气补中为君；白术健脾燥湿，合党参以益气健脾化痰，半夏燥湿化痰，陈皮行气化痰为臣；茯苓渗湿健脾为佐；使以甘草益气化痰、理气除痰。诸药组合成方共奏健脾化痰、理气除湿之功。

513. 子　痫

妊娠后期或正值分娩时或分娩后，忽然神志丧失，颈项强直，牙关紧闭，口流白沫，手足抽搐，须臾抽搐停止，渐渐醒转，醒后仍可再发，这种症状称为子痫，又称"子冒"、"妊娠痫证"。多因阴虚肝旺、脾虚肝旺而致。

一、阴虚肝旺（子痫）

阴虚肝旺子痫。

主证：妊娠后期常感头痛，头晕，头胀，眼花，视力模糊，或有恶心，心悸气短，手指发麻，面目及下肢微有浮肿等子痫先兆，痫发时猝然晕仆，抽搐，口流白沫，舌红苔黄，脉弦数。

中医辨证：阴虚肝旺子痫。

治法：清心开窍。

方药：羚羊钩藤汤加味。

羚羊角 10 克　钩藤（后下）10 克　川贝母 10 克　生地黄 10 克　桑叶 10 克　茯神 10 克　菊花 10 克　白芍 10 克　甘草 6 克　竹茹 10 克　石菖蒲 6 克　莲子心 6 克

用法：诸药共煎加水 800 毫升，煎至 400 毫升去滓，一日三次，空腹服用。

禁忌：葱、蒜、萝卜、一切血、醋及一切酸、羊肉、羊血、饴糖。

方论：方中羚羊角、钩藤清热凉肝、熄风止痛共为君药；桑叶、贝母清热除痰；茯神宁心安神。菖蒲清心开窍，莲子养阴清肝为佐药；甘草调和诸药为使。诸药组合成方共奏清心开窍之功效。

二、脾虚肝旺（子痫）

脾虚肝旺子痫。

主证：妊娠后期水肿逐渐加剧，尿少，胸闷恶心，纳差，并见头痛头胀，头晕眼花等子痫前兆，发病时突然晕仆，不省人事，手足抽搐，舌红，脉缓弱或弦。

中医辨证：脾虚肝旺子痫。

治法：健脾利湿，干肝潜阳。

方药：羚羊钩藤汤。

羚羊角 10 克　钩藤（后下）10 克　白术 10 克　泽泻 10 克　枣仁 10 克　茯神 10 克　薏苡仁 10 克　当归 10 克　五加皮 10 克　菖根 10 克　白芍 10 克　桑寄生 10 克

用法：诸药共煎加水 1000 毫升，煎至 400 毫升去滓，一日三次，空腹服用。

禁忌：雀肉、青鱼、醋及一切酸、湿面。

方论：方中羚羊角、钩藤清热平肝熄风止痰，白芍柔肝疏筋共为君药；白术、薏苡仁、泽泻、茯神、枣仁健脾利湿为臣；菖根、五加皮、桑寄生活络化滞为佐；当归养血润筋为使。诸药组合成方共奏健脾利湿、平肝潜阳之功效。

514. 胎前尿黄（胞热而水滞）

胎前尿黄，胞热而水滞。

主证：胎前尿黄，以及尿浊不利，舌红，脉弦数。

中医辨证：胎前尿黄，胞热而水滞。

治法：清热利水化滞。

方药：龙胆清热汤。

龙胆草 5 克　栀子 5 克　生地 12 克　泽泻 10 克　白芍 5 克　黄芪 5 克　淡竹叶 5 克　甘草 3 克　木通 3 克　当归 10 克

用法：诸药共煎加水 600 毫升，煎至 300 毫升去滓，一日三次，空腹服用。

禁忌：葱、蒜、萝卜、一切血、海菜、猪肉、海菜。

方论：方中龙胆草清热泻火，清利下焦湿热为君药；白芍、生地黄清热凉血兼能养阴，木通、竹叶清热泻火利水通淋，黄芩、栀子、木通清泻三焦之火共为臣；当归养血润筋为佐；甘草调和诸药为使。诸药组合成共奏清热利水化滞之功。

515. 胎前燥屎（血虚胎燥）

胎前燥屎，以及口干恶热者。

主证：肠胃燥热，津液不足，大便秘结，小便频数，舌苔黄腻，脉滑数。

中医辨证：胎前燥屎，血虚胎燥。

治法：清热润肠，养血调营。

方药：麻仁养血汤。

火麻仁 10 克　杏仁 10 克　当归 10 克　黄芩 5 克　白芍 6 克　甘草 3 克　麦冬 6 克

用法：诸药共煎加水 600 毫升，煎至 300 毫升去滓，一日三次，空腹时服用。

禁忌：湿面、海菜、猪肉、菘菜、鲫鱼。

方论：方中麻仁润肠通便为君；杏仁降气润肠，芍药养阴和营，当归养血调营共为臣；麦冬滋阴清热生津，黄芩清热养阴共为佐；甘草调和诸药为使。诸药组合成方共奏清热润筋、养血调营之功。

516. 胞胎下压（胞系不举）

胞胎下压，胞系不举。

主证：胞胎下压，小便不得下出者，腰酸脚软，肢体畏寒，舌质淡胖，尺脉沉细。

中医辨证：胞胎下压，胞系不举。

治法：温补肾气。

方药：八味肾气丸。

熟地黄 10 克　山萸肉 10 克　山药 10 克　麦门冬 5 克　泽泻 10 克　安桂 1 克　茯苓 10 克　附片 6 克　玉竹 5 克

用法：诸药共煎加水 600 毫升，煎至 300 毫升去滓，分三次服用。

禁忌：葱、蒜、萝卜、鲫鱼、醋及一切酸。

方论：方中生地、山萸肉补益肾阴而摄精气；山药、茯苓健脾渗湿；泽泻泄肾中水邪；麦门冬滋阴除烦，玉竹养阴润燥，安桂、附子温补命门真火。

517. 胞胎上逼（血虚火逼）

胞胎上逼，血虚火逼。

主证：血虚火迫心中烦闷不安，面色萎黄，舌红，脉细数。

中医辨证：胎胞上逼，血虚火逼。

治法：补血养血，滋阴降火。

方药：养胃清降汤。

白术 10 克　白芍 5 克　人参 3 克　当归 6 克　怀山药 10 克　甘草 3 克　大枣 2 枚　枣仁 10 克　茯苓 10 克　生地 10 克　麦冬 5 克　阿胶 5 克

用法：诸药共煎加水 800 毫升，煎至 400 毫升去滓，一日三次，空腹服用。

禁忌：醋及一切酸、葱、蒜、萝卜、海菜、菘菜、猪肉。

方论：方中当归、生地、阿胶、白芍、麦冬养阴清热降火；人参、白术、茯苓、甘草益气健脾助生化有源；大枣益气健脾；枣仁养心安神降逼。诸药组合成方共奏补血养血滋阴降火之功。

518. 胎前咳嗽（肺热肝郁）

胎前咳嗽，以及呛呕不安者。

主证：呛呕不安，子咳，子呛，舌红少津，脉弦数。

中医辨证：胎前咳嗽，肺热肝郁。

治法：调肺平肝。

方药：调肺平肝汤。

桔梗 3 克　枳壳 5 克　杏仁 10 克　茯苓 10 克　前胡 5 克　百合 10 克　麦门冬 5 克　紫菀 5 克　生地黄 10 克　当归 5 克

用法：诸药共煎加水 600 毫升，煎至 300 毫升去滓，一日三次，空腹服用。

禁忌：猪肉、醋及一切酸、鲫鱼、葱、蒜、萝卜、湿面。

方论：方中桔梗、杏仁、百合、紫菀清肺散郁；当归、生地黄养血平肝和营；麦冬清肺生津，枳壳行气散郁；前胡疏风清肺热；茯苓清热利水导热下行。诸药组合成方共奏调肺平肝之功。

519. 妊娠目病

妊娠目病，多因脾胃积热、风邪外袭、阴虚阳亢、脾虚肝旺而致。

一、脾胃积热（妊娠目病）

脾胃积热，妊娠目病。

主证：妊娠期间，眼胞红肿，痛疼反复发作，生成硬结，或兼白睛红赤，目眵多黄黏，舌红苔白腻，脉濡数。

中医辨证：脾胃积热，妊娠目病。

治法：消积清热。

方药：泻脾汤加减。

大黄 10 克　芒硝 6 克　黄柏 6 克　苍术 10 克　知母 10 克　地骨皮 10 克　桔梗 6 克　甘草 6 克　连翘 10 克　菊花 10 克

用法：诸药共煎加 800 毫升，煎至 400 毫升去滓，一日三次，空腹服用。

禁忌：雀肉、青鱼、菘菜、诸果、猪肉、海菜。

方论：大黄、芒硝消积清热；苍术、黄柏清热燥湿；知母、地骨皮清热散积；桔梗清热散滞，连翘、菊花清热解毒；甘草行气健脾清热，诸药组合成方共奏消积清热之功。

二、风邪外袭（妊娠目病）

风邪外袭，妊娠目痛。

主证：血虚火迫心中烦闷不安，面色萎黄，舌红，脉细数。

中医辨证：胎胞上逼，血虚火逼。

治法：散风解表。

方药：保胎泻火汤。

砂仁 3 克　荆芥 10 克　菊花 10 克　当归 10 克　白芍 10 克　陈皮 6 克　川芎 6 克　蝉衣 10 克　甘草 6 克　黄芩 10 克

用法：诸药共煎加水 800 毫升，煎至 400 毫升去滓，一日三次，空腹服用。

禁忌：湿面、海菜、猪肉、桃李。

方论：方中荆芥、蝉衣、菊花散风解表为君；当归、白芍、川芎行气养血调营为臣；砂仁、陈皮行气健脾为佐；黄芩清热，甘草益气兼调诸药为使。诸药组合成方共奏散风解表之功。

三、阴虚阳亢（妊娠目痛）

阴虚阳亢，妊娠目痛。

主证：妊娠中后期，眼外观如常而视物模糊，或眼前如有飞蝇、纱幕。

中医辨证：阴虚阳亢，妊娠目病。

治法：育阴潜阳，平肝熄风。

方药：羚羊钩藤汤加味。

羚羊角10克　钩藤（后下）10克　桑叶10克　菊花10克　生地黄10克　淡竹茹10克　茯神10克　川贝母10克　白芍10克　甘草6克　夏枯草10克　草决明15克　石决明15克　黄芩10克

用法：诸药共煎加水900毫升，煎至400毫升去滓，一日三次，空腹服用。

禁忌：葱、蒜、萝卜、一切血、醋及一切酸、海菜、猪肉、菘菜。

方论：方中以羚羊角、钩藤、石决明平肝熄风止痉，共为君；桑叶、菊花清热熄风为臣药；白芍、生地黄、甘草养阴增液以柔肝舒筋；竹茹、贝母清热痰；茯神宁心安神，夏枯草活络化滞散结；草决明清肝热疗目疾，黄芩清肝热。诸药组合成方共奏育阴潜阳、平肝熄风之功。

四、脾虚肝旺（妊娠目痛）

脾虚肝旺，妊娠目痛。

主证：妊娠期间，目昏眩晕，闭目不欲睁眼，烦闷呕恶，舌淡，苔白，脉弦数。

中医辨证：脾虚肝旺，妊娠目痛。

治法：健脾平肝。

方药：逍遥散加味。

当归10克　白芍10克　柴胡6克　茯苓10克　白术10克　薄荷（后下）6克　山药10克　天麻10克　钩藤10克　竹茹10克　泽泻10克　党参15克

用法：诸药共煎加水800毫升，煎至400毫升去滓，一日三次，空腹服用。

禁忌：醋及一切酸、雀肉、青鱼、菘菜、猪肉、诸果。

方论：方中白术、党参、山药、茯苓益气健脾平肝为君；当归、白芍养血调营为臣；天麻、钩藤、竹茹、薄荷清热平肝熄风；党参健脾补中共为佐；泽泻利水导热下行为使。诸药组合成方共奏健脾平肝之功。

520. 胎　漏

怀孕以后阴道不时少量出血，或时下时上，或淋漓不断，而无腰酸腹痛，小腹下坠者，称为胎漏，亦称"胞漏"、"漏胎"、"漱经"。多因肾虚、气血虚弱、血热、外伤、宿有癥瘕而致。

一、肾虚（胎漏）

肾虚胎漏。

主证：妊娠初期，阴道少量出血，质清稀，色淡红或色淡黯如黑豆水，腰酸腹痛，伴头晕耳鸣，小便频数，甚至失禁，或曾屡次堕胎。

中医辨证：肾虚胎漏。

治法：补肾安胎，固冲止血。

方药：寿胎丸加味。

桑寄生 10 克　阿胶（烊化兑服）10 克　菟丝子 10 克　续断 10 克　党参 15 克　旱莲草 15 克　艾叶（醋炒透）10 克　仙鹤草 15 克

用法：诸药共煎加水 800 毫升，煎至 400 毫升去滓，一日三次，空腹服用。

禁忌：犬肉、猪肉。

方论：方中菟丝子、续断补肾益肝；桑寄生、阿胶滋肝肾养阴血摄血固冲；党参益气补中摄血，旱莲草、艾叶、仙鹤草安胎固冲任。诸药组合成方共奏补肾安胎，固冲止血之功。

二、气血虚弱（胎漏）

气血虚弱胎漏。

主证：妊娠早期，阴道少量流血，色淡红质稀薄，腰腹胀痛或胀坠，面色发白或萎黄，心悸气短，肢倦神疲。

中医辨证：气血虚弱胎漏。

治法：补气养血，固肾安胎。

方药：胎元饮加味。

杜仲 10 克　人参 10 克　当归 10 克　白芍 10 克　熟地 10 克　白术 10 克　阿胶（烊化兑服）10 克　陈皮 6 克　炙甘草 6 克　艾叶 10 克　黄芪 15 克

用法：诸药共煎加水 800 毫升，煎至 400 毫升去滓，一日三次，空腹服用。

禁忌：湿面、葱、蒜、萝卜、雀肉、青鱼、菘菜、诸果、海菜、猪肉。

方论：方中人参、白术、黄芪、甘草益气补中为君；当归、熟地、白芍、杜仲、阿胶、艾叶养血固肾安胎为臣；陈皮行气健胃和中为佐；艾叶止血和络调营为使。诸药组合成方共奏补气养血、固肾安胎之功。

三、血热（胎漏）

妊娠初期，阴道少量下血。

主证：阴道少量下血，色鲜红，腰腹坠胀作痛，或伴心烦不安，手心烦热，口干咽燥或潮热，舌红少津，脉弦数。

中医辨证：血热胎漏。

治法：滋阴清热，养血安胎。

方药：保阴煎加味。

白芍 10 克　黄芩 10 克　甘草 3 克　生地 12 克　黄柏 10 克　苎麻根 10 克　阿胶（烊化兑服）10 克　旱莲草 15 克

用法：诸药共煎加水 800 毫升，煎至 400 毫升去滓，一日三次，空腹服用。

禁忌：海菜、菘菜、猪肉、葱、蒜、萝卜、一切血。

方论：方中生地、白芍、阿胶、黄芩、黄柏滋阴清热为君；续断、苎麻根安胎治漏，合君药养血安胎为臣；旱莲草凉血清热止血为佐；使以甘草调诸药益气。诸药组合成方共奏滋阴清热、养血安胎之功。

四、外伤（胎漏）

外伤胎漏。妊娠受伤，胎动下坠。

主证：腰酸腹痛，阴道不时下血，色鲜红，舌淡苔白，脉虚弱。

中医辨证：外伤胎漏。

治法：调气养血，和血安胎。

方药：圣愈汤加味。

党参15克　黄芪15克　当归10克　桑寄生10克　熟地10克　白芍10克　三七粉（分冲）5克　炒蒲黄10克　五灵脂10克　菟丝子10克　续断10克　川芎6克

用法：诸药共煎加水900毫升，煎至400毫升去滓，一日三次，空腹服用。

禁忌：湿面、葱、蒜、萝卜、一切血。

方论：方中党参、黄芪、当归、熟地、白芍调气养血为君；蒲黄、五灵脂、三七粉止血活血养血安胎为臣；菟丝子、续断益肾安胎止漏为佐；川芎行气活络为使。诸药组合成方共奏调气养血、和血安胎之功。

五、宿有癥瘕（胎漏）

宿有癥瘕胎漏。

主证：宿有癥病，孕后阴道不时少量出血，色红或黯红，胸腹胀满，少腹拘急，皮肤粗糙，口干不渴，或但欲漱水不欲咽，舌质淡，脉涩。

中医辨证：宿有癥瘕胎漏。

治法：祛瘀消癥，止血安胎。

方药：桂枝茯苓加味。

桂枝6克　茯苓10克　白芍10克　桃仁10克　丹皮10克　艾叶（醋炒透）10克　三七粉（分冲）5克　熟地10克　蒲黄10克　党参15克　黄芪15克　五灵脂10克

用法：诸药共煎加水900毫升，煎至400毫升去滓，一日三次，空腹服用。

禁忌：葱、蒜、萝卜、一切血、胡荽。

方论：方中桃仁、桂枝、丹皮、蒲黄、三七粉祛瘀消癥为君；艾叶、三七粉、蒲黄、五灵脂止血消癥为臣；党参、黄芪益气补中为佐；茯苓调脾养心为使。诸药组合成方共奏祛瘀消癥、止血安胎之功。

521. 胎　堕

妊娠之后，胎儿自然殒堕者，称为胎堕、小产。多由殒堕瘀阻、血虚气脱而致。

一、殒堕瘀阻（胎堕）

殒堕瘀阻胎堕。

主证：妊娠早期出现阴道流血量多，色红有块，小腹坠胀疼痛，或已有胎块排出，但阴道仍持续流血，腹痛不除，舌青，腹冷，脉涩微。

中医辨证：殒胎瘀阻胎堕。

治法：去胎逐瘀，养血止血。

方药：生化汤加味。

桃仁10克　红花10克　当归10克　牛膝10克　甘草6克　黄芪15克　党参15克　补骨脂10克　巴戟天10克　川芎6克　黄酒少许（兑服）　童便一杯（冲服）

用法：诸药共煎加水800毫升，煎至400毫升去滓，一日三次，空腹服用。

禁忌：海菜、猪肉、菘菜、湿面。

方论：方中重用当归补血活血，祛瘀生新，桃仁、红花、川芎养血活血逐瘀去胎为君；黄芪、党参、甘草、黄酒益气养血为臣；补骨脂、巴戟天、牛膝活络散瘀益肾补气为佐使。诸药组合成方共奏去胎逐瘀、养血止血之功。

二、血虚气脱（胎堕）

堕胎或小产过程中，阴道突然大量出血，甚至暴下不止。

主证：堕胎或小产过程中，阴道突然大量出血，甚至暴下不止，兼见面色苍白，神识昏迷，呼吸短促，目合口开，手撒肢厥，大汗淋漓，舌淡苔白，脉沉迟而弱。

中医辨证：血虚气脱胎堕。

治法：益气固脱，回阳救逆。

方药：参附汤急灌之。

人参 10 克　制附子 10 克　大枣 10 克　干姜 6 克

用法：诸药共煎加水 600 毫升，煎至 300 毫升去滓，一日三次，空腹服用。

禁忌：猪肉。

方论：方中人参甘温大补元气；附子大辛大热，温壮元阳；大枣益气养血健脾；干姜温阳救逆。诸药组合成方共奏益气固脱、回阳救逆之功。

522. 滑　胎

滑胎或小产连续发生三次以者，谓之滑胎。多因脾肾两虚、气血两虚、阴虚血热而致。

一、脾肾两虚（滑胎）

脾肾两虚滑胎。

主证：屡孕屡堕，耳鸣头晕，腰膝酸软，神疲肢倦，气短懒言，纳少便溏，夜间尿频，眼眶黯黑或有黯斑，月经或先或后，经量或多或少，或随后难孕，舌淡红，苔薄白。

中医辨证：脾肾两虚滑胎。

治法：补肾健脾安胎。

方药：所以载丸。

人参 10 克　白术 10 克　桑寄生 15 克　阿胶（烊化兑服）10 克　菟丝子 10 克　杜仲 10 克　茯苓 10 克

用法：诸药共煎加水 600 毫升，煎至 300 毫升去滓，一日三次服用。

禁忌：雀肉、青鱼、菘菜、醋及一切酸。

方论：方中人参、白术、茯苓益气补中为君；杜仲、菟丝子、桑寄生补肾固胎为臣；茯苓益肾健脾为佐使。诸药组合成方共奏补肾健脾之功。

二、气血两虚（滑胎）

气血两虚滑胎。

主证：屡孕屡堕，面色发白或萎黄，心悸气短，头晕肢软，神疲乏力，舌淡苔白，脉虚弱。

中医辨证：气血两虚滑胎。

治法：益气养血，补肾安胎。

方药：泰山磐石散加味。

人参 10 克　黄芪 15 克　当归 10 克　熟地 10 克　白芍 10 克　菟丝子 10 克　白术 10 克　阿胶（烊化兑服）10 克　炙甘草 6 克　续断 10 克　砂仁 3 克

用法：诸药共煎加水 800 毫升，煎至 300 毫升去滓，一日三次，空腹服用。

禁忌：海菜、菘菜、葱、蒜、萝卜、一切血、雀肉、青鱼、诸果。

方论：方中人参、黄芪、白术、炙甘草益气健脾以固胎元；当归、熟地、白芍补血调血；菟丝子、续断、砂仁补肾安胎；阿胶养血安胎。诸药组合成方共奏益气养血、补肾安胎之功。

三、阴虚血热（滑胎）

阴虚血热滑胎。

主证：屡孕屡堕，口干咽燥，两颧潮红，手足心热，烦躁不宁，舌红少苔，脉弦数。

中医辨证：阴虚血热滑胎。

治法：养阴清热。

方药：一阴煎加味。

知母 10 克　生地黄 12 克　白芍 10 克　苎麻根 10 克　地骨皮 10 克　续断 10 克　甘草 6 克　麦门冬 10 克

用法：诸药共煎加水 600 毫升，煎至 300 毫升去滓，一日三次，空腹服用。

禁忌：葱、蒜、萝卜、海菜、菘菜、猪肉、鲫鱼。

方论：方中生地、白芍、麦冬、知母养阴清热为君；续断补肾固胎为臣；知母、地骨皮清热养阴为佐；甘草益气固摄兼调诸药为使。诸药组合成方共奏养阴清热之功。

523. 胎萎不长

妊娠四、五月后，其腹形明显小于妊娠月份，胎儿存活但生长迟缓者，称为胎萎不长，亦称"妊娠胎萎燥"、"胎不长"。多因气血虚弱、脾肾虚损而致。

一、气血虚弱（胎萎不长）

气血虚弱，胎萎不长。

主证：妊娠四、五个月，胎儿存活不长，而腹形明显小于正常月份，兼见身体羸瘦，面色萎黄或发白，倦怠神疲，舌淡苔白，脉虚弱。

中医辨证：气血虚弱，胎萎不长。

治法：补气养血，滋养胎元。

方药：黄芪散。

黄芪 15 克　麦门冬 10 克　白术 10 克　炙甘草 6 克　茯苓 10 克　熟地 10 克　牡蛎 15 克　五味子 6 克　山萸肉 10 克

用法：诸药共煎加水 800 毫升，煎至 300 毫升去滓，一日三次分服。

禁忌：鲫鱼、雀肉、青鱼、菘菜、诸果、醋及一切酸、葱、蒜、萝卜。

方论：方中黄芪、白术、甘草、茯苓补气养血为君；熟地、山萸补肾益精安胎为臣；牡蛎补肾固摄，麦冬养阴生津为佐；五味子滋肾安胎为使。诸药组合成方共奏补气养血、滋养胎元之功。

二、脾肾虚损（胎萎不长）

脾肾虚损胎萎不长。

主证：腹形小于正常妊娠月份，兼见腰腹冷痛，纳少便溏，形寒怕冷，舌淡苔白，脉沉迟而弱。

中医辨证：脾肾虚损，胎萎不长。

治法：健脾温肾。

方药：温土毓麟汤减味。

巴戟天 10 克　白术 10 克　怀山药 10 克　覆盆子 10 克　炙甘草 6 克　鹿角片 10 克　杜仲 10 克　续断 10 克　乌药 10 克

用法：诸药共煎加水 600 毫升，煎至 300 毫升去滓，一日三次分服。

禁忌：雀肉、青鱼、菘菜、诸果、海菜、猪肉。

方论：方中白术、山药健脾补中为君；巴戟天、覆盆子、鹿角片、杜仲温肾填精养胎为臣；乌药行气，续断固摄补肾为佐；甘草调和诸药为使。诸药组合成方共奏健脾温肾之功。

524. 胎气上逆

妊娠期中胸腹胀满，甚至喘息疼痛，烦躁不安者，称为胎气上逆，亦称"子息"、"胎气逼心"。多因阴虚肝旺、肝郁脾虚而致。

一、阴虚肝旺（胎气上逆）

阴虚肝旺，胎气上逆。

主证：妊娠腹部，胸部胀满，呼吸迫促，坐卧不宁，内热口干，心烦少寐，舌红苔黄，脉弦数。

中医辨证：阴虚肝旺，胎气上逆。

治法：清热理气安胎。

方药：紫苏饮。

紫苏 10 克　大腹皮 10 克　当归 10 克　川芎 6 克　白芍 10 克　甘草 6 克　人参 10 克　栀子 10 克　黄芩 10 克

用法：诸药共煎加水 800 毫升，煎至 300 毫升去滓，一日三次，空腹服用。

禁忌：湿面、海菜、猪肉、菘菜。

方论：方中栀子、黄芩、甘草清热理气为君；大腹皮、人参、紫苏理气安胎为臣；白芍、当归养血调营安胎为佐；川芎行气补血为使。诸药组合成共奏清热理气安胎之功。

二、肝郁脾虚（胎气上逆）

肝郁脾虚，胎气上逆。

主证：妊娠心腹胀满，胸闷胁痛，烦躁易怒，舌暗，脉弦数。

中医辨证：肝郁脾虚，胎气上逆。

治法：舒肝理气，清热安胎。

方药：丹栀逍遥散。

当归 10 克　白芍 10 克　柴胡 6 克　茯苓 10 克　薄荷（后下）6 克　甘草 6 克　煨姜 3 克　牡丹皮 10 克　白术 10 克　栀子 10 克

用法：诸药共煎加水 800 毫升，煎至 300 毫升去滓，一日三次，空腹服用。

禁忌：湿面、雀肉、青鱼、菘菜、诸果、鳖鱼、胡荽、猪、蒜。

方论：方中白术、茯苓、煨姜理脾调中安胎为君药；柴胡疏肝理气，合当归、芍药、栀子养血和营清热安胎为臣药；丹皮、薄荷凉血清热为佐药；甘草益气调中兼调和诸药为使。诸药组合成方共奏舒肝理气、清热安胎之功效。

525. 滑胎催生（气血不和）

滑胎催生，气血不和。

主证：妊妇胎动，势欲小产，临盆艰难，舌淡苔白，脉弦。

中医辨证：滑胎催生，气血不和。

治法：补气养血，安胎保产。

方药：保产无忧散。

当归 5 克　川芎 5 克　菟丝子 3 克　白芍 6 克　厚朴 2 克　黄芪 3 克　艾叶 2 克　羌活 2 克　芥穗 3 克　枳壳 2 克　生姜 1 片　甘草 2 克　贝母 3 克

用法：诸药共煎加水 600 毫升，煎至 300 毫升去滓，一日三次，空腹服用。

禁忌：湿面。

方论：方中黄芪、厚朴、甘草、当归益气养血安胎为君；川芎、白芍、菟丝子、艾叶、生姜养血保产为臣；枳壳、芥穗行气暖宫固摄为佐；羌活活络舒筋，贝母调气和营为使。诸药组合成方共奏补气养血、安胎保产之功。

526. 临产催生（气血不畅）

临产催生，交骨结而不开。

主证：妊娠胎动，势欲小产，临盆艰难，多困少力，交骨结而不开，脉涩。

中医辨证：临产催生，气血不畅。

治法：和血安胎止痛。

方药：加味佛手散。

川芎 10 克　龟版 24 克　血余炭 10 克　当归 15 克

用法：诸药共煎加水 600 毫升，煎至 300 毫升去滓，一日三次，空腹服用。

禁忌：湿面。

方论：方中当归、川芎活血安胎，龟版滋阴，血余炭止血保胎，共成活血安胎止痛之功。

527. 胞衣不下

胎儿娩出以后，胞衣超过半下时仍未完全排出者，称为胞衣不下，亦称"息胞"。多由气虚、血瘀而致。

一、气虚（胞衣不下）

气虚胞衣不下。

主证：胎儿娩出以后，半小时胞衣不能自行娩出，阴道出血量，多色淡，小腹微胀，按则有块，不痛，面色不华，头晕心悸，神疲乏力，气短懒言，语声低怯，畏寒喜暖，舌淡，苔白，脉虚弱。

中医辨证：气虚胞衣不下。

治法：益气养血。

方药：加参生化汤。

人参 10 克　桃仁 10 克　红花 6 克　炙甘草 6 克　肉桂 3 克　川芎 6 克　当归 10 克

用法：诸药共煎加水 600 毫升，煎至 300 毫升去滓，一日三次，空腹服用。

禁忌：海菜、猪肉、菘菜、湿面。

方论：方中人参、当归益气养血为君药；肉桂、桃仁、川芎、红花温络活血排胞为臣；甘草益气补中兼调诸药为佐使。诸药组合成方共奏益气养血之功。

二、血瘀（胞衣不下）

血瘀胞衣不下。

主证：胎儿分娩半小时，胞衣不能自行娩出，阴道出血量少或无出血，血色紫黯，或夹有血块，少腹疼痛拒按，面色黯，舌暗，脉涩。

中医辨证：血瘀胞衣不下。

治法：活血化瘀。

方药：牛膝散。

牛膝 10 克　川芎 6 克　朴硝 6 克　桂心 3 克　生地 10 克　蒲黄 10 克　当归 10 克　血竭 3 克　没药 5 克　五灵脂 10 克

用法：诸药共煎加水 800 毫升，煎至 400 毫升去滓，一日三次，空腹服用。

禁忌：葱、蒜、萝卜、湿面。

方论：方中川芎、蒲黄、血竭、桂心、没药、五灵脂活血祛瘀为君；生地滋阴养血为臣；朴硝清腑开郁为佐；牛膝通经活络为使。诸药组合成方共奏活血化瘀之功。

528. 产后发热

产褥期间，出现发热持续不退，或突然高热寒战，且伴有其他症状者称为产后发热。多因感染邪毒、外感风寒、外感风热、外感暑热、血瘀、血虚、乳蒸而致。

一、感染邪毒（产后发热）

感染邪毒产后发热（产褥期间，出现发热持续不退或突然高热寒战，且伴有其他症状者，称为产后发热）

主证：产后一至十日内，高热寒战，小腹疼痛拒按，恶露色紫黯，有臭气，烦渴引饮，尿少色黄，大便秘结，舌红苔黄，脉弦数。

中医辨证：感染邪毒，产后发热。

治法：清热解毒，凉血化瘀。

方药：解毒活血汤加味。

柴胡6克　当归10克　桃仁10克　红花6克　枳壳10克　葛根6克　生地10克　银花10克　连翘10克　甘草6克　益母草6克

用法：诸药共煎加水800毫升，煎至400毫升去滓，一日三次，空腹服用。

禁忌：湿面、葱、蒜、萝卜、一切血、海菜、猪肉、菘菜。

方论：方中银花、连翘、柴胡、生地清热凉血解毒为君；当归、桃仁、红花、葛根活血祛瘀养血调营为臣；益母草、枳壳行气和络为佐；使以甘草清热解毒兼调诸药。诸药组合成方共奏清热解毒，凉血化瘀解毒之功。

二、外感风寒（产后发热）

外感风寒，产后发热。

主证：产后恶寒发热，无汗，头痛，四肢酸痛，鼻塞声重，咽痒咳嗽，痰清稀，舌淡苔白，脉浮紧。

中医辨证：外感风寒，产后发热。

治法：养血扶正，祛风解表。

方药：荆防四物汤加味。

荆芥10克　防风10克　当归10克　川芎6克　白芍10克　苏叶10克　生地黄10克　前胡6克　桔梗6克

用法：诸药共煎加水800毫升，煎至400毫升去滓，一日三次，空腹服用。

禁忌：葱、蒜、萝卜、胡荽、蒜、一切血。

方论：方中当归、川芎、白芍、生地养血扶正为君；荆芥、防风、前胡祛风解表为臣；苏叶活络散瘀活络为佐；桔梗清热活络化滞解毒为使。诸药组合成方共奏养血扶正，祛风解表之功。

三、外感风热（产后发热）

外感风热，产后发热。

主证：产后发热，汗出恶风，头痛而胀，咳痰黄稠，喉病作痒，口干欲饮，舌红苔白，脉浮数。

中医辨证：外感风热，产后发热。

治法：辛凉解表，肃肺清热。

方药：银翘散。

银花10克　连翘10克　桔梗6克　薄荷（后下）6克　荆芥10克　芦根15克　淡豆豉10克　竹叶10克　牛蒡子10克　甘草6克

用法：诸药共煎加水900毫升，煎至400毫升去滓，一日三次，空腹服用。

禁忌：猪肉、鳖肉、海菜、菘菜。

方论：方中金银花、连翘辛凉轻宣，透泄散邪，清热解毒为君；薄荷、牛蒡子辛凉散风清热，荆芥、淡豆豉辛散透表，解肌散风为臣；桔梗、甘草以清热解毒而利咽喉为佐；竹叶、芦根清热除烦，生津止渴为使。诸药组合成方共奏辛凉解表、肃肺清热之功效。

四、外感暑热（产后发热）

产褥期正值盛夏，发热口渴，多汗，烦躁面赤，体倦少气。

主证：产褥期正值盛夏，发热，口揭，多汗，烦躁面赤，体倦少气，小便短赤，苔腻，脉虚。

中医辨证：外感暑热，产后发热。

治法：清暑益气，养阴生津。

方药：清暑益气汤。

西洋参 10 克　粳米 30 克　黄连 6 克　知母 10 克　钗石斛 10 克　竹叶 10 克　荷叶 10 克　甘草 6 克　西瓜翠衣 15 克

用法：诸药共煎加水 800 毫升，煎至 400 毫升去滓，一日三次，空腹服用。

禁忌：冷水、猪肉、海菜、荽菜。

方论：方中西瓜翠皮、荷叶、甘草、西洋参清暑益气为君；知母、黄连、竹叶养阴生津为臣；石斛健脾益气补中，粳米健脾和胃为佐使。诸药组合成方共奏清暑益气、养阴生津之功。

五、血瘀（产后发热）

血瘀产后发热。

主证：产后寒热时作，恶露不下或甚少，色紫暗有块，小腹痛疼拒按，口渴不欲饮，舌红而暗，脉数涩。

中医辨证：血瘀产后发热。

治法：活血化瘀，清热解毒。

方药：生化汤加味。

当归 10 克　川芎 6 克　桃仁 10 克　炮姜 6 克　炙甘草 6 克　蒲公英 10 克　益母草 15 克　丹皮 10 克　栀子 10 克　黄酒少许　童便 1 杯

用法：诸药共煎加水 800 毫升，煎至 400 毫升去滓，一日三次，空腹服用。

禁忌：湿面、海菜、猪肉、荽菜、胡荽。

方论：方中重用当归补血活血，祛瘀生新，桃仁、红花、川芎养血活血逐瘀去胎为君药；蒲公英、丹皮、栀子清热解毒为臣药；炮姜散瘀止血为佐药；黄酒益气活络化瘀，童便善治产后发热，阴虚发热为使。诸药组合共奏活血化瘀、清热解毒之功。

注：童便味咸，性寒善，阴虚发热，血瘀发热，吐衄血常奏惊人之效。效佳易得，何不为之。当用且用，勿使良药没世而无闻也。

六、血虚（产后发热）

血虚产后发热。

主证：产后发热不甚，自汗，恶露量少，色淡质稀薄，腹痛绵绵，头晕目眩，心悸少寐，手足麻木。

中医辨证：血虚产后发热。

治法：养血益阴，清热解毒。

方药：人参黄芪汤加味。

人参 10 克　黄芪 15 克　白芍 10 克　当归 12 克　丹参 10 克　白术 10 克　地骨皮 10 克　阿胶（烊化兑服）10 克　白薇 10 克　龟版 10 克　枣仁 10 克

用法：诸药共煎加水 800 毫升，煎至 400 毫升去滓，一日三次，空腹服用。

禁忌：雀肉、青鱼、荽菜、诸果。

方论：方中当归、白芍、阿胶、龟版、丹参养血凉血为君药；人参、黄芪、白术益气健脾助生化之源为臣；地骨皮善治腹内深伏之热，白薇清虚凉血热为佐药；枣仁善治热结邪聚为使。诸药组合共奏养血益阴、清解虚热之功。

七、乳蒸（产后发热）

产后发热不扬，乳房胀硬痛疼。

主证：产后发热不扬，乳房胀硬疼痛，或有结块乳汁不畅。

中医辨证：乳蒸产后发热。

治法：通络散结下乳。

方药：通草散。

柴胡6克　青皮6克　通草3克　花粉10克　木通3克　桔梗6克　白芍10克　甘草3克　川芎6克　王不留行10克　漏芦10克　栀子10克

用法：诸药共煎加水800毫升，煎至400毫升去滓，一日三次，空腹服用。

禁忌：猪肉、海菜、莜菜。

方论：方中柴胡疏肝通络，木通、通草、天花粉、栀子活络化滞凉血清热为君药；白芍、川芎、王不留行、桔梗养血散结下乳为臣药；青皮行气通络，桔梗宣肺化滞共为佐；甘草益气兼调诸药为使。诸药组合成方共奏通络散结下乳之功。

529. 恶露不下

胎盘娩出后，胞宫内得余血浊液停留不下，或下亦甚少，称恶露不下。多因寒凝血瘀、气滞血瘀而致。

一、寒凝血瘀（恶露不下）

寒凝血瘀，恶露不下。

主证：胎盘娩出后，恶露不下，或所下甚少，其色紫黯，夹有血块，小腹疼痛或有冷感，按之加重，得热稍减，触之有块，面色苍白，肢体畏寒，舌淡苔白，脉沉迟。

中医辨证：寒凝血瘀，恶露不下。

治法：温经散寒，活血化瘀。

方药：生化汤丸加味。

当归10克　川芎6克　桃仁10克　艾叶10克　甘草6克　山楂10克　炮姜6克　黄芪15克　党参15克　白蔻仁3克　砂仁3克

用法：诸药共煎加水800毫升，煎至400毫升去滓，一日三次，空腹服用。

禁忌：湿面、海菜、猪肉、莜菜。

方论：方中重用当归补血活血，祛瘀生新为君；川芎行血中之气，桃仁活血祛瘀，炮姜、艾叶入血散寒温经定痛为臣；黄芪、党参、白蔻仁、砂仁、山楂活络化瘀健脾补中益气摄血为佐；甘草调和诸药为使。诸药组合成方共奏温经散寒、活血化瘀之功。

二、气滞血瘀（恶露不下）

气滞血瘀，恶露不下。

主证：恶露不下，或所下甚少，或时下时止，色正常，或夹有血块，小腹胀甚于痛，胸胁胀痛，精神抑郁，舌暗或有瘀点，脉涩弦。

中医辨证：气滞血瘀，恶露不下。

治法：疏肝理气，活血化瘀。

方药：香艾芎归饮。

制香附 10 克　艾叶（醋炒透）10 克　川芎 6 克　当归 10 克　延胡 10 克　菊花 10 克　夏枯草 15 克　蒲黄 10 克　五灵脂 10 克　郁金 10 克　枳壳 10 克　益母草 15 克　黄芪 15 克　党参 15 克

用法：诸药共煎加水 800 毫升，煎至 400 毫升去滓，一日三次，空腹服用。

禁忌：湿面。

方论：方中香附、艾叶、川芎、当归、延胡疏肝理气活血化滞为君；郁金、蒲黄、五灵脂、益母草活血化瘀止血为臣；菊花、夏枯草疏肝解郁散结，黄芪、党参益气健脾助生化有源为佐；枳壳行气疏肝解郁为使。诸药组合成方共奏疏肝理气、活血化瘀之功。

530. 恶露不绝

恶露二十天以上仍淋漓不断或继续流血者，称为恶露不绝，亦称"血露不尽"。多因气虚、血瘀、阴虚血热、湿热蕴结、肝郁血热而致。

一、气虚（恶露不绝）

气虚恶露不绝。

主证：产后恶露淋漓不止，量多，色淡，质清稀，无臭气，小腹空坠，面色发白，神倦懒言，气短乏力，食少便溏，舌淡，脉虚弱。

中医辨证：气恶露不绝。

治法：补气摄血。

方药：补中益气汤加味。

党参 15 克　黄芪 15 克　当归 10 克　白术 10 克　艾叶炭 10 克　升麻 6 克　柴胡 6 克　陈皮 3 克　鹿角胶 10 克　巴戟天 10 克　菟丝子 10 克

用法：诸药共煎加水 800 毫升，煎至 400 毫升去滓，一日三次，空腹服用。

禁忌：湿面、雀肉、青鱼、菘菜、诸果。

方论：方中黄芪补中益气，升阳固表，人参、白术甘温益气，补益脾胃为君；陈皮调理气机，当归补血和营，柴胡疏肝解郁，升麻、艾叶温阳活血摄血共为臣；鹿角胶、巴戟天、菟丝子温肾补阳，合君药益气补肾摄血为佐使。诸药组合成方共奏补气摄血之功。

二、血瘀（恶露不绝）

血瘀恶露不绝。

主证：产后恶露，淋漓不尽，涩滞不爽，量时多时少，色紫黯，有血块，小腹痛疼拒按，或胸腹胀痛，舌暗或有瘀斑，脉弦涩。

中医辨证：血瘀恶露不绝。

治法：活血化瘀。

方药：生化汤合失笑散。

当归 10 克　桃仁 10 克　蒲公英 10 克　益母草 10 克　党参 15 克　黄芪 15 克　连翘 10

克　炮姜 6 克　五灵脂 10 克　蒲黄 10 克　川芎 6 克

用法：诸药共煎加水 800 毫升，煎至 400 毫升去滓，一日三次，空腹服用。

禁忌：湿面。

方论：方中当归补血活血，祛瘀生新为君；川芎行血中之气桃仁活血化瘀，炮姜温中散寒为臣；党参、黄芪益气健脾助生化之源；蒲公英、连翘消痈散结为佐；蒲黄、五灵脂、益母草活络化滞止血活血为使。诸药组合共奏活血化瘀之功。

三、阴虚血热（恶露不绝）

阴虚血热，恶露不绝。

主证：产后恶露不止，量少，色紫红，质黏稠，或夹有血块，伴两颧潮红，五心烦热，口燥咽干，舌红，脉弦数。

中医辨证：阴虚血热，恶露不绝。

治法：滋阴清热，凉血固冲。

方药：保阴煎加减。

生地黄 10 克　熟地黄 10 克　阿胶（烊化兑服）10 克　旱莲草 15 克　续断 10 克　白芍 10 克　甘草 6 克　乌贼骨 15 克　麦门冬 10 克　党参 15 克　五味子 6 克

用法：诸药共煎加水 800 毫升，煎至 400 毫升去滓，一日三次，空腹服用。

禁忌：葱、蒜、萝卜、一切血、鲫鱼、海菜、猪肉、菘菜。

方论：方中熟地、生地、阿胶、麦冬、白芍滋阴凉血清热为君；旱莲草、续断、熟地凉血固冲为臣；党参、乌贼骨、五味子益气摄血为佐；甘草调和诸药为使。诸药组合共奏滋阴清热、凉血固冲之功。

四、湿热蕴结（恶露不绝）

湿热蕴结，恶露不绝。

主证：产后恶露日久不止，量或多或少，色紫红，质黏稠，夹有血块，秽臭有味，伴见小腹胀痛拒按，头重如裹，倦怠无力，食少纳呆，口干不欲饮，舌红，苔腻，脉濡数。

中医辨证：湿热蕴结，恶露不绝。

治法：清热化湿，理气活血。

方药：银翘红酱解毒汤。

银花 10 克　连翘 10 克　红藤 15 克　败酱草 15 克　丹皮 10 克　栀子 10 克　薏苡仁 10 克　乳香 3 克　没药 3 克　桃仁 10 克　延胡 10 克　赤芍 10 克　川楝子 10 克

用法：诸药共煎加水 900 毫升，煎至 400 毫升去滓，一日三次，空腹服用。

禁忌：蒜、胡荽。

方论：方中金银花、连翘、薏苡仁、公英清热化湿为君；丹皮、栀子、赤芍、延胡、川楝子理气活血为臣；乳香、红藤、没药、桃仁活血化滞为佐使。诸药组合成方共奏清热化湿、理气活血化瘀之功。

五、肝郁血热（恶露不绝）

肝郁血热，恶露不绝。

主证：产后恶露不止，量时多时少，色紫红，质黏稠，或夹有血块，伴见乳房、胸胁、小腹胀痛，烦躁易怒，口干咽燥，舌暗苔腻，脉弦数。

中医辨证：肝郁血热，恶露不绝。

治法：解郁清肝，凉血固冲。

方药：丹栀逍遥散。

柴胡6克　甘草6克　丹皮10克　栀子10克　薄荷（后下）6克　当归10克　白术10克　白蒺藜10克

用法：诸药共煎加水800毫升，煎至400毫升去滓，一日三次，空腹服用。

禁忌：海菜、菘菜、猪肉、蒜、胡荽、鲫鱼、雀肉、青鱼、诸果、桃李。

方论：方中柴胡疏肝解郁，合当归、栀子养血和营固冲为君；丹皮、薄荷凉血清热为臣；蒺藜清肝解郁化滞，白术理脾调中为佐；甘草调和诸药为使。诸药组合共奏解郁清肝、凉血固冲之功。

531. 产后自汗

产妇于产后出现汗出过多，持续不止，动则益甚者，称为产后自汗；亦有产妇寐中汗出较多醒后即止者，称为"产后盗汗"。多因气虚、血虚、阴虚而致。

一、气虚（产后自汗）

气虚产后自汗。产后涔涔汗出，不能自止。

主证：产后涔涔汗出，不能自止，动则益甚，时或恶风，或兼缺乳，但头汗出，齐颈而还，面色发白，气短懒言，语言低怯，倦怠乏力，舌淡苔白，脉虚弱。

中医辨证：气虚产后自汗。

治法：益气敛汗，佐以养血。

方药：黄芪汤。

白术10克　熟地10克　黄芪15克　煅牡蛎15克　麦冬10克　人参10克　防风10克　甘草6克　大枣6克　桂枝6克　茯苓10克

用法：诸药共煎加水900毫升，煎至400毫升去滓，一日三次，空腹服用。

禁忌：雀肉、青鱼、菘菜、海菜、鲫鱼、醋及一切酸。

方论：方中黄芪、防风、白术益气扶正，合桂枝敛汗固表为君；牡蛎滋阴潜阳；人参、麦冬、茯苓益气养阴为臣；熟地、大枣养血益气为佐；茯苓补气适中，甘草益气兼调药为使。诸药组合成方共奏益气敛汗，佐以养血之功。

二、阴虚（产后自汗）

阴虚产后自汗。

主证：产后熟睡后骤然汗出，甚则湿透衣衫，醒来即止，面色潮红，头晕耳鸣，口燥咽干，或五心烦热，腰膝酸软，舌淡苔白，脉虚弱。

中医辨证：阴虚产后自汗。

治法：养阴益气，生津敛汗。

方药：玉屏风或生脉散。

防风10克　人参10克　麦冬10克　五味子6克　煅牡蛎15克　山萸肉10克　白术10克　黄芪15克

用法：诸药共煎加水900毫升，煎至400毫升去滓，一日三次，空腹服用。

禁忌：鲫鱼、雀肉、青鱼、菘菜。

方论：方中人参、麦冬、五味子益气养阴为君；黄芪、白术、防风益气固表为臣；山[茱]肉滋肾生津，煅牡蛎滋阴潜阳为佐使。

三、血虚（产后自汗）

血虚产后自汗。

主证：产褥期中汗出过多，或持续数日不能自止，时有恶风微热，疲乏无力，头晕[心]悸。

中医辨证：血虚产后自汗。

治法：养阴敛汗，佐以益汗。

方药：圣愈汤合止汗散。

当归 10 克　川芎 6 克　黄芪 15 克　党参 15 克　熟地 10 克　小麦麸（炒）15 克　[白]芍 10 克　煅牡蛎 15 克　麦冬 10 克　白薇 10 克

用法：诸药共煎加水 900 毫升，煎至 400 毫升去滓，一日三次分服。

禁忌：湿面、葱、蒜、萝卜、一切血、鲫鱼。

方论：方中当归、熟地、川芎、白芍、小麦麸、牡蛎养血敛汗为君；党参、黄芪、麦[冬]益气生津益汗为臣；白薇清热凉血，治阴虚血热为佐使。诸药组合成方共奏养阴敛汗佐以[益]汗之功。

532. 产后身痛

产后在产褥期，出现肢体关节酸楚，疼痛麻木，重着肿胀为主症的病症称为产后身痛，又称"产后关节痛"，"产后风"。多因血虚，血瘀感邪而致。

一、血虚（产后身痛）

血虚产后身痛。

主证：产褥期中遍身痛疼，肢体酸楚，疼痛麻木，面色萎黄，肌肤不泽，头晕，心悸，[气]短气，懒言，舌淡，脉细。

中医辨证：血虚产后身痛。

治法：补血益气，通络止痛。

方药：黄芪桂枝五物汤。

黄芪 15 克　桂枝 10 克　当归 10 克　鸡血藤 15 克　白芍 10 克　大枣 6 克　生姜 6 克　丹参 6 克　松节 10 克

用法：诸药共煎加水 800 毫升，煎至 400 毫升去滓，一日三次，空腹服用。

禁忌：湿面。

方论：黄芪补气，桂枝通阳为君；芍药、丹参养血化瘀为臣；鸡血藤、松节消瘀散结[为]佐；生姜、大枣调和营卫为使，共奏补血益气养血之功。

二、血瘀（产后身痛）

血瘀产后身痛。

主证：产褥期中遍身疼痛，按之痛甚，或痛处经脉青紫，恶露量少色黯，少腹疼痛[拒按]

按，舌暗或边有紫斑点，脉涩。

中医辨证：血瘀产后身痛。

治法：养血活血，通络止痛。

方药：生化汤加味。

当归 10 克　川芎 6 克　桃仁 10 克　炮姜 6 克　桂枝 6 克　鸡血藤 15 克　没药 5 克　红花 6 克　苏木 6 克　川牛膝 10 克　制香附 10 克

用法：诸药共煎加水 800 毫升，煎至 400 毫升去滓，一日三次分服。

禁忌：湿面。

方论：方中重用当归补血活血祛瘀生新，桃仁、红花、川芎养血活血逐瘀通络止痛为君；桂枝、炮姜温经通络止痛，鸡血藤、没药、香附理气消瘀通络止痛为臣；苏木行瘀化滞止痛为佐；川牛膝交通上下通络止痛为使。诸药组合共奏养血活血、通络止痛之功。

三、感邪（产后身痛）

感邪产后身痛。

主证：产褥期中遍身疼痛，屈伸不利，或痛处游走不定，或疼痛剧烈，宛如针刺，或肢体关节肿胀、麻木、重着，初起可有恶寒，发热头痛，舌淡，脉缓涩。

中医辨证：感邪产后身痛。

治法：养血益气，祛湿通络。

方药：趁痛散。

当归 10 克　黄芪 15 克　羌活 10 克　独活 10 克　薤白 10 克　甘草 6 克　牛膝 10 克　桂枝尖 10 克　白术 10 克

用法：诸药共煎加水 800 毫升，煎至 400 毫升去滓，一日三次分服。

禁忌：湿面、海菜、猪肉、菘菜。

方论：方中黄芪、当归、甘草、白术养血益气为君；羌活、独活、桂枝尖祛邪通络为臣；薤白辛通活利温中通阳为佐；牛膝交通上下通诸经为使。诸药组合成方共奏养血益气、祛邪通络之功。

533. 产后腰痛

产后以腰痛、足痛或足跟痛为主症者，称为产后腰痛或产后足跟痛。多由肾虚、风寒、血瘀而致。

一、肾虚（产后腰痛）

肾虚产后腰痛。

主证：产后腰腹空痛，肾阳不足，命门火衰，神疲气怯，腰膝酸软，舌淡，脉沉迟。

中医辨证：肾虚产后腰痛。

治法：温补肾阳，强腰活络。

方药：右归丸加味。

熟地 10 克　山药 10 克　山萸肉 10 克　当归 10 克　枸杞子 10 克　制附子 10 克　肉桂 3 克　鸡血藤 15 克　甘草 6 克　菟丝子 10 克　鹿角片 10 克

用法：诸药共煎加水 800 毫升，煎至 400 毫升去滓，一日三次分服。

禁忌：葱、蒜、萝卜、一切血、海菜、猪肉、菘菜。

方论：方中除用桂、附外，还增入鹿角胶、菟丝子、杜仲以加强温阳补肾之功；又加当归、枸杞子配合熟地、山药、山萸以增强滋阴养血之效；鸡血藤活络化瘀，甘草调和诸药，诸药共奏温补肾阳，强腰活络之功效。

二、风寒（产后腰痛）

风寒产后腰痛。

主证：腰痛转侧不利，得热则减，痛无定处，舌淡，苔白，脉浮紧。

中医辨证：风寒产后腰痛。

治法：养血祛风，湿经和营。

方药：养荣壮肾汤。

当归10克　独活10克　肉桂3克　防风10克　川芎6克　杜仲10克　续断10克　桑寄生10克　生姜6克

用法：诸药共煎加水800毫升，煎至400毫升去滓，一日三次分服。

禁忌：湿面。

方论：方中当归、川芎、防风养血祛风为君；肉桂、防风、独活温经活营为臣；续断、杜仲益肾强筋壮腰为佐；生姜行气活络调营为使。诸药组合成方共奏养血祛风、温经和营之功。

三、血瘀（产后腰痛）

血瘀产后腰痛。

主证：产后腰痛如锥刺，痛有定处，时痛时止，舌有紫斑，脉涩。

中医辨证：血瘀产后腰痛。

治法：活血化瘀，通络止痛。

方药：身痛逐瘀汤。

川牛膝10克　熟地10克　秦艽10克　当归10克　没药3克　赤芍10克　制香附10克　桃仁6克　红花6克　五灵脂10克　羌活10克

用法：诸药共煎加水800毫升，煎至400毫升去滓，一日三次分服。

禁忌：葱、蒜、萝卜、一切血、湿面。

方论：方中没药、赤芍、桃仁、红花活血化瘀为君；熟地、当归、香附理血补肾行气止痛为臣；秦艽、牛膝、羌活通络止痛为佐使。诸药组合成方共奏活血化瘀，通络止痛之功。

534. 产后小便不通

新产后小便点滴而下，甚至闭塞不通，且伴有小便胀急疼痛或尿时涩痛者，称为产后小便不通。多因气虚、阳虚、气滞、瘀热而致。

一、阳虚（产后小便不通）

阳虚产后小便不通。

主证：产后小便不通，小腹胀痛，面色晦黯，精神疲惫，腰膝酸软，舌淡苔白，脉沉缓。

中医辨证：阳虚产后小便不通。

治法：补肾温阳，化气行水。

方药：济生肾气丸。

山萸肉 10 克　茯苓 10 克　丹皮 10 克　泽泻 10 克　熟地 10 克　山药 10 克　肉桂 3 克　牛膝 10 克　车前子 10 克　制附子 10 克　炙甘草 6 克

用法：诸药共加水 800 毫升，煎至 400 毫升去滓，一日三次，空腹服用。

禁忌：醋及一切酸、猪肉、菘菜、海菜、蒜、胡荽、葱、萝卜、一切血。

方论：方中附子、肉桂、山萸肉、熟地补肾温阳为君；茯苓、车前子、泽泻合少量肉桂化气行水为臣；牛膝、山药补肾健脾活络通经为佐；甘草调和诸药为使。诸药组合成方共奏补肾温阳、化气行水之功。

二、气虚（产后小便不通）

气虚产后小便不通。

主证：产后小便不通，小腹胀急痛疼，倦怠乏力，少气懒言，语声低怯，面色不华，舌淡苔白，脉虚弱。

中医辨证：气虚产后小便不通。

治法：补气升清，化气行水。

方药：升阳调气汤。

升麻 10 克　桔梗 6 克　甘草 6 克　党参 15 克　黄芪 15 克　柴胡 10 克　郁金 10 克　茯苓 10 克　乌药 10 克　通草 6 克

用法：诸药共煎加水 800 毫升，煎至 400 毫升去滓，一日三次，空腹服用。

禁忌：猪肉、海菜、菘菜、醋及一切酸。

方论：方中党参、黄芪、甘草、升麻益气升清为君；乌药、通草、茯苓、柴胡化气行水为臣；郁金行气化滞活络为佐；桔梗通窍利水为使。诸药组合共奏补气升清、化气行水之功。

三、气滞（产后小便不通）

气滞产后小便不通。

主证：分娩后小便不通，小腹胀急痛疼，精神抑郁或烦躁，易怒或两肋胀痛，烦闷不安，舌暗或有瘀斑，脉涩或弱。

中医辨证：气滞产后小便不通。

治法：理气行滞，利尿通淋。

方药：木通散加味。

木通 6 克　枳壳 10 克　槟榔 10 克　冬葵子 10 克　甘草 6 克　飞滑石 10 克　郁金 10 克　柴胡 6 克　黄芪 15 克　白术 10 克　沉香 5 克

用法：诸药共煎加水 800 毫升，煎至 400 毫升去滓，一日三次，空腹服用。

禁忌：海菜、猪肉、菘菜、雀肉、青鱼。

方论：方中黄芪、白术、沉香、郁金、枳壳理气散滞为君；槟榔、冬葵子、飞滑石、木通利水通淋为臣；柴胡疏肝解郁为佐；甘草调和诸药为使。诸药组合成方共奏理气行滞，利水通淋之功。

四、瘀热（产后小便不通）

瘀热产后小便不通。

主证：新产不久或产褥期中小便短涩，灼热，淋漓疼痛，尿色黄赤或浑浊，舌暗红，苔黄，脉数。

中医辨证：瘀热产后小便不通。

治法：化瘀清热，利水通淋。

方药：小蓟饮子。

小蓟根 10 克　通草 6 克　栀子仁 10 克　藕节 12 克　淡竹叶 10 克　炙甘草 6 克　当归 10 克　菖蒲 6 克　滑石 12 克　琥珀粉 3 克（分冲）

用法：诸药共煎加水 800 毫升，煎至 400 毫升去滓，一日三次，空腹服用。

禁忌：海菜、羊肉、羊血、饴糖、菘菜、猪肉、湿面。

方论：方中小蓟、栀子、滑石、琥珀化瘀活络为君；藕节、通草、竹叶利水通淋为臣；当归养血调营为佐；菖蒲开窍利小便为使。诸药组合共奏化瘀清热、利水通淋之功。

535. 产后尿频

产后小便频数增多，甚至日夜数十次或尿液失禁自行遗出，前者称产后尿频，后者称产后尿火禁。多因气虚、肾虚、产伤而致。

一、气虚（产后尿频）

气虚产后尿频。

主证：产后小便频数或不禁，尿液清白，面色无华，倦怠乏力，语言低怯，小腹坠胀，舌淡苔白，脉虚弱。

中医辨证：气虚产后尿频。

治法：补中益气，固涩缩泉。

方药：补中益气汤合缩泉丸。

党参 15 克　黄芪 15 克　当归 10 克　白术 10 克　柴胡 6 克　升麻 6 克　乌药 10 克　炙甘草 6 克　益母草 15 克　山药 10 克　陈皮 6 克

用法：诸药共煎加水 800 毫升，煎至 400 毫升去滓，一日三次，空腹服用。

禁忌：湿面、雀肉、青鱼、菘菜、诸果、海菜。

方论：方中黄芪补中益气为君；党参、白术、甘草甘温益气补益脾胃，山药、陈皮行气健脾共为臣；升麻、柴胡协同参芪升举清阳，乌药、益母草补肾缩泉为佐；当归养血润筋合君药益气治频为使。诸药组合共奏补中益气、固涩缩泉之功。

二、肾虚（产后尿频）

肾虚产后尿频。

主证：产后小便频数，色清量多，或小便自遗，夜间尤甚，面色晦黯，腰膝酸软，舌淡苔白，脉沉弱。

中医辨证：肾虚产后尿频。

治法：补肾温阳。

方药：桑螵蛸散。

远志 6 克　桑螵蛸 10 克　黄芪 15 克　龙骨 10 克　龟版 10 克　当归 10 克　柴胡 6 克　香附 10 克　白芍 10 克　白茯苓 10 克　阿胶 10 克（烊化兑服）

用法：诸药共煎加水 800 毫升，煎至 400 毫升去滓，一日三次，空腹服用。

禁忌：醋及一切酸。

方论：方中黄芪、龙骨、桑螵蛸固涩缩泉，温阳补肾为君；远志、茯苓、龟版益肾补肝为臣；当归、白芍、阿胶养血调营为佐；柴胡、香附疏肝活络为使。诸药组合成方共奏补肾温阳、固涩缩泉之功。

三、产伤（产后尿频）

产伤产后尿频。

主证：难产或手术助产后小便失禁，尿液自阴道流出，初起淋沥疼痛，尿中夹有血丝，继而疼痛，血丝消失，小便自遗，脉虚。

中医辨证：产伤产后尿频。

治法：补气养血固脬。

方药：黄芪当归散加味。

黄芪 15 克　当归 10 克　白术 10 克　党参 15 克　桃仁 10 克　甘草 6 克　白芍 10 克　大枣 6 克　猪脬 1 个　白芨 10 克　益智仁 10 克

用法：诸药共煎加水 800 毫升，煎至 400 毫升去滓，一日三次分服。

禁忌：雀肉、青鱼、菘菜、猪肉。

方论：方中黄芪、白术、党参补气养血为君；益智仁、猪脬温中散寒益肾固脬为臣；当归、白芍、大枣、白芨、桃仁化滞散瘀为佐；甘草调和诸药为使。诸药组合成方共奏补气养血固脬之功。

536. 产后大便难

产后大便艰涩，或排便干燥疼痛，难于解出者，称为产后大便难，又称"产后大便不通"。多因血虚、气虚、阴虚而致。

一、血虚（产后大便难）

血虚产后大便难。

主证：产后大便干燥，或数日不解，腹无胀痛，伴面色萎黄，皮肤不润，心悸失眠。

中医辨证：血虚产后大便难。

治法：养血润肠。

方药：四物汤加味。

川芎 6 克　当归 10 克　熟地 10 克　白芍 10 克　肉苁蓉 10 克　火麻仁 10 克　柏子仁 10 克　制首乌 15 克　麦冬 10 克　玄参 10 克

用法：诸药共煎加水 800 毫升，煎至 400 毫升去滓，一日三次，空腹服用。

禁忌：葱、蒜、一切血、鲫鱼。

方论：方中当归、熟地、白芍、川芎、苁蓉、麻仁养血润肠为君；首乌养血益肝为臣；柏子仁宁心安神，麦冬滋阴生津为佐；玄参滋阴润燥为使。诸药组合成方共奏滋阴养血润肠之功。

二、气虚（产后大便难）

气虚产后大便难。

主证：产后数日大便不下，时有便意，临厕努责，大便不坚，汗出短气，倦怠尤甚。

中医辨证：气虚产后大便难。

治法：益气通便，养血润燥。

方药：黄芪汤加味。

黄芪15克　陈皮6克　生首乌10克　党参15克　枳壳10克　厚朴10克　枣仁10克　木香6克

用法：诸药共煎加水800毫升，煎至400毫升去滓，一日三次，空腹服用。

禁忌：葱、蒜、萝卜、一切血。

方论：方中黄芪、党参、厚朴、木香益气通便为君；何首乌养血润燥，枣仁散结化滞为臣；枳壳行气消积为佐；陈皮行气化滞为使。诸药组合成方共奏益气通便、养血润燥之功。

三、阴虚（产后大便难）

阴虚产后大便难。

主证：产后数日不解大便，解时艰涩难下，大便坚结，颧赤咽干，五心烦热，脘中痞满，腹部胀痛，小便黄赤，舌红少苔，脉数滑。

中医辨证：阴虚产后大便难。

治法：滋阴清热，润肠通便。

方药：润肠汤合小承气汤。

当归10克　生地15克　桃仁10克　火麻仁10克　大黄10克　厚朴10克　枳壳10克

用法：诸药共煎加水600毫升，煎至300毫升去滓，一日三次，空腹服用。

禁忌：葱、蒜、萝卜、一切血、湿面。

方论：方中生地滋阴清热为君；麻仁、大黄、枳壳消积泻热，当归养血调营为臣；桃仁行瘀活络消积润肠通便为佐；厚朴行气降逆通腑护胃为使。诸药组合成方共奏滋阴清热、润肠通便之功。

537. 产后泄泻

产后大便次数增多，粪质稀溏，甚或下如水样者，称为产后泄泻亦称"产后腹泻"。多由脾虚湿盛、风寒伤胃、湿热、伤食而致。

一、脾虚湿盛（产后泄泻）

脾虚湿盛，产后泄泻。

主证：产后大便次数增多，腹痛即泻，便稀黄臭或暴注下迫，肛门灼热，心烦口渴，小便短赤，舌淡苔白腻，脉濡。

中医辨证：脾虚湿盛，产后泄泻。

治法：健脾渗湿。

方药：参苓白术散加味。

党参 15 克　茯苓 10 克　白术 10 克　莲肉 10 克　砂仁 3 克　苡仁 10 克　山药 10 克
扁豆 10 克　当归 10 克　川芎 6 克　茜草 10 克　桔梗 6 克　陈皮 6 克

用法：诸药共煎加水 900 毫升，煎至 400 毫升去滓，一日三次，空腹服用。

禁忌：醋及一切酸、猪肉、湿面、雀肉、青鱼、诸果、菘菜。

方论：方中人参、白术、茯苓、甘草补气健脾；山药、莲肉、扁豆、薏仁渗湿；砂仁醒脾；桔梗升清，宣肺利气，当归、川芎行气祛湿，桔梗、陈皮健脾和中，合君药健脾止泻，诸药组合成方共奏健脾渗湿之功。

二、风寒伤胃（产后泄泻）

风寒伤胃，产后泄泻。

主证：产后大便次数增多，泄泻清稀，肠鸣腹痛，痛如锥刺，胁肋胀满，手足厥冷，或有寒热，头身疼痛，舌淡苔白，脉迟。

中医辨证：风寒伤胃，产后泄泻。

治法：散寒燥湿。

方药：调中汤加味。

桂心 5 克　高良姜 10 克　制附片 10 克　白芍 10 克　川芎 6 克　苍术 10 克　泽泻 10 克
茯苓 10 克

用法：诸药共煎加水 800 毫升，煎至 400 毫升去滓，一日三次，空腹服用。

禁忌：雀肉、青鱼、菘菜、诸果、醋及一切酸。

方论：方中附子、桂心温胃散寒为君；高良姜、苍术燥湿温中散寒为臣；川芎、白芍行气止痛为佐；泽泻、茯苓利水止泻为使。诸药组合成方共奏散寒燥湿之功。

三、湿热（产后泄泻）

湿热产后泄泻。

主证：产后大便次数增多，腹痛即泻，便稀黄稠臭或暴注下迫，肛门灼热，心烦口渴，小便短赤，舌红苔腻，脉濡数。

中医辨证：湿热产后泄泻。

治法：清热利湿。

方药：葛根芩连汤加味。

葛根 10 克　黄芩 10 克　黄连 6 克　车前子 10 克　银花 12 克　竹叶 10 克　牡丹皮 10
克　白芍 10 克　白头翁 10 克　秦皮 10 克　槟榔 10 克　木香 6 克

用法：诸药共煎加水 800 毫升，煎至 400 毫升去滓，一日三次分服。

禁忌：冷水、猪肉、胡荽、蒜。

方论：方中黄芩、银花、竹叶、黄连清热利湿为君；白芍、葛根、丹皮、白头翁、秦皮清热止泻为臣；槟榔、木香行气健脾化滞为佐；车前子导湿热下行从小便而解为使。诸药组合成方共奏清热利湿之功。

四、伤食（产后泄泻）

伤食产后泄泻。

主证：产后大便次数增多，粪便臭如败卵，腹痛即泻，泻后痛减，脘腹痞满，嗳腐不食，舌苔厚腻或黄，脉滑。

中医辨证：伤食产后泄泻。

治法：消食导滞。

方药：保和丸。

神曲 10 克　莱菔子 10 克　陈皮 6 克　茯苓 10 克　半夏 10 克　党参 15 克　白术 10 克　山楂 10 克　连翘 10 克　砂仁 3 克　木香 10 克

用法：诸药共煎加水 800 毫升，煎至 400 毫升去滓，一日三次分服。

禁忌：醋及一切酸、雀肉、青鱼、菘菜、诸果、羊肉、羊血、饴糖。

方论：方中山楂善消油腻肉滞；神曲能消酒食陈腐之积，莱菔子消面食痰浊之滞；陈皮、半夏、茯苓理气和胃，燥湿化痰，连翘散结清热；党参、白术、砂仁、木香益气健脾。诸药组合成方共奏消食导滞之功。

五、肾虚火衰（产后泄泻）

肾虚火衰，产后泄泻。

主证：产后每于黎明之前脐下作痛，肠鸣泄泻，泻后则舒，泻下之物完谷不化，腹部畏寒，时作时胀，下肢不温，舌淡，苔白，脉沉迟。

中医辨证：肾虚火衰产后泄泻。

治法：温肾暖土，涩肠止泻。

方药：四神丸加味。

肉豆蔻 6 克　吴茱萸 10 克　五味子 6 克　熟地 10 克　山药 10 克　山萸肉 10 克　补骨脂 10 克

用法：诸药共煎加水 800 毫升，煎至 400 毫升去滓，一日三次分服。

禁忌：葱、蒜、萝卜、一切血。

方论：方中补骨脂温肾暖脾为君；吴茱萸温中散寒，肉豆蔻温脾暖胃，涩肠止泻为臣；二者相配脾肾兼治，使命门火足则脾阳得以健运，温阳涩肠之力相得益彰为佐；五味子酸敛固涩，熟地黄填肾益精，山药健脾补肾，山萸填精益肾为使。诸药组合成方共奏温肾暖土涩肠之功。

538. 产后惊风

产后惊风又称产后痉证，指产后发生四肢抽搐，项背强直，甚则口噤角弓反张而言。多由阴血亏虚、感染邪毒而致。

一、阴血亏虚（产后惊风）

阴血亏虚，产后惊风。

主证：产后失血过多，骤然发痉，颈项强直，牙关紧闭，手足抽搐，甚则项背强直，甚则腰背反折，面色苍白或萎黄，舌红少苔，脉弦数。

中医辨证：阴血亏虚，产后惊风。

治法：育阴滋液，柔肝熄风。

方药：三甲复脉汤加味。

牡蛎 15 克　龟版 15 克　麦冬 10 克　麻仁 10 克　鳖甲 15 克　钩藤（后下）10 克　白芍 10 克　阿胶（烊化兑服）10 克　石菖蒲 6 克　党参 15 克　甘草 6 克　黄芪 15 克

用法：诸药共煎加水 900 毫升，煎至 400 毫升去滓，一日三次分服。

禁忌：鲫鱼、海菜、猪肉、菘菜、羊肉、羊血、饴糖。

方论：方中牡蛎、龟版、鳖甲育阴滋液为君；菖蒲、白芍、阿胶、钩藤柔肝熄风为臣；党参、黄芪、甘草合臣药益气养血柔肝为佐；麻仁、麦冬润肠通腑散结为使。诸药组合成方共奏育阴滋液、柔肝熄风之功。

二、感染邪毒（产后惊风）

感染邪毒，产后惊风。

主证：新产之后，头项强痛，发热恶寒，口噤不开，继则口角抽搐，而呈苦笑，四肢抽搐，项背强直，甚则角弓反张，脉弦细。

中医辨证：感染邪毒，产后惊风。

治法：解毒镇痉，理血祛风。

方药：摄风散加味。

蜈蚣 3 条 钩藤（后下）10 克 桑寄生 10 克 白芍 10 克 全蝎 2 枚 僵蚕 10 克 竹沥 10 克（分冲）

用法：诸药共煎加水 800 毫升，煎至 400 毫升去滓，一日三次分服。

禁忌：葱、蒜、萝卜、一切血。

方论：方中蜈蚣、钩藤、全蝎、僵蚕解毒镇痉；白芍理血活络为臣；桑寄生活络祛风为佐；竹沥降逆止痉为使。诸药组合成方共奏解毒镇痉、理血祛风之功。

539. 产后腹痛

产后以小腹疼痛为主症者，称为产后腹痛。多因血虚、寒凝而致。

一、血虚（产后腹痛）

血虚产后腹痛。

主证：产后隐隐作痛或腹中疼痛，喜温喜按，小腹柔软无块，恶露量少色淡，头晕目眩，心悸失眠，或大便秘结，舌淡苔白，脉细弱。

中医辨证：血虚产后腹痛。

治法：补血益气。

方药：熟地 10 克 当归 10 克 阿胶（烊化兑服）10 克 麦冬 10 克 人参 10 克 肉桂 3 克 甘草 6 克

用法：诸药共煎加水 800 毫升，煎至 400 毫升去滓，一日三次，空腹服用。

禁忌：葱、蒜、萝卜、湿面、鲫鱼、海菜、猪肉、菘菜。

方论：方中熟地、人参益气养血为君；当归、阿胶、麦冬养血生津为臣；肉桂温阳化气为佐；甘草调和诸药，诸药组合成方共奏补血益气之功。

二、寒凝（产后腹痛）

寒凝产后腹痛。

主证：产后小腹冷痛或拒按，畏寒四肢欠温，得热则减，恶露不多，舌淡苔白，脉沉迟。

中医辨证：寒凝产后腹痛。

治法：温经散寒，化瘀止痛。

方药：当归生姜羊肉汤。

当归 100 克　　生姜 150 克　　羊肉 500 克

用法：三味加水 1500 毫升，煎至 200 毫升，分三次分服。

禁忌：

方论：本方具有温中补血，祛寒止痛功效，适用于妇人产后腹痛腹中拘急，绵绵作痛。

三、血瘀（产后腹痛）

新产之初，腹痛头晕等症者。

主证：新产之初，腹痛头晕，心腹痛，恶露不行，舌暗，脉涩细。

中医辨证：血瘀产后腹痛。

治法：温经祛瘀，通利血脉。

方药：加味失笑散。

童便 1 杯　　当归 10 克　　灵脂 6 克　　蒲黄 5 克　　川芎 6 克

用法：五味共煎加水 600 毫升，煎至 300 毫升去滓，一日三次分服。

禁忌：湿面。

方论：方中灵脂、蒲黄活血祛瘀为君；当归养血柔筋为臣；川芎行气活络化瘀为佐；童便益气化结为使，五味组合成方共奏活血祛瘀、通利血脉之功。

540. 产后血晕

妇人新产后，突然发生头晕目眩，不能起坐，或心下满闷，恶心，呕吐，或痰涌气急，心烦不安，甚则口噤神昏，不省人事，称产后血晕。

一、血虚气脱（产后血晕）

血虚气脱，产后血晕。

主证：产时产后出血量多，突然头晕目眩，心悸烦闷，渐至不识人，面色苍白，眼闭口开，手撒肢凉，冷汗淋漓，舌淡，脉弦细。

中医辨证：血虚气脱，产后血晕。

治法：补气益血，固脱救急。

方药：补气解晕汤。

当归 10 克　　姜炭 6 克　　黑芥穗 10 克　　生黄芪 10 克　　人参 10 克

用法：诸药共煎加水 600 毫升，煎至 300 毫升去滓，一日三次分服。

禁忌：

方论：方中黄芪补气，使气壮而生血；当归补血，使血旺而载气；荆芥炭引血归经；姜炭温经行瘀，人参固脱救急。诸药组合成方共奏补气养血、固脱救急之功。

二、血瘀气逆（产后血晕）

血瘀气逆，产后血晕。

主证：产后阴道出血量少，伴见小腹胀痛拒按，心下满闷，气粗喘促，痰涌气急，甚则神昏口噤，不省人事，两手握拳，牙关紧闭，面色紫黯，舌暗，脉涩。

中医辨证：血瘀气逆，产后血晕。

治法：活血理气，开闭醒神。

方药：黑神散加减。

当归 10 克　炮姜 6 克　肉桂 3 克　甘草 6 克　熟地黄 10 克　没药 5 克　五灵脂 10 克　血竭 3 克　黑豆 15 克

用法：诸药共煎加水 600 毫升，煎至 300 毫升去滓，一日三次分服。

禁忌：湿面、海菜、猪肉、葱、蒜、萝卜。

方论：方中肉桂、没药活血理气为君；炮姜、五灵脂开闭醒神为臣；熟地黄、黑豆养血益气为佐；甘草调和诸药为使。诸药组合成方共奏活血理气、开闭醒神之功。

541. 产后诸虚（产后诸虚百损并见）

产后诸虚百损并见，产后诸虚。

主证：产后瘀尽，诸虚百损并见，气血两虚，头晕耳鸣，心悸气短等诸证，舌淡，脉虚弱。

中医辨证：产后诸虚百损并见，产后诸虚。

治法：气血双补。

方药：十全大补汤。

川芎 3 克　生地 10 克　白芍 6 克　党参 10 克　茯苓 10 克　甘草 3 克　白术 10 克　黄芪 10 克　安桂 1 克　当归 6 克

用法：诸药共煎加水 800 毫升，煎至 300 毫升去滓，一日三次分服。

禁忌：葱、蒜、萝卜、一切血、醋及一切酸、海菜、菘菜、猪肉。

方论：本方是由四君子汤合四物再加黄芪、肉桂所组成。方中四君子汤补气，四物汤补血，更用补气之黄芪和少佐温煦之肉桂组合，则补益气血之功更著。诸药组合成方共奏气血双补之功。

542. 产后目病

妇女产后及哺乳期所患目病统称产后目病，包括范围较广，一般内外障皆可见于产后，外障如胞睑病、白睛病等；内障如视物昏渺、夜盲、暴盲、瞳神紧小等。多由产后体虚、风邪客目、脾胃积滞、肝郁气滞、因产致伤而致。

一、产后体虚（产后目病）

产后体虚，产后目病。

主证：产后双目干涩，眼珠隐痛，不耐久视或视物渐昏，眼黑花，甚则夜盲失明，伴气短乏力，面色无华，乳少，舌淡苔白，脉虚弱。

中医辨证：产后体虚，产后目病。

治法：益气养血。

方药：熟地黄汤加味。

熟地黄 10 克　　糯米 30 克　　天花粉 10 克　　麦冬 10 克　　大枣 10 克　　人参 10 克　　甘草 6 克

用法：诸药共煎加水 700 毫升，煎至 300 毫升去滓，一日三次分服。

禁忌：葱、蒜、萝卜、一切血、鲫鱼、海菜、菘菜、猪肉。

方论：方中熟地黄、人参、大枣益气养血为君；糯米益气健脾为臣；天花粉、麦冬滋阴生津润目为佐；甘草调和诸药。诸药组合成方共奏益气养血之功。

二、风邪客目（产后目病）

风邪客目，产后目病。

主证：目痛或疼痒交作，睑肿目赤或羞明流泪，黑睛生翳，或瞳神紧小，甚则黄液上冲，多有外感史，或伴畏寒发热，头痛等，舌淡，苔白，脉迟。

中医辨证：风邪客目，产后目病。

治法：养血散风。

方药：艾叶理血汤加减。

艾叶 10 克　　人参 10 克　　黄芪 15 克　　当归 10 克　　白芍 10 克　　熟地 10 克　　枣仁 10 克　　防风 10 克　　阿胶（烊化兑服）10 克　　白术 10 克　　炙甘草 6 克

用法：诸药共煎加水 800 毫升，煎至 400 毫升去滓，一日三次分服。

禁忌：海菜、菘菜、猪肉、雀肉、青鱼、诸果、葱、蒜、萝卜、一切血。

方论：方中艾叶、阿胶防风养血散风为君；当归、白芍、熟地黄养血柔肝清眼明目为臣；人参、黄芪、白术健脾益气补中为佐；枣仁养血化滞散聚为使。诸药组合成方共奏养血散风之功。

三、脾胃积滞（产后目病）

脾胃积滞，产后目病。

主证：胞睑红肿疼痛或形如麦粒，或睑眩赤烂，疼痒交作，腹满厌食，便秘口干。

中医辨证：脾胃积滞，产后目病。

治法：消积散滞，清热解毒。

方药：消积散滞方。

大黄 10 克　　黄连 6 克　　黄芩 10 克　　茺蔚子 10 克　　野菊花 10 克　　赤芍 10 克　　栀子 10 克　　生石膏 15 克　　红花 6 克　　知母 10 克

用法：诸药共煎加水 800 毫升，煎至 400 毫升去滓，一日三次分服。

禁忌：冷水、猪肉。

方论：方中大黄消积散滞为君；红花、菊花、茺蔚子、赤芍清热消肿为臣；栀子、石膏、黄芩、黄连清三焦热邪为佐；知母清腑中深伏之热为使。诸药组合成方共奏消积散滞、清热解毒之功。

四、肝郁气滞（产后目病）

肝郁气滞，产后目病。

主证：眼外观端好，或视力骤减，甚至失明，情志郁闷，叹息不止，或有情绪波动史。

中医辨证：肝郁气滞，产后目病。

治法：行气舒肝，通络明目。

方药：逍遥汤加味。

当归 10 克　白芍 10 克　柴胡 6 克　茯苓 10 克　薄荷（后下）6 克　白术 10 克　甘草 6 克　白蒺藜 10 克　制香附 10 克　茺蔚子 10 克　生地黄 10 克

用法：诸药共煎加水 900 毫升，煎至 400 毫升去滓，一日三次，饭后服用。

禁忌：湿面、鳖肉、醋、雀肉、青鱼、菘菜、诸果、葱、蒜、萝卜、一切血、猪肉。

方论：方中柴胡疏肝解郁；当归、生地、白芍养血柔肝；白术、甘草、茯苓健脾养心，薄荷助柴胡以疏肝郁；香附、白蒺藜、茺蔚子清热通络明目。诸药组合成方共奏行气舒肝、通络明目之功。

五、因产致伤（产后目病）

因产致伤，目病。

主证：产时即见胞睑青紫，白睛血染，或视力骤降，眼前黑影，舌暗，脉涩。

中医辨证：因产制伤目病。

治法：止血散瘀。

方药：四物汤加三七、蒲黄。

当归 10 克　川芎 6 克　熟地 10 克　白芍 10 克　蒲黄 6 克　三七粉 5 克（分冲）

用法：诸药共煎加水 600 毫升，煎至 300 毫升去滓，一日三次，饭后服用。

禁忌：湿面、葱、蒜、一切血。

方论：方中蒲黄、三七粉活血止血为君；当归、芍药补血养肝，和血调营为臣；熟地黄滋阴补血为佐；川芎活血行气畅通气血为使。诸药组合成方共奏止血散瘀之功。

543. 乳　漏

产妇在哺乳期间，乳汁不经婴儿吸吮而自行溢出者，称为乳漏，又称"乳汁自出"、"乳汁自涌"。多因气血虚弱、肝经郁热而致。

一、气血虚弱（乳漏）

气血虚弱乳漏。

主证：乳汁未经婴儿吸吮，自然点滴而出，甚则随化随出，乳房柔软，不胀不痛，乳汁清稀，伴精神倦怠，气短乏力，饮食减少。

中医辨证：气血虚弱乳漏。

治法：补益气血，佐以固摄。

方药：八珍汤加减。

熟地 12 克　白芍 10 克　当归 10 克　党参 15 克　五味子 6 克　白术 10 克　炙甘草 6 克　茯苓 10 克　黄芪 15 克　芡实 10 克

用法：诸药共煎加水 800 毫升，煎至 400 毫升去滓，一日三次分服。

禁忌：葱、蒜、萝卜、一切血、雀肉、青鱼、菘菜、诸果、海菜、猪肉、醋及一切酸。

方论：本方由四物汤合四君子汤再加黄芪、肉桂所组成。方中四君子汤补气，四物汤补血，更用补气黄芪和少佐温煦之肉桂组合，则补益气血之功更著，诸药组合成方共奏气血双补之功。

二、肝经郁热（乳漏）

肝经郁热乳漏。

主证：产后或哺乳期中乳汁自出，量较多，质稠，乳房胀痛，情志抑郁，烦躁易怒，口苦咽干，舌红苔黄，脉弦数。

中医辨证：肝经郁热，乳漏。

治法：疏肝郁热，佐以清热。

方药：丹栀逍遥丸。

当归10克　白芍10克　柴胡6克　薄荷（后下）6克　丹皮10克　生地黄10克　茯苓10克　夏枯草15克　牡蛎15克　甘草6克　栀子10克

用法：诸药共煎加水800毫升，煎至400毫升去滓，一日三次分服。

禁忌：鳖肉、海菜、猪肉、菘菜、蒜、胡荽。

方论：方中柴胡疏肝解郁，归芍养血柔肝，三药配合，一方面使气机调达，一方面养肝血，补肝阴；茯苓补中调脾，薄荷助柴胡疏散条达；生地、丹皮、栀子、甘草清热凉肝解郁；夏枯草清热散结，牡蛎滋阴潜阳。诸药组合成方共奏疏肝解郁，佐以清热之功。

544. 产后缺乳

产后在哺乳期乳汁甚少，称产后缺乳，亦称"产后乳汁不下"。多因气血亏虚、肝郁气滞、痰气壅阻而致。

一、气血亏虚（产后缺乳）

气血亏虚，产后缺乳。

主证：产后乳汁量少清稀，甚或全无，不够喂养婴儿，乳房柔软，面色无华，头晕目眩，心悸怔忡，倦怠乏力，饮食减少，舌淡苔白，脉细弱。

中医辨证：气血亏虚，产后缺乳。

治法：补气荒血，增液通乳。

方药：通乳丹。

当归15克　黄芪15克　桔梗10克　麦冬15克　佛手10克　人参10克　茯苓10克
猪蹄2枚

用法：诸药共煎加水600毫升，煎至300毫升去滓，一日三次分服。

禁忌：湿面、猪肉、鲫鱼、醋及一切酸。

方论：方中黄芪、当归、人参补气益血为君；麦冬、桔梗、猪蹄增液通乳为臣；佛手顺气疏肝解郁通乳为佐；茯苓调理心脾为使。诸药组合成方共奏补气益血、增液通乳之功。

二、肝郁气滞（产后缺乳）

肝郁气滞，产后缺乳。

主证：产后乳汁甚少或全无，或平日乳汁正常，或偏少，因七情所伤，致骤然减少或点滴皆无，质稠，乳房胀硬而痛，或有微热，精神抑郁，胸胁不舒，胃脘胀满，食欲减少，舌紫或有瘀斑，脉弦涩。

中医辨证：肝郁气滞，产后缺乳。

治法：疏肝解郁，通络下乳。

方药：下乳涌泉散。

生地黄10克 白芍10克 当归10克 川芎6克 天花粉10克 漏芦10克 穿山甲10克 柴胡6克 青皮6克 王不留行10克 白芷10克 通草6克

用法：诸药共煎加水900毫升，煎至400毫升去滓，一日三次分服。

禁忌：葱、蒜、萝卜、湿面。

方论：方中柴胡、穿山甲、王不留行、漏芦、通草疏肝解郁为君；川芎、当归、白芍、生地养血柔肝通络消营生乳为臣；天花粉、白芷通络化滞下乳为佐；青皮行气健脾助生化之源为使。诸药组合成方共奏疏肝解郁、通络下乳之功。

三、痰气壅阻（产后缺乳）

痰气壅阻，产后缺乳。

主证：乳汁稀少或点滴皆无，乳房丰满柔软无胀感，伴见形体肥胖，胸闷泛恶，或食多乳少，或大便溏泻，苔白腻，脉滑。

中医辨证：痰气壅阻，产后缺乳。

治法：健脾化痰，佐以通乳。

方药：漏芦散加减。

漏芦10克 川贝10克 北芪15克 紫河车15克 远志6克 茯苓10克 瓜蒌仁10克

用法：诸药共煎加水800毫升，煎至300毫升去滓，一日三次分服。

禁忌：醋及一切酸。

方论：方中漏芦清热活络化痰为君；黄芪、贝母、紫河车益气健脾生精消痰生乳为臣；瓜蒌仁宽胸化滞通络下乳，茯苓益气健脾生乳，远志益心活络为使。诸药组合成方共奏健脾化痰，佐以通乳之功。

545. 产后发狂

产后发狂，又称"产后精神异常"，指产后出现精神恍惚，语言颠倒，喜怒无常，悲伤欲哭，若癫若狂，谵妄狂乱而言。多因心气虚弱、心阴亏损、瘀血乘心、痰迷心窍而致。

一、心气虚弱（产后发狂）

心气虚弱，产后发狂。

主证：精神恍惚，语言颠倒，喜怒无常，悲伤欲哭，若癫若狂，谵妄狂乱而言。

中医辨证：心气虚弱，产后发狂。

治法：补益气血，养心安神。

方药：养心汤加减。

柏子仁10克 酸枣仁10克 黄芪15克 当归10克 神曲10克 茯神10克 茯苓10克 甘草6克 青礞石15克 胆南星10克 党参15克 肉桂3克

用法：诸药共煎加水800毫升，煎至400毫升去滓，一日三次分服。

禁忌：湿面、醋及一切酸、菘菜、海菜、猪肉。

方论：方中黄芪以补心气，当归以养心血，二茯、柏仁、枣仁以宁心安神，青礞石合胆星化痰开窍安神，更用半夏曲和胃化痰，辣桂辛攻以制酸收，甘草调和诸药为使。诸药组合成方共奏补益气血、养心安神之功。

二、心阴亏损（产后发狂）

心阴亏损，产后发狂。

主证： 产后忧郁悲惧，语言颠倒，喜怒无常，五心烦热，坐卧不安，口苦咽燥，舌红少津，脉细数。

中医辨证： 心阴亏损，产后发狂。

治法： 滋阴清热，宁心安神。

方药： 二阴煎加减。

麦冬 10 克　枣仁 10 克　玄参 10 克　茯苓 10 克　竹叶 10 克　生地黄 10 克　甘草 6 克　菖蒲 6 克　莲子心 10 克　栀子 10 克　磁石 15 克

用法： 诸药共煎加水 800 毫升，煎至 400 毫升去滓，一日三次分服。

禁忌： 鲫鱼、醋及一切酸、葱、蒜、萝卜、海菜、羊肉、羊血、饴糖、猪肉、菘菜。

方论： 方中玄参、生地、麦冬滋阴清热为君；磁石、枣仁镇心安神散聚化结，茯苓、莲子肉健脾宁心安神散聚化滞为臣；竹叶、甘草、麦冬清心泻火，菖蒲开心利窍醒神共为佐；甘草调和诸药为使。诸药组合共奏滋阴清热、宁心安神之功。

三、瘀血乘心（产后发狂）

瘀血乘心，产后发狂。

主证： 产后恶露不下或下而不畅，小腹硬痛拒按，神志错乱，如见鬼神，喜怒无常，哭笑不休，呼号骂詈，登高弃衣，亲疏不避。

中医辨证： 瘀血乘心，产后发狂。

治法： 活血祛瘀，养心安神。

方药： 安神生化汤加减。

川芎 6 克　桃仁 10 克　甘草 6 克　柏子仁 10 克　枣仁 10 克　当归 10 克　丹参 10 克　黄柏 10 克　炮姜 6 克

用法： 诸药共煎加水 800 毫升，煎至 300 毫升去滓，一日三次分服。

禁忌： 海菜、菘菜、猪肉、湿面。

方论： 方中川芎、桃仁、丹参活血祛瘀为君；当归、枣仁、柏子仁养心安神为臣；黄柏清下焦之邪热为佐；炮姜温经通络为使。诸药组合成方共奏活血祛瘀、养血安神之功。

四、痰迷心窍（产后发狂）

痰迷心窍，产后发狂。

主证： 产后妄言谵语，起病较急，烦躁易怒，狂躁不安，损物伤人，喉中痰鸣，面红目赤，大便秘结。

中医辨证： 痰迷心窍，产后发狂。

治法： 涤痰泻火，镇心安神。

方药： 生铁落饮。

生铁落 15 克　青礞石 15 克　川贝 10 克　橘红 6 克　远志 6 克　胆星 10 克　丹参 10 克　辰砂（分冲）3 克　郁金 10 克　菖蒲 6 克

用法：诸药共煎加水 800 毫升，煎至 400 毫升去滓，一日三次分服。

禁忌：羊肉、羊血、饴糖。

方论：方中生铁落、青礞石、川贝、橘红、胆星涤痰泻热为君；辰砂、远志宁心安神为臣；丹参、郁金养血活络为佐；菖蒲开窍醒神为使。诸药组合成方共奏涤痰泻火、镇心安神之功。

546. 产后蓐劳

产后出现虚弱喘乏，寒热如疟，头痛自汗，肢体倦怠，咳嗽气逆，胸中痞满，或腹部刺痛等错综复杂的症状，称为产后蓐劳，亦称"蓐劳"、"虚羸"。多因脾肺气虚、心肝血虚、肺肾阴虚、脾肾阳虚而致。

一、脾肺气虚（产后蓐劳）

脾肺气虚，产后蓐劳。

主证：产褥期中，气短自汗，倦怠乏力，久咳不已，痰多清稀，食少纳呆，腹胀便溏，甚者肢体浮肿，面色苍白，舌淡苔白，脉虚弱。

中医辨证：脾肺气虚，产后蓐劳。

治法：补脾益肺。

方药：香砂六君子汤。

党参 15 克　白术 10 克　半夏 10 克　陈皮 6 克　黄芪 15 克　紫菀 10 克　茯苓 10 克　熟地 12 克　甘草 6 克　桑白皮 10 克

用法：诸药共煎加水 800 毫升，煎至 400 毫升去滓，一日三次分服。

禁忌：羊肉、羊血、雀肉、菘菜、青鱼、诸果、饴糖、醋及一切酸。

方论：方中黄芪、人参甘温益气补中为君；白术、半夏、茯苓健脾祛湿为臣；桑白皮、紫菀、熟地养血益肺，陈皮行气健脾为佐；甘草调和诸药，诸药组合共奏补脾益肺之功。

二、心肝血虚（产后蓐劳）

心肝血虚，产后蓐劳。

主证：心悸怔忡，失眠多梦，头晕健忘，目眩耳鸣，怵惕易惊，面色萎黄，舌淡苔白，脉弦细。

中医辨证：心肝血虚，产后蓐劳。

治法：补血养肝，养血安神。

方药：养心汤。

柏子仁 10 克　酸枣仁 10 克　黄芪 15 克　神曲 10 克　五味子 6 克　茯苓 10 克　炙甘草 6 克　肉桂 3 克　潞党参 15 克　当归 10 克

用法：诸药共煎加水 800 毫升，煎至 300 毫升去滓，一日三次分服。

禁忌：醋及一切酸、海菜、猪肉、菘菜、湿面。

方论：方中当归、五味子、枣仁、柏子仁补血养肝为君；黄芪、党参、茯苓、神曲补脾养肝为臣；肉桂温经散寒为佐；甘草调和诸药为使，诸药组合成方，共奏补血养肝之功。

三、肺肾阴虚（产后蓐劳）

肺肾阴虚，产后蓐劳。

主证：产后骨蒸潮热，颧红盗汗，气喘声嘶，干咳咽燥，或痰中带血，咳呛咯血，舌红少苔，脉细数。

中医辨证：肺肾阴虚，产后蓐劳。

治法：滋补肺肾。

方药：拯阴理劳汤。

人参 10 克　五味子 6 克　当归 10 克　麦冬 10 克　生地黄 12 克　薏苡仁 10 克　莲子 10 克　白芍 10 克　橘仁 6 克　甘草 6 克

用法：诸药共煎加水 800 毫升，煎至 400 毫升去滓，一日三次分服。

禁忌：湿面、鲫鱼、葱、蒜、萝卜、一切血。

方论：方中生地、五味子、麦冬、薏仁、莲子滋肺补肾为君；人参、甘草益气健脾补中为臣；当归、白芍养血润营为佐；橘红清肺化痰为使。诸药组合成方共奏滋补肺肾之功。

四、脾肾阳虚（产后蓐劳）

脾肾阳虚，产后蓐劳。

主证：产后身倦神疲，少气懒言，畏寒喜暖，四肢不温，或黎明作泻，腰膝酸软，尿频或失禁，或少尿浮肿，舌淡苔白，脉沉迟。

中医辨证：脾肾阳虚，产后蓐劳。

治法：温补脾肾。

方药：拯阳理劳汤。

党参 10 克　白术 10 克　生姜 6 克　炙甘草 6 克　黄芪 15 克　当归 10 克　五味子 6 克　大枣 6 克　肉桂 3 克　陈皮 6 克

用法：诸药共煎加水 800 毫升，煎至 400 毫升去滓，一日三次分服。

禁忌：雀肉、青鱼、菘菜、湿面。

方论：方中黄芪、肉桂、党参、白术、陈皮温肾健脾为君；当归、大枣养血健脾为臣；陈皮、五味子益肾健脾补中为佐；甘草行气健脾兼调诸药。诸药组合成方共奏温补脾肾之功。

547. 不孕症

凡生育年龄的妇女，配偶生殖功能正常，婚后夫妇同居两年以上，未避孕而未怀孕者；或曾生育或流产，以后又两年以上未孕者，称为不孕症。前者又称"无子"、"全不产"，后者又称"断绪"。多因肾阳虚、肾阴虚、肝郁、痰湿、血瘀而致。

一、肾阳虚（不孕症）

肾阳虚，不孕症。

主证：婚久不孕，月经后期量少，色淡或见月经稀发，甚者闭经，面色晦黯，腰腿酸软，小腹冷坠，性欲淡漠，带下清稀，小便清长，大便不实，舌淡，苔白，脉沉迟。

中医辨证：肾阳虚，不孕症。

治法：补气养血，调补冲任。

方药：毓麟珠汤。

人参 10 克　白术 10 克　当归 10 克　川芎 6 克　白芍 10 克　熟地 10 克　鹿角霜 10 克

菟丝子 10 克　丹参 10 克　紫河车 15 克　杜仲 10 克　制香附 10 克　茯苓 10 克

用法：诸药共煎加水 900 毫升，煎至 400 毫升去滓，一日三次，空腹服用。

禁忌：

方论：方中鹿角胶、紫河车、菟丝子、杜仲温肾阳为君药；人参、白术、茯苓益气健脾为臣药；当归、川芎、白芍、熟地养血润营调补冲任为佐药；香附、丹参理血养血活络为使。诸药组合成方共奏补气养血、调补冲任之功。

二、肾阴虚（不孕症）

肾阴虚，不孕症。

主证：婚久不孕，月经先期量少，色红无块，形体消瘦，腰酸腿软，头晕眼花，耳鸣，心悸失眠，五心烦热，舌红，脉沉数。

中医辨证：肾阴虚，不孕症。

治法：滋阴养血，调冲益精。

方药：养精种玉汤加味。

当归 10 克　山萸肉 10 克　熟地 10 克　白芍 10 克　莲子 10 克　炒枣仁 10 克　茯神 10 克

用法：诸药共煎加水 600 毫升，煎至 300 毫升去滓，一日三次，空腹服用。

禁忌：蒜、葱、一切血、醋及一切酸、湿面。

方论：熟地、白芍、莲子滋阴养血为君；当归、山萸肉调冲益精为臣；枣仁消郁散结为佐；茯神宁心安神健脾补肾调冲为使。诸药组合成方共成滋阴养血调冲之功。

三、肝郁（不孕症）

肝郁，不孕症。

主证：婚久不孕，月经先后无定期，经量时多时少，经血夹有小血块，胸胁或乳房胀痛，时欲叹息，精神抑郁，舌苔薄白，脉弦。

中医辨证：肝郁，不孕症。

治法：舒肝解郁，养血理脾。

方药：开郁种玉汤。

当归 10 克　茯苓 10 克　丹皮 10 克　花粉 10 克　制香附 10 克　白芍 10 克　白术 10 克　青皮 10 克　王不留行 10 克　橘核 10 克　穿山甲 10 克

用法：诸药共煎加水 900 毫升，煎至 400 毫升去滓，一日三次，空腹服用。

禁忌：醋及一切酸、蒜、胡荽、雀肉、青鱼、葓菜、猪肉。

方论：方中穿山甲、王不留行、香附舒肝解郁为君；当归、白芍、丹皮、白术、青皮理气健脾为臣；橘核种子安胎为佐；天花粉开瘀散结为使。诸药组合成方共奏舒肝解郁、养血理脾之功。

四、痰湿（不孕症）

痰湿，不孕症。

主证：婚久不孕，经行后期，经量少或闭经，带下量多，质稠，形体肥胖，面色发白，头晕心悸，胸闷呕恶。

中医辨证：痰湿，不孕症。

治法：燥湿化痰，理气调经。

方药：苍术导痰汤加味。

苍术10克　制香附10克　茯苓10克　胆南星10克　半夏10克　炙甘草6克　枳壳10克　当归10克　川芎6克　生姜6克　神曲10克

用法：诸药共煎加水800毫升，煎至400毫升去滓，一日三次，空腹服用。

禁忌：雀肉、青鱼、菘菜、诸果、醋及一切酸、海菜、猪肉、湿面。

方论：方中胆星、半夏、苍术燥湿化痰祛风散结为君；香附、枳壳、川芎、生姜理气散结化痰为臣；茯苓、神曲祛湿消积化痰为佐；当归养血润营，甘草行气健脾为使。诸药组合成方共奏燥湿化痰、理气调经之功。

五、血瘀（不孕症）

血瘀，不孕症。

主证：婚久不孕，或宿有癥瘕，月经后期，经量多少不一，经色黯黑夹有血块，经行腹痛拒按，块下痛减，舌紫，脉涩。

中医辨证：血瘀，不孕症。

治法：活血化瘀，调理冲任。

方药：百合地黄汤加味。

小茴香10克　干姜6克　肉桂3克　蒲黄10克　没药6克　当归10克　川芎6克　延胡10克　赤芍10克　五灵脂10克

用法：诸药共煎加水800毫升，煎至400毫升去滓，一日三次，空腹服用。

禁忌：湿面。

方论：方中蒲黄、没药、延胡、五灵脂、赤芍活血化瘀为君；当归、川芎调理冲任为臣；肉桂、茴香温中活络种子安胎为佐；干姜行气温中消滞为使。诸药组合成方共奏活血化瘀、调理冲任之功。

548. 脏　躁

凡妇人精神忧郁，情志烦乱，无故悲伤，哭笑无常，呵欠频作，称为脏躁。多因心阴不足、阴虚火旺、阴虚痰火而致。

一、心阴不足（脏躁）

心阴不足，脏躁。

主证：精神萎靡不振，神志恍惚，或心烦意乱，无故悲伤欲哭，失眠健忘，呵欠频作，舌红少津，脉细数。

中医辨证：心阴不足，脏躁。

治法：甘润滋补，养心安神。

方药：甘麦大枣汤。

炙甘草6克　小麦15克　大枣10克　酸枣仁10克　柏子仁10克　龙骨15克　牡蛎15克　北沙参15克　莲子心10克　远志6克　五味子6克　石菖蒲6克

用法：诸药共煎加水800毫升，煎至400毫升去滓，一日三次，空腹服用。

禁忌：海菜、猪肉、菘菜、羊肉、羊血、饴糖。

方论：方中甘草、大枣、小麦甘润滋补为君药；枣仁、柏子仁、龙骨、牡蛎、莲子心、远志养心安神为臣药；菖蒲活络益肾，莲子、沙参益气滋阴共为佐药；甘草益气兼调诸药为使，诸药组合成方共奏甘润滋补、养心安神之功。

二、阴虚火旺（脏躁）

阴虚火旺，脏躁。

主证：心烦易怒，懊恼不安，坐卧不宁，哭笑无常，夜卧多梦，善惊，口干喜饮，舌红少苔，脉细数。

中医辨证：阴虚火旺，脏躁。

治法：滋阴降火，养心安神。

方药：百合地黄汤加味。

生地黄 15 克　百合 10 克　酸枣仁 10 克　柏子仁 10 克　枸杞子 10 克　淡豆豉 10 克　栀子 10 克　麦门冬 10 克　夜交藤 15 克　五味子 6 克

用法：诸药共煎加水 800 毫升，煎至 400 毫升去滓，一日三次，空腹服用。

禁忌：蒜、葱、萝卜、鲫鱼。

方论：方中生地、百合、麦冬、五味子滋阴降火为君；枣仁、柏子仁、夜交藤养心安神为臣；枸杞子补益心肾为佐；淡豆豉、栀子清热除烦为使。诸药组合成方共奏滋阴降火、养心安神之功。

三、阴虚痰火（脏躁）

阴虚痰火，脏躁。

主证：心胸烦闷，思想纷纭，语无伦次，甚则怒骂殴打，不能自控，舌红苔腻，脉滑数。

中医辨证：阴虚痰火，脏躁。

治法：清热化痰，养阴安神。

方药：温胆汤加味。

陈皮 6 克　茯苓 10 克　竹茹 10 克　知母 10 克　半夏 10 克　枳实 10 克　夜交藤 15 克　麦门冬 10 克　竹沥 10 克　葶苈子 10 克

用法：诸药共煎加水 800 毫升，煎至 400 毫升去滓，一日三次，空腹服用。

禁忌：醋及一切酸、羊肉、羊血、饴糖、鲫鱼。

方论：方中竹茹、知母、葶苈子清热化痰为君；竹沥、陈皮、枳实行气化痰，半夏燥湿化痰为臣；夜交藤、麦冬养阴安神为佐；茯苓健脾养心，导热下行从小便而解为使。诸药组合成方共奏清热化痰、养阴安神之功。

549. 妇人脚心疼痛（少阴经瘀血）

妇人脚心疼痛如刀锥刺者。

主证：妇人脚心疼痛如刀锥刺，舌暗，脉涩。

中医辨证：少阴经瘀血。

治法：温经止痛，益气通络。

方药：仲景温经汤。

阿胶6克　当归10克　白芍6克　桂枝6克　川芎3克　丹皮10克　麦冬12克　人参6克　半夏6克　吴茱萸3克　生姜3片　甘草3克

用法：诸药共煎加水800毫升，煎至400毫升去滓，一日三次，空腹服用。

禁忌：羊肉、羊血、饴糖、胡荽、鲫鱼、蒜、猪肉、海菜。

方论：方中吴茱萸、桂枝、生姜温经止痛为君；人参、丹皮、当归、川芎、白芍、阿胶益气养血通络为臣；半夏祛湿化痰为佐；甘草益气化痰兼调和诸药为使。诸药组合共奏温经活络、益气通络之功。

550. 乳　卸

乳房过度下垂，甚至悬挂于腹，称为乳卸，又称乳悬。多由肝经风热、胃虚血燥而致。

一、肝经风热（乳卸）

肝经风热，乳卸。

主证：乳房胀大下垂，疼痛，伴心烦，胸闷，纳差，舌经苔黄，脉弦数。

中医辨证：肝经风热，乳卸。

治法：疏肝清热。

方药：丹栀逍遥散加减。

当归10克　白芍10克　柴胡10克　丹皮10克　白术10克　栀子10克　羌活10克　防风10克　炙甘草6克

用法：诸药共煎加水800毫升，煎至300毫升去滓，一日三次分服。

禁忌：湿面、雀肉、青鱼、海菜、猪肉、菘菜、诸果。

方论：方中牡丹皮、栀子、柴胡疏肝解郁清热为君；当归、白芍养血柔肝；白术、甘草健脾养心为臣；羌活、防风疏风活络为佐使。诸药组合成方共奏疏肝清热之功效。

二、胃虚血燥（乳卸）

胃虚血燥，乳卸。

主证：产后乳房胀大下垂，面色无华，疲倦乏力，口干唇燥，纳少，舌淡少苔，脉细数。

中医辨证：胃虚血燥，乳卸。

治法：益胃养血。

方药：解悬汤加减。

荆芥10克　补骨脂10克　人参10克　黄芪15克　甘草6克　麦冬10克　当归10克　川芎6克　益母草15克　白术10克　菟丝子10克

用法：诸药共煎水800毫克，煎至400毫克去滓，一日三次分服。

禁忌：海菜、鲫鱼、猪肉、菘菜、湿面、雀肉、青鱼、诸果。

方论：方中人参、黄芪、白术益胃健脾补中为君；麦冬、当归、川芎养血润营，荆芥疏风活络共为臣；补骨脂、菟丝子、益母草滋肝补肾益气活络解悬为佐；甘草调和诸药为使。诸药组合成方共奏益胃养血之功效。

551. 乳　疬

乳晕部出现疼痛性肿块，称为乳疬。多由气滞痰凝、肝肾阴虚而致。

一、气滞痰凝（乳疬）

气滞痰凝，乳疬。

主证：性情急躁，伴胸闷胀疼，舌腻，脉弦滑。

中医辨证：气滞痰凝，乳疬。

治法：疏肝理气，化痰散结。

方药：柴胡疏肝散。

柴胡6克　白芍10克　制香附10克　青皮6克　橘叶10克　夏枯草15克　半夏10克　当归10克　茯苓10克　牡蛎15克

用法：诸药共煎加水800毫升，煎至30毫升去滓，一日三次，空腹服用。

禁忌：醋及一切酸、羊肉、羊血、饴糖、湿面。

方论：方中柴胡、香附、橘叶、青皮疏肝理气为君；半夏、茯苓、白芍、夏枯草化痰散结为臣；牡蛎消痈散结为佐；当归养血润营为使。诸药组合成方共奏疏肝理气、化痰散结之功。

二、肝肾阴虚（乳疬）

肝肾阴虚，乳疬。

主证：伴腰酸膝软，眩晕耳鸣，形体消瘦，咽干舌燥，舌苔黄，脉弦数。

中医辨证：肝肾阴虚，乳疬。

治法：滋补肝肾，化痰软坚。

方药：六味地黄汤加减。

生地黄12克　山萸肉10克　丹皮10克　泽泻10克　山药10克　白芍10克　茯苓10克　当归10克　川贝母10克　牡蛎15克

用法：诸药共煎加水800毫升，煎至400毫升去滓，一日三次，空腹服用。

禁忌：蒜、胡荽、醋及一切酸、湿面。

方论：方中熟地黄补肾阴，山萸肉补肝益肾，敛虚火，山药既可补肾又可健脾共为君；川贝母、牡蛎化痰软坚；肝肾虚弱水湿不能渗利故用茯苓、泽泻以利水湿为臣；阴虚则火旺故用丹皮凉血清热，以泻肝肾虚火为佐；当归、白芍养血润营为使。诸药组合成方共奏滋补肝肾、化痰散结之功效。

552. 乳头破碎（小儿吮乳咬破或肝郁化火）

乳头破碎，亦称乳头破裂，多因小儿生牙时吮乳咬破，或乳头内缩，被小儿吮吸，或乳汁过多流溢，浸润湿烂，但亦与肝郁化火关系密切。

主证：肝郁化火，乳头破碎，乳头表面皮肤剥脱，内陷或偏小，有大小不等的裂口，甚则沿乳头基部（乳颈）出现裂痕很深的环状裂口，吸吮时，痛如刀割。乳头及晕部可见湿烂，脂水淋漓，瘙痒难忍，舌红，苔黄，脉弦数。

中医辨证：肝郁化火，乳头破碎。

治法：清肝泻热。

方药：龙胆泻肝汤。

龙胆草 10 克　黄芩 10 克　栀子 10 克　柴胡 6 克　生地 12 克　泽泻 10 克　车前子 10 克　当归 10 克　甘草 3 克　木通 3 克

用法：诸药共煎加水 800 毫升，煎至 400 毫升去滓，一日三次，空腹服用。

禁忌：蒜、葱、萝卜、一切血、海菜、猪肉、菘菜。

方论：方中龙胆草善泻肝胆之实火，并能清下焦之湿热为君药；黄芩、栀子、柴胡苦寒泻火，车前子、木通、泽泻清利湿热，使湿热从小便而解均为臣药；肝为藏血之脏，肝经有热则易伤阴血，故佐以生地、当归养血滋阴；甘草调和诸药为使。诸药组合成方共奏清肝泻热之功。

553. 外吹乳痈

外吹乳痈指产后或哺乳期乳房胀痛，出现大小不等之梭形硬结，以乳头为中心呈辐射状排列等。分为郁滞期、化热期、化脓期、溃破期。

一、郁滞期（乳痈）

外吹乳痈，郁滞期。

主证：乳头胀痛，出现大小不等之梭形硬结，以乳头为中心呈辐射状排列，皮肤不红不热，全身感觉不适，胸闷，烦躁易怒，寒热不显，口微苦。有的乳头或乳晕部有糜烂，或仅有潮红，而于吸乳时有刺痛，偶可见到乳管出口处有白疱。舌淡，苔白，脉弦涩。

中医辨证：外吹乳痈，郁滞期。

治法：疏肝解郁，通乳散结。

方药：橘叶散加减。

橘叶 10 克　青皮 6 克　连翘 10 克　穿山甲 10 克　漏芦 10 克　柴胡 6 克　王不留行 10 克　瓜蒌仁 10 克　制香附 10 克　蒲公英 10 克

用法：诸药共煎加水 800 毫升，煎至 400 毫升去滓，一日三次，空腹服用。

禁忌：犬肉、蒜、葱。

方论：方中柴胡、香附、橘叶疏肝解郁为君；王不留行、瓜蒌仁、穿山甲通乳散结，蒲公英、漏芦清热解毒为臣；连翘散瘀化滞排脓为佐；青皮行气散滞调胃补中为使。诸药组合共奏疏肝解郁、通乳散结之功。

二、化热期（外吹乳痈）

外吹乳痈，化热期。

主证：患乳肿块不消，疼痛加重，局部皮肤潮红，灼热，全身关节酸痛，发热，头痛，纳呆，口苦咽干，舌红，脉数。

中医辨证：外吹乳痈，化热期。

治法：清热解毒，祛瘀散结。

方药：瓜蒌牛蒡汤加减。

柴胡 6 克　赤芍 10 克　全瓜蒌 15 克　牛蒡子 10 克　当归 10 克　生甘草 6 克　川楝子

10 克 金银花 10 克 连翘 10 克 蒲公英 10 克 王不留行 10 克 栀子 10 克 黄芩 10 克

用法：诸药共煎加水 800 毫升，煎至 400 毫升去滓，一日三次，空腹服用。

禁忌：海菜、猪肉、菘菜、湿面。

方论：方中柴胡、牛蒡子、连翘、黄芩、栀子、金银花清热解毒，疏络化滞为君；川楝子、王不留行、瓜蒌、蒲公英消瘀散结解毒散痈为臣；当归、赤芍养血调营为佐；甘草调和诸药。诸药组合成方共奏清热解毒、祛瘀散结之功。

三、化脓期（外吹乳痈）

外吹乳痈，化脓期。

主证：患乳肿块增大，皮肤水肿焮热拒按，跳痛剧烈，壮热不退，烦躁不安（一般八至十天），硬块中央变软按之应指，是已化脓，若脓肿较深，肿胀尤为明显，而肤色不红或稍红。脓成后及时排脓，毒邪随脓外泄，肿消痛减，脉静身凉，逐渐趋向痊愈，反之若脓不畅，肿痛不减，身热不退，热毒之症反见加重，此时多为脓毒传入其他乳络，而发生传囊之变，偶有患者因病势严重。毒邪走窜，入于血分，内攻脏腑，发生走陷症，舌红，脉数。

中医辨证：外吹乳痈，化脓期。

治法：清热解毒，托里透脓。

方药：透脓散加减。

生地黄 15 克 皂刺 12 克 当归 10 克 川芎 6 克 蒲公英 12 克 炒山甲 12 克 连翘 10 克 金银花 12 克

用法：诸药共煎加水 800 毫升，煎至 400 毫升去滓，一日三次分服。

禁忌：湿面。

方论：方中蒲公英、连翘、二花清热解毒为君；生黄芪、皂刺、穿山甲托里透脓为臣；当归养血润营为佐；川芎行气化滞为使。诸药组合成方共奏清热解毒、托里透脓之功效。

四、溃破期（外吹乳痈）

外吹乳痈，溃破期。

主证：溃破之后，肿消痛减，寒热渐退，疮口逐渐愈合。有的溃者溃脓后脓汁清稀，收口迟缓，面色少华，若乳汁从疮口中流出，久不收口，则可形成乳漏，舌淡，苔白，脉弱。

中医辨证：外吹乳痈溃破期。

治法：补气养血。

方药：八珍汤加减。

党参 15 克 白术 10 克 茯苓 10 克 当归 10 克 甘草 6 克 白芍 10 克 川芎 6 克 生地 15 克 制香附 10 克 黄芪 15 克 陈皮 6 克

用法：诸药共煎加水 900 毫升，煎至 400 毫升去滓，一日三次分服。

禁忌：雀肉、青鱼、醋及一切酸、海菜、葱、蒜、萝卜、菘菜、猪肉。

方论：方中党参、白术、茯苓、甘草补中益气为君；当归、川芎、生地、白芍、黄芪益气养血为臣；制香附理气养血为佐；陈皮行气健脾为使。诸药组合成方共奏气血双补之功。

554. 内吹乳痈（肝郁内热）

内吹乳痈，肝郁内热。

主证：多发生在妊娠七至第九个月，除局部无乳汁瘀积外，全身和局部症状外与外吹乳痈同，但整个病情较轻缓，病程较长，舌红苔黄，脉弦数。

中医辨证：内吹乳痈，肝郁内热。

治法：疏肝清胃。

方药：橘叶散加减。

橘叶 10 克　柴胡 6 克　苏梗 10 克　黄芩 10 克　连翘 10 克　全瓜蒌 10 克　生石膏 15 克　金银花 12 克

用法：诸药共煎加水 800 毫升，煎至 400 毫升去滓，一日三次分服。

禁忌：犬肉、葱、蒜。

方论：方中柴胡、橘叶疏肝行气消痈为君；石膏、黄芩、连翘、金银花清热解毒为臣；全瓜蒌清热活络，润肺消痈为佐；苏梗行气化滞为使。诸药组合成方共奏疏肝清胃之功。

555. 乳　漏

发生于乳房部的漏称为乳漏。乳漏有个含义，广义的泛指乳房部窦道，狭义的漏仅指哺乳期乳痈溃破后疮口漏乳不止。多因毒邪未尽、气血两虚而致。

一、毒邪未尽（乳漏）

毒邪未尽，乳漏。

主证：由乳痈、乳发、乳疽等症溃脓后，疮口红肿，脓稠，量较多，或有身热不适，舌红，脉数。

中医辨证：毒邪未尽，乳漏。

治法：清热解毒。

方药：五味消毒饮。

金银花 12 克　天葵子 10 克　蒲公英 15 克　野菊花 15 克　紫花地丁 10 克　赤芍 10 克　丹皮 10 克　瓜蒌仁 10 克　白芷 10 克

用法：诸药共煎加水 800 毫升，煎至 400 毫升去滓，一日三次分服。

禁忌：胡荽、蒜。

方论：方中金银花清热解毒，消散痈肿；蒲公英、紫花地丁、蒲公英、野菊花、紫贝天葵清热解毒，凉血消肿散结；赤芍、丹皮凉血活络散结；瓜蒌仁润肺消痈；白芷行气化滞。诸药组合成方共奏清热解毒之功。

二、气血两虚（乳漏）

气血两虚，乳漏。

主证：乳漏经久不愈，面色发白，身疲无力，疮口肉芽不鲜，脓水清稀，舌淡苔白，脉虚弱。

中医辨证：气血两虚，乳漏。

治法：扶正祛邪。

方药：托里消毒散。

白芍 10 克　白术 10 克　人参 10 克　川芎 6 克　白芷 10 克　皂角刺 10 克　桔梗 6 克　金银花 12 克　黄芪 15 克　甘草 6 克

用法：诸药共煎加水 800 毫升，煎至 400 毫升去滓，一日三次分服。

禁忌：雀肉、青鱼、菘菜、诸果、海菜、猪肉。

方论：方中人参、黄芪、白术益气健脾为君；川芎、白芍、皂刺、金银花养血化滞托里消脓，合君药气血双补扶正祛邪为臣；白芷、桔梗活络消瘀为佐；甘草调和诸药为使。诸药组合成方共奏托里消毒之功。

三、阴虚火旺（乳漏）

阴虚火旺，乳漏。

主证：乳痨溃后疮口多凹陷，周围皮肤紫黯，脓水清稀或夹有絮样物，伴有潮热，盗汗，舌红少苔，脉细数。

中医辨证：阴虚火旺，乳漏。

治法：养阴清热。

方药：六味地黄丸合青蒿鳖甲汤加减。

生地黄 10 克　青蒿 10 克　鳖甲 10 克　山萸肉 10 克　丹皮 10 克　地骨皮 10 克　柴胡 6 克　茯苓 10 克　泽泻 10 克

用法：诸药共煎加水 800 毫升，煎至 400 毫升去滓，一日三次分服。

禁忌：葱、蒜、萝卜、胡荽、醋及一切酸。

方论：方中青蒿、鳖甲、柴胡养阴透热为君；生地、丹皮、地骨皮滋阴清热为臣；茯苓、泽泻渗利湿热为佐；山萸肉驱中焦热邪为使。诸药组合成方共奏养阴清热之功。

556. 乳　痨

乳房部的结核性疾病称为乳痨。因其病变后期常有虚劳表现故名乳痨，因溃后脓液稀薄如痰故名乳痰。多因结核病而致，分初期、成脓期、溃破期。

一、初期（乳痨）

乳痨初期，常于一侧乳房偏上方出现一个或数个结节性肿块。

主证：肿块推之活动，质不坚，皮色不变，触痛不显，与周围组织分界不清，以后逐渐和皮肤粘连，无明显全身症状，舌淡，脉微数。

中医辨证：乳痨初期，结节肿块。

治法：疏肝解郁，滋阴化痰。

方药：开郁散合消溃丸加减。

柴胡 10 克　当归 10 克　茯苓 10 克　白芍 10 克　制香附 10 克　天葵子 15 克　夏枯草 15 克　川贝母 10 克　煅牡蛎 15 克　百部 10 克　玄参 10 克

用法：诸药共煎加水 800 毫升，煎至 400 毫升去滓，一日三次分服。

禁忌：醋及一切酸、湿面。

方论：方中柴胡、香附、天葵子疏肝解郁为君；牡蛎、夏枯草、贝母化痰活络散滞为臣；当归、白芍、香附养血调营理气活血为佐；百部、玄参清热散结为使。诸药组合成方共奏疏肝解郁、滋阴化痰之功。

二、成脓期（乳痨）

乳痨，成脓期。

主证：数月后乳房内结块渐大，皮肉相连，皮色不红或微红，肿块变软，形成脓肿，常可延及胸胁腋下，舌淡，脉虚。

中医辨证：乳痨，成脓期。

治法：托里透脓。

方药：透脓散。

生黄芪 15 克　枸杞子 10 克　白芍 10 克　当归 10 克　夏枯草 15 克　皂刺 10 克　百部 10 克　穿山甲 15 克

用法：诸药共煎加水 800 毫升，煎至 400 毫升去滓，一日三次分服。

禁忌：湿面。

方论：方中黄芪、皂刺、穿山甲透里托脓为君；白芍、当归养血调营为臣；夏枯草、百部消瘀化滞为佐；使以枸杞子益气散结消痈。诸药组合成方共奏托里透脓之功。

三、溃破期（乳痨）

脓肿溃破切开排脓后，可有败絮样稀薄脓液排出，疮口腐肉难脱等。

主证：切开排脓后，可有絮样稀薄脓液排出，疮口腐肉难脱，周围皮肤呈黯红色，疮口经久不愈形成乳漏，伴见潮热盗汗，舌淡，脉虚弱。

中医辨证：乳痨，溃脓期。

治法：养阴清热。

方药：六味地黄汤。

生地黄 15 克　山萸肉 10 克　山药 10 克　泽泻 10 克　黄芩 10 克　青蒿 10 克　地骨皮 10 克　鳖甲 10 克　甘草 6 克　胡黄连 10 克　知母 10 克　童便（一盅）20 克

用法：诸药共煎加水 800 毫升，煎至 400 毫升去滓，一日三次分服。

禁忌：葱、蒜、萝卜、一切血、冷水、猪肉、海菜、菘菜。

方论：方中知母、黄芩、黄连、童便大清相火解毒为君；青蒿、鳖甲、地骨皮养阴退热，生地、山萸肉滋阴清热为臣；泽泻、山药健脾泻热为佐；童便益气清热，导热从小便而解。诸药组合成方，共奏养阴清热之功效。

557. 乳　泣

乳汁分泌过旺，乳汁自流，称为乳泣。一般指产前或终止哺乳后出现乳汁溢出者。多因气血两虚、肝经郁热而致。

一、气血两虚（乳泣）

气血两虚，乳泣。

主证：素体瘦弱，面色少华，时或头晕，心悸，肢麻，畏寒，月经量少色淡。妊娠后乳汁溢出，色质清稀，神疲乏力，不思饮食，舌淡苔白，脉虚弱。

中医辨证：气血两虚，乳泣。

治法：气血双补，佐以固摄。

方药：八珍汤加减。

当归 10 克　白芍 10 克　党参 15 克　黄芪 15 克　肉桂 10 克　五味子 6 克　川芎 6 克　茯苓 10 克　牡蛎 15 克　枣仁 10 克

用法：诸药共煎加水 800 毫升，煎至 400 毫升去滓，一日三次分服。

禁忌：湿面、醋及一切酸。

方论：方中党参、黄芪、茯苓益气补中固摄为君；当归、白芍、川芎养血调营；牡蛎、枣仁益气散结消聚共为臣；肉桂化气固涩为佐；五味子收敛止泣为使。诸药组合成方共奏气血双补、益气固摄之功。

二、肝经郁热（乳泣）

肝经郁热，乳泣。

主证：妊娠后乳房胀痛，乳汁溢出，甚则自流不止，心烦不寐，急躁易怒，或精神抑郁，烦怒易哭，舌红苔黄，脉弦数。

中医辨证：肝经郁热，乳泣。

治法：舒肝解郁，佐以清热。

方药：丹栀逍遥散。

白术 10 克　白芍药 10 克　柴胡 6 克　当归 10 克　五味子 6 克　蒲公英 15 克　甘草 6 克　丹皮 10 克　栀子 10 克　茯苓 10 克　制香附 10 克

用法：诸药共煎加水 800 毫升，煎至 400 毫升去滓，一日三次分服。

禁忌：雀肉、青鱼。

方论：方中柴胡、丹皮、栀子、制香附、蒲公英疏肝解郁，凉血清热为君；白芍、当归养血凉血化郁调营，白术、茯苓健脾补中为臣；五味子滋阴固涩为佐；甘草调和诸药为使。诸药组合成方共奏舒肝解郁清热之功。

558. 乳　衄

乳窍不时溢出少量的血液，称为乳衄。多因肝郁化火、脾虚失统而致。

一、肝郁化火（乳衄）

肝郁化火，乳衄。

主证：伴有心烦易怒，性情急躁，胸胁胀痛，口苦咽干，舌红，苔黄，脉弦数。

中医辨证：肝郁化火，乳衄。

治法：疏肝解郁，清热凉血。

方药：丹栀逍遥散加减。

制香附 10 克　白芍 10 克　丹皮 10 克　栀子 10 克　甘草 6 克　侧柏叶 10 克　当归 10 克　青皮 6 克　橘叶 10 克　半夏 10 克

用法：诸药共煎加水 800 毫升，煎至 400 毫升去滓，一日三次分服。

禁忌：蒜、胡荽、海菜、菘菜、猪肉、羊肉、羊血、饴糖。

方论：方中橘叶、香附疏肝解郁理气开郁为君；丹皮、栀子、青皮、侧柏叶清热凉血止血为臣；当归、白芍养血调营，半夏活络散郁为佐；使以甘草调和诸药。组合成方共奏疏肝解郁、清热凉血之功。

二、脾虚失统

脾虚失统，乳衄。

主证：乳衄，伴有四肢倦怠，食欲不振，面色少华，大便溏薄，舌淡苔薄白，脉缓弱或濡。

中医辨证：脾虚失统，乳衄。

治法：健脾养血。

方药：归脾汤。

白术10克　白芍药10克　黄芪15克　党参15克　炒枣仁10克　藕节炭10克　炙远志6克　茯神12克　木香10克　龙眼肉10克　当归10克

用法：诸药共煎加水800毫升，煎至400毫升去滓，一日三次分服。

禁忌：雀肉、青鱼、菘菜、猪肉、湿面、醋及一切酸。

方论：方中人参、黄芪、白术、甘草甘温补气健脾为君；当归、龙眼肉补血养心，枣仁、茯苓、远志宁心安神为臣；更以木香理气醒脾为佐；藕节凉血止血为使。组合成方共奏健脾养血之功。

559. 乳 疽

患于乳房深部的痈肿称为乳疽。分初期、成脓期、溃破期。

一、初期

乳疽初期。

主证：患乳肿胀结块，坚硬微痛，皮色不变，周身症状较重，初起即有恶寒发热，舌红，脉弦滑。

中医辨证：乳疽初期。

治法：疏肝理气，清热解毒。

方药：瓜蒌牛蒡子汤。

全瓜蒌15克　炒牛蒡子10克　橘叶10克　柴胡10克　栀子10克　赤芍10克　王不留行10克　知母10克　生石膏15克　蒲公英15克　连翘10克　甘草6克

用法：诸药共煎加水的900毫升，煎至400毫升去滓，一日三次分服。

禁忌：海菜、猪肉、菘菜。

方论：方中柴胡、橘叶、瓜蒌、王不留行、牛蒡子、赤芍疏肝理气化滞散结为君；石膏、栀子、蒲公英、连翘清热解毒，消瘀散结为臣；知母善治深伏之热为佐；使以甘草调和诸药。组合成方共奏疏肝理气、清热解毒之功。

二、成脓期（乳疽）

乳疽成脓期。

主证：肿块逐渐增大，疼痛加剧，皮色微红，按之应指，约一月左右脓熟，伴有高热口渴，严重者伴有全身性感染，舌红，脉弦滑。

中医辨证：乳疽成脓期。

治法：清热解毒，托里透脓。

方药：透脓散加减。

当归10克　炮山甲10克　黄芩10克　皂刺10克　金银花12克　连翘10克　蒲公英15克　生甘草6克　生黄芪15克　川芎6克

用法：诸药共煎加水 800 毫升，煎至 400 毫升去滓，一日三次分服。

禁忌：海菜、猪肉、菘菜、湿面。

方论：方中金银花、连翘、蒲公英、黄芩清热解毒为君；炮山甲、皂角刺、生黄芪托里透脓为臣；当归、川芎行气活络散瘀为佐；甘草益气解毒兼调诸药为使。组合成方共奏清热解毒、托里透毒之功。

三、溃破期（乳疽）

乳疽溃破期。

主证：溃后流出黄色脓液，先稠后薄，如自溃者，溃乳较深，脓液不畅；如有哺乳期患者，容易损伤乳络，形成乳漏，则延长疮口愈合期。一般溃脓后，热退身凉诸症随之而退。舌淡苔白，脉虚弱。

中医辨证：乳疽溃脓期。

治法：补益气血。

方药：八珍汤。

党参 15 克　白术 10 克　茯苓 10 克　当归 10 克　甘草 6 克　白芍 10 克　陈皮 6 克　生地 15 克　制香附 10 克　黄芪 15 克　川芎 6 克

用法：诸药共煎加水 900 毫升，煎至 400 毫升去滓，一日三次分服。

禁忌：雀肉、青鱼、菘菜、诸果、醋、葱、蒜、一切血、猪肉。

方论：方中黄芪、党参、白术、茯苓、甘草益气补中健脾为君；当归、生地、白芍、川芎养血疏络润营为臣；香附理气化瘀消肿为佐；甘草调和诸药为使。组合成方共奏补益气血之功。

560. 乳　发

发生在乳房肌肤之间，容易腐烂坏死的化脓性感染，称为乳发，又称"发乳"、"乳脱"、"湿火乳痛"。发病迅速，多因热毒、肝经郁火而致。分初期、成脓期、溃破期。

一、初期（乳发）

乳发初期。

主证：开始乳房部皮肤焮红漫肿，疼痛剧烈，毛孔深陷，患侧腋窝淋巴结肿痛，全身有恶寒发热，骨节酸楚，不思饮食，大便秘结等，舌红苔黄，脉弦数濡。

中医辨证：乳发初期。

治法：泻火清热利湿。

方药：龙胆泻肝汤加减。

龙胆草 10 克　生地 12 克　柴胡 10 克　黄芩 10 克　白芍 10 克　栀子 10 克　金银花 12 克　连翘 10 克　车前子 10 克　天花粉 10 克　蒲公英 12 克

用法：诸药共煎加水 900 毫升，煎至 400 毫升去滓，一日三次，空腹服用。

禁忌：葱、蒜、萝卜、一切血。

方论：方中龙胆草善泻肝胆之实火，并能清下焦之湿热为君；黄芩、栀子、柴胡苦寒泻火，车前子、木通、蒲公英、泽泻清热利湿，使湿热从小便而解；天花粉滋阴清热消肿散结共为臣；肝为藏血之脏，肝经有热则易伤阴血，故佐以生地、当归养血益阴；使以甘草调诸药。诸药组合成方共奏泻火清热利湿之功。

二、成脓期（乳发）

乳发成脓期。

主证：乳发二三天后，局部皮肤湿烂，断而发黑溃腐，疼痛加重，壮热口渴，舌红，苔黄，脉弦数。

中医辨证：乳发成脓期。

治法：解毒透脓。

方药：透脓散合龙胆泻肝汤加减。

龙胆草10克　柴胡6克　黄芩10克　白芍10克　生地15克　黄柏10克　金银花12克　连翘10克　穿山甲10克　皂角刺10克　车前子10克

用法：诸药共煎加水900毫升，煎至400毫升去滓，一日三次，空腹服用。

禁忌：葱、蒜、萝卜、一切血。

方论：方中当归、生地、炮山甲、皂角刺、川芎透脓解毒为君；龙胆草、黄芩、银花、黄柏清热泻火为臣；连翘消痈散结活络为佐；车前子清热解毒，导邪毒从小便而解为使。组合成方共奏解毒透邪之功。

三、溃破期（乳发）

乳发溃脓期。

主证：乳发后期，经适当治疗，腐肉渐脱，身热渐退，疮口逐渐愈合。若正虚邪盛，毒邪内攻，症见高热神昏，舌绛起刺，脉弦数。

中医辨证：乳发溃脓期。

治法：清热解毒，豁痰开窍。

方药：犀角地黄汤合黄连解毒汤及安宫牛黄丸。

水牛角15克　生地黄10克　黄连3克　玄参10克　牡丹皮10克　赤芍10克　黄芩10克　栀子10克　银花12克　生甘草6克　紫花地丁10克　安宫牛黄丸2丸（每服一丸）

用法：诸药共煎加水800毫升，煎至400毫升去滓，一日三次，空腹服用。

禁忌：葱、蒜、萝卜、一切血、猪肉、海菜、菘菜、冷水。

方论：方中犀角清营凉血，清热解毒为君；生地清热凉血，滋养阴液为臣；黄芩泻上焦之火，黄连泻中焦之火，黄柏泻下焦之火，栀子通泻三焦之火，芍药和营泻热，丹皮泻血分伏热，凉血散瘀共为佐，阳胜则阴衰，火盛则水衰，故用大苦大寒之药，抑阳而扶阴，泻其亢盛之火，而救其欲绝之水，然非实热不可轻投。诸药组合成方共奏清热解毒、豁痰开窍之功。

561. 热入血室

妇人在行以前后，或适值经期，或产后恶露未尽之际感受外邪，干犯血室，出现寒热如疟，胸胁胀满，小腹胀痛，昼则明了，暮则谵语等一系列症状者，称热入血室。多由热陷少阳、热入血室、热邪传营而致。

一、热陷少阳（热入血室）

热陷少阳，热入血室。

主证：外感风寒化热或感热病过程中，经水中断，伴寒热往来如疟，发作有时，胸胁苦满，头眩如呕，舌淡苔白，脉弦数。

中医辨证：热陷少阳，热入血室。

治法：和解少阳，透邪外达。

方药：小柴胡汤。

柴胡 6 克　半夏 10 克　茯苓 10 克　制香附 10 克　枳壳 10 克　生姜 6 克　丹皮 10 克桃仁 10 克　归尾 10 克　大枣 3 枚

用法：诸药共煎加水 800 毫升，煎至 400 毫升去滓，一日三次，空腹服用。

禁忌：醋及一切酸、羊肉、羊血、饴糖、湿面、胡荽。

方论：方中柴胡清透少阳半表之邪从外而解为君；半夏、茯苓降逆扶正，香附、枳壳、丹皮行气凉血为臣；当归、桃仁养血调营，生姜助半夏和胃降逆为佐；大枣合甘草益气，姜枣同用可调和营卫为使。诸药组合成方共奏和解少阳、透邪外达之功。

二、瘀热互结（热入血室）

瘀热互结，热入血室。

主证：经期感受热邪，经水中断或行而不畅，其气秽臭，胸胁满如结胸，或少腹满痛拒按，或谵语如狂，烦躁不宁，舌边有紫点或舌暗，脉弦数。

中医辨证：瘀热互结，热入血室。

治法：通瘀泄热散结。

方药：加减桃仁承气汤。

桃仁 10 克　丹参 10 克　丹皮 10 克　大黄 10 克　生地 15 克　人中白 6 克　泽兰 10 克红藤 15 克　败酱草 15 克

用法：诸药共煎加水 800 毫升，煎至 400 毫升去滓，一日三次，空腹服用。

禁忌：胡荽、葱、蒜、萝卜、一切血。

方论：方中丹参、丹皮、红藤、桃仁通瘀凉血散结为君；大黄、人中白通腑泻热为臣；生地、败酱草清热凉血化滞为佐；泽兰清热开窍活血为使。诸药组合成方共奏通瘀泄热之功。

三、热邪传营（热入血室）

热邪传营，热入血室。

主证：经水或恶露时来时断，或期提前，或经量增多，经色鲜红，或紫红，高热烦躁，日轻夜重，神昏谵语，口渴不饮，或斑疹，或衄血，舌红少津，脉弦数。

中医辨证：热邪传营，热入血室。

治法：清营凉血散瘀。

方药：清营汤。

水牛角 15 克　生地黄 10 克　地榆 10 克　玄参 10 克　丹参 10 克　麦冬 10 克　白茅根15 克　竹叶心 6 克　银花 12 克　连翘 10 克　黄连 3 克　贯仲 10 克

用法：诸药共煎加水 1000 毫升，煎至 400 毫升去滓，一日三次，空腹服用。

禁忌：葱、蒜、萝卜、一切血、鲫鱼、冷水、猪肉。

方论：方中犀角（水牛角）、生地清营凉血；银花、连翘、黄连、竹叶心清热解毒，并透热于外，使入营之邪透出气分而解；热壅血瘀，故少配丹参活血消瘀以散热；邪热伤阴，故用麦冬、玄参养阴生津；贯众清热解毒，地榆凉血活络；白茅根凉血止血。诸药组合成方共奏清营凉血散瘀之功。

562. 妇人干咳（冲任气逆）

妇人干咳，由于经水不行者。

主证：妇人干咳，冲任气逆，经水不行，寒热往来，舌淡，苔白，脉弦涩。

中医辨证：妇人干咳，由于经水不行者。

治法：活血祛瘀，调理冲任。

方药：变化柴胡汤。

柴胡3克　香附10克　贝母10克　玄胡6克　当归10克　丹皮10克　麦冬10克　牛膝3克　茯苓10克　黄芩6克　法半夏6克　白芍10克　甘草3克　桃仁6克

用法：诸药共煎加水1000毫升，煎至400毫升去滓，一日三次，空腹服用。

禁忌：湿面、鲫鱼、醋及一切酸、羊肉、羊血、海菜、猪肉、菘菜。

方论：方中香附、玄胡、桃仁、丹皮、当归、白芍活血化瘀调理冲任为君；贝母、半夏、麦冬、甘草清肺降逆，止咳化痰为臣；柴胡疏肝解郁，黄芩清金泻热，牛膝通经活络为佐；茯苓益气健脾。诸药组合成方共奏活血祛瘀、调理冲任之功。

563. 阴　吹

妇人阴中排气有声，如转矢气，名曰阴吹。多因热结肠胃、气虚、痰饮、肝郁气滞而致。

一、热结肠胃（阴吹）

热结肠胃，阴吹。

主证：阴中时时出气，其声响亮，大便燥结难下，口干咽燥，舌苔黄燥，脉滑数。

中医辨证：热结肠胃，阴吹。

治法：清热润燥。

方药：麻仁丸。

火麻仁10克　白芍10克　枳壳10克　大黄10克　厚朴10克　杏仁10克　白蜜少许（冲服）

用法：诸药共煎加水600毫升，煎至300毫升去滓，一日三次，空腹服用。

禁忌：葱、蒜。

方论：方中麻子仁润肠通便为君；杏仁降气润肠，芍药养阴和营为臣；枳实、厚朴消痞除满，大黄泻下通便共为佐；使以白蜜清热润燥通便。诸药组合成方共奏清热润燥之功。

二、气虚（阴吹）

气虚阴吹。

主证：阴中时时出气，其声响亮，大便燥结难解，口干咽燥，舌淡苔薄，脉虚。

中医辨证：气虚阴吹。

治法：补气升提。

方药：补中益气汤。

党参 15 克　升麻 6 克　黄芪 15 克　白术 10 克　熟地 10 克　柴胡 10 克　当归 10 克陈皮 6 克　炙甘草 6 克　续断 10 克　覆盆子 10 克　菟丝子 10 克

用法：诸药共煎加水 900 毫升，煎至 400 毫升去滓，一日三次，空腹服用。

禁忌：雀肉、青鱼、菘菜、诸果、葱、蒜、萝卜、海菜、猪肉。

方论：方中黄芪补中益气，升麻、柴胡升阳举陷为君；人参、白术、甘草甘温益气，补益脾胃为臣；当归、熟地黄养血调营，续断、菟丝子、覆盆子益气补肾为佐；陈皮行气健脾使。诸药组合成方共奏补气升提之功。

三、痰饮（阴吹）

痰饮阴吹。

主证：阴吹，形体肥胖，脘闷纳呆，呕吐痰涎，大便燥结，心悸少寐，舌淡苔腻，脉弦迟。

中医辨证：痰饮阴吹。

治法：豁痰利湿，佐以健脾。

方药：橘半桂苓枳姜汤。

橘红 6 克　半夏 10 克　桂枝 10 克　茯苓 10 克　枳实 10 克

用法：诸药共煎加水 600 毫升，煎至 300 毫升去滓，一日三次，空腹服用。

禁忌：羊肉、羊血、饴糖、醋及一切酸。

方论：方中橘红、半夏豁痰利湿为君；桂枝活络行痰为臣；茯苓健脾消痰为佐；枳实行气化痰为使。五味药组合共奏豁痰利湿、健脾之功效。

四、肝郁气滞（阴吹）

肝郁气滞，阴吹。

主证：阴吹有声，精神抑郁，或烦躁易怒，胸胁少腹胀痛，时欲叹息，舌暗，苔白腻，脉弦涩。

中医辨证：肝郁气滞，阴吹。

治法：疏肝理气解郁。

方药：四逆散加味。

柴胡 10 克　枳壳 10 克　白芍 10 克　瓜蒌仁 10 克　炙甘草 6 克　桃仁 10 克

用法：诸药共煎加水 600 毫升，煎至 300 毫升去滓，一日三次，空腹服用。

禁忌：海菜、菘菜、猪肉。

方论：本方为疏肝解郁，调和肝脾的祖方。方中柴胡既可疏肝，又可升清阳以使郁热外透，用为君药；芍药养血敛阴，与柴胡相配一升一敛使郁热透解而不伤阴为臣药；佐以枳壳行气散结，以增强疏畅气机之效，瓜蒌润肺散滞，杏仁润肠通便；甘草调和诸药为使。组合成方共奏疏肝理解郁之功。

564. 阴　痒

妇人阴中瘙痒，甚则波及肛门周围，痒痛难忍，坐卧不宁者称为阴痒。多因脾虚湿热、肝经湿热、感染病虫、血虚化燥、肝肾阴虚而致。

一、脾虚湿热（阴痒）

脾虚湿热，阴痒。

主证：阴部瘙痒灼痛，甚则坐卧不宁，心烦少寐，或带下量多，色黄，质稠，臭秽，或伴脘闷纳呆，口苦，口中黏腻，大便溏而不爽或干结，或见小便频急灼痛，舌红苔腻，脉数濡。

中医辨证：脾虚湿热，阴痒。

治法：清热渗湿止痒。

方药：萆薢渗湿汤加味。

萆薢 10 克　薏苡仁 10 克　黄柏 10 克　茯苓 10 克　丹皮 10 克　泽泻 10 克　飞滑石 10 克　鹤虱 10 克　白藓皮 10 克　苦参 10 克　贯众 10 克　苍术 10 克

用法：诸药共煎加水 900 毫升，煎至 400 毫升去滓，一日三次，空腹服用。

禁忌：醋、胡荽、蒜、雀肉、青鱼、菘菜、诸果。

方论：方中萆薢清热渗湿分清化浊为君；苦参、泽泻、苍术、薏苡仁、白藓皮、鹤虱、茯苓、飞滑石清热利湿为臣；黄柏善清深伏之热邪；贯众杀虫止痒治蕴热湿秽之疾共为佐；丹皮凉血滋阴活络为使。诸药组合成方共奏清热渗湿止痒之功。

二、肝经湿热（阴痒）

肝经湿热，阴痒。

主证：阴部瘙痒，红肿灼痛，带下量多，色黄，质稠，臭秽，或伴有口苦，心烦易怒，目赤肿痛，或见淋浊，舌红苔黄，脉濡数。

中医辨证：肝经湿热，阴痒。

治法：清肝湿热，杀虫止痒。

方药：龙胆泻肝汤。

龙胆草 10 克　生地 10 克　当归 10 克　泽泻 10 克　秦皮 10 克　木通 6 克　乌梅 10 克　柴胡 10 克　车前子 10 克　贯众 10 克　栀子 10 克

用法：诸药共煎加水 900 毫升，煎至 400 毫升，一日三次，空腹服用。

禁忌：葱、蒜、萝卜、湿面、一切血。

方论：方中龙胆草清肝胆之实火，并能清下焦之湿热为君；栀子、柴胡苦寒泻火，木通、车前子、泽泻清热利湿，导湿热从小便而解为臣；肝为藏血之脏，肝经有热则易伤阴血，故佐以当归、生地养血益阴；乌梅、贯众杀虫止痒，秦皮祛湿止痒为使。诸药组合成方共奏清肝湿热，杀虫止痒之功。

三、感染病虫（阴痒）

感染病虫，阴痒。

主证：病虫侵蚀阴部，外阴及阴道瘙痒，有蚁行感，间感灼热及疼痛，带下量多，或带如腐渣，或浑浊呈水样，色黄呈泡沫，质稀薄，气腥臭，或下赤带，可伴尿频，尿急，尿痛，舌红苔腻，脉濡数。

中医辨证：感痒病虫，阴痒。

治法：清热利湿，杀虫止痒。

方药：龙胆泻肝汤加味。

龙胆草 10 克　泽泻 10 克　茯苓 10 克　柴胡 6 克　生地 12 克　秦皮 10 克　甘草 6 克　当归 10 克　白头翁 10 克　乌梅 10 克　贯众 10 克　木通 6 克

用法：诸药共煎加水 800 毫升，煎至 400 毫升去滓，一日三次，空腹服用。

禁忌：葱、蒜、萝卜、一切血、醋、海菜、猪肉、菘菜。

方论：方中龙胆草清肝胆实火，并能清下焦之湿热为君；柴胡、木通、茯苓、泽泻清热利湿，使湿热从小便而解为臣；秦皮、乌梅、贯众、白头翁杀虫祛湿止痒；当归、生地养血滋阴疏肝共为佐；甘草清热解毒兼调诸药为使。诸药组合成方共奏清热利湿、杀虫止痒之功。

四、血虚化燥（阴痒）

血虚化燥，阴痒。

主证：阴部瘙痒，夜间尤甚，带下甚少或全无，阴部干涩，或见脱屑，甚或皲裂，可伴头晕眼花，心悸寐少多梦，大便干结，舌红少津，脉细数。

中医辨证：血虚化燥，阴痒。

治法：养血润燥，祛风止痒。

方药：养血胜风汤加味。

川芎 6 克　桑叶 10 克　当归 10 克　菊花 10 克　生首乌 15 克　防风 10 克　银花藤 15 克　黑芝麻 15 克　枸杞子 10 克　白藓皮 10 克　紫荆皮 10 克　土茯苓 10 克

用法：诸药共煎加水 900 毫升，煎至 400 毫升，一日三次，空腹服用。

禁忌：湿面、葱、蒜、萝卜、醋。

方论：方中当归、川芎、首乌、枸杞、黑芝麻养血润燥为君；紫荆皮、白藓皮、土茯苓祛湿止痒为臣；桑叶、菊花、银花藤、防风祛风清热润燥为佐使。诸药组合成方共奏养血润燥、祛风止痒之功。

五、肝肾阴虚（阴痒）

肝肾阴虚，阴痒。

主证：阴部瘙痒，夜间尤甚，带下量少色黄，或量多夹血，阴部干枯萎缩，灼热疼痛，并见头晕目眩，耳鸣，舌红，脉弦数。

中医辨证：肝肾阴虚，阴痒。

治法：滋阴降火，调补肝肾。

方药：知柏地黄汤加味。

生地黄 10 克　知母 10 克　黄柏 10 克　山萸肉 10 克　丹皮 10 克　泽泻 10 克　山药 10 克　制首乌 10 克　当归 10 克　茯苓 10 克　白藓皮 10 克　败酱草 15 克

用法：诸药共煎加水 800 毫升，煎至 400 毫升去滓，一日三次，空腹服用。

禁忌：葱、蒜、萝卜、一切血、胡荽、醋及一切酸。

方论：本方主治症均肝肾阴虚，治当滋补肝肾之阴。知母、黄柏、生地黄补肾阴，益精髓为君；山萸肉补肝肾，敛虚火，干山药既可补肾，又可健脾共为臣；阴虚则火旺，故配丹皮凉血清热，以泻肝胆虚火；肾虚水湿不能渗利，故用茯苓、泽泻以利水湿；当归、首乌、白鲜皮、败酱草养血调营祛风止痒为佐使。诸药组合成方共奏滋阴降火、调补肝肾之功。

565. 阴 挺

子宫从正常解剖位置沿阴道下移，甚至脱出阴道口外，或阴道壁膨出者，称为阴挺，又称"子宫脱垂"等。多因气虚、肾虚而致。

一、气虚（阴挺）

气虚阴挺。

主证：子宫脱垂，甚或脱出阴道口外，劳则坠出更甚，小腹下坠，四肢无力，少气懒言，面色少华，或小便频数，带下量多，舌淡，脉弱。

中医辨证：气虚阴挺。

治法：补中益气，升阳举陷。

方药：补中益气汤。

党参 15 克　升麻 6 克　柴胡 10 克　白术 10 克　炙甘草 6 克　当归 10 克　陈皮 6 克　金樱子 10 克　熟地 10 克　鹿角胶 10 克　桑螵蛸 10 克　黄芪 15 克

用法：诸药共煎加水 900 毫升，煎至 400 毫升，一日三次，空腹服用。

禁忌：海菜、菘菜、猪肉、湿面、雀肉、青鱼、湿面。

方论：方中黄芪补中益气，党参、白术、甘草甘温益气补益脾胃，升举清阳；鹿角胶、金樱子、桑螵蛸益气补肾固摄。诸药组合成方共奏补中益气、升阳举陷之功。

二、肾虚（阴挺）

肾虚阴挺。

主证：子宫脱垂，久脱不复，小腹下坠，腰酸腿软，小便频数，夜间尤甚，或头晕耳鸣。

中医辨证：肾虚阴挺。

治法：补肾固脱。

方药：大补元煎。

山茱萸 10 克　熟地黄 10 克　山药 10 克　当归 10 克　杜仲 10 克　枸杞子 10 克　炙甘草 6 克　人参 10 克

用法：诸药共煎加水 800 毫升，煎至 400 毫升，一日三次，空腹服用。

禁忌：葱、蒜、萝卜、一切血、湿面、猪肉、菘菜、海菜。

方论：方中人参、熟地黄益气补元健脾为君；山萸肉、杜仲填精益肾为臣；当归养血和营调理冲任为佐；山药即能补肾又能健脾，合君药健脾固脱为使。诸药组合成方共奏补肾固脱之功。

566. 阴 冷

妇人自觉阴部寒冷，或掣及小腹与臀股间，性欲淡漠者，称阴冷，亦称"阴寒"。多因肾阳虚、风寒、痰湿而致。

一、肾阳虚（阴冷）

肾阳虚阴冷。

主证：阴中觉冷，肢体肥胖，倦怠嗜卧，性欲淡漠，痰多黏稠，大便不实，胸脘痞闷，纳少腹胀，大便溏薄，舌体淡胖，脉沉细。

中医辨证：肾阳虚阴冷。

治法：温补肾阳。

方药：肾气丸加减。

熟地黄 10 克　山萸肉 10 克　仙灵脾 10 克　仙茅 10 克　山药 10 克　肉桂 3 克　制附片 10 克　紫石英 10 克　巴戟天 10 克　甘草 6 克

用法：诸药共煎加水 800 毫升，煎至 400 毫升，一日三次，空腹服用。

禁忌：葱、蒜、萝卜、一切血、海菜、菘菜、猪肉。

方论：方中地黄、山茱萸补益肾阴而摄精气；山药、茯苓、甘草健脾渗湿；泽泻泻肾中水邪；附子、紫石英、肉桂、仙茅、巴戟天温肾壮阳补命门真火。诸药组合成方共奏温补肾阳之功。

二、风寒（阴冷）

风寒阴冷。

主证：阴中寒冷或小腹冷痛，带下量多，质清稀如水，舌淡苔白，脉沉迟。

中医辨证：风寒阴冷。

治法：温经散寒。

方药：吴茱萸汤。

吴茱萸 10 克　肉桂 3 克　半夏 10 克　当归 10 克　丹皮 10 克　藁本 10 克　麦冬 10 克　细辛 3 克　干姜 6 克　茯苓 10 克　木香 10 克

用法：诸药共煎加水 900 毫升，煎至 400 毫升，一日三次，空腹服用。

禁忌：羊肉、羊血、饴糖、蒜、胡荽、鲫鱼、醋、一切酸。

方论：方中吴茱萸、藁本温宫暖肾散寒为君；肉桂、干姜辛散寒邪，温肾暖宫止带为臣；当归、丹皮、木香、细辛养血调经行气活络养血为佐；茯苓益气健脾为使。诸药组合成方共奏温经散散之功。

三、痰湿（阴冷）

痰湿阴冷。

主证：阴中觉冷，肢体肥胖，倦怠嗜卧，性欲淡漠，痰多黏稠，大便不实，胸脘痞满，纳少腹胀，舌苔腻，脉濡滑。

中医辨证：痰湿阴冷。

治法：开痰散结，祛湿解郁。

方药：苍附导痰丸。

苍术 10 克　制香附 10 克　茯苓 10 克　胆南星 10 克　半夏 10 克　炙甘草 6 克　枳壳 10 克　当归 10 克　川芎 6 克　生姜 6 克　神曲 10 克

用法：诸药共煎加水 900 毫升，煎至 400 毫升，一日三次，空腹服用。

禁忌：雀肉、青鱼、诸果、桃李、海菜、猪肉、醋及一切酸。

方论：方中苍术、半夏、胆星、神曲开痰散结解郁为君；枳壳、香附、川芎、生姜、当归行气养血，化滞消痞除胀为臣；细辛、当归、丹皮养血行气止痛为佐；茯苓益气健脾为使。诸药组合成方共奏开痰散结、祛湿解郁之功。

四、湿热（阴冷）

湿热阴冷。

主证：阴户寒冷，带下色黄质黏滞不畅，时觉阴痒，或阴户肿痛，小便短赤涩痛，大便不爽，舌红，苔腻，脉濡数。

中医辨证：湿热阴冷。

治法：清热利湿。

方药：龙胆泻肝汤。

龙胆草 10 克　栀子 10 克　黄芩 10 克　泽泻 10 克　生地黄 10 克　当归 10 克　车前子 10 克　甘草 6 克　白藓皮 10 克　木通 6 克

用法：诸药共煎加水 800 毫升，煎至 400 毫升，一日三次，空腹服用。

禁忌：葱、蒜、萝卜、一切血、海菜、菘菜、猪肉。

方论：方中龙胆草善泻肝胆之实火，并能清下焦之湿热为君；黄芩、栀子苦寒泻火，车前子、木通、泽泻清利湿热，使湿热从小便而解为臣；肝为藏血之脏，肝经有热最宜伤阴血，故以生地黄、当归养血益阴为佐；白鲜皮祛湿化瘀止痒，甘草调和诸药为使。诸药组合成方共奏清热利湿之功。

十二　儿科症治

567. 小儿急惊风

急惊风是以抽搐神昏、神识昏瞀为特征的婴幼儿常见急症。多因感受风邪、感受温邪、感受暑邪、痰食惊风、惊恐惊风而致。

一、感受风邪（小儿急惊风）

感受风邪，小儿急惊风。

主证：多见于冬春之季，起病急，发热，头痛，流涕，咳嗽，咽痛，随即出现烦躁，惊厥，神昏，舌尖红，苔薄白或薄黄，脉浮数而弦。

中医辨证：感受风邪，小儿急惊风。

治法：疏风清热，熄风镇惊。

方药：银翘散加减。

薄荷（后下）3克　荆芥6克　银花6克　连翘6克　牛蒡子6克　蝉蜕6克　僵蚕6克　羚羊角6克　甘草2克　钩藤6克（后下）

用法：诸药共煎加水400毫升，煎至150毫升去滓，一日三次分服。

禁忌：鲫鱼、海菜、猪肉、菘菜。

方论：方中金银花、连翘辛凉轻宣、透泄散邪、清热解毒为君；薄荷、牛蒡子辛凉散风清热，荆芥、蝉蜕辛散透表、解肌散风为臣；羚羊角、钩藤、僵蚕清热凉肝、熄风止痉为佐；甘草调和诸药为使。诸药组合成方共奏疏风清热、熄风镇惊之功。

二、感受温邪（小儿急惊风）

感受温邪，小儿急惊风。

主证：常见于冬春之季，起病急，壮热不退，口渴喜饮，烦躁谵妄，甚至神昏，惊厥，或见瘀点瘀斑，舌红绛，脉细数。

中医辨证：感受温邪，小儿急惊风。

治法：清气凉营，熄风开窍。

方药：清瘟败毒饮。

银花6克　连翘6克　生地黄6克　赤芍6克　水牛角6克　羚羊角6克　生石膏10克　知母5克　石菖蒲3克

用法：诸药共煎加水400毫升，煎至150毫升去滓，一日三次分服。

禁忌：葱、蒜、萝卜、羊肉、羊血、饴糖。

方论：方中重用石膏合知母清阳明之热；水牛角、羚羊角、赤芍、生地黄专于凉血解毒化瘀解毒；金银花、连翘清热透邪为佐；菖蒲活络散聚开窍为使。诸药组合共奏清气凉营、熄风开窍之功。

三、感受暑邪（小儿急惊风）

感受暑邪，小儿急惊风。

主证：多见于盛夏之季，壮热多汗，头痛项强，恶心呕吐，烦躁嗜睡，抽搐，口渴便秘，脉洪数。

中医辨证：感受暑邪，小儿急惊风。

治法：祛暑清热，镇惊熄风。

方药：白虎汤加味。

生石膏 10 克　知母 6 克　粳米 15 克　甘草 3 克　大黄 3 克　芒硝 3 克　天花粉 6 克　僵蚕 6 克　钩藤 6 克（后下）

用法：诸药共煎加水 400 毫升，煎至 150 毫升去滓，一日三次分服。

禁忌：海菜、猪肉、菘菜。

方论：方中知母、石膏清肺胃之热而除烦，甘草、粳米益气生津、养胃和中，大黄、芒硝消痞散结，急下存阴，天花粉滋阴生津，僵蚕活络熄风。诸药组合成方共奏祛暑清热、镇惊熄风之功。

四、感受湿邪（小儿急惊风）

感受湿热，小儿急惊风。

主证：多见于夏秋季节，起病急骤，突然壮热，神识昏迷，反复抽搐，或烦躁谵语，呕吐腹痛，大便腥臭或夹脓血，舌红苔腻黄，脉濡数或弦。

中医辨证：感受湿热，小儿急惊风。

治法：清热化湿，解毒熄风。

方药：黄连解毒汤合白头翁加味。

黄连 2 克　白头翁 6 克　栀子 6 克　黄芩 6 克　秦皮 6 克　全蝎 1 枚　黄柏 6 克　钩藤 6 克（后下）

用法：诸药共煎加水 400 毫升，煎至 150 毫升去滓，一日三次分服。

禁忌：冷水、猪肉。

方论：焦积热，邪火妄行，故用黄芩泻肺火于上焦，黄连泻脾火于中焦，黄柏泻肾火于下焦，栀子通泻三焦之火从膀胱而解出，白头翁清热解毒、凉血止痢，黄柏、秦皮燥湿清热，全蝎、钩藤熄风解痉。诸药组合成方共奏清热化湿、解毒熄风之功。

五、痰食惊风（小儿急惊风）

小儿痰食，急惊风。

主证：纳呆，呕吐，腹痛，便秘，继之发热神呆，迅即出现昏迷，惊厥，喉间痰鸣，腹部胀满，呼吸气粗，舌苔厚腻，脉滑弦。

中医辨证：小儿痰食，急惊风。

治法：消食导滞，涤痰熄风。

方药：保和丸加玉枢丹。

山楂 6 克　神曲 6 克　陈皮 3 克　莱菔子 6 克　连翘 6 克　胆南星 5 克　半夏 6 克　玉枢丹每服 1 克日服两次（即太乙神丹）

用法：诸药共煎加水 400 毫升，煎至 150 毫升去滓，一日三次，空腹服用。

禁忌：羊肉、羊血、饴糖。

方论：方中山楂善消油腻肉滞，神曲消酒食陈腐之积，莱菔子消面食痰浊之滞，陈皮、半夏理气和胃，燥湿化痰，连翘散结清热，胆南星涤痰熄风。诸药组合成方共奏消食导滞、涤痰熄风之功。

六、惊恐惊风（小儿急惊风）

小儿惊恐，急惊风。

主证：面色时赤，时青，频作惊惕，甚至惊厥，偶有发热，大便色青，脉弦。

中医辨证：小儿惊恐，急惊风。

治法：镇惊安神，益气健脾。

方药：远志丸加减。

远志3克　石菖蒲3克　龙齿1克　琥珀2克　山药6克　人参3克　蝉衣5克　天麻3克　全蝎1枚　茯苓6克　白僵蚕5克

用法：诸药共煎加水400毫升，煎至150毫升去滓，一日三次分服。

禁忌：醋及一切酸。

方论：方中远志、龙齿、琥珀镇惊安神为君；全蝎、天麻、蝉衣、僵蚕镇惊安神为臣；菖蒲活络开窍化痰为佐；人参、山药、茯苓益气健脾为使。诸药组合成方共奏镇惊安神、益气健脾之功。

568. 小儿发热

小儿发热多由风寒束表、风热袭表、暑湿在表、卫气同病、热入少阳、邪热壅肺、热入阳明、气营两燔、病在营分、病在血分、食积化热、湿郁化热、痰阻发热、血瘀发热、阴虚发热、阳虚发热、气虚发热、血虚发热而致。

一、风寒束表（小儿发热）

风寒束表，小儿发热。

主证：发热恶寒，无汗，头身疼痛，蜷曲畏寒，鼻塞流涕、咳嗽痰稀，苔薄白，脉浮紧。

中医辨证：风寒束表，小儿发热。

治法：辛温解表。

方药：荆防败毒散加减。

荆芥6克　川芎3克　柴胡6克　独活6克　薄荷（后下）3克　前胡6克　茯苓10克　生姜3克　枳壳6克　桔梗6克　防风6克　甘草3克

用法：诸药共煎加水400毫升，煎至150毫升去滓，一日三次分服。

禁忌：鲫鱼、醋及一切酸、海菜、猪肉、菘菜。

方论：方中荆芥、防风、独活、川芎辛温解表为君；柴胡、前胡、薄荷疏风清热为臣；枳壳、桔梗行气活络为佐；茯苓、甘草益气补中兼调和诸药为使。诸药组合成方共奏辛温解表之功。

二、风热袭表（小儿发热）

风热袭表，小儿发热。

主证：发热汗出，咳痰黏稠，鼻流浊涕，口干微咳，面红目赤，咽喉红肿，舌红，苔薄白或薄黄，脉浮数。

中医辨证：风热袭表，小儿发热。

治法：辛凉解表。

方药：银翘散。

金银花6克　连翘6克　荆芥6克　牛蒡子6克　桔梗3克　薄荷（后下）3克　芒硝10克　竹叶6克　杏仁6克　川贝母5克　瓜蒌仁6克　甘草3克

用法：诸药共煎加水400毫升，煎至150毫升去滓，一日三次分服。

禁忌：鳖肉。

方论：方中连翘、银花、薄荷、竹叶辛凉解表为君；牛蒡子、桔梗、芦根、瓜蒌仁、杏仁、川贝母清热宣肺利咽为臣；荆芥活络化滞为佐；甘草调诸药为使。诸药组合成方共奏辛凉解表之功。

三、暑湿在表（小儿发热）

暑湿在表，小儿发热。

主证：发热，恶寒，有汗，精神困倦，头晕昏昏或烦躁咳喘，面红目赤，舌苔腻，脉洪数。

中医辨证：暑湿在表，小儿发热。

治法：清凉涤暑。

方药：清凉涤暑汤。

连翘6克　滑石10克　广香薷5克　扁豆6克　茯苓6克　甘草3克　通草3克　西瓜翠衣10克

用法：诸药共煎加水400毫升，煎至150毫升去滓，一日三次分服。

禁忌：醋及一切酸、海菜、猪肉、菘菜。

方论：方中连翘、滑石、香薷、西瓜翠衣清凉涤暑为君；茯苓、扁豆益气健脾调中为臣；通草活络化滞利尿，导暑邪从小便而解为佐；甘草调和诸药为使。诸药组合成方共奏清凉涤暑之功。

四、卫气同病（小儿发热）

卫气同病，小儿发热。

主证：发热恶寒，无汗或有汗，头痛，咽干口渴，心烦尿赤，舌红，脉数。

中医辨证：卫气同病，小儿发热。

治法：解表清里。

方药：银翘散合白虎汤加减。

金银花6克　连翘6克　荆芥6克　炒栀子5克　薄荷（后下）? 克　桔梗3克　淡豆豉3克　生石膏10克　知母5克　粳米15克　竹叶5克　甘草3克

用法：诸药共煎加水300毫升，煎至150毫升去滓，一日三次分服。

禁忌：鳖肉、海菜、猪肉、菘菜。

方论：方中金银花、连翘辛凉轻宣、透泄散邪、清热解毒为君；薄荷、栀子辛凉散风清热，荆芥、淡豆豉辛散透表解肌散风为臣；桔梗、甘草清热解毒，竹叶、芦根、石膏清热除烦为佐；粳米补中益气和胃清里为使；诸药组合成方共奏解表清里之功。

五、热入少阳（小儿发热）

热入少阳，小儿发热。

主证：往来寒热，头晕心烦，呕吐不欲食，年长儿可述口苦，咽干，胸肋苦闷，脉弦。

中医辨证：热入少阳，小儿发热。

治法：和解少阳，扶正祛邪。

方药：小柴胡汤。

柴胡5克　广藿香5克　黄芩5克　竹茹5克　生姜3克　大枣3克　青蒿5克　甘草3克　人参2克　半夏3克

用法：诸药共煎加水300毫升，煎至150毫升去滓，一日三次，食远分服。

禁忌：海菜、菘菜、猪肉。

方论：方中柴胡清透少阳半表之邪，从外而解为君；黄芩清泄少阳半里之热为臣；人参、甘草益气扶正，半夏降逆和中，藿香辟秽化浊，竹茹降逆和胃共为佐；生姜、大枣调和营卫。诸药组合共奏和解少阳、扶正祛邪之功。

六、邪热壅肺（小儿发热）

邪热壅肺，小儿发热。

主证：身热汗出，烦渴引饮，咳嗽气喘，或胸闷胸痛，痰黏不爽，舌红，少苔，脉滑数。

中医辨证：邪热壅肺，小儿发热。

治法：清热宣肺。

方药：麻杏石甘汤加味。

麻黄（先煎去浮沫）3克　杏仁6克　生石膏10克　甘草3克　黄芩6克　黛蛤散（包煎）5克　葶苈子6克

用法：诸药共煎加水300毫升，煎至150毫升去滓，一日三次分服。

禁忌：海菜、猪肉、菘菜。

方论：方中麻黄宣肺平喘为君；石膏、黄芩清泄肺热为臣；杏仁降气止咳为佐；甘草调和诸药为使。诸药组合成方共奏清热宣肺之功。

七、热入阴明（小儿发热）

热入阳明，小儿发热。

主证：壮热无寒，大汗出，烦渴引饮，舌质红，苔黄燥，脉洪数。

中医辨证：热入阳明，小儿发热。

治法：清热生津。

方药：白虎汤。

生石膏10克　知母6克　粳米15克　甘草3克

用法：诸药共煎加水300毫升，煎至150毫升去滓，一日三次分服。

禁忌：海菜、猪肉、菘菜。

方论：方中知母、石膏清肺胃之热而除烦渴，甘草、粳米益气生津、养胃和中，四味组合共收清热生津之功。

八、气营两燔（小儿发热）

气营两燔，小儿发热。

主证：壮热，口渴，烦躁不宁，头痛，肌肤斑疹隐隐，甚或吐血，衄血，舌红，苔黄，脉细数。

中医辨证：气营两燔，小儿发热。

治法：气营（血）两清。

方药：清瘟败毒饮。

生石膏 10 克　知母 6 克　水牛角 10 克　生地黄 6 克　赤芍药 6 克　生甘草 3 克　黄连 2 克　栀子 5 克　桔梗 5 克　竹叶心 5 克　连翘 5 克　黄芩 5 克

用法：诸药共煎加水 500 毫升，煎至 150 毫升去滓，一日三次分服。

禁忌：海菜、猪肉、冷水、葱、蒜、萝卜、一切血。

方论：方中重用石膏合知母、甘草以清阳明之热；黄连、黄芩、栀子三药合用能泻三焦实火；犀角、生地黄、赤芍专于凉血解毒化瘀；连翘、桔梗、甘草清热透邪利咽；竹叶清心利尿导热下行。诸药合用，既清气分之火，又凉血分之热是治疗气营两燔的很好方剂。

九、病在营分（小儿发热）

病在营分，小儿发热。

主证：身热夜甚，烦躁不安，神昏谵语，或斑疹隐隐，口干而不甚渴饮，舌红少津，脉细数。

中医辨证：病在营分，小儿发热。

治法：清营透热，养阴活血。

方药：清营汤。

水牛角（犀角善佳）10 克　生地黄 6 克　麦冬 6 克　玄参 6 克　黄连 2 克　丹参 6 克　竹叶心 6 克　连翘心 5 克　银花 6 克

用法：诸药共煎加水 300 毫升，煎至 150 毫升去滓，一日三次分服。

禁忌：鲫鱼、葱、蒜、萝卜、一切血、冷水、猪肉。

方论：方中犀角（可水牛角代）、生地黄清营凉血，银花、连翘、黄连、竹叶心清热解毒，并透热于外，使入营之邪透出气分而解，热壅血瘀，故少配丹参活血消瘀以散热，邪热伤阴，故用麦冬、玄参养阴生津。诸药组合成方共奏清营透热，养阴活血之功。

十、病在血分（小儿发热）

病在血分，小儿发热。

主证：高热不退，烦躁不宁，甚或神昏谵语，痉挛抽搐，斑疹显露，吐血，衄血，便血，舌红少津，脉弦数细。

中医辨证：病在血分，小儿发热。

治法：清热解毒。

方药：犀角地黄汤加味。

水牛角 10 克　生地黄 6 克　丹皮 6 克　赤芍 6 克　桔梗 6 克　银花 6 克　连翘 6 克　大青叶 6 克　知母 6 克　生石膏 6 克　甘草 3 克

用法：诸药共煎加水 60 毫升，煎至 150 毫升去滓，一日三次分服。

禁忌：葱、蒜、萝卜、海菜、猪肉、莼菜。

方论：方中犀角清营凉血，清热解毒，生地黄滋养阴液，知母、丹皮泄血分之伏热，凉血散瘀，赤芍和营泄热，银花、连翘、大青叶清热凉血，石膏清热除烦，桔梗清热化滞；甘草清热解毒兼调诸药。诸药组合共奏清热解毒之功。

十一、食积（小儿发热）

食积，小儿发热。

主证：手足心热，夜热尤甚，嗳腐，不思饮食，呕恶欲吐，大便溏薄秽臭或秘结，舌苔厚腻，脉滑。

中医辨证：食积，小儿发热。

治法：消食导滞，健脾和胃。

方药：

黄连 2 克　半夏 6 克　茯苓 6 克　山楂 6 克　连翘 6 克　神曲 6 克　莱菔子 6 克　青蒿 6 克　陈皮 3 克

用法：诸药共煎加水 500 毫升，煎至 150 毫升去滓，一日三次分服。

禁忌：醋及一切酸、羊肉、羊血、饴糖、冷水、猪肉。

方论：方中山楂善消油腻肉滞，神曲能消酒食陈腐之积，莱菔子能消面食痰浊之滞，陈皮、半夏、茯苓理气和胃、燥湿化痰，连翘散结清热，青蒿、黄连清热解毒。诸药组合成方共奏消食导滞、健脾和胃之功。

十二、湿郁（小儿发热）

湿郁化热，小儿发热。

主证：身热不扬，头身重困，虽得汗暂解，但继而发热，且午后明显，兼见纳呆呕恶，便溏尿少，舌红苔腻，脉濡数。

中医辨证：湿郁化热，小儿发热。

治法：清热化湿。

方药：三仁汤。

白蔻仁 2 克　杏仁 6 克　连翘 6 克　滑石 10 克　半夏 6 克　木通 3 克　茵陈 6 克　苡仁 6 克

用法：诸药共煎加水 400 毫升，煎至 150 毫升去滓，一日三次分服。

禁忌：羊肉、羊血、冷水、猪肉、醋及一切酸。

方论：方中半夏降逆和胃、燥湿化痰为君；竹茹清热化痰、止呕除烦，枳壳行气化痰，使痰随气下行为臣；陈皮理气燥湿，茯苓健脾渗湿，黄连清心去热共为佐；大枣、生姜调和营卫。诸药组合成方共奏清热化痰之功。

十三、血瘀（小儿发热）

血瘀，小儿发热。

主证：高热神昏，夜间更甚，舌红或紫，脉涩数。

中医辨证：血瘀，小儿发热。

治法：化瘀清热。

方药：血府逐瘀汤。

当归 5 克　赤芍 5 克　生地黄 6 克　桃仁 6 克　红花 3 克　川芎 3 克　牛膝 5 克　丹皮 5 克

用法：诸药共煎加水 400 毫升，煎至 200 毫升去滓，一日三次分服。

禁忌：葱、蒜、萝卜、一切血、胡荽。

方论：方中用桃仁、红花、川芎、赤芍活血去瘀，配合当归、生地活血养血，使瘀血去而不伤血，牛膝破瘀通经，引瘀血下行，牡丹皮凉血清热。诸药组合成方共奏化瘀清热之功。

十四、阴虚（小儿发热）

阴虚，小儿发热。

主证：午后身热或骨蒸潮热，颧红盗汗，五心烦热，口燥咽干，舌红苔黄，脉数。

中医辨证：阴虚发热，小儿发热。

治法：养阴清热。

方药：清骨散。

银柴胡5克　胡黄连5克　秦艽6克　鳖甲6克　玄参6克　青蒿6克　知母6克　生地黄6克　炙甘草3克　龟版6克

用法：诸药共煎加水300毫升，煎至150毫升去滓，一日三次分服。

禁忌：冷水、猪肉、葱、蒜、萝卜、菘菜、海菜。

方论：方中银柴胡能祛髓之热邪，治虚劳之骨蒸，胡黄连、知母、生地黄均入阴分而清伏热于里，青蒿、秦艽均具辛散之功，能宣内伏之热而出于表，更以鳖甲、龟版滋阴潜阳，玄参滋阴清热，甘草调和诸药。诸药组合共奏养阴清热之功。

十五、阳虚（小儿发热）

阳虚，小儿发热。

主证：肢冷身热，汗出恶寒，自汗盗汗，小便频数，舌淡少苔，脉细数。

中医辨证：阳虚，小儿发热。

治法：温补肾阳。

方药：肾气丸。

黄芩6克　肉桂1克　制附片3克　生姜3克　山萸肉3克　山药6克　白术5克　丹皮5克

用法：诸药共煎加水300毫升，煎至150毫升，一日三次分服。

禁忌：醋及一切酸、雀肉、青鱼、菘菜、猪肉、蒜、胡荽。

方论：方中桂枝、附子温肾壮阳为君；山萸肉补肾益精，山药既可补肾，又能健脾共为臣；阳虚则火旺，故配丹皮凉血清热以泻肝肾虚火，肾虚水湿不能渗利，故用茯苓、泽泻渗利水湿共为佐；白术益气健脾。诸药组合成方共奏温补肾阳之功。

十六、气虚（小儿发热）

气虚，小儿发热。

主证：自汗，恶风，倦怠乏力，少气懒言，发热或高或低，动则气促，舌淡，苔白，脉虚弱。

中医辨证：气虚，小儿发热。

治法：益气健脾，甘温除热。

方药：补中益气汤。

柴胡3克　当归5克　党参10克　白术5克　升麻5克　陈皮3克　牡蛎10克　桂枝3克　白芍5克　浮小麦6克　黄芪10克

用法： 诸药共煎加水 400 毫升，煎至 200 毫升，一日三次分服。

禁忌： 湿面、雀肉、青鱼、菘菜、桃李。

方论： 方中黄芪补中益气为君；党参、白术、甘草、浮小麦甘温清热、益气健脾为臣；陈皮调理气机，当归补血和营，柴胡、升麻疏风清热共为佐；白芍滋阴清热，桂枝活络固表止汗。诸药组合成方共奏益气健脾、甘温除热之功。

十七、血虚（小儿发热）

血虚，小儿发热。

主证： 午后发热，入夜尤甚，烦渴欲饮，面部潮红，舌红，脉细数。

中医辨证： 血虚，小儿发热。

治法： 补益心脾。

方药： 归脾汤。

黄芪 10 克　党参 10 克　茯苓 6 克　白术 6 克　大枣 5 克　柴胡 3 克　生姜 3 克　炙远志 5 克　木香 3 克　炙甘草 3 克　白薇 5 克　龙骨 10 克

用法： 诸药共煎加水 400 毫升，煎至 200 毫升去滓，一日三次分服。

禁忌： 醋及一切酸、雀肉、青鱼、菘菜、诸果。

方论： 方中以参、芪、术、甘草甘温补气健脾，茯苓、远志宁心安神，更用木香理气健脾，柴胡疏肝理气清热，白薇治阴虚内热，龙骨滋阴潜阳，生姜、大枣调和营卫。诸药组合成方共奏补益心脾之功。

569. 小儿口噤（伤风动痰火）

小儿口噤，伤风动痰火。

主证： 小儿口噤，手足抽搐痰潮，舌苔腻，脉滑数。

中医辨证： 小儿口噤，伤风动痰火。

治法： 清热解痉，熄风祛痰。

方药： 羌活熄风汤。

羌活 3 克　南星 5 克　竹沥 6 克　半夏 6 克　防风 3 克　姜汁 5 滴　生地黄 10 克　天麻 5 克　甘草 3 克　枯芩 5 克　犀角 1 克　羚羊角 1 克　枳壳 1 克　僵蚕 10 克

用法： 诸药共煎加水 400 毫升，煎至 200 毫升去滓，一日三次分服。

禁忌： 羊肉、羊血、饴糖、葱、蒜、萝卜、海菜、猪肉、菘菜。

方论： 方中犀角、羚羊角清热解痉，黄芩、羌活、防风、竹沥清热开窍，祛风化痰，天麻、僵蚕、南星、姜汁、半夏熄风化痰，枳壳行气降痰，生地养血调营。诸药组合成方共奏清热解痉之功。

570. 小儿昏迷

小儿昏迷是指以神志不清为特征的一种小儿常见的急症。多因热毒内陷、腑热攻冲、瘀热交阻、湿热上蒸、痰浊蒙蔽、浊阴上逆、亡阴、亡阳而致。

一、热毒内陷（小儿昏迷）

热毒内陷，小儿昏迷。

主证：神昏谵语或昏愦不语，高热，面目红赤或四肢抽搐或斑疹衄血，便秘溲赤，唇焦齿燥，舌红少津，脉数。

中医辨证：热毒内陷，小儿昏迷。

治法：清心包之热，兼养阴生津，加至宝丹增强开闭通窍之力。

方药：清宫汤加至宝丹。

犀角（水牛角代）10克　竹叶心5克　玄参心5克　连翘心3克　莲子心5克　麦冬（连心）6克　至宝丹如桐子大2粒（丸）

用法：诸药共煎加水300毫升，煎至150毫升去滓，一日三次分服。

禁忌：鲫鱼。

方论：方中犀角、玄参清心解毒为君；连翘心、竹叶心清心热为臣；莲子心、麦冬补养心肾之阴共为佐使。诸药合用共成清热养阴生津之功。

二、腑热攻冲（小儿昏迷）

腑热攻冲，小儿昏迷。

主证：神昏谵语，躁扰不宁，日晡潮热，腹满而硬，大便秘结，或热结旁流，下利腐臭，面目俱赤，声重气粗，舌红苔黄，脉滑数。

中医辨证：腑热攻冲，小儿昏迷。

治法：攻下热结，清泄阳明。

方药：调胃承气汤加紫雪丹。

甘草3克　芒硝3克　生石膏10克　知母5克　大黄3克

用法：诸药共煎加水400毫升，煎至150毫升去滓，一日三次分服。

禁忌：海菜、菘菜、猪肉。

方论：方中大黄苦寒泻火通结为君；芒硝咸寒软坚润燥为臣；甘草甘缓和中以缓消大黄苦泻使药力缓缓下行为佐；生石膏清腑热，知母善治下焦深伏之热为使。五味组合成方共奏攻下热结、清泄阳明之功。

三、瘀热交阻（小儿昏迷）

瘀热交阻，小儿昏迷。

主证：神昏谵语或狂躁，周身灼热，甲青唇紫或皮肤瘀斑，衄血或少腹硬满急痛，便秘或自利酱粪，舌暗或有紫斑，脉涩数。

中医辨证：瘀热交阻，小儿昏迷。

治法：清热通瘀开窍。

方药：犀角地黄汤加味，送服神犀丹。

水牛角10克　生地黄6克　丹皮6克　郁金6克　赤芍6克　连翘6克　桃仁3克　三七粉（分冲）1克　石菖蒲3克　羚羊角5克　钩藤6克（后下）

用法：诸药共煎加水400毫升，煎至150毫升去滓，一日三次分服。

禁忌：葱、蒜、萝卜、一切血、胡荽、羊肉、羊血、饴糖。

方论：方中羚羊角、水牛角、郁金、丹皮、赤芍、连翘清热凉血化瘀为君；石菖蒲、桃仁、三七粉活络化滞开窍为臣；生地养血调营为佐使。诸药组合成方共奏清热开窍之功。

四、湿热上蒸（小儿昏迷）

湿热上蒸，小儿昏迷。

主证：神昏谵语或昏迷不省人事，或昏而时醒，身热不扬或高热，黄疸颜色迅速加深，斑疹吐衄，腹胀膨满，恶心呕吐，舌红苔黄，脉弦数。

中医辨证：湿热上蒸，小儿昏迷。

治法：清热利湿开窍。

方药：犀角地黄汤合茵陈蒿汤，送服安宫牛黄丸。

水牛角10克　生地黄10克　茵陈蒿10克　丹皮6克　白芍6克　大黄3克　栀子6克

用法：诸药共煎加水300毫升，煎至150毫升去滓，一日三次分服。

禁忌：葱、蒜、萝卜、一切血、胡荽。

方论：方中茵陈蒿利湿清热为君；栀子、大黄清腑泻热为臣；丹皮、白芍凉血活络清热为佐；生地黄养血滋阴调营为使。诸药组合共奏清热利湿之功。

五、痰浊蒙蔽（小儿昏迷）

痰浊蒙蔽，小儿昏迷。

主证：神志痴呆，意识朦胧，或时清时昧，语言错乱，喉间痰声漉漉，舌苔腻白，脉滑。

中医辨证：痰浊蒙蔽，小儿昏迷。

治法：涤痰开窍。

方药：涤痰汤。

胆南星5克　茯苓6克　半夏6克　青果2枚　竹茹5克　枳实5克　橘红3克　郁金5克　石菖蒲3克　另加苏合香丸1～2丸，日服2次。

用法：诸药共煎加水400毫升，煎至200毫升，一日三次，空腹服用。

禁忌：醋及一切酸、羊肉、羊血、饴糖。

方论：方中半夏、胆星、竹茹健脾化痰消浊为君；菖蒲、郁金、橘红、枳壳行气降痰开窍醒神为臣；茯苓健脾化痰为佐；青果宣肺化痰利咽为使。诸药组合成方共奏涤痰开窍之功。

六、浊阴上逆（小儿昏迷）

浊阴上逆，小儿昏迷。

主证：常见水肿病晚期，嗜睡渐至昏迷，面色晦黯，恶心呕吐，视力障碍，浮肿尿闭，舌淡苔白，脉沉缓。

中医辨证：浊阴上逆，小儿昏迷。

治法：温补脾肾，泄浊开窍。

方药：温脾汤送服苏合香丸。

人参5克　制附片3克　炙甘草2克　大黄3克　干姜3克　半夏5克　泽泻5克　猪苓5克

用法：诸药共煎加水300毫升，煎至150毫升去滓，一日三次，空腹服用。

禁忌：海菜、猪肉、菘菜、羊肉、羊血、饴糖。

方论：方中人参、附子、干姜温肾补脾为君；半夏、泽泻、猪苓泄浊开窍为臣；大黄消积通腑散结为佐；甘草益气健脾为使。诸药组合成方共奏温脾补肾、泄浊开窍之功。

七、亡阴（小儿昏迷）

亡阴，小儿昏迷。

主证：昏沉嗜睡甚至昏迷，皮肤干皱，唇焦齿燥，面红身热，目陷睛迷，舌红少津，脉细数。

中医辨证：亡阴，小儿昏迷。

治法：救阴益气固脱。

方药：生脉散加味。

人参3克　龙骨5克　麦冬6克　牡蛎5克　山萸肉3克　五味子3克　郁金3克　石菖蒲3克

用法：诸药共煎加水300毫升，煎至150毫升去滓，一日三次分服。

禁忌：鲫鱼、羊肉、羊血、饴糖。

方论：方中人参、麦冬滋阴益气补元固脱为君；龙骨、牡蛎滋阴潜阴，山萸肉、五味子填精益肾为臣；郁金、菖蒲开窍醒神为佐使。诸药组合成方共奏救阴益气固脱之功。

八、亡阳（小儿昏迷）

亡阳，小儿昏迷。

主证：呼吸气微，昏愦不语，面色苍白，四肢厥冷，舌淡苔白，脉沉迟。

中医辨证：亡阳，小儿昏迷。

治法：回阳固脱。

人参3克　制附片3克　炙甘草2克　白芍5克　牡蛎5克　龙骨5克

方药：参附汤加味。

用法：诸药共煎加水400毫升，煎至200毫升去滓，一日三次分服。

禁忌：海菜、猪肉、菘菜。

方论：方中人参甘温大补元气，附子大辛大热，温壮元阳，二药相辅共奏回阳固脱之功共为君臣；牡蛎、龙骨滋阴潜阳为佐；白芍活络养血，甘草调和诸药。诸药组合成方共奏益气回阳固脱之功。

571. 小儿厥脱

小儿厥脱是指脏腑功能逆乱，阴阳濒临离决的危重证候。多因热厥、寒厥、阴脱、阳脱、阴阳俱脱而致。

一、热厥（小儿厥脱）

小儿热厥，小儿厥脱。

主证：手足厥冷，但多冷不过膝，且胸腹灼热，体温升高，面赤气粗，渴喜冷饮，烦躁谵语或精神萎靡，小便赤，大便干，或泻痢下重，舌红苔黄，脉滑数。

中医辨证：小儿热厥，小儿厥脱。

治法：泄热通下，宣畅阳气。

方药：白虎承气汤。

芒硝3克　大黄3克　枳实5克　厚朴5克　粳米15克　甘草3克　生石膏10克

用法：诸药共煎加水400毫升，煎至200毫升去滓，一日三次，空腹服用。

禁忌：海菜、猪肉、菘菜。

方论：方中石膏清胃热及肺热而除烦渴，甘草、粳米益气生津、养胃和中，大黄、芒硝、枳实泻热通下宣畅阳气，石膏清泄腑热，厚朴行气通腑。诸药组合共奏泄热通下、宣畅气机之功。

二、寒厥（小儿厥脱）

小儿寒厥，手足厥冷，冷过膝肘。

主证：手厥逆冷，胸腹清冷，体温不升，面白唇青，畏寒蜷卧，欲盖衣被，小便清长，大便稀溏，舌淡苔白，脉沉迟。

中医辨证：寒厥，小儿厥脱。

治法：温经散寒，补阳回逆。

方药：附子理中汤。

制附子3克　白术5克　炙甘草2克　干姜3克　苍术5克　厚朴5克　人参3克

用法：诸药共煎加水800毫升，煎至200毫升去滓，一日三次分服。

禁忌：海菜、猪肉、菘菜、雀肉、青鱼、诸果。

方论：方中附子大辛大热补阳回厥为君；人参、白术、苍术、厚朴益气健脾，合干姜温中回阳为臣；甘草益气补中兼调诸药为佐使。诸药组合成方共奏温经散寒、补阳回厥之功。

三、阴脱（小儿厥脱）

小儿厥脱，发热烦躁。

主证：四肢冷而手足心热，多汗而味咸不黏，颧红气促，口渴欲冷饮，头昏乏力，舌红燥，脉细数或微。

中医辨证：小儿厥脱，发热烦躁。

治法：滋阴增液，益气固脱。

方药：生脉饮。

人参3克　麦门冬5克　五味子2克　白芍5克　牡蛎5克　石斛5克

用法：诸药共煎加水500毫升，煎至200毫升去滓，一日三次分服。

禁忌：鲫鱼。

方论：方中人参益气补中生津增液为君；麦门冬养阴清肺生津为臣；五味子养阴敛汗，石斛滋阴除热、养胃生津，白芍滋阴养阴清热救阴为佐；牡蛎滋阴潜阳，合君药益气固脱为使。诸药组合成方共奏滋阴清热、益气固脱之功。

四、阳脱（小儿厥脱）

小儿阳脱，畏寒四肢冷。

主证：汗出如珠，味淡而黏，呼吸微弱，面色灰白，口不渴或渴喜热饮，舌淡苔白，脉沉迟。

中医辨证：小儿阳脱，畏寒四肢冷。

治法：回阳益气，救逆固脱。

方药：参附龙牡汤。

人参3克　制附片3克　生牡蛎5克　生龙骨5克　干姜3克　炙甘草2克　白术3克
桂枝3克　黄芪10克

用法：诸药共煎加水500毫升，煎至200毫升去滓，不拘服用。

禁忌：海菜、荭菜、猪肉、雀肉、青鱼、桃李。

方论：方中人参、附子益气回阳为君；桂枝温阳活络，干姜温中散寒，黄芪、白术益气健脾共为臣；龙骨、牡蛎滋阴潜阳为佐；甘草调和诸药为使。诸药组合成方共奏回阳救逆固脱之功。

五、阴阳俱脱（小儿厥脱）

小儿阴阳俱脱。

主证：神志昏迷，目呆口张，瞳孔散大，喉中痰鸣，气少息微，汗出如油，舌卷囊缩，周身俱冷，二便失禁，舌淡苔白，脉沉弱。

中医辨证：小儿阴阳俱脱。

治法：阴阳双补，敛阴固脱。

方药：生脉散合参附汤。

人参3克　炙甘草3克　制附子3克　麦冬6克　干姜3克　五味子2克　肉桂1克
枳实5克　胆南星5克　石菖蒲3克

用法：诸药共煎加水300毫升，煎至150毫升去滓，一日三次服用。

禁忌：海菜、猪肉、荭菜、鲫鱼。

方论：方中人参、麦冬、五味子益气敛阴固脱为为君；干姜、人参、附子、肉桂回阳救逆为臣；胆星健脾补中，石菖蒲开窍醒神共为佐；枳壳行气和中兼调胃健脾为使。诸药组合成方共奏阴阳双补、敛阴固脱之功。

572. 初生不乳

初生不乳是婴儿出生后哺乳时不吮乳的一种病症。哺乳是婴儿的生理本能，一般于出生后六至八小时便可开始哺乳，不吮乳则表示生机不振，病情危重。多因元气虚弱、脾胃虚寒、秽热郁结而致。

一、元气虚弱（初生不乳）

元气虚弱，初生不乳。

主证：生后不乳，反应迟钝，四肢痿软，口鼻气冷，形神疲惫，气息微弱，啼叫声低，指纹色淡，舌淡苔白，面白唇淡。

中医辨证：元气虚弱，初生不乳。

治法：培补元气。

方药：保元汤。

肉桂2克　生姜3克　人参3克　甘草2克　黄芪5克

用法：诸药共煎加水200毫升，煎至100毫升去滓，一日三次分服或不拘时服。

禁忌：海菜、荭菜、猪肉（乳母禁服）。

方论：方中人参、肉桂、生姜益气温中补元为君；黄芪补中益气健脾培元为臣；甘草益气和胃兼调诸药为佐使。诸药组合成方共奏培补元气之功。

二、脾胃虚寒（初生不乳）

初生儿脾胃虚寒不乳。

主证：生后不乳，面色苍白，四肢不温，口鼻气冷，唇舌色淡，腹部冷痛，曲背啼叫，绵绵不休，指纹淡滞。

中医辨证：脾胃虚寒不乳。

治法：温中散寒，健脾行气。

方药：匀气散加减。

炮姜3克　干姜3克　砂仁1克　陈皮2克　甘草2克　桔梗2克　大枣2枚　木香3克　人参3克　白术4克

用法：诸药共煎加水300毫升，煎至100毫升，不拘时服用。

禁忌：海菜、猪肉、菘菜、雀肉、青鱼、诸果（乳母忌服）。

方论：方中人参、白术、干姜、炮姜温中散寒健脾益胃为君；陈皮、木香理气健脾，砂仁醒脾开胃共为臣；桔梗行气活络开闭为佐；大枣益气健脾和胃，甘草调和诸药。组合成方共奏温中散寒、健脾行气之功。

三、秽热郁结（初生不乳）

初生不乳，秽热郁结。

主证：生后不乳，腹部胀满，大便不通，小便不利或兼呕吐，躁扰多啼，啼声洪亮，面赤唇红。

中医辨证：初生不乳，秽热郁结。

治法：清热逐秽。

方药：一捻金加减。

大黄2克　黄连2克　黄芩3克　槟榔5克　生地黄5克　黑丑3克　白丑3克　人参3克　栀子45克　滑石5克

用法：诸药共煎加水300毫升，煎至100毫升去滓，一日三次分服。

禁忌：冷水、葱、蒜、萝卜、猪肉（乳母忌服）。

方论：方中大黄、栀子、黄芩、黄连清三焦热邪为君；黑白二丑、槟榔清腑结消秽热为臣；生地滋阴清热，人参益气生津清热为佐；滑石清热利湿，导热从小便而解为使。诸药组合成方共奏清热逐秽之功。

573. 初生不啼（肺气衰微）

初生不啼是婴儿娩出后不能啼哭的一种危急重症，俗称"闷脐生"、"闭气生"、"寐生"、"梦生"、"假死"，因肺气衰微而致。

主证：生后不啼，皮肤苍白，口周紫绀，哭声微弱，呻吟喘息，体温不升，四肢厥冷，为禀赋素虚，阳气衰微。

中医辨证：初生不啼，肺气衰微。

治法：大补元气。

方药：人参大枣汤。

人参10克　大枣10克

用法：加水300毫升，煎至100毫升，不拘时服。

禁忌：猪肉、犬肉（乳母忌用）。

方论：独参汤加大枣共奏大补元气、温阳逐邪、益气通络、健脾醒神之功。

574. 初生啼叫不休（瘀血积腹）

初生儿屈腰啼叫不休者。

主证：瘀血积腹，腹胀不食，口唇紫绀，夜睡不安。

中医辨证：初生儿屈腰啼叫不休。

治法：活血化瘀。

方药：膈下逐瘀汤。

桃红6克　丹皮5克　厚朴3克　枳壳6克　木香3克　五灵脂10克

用法：诸药加水300毫升，煎至100毫升去滓，一日三次分服。

禁忌：蒜、胡荽（乳母忌服）。

方论：方中桃仁、五灵脂、丹皮活血化瘀、行气散滞为君；厚朴健脾消胀、温中散滞为臣；枳壳行气健脾、开郁散结为佐；使以木香理气化滞。诸药组合成方共奏活血化瘀之功效。

575. 初生儿大便不通

初生儿大便不通是指婴儿生后两天无大便排出的一种病症，亦称"锁肚"。多由胎热蕴结、胎禀不足而致。

一、胎热蕴结（初生儿大便不通）

胎热蕴结，大便不通。

主证：大便不通，腹胀满闷，甚则呕吐，面赤唇红，烦躁多啼，哭声洪亮，小便短赤。

中医辨证：胎热蕴结，大便不通。

治法：清热散结，行气通下。

方药：沆瀣丹。

大黄2克　黄芩5克　黄柏5克　黑牵牛3克　枳壳3克　赤芍5克　槟榔5克　连翘5克　薄荷（后下）3克　生地黄6克　滑石6克　玄参6克　麦门冬6克

用法：诸药共煎加水300毫升，煎至100毫升去滓，一日三次，空腹服用。

禁忌：鳖肉、葱、蒜、萝卜、鲫鱼（乳母忌用）。

方论：方中黄芩、黄连、黄柏、玄参、连翘、薄荷清热散结为君；黑牵牛、槟榔、枳壳、赤芍行气通下，消积清热为臣；生地、麦冬滋阴凉血清热为佐；滑石导热下行，使蕴热之邪从小便而解。诸药组合共奏清热散结、行气通下之功。

二、胎禀不足（初生儿大便不通）

初生儿胎禀不足，大便不通。

主证：大便不通，腹胀呕吐，神情疲惫，气息微弱，啼哭声低，面白唇淡，指纹淡红。

中医辨证：胎禀不足，大便不通。

治法：益气滋阴，温中通便。

人参5克 厚朴5克 干姜3克 槟榔5克 木香5克 生地黄6克 当归6克 黄芪6克 玄参6克 麦门冬6克

方药：增液承气汤加减。

用法：诸药共煎加水300毫升，煎至100毫升去滓，一日三次，空腹服用。

禁忌：葱、蒜、萝卜、一切血、鲫鱼、湿面（乳母忌用）。

方论：方中人参、黄芪、玄参、麦冬益气养阴为君；干姜、木香、厚朴理气温中健脾为臣；当归、生地养血润营、生津润燥为佐；槟榔清腑消积行气通便为使。诸药组合成方共奏益气滋阴、温中通便之功。

576. 初生儿小便不通

初生儿小便不通是指婴儿出生后两天内无小便排出的一种病症。多因元气虚弱，热蕴膀胱而致。

一、元气虚弱（初生儿小便不通）

初生儿元气虚弱，小便不通。

主证：生后小便不通，神疲怯弱，哭声低微，小腹作胀，面白唇淡，指纹淡红。

中医辨证：元气虚弱，小便不通。

治法：培补元气，温阳利水。

方药：五苓散合保元汤加减。

猪苓6克 茯苓6克 泽泻6克 人参3克 黄芪6克 甘草2克 桂枝3克

用法：诸药共煎加水300毫升，煎至100毫升去滓，一日三次，空腹服用。

禁忌：醋及一切酸、海菜、菘菜、猪肉（乳母忌用）。

方论：方中人参、黄芪益气培元为君；猪苓、泽泻、茯苓淡渗利湿为臣；桂枝化气活络、温阳利水为佐；甘草益气健脾兼调诸药为使。组合成方共奏培补元气、温阳利水之功。

二、热蕴膀胱（初生儿小便不通）

初生儿热蕴，膀胱小便不通。

主证：小便不通，烦躁多啼，啼声洪亮，小腹胀满，面赤唇红，口干，指纹紫滞，严重者胸腹胀满，呕吐，喘促，神昏抽搐。

中医辨证：热蕴膀胱，小便不通。

治法：清热利尿、解痉。

方药：导赤散加减。

茯苓6克 石菖蒲3克 灯心草3克 竹叶6克 滑石6克 钩藤（后下）6克 羚羊角2克 黄柏6克 甘草梢3克 赤芍6克 木通3克 黄连3克

用法：诸药共煎加水300毫升，煎至100毫升去滓，分三次空腹服用。

禁忌：海菜、猪肉、菘菜、羊肉、羊血、饴糖、冷水（乳母忌用）。

方论：方中竹叶、灯心草、木通、黄柏、黄连清热泻火、通利小便为君；羚羊角、钩藤、赤芍凉血清热、解痉醒神为臣；茯苓、滑石淡渗利水、解膀胱蕴热，菖蒲开窍活络为佐；使以甘草清热利小便兼调诸药。组合成方共奏清热利尿、解痉通小便之功。

577. 小儿脐湿（湿邪内疼）

小儿脐湿，脐带脱落前后脐部湿润浸而不干，称为脐湿，脐部渗出脂水。

主证：脐带脱落后，脐部湿润浸淫而不干，浸湿不干或微见红肿。

中医辨证：湿邪内郁，小儿脐湿。

治法：收敛固涩祛湿。

方药：龙骨散。

龙骨 10 克　　枯矾 10 克

用法：研末撒于脐部或油调敷。

禁忌：严格消毒后用药。

方论：龙骨滋阴潜阳收敛固涩，枯矾收敛燥湿固涩，二药相配共有消郁收敛固涩之功效。

578. 小儿脐疮

小儿脐疮，脐周围皮肤红肿热痛或形成脓疡，称为脐疮。

主证：脐部红肿热痛，甚则糜烂，脓水流溢，病情较重，脐部红肿波及脐部周围，伴恶寒，壮热，啼哭烦躁，唇红，舌赤，口干或渴，甚至神昏抽搐。

中医辨证：热毒郁滞。

治法：清热解毒，疏风散邪。

方药：犀角解毒饮。

水牛角 10 克　　银花 6 克　　连翘 6 克　　紫花地丁 6 克　　防风 6 克　　野菊花 6 克　　甘草 3 克　　荆芥 5 克

用法：诸药共煎加水 400 毫升，煎至 150 毫升去滓，一日三次分服。

禁忌：海菜、猪肉、菘菜。

方论：方中水牛角清营凉血、清热解毒为君；菊花、银花、连翘、地丁清热疏风解毒为臣；荆芥疏风活络化疮痈，合防风疏风散邪为佐；甘草调和诸药为使。组合成方共奏清热解毒、疏风散邪之功。

579. 小儿脐出血

脐带脱落前后，血从脐带伤口处渗出，或从脐底部渗出称为脐出血。多因脐带结扎不善，血热妄行，气不摄血而致。

一、脐带结扎不善（小儿脐出血）

小儿脐带结扎不善，脐出血。

主证：多见于断脐一日内，血从创口渗出，出血量多，患儿多无其它见症。

中医辨证：小儿脐带结扎不善，脐出血。

治法：止血活血。

方药：龙骨散。

龙骨 10 克　枯矾 10 克

用法：共研细末撒于局部。

禁忌：乳母忌用犬肉、羊肉、胡荽、蒜。

方论：方中龙骨滋阴潜阳、收敛固涩，枯矾燥湿止血、解毒活络消肿，二味相配有止血活血消肿之功。

二、血热妄行（小儿脐出血）

小儿血热妄行，脐出血。

主证：脐部溢血，面赤唇红，烦躁不宁，或无任何症状而突然脐部出血，舌红，指纹红赤，唇红面赤。

中医辨证：小儿血热妄行，脐出血。

治法：清热凉血，止血散瘀。

方药：茜根散加减。

茜草根 6 克　地榆 6 克　生地黄 6 克　当归 6 克　栀子 6 克　水牛角 10 克　黄连 2 克侧柏叶 6 克　黄芩 6 克

用法：诸药共煎加水 300 毫升，煎至 100 毫升去滓，一日三次分服。

禁忌：葱、蒜、萝卜、一切血、冷水、猪肉（乳母禁用）。

方论：方中犀角、侧柏叶、茜草、地榆清营凉血清热解毒止血为君；生地黄、黄连、栀子、黄芩清热凉血为臣；当归养血润营为佐使。诸药组合成方共奏清热凉血、止血散瘀之功。

三、气不摄血（小儿脐出血）

气不摄血，脐出血。

主证：脐部溢血，兼面色不华，精神萎靡，手足欠温，指纹淡白。

中医辨证：气不摄血，脐出血。

治法：益气摄血。

方药：归脾汤加减。

人参 3 克　白术 6 克　龙眼肉 5 克　炙甘草 3 克　茯苓 6 克　黄芪 6 克　侧柏炭 6 克藕节炭 10 克　仙鹤草 10 克　蒲黄 5 克

用法：诸药共煎加水 300 毫升，煎至 100 毫升去滓，一日三次分服。

禁忌：乳母禁服海菜、猪肉、菘菜、雀肉、青鱼、醋。

方论：方中以参、芪、术、甘草甘温补气摄血为君；茯苓、龙眼肉补血养心为臣；藕节炭、侧柏炭凉血止血为佐；仙鹤草、蒲黄能活血又能止血为使。诸药组合成方共奏益气摄血之功。

580. 脐突（小肠或腹腔脂膜突入脐中）

脐突是指因小肠或腹腔突入脐中，致使脐部突起而肿大光浮的一种病症。脐部呈半球状或囊状突起。

主证：虚大光浮，大小不一，按之肿物可退回腹内，但啼哭努力挣时又复突起。

中医辨证：小肠或脂膜脱入脐中而脐突。

治法：清热解毒消肿。

方药：二豆散加味。

赤小豆 10 克　淡豆豉 10 克　胆南星 10 克　白蔹 10 克

用法：诸药共研细末，外敷脐上，以棉花、纱布厚垫脐部，再以纱布紧扎。若见哭闹不休或腹痛不止者，用白芍 10 克、木香 10 克磨汁内服，以减少婴儿啼哭叫扰。

禁忌：犬肉（乳母禁忌）。

方论：方中赤小豆清热解毒，白蔹消瘀清热、解毒散结，淡豆豉宣郁解毒、活络消肿，胆星化痰散结消肿，诸药组合成方共奏清热解毒消肿之功。

581. 脐　风

脐风是新生儿因断脐不慎，接触秽浊疫毒而复生频繁抽搐的危重病症，又称"撮口风"、"镇口风"，俗称"四六风"、"七日风"。本病多于生后四至七天内起病，极少数可延至数周，发病越早，其病越重，死亡率越高。多由邪毒犯表、邪犯脏腑而致。

一、邪毒犯表（脐风）

邪毒犯表脐风。

主证：烦躁多啼，吮乳口松，张口不利。

中医辨证：邪毒犯表脐风。

治法：祛风散邪，疏经通络。

方药：玉真散加减。

白附子 3 克　羌活 5 克　胆南星 5 克　天麻 5 克　白芷 5 克　防风 5 克

用法：诸药共煎加水 300 毫升，煎至 100 毫升去滓，一日三次分服。

禁忌：犬、猪肉、羊肉、羊血（乳母禁忌）。

方论：方中羌活、白附子、防风疏风散邪，天麻、白芷祛风通络，胆星活络化滞、疏经通络。诸药组合成方共成祛风散邪、疏经通络之功。

二、邪犯脏腑（脐风）

邪犯脏腑脐风。

主证：频频抽搐，聚面撮口，项背强直，四肢挛急，角弓反张，脐胀腹紧，二便不通，脐边表紫黑，其者痰壅屏息，呼吸喘急，爪甲青紫，指纹青紫沉滞。

中医辨证：邪犯脏腑脐风。

治法：熄风定搐。

方药：摄风散加减。

蜈蚣半条　钩藤 8 克　僵蚕 3 克　全蝎 3 克　麝香 0.1 克

用法：诸药共煎加水 200 毫升，煎至 100 毫升去滓，不拘时服用。

禁忌：葱、蒜、羊肉、羊血（乳母禁忌）。

方论：方中全蝎益气熄风定惊，钩藤、僵蚕熄风解痉、平肝清热，蜈蚣祛风镇惊解毒，麝香活络开闭、熄风定痉。全方组合共奏熄风定搐之功。

582. 胎 黄

胎黄以婴儿出生后全身皮肤、面目、小便颜色发黄为特征，又称"胎疸"。多因湿热熏蒸、邪毒内燔、瘀结发黄、胎黄动风、脾虚湿困而致。

一、湿热熏蒸（胎黄）

湿热熏蒸胎黄。

主证：面目周身皮肤发黄，色泽鲜明，常伴发热，烦躁，啼哭不安，呕吐，腹胀，拒乳，便秘或腹泻，小便黄赤短少。

中医辨证：湿热熏蒸胎黄。

治法：清热利湿退黄。

方药：茵陈蒿汤。

泽泻6克　白术6克　茵陈蒿6克　栀子6克　大黄3克　半夏6克　厚朴6克　柴胡6克　黄芩6克

用法：诸药共煎加水200毫升，煎至100毫升，一日三次或不拘时服用。

禁忌：羊肉、羊血、葱、蒜、饴糖、雀肉、青鱼、诸果、菘菜（乳母忌用）。

方论：方中茵陈蒿清热利湿、疏利肝胆，栀子清利上焦湿热并可退黄为君；大黄、泽泻通利大便导热下行，黄芩清上焦湿热为臣；柴胡疏肝清利湿热，半夏、白术、厚朴健脾渗湿为佐使。诸药组合成方共奏清热利湿退黄之功。

二、邪毒内燔（胎黄）

邪毒内燔胎黄。

主证：面目皮肤黄疸多在生后较晚时间出现。黄疸日渐加重，伴高热起伏，躁烦口渴，拒乳，呕吐，腹泻，溲黄赤，皮肤可见瘀点、瘀斑，或抽搐，昏迷。

中医辨证：邪毒内燔胎黄。

治法：清营凉血解毒。

方药：清瘟败毒饮加减。

黄连2克　黄芩6克　黄柏6克　水牛角10克　生地6克　连翘6克　玄参6克　甘草3克　知母5克　生石膏10克　桔梗6克　竹叶6克

用法：诸药共煎加水300毫升，煎至100毫升去滓，一日三次分服。

禁忌：冷水、猪肉、葱、蒜、海菜、一切血、菘菜。

方论：方中重用石膏，合知母、甘草以清阳明之热；黄芩、黄连、黄柏三味配合能泻三焦之火；犀角、生地凉血解毒化瘀；连翘、桔梗、元参、甘草清热透邪利咽，竹叶清心利尿导热下行。诸药组合成方共奏清营凉血解毒之功。

三、瘀结发黄（胎黄）

瘀结发黄胎黄。

主证：面目皮肤黄疸，颜色较深而晦黯无华且日渐加重，形体消瘦，神疲纳呆，食后易吐逆，腹部膨隆，右胁痞块，便溏，色如陶土，或见瘀斑，衄血。

中医辨证：瘀结发黄胎黄。

治法：化瘀消结退黄。

方药：血府逐瘀汤加减。

当归10克　生地6克　赤芍6克　桃仁6克　红花3克　茵陈6克　枳壳6克　川牛膝6克　川芎3克

用法：诸药共煎加水200毫升，煎至100毫升去滓，一日三次，空腹服用。

禁忌：葱、蒜、萝卜、一切血、湿面。

方论：方中桃仁、红花、川芎、赤芍活血去瘀，配合当归、生地活血养血，使瘀血去又不伤血，枳壳疏肝行气，牛膝破血通经引瘀血下行，茵陈清热利湿退黄，诸药组合成方共奏化瘀散结退黄之功。

四、胎黄动风（胎黄）

胎黄动风。

主证：患儿生后或生后数日病势急骤，面目皮肤黄疸迅速加重加深，伴高热，烦躁，口渴，惊哭，尖叫，双目上吊，四肢抽搐，甚或神昏，或衄血，便血，身发斑疹，小便赤黄。

中医辨证：胎黄动风。

治法：清肝熄风，镇痉退黄。

方药：羚羊钩藤汤。

羚羊角3克　钩藤（后下）5克　桑叶6克　竹茹6克　川贝6克　茯神6克　生地黄6克　菊花6克　白芍6克　甘草3克

用法：诸药共煎加水260毫升，煎至100毫升去滓，一日三次分服。

禁忌：葱、蒜、萝卜、一切血、海菜、菘菜、猪肉。

方论：方中羚羊角、钩藤清热凉肝，熄风止痉共为君；桑叶、菊花清热熄风为臣；白芍、生地、甘草养阴增液以柔肝舒筋，竹茹、贝母清热除痰，茯神宁心安神均为佐药；甘草调和诸药为使。诸药合用共奏清热熄风、镇痉退黄之功。

五、脾虚湿困（胎黄）

脾虚湿困胎黄。

主证：面目皮肤发黄，颜色淡而晦黯，或黄疸日久不退，神疲身倦，四肢欠温，纳少，腹胀，食后易吐，大便稀薄，色灰白，时下完谷，小便短少。

中医辨证：脾虚湿困胎黄。

治法：健脾温中化湿。

方药：茵陈理中汤。

茵陈6克　干姜3克　白术6克　甘草3克　党参6克　肉桂2克　附片3克

用法：诸药共煎加水200毫升，煎至100毫升去滓，一日三次分服。

禁忌：雀肉、青鱼、菘菜、猪肉、海菜、诸果。

方论：方中茵陈清利湿热为君；干姜、附子、肉桂、白术健脾渗湿为臣；党参益气补中为佐；甘草调和诸药为使。诸药组合成方共奏健脾温中化湿之功。

583. 新生儿硬肿症

新生儿硬肿症是由受寒、早产、窒息、饥饿、感染等多种原因引起的皮肤或皮下脂肪硬化与水肿的一种病症，又称"新生儿皮下脂肪硬化症"。多因阳气虚衰，寒凝血涩而致。

一、阳气虚衰（新生儿硬肿症）

阳气虚衰，新生儿硬肿症。

主证：面色晦黯，气息微弱，哭声低微，反应迟钝，吸吮无力，昏昏欲睡，僵卧少动，体温不升，局部皮肤冰冷而硬，苍白肿亮，按之凹陷，硬肿范围较广，关节不利。

中医辨证：阳气虚衰，新生儿硬肿症。

治法：益气温阳，散寒通络。

方药：参附汤加味。

人参 3 克　当归 6 克　制附子 3 克　鸡血藤 10 克　炙甘草 3 克　茯苓 6 克　肉桂 2 克　黄芪 6 克

用法：诸药共煎加水 260 毫升，煎至 100 毫升，不拘时服用。

禁忌：海菜、猪肉、菘菜、醋及一切酸（乳母忌用）。

方论：方中人参、肉桂、附子益气温阳为君；黄芪、鸡血藤合君药散寒通络为臣；当归、茯苓健脾养血为佐；甘草调和诸药为使。诸药组合成方共奏益气温阳、散寒通络之功。

二、寒凝血涩（新生儿硬肿症）

寒凝血涩，新生儿硬肿症。

主证：面色紫黯，全身欠温，四肢发凉，皮肤黯红青紫，僵硬不能捏起，或红肿似冻伤，或鼻出血。

中医辨证：寒凝血涩，新生儿硬肿症。

治法：温经散寒，活血通脉。

方药：小续命饮子加减。

防风 5 克　防己 5 克　麻黄 3 克　吴茱萸 3 克　白芍 5 克　制附子 3 克　当归 5 克　人参 3 克　丹参 5 克　木香 3 克　鸡血藤 10 克　黄芪 6 克

用法：诸药共煎加水 260 毫升，煎至 100 毫升去滓，一日三次分服。

禁忌：湿面、猪肉（乳母忌用）。

方论：方中附子、麻黄、吴茱萸温经散寒为君；鸡血藤、防风、防己、丹参、木香理气活血通脉为臣；人参、黄芪益气补中为佐；当归、白芍养血通脉润经为使。诸药组合成方共奏温经散寒、活血通脉之功。

584. 小儿风疹

小儿风疹是感受热邪引起的急性发疹性病症。多因外感风热、邪热炽盛而致。

一、外感风热（小儿风疹）

外感风热，小儿风疹。

主证：初起咳嗽流涕，发热恶风，一二天后全身出现疹点，始见于头面，继则躯体、四肢，皮疹于一日内遍及全身，唯手足心无皮疹，疹色淡红，分布均匀，稀疏细少，可有痒感，耳后及枕部淋巴结肿大，舌红，苔黄，脉浮数。

中医辨证：外感风热，小儿风疹。

治法：疏风清热，解毒透疹。

方药：银翘散加味。

牛蒡子6克　薄荷（后下）3克　金银花6克　连翘6克　大青叶6克　甘草3克　黄芩5克　蝉衣5克　桔梗3克　菊花6克　白蒺藜6克　前胡3克

用法：诸药共煎加水260毫升，煎至100毫升去滓，一日三次分服。

禁忌：鳖肉、海菜、猪肉、莼菜。

方论：方中金银花、连翘辛凉轻宣，透泄散邪，清热解毒为君；蒺藜、薄荷、牛蒡子辛凉散风清热，蝉衣、菊花、前胡疏风活络为臣；大青叶、黄芩清热解毒，桔梗活络化滞疏风清热共为佐；甘草调诸药为使。诸药组合成方共奏疏风清热、解毒透疹之功。

二、邪热炽盛（小儿风疹）

邪热炽盛，小儿风疹。

主证：周身散在斑丘疹，疹色鲜红或黯紫，壮热口渴，烦躁易惊，舌红，苔黄，脉浮数。

中医辨证：邪热炽盛，小儿风疹。

治法：清热解毒，凉血透疹。

方药：透疹凉解汤。

金银花6克　连翘6克　桑叶6克　薄荷（后下）3克　紫草5克　大青叶6克　牛蒡子6克　蝉衣5克　生地黄6克　赤芍6克　牡丹皮6克

用法：诸药共煎加水260毫升，煎至100毫升去滓，一日三次分服。

禁忌：鳖肉、葱、蒜、萝卜、一切血、胡荽、猪肉。

方论：方中桑叶、薄荷、牛蒡子、蝉衣、菊花疏风清热，连翘、黄连、紫草清热透疹，赤芍、丹皮、生地黄凉血活血。诸药组合成方共奏清热解毒、凉血透疹之功。

585. 喉 痧

喉痧是由温热时毒引起的以咽喉肿痛糜烂、肌肤丹痧为特征的急性发疹性传染病症，又称"烂喉痧"、"丹痧"、"疫喉"，以冬春两季为多见，二至八岁小儿发病率较高。多因邪在肺卫、毒蕴气营、邪陷营血、疹后阴伤而致。

一、邪在肺卫（喉痧）

邪在肺卫喉痧。

主证：发热恶寒，咽喉肿痛，皮肤潮红，肌肤隐约可见细小红点，舌红苔薄黄，脉浮数。

中医辨证：邪在肺卫喉痧。

治法：辛凉宣透，清透利咽。

方药：银翘散加减。

荆芥 6 克　淡豆豉 5 克　银花 6 克　连翘 6 克　蝉衣 6 克　桔梗 3 克　薄荷（后下）3 克　大青叶 6 克　甘草 3 克　射干 5 克

用法：诸药共煎加水 300 毫升，煎至 150 毫升去滓，一日三次，饭后服用。

禁忌：鳖肉、猪肉、海菜、菘菜。

方论：方中金银花、连翘辛凉轻宣，透泄散邪，清热解毒为君；薄荷、蝉衣散风清热，大青叶、荆芥、淡豆豉辛散透表，解肌散风为臣；桔梗、射干清热解毒而利咽喉为佐；甘草调和诸药。诸药组合成方共奏辛凉宣透、清热利咽之功。

二、毒蕴气营（喉痧）

毒蕴气营喉痧。

主证：壮热，烦躁，面赤，口渴，咽喉痛肿，伴溃腐糜烂，皮疹密集，细如丹痧，疹色猩红，皮疹由颈、胸开始，逐渐弥满全身，压之褪色，大便干，小便黄赤，舌红苔黄，脉数。

中医辨证：毒蕴气营喉痧。

治法：气营两清，泻火解毒。

方药：清瘟败毒饮加减。

生石膏 10 克　水牛角 10 克　大青叶 6 克　生地黄 6 克　赤芍 6 克　黄芩 6 克　黄连 2 克　丹皮 6 克　知母 6 克　甘草 3 克　玄参 6 克　栀子 6 克

用法：诸药共煎加水 260 毫升，煎至 100 毫升去滓，一日三次分服。

禁忌：葱、蒜、萝卜、胡荽、海菜、菘菜。

方论：方中石膏、知母以清阳明之热，黄芩、黄连、栀子三药合用能泻三焦实火，犀角、丹皮、赤芍、生地清营解毒化瘀；玄参、甘草清热透邪利咽；大青叶清热解毒透疹。诸药组合共奏气营两清、泻火解毒之功。

三、邪陷营血（喉痧）

邪陷营血喉痧。

主证：壮热不已，皮疹呈紫红色或伴有瘀点，甚则神昏，谵语，烦躁，痉厥，舌红苔少津，脉弦数。

中医辨证：邪陷营血喉痧。

治法：清营凉血，清心开窍。

方药：清营汤加减。

水牛角 10 克　生地黄 6 克　丹皮 6 克　赤芍 6 克　黄连 2 克　玄参 6 克　连翘 6 克　竹叶 6 克　银花 6 克　麦门冬 6 克

用法：诸药共煎加水 300 毫升，煎至 100 毫升去滓，一日三次分服。

禁忌：葱、蒜、萝卜、一切血、胡荽、冷水、猪肉、鲫鱼。

方论：方中水牛角、生地、丹皮、赤芍清营凉血，银花、连翘、黄连、竹叶清心开窍并透热于外，使入营之邪透出气分而解，麦冬清心润燥除烦，玄参清热凉血。诸药配伍组合成方共奏清营凉血、清心开窍之功。

四、疹后伤阴（喉痧）

疹后伤阴喉痧。

主证：肌肤丹痧渐消，皮肤开始脱屑，身热下降，喉部糜烂减轻，午后潮热，口干，食欲不振，舌红少津，脉细数。

中医辨证：痧后伤阴喉痧。

治法：养阴生津，兼清余热。

方药：沙参麦冬汤。

水牛角 10 克　生地黄 6 克　牡丹皮 6 克　赤芍 6 克　黄连 2 克　玄参 6 克　连翘 6 克　竹叶 6 克　银花 6 克　麦门冬 6 克

用法：诸药共煎加水 260 毫升，煎至 150 毫升，一日三次分服。

禁忌：葱、蒜、萝卜、一切血、胡荽、冷水、猪肉、鲫鱼。

方论：方中水牛角凉血清热为君；生地、丹皮、赤芍养阴清热生津为臣；麦冬清心解毒除烦为佐；银花清热解毒兼清余热为使。诸药组合共奏养阴生津、兼清余热之功。

586. 水　痘

水痘是由外感时行邪毒引起的以皮肤分批出现斑疹为特征的急性传染病症。六岁以下小儿发病率最高。多因时邪袭肺、湿热蕴结、邪毒内陷心肝而致。

一、时邪袭肺（水痘）

时邪袭肺水痘。

主证：发热轻微或无发热，鼻塞流涕，偶咳，一至二日出疹，疹为红润稀疏椭圆状，泡浆清亮，根盘红润不著，稍有痒感，此起彼伏，以躯干为多见，舌微红，苔腻，脉浮数濡。

中医辨证：时邪袭肺水痘。

治法：疏风清热，解毒去湿。

方药：银翘散加减。

银花 6 克　连翘 6 克　板蓝根 10 克　薄荷（后下）3 克　黄芩 6 克　牛蒡子 6 克　桔梗 3 克　紫草 6 克　苦参 6 克　丹皮 6 克　滑石 10 克

用法：诸药共煎加水 260 毫升，煎至 150 毫升去滓，一日三次分服。

禁忌：鲫鱼、胡荽、猪肉、蒜。

方论：方中紫草、银花、连翘清热解毒透泄散邪为君；薄荷、牛蒡子辛凉散风清热，板蓝根、黄芩、苦参、滑石解毒祛湿为臣；桔梗活络化滞，丹皮凉血活络共为佐使。诸药组合成方共奏疏风清热、解毒去湿之功。

二、湿热蕴结（水痘）

湿热蕴结水痘。

主证：疱疹分部密集，疹色紫黯，根盘红晕较著，泡浆浑浊不清，甚则口腔见疱疹，壮热烦躁，口渴欲饮，面红目赤，口舌生疮，牙龈肿痛，大便秘结，小便短赤，舌红，苔腻，脉濡数。

中医辨证：湿热蕴结水痘。

治法：清热祛湿，凉血解毒。

方药：清胃解毒汤。

升麻 3 克　黄连 2 克　生地 6 克　紫草 5 克　生石膏 10 克　苡仁 6 克　丹皮 6 克　猪

苓 6 克　败酱草 10 克　地丁 6 克

用法：诸药共煎加水 300 毫升，煎至 150 毫升去滓，一日三次分服。

禁忌：冷水、葱、蒜、萝卜、一切血、胡荽、猪肉。

方论：方中猪苓、薏苡仁、黄连清热祛湿为君；丹皮、生地、石膏、地丁凉血清热解毒为臣；升麻、紫草消风活络透疹为佐；败酱草合君药清热解毒祛湿透疹为使。诸药组合成方共奏清热祛湿、凉血解毒之功。

三、邪毒内陷心肝（水痘）

邪毒内陷心肝水痘。

主证：发疹时（或疹已消）壮热不退，神志模糊，烦渴欲饮，甚则抽搐，舌红苔黄，脉弦数。

中医辨证：邪毒内陷心肝水痘。

治法：泄热解毒，镇痉开窍。

方药：清瘟败毒饮加减。

水牛角 10 克　黄连 2 克　板蓝根 10 克　生地黄 6 克　赤芍 6 克　生石膏 10 克　知母 6 克　钩藤（后下）6 克　菊花 6 克

用法：诸药共煎加水 300 毫升，至 150 毫升去滓，一日三次分服。

禁忌：冷水、猪肉、葱、蒜、萝卜、一切血。

方论：方中知母、石膏能清心肝深伏之热，板蓝根、黄连、生地黄、赤芍清热凉血解毒，钩藤、水牛角凉血解痉开窍，菊花疏风活络。诸药组合共奏泄热解毒、镇痉开窍之功。

587. 小儿痄腮

痄腮是感受风热时毒后，以腮肿为特征的急性传染病。多因感受风热轻症、重症、变症，邪毒引睾窜腹，变症邪毒内陷心肝而致。

一、轻症（小儿痄腮）

小儿痄腮轻症。

主证：一侧或双侧耳下腮部肿痛，咀嚼不变，伴轻微发热恶寒或咽痛，头痛，舌红苔黄，脉弦数。

中医辨证：小儿痄腮轻症。

治法：疏风清热，解毒散结。

方药：银翘散。

金银花 6 克　连翘 6 克　蒲公英 6 克　牛蒡子 6 克　桔梗 3 克　黄芩 6 克　夏枯草 10 克　赤芍 6 克　板蓝根 10 克　薄荷（后下）3 克　荆芥 6 克

用法：诸药共煎加水 300 毫升，煎至 150 毫升去滓，一日三次分服。

禁忌：猪肉、鳖肉、羊肉、胡荽。

方论：方中银花、连翘、牛蒡子、薄荷、荆芥、夏枯草疏风清热为君；蒲公英、板蓝根清热解毒消肿散结为臣；桔梗散瘀清咽，黄芩清热解毒为佐；荆芥疏风散结为使。诸药组合成方共奏疏风清热、解毒散结之功。

二、重症（小儿痄腮）

小儿痄腮重症。

主证：壮热头痛，烦躁口渴，腮明显漫肿，胀痛拒按，咀嚼困难，舌红苔黄腻，脉弦数。

中医辨证：小儿痄腮重症。

治法：清热解毒，消肿散结。

方药：普济消毒饮。

玄参6克　马勃6克　黄芩6克　连翘6克　板蓝根6克　薄荷（后下）3克　牛蒡子6克　僵蚕5克　升麻3克　桔梗3克　甘草3克　柴胡3克　陈皮3克

用法：诸药共煎加水300毫升，煎至150毫升去滓，一日三次分服。

禁忌：鲫鱼、鳖肉、海菜、猪肉、菘菜。

方论：方中黄连、黄芩清泄上焦热毒为君药；牛蒡子、连翘、薄荷、僵蚕疏散上焦风热为臣药；玄参、马勃、板蓝根、桔梗、甘草清利咽喉，并能增强清热解毒作用，陈皮理气而疏通壅滞，使气血流通而有利于肿毒消散，共为佐药；升麻、柴胡升阳散火，疏散风热，使郁热疫毒之邪宣散透发，并协助诸药上达头面，共为使药。诸药组合成方共奏清热解毒、消肿散结之功。

三、变症，邪毒引睾窜腹（小儿痄腮）

小儿痄腮变症，邪毒引睾窜腹。

主证：睾丸一侧或双侧肿胀疼痛，并伴有发热战栗，或脘胀硬痛，少腹硬痛拒按，呕吐，小便短涩，舌红，苔黄腻，脉弦数。

中医辨证：邪毒引睾窜腹，小儿痄腮。

治法：清肝活络，消肿止痛。

方药：龙胆泻肝汤。

龙胆草6克　栀子6克　黄芩6克　柴胡3克　泽泻5克　川楝子5克　牡丹皮5克　木通2克　赤芍5克　荔枝核6克　延胡6克

用法：诸药共煎加水300毫升，煎至150毫升去滓，一日三次，空腹服用。

禁忌：蒜、胡荽。

方论：方中龙胆草善泻肝胆之火，并能清下焦之湿热为君；黄芩、栀子、柴胡苦寒泻火，木通、泽泻清热利湿，使湿热从小便而解均为臣药；荔枝核、延胡、川楝子、赤芍疏肝活络消肿止痛为佐；车前子清热利尿导热下行为使。诸药组合成方共奏清肝活络，消肿止痛之功。

四、变症，邪毒内陷心肝（小儿痄腮）

小儿痄腮变症，邪毒内陷心肝。

主证：壮热不退，头痛嗜睡，项强呕吐，甚则昏迷，痉厥抽搐，舌红苔黄，脉弦数。

中医辨证：邪毒内陷心肝，小儿痄腮。

治法：清热解毒，开窍熄风。

方药：羚羊钩藤汤加味。

羚羊角3克　钩藤（后下）3克　僵蚕5克　野菊花6克　板蓝根10克　地龙5克

蒲公英6克 竹茹5克 白芍5克 黄连2克 生甘草3克

用法：诸药共煎加水300毫升，煎至150毫升去滓，一日三次分服。

禁忌：冷水、海菜、猪肉、菘菜。

方论：方中羚羊角、钩藤清热凉肝，熄风止痉，菊花、竹茹清热熄风，白芍、甘草养阴增液柔肝舒筋，板蓝根、蒲公英清热解毒，僵蚕、地龙活络疏风，黄连清心泻火。诸药组合成共奏清热解毒、开窍熄风之功。

588. 麻 疹

麻疹是由麻疹病毒时邪引起的急性发疹性疾病。以发热咳嗽，鼻塞流涕，黏膜疹及遍身布满红色疹点，疹退后呈糠状脱屑为主要症状。分为疹前期、出疹期、收疹期，多由麻毒闭肺、麻后口疮、毒壅少阳、麻后下痢、热陷厥阴、阳气欲脱而致。

一、疹前期（麻疹）

麻疹前期经三至四天，初起发热，微恶寒，流涕喷嚏，咳嗽，唇红腮赤，眼泪汪汪，目胞微肿，全身不适，纳差，发热至二三天，口腔黏膜红晕，数量由少增多，称"黏膜疹"。

主证：发热三四天后，耳后发际出现数枚红疹，伴咽喉肿痛，小便短赤，舌红脉数。

中医辨证：麻疹前期。

治法：辛凉宣透。

方药：宣毒发表汤。

升麻5克 荆芥6克 防风6克 葛根6克 薄荷（后下）3克 杏仁6克 连翘6克 桔梗3克 枳壳3克 竹叶5克 前胡6克

用法：诸药共煎加水300毫升，煎至150毫升去滓，一日三次分服。

禁忌：鳖肉。

方论：方中升麻、葛根透疹解毒，荆芥、防风、薄荷解肌散邪，助升麻、葛根透疹，枳壳、桔梗、前胡、杏仁宣肺祛痰止咳，连翘清泄上焦之热，竹叶清热除烦。诸药组合成方共奏辛凉宣透之功。

二、出疹期（麻疹）

麻疹出疹期，约三至四天，热势壮盛，起伏如潮。

主证：发热三四天后，耳后发际出现数枚红疹，咽喉肿痛，小便短赤，舌红，脉数。

中医辨证：麻疹出疹期。

治法：清热解毒，佐以透疹。

方药：清解透表汤。

银花6克 连翘6克 桑叶6克 西河柳10克 紫草根6克 牛蒡子6克 葛根6克 甘草3克 柴胡3克 升麻5克 蝉衣6克

用法：诸药共煎加水300毫升，煎至150毫升去滓，一日三次分服。

禁忌：海菜、猪肉、菘菜。

方论：方中金银花、连翘、桑叶、牛蒡子清热解毒为君药；西河柳、紫草根、升麻、蝉衣解表透疹为臣药；葛根、柴胡解肌疏瘀助臣药透疹之力为佐；甘草调和诸药为使。诸药组合成方共奏清热解毒透疹之功。

三、收疹期（麻疹）

麻疹收疹期，约三四天皮疹出齐，渐次消退，全身出现糠麸样脱屑。

主证：疹后有棕色斑痕，热势渐退，胃纳日增，咳嗽减轻，精神渐复，舌红少苔，脉数。

中医辨证：麻疹收疹期。

治法：滋阴益气，兼清余热。

方药：沙参麦冬汤。

沙参6克　麦门冬6克　天花粉6克　玉竹6克　火麻仁5克　银柴胡5克　地骨皮5克　扁豆6克　甘草3克　瓜蒌6克　桑叶6克

用法：诸药共煎加水300毫升，煎至150毫升去滓，一日三次分服。

禁忌：鲫鱼、海菜、蒜菜、猪肉。

方论：方中沙参、麦门冬、天花粉、玉竹益气滋阴为君；银柴胡、地骨皮清热解毒，扁豆、麻仁健脾导滞为臣；瓜蒌、桑叶清肺宽胸化痰止咳为佐；甘草调和诸药为使。诸药组合成方共奏滋阴益气之功。

四、麻毒闭肺（麻疹）

高热持续。

主证：高热持续，咳嗽加剧，喘息气促，鼻翼煽动，喉中痰鸣，烦躁不安，甚则口周或面部青紫，疹色紫黯，密集成片或随出随没，舌红苔薄黄，脉数滑。

中医辨证：麻毒闭肺。

治法：宣肺开闭，清热解毒。

方药：麻杏甘石汤加味。

麻黄（先煎）3克　杏仁6克　生石膏6克　甘草3克　薄荷（后下）3克　西河柳10克　银花6克　连翘6克　鱼腥草6克　天竺黄6克　葶苈子6克　蝉衣6克

用法：诸药共煎加水300毫升，煎至150毫升去滓，一日三次分服。

禁忌：海菜、猪肉、蒜菜。

方论：方中麻黄、杏仁、西河柳、葶苈子宣肺开闭为君；银花、连翘、天竺黄、鱼腥草清热解毒为臣；蝉蜕、薄荷活络透疹为佐；甘草调和诸药为使。诸药组合成方共奏宣肺开闭、清热解毒之功。

五、热毒攻喉（麻疹）

热毒攻喉麻疹。

主证：咽喉肿痛，声音嘶哑，咳嗽如犬吠状，重者喘鸣肩息，饮水即呛，烦躁不安，甚至面色苍白或青灰，舌红少津，脉数。

中医辨证：热毒攻喉。

治法：清热解毒，利咽消肿。

方药：清咽下痰汤。

射干6克　桔梗6克　瓜蒌仁6克　葶苈子6克　川贝母3克　银花6克　连翘6克　甘草3克　玄参6克

用法：诸药共煎加水300毫升，煎至150毫升去滓，一日三次分服。

禁忌：猪肉、海菜、菘菜。

方论：方中金银花、连翘清热解毒为君药；玄参、射干、桔梗、瓜蒌利咽消肿除烦为臣；贝母、葶苈子止咳平喘为佐；甘草调和诸药为使。诸药组合成方共奏清热解毒、利咽消肿之功。

六、麻后口疳（麻疹）

麻后口疳。

主证：口舌生疮，或齿龈肿痛，出血，甚则口臭，齿龈溃烂，脉数。

中医辨证：麻后口疳。

治法：清胃解毒。

方药：三黄石膏汤。

生石膏 10 克　知母 6 克　黄连 2 克　黄芩 5 克　黄柏 5 克　玄参 6 克　甘草 3 克

用法：诸药共煎加水 300 毫升，煎至 150 毫升去滓，一日三次分服。

禁忌：冷水、海菜、猪肉、菘菜。

方论：方中石膏清热除烦为君；黄连、黄柏、黄芩以泻三焦之火，知母善解腑内深伏之热共为臣；玄参疗积热消壅散滞为佐；使以甘草清热泻火兼调诸药。组合成方共奏清胃解毒之功。

七、毒壅少阳（麻疹）

麻疹毒壅少阳。

主证：两耳肿痛流脓，甚则听力减退，失聪，舌红，苔腻，脉濡数。

中医辨证：麻疹毒壅少阳。

治法：清泻肝胆湿热。

方药：龙胆泻肝汤。

龙胆草 6 克　当归 6 克　泽泻 6 克　生地 6 克　柴胡 3 克　车前子 5 克　栀子 5 克　甘草 3 克　黄芩 5 克

用法：诸药共煎加水 300 毫升，煎至 150 毫升去滓，一日三次分服。

禁忌：海菜、猪肉、菘菜、葱、蒜、萝卜、一切血。

方论：方中龙胆草善泻肝胆之实火，并能清下焦之湿热为君；黄芩、栀子、柴胡苦寒泻火，车前子、泽泻清利湿热，使湿热从小便而解，均为臣药；肝为藏血之脏，肝经有热则易伤阴血，故佐以生地、当归养血益阴，甘草调和诸药为使。诸药组合成方共奏清泻肝胆湿热之功。

八、麻后下痢（麻疹）

麻后下痢麻疹。

主证：麻后下痢脓血，气味腥臭，日数十行，伴有腹痛或发热，小便涩少，舌红苔腻，脉濡数。

中医辨证：麻后下痢。

治法：清热祛湿，理气导滞。

方药：白头翁汤加减。

白头翁 6 克　枳实 5 克　秦皮 5 克　黄柏 5 克　地榆 5 克　木香 3 克　赤石脂 6 克　黄

连2克　当归10克　石榴皮6克

用法：诸药共煎加水300毫升，煎至150毫升去滓，一日三次分服。

禁忌：冷水、猪肉、菘菜。

方论：方中白头翁清热解毒，凉血止痢为君；黄连、黄柏、秦皮清热燥湿，泻火解毒为臣；木香、枳实理气化滞，石榴皮、赤石脂涩肠止泻共为佐；当归养血益气，黄连厚肠养胃祛湿解毒为使。组合成方共奏清热祛湿、理气导滞之功。

九、热陷厥阴（麻疹）

麻疹热陷厥阴。

主证：高热持续，神昏谵语或昏愦不语，颈项强直，烦躁惊厥，皮疹色泽紫黯，密集成片，舌红，脉弦数。

中医辨证：麻疹热陷厥阴。

治法：清热解毒，凉肝熄风。

方药：羚羊钩藤汤。

羚羊角6克　钩藤（后下）6克　桑叶6克　菊花6克　生地6克　竹茹6克　茯神6克　白芍6克　甘草3克　川贝3克

用法：诸药共煎加水300毫升，煎至150毫升去滓，一日三次分服。

禁忌：葱、蒜、萝卜、海菜、猪肉、菘菜、醋。

方论：方中羚羊角、钩藤清热凉肝、熄风止痉共为君药，桑叶、菊花清热熄风为臣药，白芍、生地黄、甘草养阴增液以柔肝舒筋，竹茹、贝母清热除痰，茯神宁心安神，均为佐药，甘草调和诸药为使。诸药组合共奏平肝熄风、清热止痉之效。

十、阳气欲脱（麻疹）

麻疹阳气欲脱。

主证：额出冷汗，面色苍白，四肢厥冷，精神萎靡，呼吸气弱，舌淡苔白，脉沉弱迟。

中医辨证：麻疹阳气欲脱。

治法：益气回阳。

方药：生脉饮加味。

龙骨10克　牡蛎10克　人参3克　五味子3克　麦冬6克

用法：诸药共煎加水260毫升，煎至150毫升去滓，一日三次分温服。

禁忌：鲫鱼。

方论：方中人参补肺气，生津液为君；麦门冬养阴清肺而生津为臣；五味敛肺，龙骨、牡蛎滋阴潜阳为佐使。诸药组合共奏益气养血之效。

589. 小儿白喉

白喉是感受疫毒时邪后，以咽喉肿痛，局部形成白腐假膜，不易拭去，伴有吞咽不便，声音嘶哑，头身疼痛为特征的一种呼吸道传染病症。一至五岁小儿发病率最高。多因风热、热毒、阴虚、痰热、毒热伤心、邪窜经络而致。

一、风热（小儿白喉）

风热小儿白喉。

主证：发热恶寒，咽部红肿疼痛，上附有点状白腐假膜，不易拭去，伴有吞咽不便，声音嘶哑，头身疼痛，舌红，脉浮数。

中医辨证：风热小儿白喉。

治法：辛凉宣肺，清热解毒。

方药：银翘散加减。

银花6克　连翘6克　大青叶6克　马勃3克　桔梗3克　黄芩6克　牛蒡子6克　玄参6克　薄荷（后下）3克　甘草3克　芦根10克

用法：诸药共煎加水300毫升，煎至150毫升去滓，分三次服用。

禁忌：猪肉、鲫鱼、海菜、菘菜。

方论：方中银花、连翘辛凉宣肺，透泄散邪，清热解毒为君；薄荷、牛蒡子辛凉散风清热，桔梗清热解毒而利咽喉为臣；大青叶、马勃清热解毒，竹叶、芦根清热除烦生津止渴为佐；甘草调和诸药，诸药组合共奏清热解毒、辛凉宣肺之功效。

二、热毒（小儿白喉）

热毒小儿白喉。

主证：高热面赤，咽部红肿疼痛较甚，喉间白腐假膜增大，呈黄白色或灰黄色，颈部肿胀，烦躁口臭，便秘尿赤，舌红苔黄薄，脉数滑。

中医辨证：热毒小儿白喉。

治法：清热解毒，泻火通便。

方药：黄连解毒汤。

黄连2克　黄芩6克　黄柏6克　大黄3克　栀子6克　板蓝根10克　杭菊花6克　银花6克　紫花地丁6克　生石膏10克　石斛6克　玄参5克

用法：诸药共煎加水300毫升，煎至150毫升去滓，一日三次分服。

禁忌：冷水、葱、蒜、猪肉。

方论：方中黄芩泻肺火于上焦，黄连泻脾火于中焦，黄柏泻肾火于下焦，栀子通泻三焦之火从膀胱而出，板蓝根、银花、紫花地丁、玄参清热泻火解毒，石膏清胃热，石斛养阴生津泻热存阴，生地黄养血滋阴解毒，菊花疏风通络解毒，大黄泻火消积通便。诸药组合成方共奏清热解毒、泻火通便之功。

三、阴虚（小儿白喉）

阴虚小儿白喉。

主证：低热，咽痛，喉间干燥少津，布有白点或白片状假膜，甚则溃烂，咳声嘶哑或破竹声，舌红，少津，脉数。

中医辨证：阴虚小儿白喉。

治法：养阴润燥，清热解毒。

方药：养阴清肺汤加味。

玄参6克　麦门冬6克　川贝3克　牡丹皮6克　黄芩6克　生地黄6克　薄荷（后下）3克　甘草3克

用法：诸药共煎加水300毫升，煎至150毫升去滓，一日三次分服。

禁忌：鲫鱼、胡荽、蒜、葱、一切血。

方论：本方所治白喉，多属肺肾阴虚，复感时邪疫毒所致。方中生地养肾阴，麦冬养肺阴，玄参养阴增液，并可清热解毒，三者配伍养阴清热之功益显，丹皮凉血而消肿，川贝润肺止咳、清热化痰，薄荷辛凉疏解散邪利咽，黄芩清肺热，甘草调和诸药。组合成方共奏养阴润燥、清热解毒之效。

四、痰热（小儿白喉）

痰热小儿白喉。

主证：发热不退，喉部白膜继续增多，蔓延至软腭、悬雍垂，甚至咽喉深部，鼻煽声嘶，咳如犬吠声，喉中痰鸣如锯，甚则失音，面色苍白，口唇青紫，呼吸困难，烦躁不安，舌红苔腻，脉滑数。

中医辨证：痰热小儿白喉。

治法：涤痰通闭，清热解毒。

方药：麻杏石甘汤加味。

麻黄3克　杏仁5克　生石膏10克　甘草3克　瓜蒌仁5克　郁金3克　川贝3克

用法：诸药共煎加水300毫升，煎至150毫升去滓，一日三次分服。

禁忌：海菜、猪肉、菘菜。

方论：方中麻黄宣肺平喘为君；石膏清泄肺热，杏仁降气止咳，贝母、郁金涤痰通闭共为臣；瓜蒌润肺宽胸为佐；甘草调诸药为使。诸药组合成方共奏涤痰通闭、清热解毒之功。

五、毒热伤心（小儿白喉）

白喉变证，毒热伤心。

主证：低热，心悸气短，面色苍白无华，头晕胸闷，神疲乏力，口燥咽干，心烦不寐，舌红，少津，脉数虚。

中医辨证：白喉变证，毒热伤心。

治法：益气养阴，清热解毒。

方药：加减复脉汤加味。

人参3克　阿胶5克　银花6克　生地6克　大枣6克　丹皮6克　板蓝根10克　炙远志5克　五味子3克　生甘草3克　磁石10克　女贞子6克

用法：诸药共煎加水300毫升，煎至150毫升去滓，一日三次分服。

禁忌：葱、蒜、萝卜、海菜、猪肉、菘菜、胡荽。

方论：方中人参、大枣、甘草益气养阴为君；银花、生地黄、板蓝根清热解毒，丹皮凉血化瘀解毒，五味子、女贞子、磁石滋阴补肾潜阳纳气为臣；远志、五味子安神宁心为佐；甘草调和诸药。诸药组合成方共奏益气养阴、清热解毒之功。

六、邪窜经络（小儿白喉）

邪窜经络，小儿白喉。

主证：语言不清，吞咽困难，口眼歪斜，肢体瘫痪不用，舌红少苔，脉数。

中医辨证：邪窜经络，小儿白喉。

治法：润肺养阴，舒筋活络。

方药：养阴通络汤。

玉竹6克　龟版6克　沙参6克　生地黄6克　木瓜6克　党参6克

用法：诸药共煎加水260毫升，煎至150毫升去滓，一日三次分服。

禁忌：葱、蒜、萝卜、一切血。

方论：方中沙参、玉竹润肺养阴为君；党参益气润肺，生地凉血滋阴，木瓜舒筋活络为臣；龟版滋阴潜阳为佐使。诸药组合成方共奏润肺养阴、舒筋活络之功。

590. 百 日 咳

百日咳是以痉挛性阵咳为特征的呼吸道传染病。多分初咳期、痉咳期、恢复期。

一、初咳期（百日咳）

初咳期约一周左右。

主证：初期咳嗽，流涕或发热，恶风，二至三天后咳嗽渐加重，并趋向顿咳，夜间尤甚，痰稀而量不多，或痰稠不易咯出，舌淡苔薄白，脉缓。

中医辨证：初咳期约一周左右。

治法：疏风宣肺，止咳化痰。

方药：止咳散。

荆芥6克　陈皮3克　紫菀6克　桔梗3克　甘草3克　白前3克　百部5克

用法：诸药共煎加水300毫升，煎至100毫升去滓，分三次服用。

禁忌：猪肉、海菜、荵菜。

方论：方中紫菀、百部、白前止咳化痰，桔梗、陈皮宣肺理气，荆芥祛风解表，甘草调和诸药。七味组合共奏疏风宣肺、止咳化痰之功。

二、痉咳期（百日咳）

百日咳痉咳期，约二至六周。

主证：咳嗽阵作，日轻夜重，咳时连声不已，咳后伴有鸡鸣样吼声，常需咳吐痰涎或食物后痉咳方能缓解，反复不已，同时伴见涕泪并出，引颈吐舌，握拳弯腰等痛苦之状，舌红苔腻，脉滑数。

中医辨证：百日咳痉咳期。

治法：清化痰热，肃肺降逆。

方药：桑白皮汤合麻杏石汤加减。

桑白皮6克　麻黄3克　杏仁6克　生石膏10克　炙甘草3克　川贝3克　半夏4克　苏子6克　黄芩6克　生蛤壳6克　青黛3克

用法：诸药共煎加水300毫升，煎至150毫升去滓，一日三次分服。

禁忌：海菜、猪肉、荵菜、羊肉、羊血、饴糖。

方论：方中石膏清肺胃之热为君；贝母、杏仁、生蛤壳、青黛清热化痰为臣；半夏、苏子、桑白皮、麻黄肃肺降逆为佐；黄芩清泻肺热，甘草调和诸药为使。诸药组合成方共奏清化痰热、肃肺降逆之功。

三、恢复期（百日咳）

百日咳恢复期。

主证：阵发性咳嗽渐减，吼声亦渐消失，咳声低，神怯气弱，困倦乏力，纳少心烦。

中医辨证：百日咳恢复期。

治法：益气健脾，滋阴润肺降逆。

方药：沙参枇杷扁豆汤。

沙参6克　甘草3克　党参6克　扁豆5克　玉竹6克　花粉5克　马兜铃6克　枇杷叶5克

用法：诸药共煎加水300毫升，煎至150毫升去滓，一日三次分服。

禁忌：海菜、猪肉、莶菜。

方论：方中沙参、党参、扁豆益气健脾为君；天花粉、玉竹滋阴润肺为臣；枇杷叶化痰降逆为佐；马兜铃清肺降逆为使。组合成方共奏益气健脾、滋阴润肺之功。

591. 小儿肺痨

小儿肺痨是一种具有传染性的慢性虚弱性病症，临床以咳嗽、咯血、潮热、盗汗、身体逐渐消瘦为特征。多因肺阴亏损、阴虚火旺、气阴两伤、阴阳两伤而致。

一、肺阴亏损（小儿肺痨）

肺阴亏损，小儿肺痨。

主证：干咳少痰或痰中夹血丝，或有潮热盗汗，咽干口燥，舌红少苔，脉细数。

中医辨证：肺阴亏损，小儿肺痨。

治法：滋阴润肺，止咳杀虫。

方药：月华丸加减。

百部6克　獭肝6克　沙参6克　川贝3克　生地6克　熟地6克　麦冬6克　天门冬6克　桑叶6克　菊花6克　三七2克　阿胶6克

用法：诸药共煎加水300毫升，煎至100毫升去滓，分三次服用。

禁忌：葱、蒜、萝卜、鲫鱼。

方论：方中沙参、生地、熟地、麦冬、天冬滋阴润肺为君；贝母、百部止咳解毒杀虫为臣；三七、阿胶、獭肝养阴清热止血为佐；桑叶、菊花清热散滞，组合成方共奏滋阴润肺、止咳杀虫之功。

二、阴虚火旺（小儿肺痨）

阴虚火旺，小儿肺痨。

主证：潮热，盗汗，咳呛痰少，或痰黄黏稠，反复咯血，血色鲜红，心烦失眠，咽干口渴，颧红，胸胁掣痛。

中医辨证：阴虚火旺，小儿肺痨。

治法：滋阴降火，润肺止咳。

方药：百合固金汤加减。

百合6克　阿胶6克　银柴胡5克　生地黄6克　熟地黄6克　白芍6克　川贝3克　龟版6克　地骨皮5克　桔梗3克　五味子3克　玄参6克　麦冬6克

用法：诸药共煎加水300毫升，煎至150毫升去滓，一日三次分服。

禁忌：葱、蒜、萝卜、一切血、猪肉、鲫鱼。

方论：方中百合、生地、阿胶、熟地养肺肾之阴，清肺热共为君；麦冬助百合养肺阴，清肺热，玄参助生熟地以益肾阴、降虚火，龟版滋阴潜阳，地骨皮、银柴胡退热除蒸共为臣；贝母、桔梗化痰止咳，白芍滋阴和营为佐；五味子滋肝补肺益肾为使。诸药组合成方共奏滋阴降火、润肺止咳之功。

三、气阴两伤（小儿肺痨）

气阴两伤，小儿肺痨。

主证：面色发白，午后颧红，形体消瘦，低热，多汗，咳嗽无力，痰多稀薄或痰中带血，神疲乏力，气短，纳呆，腹胀，便溏。

中医辨证：气阴两伤，小儿肺痨。

治法：益气养阴。

方药：保真汤加减。

党参6克　白术5克　黄芪6克　茯苓6克　生地黄6克　熟地6克　银柴胡5克　地骨皮5克　五味子3克　麦门冬6克　当归身5克

用法：诸药共煎加水300毫升，煎至150毫升去滓，一日三次分服。

禁忌：醋、蒜、葱、萝卜、鲫鱼、湿面。

方论：方中党参、黄芪、白术、茯苓益气养阴为君药；熟地、生地、当归、麦门冬养血调营滋肺阴为臣；地骨皮退热除蒸为佐；五味子滋肺益肾补肝为使。诸药组合成方共奏益气养阴之功。

四、阴阳两伤（小儿肺痨）

阴阳两伤，小儿肺痨。

主证：盗汗，自汗，形瘦，咳声低微，咯血，潮热，形寒肢冷，喘息气短，食少腹胀，便溏或泄利。

中医辨证：阴阳两伤，小儿肺痨。

治法：滋阴补阳，培元固本。

方药：补天大造丸。

黄芪6克　白术5克　熟地5克　茯苓6克　龟版6克　山药6克　白芍6克　鹿角片5克　紫河车5克　当归5克

用法：诸药共煎加水300毫升，煎至100～150毫升去滓，一日三次分服。

禁忌：醋、葱、蒜、萝卜、湿面。

方论：方中白芍、龟版滋阴补肾为君；鹿角胶、紫河车、山药、茯苓培元固本为臣；黄芪、白术益气补中助生化之源为佐；当归、熟地养血调营为使。诸药组合成方共奏滋阴补阳、培元固本之功。

592. 小儿咳嗽

小儿咳嗽，多由风寒、风热、燥热、食积、痰湿、痰热、阴虚、脾虚而致。

一、风寒（小儿咳嗽）

小儿风寒咳嗽。

主证：咳嗽频作，喉痒声重，痰白稀薄，喷嚏鼻塞，流涕清稀，恶寒无汗，头痛发热，骨节酸痛。

中医辨证：小儿风寒咳嗽。

治法：疏风散寒，宣肺止咳。

方药：杏苏散。

法半夏5克　桔梗3克　杏仁6克　苏叶6克　茯苓6克　枳壳3克　橘皮3克　前胡5克　大枣3克　生姜2克　甘草2克

用法：诸药共煎加水260毫升，煎至100~120毫升去滓，分三次服用。

禁忌：羊肉、羊血、饴糖、醋、猪肉、海菜、菘菜。

方论：方中杏仁苦辛温润，宣肺降气，苏叶辛苦芳香解肌发表并为君药；桔梗、枳壳一升一降，调理气机，前胡降气化痰，宣肺散风同为臣药；半夏、橘皮、茯苓健脾燥湿，理气化痰为佐药；生姜、大枣调和营卫。

二、风热（小儿咳嗽）

小儿风热咳嗽。

主证：咳嗽不爽，痰黄或黄白而稠，咽痛口渴，头痛鼻塞，流涕稠浊，身热恶风，微有汗出，舌红苔白，脉数。

中医辨证：小儿风热咳嗽。

治法：疏风清热，化痰止咳。

方药：桑菊饮。

桑叶5克　菊花5克　连翘6克　芦根10克　薄荷（后下）3克　桔梗3克　瓜蒌皮6克　黄芩6克　杏仁5克　川贝3克　甘草3克　葶苈子5克

用法：诸药共煎加水300毫升，煎至120毫升去滓，一日三次分服。

禁忌：鳖肉、猪肉、海菜、菘菜。

方论：方中桑叶、薄荷、菊花疏风清热，杏仁宣降肺气共为君；瓜蒌宣透胸中郁热，川贝、桔梗生津润肺，止咳化痰，芦根清肺生津润肺，连翘、黄芩清热解毒为臣；葶苈子止咳降逆共为佐；甘草调和诸药为使。诸药组合成方共奏疏风清热、化痰止咳之功。

三、燥热（小儿咳嗽）

小儿燥热咳嗽。

主证：咳嗽不爽，痰少黏稠难出，或痰中带有血，或干咳无痰，痰引胸痛，鼻燥咽干，形寒身热，大便艰难。

中医辨证：小儿燥热咳嗽。

治法：清宣润燥，化痰止咳。

方药：桑杏汤。

桑叶6克　杏仁5克　沙参6克　栀子5克　梨皮半枚　象贝5克　淡豆豉5克　瓜蒌皮5克　枇杷叶5克　麦冬6克　枇杷叶5克　麦冬6克　玉竹6克　侧柏叶6克　白茅根10克

用法：诸药共煎加水300毫升，煎至150毫升去滓，一日三次分服。

禁忌：鲫鱼。

方论：方中桑叶轻宣火润燥，杏仁宣降肺气，共为君药；淡豆豉、瓜蒌皮宣透胸中郁热，麦门冬清热凉血清肺热共为臣；沙参、梨皮、象贝生津润肺，止咳化痰，枇杷叶、玉竹益气清热降逆养阴润燥，沙参益气养阴，茅根、侧柏叶滋阴凉血止血为佐；使以栀子善治三焦之热。组合成方共奏清宣肺燥、化痰止咳之功。

四、食积（小儿咳嗽）

小儿食积咳嗽，咳嗽痰多。

主证：咳嗽痰多，五更为甚，吞酸嗳腐，不思乳食，脘腹胀满，夜卧不安，手足心热，大便酸臭，舌苔厚腻，脉滑。

中医辨证：小儿食积咳嗽，咳嗽痰多。

治法：消食导滞，化痰止咳。

方药：麦曲二陈汤。

麦芽6克　神曲5克　陈皮3克　半夏5克　茯苓6克　甘草3克　枳实5克　山楂6克　黄连2克　大枣3克　瓜蒌仁5克　生姜3克

用法：诸药共煎加水300毫升，煎至120毫升去滓，一日三次分服。

禁忌：羊肉、羊血、饴糖、醋、海菜、菘菜、猪肉、冷水。

方论：方中神曲能消酒食陈腐，麦芽消积化滞，山楂善消油腻肉滞，陈皮、半夏、茯苓理气和胃、燥湿化痰；瓜蒌、枳实行气宽胸止咳化痰，黄连厚肠胃，生姜、大枣调和营卫共为佐；甘草调和诸药。诸药组合成方共奏消食导滞、化痰止咳之功。

五、痰湿（小儿咳嗽）

小儿痰湿咳嗽，咳嗽痰多色清稀，痰随嗽出。

主证：胸脘胀满，纳呆身倦，或有恶心呕吐，大便溏薄，舌淡，苔白腻，脉滑濡。

中医辨证：小儿痰湿咳嗽。

治法：健脾燥湿，理气化痰。

方药：二陈汤加味。

陈皮3克　半夏5克　苍术6克　厚朴6克　茯苓6克　白术6克　甘草3克　杏仁5克　桔梗3克　瓜蒌仁5克

用法：诸药共煎加水300毫升，煎至120毫升去滓，一日三次分服。

禁忌：雀肉、青鱼、菘菜、醋、海菜、猪肉、诸果。

方论：方中苍术、厚朴、白术、茯苓健脾燥湿为君；白术助半夏理气化痰，桔梗、杏仁宣肺止咳化痰为臣；陈皮行气健脾，瓜蒌宽胸理气行痰为佐；甘草调和诸药。组合成方共奏健脾燥湿、理气化痰之功。

六、痰热（小儿咳嗽）

小儿痰热咳嗽。

主证：咳嗽气粗，痰多黄稠，甚则痰中带血，口鼻气热，面赤唇红，胸闷不适，烦渴不宁，大便秘结，舌红苔黄，脉细数。

中医辨证：小儿痰热咳嗽。

治法：清热泻肺，化痰止咳。

方药：加味泻白散。

桑白皮6克　黄芩6克　知母6克　桔梗3克　川贝母3克　瓜蒌皮6克　葶苈子5克　黛蛤散3克　地骨皮6克　鱼腥草6克

用法：诸药共煎加水300毫升，煎至120毫升去滓，一日三次分服。

禁忌：猪肉。

方论：方中桑白皮、地骨皮、黄芩、知母清热泻肺为君；瓜蒌、贝母、葶苈子化痰止咳喘为臣；桔梗利咽止咳为佐；鱼腥草清肺止咳为使。诸药组合成方共奏清热泻肺、化痰止咳之功。

七、阴虚（小儿咳嗽）

小儿阴虚咳嗽。

主证：干咳无痰，或痰少而黏，或痰中带血丝，午后夜间咳甚，舌红少苔，脉细数。

中医辨证：小儿阴虚咳嗽。

治法：滋阴润肺，化痰止咳。

方药：二母散合沙参麦冬汤。

川贝母 3 克　知母 6 克　北沙参 10 克　麦冬 6 克　桑白皮 6 克　玉竹 6 克　花粉 6 克 扁豆 5 克　甘草 3 克　黛蛤散 3 克　藕节 10 克　枇杷叶 5 克

用法：诸药共煎加水 300 毫升，煎至 120 毫升去滓，分三次服用。

禁忌：鲫鱼、海菜、猪肉、莼菜。

方论：方中沙参、麦门冬、知母、玉竹、天花粉滋阴润肺为君；青黛、蛤粉、贝母化痰清热，枇杷叶、藕节、桑白皮凉血止血清肺热共为臣；扁豆助脾行痰为佐；甘草调和诸药。组合成方共奏滋阴润肺、化痰止咳之功。

八、脾虚（小儿咳嗽）

小儿脾虚咳嗽。

主证：咳嗽无力，痰多色白易咯，面色发白，少气懒言，动则汗出，肢体困倦，脘腹胀满，纳少便溏，舌淡苔白，脉缓弱或濡。

中医辨证：小儿脾虚咳嗽。

治法：健脾益气，化痰止咳。

方药：六君子汤。

半夏 6 克　白术 6 克　党参 6 克　茯苓 6 克　甘草 3 克　陈皮 3 克　枇杷叶 5 克　杏仁 3 克　川贝母 3 克　谷芽 5 克　麦芽 5 克

用法：诸药共煎加水 260 毫升，煎至 120 毫升去滓，一日三次分服。

禁忌：醋、海菜、莼菜、猪肉、羊肉、羊血、饴糖。

方论：方中党参、白术、茯苓、甘草健脾益气为君；半夏、枇杷叶、杏仁、贝母化痰止咳降逆为臣；陈皮、谷芽、麦芽行气健脾化积为佐；甘草调和诸药。组合成方共奏健脾益气、化痰止咳之功效。

593. 小儿哮喘

小儿哮喘是一种发作性痰鸣气喘的病症。多见热性哮喘、寒性哮喘，多由脾肺气虚、肾阳虚寒、肺肾阴虚而致。

一、热性哮喘（小儿哮喘）

小儿热性哮喘。

主证：咳嗽喘促，喉中哮鸣，声高气涌，呼气延长，咯痰黄稠，胸膈满闷，发热烦渴，小便短赤，大便干结，舌红苔黄腻，脉滑。

中医辨证：小儿热性哮喘。

治法：宣肺清热，化痰降逆。

方药：定喘汤加减。

麻黄3克　桑白皮6克　苏子5克　款冬花6克　法半夏3克　葶苈子5克　黄芩6克　银杏6克　杏仁6克　全瓜蒌6克　甘草3克　白果6克

用法：诸药共煎加水300毫升，煎至150毫升去滓，分三次服用。

禁忌：羊肉、羊血、饴糖。

方论：方中麻黄宣肺平喘，白果敛肺定喘，一开一收为君；杏仁、葶苈子、苏子、半夏、款冬花降气化痰为臣；桑白皮、黄芩清热泻肺，白果定喘化痰，瓜蒌润肺清热除烦生津止渴为佐；甘草调诸药。组合成方共奏宣肺清热、化痰降逆之功。

二、寒性哮喘（小儿哮喘）

小儿寒性哮喘。

主证：咳嗽喘促，喉中哮喘，呼气延长，痰多色白，稀薄有沫，胸膈满闷，面色晦滞，恶寒无汗，四肢不温，口不渴，渴喜热饮，舌淡苔白滑，脉弦滑或浮紧。

中医辨证：小儿寒性哮喘。

治法：宣肺散寒，化痰下气。

方药：射干麻黄汤加味。

半夏5克　五味子3克　射干5克　麻黄3克　细辛1克　广紫菀5克　杏仁5克　大枣3克　生姜3克　款冬花6克　厚朴3克　莱菔子5克　苏子5克　葶苈子5克

用法：诸药共煎加水300毫升，煎至150毫升去滓，一日三次分服。

禁忌：羊肉、羊血、饴糖。

方论：方中麻黄、杏仁宣肺散寒，射干开结消痰并为君；生姜散寒行水，葶苈子降气化痰，半夏降逆调中共为臣；细辛、厚朴、紫菀、款冬花、苏子温润除痰，下气止咳，五味子收敛耗散之肺气均为佐；大枣益脾养胃，莱菔子消积行痰共为使。诸药组合成方共奏宣肺散寒、化痰下气之功。

三、脾肺气虚（小儿哮喘）

小儿脾肺气虚。

主证：咳嗽气短，咯痰清稀，纳少便溏，自汗怯寒，四肢不温，倦怠乏力，舌淡，苔白，脉软弱。

中医辨证：小儿脾肺气虚。

治法：健脾益肺。

方药：六君汤合玉屏风散加味。

党参6克　白术6克　茯苓6克　陈皮3克　半夏5克　山楂5克　黄芪6克　甘草3克　五味子3克　牡蛎10克　防风5克

用法：诸药共煎加水300毫升，煎至150毫升去滓，一日三次分服。

禁忌：醋、羊肉、羊血、饴糖、海菜、猪肉、莶菜。

方论：方中党参、茯苓、甘草、半夏益肺健脾为君；黄芪、防风、白术益气扶正，陈皮、山楂行气健脾，五味子益肺补虚并为臣；牡蛎益气滋肺为佐；甘草调诸药为使。诸药组合成方共奏健脾益肺之功。

四、肺肾阴虚（小儿哮喘）

小儿肺肾阴虚哮喘。

主证：形体羸弱，头昏耳鸣，颧红口燥，手足心热，潮热盗汗，腰膝酸软，大便干结。

中医辨证：肺肾阴虚哮喘。

治法：滋肾养肺。

方药：麦味地黄丸。

麦冬 6 克　五味子 3 克　熟地黄 6 克　山药 6 克　丹皮 6 克　泽泻 6 克　茯苓 6 克　山萸肉 6 克

用法：诸药共煎加水 260 毫升，煎至 150 毫升去滓，一日三次分服。

禁忌：葱、蒜、萝卜、胡荽、醋。

方论：方中麦冬、五味子、熟地黄滋肾润肺为君；山萸肉补肝肾之阴敛虚火，干山药既可补肾，又可健脾共为臣；阴虚火旺，故配丹皮凉血清热，以泻肝肾虚火，肾虚水湿不能渗利，故用茯苓、泽泻以利水湿，诸药组合成方共奏滋肾养肺之功。

五、肾阳虚寒（小儿哮喘）

肾阳虚小儿哮喘。

主证：面色发白，畏寒肢冷，腰膝酸软，动则喘促，大便澄澈清冷，或夜间遗尿，舌淡苔白，脉沉迟缓。

中医辨证：肾阳虚小儿哮喘。

治法：温补肾阳。

方药：桂附地黄汤。

肉桂 1 克　制附子 3 克　熟地黄 6 克　山萸肉 3 克　山药 6 克　泽泻 5 克　茯苓 6 克　丹皮 6 克　半夏 5 克　胆南星 5 克

用法：诸药共煎加水 260 毫升，煎至 120 毫升去滓，一日三次分服。

禁忌：葱、蒜、萝卜、醋、羊肉、羊血、饴糖。

方论：方中肉桂、附子温补肾阳，熟地补肾阴益精髓共为君；山萸肉滋补肝肾，山药既能补肾，又能健脾共为臣；茯苓、泽泻健脾益肾利水渗湿；丹皮活络凉血，诸药组合成方共奏温肾补阳之功。

594. 手足口病

手足口病是由多种肠道病引起的急性传染病，又称"手足口综合症"。多见于四岁以下小儿。临床以口腔见有小疱疹或溃疡，手足等部位皮肤出现斑丘疹，后转为疱疹为主要特征。多因风温犯肺、暑热炽盛、湿热郁蒸而致。

一、风温犯肺（手足口病）

风温犯肺，手足口病。

主证：初见发热流涕，咳嗽，咽喉红肿，继之口腔、手、足等部位出现疱疹或红色丘疹，疱疹数少个小，根底轻浅，稍痒，舌红，苔薄黄，脉数。

中医辨证：风温犯肺，手足口病。

治法：疏风清热，解毒透疹。

方药：银翘散加减。

荆芥6克 薄荷（后下）3克 银花6克 连翘6克 桔梗3克 赤芍6克 前胡5克 牛蒡子6克 竹叶5克 甘草3克 大青叶6克

用法：诸药共煎加水300毫升，煎至150毫升去滓，分三次服用。

禁忌：猪肉、海菜、菘菜。

方论：方中金银花、连翘辛凉轻宣、透泄散邪、清热解毒为君；薄荷、牛蒡子辛凉散风清热，荆芥辛散透表、解肌散风，前胡疏风清热，赤芍散瘀化滞共为臣；桔梗、甘草清热解毒利咽喉为佐；竹叶、芦根清热除烦为使。诸药组合共奏疏风清热、解毒透疹之功。

二、暑热炽盛（手足口病）

暑热炽盛，小儿手足口病。

主证：壮热烦渴，口舌溃烂，疱疹较密，咽喉焮红肿痛，流涎拒食，躁扰不宁，便秘溲赤。

中医辨证：暑热炽盛，小儿手足口病。

治法：清热解毒，凉营消疹。

方药：清瘟败毒饮加减。

生石膏10克 知母5克 生地6克 赤芍6克 水牛角10克 黄连2克 甘草3克 栀子6克 竹叶5克 黄芩6克 蝉衣5克 僵蚕5克 桔梗3克 玄参6克

用法：诸药共煎加水350毫升，煎至150毫升去滓，一日三次分服。

禁忌：葱、蒜、萝卜、冷水、猪肉、菘菜、海菜。

方论：方中重用石膏合知母、甘草清阳明之热；黄连、黄芩、栀子三药合用能泻三焦之，犀角、赤芍、生地凉血解毒化瘀；玄参、桔梗、甘草、蝉衣清热透邪利咽；僵蚕疏风清热散瘀；竹叶清心利尿导热下行。诸药合用，既清气分之火，又凉血分之热，共奏清热解毒、凉营消疹之功。

三、湿热郁蒸（手足口病）

湿热郁蒸，手足口病。

主证：身热不扬，倦怠胸闷，渴不欲饮，小便短赤，大便黏滞，手、足、口腔等处均见明显疱疹，舌苔薄白，苔厚腻，脉濡数。

中医辨证：湿热郁蒸，手足口病。

治法：清热利湿，解毒消疹。

方药：甘露消毒丹加减。

滑石6克 厚朴5克 茵陈5克 地肤子6克 佩兰5克 木通2克 藿香5克 银花6克 连翘6克 黄芩6克 薄荷（后下）3克 蝉衣6克

用法：诸药共煎加水300毫升，煎至120毫升去滓，一日三次分服。

禁忌：鳖肉。

方论：方中重用滑石、茵陈、佩兰、木通以清热利湿；黄芩、连翘、银花清热解毒，利咽散结；藿香、薄荷芳香化湿浊，宣畅气机，厚朴行气祛湿，地肤子、蝉衣疏风活络消疹散滞。诸药组合成方共奏清热利湿、解毒消疹之功。

595. 小儿呃逆

呃逆是指气逆上冲，喉间呃呃作声，声短而频，令人不能止为特征，又称"哕"、"哕逆"。多因胃中寒冷、胃火上冲、乳食停滞、脾胃阳虚、胃阴不足而致。

一、胃中寒冷（小儿呃逆）

小儿胃中寒冷呃逆。

主证：呃声沉缓有力，胃脘不舒，得热则减，遇寒愈甚，饮食减少，口中和而不渴，舌淡苔白，脉沉弱。

中医辨证：小儿胃中寒冷呃逆。

治法：疏风清热，解毒透疹。

方药：丁香散加味。

丁香3克　良姜3克　柿蒂5克　吴茱萸5克　刀豆子5克　肉桂1克　半夏5克　生姜3克　甘草3克

用法：诸药共煎加水300毫升，煎至150毫升去滓，分三次服用。

禁忌：羊肉、羊血、饴糖。

方论：方中丁香、肉桂、良姜、吴茱萸温中散寒为臣；半夏、柿蒂、丁香和胃降逆为臣；刀豆子益气健脾，生姜行气健胃温中为佐；甘草调和诸药为使。组合成方共奏温中散寒、降逆止呕之功。

二、胃火上冲（小儿呃逆）

小儿胃火上冲呃逆。

主证：呃声洪亮，冲逆而出，口臭烦渴，多喜冷饮，小便短赤，大便艰难，舌苔厚腻，脉弦数滑。

中医辨证：小儿胃火上冲呃逆。

治法：清降泄胃，和胃止呕。

方药：竹叶石膏汤。

竹叶6克　生石膏10克　麦冬6克　甘草3克　柿蒂5克　半夏5克　竹茹5克　粳米15克

用法：诸药共煎加水260毫升，煎至150毫升去滓，一日三次分服。

禁忌：鲫鱼、海菜、菘菜、猪肉、羊肉、羊血、饴糖。

方论：方中竹叶、石膏、竹茹、麦门冬清降泄胃为君；半夏、柿蒂、甘草益气和胃止呕为臣；粳米补中益气和胃止呕为佐；甘草调和诸药为使，诸药组合成方共奏清降泄胃止呕之功。

三、乳食停滞（小儿呃逆）

小儿乳食停滞呃逆。

主证：患儿多有伤乳食史，呃逆而兼见嗳腐吞酸，恶闻食臭，脘腹胀满，不欲乳食，大便酸臭或溏薄，舌苔厚腻，脉滑。

中医辨证：小儿乳食停滞呃逆。

治法：消食导滞，和胃降逆。

方药：保和丸加味。

神曲6克　半夏5克　山楂5克　厚朴5克　柿蒂5克　莱菔子5克　连翘5克　黄连2克　枳壳3克　陈皮3克

用法：诸药共煎加水260毫升，煎至150毫升，一日三次分服。

禁忌：羊肉、羊血、饴糖、冷水、猪肉。

方论：方中山楂消油腻肉滞，神曲能消酒食陈腐之积，莱菔子消面食痰浊之滞，陈皮、半夏、枳壳理气和胃，柿蒂、厚朴和胃降逆，连翘、黄连和胃除烦。诸药组合成方共奏消食导滞、和胃降逆之功。

四、脾胃阳虚（小儿呃逆）

小儿脾胃阳虚呃逆。

主证：呃声低怯，气不得续，面色苍白，手足不温，神疲倦怠，食少便溏，舌淡苔白，脉沉迟。

中医辨证：脾胃阳虚，小儿呃逆。

治法：温补脾胃，和中降逆。

方药：理中汤加味。

党参6克　白术5克　吴茱萸5克　泽泻5克　肉桂2克　制附片3克　丁香3克　刀豆5克

用法：诸药共煎加水300毫升，煎至150毫升去滓，分三次服用。

禁忌：雀肉、青鱼、菘菜、诸果。

方论：方中肉桂、附子、吴茱萸温运中焦以散寒邪为君；党参补气健脾，丁香理气降逆，白术益气和胃共为臣；刀豆益气温中降逆止呕为佐；茯苓益气补虚为使。诸药组合共奏温补脾胃、和中降逆之功。

五、胃阴不足（小儿呃逆）

小儿胃阴不足呃逆。

主证：呃声急促而不连续，口干唇燥，烦渴欲饮，舌红少津，脉细数。

中医辨证：脾阴不足，小儿呃逆。

治法：生津养胃，降逆止呕。

方药：益胃汤加味。

沙参10克　麦冬6克　枇杷叶5克　玉竹10克　石斛6克　冰糖10克　生地6克　柿蒂5克

用法：诸药共煎加水300毫升，煎至150毫升去滓，一日三次分服。

禁忌：鲫鱼、葱、蒜、萝卜。

方论：方中沙参、麦冬、玉竹、石斛养胃生津为君；枇杷叶、柿蒂和胃降逆为臣；冰糖益气生津，生地滋阴养营为佐使。诸药组合成方共奏生津养胃、降逆止呃之功。

596. 小儿呕吐

小儿呕吐是指乳食或痰涎等从口中吐出为主症的一种疾病。多因外邪犯胃、乳食伤胃、热蕴于胃、肝气犯胃、脾胃虚寒、胃阴不足、惊恐气逆而致。

一、外邪犯胃 （小儿呕吐）

外邪犯胃，小儿呕吐。

主证：突然呕吐乳食，恶寒发热，或头痛身痛，或咽痛咳嗽，舌苔白腻，脉濡弱。

中医辨证：外邪犯胃，小儿呕吐。

治法：疏表祛邪，和胃降逆。

方药：藿香正气散。

广藿香 5 克　苏叶 5 克　陈皮 3 克　大腹皮 6 克　白芷 5 克　桔梗 3 克　茯苓 6 克　生姜 3 克　厚朴 3 克　六神曲 5 克　大枣 3 克　甘草 2 克

用法：诸药共煎加水 300 毫升，煎至 120 毫升去滓，一日三次，空腹服用。

禁忌：醋及一切酸、猪肉。

方论：方中藿香芳香化湿，和中止呕，并能发散风寒；苏叶、白芷辛香发散，助藿香外散风寒，兼可芳香化浊；厚朴、陈皮、大腹皮行气燥湿和中消滞；茯苓、六神曲健脾去湿；桔梗宣肺利膈；生姜、大枣、甘草调和脾胃且和诸药。诸药合用，共成疏表祛湿、和胃降逆之功。

二、乳食伤胃 （小儿呕吐）

乳食伤胃，小儿呕吐。

主证：呕吐酸腐夹有不消化食物，不思乳食，恶心嗳气臭秽，脘腹胀满，吐后稍缓，大便秘结，或泻下酸臭，舌苔厚腻，脉滑。

中医辨证：乳食伤胃，小儿呕吐。

治法：消食导滞，和胃降逆。

方药：保和丸加味。

山楂 5 克　神曲 5 克　茯苓 6 克　陈皮 3 克　半夏 5 克　连翘 6 克　莱菔子 6 克　枳壳 5 克　鸡内金 5 克　麦芽 6 克　生姜 3 克

用法：诸药共煎加水 300 毫升，煎至 150 毫升去滓，一日三次，空腹服用。

禁忌：醋及一切酸、羊肉、羊血、饴糖。

方论：方中山楂消油腻肉滞，神曲能消酒食陈腐之积，莱菔子消面食痰浊之滞，陈皮、半夏理气和胃，连翘、枳壳理气除烦，鸡内金、麦芽消食化滞，生姜和胃止呕，茯苓益脾和胃。组合成方共奏消食导滞、和胃降逆之功。

三、热蕴于胃 （小儿呕吐）

热蕴于胃，小儿呕吐。

主证：食入即吐，呕吐酸臭，口烦渴，喜冷饮，唇干口燥，面赤身热，便秘，舌红苔白腻，脉滑数。

中医辨证：热蕴于胃，小儿呕吐。

治法：清热泻火，和胃降逆。

方药：藿连汤合温胆汤。

广藿香 6 克　黄连 2 克　陈皮 3 克　竹茹 5 克　枳壳 3 克　生姜 3 克　甘草 3 克　天花粉 5 克　生石膏 10 克　石斛 5 克　厚朴 5 克

用法：诸药共煎加水 300 毫升，煎至 150 毫升去滓，一日三次，空腹服用。

禁忌：冷水、猪肉、海菜、菘菜。

方论：方中黄连、竹茹、石膏清热泻火；藿香、厚朴和胃降逆；枳壳、陈皮、生姜行气化滞；石斛、花粉养胃生津滋阴除热；甘草调和诸药为使。诸药组合成方共奏清热泻火、和胃降逆之功。

四、肝气犯胃（小儿呕吐）

肝气犯胃，小儿呕吐。

主证：呕吐酸水，每因情志不遂而加重，或嗳气频频，胸胁胀痛，精神抑郁，易怒多嗔，苔薄白，脉弦。

中医辨证：肝气犯胃，小儿呕吐。

治法：疏肝理气，和胃降逆。

方药：逍遥散合左金丸加减。

白芍药 6 克　白术 6 克　柴胡 5 克　当归 5 克　炙甘草 3 克　枳壳 6 克　半夏 5 克　吴茱萸 5 克　黄连 2 克　茯苓 6 克

用法：诸药共煎加水 300 毫升，煎至 150 毫升去滓，一日三次，空腹服用。

禁忌：海菜、猪肉、菘菜、羊肉、羊血、饴糖、醋。

方论：方中黄连、吴茱萸清肝泻火，降逆止呕；枳壳、白术、半夏、茯苓和胃降逆；柴胡疏肝解郁，合当归、白芍养血柔肝降逆；甘草调和诸药。诸药组合成方，共奏疏肝理气、和胃降逆之功。

五、脾胃虚寒（小儿呕吐）

小儿脾胃虚寒呕吐。

主证：食久方吐，食稍多必吐，或朝食暮吐，吐出清水痰涎及不消化食物，气味不显，呕吐时发时止，反复难愈，面色发白，精神倦怠，腹痛绵绵，喜温喜按，四肢不温，便溏溲长，舌淡，苔白，脉沉迟。

中医辨证：小儿脾胃虚寒呕吐。

治法：温中健脾，和胃降逆。

方药：丁萸理中汤。

半夏 5 克　丁香 5 克　党参 10 克　肉桂 2 克　制附片 3 克　吴茱萸 5 克　干姜 3 克　炙甘草 3 克　白术 5 克

用法：诸药共煎加水 300 毫升，煎至 150 毫升去滓，一日三次，空腹服用。

禁忌：羊肉、羊血、饴糖、雀肉、青鱼、菘菜、猪肉、海菜。

方论：方中肉桂、附片、干姜、吴茱萸降逆止呕温中止痛；半夏、丁香、党参、白术益气和胃降逆；甘草益气补中兼调脾胃。诸药组合成方，共奏温中健脾、和胃降逆之功。

六、胃阴不足（小儿呕吐）

小儿胃阴不足呕吐。

主证：时作干呕，饥而不欲食，恶心，吐物量少，口燥咽干，胃脘嘈杂，大便干结，舌红少苔，脉细数。

中医辨证：小儿胃阴不足呕吐。

治法：滋养胃阴，和胃降逆。

方药：益胃汤。

沙参6克　麦冬6克　潞党参6克　玉竹6克　生地6克　生姜3克　粳米15克　半夏5克　甘草5克

用法：诸药共煎加水300毫升，煎至150毫升去滓，一日三次，空腹服用。

禁忌：葱、蒜、萝卜、海菜、菘菜、羊肉、羊血、饴糖。

方论：方中沙参、麦冬、玉竹、生地滋阴养胃为君；党参、半夏补中益气生津养胃为臣；粳米益气养胃除烦而为佐；生姜和胃降逆，甘草调和诸药为使。诸药组合共奏滋阴养胃、和胃降逆之功。

七、惊恐气逆（小儿呕吐）

小儿惊恐气逆呕吐。

主证：跌仆惊恐之后，呕吐清涎，频频恶心，哭闹不安，睡中惊惕，舌淡苔白，脉弦。

中医辨证：小儿惊恐气逆呕吐。

治法：镇惊安神，和胃止呕。

方药：定吐丸加味。

钩藤（后下）5克　全蝎半枚　杭菊花6克　竹茹5克　半夏5克　白芍5克　炙远志5克　磁灵石10克　木香5克

用法：诸药共煎加水300毫升，煎至150毫升去滓，一日三次，空腹服用。

禁忌：羊肉、羊血、饴糖。

方论：方中钩藤、全蝎、磁灵石镇痉安神为君；竹茹、半夏、白芍和胃降逆，木香理气化滞为臣；远志宁心安神为佐；菊花柔肝解郁醒神为使。诸药组合成方，共奏镇惊安神、和胃止呕之功。

597. 小儿胃痛

胃痛是胃脘疼痛为主的病症。多因寒邪犯胃、热邪蕴胃、饮食积滞、虫积扰胃、肝气犯胃、瘀血阻络、脾胃虚寒、胃阴不足而致。

一、寒邪犯胃（小儿胃痛）

小儿寒邪犯胃胃痛。

主证：胃痛暴作，疼痛较著，畏寒喜暖，得温痛减，喜热饮，可伴胃脘胀满不舒，舌淡苔白，脉沉迟。

中医辨证：小儿寒邪犯胃胃痛。

治法：温胃散寒，行气止痛。

方药：良附丸加味。

良姜3克　制香附5克　生姜3克　陈皮3克　吴茱萸5克　半夏5克　枳壳3克　藿香5克　淡豆豉5克　苏叶5克　神曲5克

用法：诸药共煎加水 300 毫升，煎至 150 毫升去滓，一日三次，空腹服用。

禁忌：羊肉、羊血、饴糖。

方论：方中良姜、苏叶、吴茱萸温中散寒为君；香附、枳壳、生姜、陈皮行气止痛为臣；藿香化湿醒脾，半夏健脾和中为佐；神曲消积化滞为使。诸药组合成方，共奏温胃散寒、行气止痛之功。

二、热邪蕴胃（小儿胃痛）

小儿热邪蕴胃胃痛。

主证：胃痛急迫，灼热而疼，面赤唇红，口烦渴，喜冷饮，消谷善饥，或见口舌生疮，口中热臭，大便秘结不通，舌红苔黄，脉滑数。

中医辨证：小儿热邪蕴胃胃痛。

治法：清胃泻火，理气止痛。

方药：清胃汤加减。

生石膏 10 克　黄连 2 克　黄芩 6 克　木香 3 克　生地 6 克　丹皮 6 克　栀子 5 克　枳实 5 克　灯芯 5 克

用法：诸药共煎加水 300 毫升，煎至 150 毫升去滓，一日三次，空腹服用。

禁忌：冷水、猪肉、蒜、胡荽、葱、萝卜。

方论：方中生石膏、黄连、黄芩、栀子清胃泻火为君；木香、枳实行气健脾和胃为臣；生地、丹皮凉血化滞活络止痛为佐；

三、饮食积滞（小儿胃痛）

小儿饮食积滞胃痛。

主证：胃脘胀痛，满闷拒按，嗳腐吞酸，或呕吐不消化食物，吐后稍痛，大便酸腐，不思饮食，苔厚腻，脉弦滑。

中医辨证：小儿饮食积滞胃痛。

治法：消导和胃，行气止痛。

方药：保和丸加减。

山楂 5 克　神曲 5 克　麦芽 5 克　茯苓 5 克　半夏 5 克　连翘 5 克　黄连 2 克　香附 5 克　莱菔子 5 克　枳壳 3 克　大黄 3 克　陈皮

用法：诸药共煎加水 300 毫升，煎至 150 毫升去滓，一日三次，空腹服用。

禁忌：醋、羊肉、羊血、饴糖、冷水、猪肉。

方论：方中山楂消油腻肉滞，神曲消酒食陈腐之积，莱菔子消面食痰浊之滞，陈皮、半夏理气和胃，连翘、枳壳、香附理气除烦，麦芽消食化滞，茯苓益脾和胃，大黄消积清腑，黄连厚肠益胃。诸药组合成方，共奏消导和胃、行气止痛之功。

四、虫积扰胃（小儿胃痛）

小儿虫积扰胃胃痛。

主证：胃痛时发时止，反复不愈，可见吐虫或便虫，吞酸异食，舌淡苔白，脉弦滑。

中医辨证：小儿虫积扰胃胃痛。

治法：安蛔杀虫止痛。

方药：安蛔散加减。

乌梅肉 5 克　细辛 1 克　蜀椒 3 克　槟榔 3 克　使君子 3 克　木香 3 克　干姜 2 克　黄连 1 克

用法：诸药共煎加水 260 毫升，煎至 150 毫升去滓，一日三次分服，空腹服用。

禁忌：冷水、猪肉。

方论：方中重用乌梅味酸以安蛔；细辛、干姜、蜀椒辛热以温脏驱蛔；黄连清热驱蛔；槟榔、使君子杀虫下驱；木香理气止痛。诸药组合成方，共奏安蛔杀虫止痛之功。

五、肝气犯胃（小儿胃痛）

小儿胃痛，肝气犯胃。

主证：胃脘胀闷而痛，连及两胁，胸闷嗳气，每因情志不遂而疼痛发作，苔薄白，脉弦。

中医辨证：小儿胃痛，肝气犯胃。

治法：疏肝和胃，行气止痛。

方药：四逆散加味。

柴胡 5 克　郁金 5 克　香附 5 克　枳壳 5 克　白芍 5 克　吴茱萸 5 克　黄连 2 克　延胡 5 克　炙甘草 3 克　佛手片 5 克

用法：诸药共煎加水 300 毫升，煎至 150 毫升去滓，一日三次，空腹服用。

禁忌：冷水、猪肉、海菜、菘菜。

方论：方中柴胡、郁金、香附、枳壳疏肝理气为君；白芍、吴茱萸、佛手、玄胡理气止痛为臣；黄连厚肠益胃为佐；甘草调和诸药为使。诸药组合成方，共奏疏肝和胃、行气止痛之功。

六、瘀血阻络（小儿胃痛）

小儿瘀血阻络胃痛。

主证：胃脘刺痛，痛处不移，或痛而拒按，或吐血，便血，舌暗或有斑点，脉涩。

中医辨证：小儿瘀血阻络胃痛。

治法：活血化瘀，行气止痛。

方药：失笑散加味。

蒲黄 5 克　五灵脂 5 克　丹参 5 克　枳壳 5 克　延胡 5 克　制香附 5 克　川楝子 5 克

用法：诸药共煎加水 300 毫升，煎至 150 毫升去滓，一日三次，空腹服用。

禁忌：犬肉、猪肉。

方论：方中五灵脂、蒲黄相须合用活血祛瘀，通利血脉而散瘀止痛，玄胡、香附、川楝子、枳壳行气化瘀止痛；丹参行瘀养血。诸药组合成方，共奏活血化瘀、行气止痛之功。

七、脾胃虚寒（小儿胃痛）

小儿脾胃虚寒胃痛。

主证：胃脘隐隐而痛，绵绵不断，得食或减，喜温喜按，食欲不振，时吐清水，手足不温，甚者形寒肢冷，倦怠乏力，舌淡，苔白，脉沉迟。

中医辨证：小儿脾胃虚寒胃痛。

治法：温阳益气，健脾和中。

方药：黄芪建中汤加味。

黄芪 10 克　白芍 5 克　陈皮 3 克　生姜 3 克　大枣 3 克　炙甘草 3 克　饴糖 15 克　桂枝 5 克

用法：诸药共煎加水 300 毫升，煎至 150 毫升去滓，一日三次，空腹服用。

禁忌：海菜、猪肉、菘菜。

方论：方中桂枝、黄芪温阳益气，生姜、大枣行气健脾兼调营卫为君；白芍、饴糖柔肝行气养胃为臣；陈皮行气健脾和胃；甘草调和诸药。诸药组合成方、共奏温阳益气、健脾和中之功。

八、胃阴不足（小儿胃痛）

小儿胃阴不足胃痛。

主证：胃脘隐隐灼痛，口干欲饮，虚烦口燥，饮食不多，舌红少苔，脉细数。

中医辨证：小儿胃阴不足胃痛。

治法：滋阴养液，健脾益胃。

方药：益胃汤合竹叶石膏汤加减。

竹茹 5 克　生石膏 10 克　北沙参 10 克　玉竹参 6 克　陈皮 3 克　半夏 5 克　甘草 3 克　麦冬 6 克　栀子 5 克

用法：诸药共煎加水 300 毫升，煎至 150 毫升去滓，一日三次，饭后一小时服用。

禁忌：羊肉、羊血、饴糖、鲫鱼。

方论：方中玉竹、麦冬、沙参滋阴养胃，竹茹、石膏清热生津养液共为君；半夏、陈皮、甘草健脾益胃为臣；栀子清三焦热邪养阴增液为佐；甘草调和诸药为使。组合成方，共奏滋阴养液、健脾益胃之功。

598. 小儿麻痹

小儿麻痹是感受风热暑湿时邪后，肢体痿软无力，肌肉弛缓为特征的一种急性传染病。六个月至二岁小儿发病率最高。多因邪郁肺胃、邪窜经络、气虚血瘀、肝肾亏损而致。

一、邪郁肺胃（小儿麻痹）

邪郁肺胃，小儿麻痹。

主证：发热全身不适，咽痛，咳嗽，汗出头痛，呕吐，腹痛腹泻，苔黄，脉数。

中医辨证：邪郁肺胃，小儿麻痹。

治法：疏风清热，解毒化湿。

方药：葛根芩连汤加味。

葛根 5 克　黄芩 5 克　黄连 2 克　杏仁 5 克　甘草 3 克　银花 6 克　连翘 6 克　藿香 5 克　薏苡仁 6 克　法半夏 5 克　生石膏 10 克　知母 5 克

用法：诸药共煎加水 300 毫升，煎至 150 毫升去滓，一日三次分服。

禁忌：冷水、猪肉、海菜、菘菜、羊肉、羊血、饴糖。

方论：方中葛根既能发表解肌，以解在表之邪，又能升清阳，止泻利，使表解理和，因里热已炽，故用黄芩、黄连、知母、石膏以清里热，连翘、藿香、薏苡仁、银花、半夏解毒化湿；杏仁宣肺化滞，甘草调和诸药。诸药组合成方，共奏疏风清热、解毒化湿之功。

二、邪窜经络（小儿麻痹）

邪窜经络，小儿麻痹。

主证：再度发热，肢体疼痛，转侧不利，拒绝抚抱，烦躁不安，汗多，舌红，苔腻，脉濡而数。

中医辨证：邪窜经络，小儿麻痹。

治法：清热解毒，祛湿通络。

方药：三妙丸加味。

苍术6克　银花6克　海风藤6克　络石藤6克　秦艽6克　黄柏6克　薏苡仁6克　滑石6克　僵蚕6克

用法：诸药共煎加水300毫升，煎至150毫升去滓，一日三次分服。

禁忌：雀肉、青鱼、菘菜、荞面。

方论：方中苍术苦辛性温气香，辛能散，燥湿健脾，行窜经络；黄柏味苦性寒，苦能燥湿，寒能清热；络石藤性平味淡，活血通络、行瘀化滞，青风藤味苦性平，祛风湿治历节鹤膝、风湿痹痛；秦艽味苦辛味平，祛风利湿、通利关节；薏仁祛风胜湿、健脾补肺、清热利湿，利关节筋络解拘急；滑石利湿清热；僵蚕活络祛风；银花清热解毒通络。诸药组合成方，共奏清热解毒、祛湿通络之功。

三、气虚血瘀（小儿麻痹）

气虚血瘀，小儿麻痹。

主证：热退后肢体麻痹，瘫痪无力，或口眼㖞斜，舌暗或有瘀斑，脉虚弱或涩。

中医辨证：气虚血瘀，小儿麻痹。

治法：益气活血，祛瘀通络。

方药：补阳还五汤加味。

忍冬藤10克　黄柏5克　地龙5克　当归6克　黄芪6克　鸡血藤10克　赤芍6克　白芍6克　薏苡仁6克　红花3克

用法：诸药共煎加水300毫升，煎至150毫升去滓，一日三次分服。

禁忌：湿面、面汤。

方论：方中重用黄芪补气，使气足而血行，经络通畅，配合归尾、红花消瘀散结通经络，忍冬藤清热活络，黄柏燥湿清热，鸡血藤疏瘀活血通络，地龙开瘀破结通络，赤芍、白芍养血祛瘀通络，薏苡仁祛湿行瘀通经络。诸药组合成方，共奏益气活血、祛瘀通络之功。

四、肝肾亏损（小儿麻痹）

肝肾亏损，小儿麻痹。

主证：长期瘫痪，肌肉明显消瘦，肢体变细，皮肤不温，关节纵缓不收，骨骼畸形。

中医辨证：肝肾亏损，小儿麻痹。

治法：补益肝肾，活血通络。

方药：虎潜丸加减。

锁阳5克　牛膝5克　红花3克　丹参5克　川断5克　白芍5克　熟地6克　龟版6克　干姜3克　知母5克　黄柏5克

用法：诸药共煎加水300毫升，煎至150毫升去滓，一日三次分服。

禁忌：葱、蒜、萝卜、一切血。

方论：方中重用黄柏配合知母以泻火清热，熟地、龟版、白芍滋阴养血，龟版强筋壮骨，锁阳温肾益精，干姜温中健脾，丹参养血活络，熟地滋肝补肾，川断益筋强肾。诸药组合成方，共奏补益肝肾、活血通络之功。

599. 易感儿

易感儿是指经常发生感冒，咳嗽，肺炎哮喘而迁延难愈的体弱儿。六个月至三岁儿童较为多见，秋冬季节发病最多。多因脾胃气虚、营卫不和、气阴两虚而致。

一、脾胃气虚（易感儿）

脾胃气虚易感儿。

主证：反复感受外邪，迁延难愈，纳呆食少，面黄少华，形体消瘦，倦怠乏力，痰多，大便溏薄，舌淡苔白，脉沉迟。

中医辨证：脾胃气虚易感儿。

治法：疏解消化，调理脾胃。

方药：天保采薇汤加减。

柴胡 5 克　升麻 5 克　羌活 6 克　独活 6 克　葛根 5 克　枳壳 5 克　茯苓 5 克　陈皮 3 克　扁豆 5 克　六神曲 5 克

用法：诸药共煎加水 300 毫升，煎至 150 毫升去滓，一日三次分服。

禁忌：醋及一切酸。

方论：方中柴胡疏肝，合枳壳、扁豆、茯苓益气健脾为君；陈皮、神曲行气健脾补中，升麻、葛根升阳益胃共为臣；羌活活络化痰祛湿健脾为佐；防风益气活络扶正为使。诸药组合共奏疏解消化、调理脾胃之功。

二、营卫不和（易感儿）

营卫不和易感儿。

主证：自汗易感，反复难愈，形寒恶风，饮食减少，大便稀薄，舌淡苔白，脉寸口关上微，尺脉紧。

中医辨证：营卫不和易感儿。

治法：益气固表，调和营卫。

方药：黄芪桂枝五物汤加味。

黄芪 6 克　桂枝 5 克　煅牡蛎 6 克　生地 6 克　甘草 3 克　白术 5 克　大枣 3 克　糯稻根 10 克　浮小麦 10 克

用法：诸药共煎加水 300 毫升，煎至 150 毫升去滓，一日三次分服。

禁忌：葱、蒜、萝卜、雀肉、青鱼、诸果、海菜、猪肉、菘菜。

方论：方中黄芪、桂枝、白术益气固表为君；生地养阴和营，大枣、糯稻根、浮小麦益气固表，白术益气健脾补中为臣；煅牡蛎、煅龙骨滋阴潜阳为佐；甘草调和诸药。组合成方共奏益气固表、调和营卫之功。

三、气阴两虚（易感儿）

气阴两虚易感儿。

主证：经常感冒，病程迁延，干咳少痰，神疲乏力，纳呆食少，口干咽痛，自汗盗汗，大便秘结，舌红苔黄，脉细数。

中医辨证：气阴两虚易感儿。

治法：益气健脾，润肺养阴。

方药：沙参麦冬汤合香砂六君子汤。

沙参6克　麦冬6克　木香3克　党参6克　砂仁2克　白术5克　陈皮2克　天花粉5克　茯苓6克　甘草3克　生地6克　玄参6克　地骨皮5克

用法：诸药共煎加水300毫升，煎至150毫升去滓，一日三次分服。

禁忌：雀肉、青鱼、菘菜、诸果、葱、蒜、萝卜、海菜、猪肉、鲫鱼、醋及一切酸。

方论：方中党参、白术、茯苓、砂仁益气健脾补中为君；沙参、麦冬、天花粉、玄参润肺养阴为臣；陈皮、木香理气健脾，地骨皮去热除蒸，当归润肺养血扶正共为佐；甘草调和诸药。组合成方共奏益气健脾、润肺养阴之功。

600. 疳　症

疳症是指由于喂养不当，或因多种疾病影响，使脾胃受损，气液干涸，脏腑失养而导致全身虚弱消瘦等小儿慢性病。多因疳气、疳积、干疳、眼疳、口疳、肾疳、疳肿胀、出血而致。

一、疳气（疳症）

疳气，疳症初期形体略见消瘦。

主证：面色萎黄少华，毛发稍稀不泽，食欲不振，或厌食精神欠佳，烦躁易怒，夜寐不宁，自汗易感，食后脘腹胀满，大便酸臭量多，常夹有不消化食物，舌淡苔白，脉缓弱或濡。

中医辨证：疳气，疳症初期。

治法：运中消积，调理脾胃。

方药：资生健脾丸加减。

党参10克　白术6克　茯苓6克　甘草3克　苡仁6克　扁豆5克　白蔻仁2克　莲子肉5克　黄连1克　广藿香6克　神曲6克

用法：诸药共煎加水300毫升，煎至150毫升去滓，一日三次分服。

禁忌：雀肉、青鱼、诸果、醋、海菜、猪肉、冷水。

方论：方中党参、白术、茯苓、甘草益气补中，调和营卫为君；薏苡仁、扁豆、白蔻仁、莲子肉调理脾胃，神曲健脾消积为臣；黄连厚肠壮腑为佐；甘草调和诸药为使。组合成方，共奏运中消积、调理脾胃之功。

二、疳积（疳症）

疳积，疳症中期，形体明显消瘦。

主证：腹部胀满，甚者青筋暴露，或胁下痞块，面色萎黄无华，毛发稀疏易落，色黄结穗，精神萎顿，嗜睡喜寐，懒言少动，或烦躁不宁，纳呆厌食，或多食多便，形神不长，或抹眉挖鼻，咬指磨牙，嗜食泥土异物，大便酸臭，或完谷不化，或吐虫，便虫，舌淡苔白，脉缓弱或濡。

中医辨证：疳积，疳症中期，形体明显消瘦。

治法：消积理脾，益气和中。

方药：肥儿丸合疳积散加减。

人参 3 克　白术 5 克　黄连 1 克　茯苓 5 克　使君子 5 克　神曲 6 克　麦芽 6 克　山楂 6 克　砂仁 2 克　枳壳 3 克　制香附 5 克

用法：诸药共煎加水 300 毫升，煎至 150 毫升去滓，一日三次分服。

禁忌：冷水、醋及一切酸、雀肉、青鱼、菘菜、诸果。

方论：方中人参、白术、茯苓益气和中为君；神曲、山楂、麦芽、枳壳消积理脾为臣；砂仁行气健脾，香附理气消积为佐；使君子消积通腑为使。诸药组合成方，共奏消积理脾、益气和中之功。

三、干疳（疳症）

干疳，疳症后期。

主证：全身极度消瘦，皮肤干枯起皱，毛发干枯结穗，腹凹如舟，唇白或干燥，精神萎靡，疲惫少动，啼哭无力，表情呆滞，睡卧露睛，不欲食，或食后即泻，大便干稠不调，时有低热，甚见精神极差，精识不清，面色黄或发白，气血微弱，不哭不语，四肢厥冷，舌淡苔白，脉虚弱。

中医辨证：干疳，疳症后期。

治法：益气养血，扶脾和胃。

方药：八珍汤加味。

当归 5 克　白术 6 克　炙甘草 3 克　川芎 3 克　熟地 5 克　白芍 5 克　砂仁 2 克　神曲 6 克　山药 5 克　扁豆 5 克　莲子肉 6 克　人参 3 克

用法：诸药共煎加水 300 毫升，煎至 150 毫升去滓，一日三次分服。

禁忌：海菜、猪肉、葱、蒜、萝卜、雀肉、青鱼、诸果。

方论：方中人参、白术、茯苓、甘草益气健脾为君；当归、川芎、熟地、白芍养血调营为臣；砂仁、山药、扁豆、神曲、莲肉益气健脾和胃为佐；甘草调和诸药为使。诸药组合成方，共奏益气养血、扶脾和胃之功。

四、眼疳（疳症）

眼疳，疳症兼症。两眼干涩，畏光羞明。

主证：视物不清，或见目珠浑浊，或目赤痒痛，白翳遮眼，舌红少苔，脉细数。

中医辨证：眼疳，两眼干涩，畏光羞明。

治法：养血柔肝，清肝明目。

方药：杞菊地黄丸合羊肝丸。

枸杞子 6 克　杭菊花 6 克　生地黄 6 克　丹皮 6 克　山药 6 克　泽泻 5 克　茯苓 5 克　白蒺藜 6 克　龙胆草 5 克　羚羊角 3 克　羊肝两枚

用法：诸药共煎加水 300 毫升，煎至 150 毫升去滓，一日三次分服。

禁忌：葱、蒜、萝卜、醋、猪肉。

方论：方中枸杞子、菊花清肝明目，羚羊角、羊肝养血清肝明目为君；生地养血滋肝明目，胆草、白蒺藜、丹皮凉血祛风散结，平肝开郁为臣；山药、茯苓健脾滋肝益肾为佐；泽泻滋阴养肝为使。诸药组合成方，共奏养血柔肝、清肝明目之功。

五、口疳（疳症）

口疳，疳症兼症。口舌生疮，或鹅口白屑。

主证：发热全身不适，咽痛，咳嗽，汗出头痛，呕吐，腹痛腹泻，苔黄，脉数。

中医辨证：口疳，疳症兼症。口舌生疮，或鹅口白屑。

治法：清心泻脾，滋阴清热。

方药：导赤散加味。

木通2克　黄连2克　生地6克　竹叶5克　朱砂2克　栀子5克　石斛5克　夜交藤10克

用法：诸药共煎加水300毫升，煎至150毫升去滓，一日三次分服（朱砂只能煎服）。

禁忌：冷水、猪肉、葱、蒜、萝卜。

方论：方中黄连、生地、竹叶、木通清心泻热为君；石斛、栀子泻脾存阴养阴生津为臣；生地、夜交藤养血滋阴为佐；木通利水泻火导热下行为使。诸药组合成方，共奏清心泻脾、滋阴清热之功。

六、肾疳（疳症）

肾疳，疳症兼症。

主证：发育迟缓，囟门晚闭，或见解颅、龟背、鸡胸，纳呆，便溏。

中医辨证：肾疳，疳症兼症。

治法：培元补肾，益气健脾。

方药：调元散加减。

人参3克　茯苓6克　川芎3克　白术5克　山药6克　白芍6克　黄芪6克　熟地6克　鹿茸2克　狗脊5克　补骨脂5克　当归5克

用法：诸药共煎加水300毫升，煎至150毫升去滓，一日三次分服。

禁忌：醋、葱、蒜、萝卜、雀肉、青鱼、诸果、一切血。

方论：方中鹿茸、山药、补骨脂、狗脊调元补肾为君；人参、黄芪、白术、茯苓益气健脾为臣；当归、熟地、白芍、川芎养血调营为佐使。诸药组合成方，共奏培元补肾、益气健脾之功。

七、疳肿胀（疳症）

疳肿胀，疳症兼症，面目浮肿。

主证：面目浮肿，或见肢肿，面色发白或萎黄，神疲畏寒，唇舌淡白，食欲不振，乏力倦怠，大便溏薄或泄泻，小便短少。

中医辨证：疳肿胀，疳症兼症，面目浮肿。

治法：健脾温运，利水消肿。

方药：胃苓汤加减。

茯苓6克　泽泻6克　猪苓6克　陈皮3克　甘草3克　神曲6克　怀山药6克　生姜2片　黄精5克　苍术5克　桂枝3克

用法：诸药共煎加水300毫升，煎至150毫升去滓，一日三次分服。

禁忌：醋、海菜、猪肉、菘菜、雀肉、青鱼、诸果。

方论：方中苍术、山药、神曲、生姜健脾温运为君；茯苓、泽泻、猪苓、桂枝温阳化气行水为臣；黄精益气扶正补中，陈皮行气健脾为佐；甘草调和诸药为使。诸药组合共奏健脾温运、利水消肿之功。

八、出血（疳症）

出血，疳症兼症。多见齿衄，或皮肤紫斑。

主证：多见齿衄，皮肤紫斑，色黯不鲜，或便血晦黯，面色苍黄或萎黄，神疲乏力，唇色淡白，纳呆。

中医辨证：出血疳症兼症，皮肤紫斑。

治法：益气健脾，养血摄血。

方药：归脾汤加减。

人参6克　白术6克　黄芪6克　酸枣仁6克　炙远志6克　当归6克　阿胶6克　侧柏炭6克　茯苓6克　龙眼肉3克　木香3克　炙甘草3克

用法：诸药共煎加水300毫升，煎至150毫升去滓，一日三次分服。

禁忌：雀肉、青鱼、诸果、菘菜、醋及一切酸。

方论：方中以人参、黄芪、白术、甘草甘温益气健脾摄血为君；当归、龙眼肉补血养心，酸枣仁、茯苓、远志宁心安神；更用木香理气健脾为臣；阿胶、当归、侧柏叶养血止血为佐；甘草调诸药。组合成方共奏养血摄血、健脾益气之功。

601. 小儿口疮

口疮是以口腔黏膜出现淡黄色或白色小溃疡为特征的小儿常见口腔疾患，又称"口疡"。多因心脾积热、肺胃蕴热、阴虚火旺、阳虚火浮而致。

一、心脾积热（小儿口疮）

心脾积热，小儿口疮。

主证：口腔溃疡较多，周围红肿，疼痛灼热，烦躁多啼，口臭涎多，小便短赤，大便干结，舌红苔黄，脉滑数。

中医辨证：心脾积热，小儿口疮。

治法：清心泻脾。

方药：导赤散合泻黄散。

生石膏10克　生地6克　竹叶6克　木通2克　防风5克　藿香5克　甘草2克　黄连2克　黄芩5克　栀子6克

用法：诸药共煎加水300毫升，煎至150毫升去滓，一日三次，食后服用。

禁忌：葱、蒜、萝卜、冷水、猪肉、海菜、菘菜。

方论：方中生地、木通、竹叶清心泻火为君；石膏、黄芩、黄连、栀子清热泻脾为臣；藿香、防风清热祛湿为佐；甘草调和诸药为使。组合成方共奏清心泻火之功。

二、肺胃蕴热（小儿口疮）

肺胃蕴热，小儿口疮。

主证：口腔溃疡数量多，周围红肿或有水泡，多伴发热头痛，咽痛，咳嗽，口渴，便秘，尿黄，舌红苔腻，脉濡数。

中医辨证：肺胃蕴热，小儿口疮。

治法：清肺泻胃。

方药：凉膈散。

黄芩 6 克　连翘 5 克　栀子 5 克　薄荷（后下）3 克　桔梗 3 克　芒硝 3 克　大黄 3 克　竹叶 5 克　山豆根 5 克　甘草 3 克　牛蒡子 6 克

用法：诸药共煎加水 300 毫升，煎至 150 毫升去滓，一日三次分服。

禁忌：鲫鱼、猪肉、海菜、菘菜。

方论：方中以黄芩、连翘、栀子、薄荷、竹叶清热泻肺为君；大黄、芒硝消积清胃泻热为臣；桔梗、山豆根、牛蒡子清热解毒利膈为佐；甘草调和诸药为使。组合成方共奏清肺泻胃之功。

三、阴虚火旺（小儿口疮）

阴虚火旺，小儿口疮。

主证：口舌溃疡，口围红肿不甚，疼痛不剧，口燥咽干，神疲颧红，手足心热，腰膝酸软，舌红，脉细数。

中医辨证：阴虚火旺，小儿口疮。

治法：滋阴降火。

方药：知柏地黄丸。

知母 5 克　黄柏 5 克　生地黄 6 克　山茱萸 6 克　怀山药 6 克　泽泻 6 克　茵陈 5 克　黄连 2 克　丹皮 5 克　橘皮 2 克　黄芩 6 克　栀子 6 克

用法：诸药共煎加水 300 毫升，煎至 150 毫升去滓，一日三次分服。

禁忌：葱、蒜、萝卜、胡荽。

方论：方中知母、黄柏滋阴降火，熟地滋阴益精髓为君；山药补肾健脾，山萸肉滋肝补肾，敛虚火为臣；阴虚则火旺，故配丹皮凉血清热，以泻肝肾之火；黄连、茵陈、栀子、黄芩清肝经及三焦热邪共为佐；橘皮行气健脾利水导热下行为使。诸药组合成方共奏滋阴降火之功。

四、阳虚火浮（小儿口疮）

阳虚火浮，小儿口疮。

主证：口腔溃疡，色淡不红，腹胀纳呆，大便溏稀，头晕乏力，腰酸肢冷，面色发白，脉沉迟。

中医辨证：阳虚火浮，小儿口疮。

治法：扶正温阳。

方药：附子理中汤。

制附子 3 克　干姜 3 克　肉桂 1 克　白术 5 克　山茱萸 5 克　五味子 3 克　煅牡蛎 10 克　党参 10 克

用法：诸药共煎加水 300 毫升，煎至 150 毫升去滓，一日三次分服。

禁忌：雀肉、青鱼、菘菜、诸果。

方论：方中以附子、干姜、肉桂温阳扶正为君；白术、党参益气补中为臣；山萸肉滋肾益精，煅牡蛎滋阴潜阳为佐；五味子滋肾益水为使。组合成方共奏扶正温阳之功。

602. 滞颐（俗称：流口水）

滞颐是指口涎自流，滞留于面颊、腮部的一种病症，俗称"流口水"，以三岁以下儿童为多见。多因脾胃积热、脾胃虚寒而致。

一、脾胃积热（滞颐）

脾胃虚寒滞颐。

主证：涎液流溢不止，进食时益甚，久则口角潮红、糜烂，以口角为甚，可伴口臭唇红，便秘，小便黄赤，舌红，脉细数。

中医辨证：脾胃虚寒滞颐。

治法：清热泻脾。

方药：清热泻脾散。

栀子5克　生石膏6克　生地5克　黄芩5克　灯草3克　赤茯苓6克

用法：诸药共煎加水260毫升，煎至120毫升去滓，一日三次分服。

禁忌：葱、蒜、萝卜、醋。

方论：方中石膏、栀子、黄芩清利脾热为君；生地滋阴凉血为臣；灯草清心泻热为佐；赤茯苓清湿热利小便为使。诸药组合成方共奏清热泻脾之功效。

二、脾胃虚寒（滞颐）

脾胃虚寒滞颐。

主证：涎液流溢，色白清稀不稠，常伴神疲，纳差，大便不爽，舌淡苔白，脉沉迟。

中医辨证：脾胃虚寒滞颐。

治法：温中健脾。

方药：理气汤加味。

人参3克　白术3克　干姜3克　乌药3克　益智仁5克　炙甘草3克

用法：诸药共煎加水200毫升，煎至100毫升去滓，一日三次分服。

禁忌：海菜、猪肉、菘菜、雀肉、青鱼、诸果。

方论：方中以人参甘温益气补中为臣；白术、干姜温中健脾为臣；乌药、益智仁行气健脾温肾为佐；甘草调和诸药为使。诸药组合成方共奏温中健脾之功效。

603. 小儿腹痛

腹痛是胃脘以下，脐之四旁及耻骨以上部位发生疼痛的病症。多因寒积、热郁、虫积、食积、虚寒、血瘀气滞而致。

一、寒积腹痛（小儿腹痛）

小儿寒积腹痛。

主证：腹痛急剧，遇冷痛甚，得温痛减，大便稀薄，小便清长，舌淡苔白，脉沉迟。

中医辨证：小儿寒积腹痛。

治法：温中散寒，行气止痛。

方药：正气天香散。

制香附 6 克　干姜 3 克　乌药 6 克　紫苏 6 克　陈皮 3 克

用法：诸药共煎加水 260 毫升，煎至 150 毫升去滓，一日三次分服。

禁忌：猪肉。

方论：方中干姜温中散寒为君药；乌药、紫苏行气温中止痛为臣药；陈皮行气健脾为佐药；香附理气散滞为使药。诸药组合成方，共奏温中散寒、行气止痛之功。

二、热郁腹痛（小儿腹痛）

小儿热郁腹痛。

主证：腹痛胀甚，疼痛拒按，烦热口渴，大便秘结，小便黄赤，喜冷饮，舌红苔黄，脉数滑。

中医辨证：小儿热郁腹痛。

治法：通腑泄热，行气止痛。

方药：小承气汤。

厚朴 5 克　枳实 5 克　大黄 3 克

用法：诸药共煎加水 200 毫升，煎至 100 毫升去滓，一日三次分服。

禁忌：油腻、肉及煎炸腻滞食物。

方论：方中大黄泻热通便，厚朴行气散满，枳壳破气消痞。诸药合用可通腑泄热、行气止痛。

三、虫积腹痛（小儿口疮）

小儿虫积腹痛。

主证：面黄肌瘦，常喜异食，口流清涎，睡中啮齿，便下蛔虫，发作时脐周疼痛，痛时腹部起硬块，痛喜柔按，按之痛缓，时作时止，或突然心下阵阵钻痛，吐蛔，汗出，肢冷，苔和，脉滑。

中医辨证：小儿虫积腹痛。

治法：安蛔止痛。

方药：乌梅丸。

乌梅 5 克　黄连 2 克　黄柏 5 克　当归 5 克　人参 3 克　蜀椒 1 克　细辛 2 克　桂枝 5 克　干姜 2 克

用法：诸药共煎加水 260 毫升，煎至 150 毫升去滓，一日三次分服。

禁忌：冷水、猪肉。

方论：方中重用乌梅味酸以安蛔；干姜、桂枝、细辛、蜀椒辛热之品以温脏驱蛔；黄连、黄柏苦寒之品以清热下蛔；更以人参、当归补气养血，以顾正气不足。全方合用具有温脏安蛔，寒热并治，邪正兼顾之功。

四、食积腹痛（小儿腹痛）

小儿食积腹痛。

主证：胃脘胀痛，疼痛拒按，不思饮食，嗳腐吐酸，大便臭如败卵，腹痛则欲泄，泄后则痛减，睡卧不宁，手足心热。

中医辨证：小儿食积腹痛。

治法：消食导滞，行气止痛。

方药：保和丸加减。

陈皮3克　半夏5克　山楂6克　神曲6克　连翘6克　莱菔子5克　枳壳3克　茯苓5克

用法：诸药共煎加水300毫升，煎至150毫升去滓，一日三次，空腹服用。

禁忌：羊肉、羊血、饴糖、醋及一切酸。

方论：方中山楂善消油腻肉滞；神曲能消酒食陈腐之积；莱菔子消面食痰浊之滞；陈皮、半夏、茯苓理气和胃，燥湿化痰，连翘散结清热。共成消食导滞、行气止痛之功。

五、虚寒腹痛（小儿腹痛）

小儿虚寒腹痛。

主证：腹部缓缓腹痛，喜暖喜按，手足不温，喜蜷卧，大便稀溏，舌唇色淡，脉沉迟。

中医辨证：小儿虚寒腹痛。

治法：甘温益气，助阳散寒。

方药：黄芪建中汤。

白术5克　生姜3克　桂枝5克　白芍5克　黄芪6克　甘草3克　大枣3克

用法：诸药共煎加水260毫升，煎至150毫升去滓，一日三次分服。

禁忌：海菜、猪肉、菘菜、青鱼、雀肉、诸果。

方论：方中黄芪、甘草甘温益气为君药；桂枝、生姜助阳散寒，白术健脾和胃为臣药；大枣益气健脾，白芍行气活络止痛为佐使。诸药组合成方，共奏甘温益气、助阳散寒之功效。

六、血瘀气滞腹痛（小儿腹痛）

小儿血瘀气滞腹痛。

主证：腹痛固定不移，痛如针刺，或触之有包块，推之不移，按则疼痛加重，舌质紫黯，或有瘀点。

中医辨证：小儿血瘀气滞腹痛。

治法：活血化瘀，行气止痛。

方药：少腹逐瘀汤加减。

当归6克　赤芍6克　制香附5克　生蒲黄5克　延胡5克　没药5克　五灵脂5克

用法：诸药共煎加水260毫升，煎至120毫升去滓，一日三次，空腹服用。

禁忌：湿面、面汤。

方论：方中当归、川芎、赤芍活血散瘀，养血润营；蒲黄、没药、五灵脂、延胡活血祛瘀，散结定痛。诸药组合成方，共奏活血化瘀、行气止痛之功。

604. 小儿腹泻

腹泻是大便次数增多，粪便稀薄，或如水样的一种病症。多因湿热、风寒、伤食、脾虚、肾虚、肝郁、伤阴、伤阳而致。

一、湿热（小儿腹泻）

小儿湿热腹泻。

主证：泻下稀薄或泻下如注，粪色深黄，气味热臭，可夹有黏液，肛门灼热，或有腹痛，食欲不振，可伴有恶心，呕吐，口渴欲饮，或发热，小便短黄量少，舌红，苔腻，脉濡而数。

中医辨证：小儿湿热腹泻。

治法：清热利湿，和中止泻。

方药：葛根芩连汤加味。

滑石6克　葛根3克　黄芩5克　黄连2克　半夏3克　藿香3克　扁豆5克　白芍5克　木香3克

用法：诸药共煎加水260毫升，煎至120毫升去滓，一日三次分服。

禁忌：羊肉、羊血、饴糖、冷水、猪肉。

方论：方中葛根既能发表解肌，以解在表之邪，又能升清阳，止泻利，使表解里和；黄芩、黄连以清里热；半夏、藿香、滑石祛湿和胃止泻；白芍行气活络，木香理气止痛；扁豆益气助脾和中。诸药组合成方，共奏清热利湿、和中止泻之功。

二、风寒（小儿腹泻）

小儿风寒腹泻。

主证：腹泻稀薄，中多泡沫，便色清淡，舌淡苔白，脉沉迟或濡。

中医辨证：小儿风寒腹泻。

治法：疏风散寒，化湿和中。

方药：藿香正气散加减。

藿香6克　苏叶5克　苍术6克　茯苓6克　白芷6克　厚朴3克　甘草3克　半夏曲5克　生姜2片　神曲6克

用法：诸药共煎加水260毫升，煎至120毫升去滓，一日三次分服。

禁忌：雀肉、青鱼、醋、菘菜、诸果、海菜、猪肉。

方论：方中藿香芳香化湿，和中止呕，并能发散风寒，苏叶、白芷辛香发散，助藿香外散风寒，兼可芳香化湿浊，厚朴、半夏曲行气燥湿，和中消滞，苍术、茯苓健脾去湿，神曲健脾消积，干姜行气和中，甘草益气和中。诸药组合成方，共奏疏风散寒、化湿和中之功。

三、伤食（小儿腹泻）

小儿湿热腹泻。

主证：腹满胀痛，痛则欲泻，泻后痛减，粪便酸臭，或状如败卵，夹有不消化食物，矢气臭秽，嗳腐呕吐，不欲乳食，伤于乳者可见便蛋花，夜寐不安，舌淡苔腻，脉滑。

中医辨证：小儿湿热腹泻。

治法：消食导滞，理气和胃。

方药：保和丸加味。

茯苓5克　半夏5克　神曲6克　山楂5克　黄连1克　枳壳3克　藿香6克　麦芽6克　陈皮3克

用法：诸药共煎加水260毫升，煎至120毫升去滓，一日三次分服。

禁忌：醋、羊肉、羊血、饴糖、冷水、猪肉。

方论：方中麦芽、神曲、山楂善消酒食陈腐之积；茯苓、半夏益气和胃健脾；枳壳、陈皮理气健胃；藿香芳香化湿理气和中，黄连祛湿厚肠胃而止泻。诸药组合成方，共奏消食导滞、理气和胃之功。

四、脾虚（小儿腹泻）

小儿脾虚腹泻。

主证：时泻时止，或久泻不愈，大便稀溏，或水谷不化，食后即泻，脘腹胀满，按之柔软，纳少神疲，倦怠乏力，形体消瘦，面色萎黄，舌淡苔白，脉虚弱。

中医辨证：小儿脾虚腹泻。

治法：健脾益气，化湿和胃。

方药：参苓白术散加减。

苡仁5克　扁豆5克　党参6克　茯苓6克　白术6克　山药6克　莲子肉6克　砂仁2克　桔梗3克　神曲5克　赤石脂5克　诃子3克

用法：诸药共煎加水260毫升，煎至150毫升去滓，一日三次分服。

禁忌：醋、雀肉、青鱼、菘菜、诸果。

方论：方中人参、白术、茯苓、甘草补气健脾，山药、扁豆、苡仁、莲肉补脾渗湿，砂仁醒脾，桔梗升清，宣肺利气，赤石脂益气收涩止泻，诃子收敛涩肠止痢。诸药组合成方，共奏健脾益气、化湿和胃之功。

五、肾虚（小儿腹泻）

小儿肾虚腹泻。

主证：久泻不止，食入即泻，粪质清稀，完谷不化，或黎明即泻，食欲不振，腹中隐痛，喜温喜按，形寒肢冷，精神萎靡，睡时露睛，发育迟缓，苔白质淡，脉沉迟而弱。

中医辨证：小儿肾虚腹泻。

治法：温肾助阳，健脾止泻。

方药：附子理中汤合四神丸加减。

制附子3克　干姜3克　白术5克　党参6克　补骨脂5克　肉豆蔻6克　五味子3克　炙甘草3克　吴茱萸5克

用法：诸药共煎加水260毫升，煎至120毫升去滓，一日三次分服。

禁忌：雀肉、青鱼、菘菜、诸果、海菜、猪肉。

方论：方中补骨脂、附子、干姜温肾暖脾为君；吴茱萸温中散寒；党参、白术益气健脾，肉豆蔻涩肠止泻为臣；君臣相配脾肾兼治使命门之火足，则脾阳得以健运，温阳涩肠之力相得益彰；五味子酸敛固涩，合生姜、附子温中散寒并为佐使。诸药组合成方，共奏温肾助阳、健脾止泻之功。

六、肝郁（小儿腹泻）

小儿肝郁腹泻。

主证：每因情志不遂或情绪紧张之时发生脾痛而泻，大便色青，胸脘痞满，嗳气少食。婴幼可见惊恐之后。舌苔薄白，脉弦而缓。

中医辨证：小儿肝郁腹泻。

治法：抑肝扶脾，镇惊安神。

方药：痛泻要方合益脾镇惊散加减。

柴胡5克　白芍5克　甘草3克　陈皮3克　钩藤（后下）6克　白术6克　山药6克

白茯苓6克　防风6克　党参6克

用法：诸药共煎加水260毫升，煎至120毫升去滓，一日三次分服。

禁忌：海菜、猪肉、菘菜、醋及一切酸、雀肉、青鱼、诸果。

方论：方中白术燥湿健脾，白芍养血泻肝，陈皮理气醒脾，防风散肝舒脾，党参、山药、茯苓健脾益胃，柴胡疏肝解郁，钩藤镇惊安神，甘草益气补中兼调诸药。诸药组合成方，共奏抑肝扶脾、镇惊安神之功。

七、伤阴（小儿腹泻）

小儿伤阴腹泻。

主证：多见于暴泻，尤以湿热暴泻为多，泻下无度，粪质如水，呕吐频频，尿少或无尿，皮肤干枯，囟凹目陷，啼哭无泪，舌红少苔，脉细数。

中医辨证：小儿伤阴腹泻。

治法：甘酸化阴。

方药：连梅饮加味。

黄连2克　乌梅5克　阿胶6克　石斛5克　白芍5克　西洋参3克　生地6克　麦冬6克

用法：诸药共煎加水260毫升，煎至120毫升去滓，一日三次分服。

禁忌：冷水、猪肉、葱、蒜、萝卜、鲫鱼。

方论：方中黄连清心泻火，阿胶、生地滋阴养液，麦冬养肺阴，以滋水之上源，乌梅与黄连相合，有酸苦泄热之效，与生地、麦冬相合有甘酸化阴之功，石斛养阴生津，泄热存阴，白芍行气滋阴。诸药组合成方共奏滋阴止泻之功。

八、伤阳（小儿腹泻）

小儿伤阳腹泻。

主证：多见于寒湿泻，或久泻不止，或暴泻伤阴及阳者，便稀如水，面色苍白，神疲气弱，哭声无力或嘶哑，表情淡漠，汗出肢冷，舌淡苔白，脉沉迟。

中医辨证：小儿伤阳腹泻。

治法：温阳救逆。

方药：附子理中汤。

制附子3克　龙骨5克　牡蛎5克　干姜3克　白术5克　白芍5克　炙甘草5克

用法：诸药共煎加水300毫升，煎至150毫升去滓，一日三次，空腹服用。

禁忌：雀肉、青鱼、菘菜、诸果、海菜、猪肉。

方论：方中附子、干姜温阳救逆为君药；龙骨、牡蛎滋阴潜阳，收敛止泻，白术健脾和胃益气止泻为臣；白芍行气止痛；甘草益气补中兼调诸药。诸药组合成方共奏温阳救逆之功。

605. 小儿厌食

厌食是指小儿较长时间的食欲不振，甚至拒食的一种病症。多因乳食停滞、痰湿中阻、胃阴不足、脾胃虚弱而致。

一、乳食停滞（小儿厌食）

乳食停滞，小儿厌食。

主证：不欲吮乳或不思饮食，呕吐乳片或食欲不化，腹胀不适，大便酸腐，舌苔厚腻，脉滑。

中医辨证：小儿厌食，乳食停滞。

治法：消食导滞，和胃运脾。

方药：保和丸加味。

山楂 3 克　神曲 5 克　黄连 2 克　莱菔子 5 克　半夏 5 克　鸡内金 5 克　枳壳 3 克

用法：诸药共煎加水 260 毫升，煎至 120 毫升去滓，一日三次，空腹服用。

禁忌：冷水、猪肉、羊肉、羊血。

方论：方中山楂善消油腻肉滞，神曲能消酒食陈腐之积，莱菔子消面食痰浊之滞，半夏理气和胃，燥湿化痰，鸡内金消食散滞，枳壳行气健胃，黄连厚肠和中。诸药组合成方，共奏消食导滞、和胃运脾之功效。

二、痰湿中阻（小儿厌食）

痰湿中阻，小儿厌食。

主证：形体虚胖，面色发白，不欲食或呕吐痰涎，肠鸣漉漉，心下痞满，舌质淡，苔腻，脉濡滑。

中医辨证：小儿厌食，痰湿中阻。

治法：燥湿化痰，健脾消食。

方药：二陈汤加味。

陈皮 3 克　半夏 3 克　砂仁 2 克　神曲 5 克　枳壳 3 克　瓜蒌仁 5 克　白术 5 克　山药 6 克　麦芽 6 克

用法：诸药共煎加水 200 毫升，煎至 150 毫升去滓，一日三次，空腹服用。

禁忌：羊肉、羊血、饴糖、雀肉、青鱼、菘菜、诸果。

方论：方中半夏燥湿化痰，和胃补中，陈皮理气化痰，使气顺则痰降，气行则痰化，痰由湿生，故以茯苓健脾渗湿，甘草和中益脾，白术燥湿健脾，砂仁行气醒脾，山药益气健脾，瓜蒌仁荡涤胸中之痰热使痰浊下降，麦芽健脾和胃。诸药组合成方，共奏燥湿化痰、健脾和胃之功效。

三、胃阴不足（小儿厌食）

胃阴不足，小儿厌食。

主证：不思饮食，口干欲饮，形体消瘦，肌肤不荣或枯槁，舌红少津，脉细数。

中医辨证：胃阴不足，小儿厌食。

治法：甘寒益胃，养阴增液。

方药：养胃增液汤加味。

乌梅 6 克　北沙参 6 克　芦根 10 克　石斛 5 克　甘草 3 克　栀子 5 克　黄连 2 克　白芍 5 克　神曲 6 克　枳壳 3 克　瓜蒌仁 5 克

用法：诸药共煎加水 300 毫升，煎至 150 毫升去滓，一日三次，空腹服用。

禁忌：海菜、猪肉、菘菜、冷水。

方论：方中甘草、栀子、黄连甘寒益胃为君；乌梅、沙参、芦根、石斛、白芍滋阴养胃生津增液为臣；神曲消积健脾和胃为佐；枳壳行气健脾，瓜蒌仁消浊涤痰和胃。

四、脾胃虚弱（小儿厌食）

小儿厌食，脾胃虚弱。

主证：不思饮食，神疲倦怠，面色萎黄或发白，形体消瘦，大便秘结或溏薄，或夹有未消化食物，或有奶癣，舌淡苔白，脉缓弱或濡。

中医辨证：小儿厌食，脾胃虚弱。

治法：益气健脾，开胃消食。

方药：香砂六君子汤加味。

党参6克　白术5克　陈皮3克　半夏5克　神曲6克　茯苓5克　砂仁2克　麦芽6克　木香5克　甘草3克

用法：诸药共煎加水300毫升，煎至150毫升去滓，一日三次，空腹服用。

禁忌：雀肉、青鱼、菘菜、羊肉、羊血、饴糖、醋、海菜、猪肉。

方论：方中党参、白术、茯苓、砂仁益气健脾和胃为君；半夏、神曲、麦芽健脾和中为臣；陈皮行气健胃，木香理气化滞为佐；甘草调和诸药。组合成方共奏益气健脾、开胃消食之功。

606. 小儿积滞

小儿积滞是指因于饮食不节所致食积中脘，脾胃运化失调的病症。多因乳食内积、伤冷寒积、脾虚夹滞、脾胃不运而致。

一、乳食积滞（小儿积滞）

乳食积滞，小儿积滞。

主证：伤乳积滞者呕吐片乳腐酸，不欲吮乳，腹胀，大便酸臭或奶癣；伤食者呕吐酸馊，嗳腐，食欲不振，腹部胀满或胀痛，便如败卵，矢气臭秽，便后痛减，舌苔厚腻，脉滑。

中医辨证：乳食积滞，小儿积滞。

治法：消乳化积。

方药：消乳丸。

神曲6克　制香附6克　砂仁2克　陈皮3克　麦芽6克　甘草3克　木香5克　黄连2克　晚蚕砂5克　苡仁5克　厚朴3克　大黄3克

用法：诸药共煎加水300毫升，煎至150毫升去滓，一日三次，空腹服用。

禁忌：海菜、猪肉、菘菜、冷水。

方论：方中神曲、砂仁、麦芽、陈皮、晚蚕砂消乳化积为君药；厚朴行气健脾，薏苡仁健脾消食，大黄消积除热腐为臣药；香附理气活血化滞，木香化滞消积，黄连调中和胃并为佐；甘草益气健脾。诸药组合成方，共奏消乳化积之功效。

二、伤冷寒积（小儿积滞）

伤冷寒积，小儿积滞。

主证：脘腹胀满冷痛，不思饮食，或喜热饮，大便秘结或泻下寒冷积不化，手足不温，舌淡苔白，脉沉迟或滑。

中医辨证：伤冷寒积，小儿积滞。

治法：温中散寒，消积和胃。

方药：厚朴理中汤。

厚朴 3 克　干姜 3 克　茯苓 5 克　神曲 6 克　槟榔 5 克　橘皮 3 克　木香 3 克　麦芽 6 克　枳实 5 克　白蔻仁 2 克

用法：诸药共煎加水 300 毫升，煎至 150 毫升，一日三次，空腹服用。

禁忌：醋及一切酸。

方论：方中厚朴、干姜、木香、白豆蔻温中散寒为君；神曲、槟榔、橘皮、枳实行气消积和胃为臣；茯苓健脾和胃为佐；麦芽健胃消食为使。诸药组合成方，共奏温中散寒、消食和胃之功。

三、脾虚夹滞（小儿积滞）

小儿脾虚，夹滞积滞。

主证：面色萎黄，困倦乏力，夜睡不安，不思乳食，食则饱胀，腹满喜按，大便溏薄酸臭，或夹有食物残渣，或兼嗳气，呕吐不化，舌淡苔白，脉滑。

中医辨证：小儿脾虚，夹滞积滞。

治法：健脾助运，消滞化滞。

方药：健脾丸加味。

枳壳 5 克　神曲 5 克　麦芽 6 克　砂仁 2 克　甘草 3 克　白术 5 克　人参 3 克

用法：诸药共煎加水 260 毫升，煎至 150 毫升去滓，一日三次，空腹服用。

禁忌：海菜、猪肉、菘菜、青鱼、雀肉、诸果。

方论：方中人参、白术、甘草益气健脾助运为君；砂仁、麦芽、神曲消积醒脾化滞为臣；枳壳行气消痞去胀为佐；甘草调和诸药为使。诸药组合成方，共奏健脾助运、消积化滞之功效。

四、脾胃不运（小儿积滞）

小儿食积，脾胃不运。

主证：手足热而腹痛，面色萎黄，腹胀喜按，食则饱胀，舌淡苔白，脉滑。

中医辨证：小儿食积，脾胃不运。

治法：健脾增运，调胃消积。

方药：健脾增运汤。

苍术 3 克　陈皮 5 克　厚朴 3 克　山楂 6 克　甘草 2 克　神曲 10 克　黄连 1 克　麦芽 10 克　白芍 10 克　生姜 2 片

用法：诸药共煎加水 300 毫升，煎至 150 毫升去滓，一日三次，空腹服用。

禁忌：海菜、猪肉、菘菜、冷水、青鱼、雀肉、诸果。

方论：方中苍术燥湿健脾，厚朴行气和中，陈皮行气健脾和胃，生姜开胃散结并为君；山楂、神曲、麦芽健脾消积化滞为臣；白芍行气止痛，黄连消痞散满共为佐；甘草调和诸药为使。诸药组合成方，共奏健脾增运、调胃消积之功效。

607. 小儿遗尿

遗尿是指三岁以上的婴儿睡中小便自遗醒后方觉的一种病症。多因下元虚寒、肺脾气虚、肝经湿热而致。

一、下元亏虚（小儿遗尿）

小儿遗尿，下元亏虚。

主证：睡下遗尿，醒后方觉，一夜可达一二次或更多，兼见面色发白，智力迟钝，腰腿发软，小便清长，肢冷恶寒，舌淡苔白，脉沉弱。

中医辨证：小儿遗尿，下元亏虚。

治法：温补肾阳，固摄下元。

方药：桑螵蛸散合巩堤丸。

桑螵蛸5克　黄芪6克　益智仁5克　菟丝子6克　补骨脂6克　五味子3克　制附子3克　人参3克

用法：诸药共煎加水300毫升，煎至150毫升去滓，一日三次，空腹服用。

禁忌：猪肉、萝卜。

方论：方中制附子、菟丝子、补骨脂温补肾阳；益智仁、黄芪、人参益气健脾暖肾温脾固摄缩尿，桑螵蛸补肾涩精；五味子酸温补肾，上则滋化源，下则固肾。诸药合用共奏温补肾阳、固摄下元之功。

二、肺脾气虚（小儿遗尿）

肺脾气虚，小儿遗尿。

主证：睡中遗尿，尿频量少，兼见面白神疲，少气懒言，食欲不振，大便溏薄，舌淡苔薄白，脉虚弱。

中医辨证：肺脾气虚，小儿遗尿。

治法：补脾益肺。

方药：补中益气汤合缩泉丸。

人参3克　柴胡5克　升麻5克　白术5克　山药6克　黄芪6克　当归5克　乌药5克　益智仁5克　炙甘草3克　陈皮3克

用法：诸药共煎加水300毫升，煎至150毫升去滓，一日三次分服，空腹服用。

禁忌：海菜、猪肉、雀肉、青鱼、菘菜、诸果。

方论：方中黄芪补中益气为君；人参、白术、山药、甘草甘温益气，乌药、益智仁行气温肾补阳为臣；陈皮调理气机，当归补血和营为佐；升麻、柴胡协同参芪升举清阳。诸药组合成方共奏补脾益肺之功。

三、肝经湿热（小儿遗尿）

小儿肝经，湿热遗尿。

主证：睡中遗尿，小便黄而量少，性情急躁，或夜间啮齿，口渴饮水，舌红苔腻，脉弦数。

中医辨证：小儿肝经，湿热遗尿。

治法：清肝泻热。

方药：龙胆泻肝汤加减。

龙胆草6克　黄芩5克　泽泻3克　生地6克　当归5克　车前子6克　木通3克　甘草3克　柴胡5克　栀子5克

用法：诸药共煎加水300毫升，煎至150毫升去滓，一日三次，空服服用。

禁忌：海菜、猪肉、菘菜、葱、蒜、萝卜。

方论：方中龙胆草善泻肝胆之实火，并能清下焦之湿热为君；黄芩、栀子、柴胡苦寒泻火，车前子、木通泽泻清利湿热，使湿热从小便而解为臣药；肝为藏血之脏，肝经有热则易伤阴血，故佐以生地、当归养血益阴；甘草调和诸药为使。配合成方，共奏泻肝胆实火、清肝经湿热之功。

608. 小儿尿白

尿白是指小便浑浊，白如泔浆，尿时无疼痛为特征的病症。多因乳食积滞、湿热下注、脾虚气陷、肾阳虚衰、肾阴亏损而致。

一、乳食积滞（小儿尿白）

乳食积滞，小儿尿白。

主证：尿白如水泔样，不思乳食，或食入即吐，脘腹胀满，夜卧不安，手足心热，大便臭秽，舌淡苔薄白，脉滑。

中医辨证：乳食积滞，小儿尿白。

治法：消积理脾，通利膀胱。

方药：保和丸合六一散加味。

滑石6克　甘草1克　神曲6克　陈皮3克　连翘5克　山楂5克　莱菔子5克　半夏5克　茯苓5克

用法：诸药共煎加水300毫升，煎至150毫升去滓，一日三次分服。

禁忌：海菜、猪肉、菘菜、醋、羊肉、羊血、饴糖。

方论：方中山楂消油腻肉滞，陈皮、半夏、茯苓理气和胃，燥湿化痰，莱菔子消面食痰浊之滞，连翘散结清热，滑石、甘草通利膀胱。组合成方共奏消积理脾、通利膀胱之功。

二、湿热下注（小儿尿白）

小儿尿白，湿热下注。

主证：小便初出时可有微热，良久小便色白如米泔，尿时有阻滞及灼热感，兼有口苦，舌淡，苔腻，脉数濡。

中医辨证：小儿尿白，湿热下注。

治法：清热利湿，泌白清浊。

方药：萆薢分清饮加减。

石菖蒲3克　黄柏5克　车前子5克　白术5克　茯苓5克　莲子心3克

用法：诸药共煎加水260毫升，煎至150毫升去滓，一日三次，空腹服用。

禁忌：羊血、羊肉、饴糖、雀肉、青鱼、诸果、醋、一切酸。

方论：方中黄柏清热利湿，白术健脾化痰为君；车前子、茯苓泌白清浊为臣；莲子心祛湿健脾为佐；菖蒲开窍化痰祛湿为使。组合成方共奏清热利湿、泌白清浊之功。

三、脾虚气陷（小儿尿白）

小儿脾虚，气陷尿白。

主证：尿白反复发作，尿白浑浊如白浆，小腹坠胀，尿意不畅，食少便溏，神疲短气，面色无华。

中医辨证：小儿脾虚，气陷尿白。

治法：益气升阳，调和脾胃。

方药：补中益气汤。

柴胡5克　升麻5克　人参3克　白术5克　陈皮3克　甘草3克　当归5克　黄芪6克

用法：诸药共煎加水300毫升，煎至150毫升去滓，一日三次，空腹服用。

禁忌：雀肉、青鱼、诸果、海菜、猪肉、菘菜。

方论：方中黄芪补中益气为君；人参、白术、甘草甘温益气补益脾胃为臣；陈皮调理气机，当归补血和营为佐；升麻、黄芪升举清阳为使。组合成方，一则补气健脾，使后天生化有源，诸症自愈；一则升提中气，恢复中焦升降之功能，使下陷之症自复其位。

四、肾阳虚衰（小儿尿白）

小儿肾阳虚衰尿白。

主证：尿白日久不愈，小便乳白如凝脂，形寒肢冷，精神萎靡，舌淡苔白，脉沉迟弱。

中医辨证：小儿肾阳虚衰尿白。

治法：温补元阳，益肾固涩。

方药：金匮肾气丸加减。

山萸肉5克　丹皮5克　茯苓5克　制附子3克　肉桂1克　泽泻6克　桑螵蛸5克　熟地黄6克　五味子3克　益智仁5克

用法：诸药共煎加水300毫升，煎至150毫升去滓，一日三次，空腹服用。

禁忌：醋、蒜、胡荽、葱、萝卜、一切血。

方论：方中附子、肉桂、益智仁温补元阳为君；山萸肉、桑螵蛸补肾固涩为臣；茯苓、泽泻渗利水湿，分清化浊为佐；五味子酸温补肾滋肺化源分清化浊。诸药组合成方，共奏温补元阳、益肾固涩之功。

五、肾阴亏损（小儿尿白）

肾阴亏损，小儿尿白。

主证：尿下白浊如凝脂，头晕耳鸣，腰膝发软，烦热口干，舌红，脉细数。

中医辨证：肾阴亏损，小儿尿白。

治法：滋阴清热。

方药：知柏地黄丸加味。

知母5克　黄柏5克　山药6克　茯苓5克　丹皮5克　熟地10克　五味子3克　芡实6克　山茱萸6克

用法：诸药共煎加水300毫升，煎至150毫升去滓，一日三次，空腹服用。

禁忌：葱、蒜、萝卜、一切血、胡荽、醋及一切酸。

方论：方中知母、黄柏滋阴清热，熟地黄补肾阴，益精髓共为君；山茱萸补肝肾敛虚火，山药既可健脾又可补肾共为臣；阴虚则火旺，故配丹皮凉血清热，以泻肝肾虚火为佐；肾虚水湿不能渗利，故用茯苓、泽泻以利水湿；芡实健脾祛湿，五味子滋肾化源。组合成方共奏滋阴清热之功。

609. 小儿黄疸

黄疸是以目黄、全身皮肤发黄、小便黄为主要特征的疾患。多因阳黄热重于湿，阳黄湿重于热，阳黄湿热并重，阳黄疫毒内陷，阳黄血瘀阻络，阴黄寒湿阻遏，阴黄气血两虚而致。

一、阳黄、热重于湿（小儿黄疸）

热重于湿，小儿黄疸阳黄。

主证：身目俱黄，其色鲜明，发热口渴，心烦口苦，倦怠乏力，恶心呕吐，纳差厌油腻，腹胀胁痛，大便秘结，小便深黄短少，舌苔黄，脉弦数。

中医辨证：热重于湿，小儿黄疸阳黄。

治法：清热利湿，佐以通下。

方药：栀子柏皮汤合茵陈蒿汤。

栀子6克　黄柏6克　茵陈蒿6克　甘草3克　郁金5克　板蓝根10克　滑石10克　广藿香6克　黄连2克

用法：诸药共煎加水300毫升，煎至150毫升去滓，一日三次分服。

禁忌：海菜、猪肉、冷水、菘菜。

方论：方中茵陈、栀子、黄柏清热祛湿退黄为君；藿香、黄连、滑石祛湿散结通下为臣；黄连清热去湿为佐；郁金、板蓝根清热解毒散郁为使。组合成方共奏清热利湿、祛邪下泻之功。

二、阳黄、湿重于热（小儿黄疸）

小儿黄疸，阳黄湿重于热。

主证：身目俱黄，但不如前者鲜明，不发热或有低热，口淡不渴，头重身困，食少腹胀，恶心呕吐，大便溏薄，苔厚腻，脉濡缓。

中医辨证：小儿黄疸，阳黄湿重于热。

治法：利湿化浊，佐以清热。

方药：茵陈五苓散加减。

茵陈蒿6克　猪苓6克　广藿香6克　泽泻6克　厚朴5克　大黄3克　白术5克　厚朴5克　大豆卷3克　香附5克　丹参5克

用法：诸药共煎加水300毫升，煎至150毫升去滓，一日三次分服。

禁忌：雀肉、青鱼、菘菜、诸果。

方论：方中茵陈利湿化浊清热，猪苓、茯苓、泽泻淡渗利湿为君；白术健脾燥湿；藿香祛湿化秽浊，厚朴行气健脾为臣；大黄清热消积去湿为佐；香附、丹参理气调营为使。组合成方共奏利湿化浊清热之功。

三、阳黄、湿热并重（小儿黄疸）

小儿黄疸，阳黄湿热并重。

主证：湿热并重，身目俱黄，其色鲜明，发热烦渴，胸闷腹胀，肢酸倦怠，纳差恶心，咽肿尿赤，舌红苔黄而腻，脉数濡。

中医辨证：小儿黄疸，阳黄湿热并重。

治法：清热解毒，利湿退黄。

方药：甘露消毒丹。

茵陈蒿10克　枯黄芩6克　连翘6克　滑石6克　川贝母6克　广藿香5克　木通3克　薄荷（后下）3克　射干5克　白蔻仁1克　石菖蒲3克

用法：诸药共煎加水300毫升，煎至150毫升去滓，一日三次分服。

禁忌：鳖肉、羊肉、羊血、饴糖。

方论：方中重用滑石、茵陈，配木通以清热利湿；黄芩、连翘、贝母、射干以清热解毒，利咽散结；石菖蒲、白豆蔻、薄荷芳香化湿浊宣畅气机。诸药组合，共成清热利湿、化浊解毒之功。

四、阳黄、疫毒内陷（小儿黄疸）

小儿黄疸，阳黄疫毒内陷。

主证：起病急骤，黄疸迅速加深，其色如金，高热烦渴，躁动不安，腹胀胁痛，或神昏谵语，或鼻衄，齿衄，呕血，便血，皮肤瘀斑，小便短赤，舌红苔黄，脉弦数或细数。

中医辨证：小儿黄疸，阳黄疫毒内陷。

治法：清热解毒，凉血救阴。

方药：清瘟败毒饮。

水牛角10克　栀子6克　黄芩6克　赤芍6克　生地6克　黄连2克　龙胆草6克　连翘6克　甘草3克　知母5克　生石膏6克　陈皮3克

用法：诸药共煎加水300毫升，煎至150毫升去滓，一日三次分服。

禁忌：海菜、猪肉、菘菜、葱、蒜、萝卜、冷水。

方论：方中重用石膏合知母、甘草清阳明之热；黄芩、黄连、栀子三药合用能泻三焦实火；犀角、生地、赤芍凉血解毒化瘀；连翘清热透邪利咽，龙胆草清肝胆湿热，陈皮利膈清热；甘草调和诸药。诸药组合成方，共奏清热解毒、凉血救阴之功。

五、阳黄、血瘀阻络（小儿黄疸）

小儿黄疸，阳黄血瘀阻络。

主证：身目发黄，黄色晦黯，右胁下癥块胀痛，皮肤可见赤纹丝缕，舌暗，脉弦数涩。

中医辨证：小儿黄疸，阳黄血瘀阻络。

治法：活血通络，祛瘀退黄。

方药：膈下逐瘀汤。

五灵脂5克　当归5克　延胡6克　赤芍6克　枳壳6克　川芎6克　乌药6克　制香附6克　甘草3克　红花3克

用法：诸药共煎加水300毫升，煎至150毫升去滓，一日三次分服。

禁忌：海菜、猪肉、菘菜。

方论：方中当归、川芎、赤芍养血活血，丹皮清热凉血、活血化瘀，红花、灵脂破血逐瘀，配香附、乌药、枳壳行气止痛且增强逐瘀之力，甘草调和诸药。诸药组合成方，共奏活血通络、祛瘀退黄之功。

六、阳黄、痰瘀凝结（小儿黄疸）

小儿黄疸，阳黄痰瘀凝结。

主证：面色晦黯，身目发黄，其色不泽，目眶黯黑，神疲身重，胸闷脘痞，恶心厌油腻，口中油腻，或咯吐痰涎，右胁下癥块刺痛不移，大便溏而不爽，或白如陶土，舌红苔黄腻，脉滑数或弦。

中医辨证：小儿黄疸，阳黄痰瘀凝结。

治法：化痰活血，祛瘀散结。

方药：小陷胸汤加味。

瓜蒌仁6克　半夏6克　杏仁6克　黄连2克　青皮3克　郁金5克　泽兰5克　鸡内金6克　丹参6克　陈皮3克

用法：诸药共煎加水300毫升，煎至150毫升去滓，一日三次分服。

禁忌：羊肉、羊血、饴糖、冷水、猪肉。

方论：方中黄连清热泻火，半夏化痰开结，二味合用辛开苦降，善治痰热内阻，更用瓜蒌仁荡热涤痰散结；杏仁宣肺化痰，青皮、陈皮行气健脾化痰，泽兰、丹参、郁金活血散结；黄连散瘀化结。诸药组合成方，共奏化痰活血、祛瘀散结之功。

七、阴黄寒湿阻遏（小儿黄疸）

小儿黄疸，阴黄寒湿阻遏。

主证：身目俱黄，黄色晦黯，或如烟熏，纳少脘闷，腹胀便溏，四肢欠温，神疲畏寒，口淡不渴，舌淡，苔腻，脉濡缓或沉细。

中医辨证：阴黄寒湿阻遏，小儿黄疸。

治法：温阳散寒，健脾化湿。

方药：茵陈术附汤加味。

茵陈蒿6克　白术6克　制附子3克　干姜2克　甘草3克　泽泻5克　猪苓5克　厚朴5克　半夏5克　白鲜皮6克　郁金5克

用法：诸药共煎加水300毫升，煎至150毫升去滓，一日三次分服。

禁忌：雀肉、青鱼、诸果、菘菜、海菜、猪肉、羊肉、饴糖。

方论：方中制附子、干姜、厚朴温阳化湿散寒；白术、半夏、猪苓、茯苓、茵陈、白鲜皮渗利水湿，健脾化湿；郁金疏肝散瘀通络；甘草调和诸药。组合成方共奏温阳散寒、脾化湿之功。

八、阴黄气血两虚（小儿黄疸）

小儿黄疸，阴黄气血两虚。

主证：身目发黄，黄色较淡，神疲乏力，少气懒言，语气低微，头目眩晕，食欲不振，食后腹胀，大便溏薄，舌淡苔白，脉虚弱。

中医辨证：小儿黄疸，阴黄气血两虚。

治法：补养气血。

方药：八珍汤。

熟地 6 克　白芍 6 克　当归 6 克　川芎 3 克　白术 5 克　五味子 3 克　茯苓 6 克　肉桂 1 克　制附子 3 克　远志 5 克　人参 3 克　甘草 3 克

用法：诸药共煎加水 300 毫升，煎至 150 毫升去滓，一日三次分服。

禁忌：葱、蒜、萝卜、一切血、雀肉、青鱼、诸果。

方论：方中人参、白术、茯苓、甘草益气补中，合附子、肉桂温肝暖脾助胃为君；当归、川芎、熟地、白芍养血和营为臣；远志、五味子宁心安神为佐；甘草调和诸药。组合成方共奏补养气血之功。

610. 小儿肥胖症

肥胖症是由于人体皮下脂肪组织增加过多，使体重超过同龄儿童平均体重标准，又称"单纯性肥胖"。多由肾热滞脾、脾虚痰湿、气血瘀滞而致。

一、胃热滞脾（小儿肥胖症）

胃热滞脾，小儿肥胖症。

主证：体肥形壮，面赤声扬，多食善饥，喜食肥甘，口渴喜饮，舌红苔白腻，脉数滑。

中医辨证：胃热滞脾，小儿肥胖症。

治法：清胃泻火通腑。

方药：小承气汤加味。

厚朴 5 克　枳实 5 克　泽泻 6 克　大黄 3 克　连翘 6 克　草决明 6 克　滑石 6 克

用法：诸药共煎加水 300 毫升，煎至 150 毫升去滓，一日三次分服。

禁忌：醋、猪肉。

方论：方中大黄泻热通便，厚朴行气散满，枳实破气消痞；连翘清热散结，泽泻利水渗湿消肿；滑石清热散结；草决明清肝泻肺活络散郁。诸药组合成方，共奏清胃泻火通腑之功。

二、脾虚痰湿（小儿肥胖症）

脾虚痰湿，小儿肥胖症。

主证：形体臃肿不实，或兼下肢浮肿，倦怠嗜卧，胸闷气短，多汗，或恶心呕吐，舌淡体肥苔白腻，脉濡滑。

中医辨证：脾虚痰湿，小儿肥胖症。

治法：燥湿豁痰健脾。

方药：二陈汤加味。

陈皮 5 克　半夏 5 克　甘草 3 克　猪苓 5 克　防己 5 克　苡仁 6 克　白术 5 克　桔梗 3 克　茯苓 6 克

用法：诸药共煎加水 300 毫升，煎至 150 毫升去滓，一日三次分服。

禁忌：羊肉、羊血、饴糖、海菜、猪肉、醋、一切酸。

方论：方中半夏燥湿豁痰和胃健脾；陈皮理气化痰，使气顺痰降，气行痰化，痰由湿生，故以茯苓健脾渗湿，甘草和中益脾；桔梗散瘀化滞，白术健脾化痰；防己渗湿消肿，薏仁健脾祛湿，甘草调和诸药。组合成方共奏燥湿豁痰、健脾减肥胖之功。

三、气血瘀滞（小儿肥胖症）

气血瘀滞小儿肥胖症。

主证：形体肥胖，纳食较多，胸胁胀痛，烦躁易怒，或郁闷少语，或气短心悸，甚则口唇青紫，或头晕头痛，舌暗或有瘀斑，脉涩或结代。

中医辨证：气血瘀滞，小儿肥胖症。

治法：行气活血化瘀。

方药：桃红四物汤加减。

桃仁5克　红花3克　川芎3克　陈皮3克　乳香2克　降香5克　杏仁6克　瓜蒌仁6克　丹皮6克　半夏6克　枳壳3克

用法：诸药共煎加水300毫升，煎至150毫升去滓，一日三次分服。

禁忌：蒜、羊血、羊肉、饴糖。

方论：方中桃仁、红花、乳香、降香活血化瘀，丹皮活血化瘀化滞为君；陈皮、枳壳行气健脾，半夏燥湿健脾化痰为臣；杏仁、瓜蒌宣肺化痰为佐；川芎活络祛湿养血清头为使。组合成方共奏行气活血化瘀，减肥胖之功。

611. 儿童多动症

儿童多动症是一种常见的儿童行为障碍综合症。多因心脾气虚、心肾阳虚、心阴亏虚、肝肾阴虚、湿热痰阻而致。

一、心脾气虚（儿童多动症）

心脾气虚，儿童多动症。

主证：神思涣散，兴趣易变，多语而少激昂，多动而不暴戾，面色少华，身疲乏力，饮食少思，易忘或多梦，舌红少苔，脉细而数。

中医辨证：心脾气虚，儿童多动症。

治法：益气健脾，养心安神。

方药：甘麦大枣汤合归脾汤。

甘草3克　小麦12克　黄芪6克　白术6克　远志6克　人参3克　茯苓6克　酸枣仁6克　龙眼肉5克　五味子3克

用法：诸药共煎加水300毫升，煎至150毫升去滓，一日三次分服。

禁忌：海菜、猪肉、菘菜、雀肉、青鱼、诸果。

方论：方中小麦味甘微寒，调养心阴，养心气而安神，甘草甘平缓急，调养心气，大枣甘温补中益气，缓急柔肝并润脏躁，人参、茯苓、白术、黄芪益气补中并为君；龙眼肉补血养心，酸枣仁、远志宁心安神为臣；五味子益气养心为佐使。组合成方共奏益气健脾、养心安神之功。

二、心肾阳虚（儿童多动症）

心肾阳虚，儿童多动症。

主证：精神不振，神思涣散，语迟多动，动作笨拙，面色发白，形寒肢冷，腰膝酸冷，小便清长或频数，舌淡苔白，脉沉弱。

中医辨证：心肾阳虚，儿童多动症。

治法：温补心肾，安神益智。

方药：肾气丸加减。

山萸肉6克　鹿角胶6克　肉桂1克　制附片3克　制首乌6克　茯神6克　熟地6克

用法：诸药共煎加水260毫升，煎至150毫升去滓，一日三次分服。

禁忌：葱、蒜、萝卜、一切血、醋。

方论：方中附子、肉桂温补心肾为君；山萸肉、鹿角胶、熟地滋肝益肾为臣；何首乌养血益肝，强健筋骨为佐；茯苓养心益肾为使。诸药组合成方，共奏温补心肾，安神益智之功。

三、心阴亏虚（儿童多动症）

心阴亏虚，儿童多动症。

主证：神思涣散，多动不安，性急烦躁，心悸健忘，失眠多梦，潮热盗汗，口躁咽干，舌红少苔，脉细数。

中医辨证：心阴亏虚，儿童多动症。

治法：滋阴养血，补心安神。

方药：天王补心汤。

生地黄6克　五味子3克　黄柏5克　大枣5克　太子参5克　丹参6克　玄参6克　茯苓6克　桔梗3克　百合6克　天冬6克　麦冬3克

用法：诸药共煎加水300毫升，煎至150毫升去滓，一日三次分服。

禁忌：葱、蒜、萝卜、醋、鲤鱼、鲫鱼。

方论：方中生地滋肾阴养心血为君；玄参佐生地壮水以制火，天冬、麦冬、百合养肺阴以滋水之上源，丹参补心血，人参、茯苓、太子参益气养心为臣；黄柏滋阴养肺，大枣益气养血健脾为佐；桔梗升清活络，开窍化滞，五味子滋肺益肾醒脑为使。诸药组合成方，共奏滋阴养血、补心安神之功。

四、肝肾亏虚（儿童多动症）

肝肾阴虚，儿童多动症。

主证：神思涣散，烦躁易怒，多动多语，五心烦热，舌红，脉弦数。

中医辨证：肝肾阴虚，儿童多动症。

治法：滋阴潜阳，安神定志。

方药：六味地黄丸合安神定志丸加减。

生地黄6克　石菖蒲3克　龙齿6克　远志3克　知母5克　茯苓6克　龟版6克　山药6克　黄柏6克

用法：诸药共煎加水300毫升，煎至150毫升去滓，一日三次分服。

禁忌：羊肉、羊血、醋、一切酸。

方论：方中生地黄补肾阴益精髓，龟版滋阴养肺壮筋为君；石菖蒲、龙齿、远志宁心安神，开窍醒神，滋阴潜阳为臣；知母、黄柏善去深伏之邪热；山药既能健脾又能益肾共为佐；茯苓益气养心安神为使。组合成方共奏滋阴潜阳，安神定志之功。

五、湿热痰阻（儿童多动症）

湿热痰阻，儿童多动症。

主证：神思涣散，烦急易怒，多语而不避亲疏，多动而难以制约，胸闷脘痞，纳呆口臭，舌质红，苔腻，脉滑数。

中医辨证：湿热痰阻，儿童多动症。

治法：清热祛湿，化痰除烦。

方药：黄连温胆汤合栀子豉汤加减。

黄连 2 克　栀子 5 克　淡豆豉 5 克　半夏 6 克　枳壳 3 克　茯苓 6 克　陈皮 3 克　石菖蒲 3 克　胆南星 5 克

用法：诸药共煎加水 300 毫升，煎至 150 毫升去滓，一日三次分服。

禁忌：羊肉、羊血、饴糖、醋、冷水、猪肉。

方论：方中栀子、黄连清热祛湿为君；淡豆豉、半夏、胆星、石菖蒲化痰除烦开窍醒脑为臣；枳壳行气健脾，茯苓益气养心宁神为佐；陈皮行气活络健脾化痰为使。组合成方共奏清热祛湿、化痰除烦之功。

612. 小儿痿症

痿症是指肢体筋脉弛缓，手足痿软无力的一种病症，又称"痿"，多见于五至十岁的儿童。多因肺胃津伤、湿热浸淫、脾胃虚弱、肝肾亏虚而致。

一、肺胃津伤（小儿痿症）

肺胃津伤，小儿痿症。

主证：初起畏寒发热，呕吐腹泻，继而两足痿软无力，肌肉弛缓，或四肢全瘫，心烦口渴，小便黄赤，舌红少苔，脉细数。

中医辨证：肺胃津伤，小儿痿症。

治法：清热润肺，养胃生津。

方药：清燥救肺汤加减。

北沙参 10 克　桑叶 6 克　前胡 6 克　杏仁 6 克　知母 6 克　银花 6 克　连翘 6 克　枇杷叶 6 克　生石膏 10 克　阿胶 5 克

用法：诸药共煎加水 300 毫升，煎至 150 毫升去滓，一日三次分服。

禁忌：犬肉、羊肉、蒜。

方论：方中桑叶轻宣肺燥，石膏清肺胃燥热共为君；阿胶、北沙参润肺滋液，杏仁、枇杷叶泻肺降气，知母、石膏养胃生津清热为臣；连翘、金银花清热增津为佐；前胡疏风清热为使。组合成方共奏清热润肺、养胃生津之功。

二、湿热浸淫（小儿痿症）

小儿湿热侵淫痿症。

主证：两下肢痿软无力，或兼微肿麻木，身热不扬，肢体困倦，胸脘痞满，小溲黄赤疼痛，舌红苔腻，脉濡数。

中医辨证：小儿湿热侵淫痿症

治法：清热解毒，利湿通络。

方药：二妙丸加味。

苍术 5 克　黄柏 5 克　牛膝 6 克　草薢 6 克　木通 3 克　茯苓 6 克　防己 5 克　佩兰 6

克 广藿香6克 厚朴3克 木瓜6克

用法：诸药共煎加水300毫升，煎至150毫升去滓，一日三次分服。

禁忌：雀肉、青鱼、菘菜、诸果、醋、一切酸。

方论：方中苍术、黄柏、牛膝清热利湿为君；萆薢、防己、藿香、佩兰、厚朴祛湿通络为臣；茯苓渗利水湿、益气补中，木瓜强筋壮骨、通络化滞为佐；木通导热下行利湿通络为使。组合成方共奏清热解毒、利湿通络之功。

三、脾胃虚弱（小儿痿症）

小儿脾胃虚弱痿症。

主证：渐见下肢痿软无力，甚则肌肉萎缩消瘦，纳呆食少，大便溏薄，舌淡苔白，脉虚弱。

中医辨证：小儿脾胃虚弱痿症。

治法：健脾和胃，益气养血。

方药：参苓白术散加减。

党参6克 茯苓6克 白术6克 莲肉6克 陈皮3克 厚朴3克 山药6克 苡仁6克 扁豆6克 柴胡6克 升麻6克 六神曲6克 当归6克

用法：诸药共煎加水300毫升，煎至150毫升去滓，一日三次分服。

禁忌：醋、雀肉、青鱼、菘菜、诸果。

方论：方中人参、茯苓、白术补气健脾；山药、扁豆、莲肉补脾渗湿；薏苡仁、六神曲健脾消积和胃祛湿；柴胡疏肝和胃，升麻升清益胃，陈皮行气健脾益胃；当归养血润筋。诸药组合成方，共奏健脾和胃、益气养血之功。

四、肝肾亏虚（小儿痿症）

小儿肝肾亏虚痿症。

主证：起病缓慢，肢体痿软无力，腰膝酸软，遗尿，头晕，舌红，脉细数。

中医辨证：小儿肝肾亏虚痿症。

治法：补益肝肾，滋阴清热。

方药：虎潜丸加减。

牛膝6克 锁阳6克 当归6克 白芍5克 熟地5克 黄柏5克 龟版6克 鸡血藤10克 络石藤10克 知母5克

用法：诸药共煎加水300毫升，煎至150毫升去滓，一日三次分服。

禁忌：葱、蒜、萝卜、一切血、面汤。

方论：方中熟地、锁阳、牛膝补肝益肾为君；黄柏、知母、龟版滋阴清热潜阳为臣；鸡血藤、络石藤疏经活络益筋壮骨为佐；当归、白芍养血润筋为使。组合成方共奏补益肝肾、滋阴清热之功。

613. 小儿痹症

痹症是指气血被病邪阻闭的疾病，本病好发于学龄儿童，潮湿寒冷、高山滨海地区患者较多。分为行痹、痛痹、着痹、热痹、顽痹、虚痹。

一、行痹（小儿痹症）

小儿痹症行痹。

主证：肢体关节疼痛，游走不定，关节屈伸不利，或见恶风发热，舌淡苔白，脉沉缓濡。

中医辨证：小儿痹症行痹。

治法：祛风通络，散寒除湿。

方药：防风汤加减。

羌活6克 独活5克 秦艽6克 白芍5克 桂枝6克 茯苓6克 生姜2片 续断6克 海风藤6克

用法：诸药共煎加水300毫升，煎至150毫升去滓，一日三次分服。

禁忌：醋、一切酸。

方论：方中羌活、独活、秦艽、海风藤祛风通络为君；桂枝、茯苓、生姜散寒除湿为臣；白芍养血通络舒筋为佐；续断益筋活络为使。诸药组合成方，共奏祛风通络、散寒祛湿之功。

二、痛痹（小儿痹症）

小儿痹症痛痹。

主证：肢体关节疼痛较剧，甚如刀割针扎，痛有定处，遇寒痛增，得热则减，关节屈伸不利，舌淡苔白，脉濡沉缓。

中医辨证：小儿痹症痛痹。

治法：散寒止痛，祛风除湿。

方药：乌头汤加减。

麻黄3克 细辛2克 乌头3克 白芍5克 炙甘草3克 秦艽6克 羌活6克 牛膝6克 茯苓6克 木瓜5克

用法：诸药共煎加水300毫升，煎至150毫升去滓，一日三次分服。

禁忌：狸肉、生茶。

方论：方中乌头大辛大热，善治沉寒痼冷并能止痛为君；秦艽、羌活、细辛、麻黄祛风除湿为臣；木瓜、牛膝活络散瘀益筋壮骨，白芍养血润筋活络，茯苓益气利湿共为佐；甘草调和诸药。组合成方共奏散寒止痛、祛风除湿之功。

三、着痹（小儿痹症）

小儿痹症，着痹。

主证：痛有定处，肌肤麻木不仁，手足沉重，活动不便，舌淡苔白，脉濡迟。

中医辨证：小儿痹症，着痹。

治法：除湿通络，散寒社风。

方药：薏苡仁汤加减。

薏苡仁6克 苍术6克 茯苓6克 猪苓6克 羌活6克 独活6克 桂枝6克 防风6克 防己6克 川芎3克 木瓜5克 甘草3克 当归6克

用法：诸药共煎加水300毫升，煎至150毫升去滓，一日三次分服。

禁忌：雀肉、青鱼、菘菜、诸果、醋、海菜、猪肉。

方论：方中薏苡仁、苍术、羌活祛湿通络，茯苓、猪苓、防己利水祛湿为君；桂枝、独活、防风散寒祛风为臣；当归、川芎、木瓜养血柔筋壮骨活络为佐；甘草调和诸药为使。诸药组合成方，共奏除湿通络、散寒祛风之功。

四、热痹（小儿痹症）

小儿痹症，热痹。

主证：关节红肿，灼热疼痛，得冷稍舒，痛不可触，关节屈伸不利，皮肤可见环形红斑，发热口渴，舌红，苔腻，脉濡数。

中医辨证：小儿痹症，热痹。

治法：清热通络，疏风胜湿。

方药：白虎加桂枝汤加减。

桂枝6克　生石膏10克　知母6克　粳米15克　银花6克　连翘6克　桑枝尖10克　甘草3克　黄柏5克　丹皮6克

用法：诸药共煎加水300毫升，煎至150毫升去滓，一日三次分服。

禁忌：海菜、猪肉、菘菜。

方论：方中知母、石膏、银花、连翘、丹皮、黄柏清热通络散结为君；桂枝、桑枝尖疏风胜湿为臣；粳米益气健脾祛湿为佐；甘草调和诸药为使。组合成方共奏清热通络、疏风胜湿之功。

五、顽痹（小儿痹症）

小儿痹症，顽痹。

主证：关节坚硬变形，疼痛剧烈或麻木不仁，关节或红肿焮热，并见发热口渴，舌暗或有斑点发紫，脉涩滑。

中医辨证：小儿痹症，顽痹。

治法：活血化瘀，化痰通络。

方药：身痛逐瘀汤。

制香附6克　桃仁5克　红花3克　五灵脂5克　乳香2克　没药2克　川芎3克　乌梢蛇6克　干地龙6克　全蝎半枚　牛膝5克　独活5克　羌活5克

用法：诸药共煎加水300毫升，煎至150毫升去滓，一日三次分服。

禁忌：犬肉。

方论：桃仁、红花、五灵脂、乳香、没药、香附活血化瘀为君药；乌梢蛇、地龙、全蝎疏经活血熄风化痰为臣；独活、羌活疏风通络为佐；牛膝通诸筋交通上下左右，活络化滞为使。诸药组合成方，共奏活络化瘀、化痰通络之功。

六、虚痹（小儿痹症）

小儿痹症，虚痹。

主证：痹症日久不愈，骨节酸痛，肢体屈伸不利，肌肉萎缩，面黄少华，心悸乏力，气短自汗，舌淡脉虚而弱。

中医辨证：小儿痹症，虚痹。

治法：益气养血通络。

方药：黄芪桂枝五物汤加味。

黄芪6克 桂枝5克 当归5克 白芍5克 大枣5克 鸡血藤10克 生姜2片 白术5克 炙甘草3克 党参6克 豨莶草10克

用法：诸药共煎加水300毫升，煎至150毫升去滓，一日三次分服。

禁忌：海菜、猪肉、菘菜。

方论：方中黄芪、党参益气补中为君；当归、白芍养血润筋，鸡血藤、豨莶草、桂枝活血通经络为臣；白术、大枣健脾养血助生化之源为佐；生姜合大枣调营和卫为使。诸药组合成方，共奏益气养血通络之功。

614. 小儿自汗

小儿自汗指小儿白天非活动或气候炎热情况下的一种病理性出汗。多因营卫不和、脾肺气虚、里热炽盛而致。

一、营卫不和（小儿自汗）

小儿自汗，营卫不和。

主证：自汗恶风，时寒时热，头痛鼻塞，鼻鸣干呕，苔白不渴，脉浮缓或浮弱。

中医辨证：小儿自汗，营卫不和。

治法：调和营卫。

方药：桂枝汤。

白芍6克 大枣6克 桂枝5克 生姜2片 甘草3克

用法：诸药共煎加水300毫升，煎至150毫升去滓，一日三次分服。

禁忌：海菜、猪肉、菘菜、生冷。

方论：方中桂枝散寒解肌为君；芍药敛阴和营为臣；生姜助桂枝解肌祛湿，大枣助芍药和里营，并为佐药，甘草益气和中调和诸药为使。配合成方，共奏调和营卫之功。

二、肺脾气虚（小儿自汗）

小儿肺脾气虚自汗。

主证：经常自汗，动则尤甚，时时畏寒，素易感冒，神疲乏力，少气懒言，纳呆食少，面色发白，舌淡苔白，脉浮缓。

中医辨证：小儿肺脾气虚自汗。

治法：益气固表。

方药：玉屏风散加味。

防风6克 白术6克 浮小麦10克 麻黄根6克 龙骨10克 牡蛎10克 炙甘草5克 黄芪6克

用法：诸药共煎加水260毫升，煎至150毫升去滓，一日三次分服。

禁忌：雀肉、海菜、青鱼、猪肉、诸果。

方论：方中黄芪益气固表止汗为君；白术补气健脾，防风走表而散风邪，龙骨、牡蛎滋阴潜阳并为臣；浮小麦益气敛汗，麻黄根敛汗固表，炙甘草益气健脾为佐使。诸药组合成方，共奏益气固表之功。

三、里热炽盛（小儿自汗）

小儿里热炽盛自汗。

主证：盗汗量少，面色萎黄，唇色淡白，头晕眼花，心悸，舌淡苔白，脉缓弱或濡。

中医辨证：小儿里热炽盛自汗。

治法：清泄里热。

方药：白虎汤加味。

生石膏 10 克　知母 6 克　粳米 15 克　鲜芦根 10 克　竹叶 6 克　天花粉 5 克

用法：诸药共煎加水 300 毫升，煎至 150 毫升去滓，一日三次分服。

禁忌：犬肉、羊肉、羊血、饴糖。

方论：方中生石膏、知母清肺胃之热而除烦渴；粳米益气生津养和中；天花粉滋阴散结，竹叶清心泻火，苇茎甘寒轻浮清热泻热，诸药组合成方，共奏清泄里热止汗之功。

615. 小儿盗汗

小儿盗汗指小儿入睡后不自觉的出汗。醒后即停止，又称寝汗。多因阴虚火旺、心血亏虚而致。

一、阴虚火旺（小儿盗汗）

阴虚火旺，小儿盗汗。

主证：盗汗频作，午后潮热，两颧发红，五心烦热，形体消瘦，或咳嗽少痰，舌红少苔，脉细数。

中医辨证：阴虚火旺，小儿盗汗。

治法：滋阴降火。

方药：当归六黄汤。

当归 6 克　黄柏 6 克　黄连 2 克　生地黄 6 克　熟地黄 6 克　黄芩 6 克　黄芪 6 克

用法：诸药共煎加水 300 毫升，煎至 150 毫升去滓，一日三次分服。

禁忌：冷水、猪肉、葱、蒜、萝卜。

方论：方中生地黄、熟地黄滋阴降火；黄芩、黄连、黄柏清利三焦热邪；黄芪益气固摄止汗，当归养血调营。组合成方共奏滋阴降火之功。

二、心血亏虚（小儿盗汗）

小儿盗汗，心血亏虚。

主证：盗汗量少，面色萎黄，唇色淡白，头晕眼花，心悸，舌淡苔白，脉缓弱或濡。

中医辨证：小儿盗汗，心血亏虚。

治法：补血养心。

方药：归脾汤加减。

龙骨 10 克　牡蛎 10 克　党参 6 克　黄芪 6 克　大枣 5 克　龙眼肉 5 克　浮小麦 6 克　木香 5 克　五味子 3 克　炙甘草 3 克　当归 6 克

用法：诸药共煎加水 300 毫升，煎至 150 毫升去滓，一日三次分服。

禁忌：海菜、猪肉、菘菜。

方论：方中以参、芪、甘草甘温补气健脾；当归、龙眼肉补血养心，木香理气醒脾；龙骨、牡蛎潜阳固涩；浮小麦养心益气安神；当归、大枣益气养血健脾调营；五味子敛肺止汗。诸药组合成方，共奏补血安神之功。

616. 小儿紫癜

紫癜是儿科常见的出血性疾病之一，以血液溢出皮肤，黏膜之下出现瘀点，瘀斑或血肿，压之不褪色为主症。多因风热伤络、湿热郁阻、热盛迫血、阴虚火旺、气虚不摄、瘀血阻滞而致。

一、风热伤络（小儿紫癜）

小儿风热伤络紫癜。

主证：起病较急，紫癜颜色鲜红，或呈丘疹样，多见于四肢，常呈对称性分部，发热微恶风寒，咽红肿痛，或伴皮肤瘙痒，舌红，脉细数。

中医辨证：小儿风热伤络紫癜。

治法：疏风清热，凉风止血。

方药：连翘败毒散加减。

连翘6克　银花6克　薄荷（后下）3克　葛根6克　防风6克　丹皮5克　赤芍5克
生地黄6克　甘草3克　升麻3克

用法：诸药共煎加水300毫升，煎至150毫升去滓，一日三次分服。

禁忌：鳖肉、胡荽、葱、蒜、萝卜、海菜、菘菜、猪肉。

方论：方中连翘、银花、薄荷、防风、升麻疏风清热为君药；丹皮、生地黄、赤芍凉血调营止血为臣；葛根解肌表，开腠理疏风化滞为佐药；使以甘草调和诸药。组合成方共煎疏风清热、凉血止血之功。

二、湿热郁阻（小儿紫癜）

小儿湿热郁阻紫癜。

主证：紫癜为四肢为多，尤以下肢及臀部为甚，身体困倦，纳呆腹胀，小便短赤，或关节肿痛酸热，或尿血，下肢浮肿，或腹痛，便血，舌红，苔腻，脉濡数。

中医辨证：小儿湿热郁阻紫癜。

治法：清热凉血，祛湿通络。

方药：四妙汤加味。

苍术6克　黄柏6克　牛膝6克　苡仁6克　生地6克　防己6克　白茅根10克　鸡血藤10克　苦参5克　地榆炭5克　木香5克

用法：诸药共煎加水300毫升，煎至150毫升去滓，一日三次分服。

禁忌：雀肉、青鱼、菘菜、葱、蒜、萝卜、一切血。

方论：方中黄柏、生地黄、白茅根清热凉血为君药；苍术、苡仁、防己、苦参祛湿通络为臣；鸡血藤、牛膝活血散瘀，地榆炭凉血止血为佐；使以木香理气化滞。组合成方共奏清热凉血、祛湿活络之功。

三、热盛迫血（小儿紫癜）

小儿热盛迫血紫癜。

主证：起病急骤，皮肤瘀斑成片，颜色深紫，多伴鼻衄，齿衄，甚至便血，尿血，壮热面赤，烦躁不安，口渴咽干，便干尿赤，舌红苔黄，脉数。

中医辨证：小儿热盛迫血紫癜。

治法：清热解毒，凉血化斑。

方药：犀角地黄汤加味。

水牛角 10 克　生地黄 6 克　丹皮 6 克　知母 5 克　银花 6 克　桔梗 3 克　赤芍 6 克　紫草 5 克　生石膏 10 克　甘草 3 克　连翘 6 克　玄参 6 克

用法：诸药共煎加水 300 毫升，煎至 150 毫升去滓，一日三次分服。

禁忌：葱、蒜、萝卜、胡荽、海菜、猪肉、茶菜。

方论：方中犀角清营凉血；生地、丹皮、石膏、赤芍和营泻热为君；玄参、连翘、银花清热解毒为臣；知母清热凉血止血为佐；桔梗清热散斑化结为使。组合成方共奏清热解毒、凉血化斑之功。

四、阴虚火旺（小儿紫癜）

小儿紫癜阴虚火旺。

主证：紫癜时发时止，兼有鼻齿衄血，低热盗汗，心烦不宁，手足心热，口燥咽干，舌红少苔，脉数而有力。

中医辨证：小儿紫癜阴虚火旺。

治法：滋阴降火，凉血止血。

方药：大补阴丸合茜草散加减。

茜草根 6 克　知母 6 克　侧柏叶 6 克　生地黄 6 克　女贞子 6 克　阿胶 6 克　黄柏 5 克　旱莲草 6 克　甘草 3 克

用法：诸药共煎加水 300 毫升，煎至 150 毫升去滓，一日三次分服。

禁忌：葱、蒜、萝卜、海菜、猪肉、茶菜。

方论：方中茜草、生地黄、阿胶滋阴凉血止血为君；旱莲草、女贞子、黄柏、侧柏叶降虚火凉血止血为臣药；知母退热除蒸为佐；甘草调和诸药为使。组合成方共奏滋阴降火、凉血止血之功。

五、气虚不摄（小儿紫癜）

小儿气不摄血紫癜。

主证：病程较长，紫癜反复出现，颜色较淡，或见便血，面色苍白，少华，头晕心悸，神疲乏力，纳呆腹胀，舌淡苔白，脉虚弱。

中医辨证：小儿气不摄血紫癜。

治法：益气健脾，养血摄血。

方药：归脾汤加减。

黄芪 6 克　党参 6 克　当归 6 克　熟地 6 克　白芍 5 克　阿胶 5 克　甘草 3 克　木香 5 克　龙眼肉 5 克　地榆炭 5 克　陈棕炭 5 克

用法：诸药共煎加水 300 毫升，煎至 150 毫升去滓，一日三次分服。

禁忌：葱、蒜、萝卜、一切血、海菜、茶菜、猪肉。

方论：方中人参、黄芪、甘草甘温益气健脾为君；阿胶、熟地、当归、白芍、龙眼肉养血摄血为臣；地榆炭、陈棕炭凉血止血，木香理气散滞为佐；甘草调和诸药为使。诸药组合成方，共奏益气健脾、养血摄血之功效。

617. 解　颅

解颅是以小儿颅门宽大，颅缝开解为特征的病症。多因肾气亏损、肾虚肝旺、脾虚水泛、邪热壅结而致。

一、肾气亏损（解颅）

肾气亏损解颅。

主证：小儿生后即见颅门宽大，骨缝开解，头颅明显增大，或颅门逾期不合，逐渐加宽开解，头皮光急，青筋浮露，眼楞神滞，目珠下垂而白多黑少，视听不聪，头大颈细，头倾不立，身体瘦弱，发育迟缓，神识呆滞，舌淡苔白，脉沉弱。

中医辨证：肾气亏损解颅。

治法：补肾益髓。

方药：补肾地黄汤。

熟地黄6克　山萸肉5克　山药6克　泽泻6克　牛膝6克　茯苓6克　鹿茸2克　续断6克　杜仲6克　丹皮5克

用法：诸药共煎加水300毫升，煎至150毫升去滓，一日三次分服。

禁忌：葱、蒜、萝卜、醋、胡荽。

方论：方中熟地补肾益精髓为君；山萸肉补肝肾敛虚火，干山药既可补肾，又可健脾为臣；泽泻、茯苓渗利水湿，丹皮凉血补血益肾，鹿茸、杜仲滋肾填精为佐；续断补肾壮骨，牛膝活络疏经为使。组合成方共奏补肾益髓之功。

二、肾虚肝旺（解颅）

肾虚肝旺解颅。

主证：颅缝解开，前额宽大，头额青筋暴露，眼珠下垂，白眼显露，目无神采，神躁不安，手足心热，筋惕肉眴，时或瘈疭，舌红少苔，脉弦数。

中医辨证：肾虚肝旺解颅。

治法：益肾补水，平肝熄风。

方药：知柏地黄丸合三甲复脉汤加减。

知母5克　黄柏5克　生地黄6克　山萸肉5克　泽泻5克　丹皮6克　鳖甲6克　龟版6克　茯苓6克

用法：诸药共煎加水260毫升，煎至150毫升去滓，一日三次分服。

禁忌：葱、蒜、萝卜、胡荽、醋。

方论：方中知母、黄柏、熟地滋阴清热滋补肾益水为君；山萸肉益肾填精，龟版、鳖甲、丹皮滋阴潜阳平肝熄风为佐；泽泻、茯苓滋阴益肾为佐使。组合成方共奏益肾补水、平肝熄风之功。

三、脾虚水泛（解颅）

脾虚水泛解颅。

主证：面色发白，精神倦怠，颅缝解开，头皮光急，青筋浮露，肢体消瘦，食欲不振，大便稀溏，小便不利，舌淡，苔白腻，脉濡细。

中医辨证：脾虚水泛解颅。

治法：扶脾利水。

方药：附子理中汤。

制附子3克　桂枝5克　生姜3克　人参3克　泽泻5克　白术5克　茯苓5克　猪苓5克

用法：诸药共煎加水260毫升，煎至150毫升去滓，一日三次分服。

禁忌：青鱼、雀肉、醋、一切酸、诸果。

方论：方中人参、白术、附子益气补中健脾和胃为君；白术、猪苓、茯苓、泽泻淡渗利湿健脾燥湿为臣；桂枝化气行水为佐；生姜行气健脾为使。组合成方共奏扶脾利水之功。

四、邪热壅结（解颅）

邪热壅结解颅。

主证：身热不退，面赤唇红，心烦躁扰，手足抽动，肢体挛急，两目斜视，囟门高填，颅缝解开，头颅日渐增大，头皮光急，青筋浮露，小便赤涩，大便秘结，舌红，脉弦数滑。

中医辨证：邪热壅结解颅。

治法：清热解毒，涤痰通络。

方药：犀地清络饮。

水牛角10克　生地黄6克　生姜3克　连翘6克　桃仁5克　竹沥（分冲）10克　赤芍5克　石菖蒲3克　丹皮5克

用法：诸药共煎加水300毫升，煎至150毫升去滓，一日三次分服。

禁忌：葱、蒜、萝卜、羊肉、羊血、饴糖。

方论：方中犀角清热凉血，熟地滋阴养血，连翘清热散结解毒为君；菖蒲、竹沥、丹皮涤痰散结为臣；桃仁、赤芍活血通络为佐；生姜行气健脾行痰为使。组合成方共奏清热解毒、涤痰通络之功。

618. 囟　陷

囟陷指婴儿囟门未闭合前，前囟发生明显下陷。多因气阴亏虚、脾肾亏虚而致。

一、气阴亏虚（囟陷）

气阴亏虚囟陷。

主证：囟门下陷，神疲面白，口唇干燥，啼哭无泪，皮肤枯瘪，目睛内陷，小便短少，舌干红，脉细数。

中医辨证：气阴亏虚囟陷。

治法：益气复阴。

方药：生脉散加味。

人参3克　麦门冬6克　五味子3克　天门冬6克　乌梅5克　生地黄6克

用法：诸药共煎加水260毫升，煎至150毫升去滓，一日三次分服。

禁忌：葱、蒜、鲫鱼、鲤鱼。

方论：方中人参益气健脾补中；天冬、麦冬养阴生津；生地养血滋阴，五味子敛阴生津；乌梅酸能收敛。诸药组合共奏益气养阴之功。

二、脾肾亏虚（囟陷）

脾肾亏虚内陷。

主证：囟门显著下陷，面色萎黄，神疲气短，形体瘦弱，纳差便溏，四肢厥冷，骨软无力，舌淡苔白，脉迟。

中医辨证：脾肾亏虚内陷。

治法：脾肾双补。

方药：固真汤。

白术5克　人参3克　茯苓5克　山药6克　肉桂1克　制附片3克　生姜2片　甘草3克　大枣5克　黄芪6克

用法：诸药共煎加水300毫升，煎至150毫升去滓，一日三次分服。

禁忌：醋、海菜、猪肉、菘菜。

方论：方中附子、肉桂、白术、山药温脾补中为君；人参、黄芪、山药、茯苓益气健脾补肾为臣；大枣益气健脾为佐；甘草调和诸药。组合成方共奏脾肾双补之功。

619. 囟　填

囟填指婴儿囟门未闭合前，前囟发生肿胀凸起。多因风火上攻、寒气凝聚而致。

一、风火上攻（囟填）

风火上攻囟填。

主证：囟门高肿，按之浮软，面赤唇红，口干渴，小便短赤，或身热烦躁，重则神昏谵妄，目直视，哭闹不休，抽搐，舌红苔黄，脉数。

中医辨证：风火上攻囟填。

治法：疏风散火，清热解毒。

方药：大连翘饮加味。

连翘6克　荆芥6克　银花6克　栀子5克　飞滑石10克　瞿麦6克　柴胡6克　黄芩6克　蝉衣6克　木通3克　赤芍6克　防风6克

用法：诸药共煎加水300毫升，煎至150毫升去滓，一日三次分服。

禁忌：猪肉、醋。

方论：方中连翘、蝉衣、防风、荆芥疏风散结为君；银花、栀子、黄芩、瞿麦清热解毒为臣；柴胡疏络散结，赤芍散瘀消肿，滑石清利湿热共为佐；木通导热下行使热从小便而解。组合成方共奏疏风散火、清热解毒之功。

二、寒气凝聚（囟填）

寒气凝聚囟填。

主证：硬实无热，面色发白，四肢欠温，形体瘦弱，舌淡苔薄白，脉沉迟。

中医辨证：寒气凝聚囟填。

治法：温补脾肾，理气散寒。

方药：附子理中汤合匀气散加减。

制附子3克　人参3克　陈皮3克　白术5克　乌药5克　制香附5克　甘草3克　茯苓6克

用法：诸药共煎加水 300 毫升，煎至 150 毫升去滓，一日三次分服。

禁忌：雀肉、青鱼、菘菜、海菜、猪肉、醋。

方论：方中人参、白术益气健脾，附子温肾健脾共为君；乌药、香附、陈皮理气散寒为臣；茯苓益气补中为佐；甘草调和诸药。组合成方共奏温补脾肾，理气散寒之功效。

620. 五　迟

五迟系小儿生长发育障碍的常见疾患，指立迟、行迟、生齿迟、发迟、语迟。多因肝肾亏损、心气不足而致。

一、肝肾亏损（五迟）

肝肾亏损，五迟。

主证：坐立、行走、生齿迟缓，囟门宽大难合，或智力迟钝，面色发白无华，疲倦喜卧。

中医辨证：肝肾亏损，五迟。

治法：补养肝肾。

方药：六味地黄汤。

熟地黄 6 克　山萸肉 6 克　山药 6 克　泽泻 6 克　丹皮 6 克　枸杞子 6 克　肉苁蓉 6 克　菟丝子 6 克

用法：诸药共煎加水 300 毫升，煎至 150 毫升去滓，一日三次分服。

禁忌：葱、蒜、萝卜、胡荽、一切血。

方论：方中熟地、山萸肉、枸杞子滋肝补肾为君；肉苁蓉、菟丝子填精益肾为臣；山药健脾补肾，丹皮柔肝益肾为佐；肾虚水湿不能渗利，故以泽泻渗利水湿。组合成方共奏补养肝肾之功。

二、心气不足（五迟）

心气不足，五迟。

主证：智力不健，精神呆滞，数岁不语，或言语不清，发疏细黄，面色发白，食少纳呆。

中医辨证：心气不足，五迟。

治法：补心养血。

方药：菖蒲丸加味。

远志 5 克　菖蒲 3 克　当归 6 克　大枣 6 克　人参 3 克　川芎 3 克　乳香 2 克　麦冬 6 克　炙甘草 3 克　朱砂 2 克（同诸药煎，不许冲服）

用法：诸药共煎加水 300 毫升，煎至 150 毫升去滓，一日三次分服。

禁忌：羊肉、羊血、饴糖、鲫鱼、海菜。

方论：方中人参、远志、菖蒲益气补心为君；当归、川芎、大枣养血宁心为臣；乳香活络散瘀，朱砂镇心安神为佐；甘草益气养心调诸药为使。组合成方共奏补心养血之功。

621. 五　软

五软亦系小儿生长发育障碍的常见疾患，指头项软、足软、口软、手软、肌肉软。多因肝肾亏虚、脾胃虚弱而致。

一、肝肾亏虚（五软）

肝肾亏虚，五软。

主证：头项软弱，不能抬举，手足筋骨亦软，不能握举、站立，生长发育迟缓，精神呆滞，智力迟钝，苔白，脉虚弱。

中医辨证：肝肾亏虚，五软。

治法：补益肝肾，填补精髓。

方药：补肾地黄丸加味。

熟地黄6克　山萸肉6克　丹皮6克　泽泻5克　山药6克　鹿茸2克　龟版5克　茯苓5克　枸杞子5克　牛膝6克　补肾脂6克

用法：诸药共煎加水300毫升，煎至150毫升去滓，一日三次分服。

禁忌：葱、蒜、萝卜、胡荽、醋。

方论：方中熟地、山萸肉、山药、枸杞子补肝滋肾为君；鹿茸、龟版、补骨脂填精益髓滋肝肾为臣；肾虚则水湿不能渗利，故以茯苓、泽泻渗利水湿，肾虚则火旺，故配丹皮凉血清热，以泻肝肾之虚火为佐；牛膝通诸经交通上下载药运营为使。组合成方共奏滋补肝肾、填精补髓之功。

二、脾肾虚弱（五软）

脾肾虚弱，五软。

主证：肌肉消瘦，皮肤松弛，四肢痿弱，手足失用，口唇软薄，咀嚼无力，大便溏薄，舌淡苔薄白，脉缓弱或濡。

中医辨证：脾肾虚弱，五软。

治法：健运脾胃，益气养血。

方药：香砂六君子汤加味。

砂仁2克　木香5克　陈皮3克　茯苓5克　半夏5克　白术5克　炙甘草3克　川芎5克　人参3克　熟地黄5克　当归5克

用法：诸药共煎加水300毫升，煎至150毫升去滓，一日三次分服。

禁忌：醋、羊肉、羊血、雀肉、青鱼、海菜、猪肉、菘菜。

方论：方中人参、白术、茯苓益气健脾和中为君；木香理气化滞，砂仁醒脾和胃，半夏、陈皮和胃健脾共为臣；熟地、当归、川芎养血调营合卫，人参、白术益气养血为佐；甘草调诸药为使。诸药组合成方共奏健运脾胃之功。

622. 佝偻病

佝偻病是由于体内钙、磷代谢失常而引起的以骨骼生长障碍为主的全身性疾病。多因心脾不足、脾肾虚弱、肝肾亏损而致。

一、心脾不足（佝偻病）

心脾不足，佝偻病。

主证：睡卧不宁，惊惕不安，食欲不振，倦怠腹胀，肌肉松软，多汗，颅骨软化，轻度串珠肋，舌淡苔白，脉细弱。

中医辨证：心脾不足，佝偻病。

治法：健脾益气，补心安神。

方药：养心汤加减。

黄芪 6 克　党参 6 克　当归 6 克　茯苓 6 克　黄柏 5 克　酸枣仁 6 克　五味子 3 克　苍术 5 克　炙甘草 3 克　煅龙骨 6 克　煅牡蛎 6 克

用法：诸药共煎加水 300 毫升，煎至 150 毫升去滓，一日三次分服。

禁忌：海菜、猪肉、菘菜、雀肉、青鱼、诸果、醋。

方论：方中党参、黄芪以补心气；当归以养心血，茯苓、酸枣仁、五味子宁心安神，龙骨、牡蛎滋阴潜阳养心安神；苍术合党参、黄芪益气健脾；甘草调和诸药。诸药组合成方，共奏健脾益气、补心安神之功。

二、脾肾虚弱（佝偻病）

脾肾虚弱，佝偻病。

主证：毛发稀疏干燥，或顶部光秃，方颅，囟门迟闭，串珠肋，肋缘外翻，脘踝隆起，形体瘦弱，神疲乏力，肌肉松弛，自汗，舌淡苔白，脉虚弱。

中医辨证：脾肾虚弱，佝偻病。

治法：补肾健脾，益气养血。

方药：扶元散加减。

人参 3 克　茯苓 6 克　炙甘草 3 克　白芍 6 克　煅牡蛎 6 克　当归 6 克　川芎 3 克　黄芪 6 克　鹿角胶 5 克　山萸肉 6 克

用法：诸药共煎加水 300 毫升，煎至 150 毫升去滓，一日三次分服。

禁忌：醋、海菜、猪肉、菘菜。

方论：方中人参、茯苓、炙甘草益气健脾为君；鹿角胶、山萸肉填精益髓，牡蛎益气滋阴潜阳为臣；当归、川芎、白芍养血调营为佐；甘草调和诸药。组合成方共奏益气养血、补肾健脾之功。

三、肝肾亏损（佝偻病）

肝肾亏损，佝偻病。

主证：毛发枯黄稀，面色萎黄或苍白，生长发育迟缓，鸡胸龟背，下肢弯曲，或伴颧红盗汗，烦躁易怒。

中医辨证：肝肾亏损，佝偻病。

治法：补益肝肾，强筋壮骨。

方药：补肾地黄汤。

熟地黄 6 克　紫河车 6 克　山萸肉 6 克　阿胶 6 克　牛膝 6 克　苍术 5 克　丹皮 5 克　茯苓 5 克　白芍 5 克

用法：诸药共煎加水 300 毫升，煎至 150 毫升去滓，一日三次分服。

禁忌：葱、蒜、萝卜、雀肉、青鱼、醋、诸果。

方论：方中熟地补肾益肝为君；紫河车、山萸肉填精益髓壮筋强骨，阿胶、白芍、丹皮养血活络舒筋为臣；苍术益气健脾，茯苓健脾补肾为佐；牛膝活络舒筋交通上下为使。诸药组合成方，共奏补益肝益、强筋壮骨之功。

十三　全身症治

623. 神　昏

神昏即指神志不清或昏迷。多由热在营分、热在血分、腑热熏蒸、热毒攻心、暑邪上犯而致。

一、热在营分（神昏）

热陷心包，热在营分是温热病邪气内陷的深重阶段营分证。营是血中之气，内通于心，热邪内陷心包，这是病情急剧转变，病势凶险的表现，以致神昏谵语，心烦不寐等症。

主证：神昏谵语，身热夜甚，斑疹隐隐，口不甚渴，心烦不寐，舌质红绛，脉细数。

中医辨证：热伤营阴，内陷心包。

治法：清营透热，养阴活血。

方药：清营汤。

犀角 6 克（水牛角代，可加大剂量用 10 克）　生地 15 克　玄参 9 克　竹叶心 6 克　麦冬 9 克　金银花 9 克　连翘（连心用）6 克　黄连 5 克　丹参 9 克

用法：加水 600 毫升，煎至 300 毫升去滓，一日三次分服。

禁忌：舌苔薄滑者，不可与之。忌冷水、鲫鱼。

方论：方中犀角、生地清营凉血；金银花、连翘、黄连、竹叶心清热解毒，并透热于外，使入营之邪透出气分而解；热壅血瘀，故少配丹参活血消瘀以散热；邪热伤阴，故用麦冬、玄参养阴生津。组合成方共奏清营透热、养阴活血之功。

二、热在血分（神昏）

热陷心包，热在血分，是温热病发展的最后阶段血分证。热邪深入血分，热必影响心肝二脏。邪热久羁，耗伤真阴，所以热在血分证以心、肝、肾病变为主。热陷心包，热在血分可致气阴两燔、昏狂谵妄、心神不定神昏等。

主证：神昏，灼热躁扰，昏狂谵忘，心神不宁，舌强语謇，舌色绛，脉数。

中医辨证：热在血分，火热炽盛，痰阻心窍。

治法：清热解毒，豁痰开窍。

方药：安宫牛黄汤（丸）。

人工牛黄 8 克　郁金 6 克　水牛角 10 克　黄连 6 克　冰片（后下）1 克　麝香（冲服）8 克　朱砂 3 克　珍珠（研）3 克　山栀 6 克　雄黄 2 克　黄芩 6 克

用法：加水 300 毫升，煎至 150 毫升去滓，一日三次。

禁忌：朱砂、雄黄只能煎服，禁研粉冲服。麝者不可入药煎，另外冲服。孕妇忌服。

方论：方中牛黄清心解毒，豁痰开窍，犀角清心凉血解毒，麝香开窍醒神，三味共为君药；黄连、黄芩、栀子清三焦火热，雄黄豁痰，共为臣药；郁金、冰片芳香去秽，通窍开闭，以内透包络，朱砂、珍珠镇心安神，共为佐使。诸药组合成方，共奏清热解毒、豁痰开窍之功。

三、腑热熏蒸（神昏）

六腑以通为用，热邪熏蒸阳明，热结则产生燥实，腑气不通，胃肠为燥阻滞，浊毒之气上扰神明，使之神昏。

主证：神昏，不恶寒，反恶热，潮热谵语，矢气频转，大便不通，腹满按坚硬有块，口舌干燥，脉滑实。

中医辨证：胃肠热结，腑气不通。

治法：苦寒夺下，泻热通便。

方药：大承气汤。

大黄 10 克　枳实 10 克　厚朴 12 克　芒硝 6 克

用法：上四味，用水 1 升，先煎厚朴、枳实，取 500 毫升去滓；纳大黄，更取汁 200 毫升去滓；纳芒硝，再上微火煎一二沸，分二次温服。

禁忌：非真正实热蔽痼，气血俱结者，不可用之。孕妇忌服。

方论：方中大黄泄热通便，厚朴行气散满，枳实破气消痞，芒硝润燥软坚。四药配合，具有峻下热结之功。

四、热毒攻心（神昏）

热毒攻心指一切火热之症。热毒时疫之邪，内陷走黄，扰营败血，高热神昏，热毒攻心之症。

主证：神昏谵语，高热狂燥，心烦不眠等，舌红绛，脉细数。

中医辨证：时疫热毒攻心内扰。

治法：清热泻火，凉血解毒。

方药：清瘟败毒饮合犀角地黄汤。

水牛角 15 克　生地黄 15 克　赤芍 10 克　生石膏 15 克　黄连 6 克　山栀 10 克　连翘 6 克　玄参 6 克　赤芍 6 克　桔梗 6 克　竹叶 10 克　知母 10 克　牡丹皮 10 克　黄芩 10 克

用法：石膏先煎十余分钟后，再入药同煎；犀角或水牛角研末或先煎兑入，分二次服用。

方论：本方为综合《伤寒论》白虎汤，《外台秘要》引《小品方》之芍药地黄汤，《外台秘要》引《崔氏方》之黄连解毒汤等三方加减而成。方中重用石膏合知母、甘草以清阳明之热；黄连、黄芩、栀子三药合用能泻三焦实火；犀角、牡丹皮、生地、赤芍专于凉血解毒化瘀；连翘、元参、桔梗、甘草清热透邪；竹叶清心利尿导热下行。诸药合用，既清气分之火，又凉血分之热，是治疗气血两燔的主要方剂。

五、暑邪上犯（神昏）

夏令的热病称暑，暑是夏令的主气。如在盛暑烈日中工作或长途旅行，往往卒然闷倒，昏不知人，而成"中暑"之症，暑为阳邪，即上升发散，暑邪伤人，上犯头目出现神昏，暑邪侵犯人体多表现为阳热斑点之候。如高热，肌肤灼热，心烦等症。

主证：神昏，猝然倒仆，昏迷不醒，冷汗不止高热，心烦，脉洪而数。

中医辨证：暑邪侵袭，神昏目眩。

治法：清解暑热。

方药：清暑饮。

青蒿 10 克　滑石 12 克　甘草 2 克　荷叶边 1 圈　西瓜翠衣 10 克　绿豆衣 5 克　金银花 15 克　西瓜皮 6 克　淡竹叶 4.5 克　扁豆皮 6 克

用法：共煎加水 400 毫升，煎至 200 毫升去滓，一日三次分服。

禁忌：孕妇忌服。忌食海菜、猪肉、菘菜。

方论：本方清暑利湿，治疗受暑受湿口渴，尿黄赤涩痛，夏季的急性肠炎善佳。

624. 声音闭塞（寒邪侵袭）

风寒侵袭会厌，鼻塞声重，语言不出，头痛目眩，声音闭塞。多由风寒感冒诱发，治疗以宣肺平喘（上呼吸道感染）为主。

主证：鼻塞声重，语言不出，声音嘶哑或闭塞，头痛目眩，四肢拘倦，咳嗽多痰，胸满气短，舌苔薄白，脉浮紧。

中医辨证：感冒寒邪，声音闭塞。

治法：发散风寒，宣肺平喘。

方药：麻黄杏仁汤（三拗汤）。

麻黄（不去节）　杏仁（不去皮尖）　甘草（生用）各 6 克　生姜 5 片

用法：用水 300 毫升，煎至 200 毫升去滓，分二次服用。

禁忌：表虚忌服。忌食猪肉、葱、蒜。

方论：本方用麻黄发汗散寒，宣肺平喘，其不去根节，为发中有收，使不过于汗；用杏仁宣降肺气，以不去皮尖，为散中有涩，使不过于宣；甘草取其调和诸药协同麻杏利气。诸药相配，共奏开闭祛寒之功。

625. 语言不利（痰火犯肺）

喉咙是呼吸的门户和发音的器官，又是肺经脉通过的地方，故喉咙的通气与发音，直接受到肺的影响，所以肺有病变时，往往可以引起声音嘶哑及喉痹等，语言不利咽喉部位的病变。

主证：语言不利，喉痹，咳痰黄稠，呼吸气粗发热，胸痛，发热，口干，小便黄，舌质红，脉滑数。

中医辨证：语言不利，痰火犯肺。

治法：养阴清热，润肺化痰。

方药：百合固金汤加味。

尖贝 6 克　天冬 6 克　麦门冬 10 克　甘草 3 克　百合 6 克　杏仁 10 克　甘草 3 克　元胡 6 克　桔梗 6 克　当归身 10 克　白芍 6 克　生熟地各 6 克

用法：诸药加水 500 毫升，煎至 300 毫升去滓，一日分三次温服。

禁忌：风寒束肺忌服。忌食鲫鱼、猪肉、海菜、羊肉、饴糖。

方论：方中百合、生熟地滋养肺阴液，并为君药；麦冬助百合以养肺阴，清肺热，玄参助生熟地以益肾阴，降虚火，共为臣药；当归、芍药养血和营，杏仁、贝母、桔梗化痰止咳为佐；甘草调和诸药为使。全方共奏清肺火，润肺生津，化痰利咽之功。

626. 语言謇滞（脾经中风）

脾经中风称脾风，出自《素问》，即夏季脾受风，多见身困沉重，四肢倦怠，恶风，面黄，纳呆等。肝病传脾的现象，也称脾风，多因饮食劳倦，病久虚损致以脾经中风语言謇滞。

主证：语言謇，唇缓，流涎，纳呆，面色苍白，少气懒言，食少腹满，舌淡，脉细弱。

中医辨证：过度劳倦，饮食不节。

治法：温经通络，熄风开窍。

方药：资寿解语汤。

附子6克　防风6克　天麻9克　酸枣仁（炒）15克　羚羊角屑6克　官桂6克　炙甘草6克　羌活6克　姜汁3克　竹沥10克

用法：加水300毫升，煎至200毫升去滓，入竹沥10毫升稍煎，一日分三次服用。

禁忌：阳盛阴虚慎用。忌食海菜、猪肉、菘菜。

方论：《资寿》解语方出自《古今医统》，全方温经通络，熄风开窍，对中风客于心脾二经，语言謇滞脾经中风善佳。

627. 声音嘶小（肺阴虚痰闭）

声音出自喉咙，又是肺气必经之路径；而肺又为发声之器，为音声之门户，所以肺部有病变，往往会引起喉咙的疾病，或影响声音之变化，甚至语言之不出。例如患风邪郁肺，发生咳嗽，痰实气壅的病人，往往兼有喉痛或声音嘶哑的情况，因肺在五行中属金，一般就称"金实不鸣"。由于阴虚火亢，多续发喉痹而有声音嘶小的现象，一般又称为"金破不鸣"

主证：口干咽燥，声音低微，盗汗咳嗽烦热，舌红少苔，脉细数。

中医辨证：肺气虚弱，肺阴不足。

治法：滋阴清热，润肺化痰。

方药：百合固金汤加味。

熟地10克　生地10克　当归10克　白芍3克　甘草3克　桔梗6克　元胡6克　贝母6克　麦冬6克　百合6克

用法：加水400毫升，煎至200毫升去滓，一日三次温服。

禁忌：舌淡苔白忌用葱、蒜、猪肉、萝卜。

方论：方中百合、生熟地滋养肺阴并为君药；麦冬助百合以养阴，清肺热，元参助生熟地以益肾阴，降虚火，共为臣药；当归、芍药养血和营，贝母、桔梗化痰止咳为佐；甘草调和诸药为使。诸药合用，肺气壮，阴液复，肺热清，声音亮。

628. 昏冒不语（心肾受风）

心肾经中风即心风、肾风，出《素问·风论》。①心风指心受风邪侵扰。多有自汗，恶风，唇赤，嗜睡，健忘，惊悸等。②心气不足而发生的精神恍惚，喜怒无常，语无伦次等精神症状称内风。③冬季受风于肾脏，称肾风。多见出汗，恶风，面部浮肿，脊背痛不能直腰，腰活动障碍，皮肤发黑色等。④面部浮肿，食欲不振，身体疼痛，而不能言语也称肾风。

主证：昏冒不语，腰酸脚弱，肢体畏寒，遗溺直视，小便频，面部浮肿，精神恍惚，恶风汗出，水肿脚气，舌质淡胖，脉象尺脉沉细。

中医辨证：心肾亏虚，风邪侵袭。

治法：温补心肾。

方药：桂附八味汤（肾气汤）。

肉桂 3 克　附子 6 克　熟地 10 克　山茱萸 6 克　茯苓 10 克　泽泻 6 克　肉苁蓉 6 克　薄荷 3 克　菖蒲 3 克　巴戟 6 克　枸杞子 6 克　麦冬 10 克　石斛 6 克　五味子 3 克　远志 6 克　山药 10 克　牡丹皮 6 克

用法：上诸药加水 1000 毫升，煎至 600 毫升去滓，分三次温服。

禁忌：如有咽干，舌燥，舌红，少苔等肾阴不足肾火上炎症状者不宜用雀肉、鳖肉、青鱼、菘菜、醋。

方论：方中熟地、巴戟、枸杞、肉苁蓉、五味子、远志、菖蒲、麦冬、山茱肉益心肾而摄精气，山药、茯苓健脾渗湿，泽泻泄肾中水邪，牡丹皮清利肝胆之火，肉桂、附子温补命门真火。诸药合用，补心气，温肾气。

629. 狂言见鬼（胃热炽盛）

阳明腑实证，手足骤然汗出，矢气频频，狂然见鬼，大便不通，脘腹痛疼，按之坚硬有块；热厥，高热神昏，扬手掷足，烦躁饮冷，便秘不通；及某些高热疾患皆可有狂言见鬼之证。

主证：狂言见鬼，大便不通，脘腹痛疼，舌苔焦黄起刺或焦黑燥裂，脉沉滑或沉迟有力。

中医辨证：阳明腑实证，胃中燥热。

治法：峻攻热结，急下存阴。

方药：大承气汤。

大黄 10 克　枳壳 6 克　芒硝 6 克　厚朴 6 克

用法：上药用水 800 毫升，先煎厚朴、枳实，取 400 毫升去滓，纳大黄更煎取 300 毫升去滓，纳芒硝再上微火煎一二沸，分二次温服。得下余勿服。

禁忌：表症未解，里未成实者，不宜用泻下药如表症解而里实已具，宜先解表，后治里，或表里双解。

方论：方中大黄泻热通便，厚朴行气散满，枳实破气消痞，芒硝润燥软坚。全方合奏具有峻下热积之功。

630. 出言谩骂（痰迷心窍）

出言谩骂是由痰蒙心包，痰火扰心出现的精神神经症状，主要表现为心烦失眠，口苦咽干，多梦易惊，重则神志失常，语无伦次，狂躁乱动等。

主证：神志错乱，出言谩骂，或兼弃衣登高，或不识人事，狂躁乱动，甚者打人，面赤气粗，口渴，尿黄，便秘，舌苔黄腻，脉滑数。

中医辨证：痰迷心窍。

治法：涤痰泻火，开窍醒神。

方药：火硝礞石汤。

礞石（辗细）9克　大黄（酒蒸）10克　黄芩（酒洗）12克　沉香10克　朱砂（研）6克

用法：加600毫升先煎礞石、朱砂煎至400毫升去滓，纳入黄芩、大黄，更煎取汁去滓；300毫升再纳沉香，煎至一二沸取汁去滓，临睡前用茶水或温水送服。

禁忌：体虚及孕妇不可轻用，以免损伤正气。

方论：方中礞石驱逐顽痰，力甚猛峻；大黄荡涤陈积，开下行之路，黄芩清上焦之火，清除成痰之用，二味用量独重，有正本清源之意；沉香调达气机，为诸药之开导。五味共奏降火逐痰之效。

631. 出言颠倒（痰火扰心）

由于痰火扰心神，神志错乱，其人痴不识人，言无伦次，致以出言颠倒。

主证：出言颠倒，痴不识人，舌苔薄黄，脉沉滑。

中医辨证：痰火扰心，气机不畅。

治法：涤痰泻火。

方药：朱砂丹汤。

朱砂10克　茶叶6克　黄丹（炒）10克　枯白矾（煅）10克

用法：四味药加300毫升，煎至150毫升，分三次温服。严禁冲服朱砂末（煎汤服用）。

禁忌：犬肉、猪肉、油腻滞食物。

方论：枯矾、茶叶涤痰开窍；朱砂、黄丹镇压心安神，四药共奏镇心安神、涤痰泻火之功。

632. 猝倒不言（外邪骤中）

风、寒、暑、燥、火六种气候称作"六气"，六气是自然气候的正常现象。在太过或不及的反常情况下，就称之为"六淫"，六淫是外感病的主要致病因素。

主证：忽然扑倒，不省人事，牙关紧闭，舌淡苔薄，脉浮。

中医辨证：外邪攻冲，卒中不言。

治法：通关开窍。

方药：吹鼻通关散。

猪牙皂角30克　丝瓜子36克　北细辛9克　干蟾酥1.5克

用法：将牙皂、丝瓜子烤干存性，共研细末；再加冰片1.8克，碾粉装瓶收贮。吹鼻，连连得嚏，喉闭能开，喉蛾能消，牙紧解松。

禁忌：外无"六淫"有常有变，应辨而施。

方论：冰片通诸窍散郁火，清肿止痛；牙皂、瓜子消肿止痛开闭醒脑；蟾酥解毒消肿。

全方共奏消肿通矢开闭之功。

633. 猝倒作声（风痰发痫）

癫痫的病机，主要责之心肝脾肾脏。风痰发痫，多由脾虚则运化失调，精微不布，痰涎内结。或情志失调，大惊大恐，或由饮食失节，劳累过度而脾失健运，聚湿生痰，肝风挟痰上扰，阻塞清窍突然发为痫证。儿童发病多由先天因素、惊恐、饮食不节或由母腹中受惊，以致脑气不平，经久失调一触积痰，厥气内风，卒马暴逆，莫触禁止，待其气反然后已，可见癫痫的发作，主要为风痰气逆所致。

主证：突然大叫一声，昏不识人，口吐白沫，牙关紧闭，四肢抽搐，醒后疲乏神倦，舌苔薄白，脉弦滑。

中医辨证：风痰内聚，闭阻心窍。

治法：涤痰熄风，清心开窍。

方药：二陈汤加味。

半夏6克　陈皮6克　硼砂6克　茯苓6克　防风6克　麝香3克　竹茹6克　白石丸6克　枳壳6克　枯苓6克　甘草6克　生姜6克　前胡6克　牛黄0.1克　郁金6克　当归6克　桔红6克　乌梅2个

用法：诸药加水1000毫升，煎至600毫升去滓，纳入麝香、牛黄，煎二、三沸，每次少许频服。

禁忌：本方纳入麝香不可多煎（5分钟即可）。因麝香挥发性强，若煎时间超过10分钟无效。

方论：本方为治疗风痰湿痰要方，多因饮食生冷，脾胃不和，运化失健，以致湿聚成痰。方中半夏燥湿化痰，和胃止呕；桔红理气化痰，使气顺则痰行，气行之痰化，痰由湿生，故以茯苓健脾渗湿；甘草和中益脾。煎加生姜，既制半夏之毒，又协同半夏、桔红、竹茹和胃祛痰止呕；少用乌梅收敛，配半夏散中有收，不致辛散太过，牛黄、麝香等有清心开窍醒脑定惊之效。是痰浊、风痰为患，均可用本方论之。

634. 谵　语

本症多由高热引起的神志不清，精神错乱，高热引起定向力差，语言无伦次，但声高有力，多属实证。

一、阳明炽热（谵语）

伤寒阳明热盛，或温病热在气分。壮热面赤，烦渴引饮，口舌干燥，大汗出，流行性脑炎，流行胸脊髓膜炎，大叶性肺炎，夏季热等属于热在气分者。

主证：腹满身重，谵语遗尿，身大热，大汗出，大渴引饮，心烦，舌苔黄燥，脉洪有力。

中医辨证：邪入阳明，燥热元盛。

治法：辛寒清热。

方药：白虎汤。

知母10克　石膏20克　甘草6克　粳米20克

用法：四味药加水 300 毫升，煮米熟汤成，去滓，温服，每日三服。

禁忌：虚寒患者忌用。忌食海菜、猪肉、菘菜。

方论：方中知母、石膏清肺胃之热而除烦渴，甘草、粳米益气生津，益胃和中。四味合用，共奏清热生津之功。

二、阳明腑实（谵语）

阳明腑实指伤寒病在手阳明大肠，或阳明胃二腑的病证。其症状主要有腹痛拒按，大便闭，潮热，甚者谵语，这是热盛伤津，热结胃伤所致，属实热里证。

主证：腹痛拒按，大便闭，潮热，甚则谵语，烦躁，日晡潮热，舌苔焦黄起刺，或焦黑燥裂，脉沉实有力。

中医辨证：阳明腑实，热盛伤津。

治法：苦寒峻下，荡涤燥结。

方药：大承气汤。

厚朴 10 克　枳实 10 克　大黄 10 克　芒硝 6 克

用法：四味药加水 400 毫升，煎至 300 毫升去滓，纳入大黄，煎至一二沸去滓，再冲芒硝少许，分温服。

禁忌：孕妇体弱病患慎用。

方论：方中芒硝泻热，软坚润燥，实属增水行舟之义，而后纳大黄才能奏泻热荡积，推陈致新之功，二药相须为同，则增加了泻下热结的作用。积滞内阻，每致气滞不行而气机不畅，使实热积滞更难下泄，故以厚朴宽肠行气，化滞除满，枳实下气消痞，承气汤中枳实主要取其疏通、决泄、破结实之义。二药合用，能调畅气机。

三、热毒熏蒸（谵语）

热毒壅盛，气分灼热，以致身大热，口渴引饮，头痛，苔焦。毒火内扰，心神不安，故狂躁谵语，吐衄发斑，舌绛，系热邪入血，迫血妄行之故，脉浮而数为热毒熏蒸外盛之象。

主证：壮热烦渴，神昏，谵语，斑疹痈毒，舌红绛，脉浮大而数或沉数。

中医辨证：邪热炽盛。

治法：清热泻火，凉血解毒。

方药：清瘟败毒饮。

生石膏 30 克　小生地 18 克　犀角（水牛角代之）10 克　川黄连 10 克　生栀子 10 克桔梗 10 克　黄芩 10 克　知母 10 克　白芍 10 克　元参 10 克　连翘 10 克　竹叶 10 克　甘草 10 克　牡丹皮 10 克

用法：石膏先煎十分钟后，加余药同煎；水牛角磨汁和服，或研末，或先煎兑入，分两次分服。

禁忌：热毒不明显慎用，孕妇忌服。

方论：本方为综合《伤寒论》白虎汤，《外台秘要》引《小品方》之芍药地黄汤，《外台秘要》引《崔氏方》之黄连解毒汤等三方加减而成。方中重用石膏合知母、甘草以清阳明之热；黄芩、黄连、栀子三药合用能泻三焦实火；犀角导热下行。诸药合用，既清气分之火，又凉血分之热，是治多种热毒、热病的主要方剂。

四、湿热上蒙（谵语）

湿热蕴结于内，热在湿中，热为湿温。身热而不扬，汗出热不退，温热在内，阻闭清阳，上下不通，则胸闷腹胀，呕恶，尿黄。

主证：身热不扬，汗出热不退，湿热在内阻闭清阳，胸闷呕恶，尿赤或黄赤苔腻，脉濡数。

中医辨证：湿热上蒙。

治法：清热利湿，芳香化浊。

方药：甘露消毒汤。

飞滑石 30 克　淡黄芩 15 克　茵陈 25 克　藿香 15 克　连翘 10 克　菖蒲 15 克　白蔻 12 克　薄荷 12 克　木通 10 克　射干 10 克　川贝母 10 克

用法：诸共煎加水 1000 毫升，煎至 600 毫升去滓，一日三次温服。

禁忌：孕妇慎用。忌鳖肉、羊肉。

方论：方中重用滑石、茵陈，配木通以清热利湿；黄芩、连翘合贝母、射干以清热解毒，利咽散结；石菖蒲、白豆蔻、藿香、薄荷芳香化湿浊去中焦痰湿，宣扬气机。诸药合用共成清热利湿、化浊解毒之功。

五、热入营血（谵语）

热入营血是温热病邪气内陷的深重阶段。营是血中之气，温热之邪深入营血，灼伤营阴，故身热口渴，热扰心神，则心烦不寐，甚则神昏谵语，热邪灼伤血络，有迫血外溢之势，故斑疹隐隐。

主证：身热夜甚，心烦不寐，神昏谵语，斑疹隐隐，口不甚渴，舌绛，脉细数。

中医辨证：热伤营血。

治法：清营透热，养阴活血。

方药：犀角地黄汤加减。

犀角（水牛角代用）20 克　生地 15 克　玄参 15 克　竹叶心 3 克　麦冬 9 克　金银花 9 克　连翘 6 克　黄连 5 克　丹参 6 克

用法：加水 1000 毫升，煎至 500 毫升去滓，一日三次服用。

禁忌：舌苔白滑忌用。忌鲫鱼、葱、蒜、萝卜，冷水、猪肉。

方论：方中水牛角、生地清营凉血；金银花、连翘、黄连、竹叶心清热解毒，并透热于外，使入营之邪透出气分而解；热壅血瘀，少配丹参活血消瘀以散热；麦冬、玄麦养阴生津。诸药合用共奏清营透热、养阴活血之功。

六、痰火上扰（谵语）

本症的病机为痰热内结，由于脾失健运，津液凝滞，火邪煎熬津液而成痰，痰随上扰。

主证：谵语，心烦失眠，口苦咽干，多梦，易惊，重者神志失常，语无伦次，多有舌尖红苔黄腻，脉弦滑有力。

中医辨证：火热伤津，热痰内结。

治法：化痰清热。

方药：清热化痰汤。

陈皮 12 克　杏仁 15 克　枳实 12 克　黄芩（酒炒）12 克　瓜蒌仁 12 克　茯苓 15 克　胆南星 10 克　生姜 3 克　砂仁 10 克

用法：加水 600 毫升，煎至 300 毫升去滓，分服 2 次。

禁忌：醋及一切酸。

方论：本方证的病机为痰热内结，由于脾失健运，津液凝滞，火邪煎熬津液而成痰，痰随火上扰。二陈汤去甘草，加胆南星、瓜蒌、杏仁、黄芩、枳实而成，清热燥湿祛痰运化水湿。

七、瘀血冲心（谵语）

瘀血是人体内血液停滞蓄积，壅塞经络，阻遏气机而产生疾病，中医所说的瘀血更重要的是多种疾病的原因和结果。包括一些痛有定处的心血管疾病，如瘀血冲心、胃脘痛、腹痛、胸胁痛等。

主证：瘀血内结，胸闷气促，胸痛，背痛，大便不利，谵语口干，小便不利，血结胸中，手不敢近，胸舌紫暗，舌边有瘀斑，唇暗，脉涩或弦紧。

中医辨证：瘀血内阻，气机失畅。

治法：破血祛瘀。

方药：桃仁承气汤。

桃仁12克　大黄12克　桂枝6克　炙甘草6克　芒硝6克（冲服）

用法：加生姜3片加水300毫升，煎至200毫升去滓，一日三次分服。

禁忌：海菜、菘菜、猪肉及孕妇忌用。

方论：本方即调胃承气汤加桃仁、桂枝组成，方中桃仁破血祛瘀，芒硝软坚散结，助大黄通便散结，泻血祛瘀。炙甘草护胃安中，本方以大黄为君，芒硝为臣，甘草为佐，桃仁、桂枝为使，组合成方共奏破血祛瘀之功。

八、阴盛格阳（谵语）

阴盛格阳，指体内阴寒过胜，阳被拒于外，出现内有真寒外显假热的证候。

主证：里寒外热，下利清谷，手足厥逆，身反不恶寒症，谵语，舌淡，脉欲绝。

中医辨证：阳衰阴盛，祛寒救逆。

治法：回阳通脉。

方药：通脉四逆散。

附子10克　干姜3片　葱白5根　炙甘草5克

用法：以水600毫升，煮取240毫升去滓，一日三次分温服。

禁忌：阳盛阴虚及孕妇忌用。忌海菜、猪肉、菘菜。

方论：方中用附子大辛大热以壮阳救逆。辅以干姜，二者相辅相承，干姜助附子壮肾阳，附子助干姜健脾阳，二者一守一走，气味雄厚，使温阳之力更为宏厚。诸药共奏破阴回阳之功。

九、阴竭阳脱（谵语）

阴竭阳脱指属阳的生命活力随属阴的生命物质基础的枯竭而消失，乃阳液耗损元阳脱绝所致。

主证：四肢不温，汗出黏冷，呼吸微弱，神昏谵语，上气喘急，或大便自利，面色苍白，舌淡，脉微欲绝。

中医辨证：元气大亏，阳气暴脱。

治法：回阳，益气，救脱。

方药：参附汤。

人参 12 克　炮附子 9 克

用法：上药加水 300 毫升加生姜 10 片，煎至 200 毫升，连煎三服，去滓，空腹时温服。

禁忌：阳盛阴虚忌服。

方论：方中人参甘温大补元气，附子大辛大热，温壮元阳。二味相配，共奏回阳固脱之功。

635. 郑　声

神志恍惚，精神疲惫，声音低怯，语言重复，不相接续者，谓之郑声，为重危虚症的一种临床表现，多由亡阴、亡阳而致。

一、亡阴（郑声）

主证：神志昏沉，语言重复，手足温，皮肤热，汗多而黏，口渴喜冷饮，烦躁不安，四肢温暖，舌红干燥，脉细数无力。

中医辨证：失血过多，体液丧失。

治法：救阴敛阳。

方药：生脉救阴汤。

人参 15 克　生地黄 15 克　五味子 10 克　麦门冬 10 克

用法：加水 400 毫升，煎至 200 毫升，徐徐服之。

禁忌：阴盛阳虚慎用。忌鲫鱼、葱、蒜、萝卜。

方论：方中人参、生地补肺气，生津液为君；麦冬养阴清肺而生津为臣；五味子敛肺止渴止汗为佐。四药合用共成益气补血、养阴生津之功。据临床运用本方能降低心肌对氧和能量的消耗，对心脏复苏有特殊的"强心效应"，能改善微循环。

二、亡阳（郑声）

亡阳郑声是亡阴进一步发展，表现为机能的衰竭，多由于大量出汗或吐泻过多，体液严重丧失造成。临床上表现为大汗淋漓，手足逆冷畏寒，面色苍白，口唇青紫，舌质淡，脉微欲绝等。亡阴是亡阳的必要的条件，亡阳是亡阴的必然结果，两者是同一疾病的不同发展阶段。

主证：四肢厥逆，大汗淋漓，口不渴，喜热饮，唇舌淡白或青紫，脉微欲绝，下利喘促。

中医辨证：久病不愈，元阳暴脱。

治法：回阳，益气，固脱。

方药：参附龙牡汤。

人参 10 克　制附子 30 克　龙骨 15 克　牡蛎 15 克

用法：先煎附子两小时，再纳诸药煎 30 分钟，徐徐服用。

禁忌：孕妇及阴虚忌服。

方论：附子回阳救逆，人参大补元气，龙牡敛汗固脱，诸药共奏回阳益气固脱之功。

636. 语言错乱

本症系指说话不合条理，前言不搭后语，说话无伦次，多由心脾虚弱、肝气郁滞、瘀血扰心、痰湿内阻等而致。

一、心脾两虚（语言错乱）

心脾两虚多由病久虚损，或过度劳倦，或饮食不节，损伤心脾，心脾气虚运化功能减退，气血来源不足，而色萎黄，肌肉消瘦，四肢倦怠，少气懒言，心悸气短，活动加重等。

主证：面色无华，语言错乱，肌肉消瘦，四肢倦怠，食少腹满，便溏，心悸，气短，活动加重等，舌苔薄白，脉象细弱。

中医辨证：心脾两虚。

治法：补益心脾。

方药：人参归脾汤。

人参 9 克　焦白术 12 克　当归 10 克　黄芪 15 克　甘草（炙）6 克　枣仁（炒）15 克　广木香 10 克　龙眼肉 10 克　茯神 10 克　远志 6 克　菖蒲 9 克

用法：上药加生姜、大枣水煎，去滓，一日三次分服。

禁忌：醋、猪肉、海菜、羊血、羊肉、饴糖。

方论：本方是在严氏《济生方》归脾汤的基础上加当归、远志而成，主治心脾两虚之症。方中以参、芪、术、甘草补气健脾；当归、龙眼肉补血养心；酸枣仁、茯苓、远志宁心安神，更以木香理气醒脾，以防补益气血药腻滞碍胃。组合成方，心脾兼顾，气血双补。

二、肝气郁结（语言错乱）

肝气郁结，语言错乱多由异常的精神刺激，导致肝的疏泄功能失常而发生肝气郁结。肝气郁结，肝失条达，气机不畅，故精神抑郁，易怒，胁肋胀痛，胸闷，叹气，语言错乱，舌边有瘀点。

主证：精神抑郁，易怒，胁肋胀满，善叹长气，纳呆嗳气，舌色紫暗有瘀点，脉弦涩。

中医辨证：肝失条达，气机不畅。

治法：理气解郁，舒肝活血。

方药：柴胡疏肝汤。

柴胡（醋炒）6 克　陈皮 6 克　川芎 6 克　白芍 6 克　甘草（炙）3 克　香附 10 克　枳壳（炒）9 克

用法：用水 220 毫升，煎至 180 毫升去滓，一日三次，空腹时服。

禁忌：忌恼怒。忌猪肉、海菜、菘菜。

方论：本方以柴胡疏肝，香附理气开郁，二药合用可清调肝郁；枳实、炙甘草合用入脾，泄郁热而和中；芍药与炙甘草配伍，清肝益脾。全方共奏理气解郁、舒肝活血之功。

三、瘀血扰心（语言错乱）

本症多由心气虚或心阳不振，推动血液不力的前提下，再加上其它原因如情绪激动，劳累受寒或过嗜肥腻，饮酒，痰浊凝聚，致使气滞血瘀而成，心阳不通，气血运行不畅，心血瘀滞，脉络阻塞，由于瘀血扰心，全身血脉流通不畅，致以指甲青紫，妇女月经不调，产后腹痛，舌质暗红或有紫色瘀点，脉细涩或结代。

主证：心悸自汗，气短乏力，面色苍白，心胸憋闷，语言错乱，舌质紫暗，脉细涩。

中医辨证：心血瘀滞，血流不畅。

治法：活血化瘀。

方药：桃红四物汤。

桃仁 10 克　红花 6 克　熟地 6 克　川芎 3 克　白芍（炒）3 克　当归 6 克

用法：加水 300 毫升，煎至 150 毫升去滓，一日三次分服。

禁忌：孕妇及出血病忌服。忌葱、蒜、萝卜、一切血、湿面。

方论：四物汤滋阴养血，行瘀通滞，以补为主。加之桃仁、红花使活血祛瘀力猛。血行瘀去，诸症自愈。

四、痰湿内阻（语言错乱）

痰湿内阻，脾阳不振，水湿停聚，脾是生痰之源。湿盛生痰，痰生热，热生风而致病，湿为阴邪，重浊黏滞，容易阻遏气机。湿邪在内则见胸闷，或脘胀腹满，纳呆，眩晕呕恶，语言错乱等。

主证：语言错乱，眩晕呕恶，纳呆，胸闷脘腹胀满，心胆虚怯，触事易惊，梦寐不祥，气郁生涎，变生诸症，或短气悸乏，或复自汗，饮食无味，心虚烦闷，坐卧不安，舌苔腻，脉弦滑。

中医辨证：痰湿内阻，语言错乱。

治法：疏肝解郁，理气化痰。

方药：十味温胆汤。

青陈皮各 10 克　酸枣仁（炒）15 克　白茯苓 15 克　法半夏 10 克　远志 6 克　五味子 6 克　党参 15 克　枳壳（炒）10 克　生姜 5 片　大枣 1 枚

用法：上药加水 400 毫升加生姜 5 片、大枣 1 枚，煎至 200 毫升，不拘时服。

禁忌：服药期间忌食羊血、羊奶、饴糖、海藻、菘菜。

方论：本方治宜渗湿理气化痰为法，半夏、陈皮味辛苦性温，其气芳香，归肺、脾与胃经，辛则能散能行，苦则能燥能降，半夏辛开苦降，降浊阴而止呕吐，排决水饮，消涤痰涎；陈皮辛温芳香，降胃逆而止呕，调肺气辟秽化浊，苏醒脾胃，燥湿健脾和中，理气化痰；茯苓味甘淡性平，归脾入心走肾，利水燥土消痰善安悸动，最治眩晕；炙甘草、生姜、乌梅辛温甘酸，入肺脾肾三经，生姜温胃止呕，乌梅收敛肺气，甘草补中培土，纳党参、远志，复中焦升降之政，降肺胃逆升之气。诸药相伍，使脾升而肺胃降，痰浊清诸症自去。

637. 善　惊

善惊，多由心胆气虚、阴血不足、痰火扰心、心火旺盛、胆郁血虚而致。

一、心胆气虚（善惊）

心胆气虚则为气血运行不利，心主血脉，气主血帅，心气不足，鼓动力不足，气血不能正常运行；胆气疏泄失常，气机不畅胸闷，叹长气，口苦呕心，虚烦不眠，易惊善怒，平时胆小怕事等。

主证：善惊，气短乏力，胆小怕事，面色无华，善惊善怒，口苦，呕吐，舌苔腻滑，脉细弱。

中医辨证：心胆气虚。

治法：理气化痰。

方药：温胆汤合四君子汤。

党参 15 克　白术 10 克　炙甘草 6 克　法半夏 10 克　茯苓 10 克　竹茹 10 克　枳实 10 克

用法：上药加水 300 毫升，煎至 150 毫升去滓，一日三次服用。

禁忌：孕妇忌服。忌食猪肉、醋、羊肉、饴糖、猪肉、海菜。

方论：方中人参甘温，益气补中为君；白术健脾燥湿，合人参以益气健脾为臣；茯苓健脾渗湿为佐；炙甘草甘缓和中为使。合温胆汤，治宜渗湿理气化痰为法。用半夏、陈皮消涤痰涎苏醒脾胃，燥湿和中，茯苓味甘淡性平归脾入心，善安悸动，最治眩晕。两方合奏治疗心胆气虚善佳。

二、阴血不足（善惊）

阴血亏虚指体内血分不足表现为面色苍白，面色无华，潮热，盗汗，心悸，气短，无力，善惊，头晕眼花，多因久病失血过多引起。

主证：善惊，心悸，健忘，失眠，多梦，面色不华，唇舌色淡，眩晕眼花，心烦，盗汗，手足心热等，舌红少津，脉细数。

中医辨证：心阴不足，心神失养。

治法：补心血，养心阴，安心神。

方药：归芍地黄汤。

当归 10 克　白芍 10 克　生地 15 克　牡丹皮 10 克　地骨皮 10 克　党参 15 克　枸杞 10 克　炙甘草 10 克　知母 10 克

用法：加水 600 毫升，煎至 300 毫升去滓，一日分三次服用。

禁忌：服药期间忌蒜、姜、萝卜。

方论：方中生地、当归滋阴，人参、甘草补脾益气，白芍、枸杞补肝敛阴，地骨皮、知母清热除蒸，共奏养血益气、滋阴清热之功。

三、痰火扰心（善惊）

本症多由情志不遂，气机不舒，郁而化火，灼津成痰，痰与火结，内扰心神所致。

主证：神志错乱，哭笑无常，狂躁妄动，面赤气粗，善惊性急多言，口渴，尿黄赤，舌苔黄腻，脉滑数有力。

中医辨证：痰火扰心善惊。

治法：涤痰泻火。

方药：黄连温胆汤。

黄连 6 克　陈皮 6 克　法半夏 10 克　茯苓 10 克　竹茹 10 克　枳实 10 克　炙甘草 6 克　大枣 3 枚

用法：加水 300 毫升，煎至 150 毫升去滓，一日三次分温服。

禁忌：忌猪肉、冷水、羊肉、羊血、饴糖、醋。

方论：本方是以清热泻火化痰为主，有理气和中、渗湿健脾之意，为治疗热痰的常用方。适用于痰热内结，痰黄稠厚较黏，胸膈痞闷，清泻肺热可加石膏、知母，热结便秘可加大黄以泻热通便。

四、心火旺盛（善惊）

本症多由因情志郁结久而化火，或六淫内郁化火，或过食辛辣食物，或过服温燥药物所致。心开窍于舌，心火上炎于舌，故舌体糜烂疼痛和发生口疮；心火炽盛，内扰心神故见心烦失眠善惊；心火炽盛，灼伤津液则口渴，舌尖红，脉数。

主证：善惊，口舌生疮，口干口渴，心烦失眠，舌体糜烂疼痛，舌尖红，脉数。

中医辨证：心火上炎，气郁化火。

治法：清心泻火。

方药：泻心导赤汤。

木通6克　黄连6克　生地草10克　生甘草10克　灯芯6克

用法：加水400毫升，煎至200毫升去滓，一日二次服用。

禁忌：猪肉、海菜、葱、蒜、萝卜、菘菜。

方论：本方治心经有热，治以清心利水之法。方中生地黄甘苦寒，既能入心清热凉血，又可入肾养阴生津，肾水足则心火得和，尤宜于心经有热而阴伤不甚者。木通苦寒，上能入心清热，下能通利小肠，皆为方中主药；淡竹叶苦淡寒，清心除烦，引热下行，使从小便而出，为辅药；甘草清热解毒，用梢者，取其能直达茎中而止淋痛，并能调和诸药，为方中佐使药，导赤散加黄连，更能加大泻心火力度。五味药合用，利水而不伤阴，泻火而不伐胃，滋阴而不敛邪。有清心之效，但导引心与小肠之热从小便而解，故本方有清心利水泻火之效。

五、肝郁血虚（善惊）

肝郁血虚，由于肝气郁结，使两胁作疼嗳气，失血体虚血分不足表现为面色苍白，头晕眼花，消瘦，闭经，心悸心慌，气短，无力易惊。

主证：两胁作痛，头痛目眩，口干，咽燥，神疲食少，善惊，易怒，虚烦，月经紊乱，舌边瘀点或暗紫，脉弦涩。

中医辨证：肝郁血虚善惊。

治法：疏肝理气，养血健脾。

方药：加味逍遥汤。

当归10克　白芍10克　炙甘草6克　柴胡10克　茯苓10克　牡丹皮10克　薄荷（后下）6克　白术10克　山栀子10克　煨姜6克

用法：加水500毫升，煎至300毫升，一日三次分温服。

禁忌：海菜、胡荽、蒜、鳖肉、猪肉、一切酸。

方论：加味逍遥汤，是原方加辛寒之牡丹皮，苦寒之栀子而成。功能主治疏肝解郁，清热活血，养血健脾。对肝郁血虚，木郁化热之症善佳。

638. 发热恶寒（风邪外袭肌表）

发热恶寒为临床上常见的外感疾病症状，主要是在四时气候突然改变，冷暖失常，触染六淫之邪或时行疫毒所致，也有起居不慎，雨淋、疲劳，使人体腠理疏解，卫气不固，外邪乘虚侵袭而引起。

主证：发热恶寒，皮毛洒渐无汗，头身疼痛，脉浮紧。

中医辨证：风寒外袭肌表。

治法：辛温解表，疏风散寒。

方药：麻黄汤。

麻黄2克　甘草3克　杏仁10克　桂枝6克

用法：诸药共煎加水260毫升，煎至150毫升，一日三次服用。

禁忌：表虚自汗，外感风热及体虚外感者均忌用。忌海菜、猪肉、菘菜。

方论：方中麻黄发散风寒，宣肺平喘为君；桂枝辛温解肌为臣；杏仁宣降肺气，止咳平喘为佐；炙甘草调和诸药为使。四味合用，具有发汗解表、宣肺平喘之功。

639. 发热恶风（风寒袭腠理）

发热恶风为临床上常见的外感疾病一个症状，在四时气候突然改变，风寒袭腠理，翕然自汗，头项强痛，自汗脉浮或兼有鼻鸣干呕等。

主证：发热恶风，头项强痛，自汗脉浮。

中医辨证：风邪袭表，肌表疏松。

治法：解肌发表，调和营卫。

方药：桂枝汤。

桂枝6克　白芍10克　炙甘草6克　大枣4枚　生姜3片

用法：将诸药共煎加水500毫升，微火煮取300毫升，适温服100毫升，温服一时许，遍身微汗者为佳，若一服汗出病愈，停后服，不必尽剂，若不汗，更服依前法；若汗不出者乃服至二三剂。

禁忌：服药期间，禁食生冷、黏滑、肉、酒、臭恶等物。表虚无汗，表寒里热及温病初起，见发热口渴者均忌用。

方论：本方证属腠理不固，风寒外袭，营卫不行，治宜辛温解肌、调和营卫。方中桂枝散寒解肌祛邪为君；芍药敛阴和营为臣；生姜助桂枝解肌祛邪，大枣助芍药和里营，并为佐药；甘草益气和中，调和诸药为使。全方解肌发汗，调和营卫。

640. 但热不寒（阳明燥热）

但热不寒是阳明经热盛，或外感热病气分热盛证，本症病机为伤寒邪传阳明经，由寒化热或温邪传入气分。阳明为多气多血之腑，正盛邪实，正邪相争非常剧烈，故出现大热，口渴，汗大出，脉洪大四症，阳明邪从热化，故不恶寒而恶热。

主证：但热不寒，舌燥，便黄，口渴，脉洪有力或浮滑。

中医辨证：阳明热盛，邪入气分。

治法：清热生津。

方药：白虎汤。

石膏10克　粳米6克　知母10克　甘草3克

用法：上四味药以水500毫升，煎至200毫升，一日三次温服。

禁忌：海菜、猪肉、菘菜。

方论：方中知母、石膏清肺胃之热而除烦温；甘草、粳米益气生津，益胃和中。诸药合用，共收清热生津之功。白虎汤有显著的退热作用，其中单用石膏退热虽快，但作用较弱而短暂；知母退热虽缓，但作用较强而持久，两药合用，退热效果更加显著。

641. 但寒不热（少阴阳虚）

但寒不热属少阴阳虚指足少阴肾、手少阴心二经，因为它处于太阴厥阴之间，是病邪在三阴经中有内传外达的枢纽。心肾阳虚机能衰退，表现为面色发白，四肢不温，食欲不振等症。

主证：但寒不热，无烦渴，四肢不温，面色发白，手足不温，怕冷，大便稀，小便清，口唇色淡，口淡无味，食欲不振，舌质淡，苔白而润，脉虚弱。

中医辨证：心肾阳虚。

治法：温补心肾。

方药：人参附子甘草汤。

附子6克　焦白术10克　人参6克　甘草3克　茯苓10克

用法：诸药合煎加水300毫升，煎至200毫升去滓，一日三次温服。

禁忌：心肾阴虚忌服。忌食猪肉、青鱼、菘菜、桃李。

方论：少阴、阳虚指心肾阳虚。本方共奏温补心肾之阳之功，诸症自愈。

642. 皮肤发热（阴虚血不濡阳）

皮肤发热由阴虚血不濡阳，表现为阳亢热盛，或潮热，手足心热，烦躁易激动，小便黄赤，大便干燥，舌质红嫩无苔，脉细数等津血亏虚的证候，多见于结核病人，大多与植物神经紊乱有关。

主证：阳气亢盛，夜晚潮热，手足心热，唇红，口干，小便黄，舌红嫩无苔，脉细数。

中医辨证：阴血亏损不能润养肌肤。

治法：补气生血。

方药：当归补血汤加减。

当归（酒洗）10克　山茱萸10克　生地黄10克　人参6克　黄芪6克　龟版6克　黄柏6克　麦门冬10克　合欢皮6克　百合10克　慈竹叶3克　枯黄芩10克

用法：上药加水600毫升，煎至300毫升去滓，一日三次温服。

禁忌：忌葱、蒜、萝卜、鲫鱼，感冒发热忌用。

方论：方中用人参、黄芪补脾肺之气，以资生血之源，配当归养血和营，则阳生阴长，气旺血生，发热自退。

643. 子午发热（虚劳骨蒸热）

子午发热是指虚、虚弱引起的发热，发热有定时，如潮水之来去有时，多表现为在下午或夜间发热或自觉发热。

主证：下午或夜间发热，睡后盗汗。

中医辨证：虚劳内伤，气血亏虚。

治法：养阴透热，退虚劳骨蒸。

方药：柴胡清蒸汤。

柴胡 3 克　黄芩 10 克　生地 10 克　白芍 10 克　丹皮 3 克　白芍 10 克　当归 6 克　牡丹皮 3 克　鳖甲（炙黄）10 克　贝母 6 克　杏仁 10 克　桃仁 6 克　蒲黄 10 克　甘草 3 克　龙胆草 6 克　茯苓 10 克

用法：上药加水 1000 毫升，煎至 400 毫升，分两次温服。

禁忌：阳虚病患忌用。忌食葱、蒜、醋、胡葱、海菜。

方论：本方为清虚热，一面养阴，一面清热，使阴复以制火，邪去则其热自退。

644. 寒热往来（少阳经疾）

寒热往来出自《素问·阴阳应象大论》。指恶寒与发热往复交替出现，多属伤寒半表半里证一种表现。

主证：寒热往来，口苦，咽干，目眩，胸胁苦满，默默不欲食，心烦喜呕，舌苔薄白，脉弦等。

中医辨证：邪在半表半里。

治法：和解少阳，扶正祛邪。

方药：小柴胡汤加减。

柴胡 10 克　半夏 9 克　人参 3 克　生姜 3 克　炙甘草 6 克　生姜 6 克　大枣 3 枚

用法：加水 500 毫升，煎至 300 毫升去滓，一日分两次服用。

禁忌：感冒忌用。忌食海菜、猪肉、雀肉。

方论：方中柴胡清透少阳半表半里之邪，从外而解为君；黄芩清利半里之邪热为臣；人参、甘草益气扶正，半夏降逆和中为佐；生姜助半夏和胃；大枣助参、草益气，姜、枣合用，又可调和营卫为使。诸药合用，共奏和解少阳之功。

645. 朝发潮热（阳气陷入阴）

朝发潮热即早上发热，入夜则又热退，发热有定时。

主证：阳气陷阴发热，四肢倦怠，不欲饮食，少气懒言，阳虚，渴喜热饮，皮肤不任风寒，舌淡苔白，脉弱。

中医辨证：劳倦内伤，中气不足，气血亏虚而发热。

治法：益气升阳，补中健脾。

方药：补中益气汤。

人参 6 克　白术 10 克　当归身（酒洗）10 克　陈皮 10 克　升主 10 克　柴胡（炒）9 克　黄芪 9 克　甘草 6 克

用法：上药加水 500 毫升，煎至 300 毫升去滓，空腹时温服。一日三次分服。

禁忌：阴虚内热者忌服，忌猪肉、雀肉。

方论：方中黄芪补中益气，升阳固表为君；人参、白术、甘草甘温益气，补益脾胃为臣；陈皮协同参芪升举清阳为使。综合全方，一则补气健脾，使后天生化有源，脾胃气虚诸症自可痊愈；一则升提中气，恢复中焦升降之功能。

646. 身热面赤

本症多由寒邪直中于内，内阴寒过胜，阳被拒于外，出现内真寒外假热，表现畏寒，面色苍白，口不渴喜热饮，静而少言，大便溏，小便清长，四肢厥逆等。

一、真寒假热（身热面赤）

身热面赤属脏腑寒症。多由寒邪直中内脏，或机体功能衰退所造成。表现为畏寒肢冷，面色苍白，口不渴，喜热饮，静而少言，大便溏，小便清，四肢厥逆，面赤，脉微沉迟等症。

主证：身热面赤，里寒外热，下利清谷，畏寒怕冷，倦怠无力，喜热饮，口不渴，小便清，四肢厥逆，苔白，舌质淡，脉沉迟微。

中医辨证：寒邪直中脏腑，下寒格拒上热。

治法：破阴回阳，宣通上下。

方药：加味白通汤。

葱干1根　干姜3克　生附子10克　甘草3克　猪胆1个

用法：上三味，以水500毫升，煮取200毫升去滓，一日三次分服。

禁忌：阴虚内热忌服，忌海菜、猪肉。

方论：方中附子、干姜破阴回阳；葱白宣通上下，猪胆清热润燥；甘草调和诸药，诸药组合共奏破阴回阳之功。

二、阴盛格阳（身热面赤）

阴盛格阳引起身热面赤，是由体内阴寒过胜，阳气被拒于外，出现内有真寒而外显假热的证候。

主证：身热面赤，不烦而躁，饮水不得入，如卧水泥者，苔白舌淡，脉微。

中医辨证：体内阴寒过盛，阳被拒于外。

治法：回阳救逆，益气生脉。

方药：益元艾附汤。

艾叶3克　附子6克　人参6克　茯苓10克　五味子3克　白术6克　破故纸6克　香附10克　黄连3克　甘草3克　知母10克　干姜6克

用法：用水400毫升，加生姜1片，大枣2枚，煎至200毫升，捶法用童便30毫升。

禁忌：阴虚火旺忌用，忌醋、猪肉、冷水。

方论：本方治疗虚阳上浮的两颧潮红，真寒假热危重病证。有下肢逆冷，小便清长，大便稀溏，并伴有咽候肿痛，鼻齿出血假热之象。

647. 春月发热（感风热之气）

春月感受风热之气，是风和热相结合所致的病症，主要表现为发热重，恶寒轻，咳嗽，口渴，甚则口燥目赤，咽痛，衄血等。

主证：发热，气喘，口干，发热重，恶寒轻，舌边尖红，苔微黄，脉浮数。

中医辨证：外感风热，肺失宣降。

治法：发汗解表，宣肺平喘。

方药：加减麻黄汤。

麻黄 3 克　杏仁 10 克　牛蒡子 10 克　天花粉 10 克　金银花 6 克　菊花 3 克　僵蚕 10 克　蝉蜕 7 枚　白芍 10 克　连翘 6 克　甘草 3 克

用法：加水 500 毫升，煎至 200 毫升去滓，一日三次温服。

禁忌：不得多服。服药期间忌鱼、酒、猪肉、腥臊之物。

648. 夏月发热（伤暑热之气）

夏月发热因夏季暑邪引起的急性热症多表现为突然昏倒，身热，恶心，呕吐，烦躁，大汗出，气粗（促），面色苍白，脉细数，甚者发热成暑风、暑厥之极重证候。

主证：发热，恶心，呕吐，烦躁，大汗出，气粗（促），面色苍白，舌燥，脉大而数。

中医辨证：感受夏令暑邪热。

治法：清暑利湿。

方药：加味六一散。

麦冬 6 克　甘草 3 克　滑石 10 克　栀子（炒）10 克　黄芩 6 克　天花粉 10 克　杏仁 10 克　厚朴 6 克　香薷 3 克　石膏 10 克　知母 10 克

用法：加 500 毫升，煎至 300 毫升去滓，一日三次分服。

禁忌：羊肉、大蒜、猪肉、鲫鱼。

方论：暑为阳邪又多挟湿，方中滑石味淡性寒能泻热，滑能通窍，淡能行水，使肺气能降而下通膀胱。全方共奏上清水源，下利膀胱水道，使三焦内蕴之湿热从小便而出，诸药组合共奏清暑利湿之功。

649. 真热假寒（热深厥深）

真热假寒即内有真热而外见假寒的症状，病的本质属阳属热，但因其阻阳气，使之不能表达于外，体表不温，故而出现寒象。临床表现为患者体温升高，手足冰冷，恶寒而不欲衣服被褥，下利稀水而挟有燥屎，矢气极臭，小便短赤甚则谵语，烦躁等，一般由外感热病后期，热邪入里，逆传心包所致。

主证：高热，烦渴，抽搐，气粗面赤，神昏谵语，舌绛而干，脉数。

中医辨证：热邪入里，逆传心包。

治法：清热熄风，透热养阴。

方药：清营汤加减。

水牛角 15 克　生地黄 15 克　金银花 10 克　元参 10 克　钩藤 10 克　石决明 30 克　血丹参 6 克　连翘 6 克　竹叶心 3 克　黄芩 10 克

用法：上诸药加 600 毫升，煎至 400 毫升，日服 3 次，方中犀角价格昂贵且产量很少，可用水牛角代之，每次可用一至二两。

禁忌：舌苔白滑不可与之，忌葱、蒜、萝卜、一切血。

方论：方中犀角、生地清营凉血；银花、连翘、黄连、竹叶心清热解毒，并透热于外，使人营之邪透出气而解；热壅血瘀，故少配丹参活血消瘀以散热；邪热伤阴，故用麦冬、玄参养阴生津。

650. 身热肢寒（阴盛格阳）

阴盛格阳，指体内阴寒过盛，阳气被拒于外，出现内有真寒外显假热的证候。

主证：四肢厥冷，下利清谷，面色红，里寒外热，汗出而厥，舌苔白，脉微而复利或欲绝。

中医辨证：阳气不足，阴寒内盛。

治法：破阴回阳，通达内外。

方药：通脉四逆汤。

制附子10克　干姜3克　葱白5根　炙甘草5克

用法：以水600毫升煮取240毫升去滓，一日分三次服用。

禁忌：阳盛阴虚忌服。忌猪肉、菘菜、海菜。

方论：本方具有破阴回阳，通达内外功效。主治少阴病阴盛于内，格阳于外之阳症，症见下利清谷，里寒外热，手足厥逆，脉微欲绝，身反不恶寒，症情较回逆汤为重。

651. 五心烦热

五心烦热，多因肺阴虚、肾阴虚而致。

一、肺阴虚（五心烦热）

肺阴虚多因劳损所伤，或久咳伤津所致，肺为娇脏，喜润恶燥，肺阴不足，易生内热，出现潮热、干咳、咯血、盗汗、五心烦热等症。

主证：五心烦热，午后热甚，干咳，骨蒸潮热，盗汗，咳痰带血，舌红少苔，脉细数。

中医辨证：肺阴不足，久咳伤津，虚火灼伤肺络。

治法：滋阴润肺。

方药：秦艽鳖甲汤。

秦艽10克　酥鳖甲15克　青蒿10克　乌梅1枚　金柴胡10克　地骨皮10克　知母10克　当归10克

用法：用水一升煎至400毫升去滓，分两次温服。

禁忌：风寒束肺忌用，忌食湿面、油腻。

方论：方中鳖甲、知母、当归滋阴养血，秦艽、柴胡、地骨皮、青蒿清热除蒸，乌梅敛阴止汗。诸药合用，既能滋阴养血以治本，又能退热除蒸以治标。临床用于肺痨（结核痛）潮热，温热病后期阴亏津伤，余热未尽，以及原因不明的长期反复低热属于阴虚型者善佳。

二、肾阴虚（五心烦热）

五心烦热，肾阴虚，素体虚弱，或年老久病，或房劳过度，耗伤肾精，或其它脏腑之阴虚影响肾阴亦亏所致。肾阴亏虚不能生髓充骨养脑，故头晕、健忘等，肾阴不足虚热内生，故见两颧红赤，五心烦热等。

主证：五心烦热，耳鸣，头晕，健忘，腰膝酸困，失眠多梦等，舌红，脉细数。

中医辨证：肾阴亏虚，虚热内生。

治法：滋补肾阴。

方药：左归汤。

白薇 6 克　地骨皮 6 克　龟版胶 10 克　鹿角胶 10 克　熟地 12 克　怀山药 12 克　山茱萸 10 克　枸杞 10 克　怀牛膝 12 克　菟丝子 12 克　麦冬 10 克　茯苓 10 克

用法：诸药加水 600 毫升，煎至 300 毫升去滓，分两次分服。

禁忌：肾阳虚忌用，忌葱、蒜、萝卜、鲫鱼。

方论：左归丸（汤）系"右归饮"去杜仲、肉桂、附子，另外加入茯苓组成，变益火为壮水之法。重在滋补肾阴，加麦冬、龟版可加强滋阴之功。

652. 心中大烦（少阴之阳烦）

阴虚之人，邪入少阴，易于从阳化，热灼真阴，阳中之少阴，则肾水不能上济心火，于是肾阴虚竭于下，心火独亢于上，故心烦不得眠，口燥咽干，舌红绛，脉沉细数。

主证：心中大烦，心烦不得眠，口燥咽干，舌尖红赤，或舌绛少苔，脉沉细数。

中医辨证：心火亢盛，水火不济。

治法：养阴泻火，益肾宁心。

方药：黄连阿胶鸡子黄汤。

黄连 10 克　阿胶 9 克　黄芩 10 克　鸡子黄（调下）1 枚　芍药 6 克

用法：上五味以水 1200 毫升，先煎三物取 600 毫升去滓，入阿胶烊尽，稍冷，入鸡子黄，搅匀，每次温服 200 毫升，日三服。

方论：方中黄连泻心火，阿胶益肾水，黄芩佐黄连，则清火力大；芍药佐阿胶，则益水力强。妙在鸡子黄，乃滋肾阴，养心血而安神。数药合用，则肾水可旺，心火可清，心肾可交通，水火既济，诸症悉平。

653. 心中大躁（少阴之阴躁）

少阴之阴躁是阴盛格阳引起四肢厥冷，冷汗自出，脉微欲绝，躁扰不安的一种危重之证。

主证：心中大躁，手足躁扰不安，下利，四肢厥逆，面赤舌淡，脉微欲绝。

中医辨证：阴寒过盛。

方药：白通汤。

干姜 6 克　附子（生）10 克　葱白 10 克

用法：阳盛阴虚忌服。忌食猪肉、油腻。

方论：方中附子大辛大热，温壮肾阳，祛寒救逆为君；干姜辛热，温里祛寒，以加强附子效为臣；以葱白温通上下为佐使。三味配合具有破阴回阳，宣通上下之功。

654. 心中怔忡（心脾血虚）

心脾之血虚本症多由体质素虚，病后虚弱，失血，精神刺激耗伤心血，过度劳倦，饮食不节，损伤脾气，脾气虚则运化功能减退，气血来源不足，心神失养，以致惊悸，怔忡，失眠多梦，心烦口干，不思饮食，四肢倦怠等证。

主证：心悸，怔忡，食呆，面色无华，四肢倦怠，心烦，手足心热，舌淡，脉细数。

中医辨证：心脾血虚，心神失养。

治法：健脾养心，益气补血。

方药：归脾汤。

焦白术 15 克　当归 15 克　白茯苓 10 克　黄芪（炙）30 克　龙眼肉 15 克　远志 6 克　酸枣仁（炒）15 克　木香 10 克　甘草（炙）6 克　人参 6 克

用法：上药加生姜、大枣，水煎服。

禁忌：醋、海菜、猪肉、萝卜、湿面、一切血。

方论：本方主治心脾气血两虚之证，方中以参、芪、术、甘草补气健脾为君；龙眼肉补血养心，酸枣仁、茯苓、远志宁心安神，更以木香理气醒脾，以防补益气血药腻滞碍胃。组合成方，心脾兼顾，气血双补。

655. 心悸而怯（水气凌心）

水气凌心指水液停聚而影响心脏，临床多表现为心悸、气喘，胸闷，气喘，咳嗽痰稀，小便不利，水肿，不得平卧，口唇紫绀等。

主证：心悸而怯，水气内停，小便不利，四肢沉重，恶寒腹痛，肢体浮肿，苔白不渴，脉沉。

中医辨证：肾阳虚衰，脾阳不能运化水湿。

治法：温阳利水。

方药：真武汤。

附子（炮）9 克　白术 6 克　茯苓 9 克　白芍 9 克　生姜 9 克

用法：诸药加水 600 毫升，煎至 300 毫升去滓，分三次服用。

禁忌：阳盛阴虚忌服。忌食醋、青鱼。

方论：本方症的治疗，应重在温壮肾阳而治其"本"，脾阳虚水湿内停为"标"。用大辛大热的附子为主药，使肾阳得复，气化得行，白术甘苦而温，能燥湿健脾；茯苓甘淡平，入脾肺诸经，一方面助姜、术健脾之力，一方面渗利水湿，使体内湿邪从小便排出以治标。

656. 心惊而惕（心虚而气浮）

心惊而惕，心虚气浮往往由于老年脏气日衰，或风湿损伤心气，心主血脉，气主血帅，心气不足，心阳不振，鼓动力弱，气不能正常运转，以致无力鼓动，故心悸、气短、心惊而惕，神魂不能自主，心虚而气浮。

主证：心惊而惕，神魂不能自主，心悸、气促，面色发白，体倦乏力，舌淡白，脉细数。

中医辨证：劳累太过，损伤心气，心血不足。

治法：补心气，养心血。

方药：养心汤加味。

黄芪（炙）15 克　白茯苓 15 克　茯神木 15 克　半夏曲 10 克　当归 10 克　远志肉 9

克　辣桂9克　柏子仁10克　酸枣仁12克　北五味子10克　人参6克　甘草（炙）10克

　　用法：上诸药加水800毫升，煎至400毫升去滓，分三次温服。

　　禁忌：羊肉、桃、李、羊血、猪肉。

　　方论：心主血而藏神。心经气血不足，无以养心神，神不安，故见惊悸不寐。治益气养心血补心宁神。方中参芪以补心气，川芎、当归以养心血，二茯、远志、柏子仁、枣仁、五味以宁心神，更用半夏曲和胃化痰以助运，辣桂辛散以制酸收，甘草调和诸药，共成益气补血，养心安神之功。

657. 心神恍惚

心神恍惚多由心阴虚、阴血亏虚而致。

　　一、心阴虚（心神恍惚）

心血虚有火是心阴虚，心阳偏亢，虚火（热）内扰使心神恍惚，手足心热，潮热，盗汗，口干等。

　　主证：心神恍惚，手足心热，心烦，口干，潮热，盗汗，舌红少津，脉细数。

　　中医辨证：心阳偏亢，虚火内扰。

　　治法：安神汤。

黄连（酒洗）10克　朱砂（水飞）3克　酒生地10克　当归身10克　炙甘草3克

　　用法：上五味药加水300毫升，煎至150毫升去滓，分三次温服。

　　禁忌：海菜、猪肉、菘菜、葱、蒜、萝卜、一切血。

　　方论：方中朱砂重镇安神，黄连清心除烦为君；生地养血滋阴为臣；甘草调和诸药为使。诸药合用，以奏清心安神，滋阴养血之效。

　　二、阴血亏虚（心神恍惚）

本症由情志不逐，气机不畅，郁而化火，灼津成痰。以致情绪不定，慌乱无主见。多与心气损伤、神不守舍有关，类似神志模糊，心有定向障碍。

　　主证：情绪不定，慌乱无主见，心神恍惚，健忘，口渴，舌红少津，脉滑数。

　　中医辨证：情志不遂，气机不畅，郁而化火，灼津成痰。

　　治法：镇心安神，清热养血。

　　方药：加味安神汤。

黄连（酒洗）10克　朱砂（水飞）3克　酒生地10克　当归（酒洗）10克　炙甘草3克　半夏3克

　　用法：上药加水300毫升，煎至200毫升，分三次温服。

　　禁忌：朱砂碾细加入药中同煎，不可冲服。

　　方论：方中黄连清心泻火，朱砂镇静安神为君；生地养血滋阴为臣；甘草调和诸药为使。

658. 心神不定（百合病）

百合病其症状为精神抑郁，想食不能食，思卧不能卧，欲走不能走，身上觉热而不热，身上觉冷而不冷，以及行为错乱，语言荒诞等不能用器质性疾病解释的现象。

主证：心神不定，起居百般不安，语言荒诞，闻声则惧，纳呆等，舌苔薄白，脉弦细。

中医辨证：心神不定。百合病。

治法：清热化痰，和胃安神。

方药：加味百合汤。

百合 10 克　生地 10 克　白芍 10 克　党参 10 克　茯神木 10 克　麦冬 10 克　玉竹 10 克　五味子 10 克　枣仁 10 克　百部 10 克　滑石 10 克　熟地 10 克　当归 10 克

用法：加水 1000 毫升，煎至 500 毫升，分三次温服。

禁忌：葱、蒜、醋，忌恼怒。

方论：本方主治百合病，金不生水，火炎水干，故以二地助肾滋水退热为君；百合、党参、枣仁、茯苓木、玉竹保肺安神，麦冬清热润燥，元参助二地以生水，贝母、百部散肺郁而除痰，归、芍养血兼平肝，甘、桔清金，诸药合奏以甘寒培元清本。

659. 善　喜

喜，是心情愉快的表现，喜则意和气畅，营卫舒调，是为健康无病之象，但喜若过度，则心气将会受到耗损，《灵枢·本神篇》说："喜乐者，神惮散而不藏"。这是说，过喜会使神气涣散，而心神不宁，还有暴喜暴乐，亦足以影响心神而生病复。《本神篇》又说："肺喜乐无极则伤魄"。这又是因为喜乐过度而影响至肺，实际上善喜还是神志的疾患。

一、心火炽盛（善喜）

心火炽盛，即心热之甚，多由心火炽盛，内扰心神，故见心烦失眠，喜笑不休，口舌生疮，舌尖红赤。

主证：喜笑不休，心烦失眠，多梦，狂躁口渴，舌尖红，脉数。

中医辨证：心火炽盛，内扰心神。

治法：清热泻火。

方药：黄连解毒汤。

黄连 9 克　黄柏 6 克　黄芩 6 克　栀子 14 枚

用法：用水 1200 毫升，煎取 400 毫升，分三次温服。

禁忌：服药期间忌食猪肉、冷水。

方论：三焦积热，邪火妄行，故用黄芩泻肺火于上焦，黄连泻脾火于中焦，黄柏泻肾火于下焦，栀子通泻三焦之火从膀胱而出。阳盛则阴衰，火盛则水衰，故用大苦大寒之药抑阳而扶阴，泻其亢盛之火，而救其欲绝之水，然非实热，不可轻投。

二、水火不济（善喜）

水火不济为心肾不交，水亏火旺的各种表现，如心烦，失眠怔忡，心悸，遗精或头晕，性欲亢进，牙痛，牙齿浮动等。

主证：喜笑不休，头晕，盗汗，潮热，耳鸣，腰膝酸困，舌尖红，脉细数。

中医辨证：心肾不交。

治法：滋阴降火，交通心肾。

方药：六味地黄汤。

地黄 25 克　山萸肉 10 克　怀山药 10 克　牡丹皮 10 克　泽泻 10 克　白茯苓 10 克

用法：上药加 1000 毫升，煎至 500 毫升，分三次温服。

禁忌：服药期间忌葱、蒜、萝卜。

方论：本方主治均属肝肾阴虚，治当滋补肝肾之阴。熟地黄补肾阴，益精髓为君；山萸肉补肝肾，敛虚火，干山药既可补肾，又可健脾，共为臣药；阴虚则火旺，故配丹皮凉血清热，以泻肝肾虚火；肾虚则水湿不能渗利，故用茯苓、泽泻以利水湿。全方"三补"与"三泻"并用，但以"补"为主，以"泻"为辅，故三味"补药"用量偏重，三味"泻药"用量较轻。现代最新医学研究《新医学杂志》1997（7）：41，本方能增强体力，激发机体免疫功能。

三、痰火扰心（善喜）

痰火扰心多由情志不遂，气机不舒，郁而化火，灼津成痰，痰火内扰心神所致。痰火内扰心神则神志错乱，哭笑无常。火属阳主动，痰火内炽，故见狂躁妄动，甚则打人骂人，面赤，气粗，口渴，尿黄，苔黄，脉滑数，均为痰火内盛之象。

主证：善喜，心烦失眠，口苦咽干，多梦易惊，重则神志失常，语无伦次，狂躁乱动，舌尖红，苔黄腻，脉弦滑有力。

中医辨证：痰火内扰，神志失常。

治法：涤痰降火，清心安神。

方药：加味温胆汤。

法半夏 10 克　枳实 10 克　竹茹 10 克　生姜 6 克　橘皮 6 克　炙甘草 5 克

用法：上药加水 600 毫升，煎至 300 毫升去滓，每服 100 毫升，每日服三次。

禁忌：服药期间忌羊血、羊肉、饴糖。

方论：本症的病机为痰热内结，扰乱心神以致心烦不眠，虚烦惊悸，口苦呕涎，本方既能涤痰降火又能行气开郁，治疗痰火内扰，神志错乱加减运用有立竿见影之效。

四、肝郁火旺（善喜）

肝郁火旺多由气郁化火，或过食烟酒肥腻，肝火内盛，肝脉被灼，致胁肋灼痛。因情志不舒，肝郁化火，以致肝火旺易急躁易怒吼，夜卧不安，目赤，耳鸣，口苦等症。

主证：善喜，两胁灼痛，串痛，急躁易怒，耳鸣耳聋，苔黄，脉弦数。

中医辨证：肝郁火旺。

治法：泻肝胆实火，清肝胆湿热。

方药：龙胆泻肝汤。

龙胆草 10 克　黄芩 10 克　山栀 10 克　生地黄 15 克　车前子 10 克　泽泻 10 克　当归 10 克　柴胡 10 克　木通 6 克　炙甘草 6 克

用法：用水 500 毫升，煎至 300 毫升去滓，食远一日分三次服。

禁忌：服药期间不食生葱、生蒜、海菜、猪肉。

方论：方中龙胆草善泻肝胆之实火，并能清下焦之湿热为君；黄芩、栀子、柴胡苦寒泻火，车前子、木通、泽泻清利湿热，使湿热从小便而解，均为臣药；肝为藏血之脏，肝经有热则易伤阴血，故佐以生地、当归养血益阴，甘草调和诸药为使。全方共奏泻肝胆实火，清肝经湿热之功。

660. 善　悲

悲，是由于哀伤、烦恼、苦痛而产生的。在致病方面有因悲伤而损害内脏发生变化，而后产生悲哀症状的。如《灵枢·本神篇》说："心气虚之悲"。《素问·宣明五气论》说："精气……并于肺则悲"这都是说明先由内脏失调产生悲的症状。《灵枢·本神论》又说"肝悲哀动中则伤魄"。悲哀太甚，则包络绝，则阳气内动，发则心下崩，这都说明因悲哀太过而伤及内脏。

一、心肺气虚（善悲）

心肺气虚多因体质素虚，久病虚弱，失血或精神刺激耗伤心血，慢性咳嗽，久咳伤气，使心肺逐渐虚弱而成。肺气虚，宗气不足，心气虚，心阳不振，鼓动力弱，气血不能正常运行致以心肺虚弱。《灵枢·本神篇》说："心气虚则悲"。《素问·宣明五气论》说："精气……并于肺则悲"这都说明心虚产生悲的症状。

主证：心悸，气短，自汗，面色苍白，形寒肢冷，少气懒言，倦怠无力，舌质淡，脉细或结代。

中医辨证：心肺气虚。

治法：补益心肺。

方药：补中益气汤合四君子汤。

黄芪 15 克　党参 15 克　炙甘草 6 克　柴胡 10 克　当归 10 克　茯苓 10 克　法半夏 10 克　白术（炒）10 克　升麻 6 克　生姜 3 片　大枣 3 枚

用法：上药加水 800 毫升，煎至 400 毫升去滓，一日三次分服。

禁忌：阴虚内热忌服。

方论：方中人参、黄芪甘温，补中益气，升阳固表为君；白术、甘草甘温益气，补益脾胃为臣；陈皮调理气机，当归补血和营为佐；升麻、柴胡协同参、芪升举清阳为使。综合全方，一则补气健脾，使后天生化有源，脾胃气虚诸症自可痊愈；一则升提中气，恢复中焦升降之功能。

二、脏躁（善悲）

脏躁是一种发作性的精神异常，今称癔病。常由精神因素和不良暗示引起。机体素虚，心血虚亏，情志抑郁，易于接受暗示的女性，易患此病。临床表现极为复杂，平时多情志抑郁。感情强烈而不稳定，并有感情过敏，感觉异常等。发作时烦躁易怒，长吁短叹，忽而悲伤欲哭，声泪俱下，忽而兴高采烈，狂笑不已；或突然倒地，呼之不应；或全身僵直，手足抖动。在排除器质性疾病的情况下，具有精神虽异常，但思维并不紊乱；神志虽恍惚，意识不丧失等特点。

主证：精神恍惚，时悲伤欲哭，不能自主，心中烦乱，睡眠不安，甚者言行失常，呵欠频作，潮热盗汗，舌红少苔，脉细而数。

中医辨证：脏阴不足，思虑过度。

治法：养心安神，和中缓急。

方药：甘草小麦大枣汤加味。

甘草 9 克　小麦 15 克　大枣 10 枚　五味子 6 克　龙齿 15 克　枣仁 15 克　茯神 12 克

白芍 10 克

用法：上诸药加水 600 毫升，煎至 300 毫升，一日分两次温服。

禁忌：忌猪肉。

方论：方中小麦、龙齿、茯神、炒枣仁味甘微寒养心安神为君；甘草甘平补中益气为臣；白芍苦酸微寒平肝柔肝为佐；五味子清肺滋肾水为使。诸脏润滑，脏躁自消。

661. 善　恐

恐，就是惧怕的意思，是一种精神极度紧张所引起的胆怯，表现恐惧。产生原因，虽然大多由于外界事物的刺激，但肾气虚，气血不足，志歉神怯的人尤易引起，因肾藏志，心藏神，血不足者，志歉神怯。神伤者恐，血不足者恐，人体内脏亏者恐，"恐者脾气乘矣"等。这都是外界刺激太过，产生恐怖，损伤内脏病变。

一、肾精不足（善恐）

恐，就是惧怕的意思，是一种精神极度紧张所引起的胆怯，因此《灵枢·本神篇》有"神伤则恐惧自失"，《灵枢·经篇》："肾足少阴之脉……气不足则善恐"。《素问·阴阳应象大论》"恐伤肾"，这都是外界刺激太过，产生恐怖，损伤内脏的病变。

主证：头晕，耳鸣，腰膝酸软，咳嗽，潮热，善恐，两足软弱，舌质红，脉细数。

中医辨证：房劳过度，肾精亏虚。

治法：滋阴补肾。

方药：六味地黄汤加味。

生地 15 克　远志 6 克　泽泻 10 克　枸杞子 10 克　牡丹皮 10 克　山萸肉 10 克　怀山药 15 克　茯苓 10 克

用法：上药加水 800 毫升，煎至 400 毫升，一日两次温服。

禁忌：忌服药期间忌葱、蒜。

方论：本方主治证均属肝肾阴虚，治当滋补肝肾之阴，熟地黄补肾阴，益精髓为君；山萸肉补肝肾，敛虚火，干山药既可补肾，又可健脾，共为臣药；阴虚火旺，故配丹皮凉血清热，以泻肝肾虚火。肾虚则水湿不能渗利，故用茯苓、泽泻以利水湿，枸杞、远志宁心补肝，全方合用，共奏滋补肝肾、填补肾精之功。

二、气血双虚（善恐）

气血两亏往往由于老年脏气日衰，或汗出太过，体质素虚，病后虚弱，失血，或精神刺激耗伤心血。《灵枢·经篇》："肾足少阴之脉……气不足则善恐"。以及《素问·调经论》"血不足者恐"等。

主证：心惊气短，体倦乏力，食呆，面色无华，失眠多梦，眩晕，唇舌色淡，脉细弱。

中医辨证：体质素虚，耗伤心血。

治法：和气血，理脾胃。

方药：加味八珍汤。

人参 6 克　炒白术 10 克　茯苓 10 克　甘草 6 克　熟地 10 克　白芍 10 克　川芎 6 克　石菖蒲 6 克　龙齿 15 克　远志 6 克　当归 10 克

用法：上药加 1000 毫升，加生姜 3 片、大枣 3 枚，煎至 600 毫升去滓，徐徐服用。

禁忌：葱、蒜、猪肉、犬肉、萝卜、海菜、一切酸。

方论：本症为气血不足之症，治宜气血双补；方中人参、熟地为主，甘温益气养血，辅以白术苦温健脾燥湿，茯苓甘淡益脾渗湿，二药合用，协人参补脾肺之气，实后天气血生化之源。当归、白芍养血和营，协熟地以益心调肝生血，炙甘草和中益气，川芎以活血行气，共为佐药。使以姜、枣调和脾胃，远志、龙齿、菖蒲开窍宁神。上药合用，气血双补，诸症可除。

三、肝胆不足（善恐）

肝胆不足指肝胆精气不足，藏血功能失调，由于慢性疾病的消耗或血不养肝可导致，阴精不足，肝胆虚弱，故肝胆不足可有视力下降，心神不安，惊恐等表现。

主证：善恐，两胁不舒，遇事善恐，忧柔寡断，心神不安，视力差，舌淡，脉细。

中医辨证：肝胆不足。

治法：补养肝胆。

方药：四物汤合温胆汤。

当归10克　白芍10克　川芎6克　熟地10克　法半夏6克　茯苓10克　甘草6克陈皮6克　胆星9克　枳实9克

用法：上药加水1000毫升，煎至600毫升，分三次温服。

禁忌：服药期间忌服羊血、羊肉、饴糖。

方论：方中当归补血养肝和血为君；熟地滋阴补血为臣；白芍药养肝柔肝和营为佐；川芎行气活血，畅通气血，配合温胆汤，清火化痰，和胃补益肝胆。全方合用，补而不滞，滋而不腻，补肝胆不足。

662. 善 怒

凡人一旦遇到不合理的事件，或因事未遂，往往会气愤不平，因之气逆上冲，怒火勃发。"气血上逆令人善怒"《素问·调经论》说，"血有余则怒"。这都说明气血旺盛的人，更易于生怒，大怒最易伤气血，《素问·阴阳应象大论》又有"暴怒伤阴"的说法，因阴血亏耗则水不涵木，肝火更旺，稍触即发，所以阴亏火旺之体，多易动怒，怒不独在肝脏，其它脏也可生怒。

一、肝郁气滞（喜怒）

肝郁气滞多因异常精神刺激，导致肝的功能失常，而发生肝气郁结，甚者气滞血瘀。肝气郁结则肝失条达，气机不畅，故精神抑郁，易怒，胁肋胀痛，胸闷，叹气等。

主证：易怒，精神抑郁，胁肋胀痛，胸闷不舒，或串痛，脘腹胀满，咽有阻塞感，舌色紫暗，舌边有瘀斑，脉弦涩。

中医辨证：肝气郁结，气机不畅。

治法：疏肝理气解郁。

方药：柴胡疏肝汤。

陈皮（醋炒）6克　柴胡6克　川芎（麸炒）6克　枳实（麸炒）6克　杭白芍6克炙甘草6克　香附6克

用法：用水300毫升，煎至200毫升，空腹时服用。

禁忌：忌恼怒。

方论：本方用柴胡辛凉入肝，疏郁透热；白芍酸寒入肝，敛阴泄热。二药合用，可清调肝郁；枳实、炙甘草合用入脾，泄郁热而和中；芍药与炙甘草配伍，清肝益脾，全方共奏清透疏郁、调和肝脾之功。

二、肝胆火旺（善怒）

肝胆火旺多由气郁化火，或过嗜烟酒肥腻，温热化火，导致肝火上攻头目，故头晕，面红目赤，口苦咽干。肝在志为怒，肝火旺盛，故急躁易怒；肝火内盛，肝脉被灼，故胁肋灼痛等。

主证：头胀痛，面红目赤，急躁易怒，口苦咽干，胁肋灼痛，耳鸣耳聋，尿黄便秘，舌红苔黄，脉弦数。

中医辨证：肝胆火旺。

治法：泻肝胆实火，清三焦湿热。

方药：龙胆泻肝汤加味。

龙胆草 15 克　山栀子 10 克　黄芩 10 克　生地 15 克　酸枣仁 15 克　泽泻 10 克　当归 10 克　柴胡 10 克　木通 6 克　炙甘草 6 克

用法：用水 800 毫升，煎至 400 毫升去滓，食远温服。

禁忌：服药期间忌辛热食物。

方论：本症为肝胆实火湿热为患，故治宜清肝胆实火，泻肝胆湿热。方中龙胆草大苦大寒，为"凉肝猛将"；胆草泻肝胆之火，主治目痛，两胁疼痛，……肝胆火旺用之神妙，善治下焦湿热，若小便涩滞……茎中痛痒，女人阴癣作痛或发痒生疮，以此入龙胆泻肝汤治之，皆苦寒胜热之力。本方泻火除湿，两擅其功，恰中病情，故为主药；黄芩清少阳于上，栀子泻三焦于下，二味苦寒清热，共助主药以泻肝胆经实火；湿热之邪壅滞下焦；车前子、木通从小肠膀胱导之；泽泻甘寒从肾与膀胱导之共助主药以除肝胆之邪热，使邪有出路，湿邪无留，其药皆为方中辅药。主辅助济其力倍增，可使肝胆经实火湿热祛除无遗，方中泻中有补，降中寓升，祛邪而不伤正，泻火而不伐胃，配方谨严，照顾周到，实为泻肝之良方。

三、脾虚肝乘（善怒）

由于肝气郁结所导致的消化功能紊乱的病变。其临床表现为脘腹胀痛，食欲不振，大便溏泄，四肢倦怠，两胁胀痛，精神抑郁，易怒。

主证：肠鸣腹痛，大便溏泻，两胁胀疼痛，精神抑郁易怒，舌苔薄白，脉两关不调，弦而缓。

中医辨证：肝旺脾虚，肠鸣腹痛。

治法：补脾泻肝。

方药：痛泻要方合香砂六君子汤。

广木香 10 克　砂仁 6 克　党参 15 克　白术（炒）10 克　白茯苓 10 克　陈皮 6 克　白芍 10 克　甘草（炙）6 克

用法：上药加水 600 毫升，煎至 300 毫升去滓，三次温服。

禁忌：服药期间忌食生冷油腻之物。

方论：方中党参、白术、茯苓燥湿健脾，白芍养血泻肝，木香、陈皮理气醒脾，砂仁散肝舒脾，配甘草调和诸药。全方合奏补脾而泻肝木，调气机以止痛泻。

四、肝肾阴虚（善怒）

肝肾阴虚即肝肾亏损，肝肾二脏皆具"阴常不足，阳常有余"的特点，肝肾极易亏损，一荣俱荣，一损俱损，因而临床上多共存，而使虚阳外浮。主要表现头胀，视物不明，耳鸣，五心烦热，盗汗，失眠多梦，男子遗精，女子月经不调，腰膝酸痛，舌红少津等。

主证：肝肾阴虚，头晕目眩，视物不清，眼珠涩痛，怕日羞阴，迎风流泪，烦躁，潮热盗汗，失眠多梦，舌红少津，脉细数。

中医辨证：肝肾阴亏。

治法：滋肾养肝。

方药：杞菊地黄汤。

枸杞子 10 克　菊花 10 克　生地 15 克　牡丹皮 10 克　怀山药 15 克　山萸肉 10 克　白茯苓 10 克　泽泻 6 克

用法：上药加 600 毫升，煎至 300 毫升去滓，食远一日分三次服。

禁忌：服药期间忌葱、蒜、一切血及萝卜。

方论：本方是六味地黄汤加枸杞子、菊花而成，可加强滋肝肾阴虚，治善怒，清眼明目，亦用治肝肾阴虚所致的目晃畏光，久视昏暗。

663. 善 忧 思

忧愁是情志沉郁状态，如果忧愁太过，闷闷不乐，气机不畅，忧可伤脾，思是集中精神，考虑问题的表现，忧惕思虑伤神，但忧思太过则伤脾。

一、心脾气结（善忧思）

心脾气结多由思虑过度，劳伤心脾，劳则气耗，过劳则元气损耗，而使脾气不足，运化乏力，加之"思之气结"，思虑过度使脾气郁结不解，运化功能低下；劳思久虑不得，暗耗心血，于是气血生化日渐减少；心血暗耗有增无已，神不守舍更为加重，心血亏耗，心神失养而不守，症见心悸怔忡，多梦，心神不宁，气血亏虚，脾不统血。

主证：气血亏虚，心怀不解，不欲饮食，健忘失眠，面色萎黄，舌质淡苔薄白，脉细弱。

中医辨证：心脾气结善忧思。

治法：益气补血，健脾养心。

方药：归脾汤加减。

党参 15 克　白茯苓 10 克　炙甘草 6 克　远志 6 克　枣仁 15 克　当归 10 克　茯神木 10 克　郁金 10 克　制香附 10 克

用法：上药加水 600 毫升，煎至 300 毫升，分三次服用。

禁忌：醋、海菜、猪肉、菘菜、一切酸。

方论：本方是健脾与养心并重的方剂，凡思虑过度，劳伤心脾，而出现心神不宁，惊悸，失眠，健忘，体倦，根据本方有调节滋补神经的作用。偏于气虚者，可重用党参、黄芪；偏于血虚可重用当归、龙眼肉；偏于心虚者，可重用茯神、枣仁、远志；食欲不振者可加陈皮、半夏以和中健胃。本方为甘温强壮方剂，较"十全大补汤"性质平和；比"四君汤"多了养心补血。因此，凡属劳伤心脾所致的虚弱证候，用之确有良效。

二、肺气不足（善忧思）

肺气虚多由慢性咳嗽，久咳伤气，使肺气逐渐虚弱而成，忧愁是情志沉郁的状态，如果忧愁太过，闷闷不乐，气机就不能舒畅。《灵枢·本神篇》说："愁忧者，气闭塞而不行"。"肺生气"，气既闭塞，则肺也就因气阻而受伤，所以《素问·阴阳应象大论》说"忧伤肺"，因此肺气虚善忧思，忧思太过又伤肺，致以肺气不足善忧思之症。

主证：胸闷气短，日晡发热，自汗盗汗，精神疲倦乏力，时寒时热，易感冒，舌色红少津，脉软无力或细数。

中医辨证：肺气虚亏善忧思。

治法：补肺益肾，清热化痰。

方药：补肺汤加味。

党参 15 克　　五味子 6 克　　桑白皮 10 克　　黄芪 10 克　　熟地 10 克　　白术 10 克　　陈皮 6 克　　紫菀 10 克

用法：上药加水 600 毫升，煎至 300 毫升，入蜜少许，饭后服用。

禁忌：服药期间忌服青鱼、桃李。

方论：本方党参、黄芪、熟地补肺肾，益气扶正，五味子、桑白皮、紫菀保肺安神，白术、陈皮清肺健脾，全方共奏益气扶正、补肺益肾之功。

664. 健　忘

健忘，病症名，又称善忘、多忘、好忘。指前事容易遗忘，多因思虑过度、心肾不足、脑力衰退而致。

一、肾精不足（健忘）

此病多由发育不良，或房劳过度以及久病伤肾发展而来，肾藏精，精生髓，髓通脑，脑为髓海。髓海不足，精明失养，故头晕耳鸣；肾主骨，腰为肾之府，肾精不足，不能充养腰脊，故腰酸腿困；肾为先天之本，作强之官，肾精不足，发育迟缓，精神呆滞，失眠，健忘等。

主证：精血不足，腰膝酸软，齿摇发白，耳鸣头晕健忘，精神呆滞，动作迟缓，舌质红，脉细数。

中医辨证：真元虚损，精血衰少。

治法：填补肾精。

方药：河车大造（丸）汤加味。

河车粉 6 克　　茯苓 10 克　　茯神木 10 克　　远志 6 克　　天冬 20 克　　熟地 10 克　　党参 15 克　　丹皮 15 克

用法：上药共煎，加水 500 毫升，煎至 300 毫升，分三次服用。

禁忌：服药期间忌蒜、鲤鱼、醋、胡荽。

方论：本方有滋补精血，大补真元之功，对虚损劳伤诸症，凡因肝肾不足，缺乏滋养而体力衰退者，用为缓治恢复真元，填精益肾良好方剂。

二、心肾不交（健忘）

心肾不交是指心肾二脏内环境稳定性破坏。二脏不能互相交通，互相协调，互相制约，不能达到"水火相济"的生理状态。若其中一脏过亢或不及，就会使机体的内部环境稳定性遭受破坏，就会出现心肾不交的证候。

主证：心悸怔忡，头晕，耳鸣，健忘，失眠多梦，腰膝酸软，五心烦热，盗汗口干，舌红，少津，脉细数。

中医辨证：心肾不交。

治法：滋补肾阴。

方药：六味地黄汤加味。

生地黄15克　阿胶（烊化）12克　泽泻10克　山萸肉10克　怀山药15克　牡丹皮10克　黄连10克　黄连3克　白芍10克　茯苓10克

用法：上药加水600毫升，煎至300毫升，空腹温开水送服，每日三次。

禁忌：服药期间，忌食葱、蒜、醋。

方论：本方主治症均属肝肾阴虚，治当滋补肝肾之阴。熟地黄补肾阴，益精髓为君；山萸肉补肝肾，敛虚火，干山药既可补肾，又可健脾，共为臣药；阴虚则火旺，故配丹皮凉血清热，以泻肝肾之火，肾虚则水湿不能渗利，故用茯苓以利水湿。全方"三补"与"三泻"并用，但以"补"为主，以"泻"为辅，故三味"补药"用量偏重，三味"泻"药用量较轻，加之黄芩泻肺火，黄连少许泻心火，加阿胶补血。全方共奏交通心肾、滋补心肾之功。

三、心脾两虚（健忘）

心脾两虚多由病久虚损，过度劳倦，饮食不节，损伤心脾，心脾两虚，运化功能减退，气血来源不足，故出现面黄肌瘦，四肢倦怠，少气懒言，思虑过度等证。

主证：惊悸怔忡，肌肉消瘦，四肢倦怠，食少腹满，少气懒言，健忘，舌淡苔白，脉缓弱。

治法：益气补血，健脾养心。

方药：归脾汤。

黄芪12克　白术9克　茯苓10克　龙眼肉10克　酸枣仁（炒）10克　人参12克　木香6克　甘草（炙）6克　当归10克　远志10克

用法：生姜3片，大枣3枚，加水600毫升，煎至300毫升，分三次，食远服用。

禁忌：忌海藻、大戟、甘遂。

方论：方中龙眼、枣仁、当归补心；参、芪、术、苓、草补脾；加入远志宁心，是两经兼肾合治矣，本方专补气血，疏通经络，益气补血，健脾养心。心脾肾三经合治，补气善佳。

四、痰浊扰心（健忘）

本症为痰浊扰心，气机不畅，主要表现为头晕，胸闷，漉漉有声，呕恶，心烦失眠，多梦易惊，神志失常，语无伦次，狂躁乱动。

主证：痰浊壅盛，漉漉有声，喉中痰鸣，虚烦不眠，健忘，苔腻，脉滑。

中医辨证：痰浊扰心。

治法：渗湿和中，理气化痰。

方药：导痰汤。

半夏9克　天南星（炮）9克　橘红10克　枳实（麸炒）10克　赤茯苓10克　甘草（炙）6克

用法：上药加 300 毫升，煎至 150 毫升，分三次服用。

禁忌：服药期间忌羊肉、饴糖。

方论：本方有燥湿化痰和胃止呕的作用，既是治痰良方，又是和中焦之圣剂，不论新病久病，凡属湿痰、顽痰都可随症加减。

五、瘀血攻心（健忘）

本症多由心气虚或心阳虚或心阳不振，推动血液不力的前提下，再加上其它原因如情绪激动，劳累受寒，或过食肥腻，饮酒，痰浊凝聚，致使气滞血瘀。瘀血停留，脉络阻滞，气血不行，心神失养或瘀阻壅遏，神识受扰而致瘀血攻心。

主证：心悸，心痛（心前区或胸骨后刺痛或闷痛），甚至牵及两胁肩臂，尤以牵引左臂为常见，时发时止，重者面、唇、指甲青紫，四肢厥冷，自汗出，舌质暗红或紫色瘀点，脉细涩或结代。

中医辨证：气滞血瘀，神识受扰。

方药：血府逐瘀汤合瓜蒌薤白半夏汤。

桃仁 10 克　红花 6 克　赤芍 10 克　生地黄 10 克　川牛膝 10 克　当归 10 克　柴胡 10 克　甘草（炙）6 克　枳壳 10 克　川芎 6 克

用法：上药加水 600 毫升，煎至 300 毫升，分三次温服。

禁忌：忌猪肉、马肉、乌梅、冷水。

方论：本方主治血府瘀血内阻所致瘀血症。胸部属于肝而包括上焦，肝司营血性喜畅达，功能疏泄。今血瘀胸中，肝失疏泄畅达，故症见胸痛、失眠、心慌等，治宜调肝逐瘀活血为法。故本方除桔梗引药上行，牛膝引邪下行，甘草和中调药外，其余药物均入肝经，如当归、生地、柴胡养血活血，清热疏肝，适用于血瘀热症；桃仁、赤芍、红花逐瘀活血。血不得气不活，气不得血不行，川芎为血分气药，枳壳擅长理气疏肝，二者合用助本方理气活血，并有调理肝脾作用，诸药配伍，共奏活血逐瘀、行气止痛之功。

665. 不 寐

不寐多因阴虚火旺、心脾两虚、心肾不交、心虚胆怯、肝郁血虚、痰热内扰、胃气失和而致。患者多在夜间睡眠不超过 3 小时，甚者通夜不眠。

一、阴虚火旺（不寐）

本症系心经阴虚火旺为病，少阴一经，以君火司气，心中烦，不得卧者，为少阴阴虚而心火上炎，即手少阴心经自见其本气者也，但心火之病多与木火上炎有关，治当滋阴清热除烦为法。

主证：烦躁不寐，入睡困难，心中悸动不安，头晕，耳鸣，盗汗潮热，舌红少津，脉细数。

中医辨证：阴虚火旺，心神失养。

治法：清心泻火。

方药：黄连阿胶汤加减。

黄连 6 克　阿胶（烊化）10 克　黄芩 10 克　龟版（先煎）15 克　生牡蛎 15 克　白芍 10 克　朱砂 1 克

用法：上药加水 500 毫升，纳入朱砂同煎（不能冲服）至 200 毫升，分服 3 次服用。

禁忌：服药期间忌猪肉、冷水、猪肉。

方论：本方治手少阴热盛伤阴的有效方剂，有泻心热，清相火，滋阴除烦之功，对少阴化热，热盛伤阴，心烦不宁，不寐效果善佳。临证可加减运用，可加元参、麦冬、石斛以清热滋阴；火旺严重心中懊怒者，可加山栀、鲜竹叶以导心火；入眠后有惊醒者，加龙骨（齿）、珍珠母以镇静安神；寐而不熟者，可加枣仁、夜交藤以助宁心。

二、心脾两虚（不寐）

本症由心脾两脏俱虚引起的病症，系因病久虚损，过度劳倦，或饮食不节，损伤心脾，脾气虚运化功能减退，气血来源不足，面色萎黄，肌肉消瘦，四肢倦怠，少气懒言，心惊气短，活动加重。

主证：面色无华，语言错乱，肌肉消瘦，心悸，失眠，少气懒言，食少便溏，自汗等，舌苔薄白，脉象细弱。

中医辨证：心脾两虚。

治法：补益心脾。

方药：归脾汤加味。

当归 10 克　龙眼肉 10 克　党参 15 克　黄芪 15 克　甘草（炙）6 克　茯神 10 克　枣仁（炒）15 克　阿胶（烊化）10 克　远志 6 克　夜交藤 15 克　陈皮 10 克

用法：上药加 600 毫升，煎至 400 毫升，分三次温服，食远服善好。

禁忌：忌食油腻食物，感冒忌服。忌海菜、猪肉、醋。

方论：方中以参、芪、术、甘草补气健脾，当归、龙眼肉补血养心；酸枣仁、茯苓、远志宁心安神；更以木香理气醒脾，以防补益气血药腻滞碍胃，全方共奏心脾兼顾、气血双补之功。

三、心肾不交（不寐）

心肾不交指心肾二脏稳定性破坏，二脏不能互相交能，互相协调，互相制约，不能达到"水火相济"的生理状态，若其中一脏亢盛或不及，就会使机体内部环境稳定性破坏，就会出现心肾不交证候。

主证：失眠多梦，头晕，耳鸣，易惊，心悸，盗汗，潮热，腰膝酸软，五心烦热，舌红少津，脉细数。

中医辨证：肾水亏损，水不济火，心肾不交。

治法：滋阴补肾。

方药：六味地黄汤加味。

生地 15 克　怀山药 15 克　黄连 3 克　泽泻 10 克　山萸肉 10 克　茯神 12 克　肉桂 3 克　柏子仁 15 克

用法：上药加水 600 毫升，煎至 300 毫升，分三次温服。

禁忌：忌食葱、蒜、醋。

方论：本方主治症均属肝肾阴虚，治当滋补肝肾之阴。生地黄补肾阴，益精髓为君；山萸肉补肝肾，敛虚火，干山药既可补肾，又可健脾，共为臣药；阴虚则火旺，故配丹皮凉血清热，以泻肝肾虚火；肾虚则水湿不能渗利，故用茯苓、泽泻以利水渗湿，加黄连清心火交通心肾，柏子仁补心血安神，全方共奏"水火相济"之功，诸症自消。

四、心虚胆怯（不寐）

心虚胆怯，往往由于老年脏气日衰，或风湿损伤心气，汗出过多，或体质素虚，失血，心阴不足，心神失养，致以心惊胆怯之证。

主证：胆小，多疑，不果断，孤僻，虚烦不眠，好静，睡中多梦，处事多虚，善惊恐，舌淡，脉细弱。

中医辨证：心虚胆怯。

治法：益气镇惊，安神定志。

方药：安神定志汤。

茯苓 10 克　茯神 15 克　人参 6 克　远志 10 克　石菖蒲 10 克　龙齿 15 克　川芎 6 克　知母 10 克

用法：上共煎加水 600 毫升，煎至 300 毫升，分三次食远服。

禁忌：服药期间忌葱、蒜。

方论：本方治疗惊恐不安卧者，其人梦中惊跳怵惕，心胆气虚所致的失眠，多梦易惊，心悸胆怯，善佳。

五、肝郁血虚（不寐）

本症多由异常的精神刺激，导致肝的疏泄功能失常，而发肝郁，甚者气滞血瘀，肝气郁结则肝失条达，气机不畅，由于久病出血或慢性病耗伤肝血，以致肝血不足。

主证：烦躁易怒，胁胁胀痛，叹气，胸闷，情绪暴躁，难于入寐，入寐后易惊，眩晕，面色无华，目干涩，舌暗，脉弦涩。

中医辨证：肝郁血虚。

治法：疏肝解郁，补肝益血。

方药：酸枣仁汤加味。

酸枣仁 15 克　知母 10 克　炙甘草 6 克　柴胡 10 克　茯神 12 克　郁金 10 克　生牡蛎 15 克　川芎 6 克

用法：上药加水 800 毫升，煎至 500 毫升，分三次温服，饭后服用。

禁忌：醋、海菜、猪肉、菘菜。

方论：本方治疗失眠，乃由肝血不足，阴虚内热所致。方中枣仁、当归、茯神补肝益血，养心宁神，为君；肝血不足，其条达之性不遂，故以柴胡、川芎疏肝气，为臣；知母、牡蛎养阴除烦，茯苓宁心神而健脾，为佐；甘草调和诸药为使。全方共奏养血安神、清热除烦之功。

六、痰热内扰（不寐）

本症由情志不遂，气机不舒，郁而化火，灼津成痰，痰与火结，内扰心神所致。

主证：心烦失眠，噩梦纷纭，易惊易醒，神志错乱，哭笑无常，面赤，气粗，尿黄，舌苔黄腻，脉滑数。

中医辨证：痰火扰心，气机不畅。

治法：涤痰降火，清心安神。

方药：黄连温胆汤合栀子豉汤。

黄连 6 克　茯苓 10 克　栀子 10 克　淡豆豉 10 克　竹茹 10 克　枳实 10 克　陈皮 6 克

甘草（炙）6 克　法半夏 10 克　酸枣仁 15 克

用法：上药共煎加水 800 毫升，煎至 500 毫升，分三次温服。

禁忌：服药期间忌羊血、羊肉、饴糖。

方论：本症的病机为痰热内扰，扰乱心神，以致心烦不眠，虚烦惊悸，口苦口干等。黄连温胆汤清心安神，涤痰泻火。栀子豉汤，方中栀子味苦性寒，泻热除烦，降中有宣；香豉体轻气寒，升散调中，宣中有降。二方相合，共奏涤痰降火、清心安神之功。

七、胃气失和（不寐）

此症多由饮食不节，暴饮暴食或吃不易消化的食物，引起宿食停滞胃脘，食滞阻胃脘故腹满痛疼；腐熟无能，浊气上逆，故嗳腐吐酸，恶食，呕吐；若食浊下趋，传导失职，则大便秘结，或泄泻酸臭。

主证：腹胀满或疼痛，失眠烦躁不宁，嗳腐吐酸，恶食，大便秘结或泄泻，舌苔厚腻，脉滑。

中医辨证：饮食不节，胃气失和。

治法：消食导滞。

方药：保和汤（丸）加味。

山楂 10 克　茯苓 10 克　连翘 10 克　法半夏 10 克　黄连 3 克　莲子心 10 克　莱菔子 10 克　炒麦芽 10 克　陈皮 6 克　沉香曲 10 克

用法：上药纳入生姜 3 片，加水 500 毫升，煎至 300 毫升去滓，分三次温服。

禁忌：忌食油腻、腥臊、滑滞之物。

方论：方中山楂善消油腻肉滞，神曲或沉香曲能消酒食陈腐之积；莱菔子消面食痰浊之滞；陈皮、半夏、茯苓理气和胃；燥湿化痰，连翘、黄连、莲子心散结清热。全方共奏消食和胃之功。

666. 寐 多

寐多的原因很多，一般有湿邪困脾、脾气不足、痰浊痹阻、阳气虚损、瘀血阻窍、肝胆湿热、心气不足而致。

一、湿邪困脾（寐多）

此症多由淋雨涉水，或饮食生冷，或居处潮湿，湿邪内侵脾胃，使脾阳受困所致。脾为湿困，运化功能受阻，故胃脘胀闷，不思饮食；湿性黏滞重浊，阳气被困，故头重身困，四肢面目虚浮，口黏不渴；脾不化湿，故大便溏泄，小便不利，为湿浊内盛困脾。

主证：脘腹胀闷，不思饮食，口黏不渴，头重身困，嗜睡，四肢面目虚浮，大便溏泄，小便不利，舌苔白腻，脉濡滞。

中医辨证：湿邪内侵，脾为湿困。

治法：祛湿健脾，宽中理气。

方药：胃苓汤加减。

甘草 6 克　茯苓 12 克　苍术 12 克　陈皮 10 克　白术 10 克　肉桂 1 克　泽泻 10 克　猪苓 10 克　厚朴 6 克

用法：上药共煎纳入生姜 3 片，大枣 3 枚，加水 600 毫升，煎至 300 毫升，分三次温服，食远服之。

禁忌：冷饮及寒凉食物、雀肉、桃李。

方论：本方由平胃散合五苓散而成，具有温化寒湿、健脾利水功效。对湿邪困脾，夏秋之间脾胃虚冷，水谷不分，泄泻不止，嗜睡善佳。

二、脾气不足（寐多）

此症多由久病伤脾，或饮食生冷损伤脾胃阳气所致。脾阳不足致阴寒凝滞，气机不通，得温则阳气畅达，故脘腹隐痛，喜按喜温；脾胃虚寒，运化失常，故食少腹满，大便溏；阳虚不能温煦肌肤，故形寒肢冷等。

主证：脘腹隐痛，喜按喜温，食少腹满，形寒肢冷，嗜睡多眠，舌质淡苔白，脉沉迟。

中医辨证：脾胃虚寒，气机不通，嗜睡多眠。

治法：益气健脾，温中散寒。

方药：香砂六君子汤。

人参（炒）6克　白术10克　茯苓10克　砂仁10克　木香10克　甘草6克　法半夏10克　陈皮10克

用法：上药纳入生姜3片，大枣3枚，加水500毫升，煎至300毫升去滓，分三次服，饭后一小时服用。

禁忌：忌雀肉、桃李。

方论：方中人参甘温，益气补中为君；白术、砂仁健脾燥湿，合人参以益气健脾为臣；茯苓渗湿，半夏降逆除痰，陈皮利脾和中，木香理气化滞为佐；甘草甘缓温和为使。全方共奏温中散寒、益气健脾之功。

三、痰浊痹阻（寐多）

本症由于脾气虚弱，气机阻滞，经脉不利，致津液凝结，逐渐形成痰浊，致以痰浊痹阻多寐症。

主证：精神萎靡，热嗜睡，咳吐痰涎，胸脘满闷，多寐，舌苔滑腻，脉滑。

中医辨证：痰浊痹阻多寐。

治法：燥湿化痰，理气醒神。

方药：温胆汤加减。

橘红6克　竹茹10克　枳实10克　茯苓10克　炙甘草6克　郁金10克　法半夏10克

用法：上药加水500毫升，煎至300毫升，分三次分服，食远服之。

禁忌：忌油腻厚味、葱、蒜、猪肉、醋、羊肉、饴糖。

方论：本方加减以燥湿化痰醒神为法。半夏味辛苦性温其芳香，能散能行，苦则能燥能降，半夏辛开苦降，降浊阴消痰涎，橘红醒脾利气，化痰；茯苓利水化痰安神醒脾，甘草补中培土。全方合奏燥湿化痰、理气醒脾之功。

四、阳气虚损（寐多）

此症多由素体虚弱，房劳过度，或年老久病，损伤肾阳所致。肾阳虚衰，气血运化无力，肾气虚，精气不充，脊与脑失其充养，故头晕，耳鸣，精神疲惫，昏昏欲睡，健忘懒言等。

主证：精神疲惫，昏昏欲睡，健忘懒言，自汗乏力，或整日嗜睡，面色苍白，形寒肢冷，苔白质淡，脉沉迟弱。

中医辨证：久病体虚，损伤肾阳。

治法：温补肾阳。

方药：肾气（丸）汤加减。

怀山药 15 克　茯苓 10 克　肉桂 3 克　制附子（先煎一小时）15 克　党参 15 克　山萸萸 10 克　生地 10 克　泽泻 10 克

用法：加水 500 毫升先煎附子一小时，再加 200 毫升纳入诸药，再煎 30 分钟，分三次用白水送服。

禁忌：如有咽干，舌红，少苔，肾阴不足，肾火血上炎者不宜用。

方论：方中地黄、山萸肉补益肾阴而摄精气；山药、茯苓健脾渗湿；泽泻泄肾中水邪；牡丹皮清肝胆相火；桂枝、附子温补命门真火，诸药合用，共成温补肾阳之效。

五、瘀血阻窍（寐多）

本症多在心气虚，心阳不振，推动血液不力的前提下，再加上其它原因如情绪激动，劳累过度而成。心阳不通，气血运行不畅，脉络阻塞，而致瘀血阻窍多寐症。

主证：头昏，头痛，神倦嗜睡，或有头部外伤史，舌质紫黑或有瘀斑，脉细涩。

中医辨证：瘀血阻窍。

治法：活血化瘀，开窍醒神。

方药：通窍活血汤加减。

川芎 6 克　当归 10 克　赤芍 10 克　生地 10 克　桃仁 9 克　红花 9 克　生姜 9 克　郁金 10 克　炙甘草 6 克　老葱 5 枚

用法：用黄酒 300 毫升将前十味煎至 200 毫升去滓，将麝香入酒内再煎二沸，临睡前服用。

禁忌：孕妇忌服，忌油腻厚味。

方论：方中红花、桃仁、当归、赤芍、麝香活血行血，葱白通开闭，引药上行；甘草缓急调和诸药。全方共奏通窍活血化瘀之功。

六、肝胆湿热（寐多）

本症指湿热蕴结于肝胆所致的一些病症。多为肝胆系统的炎症，常表现为发热、巩膜、皮肤黄染，胁痛，腹痛，恶心呕吐，腹胀厌食，小便黄赤，舌苔黄腻等。

主证：发热，巩膜、皮肤黄染，胁痛，腹痛，多卧嗜睡，神思不爽，头目昏重，口苦咽干，烦燥易怒，恶心呕吐，腹胀厌食，小便黄赤，舌苔黄腻，脉弦数。

中医辨证：肝胆湿热。

治法：清肝胆湿热。

方药：龙胆泻肝汤加减。

柴胡 10 克　龙胆草 10 克　泽泻 10 克　当归 10 克　生地 15 克　栀子 10 克　黄芩 10 克连翘 6 克　苦丁茶 6 克　车前子 10 克

用法：上药加水 600 毫升，煎至 400 毫升，分三次服用。

禁忌：忌油腻厚味，辛热食物。

方论：方中龙胆草善泻肝胆实火，并能清下焦湿热为君；黄芩、栀子、柴胡苦寒泻火，车前子、木通、泽泻清利湿热，使湿热从小便而解，均为臣药；肝为藏血之脏，肝经有热则易伤阴血，故佐生地、当归养阴血，苦丁茶清头目，疗烦渴，甘草调和诸药，共奏泻肝实火，清肝胆湿热之功。

七、心气不足（寐多）

本症多由老年脏气日衰或风湿损伤心气，发汗太过以及其它疾病的转变等原因而形成。心气不足，心阳不振，鼓动力弱，气血不能正常运行，以致勉力鼓动，故心悸，气短。心气虚则气血运行不利，不能上荣，故见面色发白，心气不足，致以嗜睡多卧，精神萎靡，健忘易惊等。

主证：心悸，气短，活动加重，嗜睡多卧，多梦健忘，易惊，体倦乏力，舌淡苔白，脉细弱。

中医辨证：心气不足。

治法：益气养心醒神。

方药：养心汤加减。

黄芪15克　茯苓10克　炙甘草6克　川芎6克　远志6克　党参15克　当归10克石菖蒲6克　酸枣仁（炒）15克　半夏曲10克　五味子10克

用法：上药加水600毫升，煎至300毫升，食远服分二次服。

禁忌：猪肉、羊肉、醋、海菜、饴糖、羊肉。

方论：心主血而藏神，心经气血不足，无以养神，则神不安，故见惊悸不寐，治当益气养血，补心宁神。方中参芪以补心气，芎归以养心血，二茯、远志、柏仁、枣仁、五味子以宁心安神，更用半夏曲和胃化痰以助运，辣桂辛散以制酸收，甘草调和诸药，共成益气补血、养心安神之功。

667. 梦　多

睡眠时局部大脑没有完全停止活动而引起的脑中的表象活动。多因心脾两虚、心肾不交、肝郁血虚、心胆气虚、痰热内扰、瘀血扰心而致。

一、心脾两虚（梦多）

本症多由病久虚损，过度劳倦，饮食不节，损伤心脾，心脾两虚，运化功能减退，气血来源不足，故出现面黄肌瘦，四肢倦怠，饮食无味，多梦易醒，心悸气短等。

主证：多梦易惊，寐而不甜，或梦多纷纭而无头绪。四肢倦怠，少气懒言，食少腹满，健忘，舌淡苔白，脉缓弱。

中医辨证：心脾两虚。

治法：益气补血，健脾养心。

方药：归脾汤。

人参6克　龙眼肉10克　黄芪15克　茯苓10克　白术10克　大枣10克　木香10克生姜6克　酸枣仁（炒黑）15克

用法：上药加600毫升，煎至300毫升，食远分温服。

禁忌：醋、青鱼、雀肉、大戟、甘遂、海藻。

方论：本方中参、芪、术、甘草补气健脾；当归、龙眼肉补血养心；酸枣仁、茯苓、远志宁心安神；更以木香理气醒脾，以防补益气血药腻滞碍胃。全方共奏心脾兼顾，气血双补，调脾健胃之功。

二、心肾不足（梦多）

心属火，肾脏属水，在正常情况下，心肾两脏的功能，必须互相交通，互相协调，互相制约，才能达到各不偏胜的"水火相济"的生理状态，使人体内部环境处于相对稳定。若其中一脏过亢或不及，就会使机体的内部环境稳定性遭受破坏，出现心肾不交症候。

主证：失眠多梦，怔忡心悸，遗精，潮热盗汗，头晕口干，腰膝酸软，苔薄黄，脉细数。

中医辨证：心肾不交多梦。

治法：交通心肾，育阴安神。

方药：黄连阿胶汤。

黄连 6 克 阿胶（烊化）10 克 黄芩 10 克 生牡蛎 15 克 朱砂（加入煎服）3 克 白芍 10 克

用法：上药加水 1000 毫升，煎至 300 毫升分服，三次服用。

禁忌：忌一切血（朱砂含硫化汞 86% 以上），朱砂忌冲服，忌冷水、猪肉。

方论：方中黄连、黄芩泻心火，阿胶益肾水，黄芩佐之，清火力大；芍药佐阿胶，则益水力强。朱砂养心安神，龟版、牡蛎滋阴。数药合用，则肾可旺，心火可清，心肾交通，水火即济，诸症悉平。

三、肝郁血虚（梦多）

本症多由肝气郁结，使两胁作痛，嗳气，失血，久病体虚血分不足，表现为面色苍白，头晕眼花，妇女经闭，心慌气短，无力多梦等症。

主证：两胁作痛，头眩目眩，口干，咽燥，神疲食少，易惊多梦虚烦。

中医辨证：肝郁血虚。

治法：疏肝理气，调血安神。

方药：逍遥汤加味。

柴胡 10 克 当归 10 克 白芍 10 克 茯苓 10 克 白术（土炒）6 克 鸡血藤 30 克 木瓜 10 克 炙甘草 6 克 酸枣仁 15 克

用法：上药加水 600 毫升，煎至 300 毫升，分三次服用。

禁忌：油腻、鳖肉。

方论：加味逍遥汤在原基础上加牡丹皮、鸡血藤、木瓜、枣仁而成。主治肝郁血虚，养血安神，多梦易醒等。

四、心胆气虚（梦多）

心胆气虚则为气血运行不利。心主血脉，气主血帅，心气虚鼓动力不足，气血不能正常运行；胆气虚疏泄失常，气机不畅致以叹长气，口苦，心虚烦善惊，胆小怕事，恶梦纷纭等。

主证：多梦易惊，寐而不安，终日心事不宁，胆怯畏缩，舌苔滑腻，脉细滑。

中医辨证：心胆气虚。

治法：益气镇惊。

方药：安神安志汤加味。

茯神木 12 克　　石菖蒲 10 克　　远志 10 克　　龙齿 15 克　　枣仁（炒）15 克　　人参 9 克
川芎 6 克　夜交藤 30 克　　牡蛎 15 克

用法：加水 800 毫升，煎至 400 毫升，分三次食远服。

禁忌：生蒜、生葱、滑腻食物。

方论：本方治疗惊愁不安卧，梦多忧惕惊跳，心胆气虚，心悸胆怯善佳。

五、痰热内扰（梦多）

本症病机为痰热内扰，扰乱心神，以致心烦，易惊，夜寐梦扰，甚者梦游，头晕目眩，胸闷痰多等。

主证：夜寐梦多，甚则梦游，头晕目眩，胸闷痰多，舌苔黄腻，脉滑数。

中医辨证：痰热内扰，热扰神明。

治法：化痰清热，开通神明。

方药：清热涤痰汤。

丹参 15 克　　僵蚕 10 克　　橘红 6 克　　柏子仁 15 克　　杏仁 10 克　　麦冬 15 克　　茯苓 10 克
川贝母 10 克　　竹沥 6 克

用法：上药加水 600 毫升，煎至 300 毫升，分三次温服。

禁忌：油腻厚味、醋、鲫鱼。

方论：1. 本方具有益气涤痰，化浊开窍的作用。临床上多用于治疗中风痰迷心窍，舌强不能言；2. 涤痰汤长于开窍豁痰，而二陈汤则着重燥湿化痰和胃，二者同中有异，应区别运用。

六、瘀血忧心（梦多）

本症多由心气虚或心阳不振，推动血液不力的前提下，再加上其它原因如情绪激动，劳累受寒，或过嗜肥腻、饮酒、痰浊凝聚等，致使气滞血瘀，心阳不通，气血运行不畅，心血瘀滞，脉络阻塞，气机不畅，故心悸、心痛，面舌青紫，脉细涩，致以瘀血扰心多梦等症。

主证：夜寐不安，合目而梦惊，寐浅易醒，头痛如刺，舌质暗红或有紫斑点，脉细涩或结代。

中医辨证：脉络阻闭，瘀血扰心，梦多梦惊。

治法：活血逐瘀。

方药：血瘀逐瘀汤加减。

当归 10 克　　生地 15 克　　桃仁 10 克　　红花 6 克　　赤芍 10 克　　柏子仁 15 克　　珍珠母 30
克　柴胡 10 克　　川芎 10 克　　枳壳 10 克　　龙齿 15 克

用法：珍珠母、龙齿先煎一小时再加水 500 毫升，纳入诸药煎至 300 毫升，分温食远服用。

禁忌：一切血、葱、蒜、萝卜、猪肉。

方论：由于胸中瘀血内阻，而致心热烦躁，失眠多梦，寐浅易醒，夜寐不安等。本方主治胸部的瘀血症，胸部属肝而包括上焦，肝司营血，性喜畅达，功能疏泄，治宜调肝化瘀为法。本方除桔梗引药上行，牛膝引邪下行，甘草和中调药外，其余药物均入肝经，如当归、生地、柴胡养血活血清热疏肝，适用于血瘀证。桃仁、赤芍、红花逐瘀活血。血不得气不行，川芎为血中气药，枳壳擅长理气疏肝，二者合用，助本方理气活血，并有调理肝脾作用。诸药配伍，能治心系的瘀滞，又能理气疏肝。

668. 乍昏乍醒（热扰神明）

乍，是忽然之意，指人的精神表现和思维功能紊乱。热扰神明，致以神志有时清醒，时而烦忧不安，寒热面色无定时而变移。

主证：乍醒乍昏，寒热面色时变之，舌质绛，苔黄，脉数。

中医辨证：热扰神明。

治法：理气化痰开窍。

方药：移精变气汤。

虎骨 10 克　水牛角 10 克　龙骨 10 克　牡蛎 10 克　天麻 10 克　桂尖 10 克　羚羊角 10 克　鹿角 10 克　人参 10 克　黄芪 10 克　麝香 0.1 克

用法：上药加水 600 毫升先纳入牡蛎、水牛角煎一小时，再根据情况适量加水煎半小时，羚羊角锉粉冲服。

禁忌：葱、蒜、萝卜、一切血。

方论：本方人参、黄芪止渴生津益气培元；生地、水牛角、龙骨、牡蛎、羚羊角滋阴凉血散瘀；鹿角、桂枝、虎骨、天麻入肝肾壮骨定眩镇惊；麝香开窍，茯神安神宁心。全方共奏滋阴凉血，理气化痰开窍之功。

669. 痴 呆

痴呆多因禀赋不足、气滞血瘀、痰浊阻窍、痰气郁结而致。

一、禀赋不足（痴呆）

先天不足也就是肾气不足。它的功能表现为元气、生命的发生，发育到成熟，衰老都受肾的主宰。先天不足痴呆，由于妇女怀孕后，肾气虚弱，发育成长不良，出生后先天精气的充养不足，致以禀赋不足痴呆。

主证：发育迟缓，多有畸形，说话不清，舌淡苔白，脉缓弱。

中医辨证：先天不足，后天缺营。

治法：调心脾，补气血。

方药：七福汤加味。

熟地黄 10 克　当归 10 克　人参 10 克　白术（炒）10 克　炙甘草 6 克　鹿角胶 10 克　龟版胶 10 克　菖蒲 6 克　阿胶（烊化）10 克　酸枣仁（炒）15 克

用法：上药用水 500 毫升，煎至 300 毫升，分三次空腹服用。

禁忌：葱、蒜、萝卜、海菜、猪肉、菘菜。

方论：本症由先天不足，而后天营养不充而致。主要表现为气血俱虚，心脾更虚，其治不论益气、生血、统血、摄血，七福汤加味善佳。

二、气滞血瘀（痴呆）

本症多因异常的精神刺激，导致肝的疏泄失常，而发生肝气郁结，其则气滞血瘀。气滞血瘀，则肝失条达，气机不畅，神志被扰，致以气滞血瘀痴呆。

主证：神情淡漠，反应迟钝，寡言少语，睡中易惊，舌紫暗或边有瘀点，脉弦涩。

中医辨证：气滞血瘀，神明被扰。

治法：理气活血化瘀。

方药：血府逐瘀汤加减。

生地黄10克　赤芍10克　桃仁10克　红花6克　川牛膝10克　甘草6克　当归10克　川芎6克　柴胡10克　枳实10克　郁金10克　麝香0.1克

用法：上药加水500毫升，煎至300毫升，分三次食远服（麝香用真蚕丝娟包煎）。

禁忌：雀肉、桃李、葱、蒜。

方论：本方治疗瘀血内阻，气机失畅，功能活血化瘀，病机是血瘀气滞。方中当归、川芎、赤芍、红花、桃仁活血祛瘀，牛膝通血脉，祛瘀血并引血下行，是方中的主要组成部分。气能行血，血的循行，有赖于肺气的敷布，肝气疏泄，即所谓"气行则血行"。配柴胡疏肝解郁，升达清阳，配桔梗、枳壳开胸行气，使气行之血行。配当归又能养血润燥，使祛瘀而不伤阴血，甘草调和诸药，本方不仅行血分瘀滞，又能行气分之郁结，活血而不耗血，祛瘀又可生新。合而用之，使瘀血去气滞行。本方不仅适用于血瘀所致的上述病症，并可作为通治一切气滞血瘀之妙方。

三、痰湿阻窍（痴呆）

本症多由脾阳不振，水湿停聚而生痰浊，蒙闭心窍而致表情迟钝，寡言少语，歌哭无常等症。

主证：表情迟钝，寡言少语，歌哭无常，喉中痰鸣，胸闷，狂躁不安，苔白腻，脉滑。

中医辨证：痰浊壅盛，阻闭心神。

治法：涤痰开窍，益气安神。

方药：洗心汤加味。

人参10克　酸枣仁（炒）15克　茯苓10克　大枣10克　法半夏10克　神曲10克　陈皮6克　甘草6克　制附子10克　远志6克　菖蒲6克

用法：上药加水600毫升，煎至300毫升，分三次食远服。

禁忌：牛肉、羊血、羊肉、饴糖。

方论：本方半夏、神曲、陈皮化痰浊；人参、茯苓、远志润肺宁心益脾，远志助菖蒲开窍宁神；附子振奋脾阳温化浊痰，甘草调和诸药。全方共奏涤痰开窍，益气安神之功。

670. 癫

癫，指精神错乱的一类疾病，一般而言，"重阳者狂，重阴者癫"。癫病多表现为以抑郁为特点的精神异常，如表情淡漠，情绪忧郁，神志痴呆，语言无伦次，或喃喃独语，哭笑无常，不思饮食，痛苦悲伤，甚者木僵直视等。多由痰气郁结、心脾而虚所致。

一、痰气郁结（癫）

本症多由思虑过度，所欲不遂，久则痰郁气结，郁火勃发，灼津为痰，致以痰气郁结。初起不饥，失眠，喃喃独语，语无伦次。

主证：初起不饥，失眠，便燥，郁闷无言，若有所思，喃喃自语，无故窃笑等。

中医辨证：痰气郁结，上蒙清窍。

治法：导痰开窍，镇逆安神。

方药：导痰汤加味。

胆南星 10 克　枳实 10 克　茯苓 10 克　菖蒲 10 克　甘草 6 克　半夏 10 克　广木香 10 克　郁金 10 克　生姜 10 克　白芥子 10 克　远志 10 克　陈皮 6 克

用法：上药加水 600 毫升，煎至 300 毫升去滓，食后分三次温服。

禁忌：雀肉、青鱼、菘菜、羊肉、羊血、饴糖。

方论：方中胆南星燥湿化痰，祛风散结，枳实下气行痰，共为君药；半夏功专燥湿祛痰，橘红下气消痰，均为臣药；辅佐君药加强豁痰顺气之力；茯苓、菖蒲开窍，郁金解郁，苏子、木香行气为佐；甘草、陈皮和中为使药。全方共奏燥湿化痰、行气开郁之功。

二、心脾两虚（癫）

本症由心脾两脏俱虚引起的病症。系因病久虚损，过度劳倦或饮食不节损伤心脾。心脾气虚，运化功能减退，气血来源不足，而致面色萎黄，肌肉消瘦，四肢倦怠，少气懒言，心惊气短，心脾气虚，神识阻闭等症。

主证：多梦易惊，神情呆滞，或自语自笑，善悲欲哭，梦魂颠倒，神思恍惚，舌淡苔白，脉缓弱。

中医辨证：心脾两亏。

治法：益气补血，养心开窍。

方药：归脾汤加减。

人参 6 克　焦白术 15 克　黄芪 15 克　当归 10 克　炙甘草 6 克　五味子 6 克　龙眼肉 10 克　川芎 6 克　茯苓 10 克　木香 10 克　枣仁（炒）15 克

用法：上药加水 600 毫升，煎至 300 毫升，分三次食远温服。

禁忌：雀肉、青鱼、桃李、葱、蒜、萝卜。

方论：方中龙眼肉、枣仁、当归补心宁神，参、芪、术、苓、草益气补脾，加入远志宁心。本方专补气血，疏通经络，益气补血，健脾养心。心脾两经合治，共奏益气补血、养心开窍之功。

671. 狂

狂为人精神失常，精神病的一种类型，多为七情郁结、五志化火、痰蒙心窍等造成。临床表现为少卧不饥，狂妄自大，甚者怒骂叫号，毁物伤人，越墙上屋，不避亲疏，力大倍常，舌红，苔黄，脉弦大滑数。

一、痰火扰心（狂）

痰火扰心发狂多由情志不遂，气机不畅，郁而化火，灼津成痰，痰与火结，内扰心神则夜卧不安；痰火内扰心神则神志错乱，哭笑无常；属阳主动，痰火内炽故见狂燥妄动，甚者打人骂人。

主证：神志错乱，两目直视，失眠，詈骂不避亲疏，逾垣上屋，毁物伤人，舌尖红，苔黄腻，脉弦滑有力。

中医辨证：痰火扰心，狂躁妄动。

治法：涤痰降火，清心安神。

方药：礞石滚痰汤合生铁落汤（饮）。

生铁落 30 克　青礞石 30 克　菖蒲 10 克　远志 10 克　川贝母 10 克　橘红 6 克　胆星 10 克　大黄 10 克　连翘 10 克　茯苓 10 克　沉香 3 克　黄芩 10 克

用法：用生铁落先煎三小时，取此水煎药服。服药后安神静睡，不可惊骇叫醒，犯之则病发作，难乎为力。

禁忌：体虚及孕妇不可轻用，以免损伤正气。

方论：方中礞石驱逐顽痰，力其猛峻，大黄荡涤陈积，开下行之路；黄芩清上焦之火，清除成痰之因，二味用量独重，有正本清源之意。沉香调达气机，合生铁落饮、天冬、麦冬、远志、菖蒲清心开窍；胆星、茯神化痰安神。二方合治共奏镇心安神，清热化痰，开窍醒神之功。

二、火盛阴伤（狂）

火盛阴伤，即火郁阴伤，指因精血津液亏耗过度而引起内热症。主要表现紧张烦躁，精神疲惫，多言善惊，潮热，五心烦热，口干舌红等。

主证：惊狂失志，多言多笑，喜怒无常，紧张烦躁，精神疲惫，舌红，脉细数等。

中医辨证：狂病日久，火郁阴伤。

治法：清心泻火，养阴安神。

方药：二阴煎合定志汤。

玄参 10 克　黄连 6 克　生地 15 克　木通 6 克　麦冬 10 克　菖蒲 6 克　茯苓 10 克　枣仁（炒）15 克　灯芯 10 克

用法：上药加水 500 毫升，煎至 300 毫升，空腹服用。

禁忌：羊肉、羊血、饴糖、葱、蒜。

方论：二阴煎清心泻火，养阴安神；定志汤具有益气养心，安神定志功效，二方共奏清心泻火，养阴安神之功。

三、气滞血瘀（狂）

本症多因异常的精神刺激，导致肝的疏泄失常，即发生肝气郁结，甚者气滞血瘀。气滞血瘀则肝失条达，气机不畅，神志被扰，致以气滞血瘀，行为紊乱，哭笑无常，烦躁，甚至躁狂，登高而歌，弃衣而走。

主证：情绪不稳，行为紊乱，哭笑无常，烦躁，甚至躁狂，登高而歌，弃衣而走，舌质暗或有瘀点，脉细涩或结代。

中医辨证：气滞血瘀，肝失条达，神明蒙闭。

治法：疏肝通络，活血化瘀。

方药：癫狂梦醒汤。

桃仁 6 克　柴胡 10 克　香附 10 克　木通 6 克　赤芍 10 克　青皮 6 克　苏子 10 克　法半夏 10 克　大腹皮 10 克　桑白皮 10 克

用法：上药加水 600 毫升，煎至 300 毫升去滓，一日三次分服。

禁忌：羊肉、羊血、饴糖、青鱼、雀肉、菘菜。

方论：本方以桃仁活血行瘀，柴胡疏肝开郁，香附理气开郁，赤芍凉血行瘀为君；法半夏化痰燥湿，消痞散结，紫苏子降气化痰均为臣；大腹皮、桑白皮健脾和中为佐。全方合奏疏肝通络，活血祛瘀之功。

四、肝火上炎（狂）

肝火上炎多由气郁化火，或过食肥腻，烟酒无度，蕴热化火而致。肝火上攻，故头晕头痛，面红目赤，口苦咽干；肝在志为怒，肝火旺盛，故喜怒骂人，狂言忘语，与人为敌等。

主证：头目眩晕，头痛，喜怒骂人，与人为敌，狂语忘语，头痛眩晕，胁肋灼痛，舌红苔黄，脉细。

中医辨证：肝经实热上攻。

治法：清肝泻火。

方药：龙胆泻肝汤加减。

柴胡 10 克　栀子 10 克　龙胆草 10 克　泽泻 10 克　木通 6 克　甘草 6 克　黄芩 10 克　车前子 10 克　生地 10 克　当归 10 克

用法：上药加水 500 毫升，煎至 300 毫升，一日三次分服。

禁忌：海菜、莴莱、葱、蒜、萝卜。

方论：方中龙胆草善泻肝胆之实火，并能清下焦之湿热为君；黄芩、栀子、柴胡苦寒泻火，车前子、木通、泽泻清利湿热，使湿热从小便而解均为臣药；肝为藏血之脏，肝经有热则易伤阴血，故佐以生地、当归养血益阴；甘草调和诸药为使。

五、情伤气乱（狂）

多由异常的精神刺激，导致肝的疏泄功能失常，而发生肝气郁结，甚则气滞血瘀，肝气郁结则肝失条达，气机紊乱。

主证：多疑善怒，起卧不安，时时易惊，心悸恍惚，精神抑郁，胸闷叹气，舌暗，脉弦。

中医辨证：精神刺激，气机紊乱。

治法：理气镇肝，调气安神。

方药：活利汤。

当归 10 克　柴胡 10 克　茯苓 10 克　菖蒲 6 克　海浮石 15 克　白芍 10 克　远志 6 克　广木香 10 克　乌药 10 克　法半夏 10 克　神曲 10 克　郁金 10 克

用法：上药共煎加水 600 毫升，煎至 300 毫升，分三次食远温服。

禁忌：羊肉、羊血、饴糖、醋及一切醋。

方论：本方以当归、柴胡、白茯苓、菖蒲、海浮石理气镇肝，调气安神为君；白芍、广木香、乌药助君药增强理气疏肝之力为臣；郁金、远志、半夏、神曲解郁化痰安神。全方合治共奏理气疏肝、镇静安神之功。

672. 癫狂见鬼（神魄火扰）

潮热谵语，见《伤寒论》。发热有时，如潮水来去有时，多表现为下午或夜间发热或自觉发热。因高热引起的神识不清，精神错乱，表现为身有高热，定向力差，语无伦次，声高有力，神魄火乱，癫狂见神鬼。

主证：神识不清，精神错乱，高热，语无伦次，声高有力，火乱神魄见鬼，其则抽搐，便秘，尿黄，舌红苔黄，脉弦数。

中医辨证：火乱神魄，癫狂见鬼。

治法：泻肝胆实火。

方药：龙胆汤加减。

麝香 0.1 克　酒军 12 克　生地 12 克　杏仁 10 克　黄连 6.5 克　栀子 12 克　木香 2 克 黄柏 12 克　黄芩 12 克　丹皮 6 克　厚朴 3 克　甘草 3 克

用法：上药加水 600 毫升，煎至 400 毫升，分三次分服。

禁忌：孕妇慎用，服药期间忌葱、蒜。

方论：方中龙胆草、芦荟、青黛泻肝胆实火为君；栀子、黄连、黄柏、黄芩泻三焦之实热，大黄泻火通便为臣；火旺则易伤血，故以当归养血为佐；热盛则气滞窍闭，故酌用木香、麝香行气开窍为使。诸药相配共奏泻肝胆实火之功。

673. 痫

痫证，俗称羊痫风，现称癫痫，是一种反复发作而难愈的短暂性神志失常。它的发病具有突然性、暂时性、反复发作而难愈的短暂性神志失常三大特点。其典型表现为突然昏仆，牙关紧闭，两目上翻，四肢抽搐，口吐涎沫，以及发出猪羊叫声，小便失禁等。醒后重者伴有头痛、嗜睡；轻者仅有困倦无力，其它如常人。多为先天性或后天性的脏腑气血失调，宿痰内蕴，被过极的肝肾之火触动，致使痰涎郁阻经络，蒙蔽清窍而发病。

一、肝风痰浊（痫）

主证：头晕，头痛，胸闷，欠伸等先兆症状，旋即昏倒仆地，不省人事，两目上视，牙关紧闭，手足抽搐，喉中痰鸣，舌苔薄黄，脉弦数。

中医辨证：肝风痰浊。

治法：豁痰开窍，熄风定惊。

方药：定痫汤（丸）加减。

川贝母 10 克　胆南星 10 克　天麻 10 克　半夏 10 克　全蝎 3 枚　丹参 15 克　僵蚕 10 克　竹沥 10 克　菖蒲 6 克　琥珀粉 3 克　辰砂 3 克　麦门冬 10 克　远志 6 克　陈皮 10 克 茯苓 10 克

用法：上药共煎加水 600 毫升，煎至 300 毫升，分二次温服。

禁忌：猪肉、羊肉、羊血、花生、葱、蒜。

方论：本症的病机，为肝风挟痰，故治宜豁痰开窍，熄风止痉之法。方中竹沥、贝母、胆南星苦凉性降，用以清化热痰，其中贝母甘润，使苦燥而不伤阴；半夏、茯苓、橘皮、生姜相合，用以燥湿化痰，兼以健脾开胃，以助祛痰之力；天麻、全蝎、僵蚕相合偏温，功善熄风止痉，且得天麻之甘平质柔多液而使诸药不燥；麦门冬、丹参、茯神偏凉清心；朱砂、琥珀偏凉而镇心，以奏安神之功；石菖蒲辛温芳香，同长于通心气而祛痰之远志相合，则能化痰浊，开心窍，一则能加强方中之化痰之力，二则能加强方中开窍之功；甘草调和诸药，使无偏性之弊。全方共奏重在涤痰熄风且寒热相宜，偏性不显，燥中有润，对肝风挟痰之症或略兼热象者，可谓豁痰熄风之剂。

二、肝火痰热（痫）

本症多由情绪急躁，每因焦急或外表异常精神刺激而诱发癫痫。发作时突然昏倒，四肢抽搐，口吐白沫，直视等证。

主证：情绪急躁，发时突然昏倒，四肢抽搐，口吐白沫，直视，或口鸣五畜声，舌苔薄黄，脉弦数。

中医辨证：肝胆湿热。

治法：清热化痰，涤痰开窍。

方药：涤痰汤合龙胆泻肝汤。

胆南星10克　枳实10克　半夏6克　橘红9克　石菖蒲9克　人参6克　竹茹3克　甘草6克　龙胆草12克　栀子9克　柴胡9克　泽泻9克　生地12克

用法：上药共煎加水600毫升，煎至300毫升，分三次食远服。

禁忌：葱、蒜、羊肉、羊血、饴糖、萝卜。

方论：本方龙胆草善泻肝胆实火，并能清下焦湿热为君；黄芩、栀子、柴胡苦寒泻火，车前子、木通、泽泻清利肝胆湿热，使湿热从小便而解，均为臣药；肝为藏血之脏，肝经有热则易伤阴血，故助以生地、当归养血益阴；胆南星、枳实、茯苓、橘红、石菖蒲、人参、甘草共奏清热涤痰、益气开窍之功。

三、气虚血瘀（痫）

本症多由心气虚与心阴虚，老年脏气日衰，或风湿损伤心气，或汗下太过及其它疾病的转变等原因而形成。心主血脉，气为血帅，心气不足或心阳不振，鼓动力弱，气血不能正常运行，以致勉力鼓动，而气虚血瘀。

主证：头晕气短，头部、胸部刺痛不舒，发作有轻有重，轻者口眼相引，全身抽搐，或半侧身体抽动，语言不利；重者昏倒仆地，全身抽动，口中作犬、羊五畜鸣叫声，知觉全无，舌紫或有紫斑，脉弦涩等。

中医辨证：气虚血瘀。

治法：疏肝理气解瘀。

方药：黄芪赤风汤加味。

黄芪30克　赤芍8克　防风8克　菖蒲12克　麦冬12克　五味子12克　地龙10克　柴胡9克

用法：上药共煎加水500毫升，煎至300毫升，分三次服用。

禁忌：羊肉、猪肉、羊血、葱、蒜。

方论：本方黄芪、柴胡疏肝补气为君；赤芍、地龙、防风活血通络为臣；菖蒲、麦门冬清心开窍；五味子安神，全方共奏疏肝益气解瘀之功。

四、肝肾阴虚（痫）

本症多由肝肾亏损，肝肾二脏皆具"阴常不足，阳常有余"的特点，肝肾极易亏损，一荣俱荣，一损俱损，因临床上多共存，主要表现为头胀，视物不明，耳鸣，精神恍惚，头晕目眩，痴呆无神，一般痫病发病日久。

主证：痫病发病日久，神思恍惚，痴呆无神，头晕目眩，视物不明，五心烦热，失眠多梦，舌红少津，脉细数。

中医辨证：肝肾阴亏。

治法：救本培元，大补气血。

方药：大补元煎。

人参10克　山药（炒）20克　熟地25克　杜仲10克　当归10克　山萸肉10克　枸

杞子9克　炙甘草6克

　　用法：用水500毫升，煎至250毫升，分三次，食远服。

　　禁忌：五灵脂、藜芦、萝卜、海菜、猪肉、菘菜。

　　方论：方中人参大补元气，熟地、当归滋阴补血，人参与熟地相配，即是景岳两仪膏，善治精气大亏之证。枸杞、萸肉相配补肝肾，杜仲温肾阳，甘草益气而和诸药。诸药配合，功能大补真元，益气养血，故景岳曾称此方为"救本培元第一要方"。

　　五、脾胃虚弱（瘸）

　　本症多由病久虚损，或过度劳倦，或饮食不节，损伤脾胃，脾胃运化功能减退，气血来源不足，故面色萎黄无华，神倦乏力等。

　　主证：面黄肌瘦，四肢倦怠，面色无华，眩晕时作，神倦乏力，舌苔薄白，脉缓弱。

　　中医辨证：脾胃虚弱，运化功能减退。

　　治法：益气健脾，化痰降逆。

　　方药：香砂六君子汤加味。

人参10克　半夏10克　茯苓10克　炙甘草6克　白术（土炒）10克　陈皮10克
钩藤10克　生龙骨、僵蚕

　　用法：上药合煎加水500毫升，煎至300毫升，分三次空腹服之。

　　禁忌：五灵脂、雀肉、桃李、醋、青鱼、海菜、猪肉。

　　方论：本方是六君子汤加木香、砂仁而成。方中人参甘温，益气补中为君；白术健脾燥湿为臣；茯苓渗湿健脾为佐；甘草甘缓和中为使；砂仁调和脾胃，木香化滞行气，助诸药增强益气健脾之功。

674. 虚　劳

　　虚劳是虚弱和劳损的概称。虚并不是一个病或一个证，它包括许多原因引起的人体衰弱现象和因劳累过度引起的器官损伤，如先天的气血亏虚，后天的营养不良，病后初愈正气未复，慢性消耗性疾病，思虑过度引起的神经衰弱，劳倦过度引起的筋骨损伤等，都属虚劳性疾病的范畴。

　　一、心脾两虚（虚劳）

　　本症由心脾两脏俱虚引起的病症，系因病久虚损，过度劳倦，或饮食不节，损伤心脾，心脾气虚，运化功能减退，气血来源不足。症见面色萎黄，肌肉消瘦，四肢倦怠，少气懒言，心惊气短，心脾俱虚而致。

　　主证：头晕目眩，倦怠乏力，心惊怔忡，纳呆食少，少气懒言，面色发白，舌苔淡白，脉细弱或结代。

　　中医辨证：心脾气虚，神室阻闭。

　　治法：补心气，健脾胃。

　　方药：归脾汤。

人参10克　炒白术10克　当归10克　远志6克　黄芪15克　茯苓10克　酸枣仁15克　木香10克　龙眼肉

　　用法：纳大枣3枚、生姜3片，加水500毫升，煎至300毫升，分三次食远服。

禁忌：萝卜、桃李、生冷、油腻厚味，五灵脂。

方论：本方是在严氏《济生方》归脾汤的基础上加当归、远志而成，主治心脾气血两虚之证，方中以参、芪、术甘温补气健脾，当归、龙眼肉补血养心，酸枣仁、茯苓、远志宁心安神；更以木香理气醒脾，以防补益气血药腻滞碍胃。组合成方，心脾兼顾，气血双补。

二、心肾不交（虚劳）

心属火，肾属水，在正常的情况下，心肾两脏的功能必须互相交通，互相协调，互相制约才能达各不偏胜的"水火相济"的生理状态，使人体内部环境处于相对稳定。若其中一脏过亢或不及，就会使机体的内部环境稳定性遭受破坏，出现心肾不交的证候。

主证：耳鸣，耳聋，头晕，腰膝酸软，潮热，盗汗，口干，苔薄黄，脉细数。

中医辨证：心肾不交。

治法：滋阴降火，交通心肾。

方药：交泰饮。

黄连6克　肉桂6克　玄参20克　甘草6克

用法：上药加300毫升，煎至150毫升，分二次分温服。

禁忌：石脂（官桂畏石脂）、海菜、猪肉、菘菜。

方论：古人"善补阴者，必于阳中求阴"之说。方中重用玄参20克以养肾阴，加甘草3克以和中，肉桂、黄连一阴一阳调节阴阳平衡，致以水火相济，交通心肾。

三、心肾阳虚（虚劳）

心肾阳虚多由素体虚弱，或年老久病，老年脏气日衰，或房劳过度，损伤肾阳，以致面色苍白，形寒肢冷，腰膝酸软，小便清长，头晕耳鸣等。

主证：腰膝酸软，头晕，肢体畏寒，少腹拘急，舌质淡胖，尺脉沉细。

中医辨证：心肾阳虚，腰膝酸软。

治法：温补心肾。

方药：金匮肾气汤。

干地黄15克　山药15克　山茱萸10克　茯苓10克　泽泻10克　牡丹皮10克　桂枝10克　附子（炮）6克

用法：上药加600毫升，煎至400毫升，分三次食远服之。

禁忌：葱、蒜、萝卜、一切血，肾阴不足，肾火上炎忌用。

方论：方中桂枝、附子温命门真火；地黄、山萸肉滋补肾阴而摄精气；山药、茯苓健脾渗湿，泽泻泄肾中水邪；牡丹皮清肝胆相火。

四、肺肾亏虚（虚劳）

本症多由肺肾虚，因久病耗伤肺阴进而耗伤肾阴；或因肾阴亏损，虚火上炎，灼伤肺阴，最终导致肺肾之阴亏损。主要表现为咳嗽痰少，动则气促，痰中带血，腰膝酸软，消瘦潮热，盗汗遗精等，舌淡红，脉沉弱。

主证：口干唇燥，咳嗽无痰，或痰少而黏，时而痰中带血，盗汗，手足心热，头晕耳鸣，舌红少苔，脉细数。

中医辨证：肺肾阴虚，腰酸腿软。

治法：滋阴润肺，滋补肾阴。

方药：大补元煎加减。

人参9克　山药12克　熟地12克　杜仲12克　当归10克　山茱萸10克　枸杞10克　炙甘草10克

用法：上药共煎用水600毫升，煎至300毫升，食远温服。

禁忌：葱、蒜、羊血、羊肉、湿面。

方论：大补元煎大多由于肺肾阴虚，虚火上炎，致肺络受灼，本方具有填补阴血，腰酸腿软，小腹下坠，夜间尤其，对肺结核阴虚症善佳。

五、肝肾阴虚（虚劳）

即肝肾亏虚，肝肾二脏皆具"阴常不足，阳常有余"的特点，肝肾极易亏损，一荣俱荣，一损俱损，因而临床上多共存，而使虚阳外浮，出现头晕耳鸣，双目干涩等证。

主证：头晕头痛，耳鸣目眩，双目干涩，腰膝酸软，视物不明，五心烦热，盗汗，失眠多梦，舌红少津，脉细数或弦。

中医辨证：肝肾亏虚，腰膝酸软。

治法：滋补肝肾。

方药：一贯煎加味。

北沙参30克　麦门冬15克　当归10克　生地15克　菊花10克　旱莲草10克　川楝子10克　枸杞子10克　女贞子10克

用法：上药加水600毫升，煎至400毫升，分三次温服。

禁忌：鲫鱼、葱、蒜、萝卜，有停痰积饮者忌服。

方论：方中重用生地滋阴养血，以补肝肾为君；沙参、麦冬、当归、枸杞子，配合君药滋阴养血生津以柔肝为臣；更用少量川楝子疏泄肝气为佐；旱莲草、菊花滋阴凉血清头目为使。诸药共奏疏肝理气、滋肝补肾之功。

六、脾肾阳虚（虚劳）

脾肾阳虚，肾阳不足，脾阳失健而出现的腰酸膝冷，畏寒饮食不化，小便不利或夜尿频，浮肿，五更泄等。

主证：腰酸膝冷，畏寒，面色发白，心悸气短，形寒肢冷，眩晕，耳鸣，神疲肢软，舌淡苔白，脉沉迟。

中医辨证：肾阳不足，脾阳失健。

治法：温阳健脾。

方药：右归汤加味。

怀熟地25克　山药（炒）12克　山茱萸（微炒）20克　枸杞子（微炒）15克　鹿角胶（炒珠）10克　菟丝子12克　杜仲（姜汤炒）15克　当归10克　肉桂10克　附子6克

用法：上药共煎加水600毫升，慢火煎至400毫升，分三次温服。

禁忌：阴虚病患慎用，忌葱、猪肉。

方论：本方由《金匮要略》肾气汤加减衍化而来，所治之症属肾阳不足，命门火衰，或火不生土所致。方中除用桂、附外，还增入鹿角胶、菟丝子、杜仲以加强温阳补肾之功；又加当归、枸杞子，配合熟地、山药、山茱萸以增强滋阴养血之效，其配伍滋阴养血药的意义，即《景岳全书》所说："善补阳者，必于阴中求阳"之意。

七、气血双亏（虚劳）

气血双虚，多由老年脏气日衰或汗出太过，体质素虚，病后体能不能复旧，或失血过多，劳倦过度或精神刺激耗伤心血等。

主证：面色萎黄，头晕眼花，四肢倦怠，气短懒言，心悸怔忡，食少泄泻或脉不调，脐腹痛疼，或失血过多，舌淡苔白，脉细弱或虚大无力。

中医辨证：气血双亏。

治法：平补气血。

方药：八珍汤。

当归 10 克　人参 6 克　白芍 10 克　白术 10 克　茯苓 10 克　熟地 9 克　川芎 9 克　甘草（炙）6 克　生姜 6 克　大枣 3 枚

用法：共煎加水 600 毫升，煎至 400 毫升，分三次食远服。

禁忌：五灵脂，服药期间忌油腻。

方论：本方为治气血不足之症，治宜气血双补，方中人参、熟地为主，甘温益气养血，辅以白术苦温健脾燥湿，茯苓甘淡益脾渗湿，二药合用，协人参补脾肺之气。实后天气血生化之源，当归、白芍养血和营，协熟地以益心调肝生血，炙甘草和中益气，川芎以活血行气，共为佐；使以姜枣调和脾胃，上药组合以补气养血，则诸症可除。

八、气阴两伤（虚劳）

气阴两伤，又称气阴两虚，常见于热性病的过程中。①在温热病的过程中，由于耗津夺阴，表现为出大汗，气促，烦渴，舌嫩红或干绛，脉散大或细数，表现为虚脱倾向的。②在温热病后期及内伤杂病，真阴亏损，元气大伤，表现神疲倦形怠，少气懒言，口干舌燥，低热或潮热或五心烦热，自汗盗汗，舌苔少，脉虚大或虚数者。③温热病邪恋气分，汗出不彻，久而伤及气阴，出现白疱，其色枯白不亮者。此外也可见于某些消化性疾病。

主证：五心烦热，心悸失眠，面色无华，头晕目眩，舌红少苔，脉细数等。

中医辨证：真阴亏损。

治法：救本培元，大补气血。

方药：大补元煎汤。

人参 6 克　山药（炒）15 克　熟地 15 克　杜仲 6 克　当归 9 克　山茱萸 6 克　枸杞子 10 克　炙甘草 6 克

用法：共煎加水 600 毫升，煎至 400 毫升，分二次食远服。

禁忌：葱、蒜、羊血、羊肉、湿面。

方论：方中人参大补元气，熟地、当归滋阴补血，人参与熟地相配，即是景岳之两仪膏，善治精气大亏之证。枸杞、山萸肉补肝益肾，杜仲温肾阳，甘草助补益而和诸药。诸药配合，功能大补真元，益气养血，故景岳曾称此方为"救本培元第一要方"。

九、阴阳俱虚（虚劳）

指脏腑阴阳俱虚，或气血俱虚，或肾脏的阴阳俱虚，可因阴损及阳或阳损及阴，或阴阳俱损而致。本症直指肾脏阴阳两虚而致腰膝酸软，遗精滑泄，自汗盗汗，烦躁不眠，面色苍白，苔白质淡，沉迟而弱或细数。

主证：面色淡白，头晕健忘，形寒肢冷，盗汗自汗，头昏耳鸣，苔白舌淡或细，脉沉弱或稍数。

中医辨证：肾阴亏损，肾阳虚衰。

治法：阴阳双补。

方药：肾气汤加减。

干地黄 15 克　山药 15 克　山茱萸 15 克　茯苓 10 克　泽泻 10 克　牡丹皮 10 克　桂枝 6 克　附子（炮）6 克

用法：上药共煎用水 600 毫升，煎至 400 毫升，用温开水送服。

禁忌：葱、蒜、萝卜，肾阳偏盛、肾阴偏盛加减运用。

方论：方中地黄、山萸肉补益肾阴而摄精气；山药、茯苓健脾渗湿；泽泻泄肾中水邪；牡丹皮清肝胆相火，桂枝、附子温补命门真火。诸药组合，阴阳双补。

675. 身振摇

本症多由肝风内动、肝阳化风、热极生风、血虚生风、阳虚失任而致，主要症状有抽搐、振摇、麻木、头晕、易怒，身体不能自止摇动等。

一、肝风内动（身振摇）

多由高热引动肝风所致，高热灼伤阴津，筋脉失养，动而生风，故见抽搐，不能自止的振摇；若热邪扰动心神，则头晕目眩；若邪热扰动心神则昏迷。舌红苔黄，脉弦数。

主证：肢体麻木，身摇不能自止，头晕，心烦易怒。

中医辨证：热极生风。

治法：清热熄风。

方药：羚羊钩藤汤加味。

羚羊角 6 克　钩藤 10 克　生地黄 15 克　菊花 12 克　生白芍 12 克　茯神 10 克　霜桑叶 15 克　生甘草 6 克　鲜竹茹 6 克　川贝母 10 克　石决明 30 克

用法：先煎石决明、羚羊角、竹茹，再加水适量，分三次服用。

禁忌：忌羊肉、葱、蒜、萝卜。

方论：本方原为热邪传入厥阴，神昏抽搐而致。因热极伤阴，风动痰生，心神不安，筋脉拘急，救用羚羊角、钩藤、桑叶凉肝熄风为主；佐以生地、白芍、甘草甘酸化阴，滋液缓急；川贝母、竹茹、茯神化痰通络，清心安神。由于肝病中肝热风阳上逆，与此病机一致，故常用于肝阳重症，并可加大石决明潜镇。

二、阳虚失任（身振摇）

指阳气虚弱，或机能衰退。症见形寒肢冷，呕吐腹痛，下利清谷，喜按喜温等阳气虚衰的之症，使脏腑功能失去正常功能。

主证：形寒肢冷，呕吐腹痛，下利清谷，喜按喜温，舌淡苔白，脉沉迟。

中医辨证：阳虚失任。

治法：温中散寒，养血止痛。

方药：当归生姜羊肉汤。

当归 15 克　羊肉 50 克　生姜 15 克　人参 10 克

用法：上药加水 800 毫升至 500 毫升，分两次温服。

禁忌：冷饮、桃、李，内有宿热、外感时邪忌服。

方论：当归补虚养血，人参润肺宁心健脾助胃，生姜温中，羊肉益气补虚，温中暖下，全方共奏益气补虚，健脾补血，温中散寒止痛之功。

676. 身　痛

本症身痛指湿著肌表，风寒束表。太阳伤寒为外感寒邪束表。寒闭皮腠，肺气不得宣降，卫郁不能外发，营郁不能外透，肌表郁闭不和，故致发热恶寒，头身痛疼，肌表无汗或咳或喘。

一、风寒束表（身痛）

本症即太阳伤寒无汗表实症。为外感寒邪束表，寒闭皮腠，肺气不得宣降，卫郁不能外发而致。

主证：全身疼痛，恶寒发热，鼻塞流涕，无汗而咳或喘，舌苔白，脉浮紧。

中医辨证：风寒束表，卫郁不能外发。

治法：发汗解表，宣肺平喘。

方药：麻黄汤。

麻黄（去节）5 克　桂枝 6 克　杏仁 9 克　炙甘草 3 克

用法：上药加水 300 毫升，煎至 200 毫升，分二次服用。

禁忌：表虚自汗，外感风热体虚外感均忌用。忌海菜、猪肉。

方论：方中麻黄发散风寒，宣肺平喘为君；桂枝辛温解肌为臣；杏仁宣降肺气，止咳平喘为佐；炙甘草调和诸药为使。四味药合用，具有发汗解肌、宣肺平喘之功。表解邪去，身痛自消。

二、湿著肌表（身痛）

系外感湿邪为痛。湿为阴邪，其性重浊腻滞，外感湿邪在表，太阳经补遏，营卫郁闭不和而致湿著肌表身痛。

主证：头重身痛，四肢酸困沉痛，微恶风寒，苔白，脉浮。

中医辨证：外感湿邪，营卫郁闭。

治法：祛风胜湿。

方药：羌活胜湿汤。

羌活 10 克　独活 10 克　蔓荆子 12 克　藁本 10 克　防风 10 克　川芎 6 克　甘草（炙）6 克

用法：水煎食前一小时服用。

禁忌：猪肉。

方论：本方是治风湿在表的常用方，风湿在表，法当以祛风渗湿、发汗解表。方中羌活辛温，散表寒，祛风湿，利关节，为治上焦风湿，羌活气清属阳，善行气分，舒而不敛，升而能沉，雄而善散，可发表邪。独活辛苦微温，祛风渗湿止痛，长于下焦风湿痹证；防风性味辛甘温，祛风而不燥，治一身尽痛；川芎活血止痛，蔓荆子专主头面风湿之邪，使以炙甘草调和诸药。辛甘发散为阳，气味甘平，发中有补，诸药配合，既能祛风湿，又不伤正，为治风湿在表之良方。

677. 身体沉重（湿邪困脾）

身体沉重由脾虚而导致的湿盛病。脾喜燥恶湿，脾虚则水湿停聚，主要症见饮食减少，上腹满闷，恶心欲吐，口黏不渴，或渴不欲饮，头重如裹，身困肢沉，恶心腹泻水肿，妇女白带多，苔黄腻，脉缓等。

主证：不思饮食，脘腹胀满，身重困倦，苔腻，脉濡。

中医辨证：脾虚湿困。

治法：祛湿健脾，宽中理气。

方药：胃苓汤。

甘草6克　茯苓12克　苍术15克　陈皮12克　白术（土炒）15克　官桂6克　泽泻10克　猪苓10克　厚朴花6克　生姜3克　大枣5枚

用法：上药共煎加水600毫升，煎至400毫升，分三次食远温服。

禁忌：猪肉、寒凉食物、冷饮。

方论：本方即五苓汤合平胃散而成，具有温化寒邪、健脾利水功效。夏秋期间脾胃虚寒，水泄不止，湿邪困脾身沉重，善佳。

678. 筋惕肉动（湿伤阳水）

筋惕肉动，证名，出自《伤寒论·辨太阳病脉证并治》。指肌肉痉挛跳动，多与血虚筋脉失养或寒湿伤阳水不化有关。

湿伤阳水，由于风邪袭肺，肺气闭塞，不能通调水道而引起，主要表现为发热，畏寒，头痛，肢节酸痛，振振然欲擗地，全身浮肿，下肢尤其。

主证：发热，头痛，身晕动，振振然欲擗地，耳源性眩晕，四肢沉重，浮肿，苔白不渴，脉沉。

中医辨证：脾肾阳虚，水湿内停。

治法：温阳利水，健脾利湿。

方药：薏仁真武汤。

白术15克　茯苓15克　附子6克　芍药15克　炒薏苡仁20克　生姜6克

用法：加水600毫升，煎至300毫升，食远分三次服用。

禁忌：肾阴虚忌服，忌雀肉、桃李。

方论：本方症的治疗应重在温壮肾阳而治其"本"，故用大辛大热的附子为主药，使肾阳得复，气化得行，水为阴邪。"阴得阳助则化"即"壮元阳以消阴"。主水虽在肾，制水在脾，故在治本的基础上又当配用健脾利湿之品以治水湿内停之"标"。生姜辛而微温，走而不守，宣肺温胃，又能助附子行散溢于肌肤之表湿。白术甘苦而温，能燥湿健脾，正合"脾喜燥恶湿"，"得阳始运"之性，使之在元阳温煦的基础上，脾阳得复。茯苓甘淡平，入脾肾诸药，一方面助姜、术健脾之力，一方面渗利水湿，使已停于体内的湿邪得从小便排出，以助附子消湿之能。姜、术、苓三药培土制水，在附子温壮肾阳基础上，使已停湿邪得以排出，未停之饮无以来由。气化水，水化气，水道通利，共同完成水液代谢在体内输布运转的生理功能。

679. 牵动抽搐（少阳经痉病）

少阳痉病，以强直性痉挛为其特征性表现，又称痉。以项背强急，口噤，四肢抽搐，角弓反强为主症。实证多因风寒湿火邪壅塞经络所致。

主证： 素体虚弱，气虚血少，津液不足，筋失濡养，虚风内动，舌淡，脉浮缓。

中医辨证： 风寒湿火邪壅塞经络。

治法： 扶正祛邪，疏肝解痉。

方药： 小柴胡汤加味。

柴胡9克　半夏6克　人参3克　甘草6克　黄芩12克　羚羊角6克　天花粉10克 生地10克　白芍10克　当归10克　生姜5克　大枣3枚

用法： 上药共煎加水500毫升，煎至300毫升，分二次温服。

禁忌： 猪肉、羊肉、羊血、饴糖、葱、蒜、海菜、菘菜。

方论： 方中柴胡清透少阳半表半里之邪，羚羊角平肝解痉为君；黄芩清泄少阳半里之热为臣；人参、甘草益气扶正；半夏祛痰降逆，当归补血、白芍、天花粉滋阴为佐；大枣助参、草益气，姜、枣合用又可调和营卫为使。诸药合用共奏和解少阳之功。

680. 头低足缩（阳明经痉病）

系阳明经症，肺胃大热为病。多种原因可致使肺胃化燥生热，由于肺金化燥而津液消灼，阳明胃土亦随之化燥，燥热内盛，里热灼蒸，阴液被伤，故身热大汗，汗出，生津，故头低足缩以及向前跌扑之证。

主证： 身热大汗，口大渴，头低足缩，向前跌扑，四肢抽搐，脉洪大。

中医辨证： 肺胃大热，津热消灼。

治法： 清热生津。

方药： 白虎汤。

知母18克　细石膏30克　甘草（炙）6克　粳米18克

用法： 用水400毫升，煎至200毫升，空腹服之。

禁忌： 阴盛格阳，表现为真寒假热禁用。

方论： 本方症治，阳明邪从热化，不恶寒而恶热；热蒸外越，热汗自出；热烁胃中，渴欲饮水。阳明属胃，外主肌肉，虽有大热，而未成实，终非苦寒之味所能治。石膏性寒，辛能解肌热，寒能胜胃火，寒性沉降，辛能走外，两擅内之能，故为君。知母苦润，苦以泻火，润能滋燥，故以为臣。用甘草、粳米调和中宫，且能土中泻火，作甘稼穑，寒剂得之缓其寒，苦药得之平其苦，使沉降之性，皆得留连于味。得二药为佐，庶大寒之品无伤损脾胃之虚之品。煮汤入胃，输脾归肺，水精四布，四药合治，诸症自消。

681. 转侧艰难（邪中少阳）

少阳主半表半里，为三阳的枢纽。少阳病，多因太阳病不解，病邪内侵，郁于胆腑，邪正分争于表里之间，枢机不利，气机失畅。

主证：四肢屈伸困难，转侧艰难，胸胁苦满，心烦喜呕，咽干，目眩，口苦，食呆，**寒热往来**，舌苔薄白，脉弦。

中医辨证：病邪内侵，郁于胆腑。

治法：和解少阳。

方药：小柴胡汤加味。

柴胡 9 克　半夏 6 克　人参 6 克　甘草 6 克　僵蚕 9 克　秦艽 9 克　黄芩 10 克

用法：加水 500 毫升，煎至 300 毫升，分三次温服（加生姜 5 克、大枣 3 枚同煎）。

禁忌：汗、吐、下三法。忌食海菜、羊肉、羊血、饴糖。

方论：邪在半表者是客邪为病，在半里者是主气受病。邪正在两界之间，各无进退而相持，和解一法，既以柴胡解少阳在经之表寒，黄芩解少阳之里热，人参、甘草之甘以缓中和气，邪半入里则理气逆，辛以散之，半夏以除烦呕；邪半在表，则营卫争之，辛甘解之，姜枣以和营卫。全方共合，和解少阳，诸邪自消。

682. 角弓反张（邪犯太阳）

太阳主一身之表，统摄营卫，抗御病邪侵犯。本症为风寒袭表，卫阳被遏，营阴郁滞，腠理闭塞，寒为阴邪，不独表气被郁而且营阴郁滞，经气不利出现项背筋脉强急不舒症状。

主证：头项强急，口噤，四肢抽搐，角弓反张（风寒内袭邪郁滞经络），苔薄白，脉浮紧。

中医辨证：邪犯太阳，卫阳被遏，营阴郁滞。

治法：解肌发表，生津和营。

方药：桂枝加葛根汤。

桂枝 3 克　白芍 3 克　葛根 12 克　甘草 6 克　大枣 12 枚　生姜 9 克

用法：加水 300 毫升，煎至 200 毫升温服取微汗。

禁忌：服药期间忌生冷、黏滑、肉面、五辛、酒酪、臭恶物，表实无汗，表寒里热及温病初期，见发热口渴者忌用。

方论：本方症属腠理不固，风寒外袭，营卫不和，治宜辛温解肌，调和营卫，方中桂枝散寒解肌为君；芍药敛阴和营为臣；生姜助桂枝解肌祛邪，大枣助芍药和里调营，葛根发汗解肌，生津濡筋并为佐药；甘草益气和中，调和诸药为使。配合成方，共奏解肌发汗、调和营卫之功。

683. 卒然昏仆

中脏腑的主要表现是突然昏倒，不省人事，轻者逐渐苏醒，重者续见鼾睡，口眼歪斜，语言不利，或不能言语，咽下困难，有闭证与脱证的区别。闭证以邪实内闭为主，属实证，急宜祛邪；脱证以阳气欲脱为主，属虚证，急宜扶正。闭证、脱证均为危急重证，治法不同，必须辨证施治。

一、闭证（卒然昏仆）

闭证的主要症状为突然昏仆，不省人事，牙关紧闭，口噤不开，两手握固，大小便闭，肢体强痉。根据其有无热象，又可分阳闭、阴闭。

1. 阳闭

主证：除上闭证的主症外，兼有面赤身热，气粗口臭，躁扰不宁，舌苔黄腻，脉象弦滑而数。

中医辨证：阳闭。

治法：辛凉开窍，清肝熄风。

方药：羚羊角汤加减（可先服至室丹）

羚羊角6克　菊花10克　夏枯草15克　龟版20克　白芍15克　丹皮12克　生代赭石30克　全虫10克　蜈蚣3条　僵蚕9克

用法：先服至宝丹以辛凉开窍。再煎羚羊角汤加水500毫升，煎至300毫升去滓，一日三次分服。

禁忌：蒜、胡葱、猪肉。

方论：方中羚羊角、菊花、夏枯草清肝熄风，龟版、白芍育阴，丹皮凉血清热，可加生代赭石以镇潜。痰多者，加竹沥、天竺黄、胆星以化痰。

2. 阴闭

主证：除闭证的主症外，兼有面白唇暗，踡卧不烦，四肢不温，痰涎壅盛，舌苔白腻，脉象沉滑。

中医辨证：阴闭。

治法：辛温开窍，除痰熄风。

方药：急用苏合香丸，再煎涤痰汤加味。

半夏9克　橘红10克　竹茹10克　茯苓10克　菖蒲10克　胆星12克　枳实10克　天麻10克　钩藤10克

用法：先煎苏合香丸温水化开（鼻饲法）。

禁忌：寒凉食品，苦寒药物。忌食羊肉、羊血、饴糖。

方论：方中半夏、橘红、竹茹、茯苓除痰化湿；石菖蒲、胆星开窍豁痰，枳实降气和中，加天麻、钩藤平肝熄风。

二、脱证（卒然昏仆）

以阳气欲绝为主，属虚证，急宜益气回阳，救逆固脱。

主证：卒然昏仆，不省人事，口眼歪斜，续见鼾睡，半身不遂，语言謇涩，不能言语，咽下困难，目合口开，撒手遗尿，大汗淋沥，手足厥冷，舌短而青，苔白腻滑润，脉沉伏或微细欲绝。

中医辨证：阳气虚脱。

治法：益气回阳，救益固脱。

方药：参附汤加味。

人参15克　附子15克　黄芪20克　龙骨15克　牡蛎20克　山萸肉10克　五味子10克

用法：上药合煎加水500毫升，煎至300毫升，徐徐服用（可用鼻饲法）。

禁忌：阳盛阴虚，舌红苔黄脉数忌用。

方论：方中人参大补元气，附子回阳救逆，黄芪、龙骨、山萸肉、五味子敛汗固脱，诸药共奏益气回阳救逆固脱之功。

注：阳回之后，如患者又见面赤，足冷，虚烦不安，脉极弱或突然脉大无根，是由于真阴亏损，阳无所附而出现了虚阳上浮欲脱之证，可改用地黄饮子汤加减，滋养真阴，温补肾阳，以回阳救脱。

684. 疲 乏

内伤病症，又名劳倦，劳伤多指劳倦过度，六淫侵袭，脾虚湿困所致的疾病，如五劳所伤、房劳等，表现为疲乏懒言，动则喘乏，虚热自汗，心烦不安，倦怠身重，精神萎靡等。

一、暑热伤气（疲乏）

疲乏多属平素气阴俱虚，又感暑湿，或暑湿耗伤气阴，身热而烦，四肢困倦，精神短少，胸满气促，肢体沉痛，口渴自汗等。

主证： 四肢疲乏，精神短少，身热而烦，胸满气促，肢体沉重，口渴自汗，大便溏薄，小便短赤，苔腻，脉虚。

中医辨证： 气阴俱虚，感受暑热。

治法： 清暑化湿，益气生津。

方药： 清暑益气汤。

黄芪15克　苍术10克　神曲（炒）10克　升麻6克　人参6克　泽泻6克　当归9克　炙甘草6克　青皮（去白）6克　黄柏（酒洗）10克　葛根10克　五味子10克

用法： 上药共煎加水300毫升，煎至200毫升，分二次温服。

禁忌： 猪肉、马肉、大蒜、牛羊肉。

方论： 方中人参、黄芪益气固表；苍术、白术健脾燥湿；黄柏、麦冬、五味子泻火生津；陈皮、青皮、泽泻理气渗湿；当归养血和阴；升麻、葛根解肌升清，甘草和中。全方共奏清暑化湿、益气生津之功。

二、脾虚湿困（疲乏）

由脾虚而导致的湿盛病。脾喜燥恶湿，脾虚则水湿停聚。主要症见饮食减少，上腹满闷，恶心欲吐，口黏不渴；或渴不欲饮，头重如裹，身困肢沉，腹泻水肿，白带多，舌苔厚腻，脉缓等。

主证： 饮食减少，少气懒言，口苦舌干，倦怠身重，大便溏薄，妇女白带，舌苔厚腻，脉缓等。

中医辨证： 脾虚湿困。

治法： 益气升阳，清热除湿。

方药： 升阳益胃汤加味。

西洋参10克　黄芪30克　制半夏10克　甘草（炙）10克　独活15克　羌活15克　防风15克　白芍药15克　橘皮12克　茯苓9克　柴胡9克　泽泻9克　白术9克　黄连3克

用法： 上药合煎加水800毫升，煎至500毫升，分三次食远服之。

禁忌： 油腻厚味、雀肉、桃李、白萝卜。

方论： 方中人参、黄芪、白术、甘草补益脾胃之气；柴胡、防风、羌活、独活升举清阳，祛风除湿；半夏、陈皮、茯苓、泽泻、黄连除湿清热。诸药合用，共奏益气升阳、清热除湿之功。

三、气血两虚（疲乏）

本症属诸虚不足，五劳七伤，不进饮食；久病虚损，时发潮热，气攻骨脊，拘急疼痛，夜梦遗精，面色萎黄，腰膝无力；一切病后气不如旧，忧愁思虑伤动血气，喘咳中满，脾肾气弱，五心烦闷，以及疮疡不敛，妇女血崩，致以气血双虚。

主证：诸虚不足，懒言少气，语言低怯，眩晕失眠，腰膝无力，面黄肌瘦，气攻骨脊，拘急痛疼，夜梦遗精，苔质淡，脉细或弱等。

中医辨证：气血双虚。

治法：温补气血。

方药：十全大补汤。

人参9克　当归9克　川芎6克　白芍9克　生地9克　茯苓9克　白术（土炒）10克　甘草6克　黄芪10克　肉桂6克

用法：上药合煎加水600毫升，煎至400毫升，分三次不时服用。

禁忌：白萝卜、雀肉、桃李。

方论：本方由四君子汤合四物汤加黄芪，肉桂组成。方中四君子补气，四物汤补血，更与补气黄芪和少佐温煦之肉桂组合，则补益气血之功更著。惟药性偏温，以气血两亏而偏于虚寒者为宜。

685. 瘦　弱

脾的运化功能有两个方面，一是运化水谷精微，二是运化水湿。实际上是指脾胃对营养物质的消化、吸收和运输等功能。脾这种功能强健，则消化吸收运输功能旺盛；脾失健运，则会出现纳呆、腹胀、倦怠、消瘦。胃失和降，胃火炽盛，肺阴不足，肝火亢盛等皆可致消瘦。

一、脾胃气虚（瘦弱）

指脾胃的运化功能减退，主要表现食欲不振，腹胀，伴有眩晕，倦怠无力，面色萎黄，消瘦，腹泻等消化不良。

主证：食欲不振，腹胀，眩晕，倦怠乏力，面色萎黄，消瘦腹泻，舌淡苔白，脉缓弱或濡。

中医辨证：脾胃气虚，消化不良。

治法：健脾益气。

方药：六君子汤。

人参10克　白术（土炒）10克　茯苓10克　炙甘草6克　法半夏10克　陈皮6克

用法：诸药合煎加水500毫升，煎至300毫升，不拘时服。

禁忌：五灵脂、羊肉、饴糖、海菜、猪肉、菘菜。

方论：本方有益气补中，健脾养胃，行气化滞，燥湿除痰之功效。治脾胃虚弱兼痰滞者，症见食少便溏，气虚痞满，身体瘦弱。

二、气血两虚（瘦弱）

老年脏气日衰或汗出太过，体质素虚，病后虚弱，不能复旧，失血过多，以及精神刺激耗伤心血，劳倦过度，房事不节等。

主证：面色发白萎黄，头晕，目眩，形体消瘦，少气懒言，四肢困倦无力，舌淡，脉虚无力。

中医辨证：劳伤过度，耗伤气血。

治法：益气养血。

方药：八珍汤。

当归10克　赤芍10克　川芎6克　熟地黄10克　人参6克　茯苓10克　甘草6克　白术（土炒）12克

用法：诸药合煎加水800毫升，煎至500毫升，分二次食远服。

禁忌：猪肉、葱、蒜、白萝卜、一切血。

方论：方中人参、熟地为主，甘温益气养血，辅以白术苦温健脾燥湿，茯苓甘淡益脾渗湿，二药合用，协人参补脾肺之气，实后天气血生化之源。当归、白芍养血和营，协熟地以益心调肝生血，炙甘草和中益气，川芎活气行气，共为佐药。使以姜枣调和脾胃，上药补气养血则诸症自消。

三、肺阴亏耗（瘦弱）

肺阴不足即滋养肺脏之津液不足。肺为娇脏，喜润恶燥，肺阴不足易生内热，出现潮热，干咳，咯血，盗汗，形体瘦弱，五心烦热。

主证：面色萎黄，头晕目眩，干咳无痰，痰中带血，潮热盗汗，形体瘦弱，舌红少苔，脉细数等。

中医辨证：肺金内热，津液被耗。

治法：养阴清热润肺化痰。

方药：百合固金汤。

生地黄6克　熟地黄10克　麦门冬10克　百合10克　芍药（炒）10克　当归6克　川贝母8克　生甘草3克　桔梗6克　元参10克

用法：加水600毫升，煎至300毫升，食远服之。

禁忌：葱、蒜、白萝卜、鲫鱼、一切血。

方论：方中百合、生熟地滋养肺肾阴液，并为君药；麦门冬助百合以养肺阴，清肺热，玄参助生熟地以益肾阴降火，共为臣药；当归、芍药养血和营，贝母、桔梗化痰止咳，为佐；甘草调和诸药为使。诸药合用，使阴液恢复，肺金得固，咯血吐血诸症自愈。

四、胃阴不足（瘦弱）

本症指胃阴液不足，多由胃火炽盛，脾胃湿热或高热伤津所致，主要表现为口干喜饮，口淡，饮食减少，吞咽不适等。

主证：饮食减少，食后胸膈痞满，口淡无味，口干善饮，形体瘦弱，消谷善饥，舌心干绛，脉细数。

中医辨证：胃阴不足，热盛伤津。

治法：滋阴清胃泻火。

方药：玉女煎。

生石膏 15 克　熟地 15 克　麦门冬 6 克　知母 6 克　牛膝 6 克

用法：上药加水 400 毫升，煎至 200 毫升，空腹服之。

禁忌：葱、蒜、羊肉、羊血、饴糖。

方论：方中石膏、知母清阳明有余之火为君；熟地补少阴不足之水为臣；麦冬滋阴生津为佐；牛膝导热引血下行，以降炎上之火，为使。如火极盛加栀子、地骨皮，多汗多渴加五味子，如金水俱亏，阴精损气加人参，以助水亏气虚之患。

五、肝火亢盛（瘦弱）

多由肝阳偏旺，因肝阴不足而使肝阳升动太过，主要表现形体消瘦，胁肋灼痛，性急易怒，烦躁不安，头晕目眩等。

主证：形体消瘦，胁肋灼痛，烦躁不安，头晕，头痛，眼花，耳鸣，口苦，便秘，吐衄，舌苔黄，脉弦数。

中医辨证：肝阳亢盛。

治法：清肝泻火。

方药：龙胆泻胆汤。

当归 10 克　龙胆草 10 克　栀子 10 克　黄连 6 克　黄柏 10 克　黄芩 10 克　大黄 6 克　芦荟 10 克　木香 10 克　麝香 0.1 克

用法：麝香另包纳入诸药共煎，加水 400 毫升，煎至 300 毫升，分两次温服。

禁忌：葱、蒜、羊牛肉。

方论：方中龙胆草、芦荟、青黛泻肝胆实火共为君；栀子、黄连、黄芩、黄柏泻三焦之实热，大黄泻火通便为臣；火旺则易致血虚，故以当归养血为佐；热盛则气滞窍闭，故酌用木香、麝香行气开窍为使。诸药相配，共奏泻肝胆实火之功。

686. 肥　胖

肥胖在目前已经不再代表福气了，因为人体对肥胖病的负荷力，是随着年龄的增加而逆减的，也就是年龄愈大，人体对肥胖的危害抵抗力越小，因肥胖病而导致的疾病就愈多。不仅会自病丛生，且会死亡率增高，生活上有许多不方便，也影响外貌给人的印象。

一、痰湿内滞（肥胖）

本症多由脾阳不振，痰湿内蕴而致。脾主湿，脾气健旺，则水谷化精微，变气血，营养全身，脾气虚弱，健运失职，水湿停聚，则聚为痰涎，阻滞气机，水湿流于肌肤及体内致以肥胖。

主证：形体肥胖，食纳量多，尤喜食甘美肥腻之品，苔白腻，脉濡细。

中医辨证：脾运失职，痰湿内滞。

治法：祛湿健脾，宽中理气。

方药：胃苓汤加味。

茯苓 10 克　甘草 6 克　苍术 15 克　陈皮 12 克　白术（炒）12 克　官桂 6 克　泽泻 10 克　猪苓 10 克　厚朴花 6 克　生姜 3 克　大枣 5 枚　桂枝 6 克

用法：诸药合煎加水 600 毫升，煎至 400 毫升，分二次食远服。

禁忌：酒、油腻厚味、青鱼、桃李。

方论：本方即五苓汤合平胃散而成，具有温化寒邪、健脾减肥之功。

二、气虚（肥胖）

气虚症主要指元气不足之症，多表现为全身及内脏功能衰退症候，少气懒言，疲倦乏力，头晕目眩，动则自汗，怕冷，食纳差，气虚之证。

主证：气虚肥胖，少气懒言，动则自汗，面部虚浮，怕冷，食纳差，神疲嗜卧，苔白脉沉

中医辨证：气虚肥胖。

治法：健脾益气。

方药：香砂六君子汤。

法半夏 10 克　广木香、砂仁 6 克　人参 6 克　焦白术 12 克　陈皮 6 克　茯苓 10 克　甘草 6 克

用法：上药共煎加水 600 毫升，煎至 400 毫升，食远服。

禁忌：油腻厚味、醋、青鱼、雀肉、海菜、猪肉。

方论：本方是六君子汤加木香、砂仁组成，具有益气补中、化痰降逆功效，治脾胃气虚、痰湿内生而致肥胖病善可。

三、脾虚湿困（肥胖）

由脾虚而导致的湿盛病。脾喜燥恶湿，脾虚则水湿停聚，主要症见饮食减少，上腹满闷，恶心欲呕，口黏不渴，渴不欲饮，头重如裹，身困肢沉，腹泻水肿等。

主证：倦怠身重，四肢浮虚，少气懒气，口苦咽干，舌苔厚腻，脉缓。

中医辨证：脾虚湿盛，身困肢沉浮肿。

治法：益气升阳，健脾祛湿。

方药：升阳益胃汤加味。

人参 6 克　黄芪 15 克　制半夏 10 克　甘草（炙）6 克　独活 10 克　羌活 15 克　防风 15 克　白芍 15 克　橘皮 10 克　茯苓 10 克　柴胡 9 克　泽泻 9 克　白术（土炒）12 克　黄连 3 克　苍术 10 克

用法：上药合煎加水 800 毫升，煎至 500 毫升，分三次服用，食远服用。

禁忌：油腻厚味、雀肉、桃李、白萝卜。

方论：方中人参、黄芪、白术、甘草补益脾胃之气；柴胡、防风、羌活、独活，升举清阳，祛风除湿利水；半夏、陈皮、茯苓、泽泻、黄连除湿清热，全方共奏益气升阳、健脾祛湿之功。

687. 浮　肿

浮肿，证名，出自《素问·气交变大论》，即凹陷性水肿，属虚，为区别肿之为实者，又称虚浮。浮肿多由风寒袭肺、风热犯肺、水湿困脾、脾肾阳虚、气血两虚而致。

一、风寒袭肺（浮肿）

风寒之邪侵入肺脏，不得宣降，恶寒重发热轻，眼睑先肿，来势迅速，继而四肢及全身

皆肿。

主证：四肢皆肿，畏恶风寒，来势迅速，四肢酸痛，从头及眼睑先浮肿，继则头面及全身，苔白，脉浮。

中医辨证：风寒袭肺，肺失宣降。

治法：祛风行水。

方药：麻黄加术汤。

麻黄 6 克　炒白术 10 克　甘草 6 克　桂枝 10 克　杏仁（去皮尖）10 克

用法：上药煎加水 600 毫升，煎至 300 毫升，分两次服。

禁忌：表虚自汗慎用。外感风热及体虚外感者均忌用。

方论：方中麻黄发散风寒，宣肺平喘利水为君；桂枝辛温解肌为臣；杏仁宣降肺气，止咳平喘为佐；白术、甘草调和诸药，散寒除湿为使。

二、风热犯肺（浮肿）

风热犯肺，即外感风热之邪引起发热，微恶风，自汗，咳嗽，面部浮肿，舌苔薄白，微黄，温邪客表的证候。

主证：突然眼睑和面部浮肿，发热恶风，头痛，咳嗽，咽喉红肿，舌苔薄黄，脉浮数。

中医辨证：外感风热，温邪客表。

治法：辛凉宣肺，清热利水。

方药：桑菊饮加减。

杏仁 10 克　连翘 6 克　薄荷 6 克　桑叶 10 克　菊花 6 克　桔梗 6 克　甘草 6 克　苇根 6 克　麻黄 6 克

用法：上药共煎加水 600 毫升，煎至 300 毫升，分三次服用。

禁忌：猪肉、菘菜、鳖肉、海菜。

方论：方中桑叶、菊花疏风解表，宣透风热；桔梗、甘草、杏仁清咽利膈，止咳化痰；连翘清热解毒，麻黄宣肺利水，苇根清热生津，配伍同用共奏疏风清热、宣肺利水之功。

三、水湿困脾（浮肿）

水湿困脾是由于脾阳虚而产生的机能障碍，临床常表现为水湿、痰饮等证。

主证：肢体浮肿，起病缓慢，病程较长，多由四肢而起，腰腹下肢明显，小便清涩，舌苔腻，脉缓。

中医辨证：水湿困脾。

治法：祛湿健脾，宽中理气。

方药：胃苓汤加味。

炒白术 12 克　厚朴 10 克　苍术 10 克　茯苓皮 10 克　泽泻 10 克　大腹皮 10 克　地骨皮 10 克　生姜皮 10 克　桑白皮 10 克　桂枝 6 克　甘草 6 克　陈皮 6 克

用法：上药合煎加 600 毫升，煎至 400 毫升，分三次服之。

禁忌：油腻厚味、醋、海菜、菘菜、猪肉、雀肉、青鱼。

方论：本方即五苓汤合平胃散而成。具有温化寒邪，健脾祛湿利水之功。

四、脾阳虚（浮肿）

与脾虚湿困的概念相同，仅因果有所差异，湿困脾阳是外湿损伤脾阳，影响脾的运化功能。其主要表现与脾虚湿困相当。脾阳不振而引起的脾胃虚寒证。主要表现为上腹部隐痛不止，喜热喜按，口流清水，呃逆呕吐，食欲不振，食后胀满，久泄不止，肢冷无力，尿少浮肿等。

主证：水肿腰腹以下为甚，反复不愈，按之凹陷不起，食欲不振，食后胀满，上腹胀满隐痛，呃逆呕吐，肢冷无力，舌淡苔白，脉沉细无力等。

中医辨证：脾阳不振，脾胃虚寒。

治法：温脾暖肾，利水消肿。

方药：实脾汤。

厚朴（去粗皮，姜制，炒）10 克　白术（炒）12 克　木瓜（去瓤）10 克　草果（去皮）10 克　木香 10 克　干姜（炮）8 克　槟榔 9 克　附子（炮，去皮，脐）　甘草（炙）6 克　白茯苓（去皮）12 克　桂枝 6 克

用法：上药共用加水 600 毫升，煎至 300 毫升，加生姜 5 片、大枣 3 枚，去滓，不拘时服。

禁忌：寒凉食物、冷饮、油腻食品、雀肉、桃李、青鱼。

方论：方中附子、干姜温养脾肾，扶阳抑阴，厚朴、木香、大腹皮、草果仁下气导滞，化湿利水；茯苓、白术、木瓜健脾和中，渗湿利水；甘草、生姜、大枣益脾温中。诸药合用共奏温脾暖肾、利水消肿之功。

五、肾阳虚（浮肿）

肾阳为全身机能活动的原动力，肾阳虚弱，即出现人体机能活动低下。主要表现为面色发白，精神不振，身寒怕冷，体力下降，腰酸腿软，阳萎早泄，性欲减退，尿少便稀等。

主证：面色发白，精神不振，身寒怕冷，体力下降，腰酸腿困，阳萎早泄，性欲减退，尿少浮肿，食少便溏，舌质嫩胖，舌苔白滑，脉沉无力。

中医辨证：肾阳虚弱。

治法：温补肾阳，利水消肿。

方药：济生肾生汤。

干地黄 15 克　山药 15 克　山萸肉 15 克　茯苓 15 克　泽泻 10 克　牡丹皮 10 克　桂枝 10 克　附子（炮）10 克　车前子 10 克　牛膝 10 克

用法：诸药合煎加水 800 毫升，煎至 400 毫升，不分时服用。

禁忌：咽干，口燥，舌红，少苔，肾阴不足，肾火上炎症状不宜服。

方论：方中地黄、山萸补益肾阴而摄精气；山药、茯苓健脾渗湿；泽泻、车前子泻肾中之水邪；牡丹皮清肝胆相火；桂枝、附子温命门真火，牛膝助车前子利下部之邪。全方诸药合用共成温补肾阳、利水消肿之功。

六、气虚（浮肿）

本症属诸虚不足，五劳七伤，不进饮食，久病虚损，时发潮热，气攻骨脊，拘急痛疼，夜梦遗精，面色萎黄，腰膝萎软；一切病后不能复旧，忧愁思伤动血气，脾肾气弱，五心烦闷；以及疮痛不敛，妇女血崩，致以气血双虚。

主证：气虚肿满，腰膝酸软，呕吐痞满，面黄肿浮，食少便溏，舌淡，苔白，脉细或弱。

中医辨证：气虚浮肿。

治法：补气补血。

方药：香砂六君子汤。

法半夏 10 克　广木香 9 克　砂仁 3 克　人参 15 克　焦白术 10 克　陈皮 6 克　白茯苓 12 克　甘草 6 克　黄芪 10 克

用法：上药共煎加水 800 毫升，煎至 400 毫升，分三食远服用。

禁忌：白萝卜、葱、蒜、雀肉、桃李、青鱼。

方论：香砂六君子汤由四君汤、异功汤加砂仁、木香而成。四君子汤甘温药物组成，主要功能助阳补气、强壮脾胃，主治面色发白，四肢倦怠，脉虚无力，脾虚浮肿；异功汤主治脾胃阳虚，食少，胃脘饱胀等；香砂六君子汤，主治胃脘痞闷，呕吐。两方合奏助阳补气、强壮脾胃之功。

688. 偏瘫（半身不遂）

偏瘫，即"半身不遂"，又称"半身不随"、"偏枯"。指一侧或半身肢体瘫痪或运动失灵。多种脑病或六淫侵袭而致。有的可以逐渐恢复，长期病情存在可引起肢体萎缩。

一、风中经络（偏瘫）

邪在于络，肌肤不仁；邪在于经，即重不胜；正气不足，络脉空虚，腠理疏松，风邪引动痰湿，流窜经络，气血瘀滞而发病。

主证：手足麻木，肌肤不仁或突然口眼歪斜，语言不利，口角流涎，甚者半身不遂，或兼恶寒发热，肢体拘急，关节酸痛，苔白或黄，脉浮紧或弦细等。

中医辨证：血弱不能养筋，偏瘫。

治法：祛风清热，调理气血。

方药：大秦艽汤加减。

秦艽 12 克　羌活 12 克　独活 12 克　白芷 10 克　当归 10 克　防风 10 克　生地 15 克　白术 10 克　全蝎 5 枚　鸡血藤 30 克　木瓜 10 克

用法：上药加水 1000 毫升，煎至 500 毫升，分三次分远服用。

禁忌：风无挟热之邪不宜用，忌青鱼、雀肉、菘菜、葱、蒜、萝卜、一切血。

方论：本方为治经脉空虚，风邪初中经络，手足不能运动，舌强不能语言者为宜，若风无挟热之邪，可去黄芩、石膏、生地，专以养血祛风为治；若风痰阻络，口眼歪，口角流涎偏重者，可加白附子、胆南星、全蝎祛风痰，通经络。本方虽能养血祛风，但必竟风药太多，若在表之风不重者，辛散之药可酌减；若因血虚手足麻木，肌肤不仁，而非风邪所致者，切不可用。

二、肝阳化风（偏瘫）

多由阴虚肝旺，或肝火上炎，升发太过，阳动化风所致。肝阳化火，煎熬津液成痰，风火相煽，挟痰上扰，蒙闭神明，则卒然昏倒；风痰窜络，气血不畅，则见舌强不语，口眼㖞斜，偏瘫，舌红，脉弦数等。

主证：眩晕头痛，肢体麻木，或振颤，甚者卒然昏倒，舌强不能语，口眼㖞斜，偏瘫，舌体颤动，质红，脉弦数。

中医辨证：肝阳化风，风痰窜络。

治法：清热平肝，潜阳熄风。

方药：天麻钩藤饮。

天麻 12 克　钩藤 12 克　山栀子 10 克　川牛膝 12 克　石决明 30 克　茯神 12 克　杜仲 10 克　黄芩 10 克　益母草 30 克

用法：上药共煎加水 800 毫升，煎至 400 毫升，分三次服用。

禁忌：醋、一切酸。

方论：方中天麻、钩藤、石决明平肝熄风；山栀、黄芩清肝泻火；杜仲、桑寄生补益肝肾；夜交藤、朱茯神养心安神；益母草活血利水；牛膝活血通络，引血下行。诸药合用，共成清热平肝、潜阳熄风之效。

三、痰火内闭（偏瘫）

痰浊内闭，气机不畅，临床主要表现为突然昏仆，不省人事，肢体强痉，面赤身热，气粗口臭，燥扰不宁，舌苔黄腻，脉弦而数。

主证：突然昏仆，神识不清，偏枯，口眼㖞斜，面赤身热，舌苔黄腻，脉弦数。

中医辨证：痰浊内闭，气机不畅。

治法：豁痰燥湿，行气开郁。

方药：导痰汤加味。

半夏 10 克　天南星（制）6 克　茯苓 9 克　甘草 6 克　陈皮 6 克　天麻 10 克　枳实 10 克　石菖蒲 10 克　僵蚕 10 克

用法：上药共煎加水 600 毫升，煎至 300 毫升，分三次服用，食远服用。

禁忌：羊肉、羊血、饴糖、醋、海菜、猪肉。

方论：方中南星燥湿化痰，祛风散结，枳实下气行痰，共为君药；半夏功专燥湿祛痰，为臣药，辅助君药加强豁痰顺气之力；茯苓渗湿，甘草和中，为佐；天麻祛风化痰，菖蒲开窍醒神，僵蚕开闭祛痰。全方共奏豁痰燥湿、行气开闭之功。

四、阳气虚脱（偏瘫）

阳气虚脱欲绝，属虚证，急宜益气回阳，救逆固脱。

主证：卒然昏仆，不省人事，口眼歪斜，半身不遂，语言謇涩，咽下不畅，撒手遗尿，目合口开，四肢厥逆，舌短而青，苔白腻滑润，脉沉伏或微细。

中医辨证：阳气虚脱。

治法：益气回阳，救逆固脱。

方药：参附汤加味。

人参 25 克　制附子 15 克　黄芪 20 克　五味子 10 克

用法：上药加水 600 毫升，煎至 300 毫升，不拘时服。（或用鼻饲法）

禁忌：阳盛阴虚，舌红，苔黄，脉细数忌服。

方论：人参大补元气，附子益气回阳，黄芪补气固脱，三药共奏益气回阳、救逆固脱之功。

五、阴脱阳浮（偏瘫）

真阴不足，津血亏损而致阳气浮越于上的病机，主要表现为头目眩晕，半身不遂，口眼㖞斜，孤阳上越，面赤如妆，昏不识人等。

主证：半身不遂，孤阳上越，面赤如妆，昏不识人，口眼㖞斜，咽干，舌苔黄腻，脉弦滑而数。

中医辨证：阴脱阳浮，半身不遂。

治法：育阴平肝，熄风定眩。

方药：羚羊钩藤汤加减。

羚羊角 10 克　钩藤 10 克　生地 12 克　白芍 12 克　川贝母 12 克　川楝子 10 克　菊花 9 克　茯神木 12 克　珍珠母 30 克　黄芩 10 克　霜桑叶 10 克　甘草 6 克

用法：加水 1000 毫升，煎至 500 毫升，分三次服用，食远服。

禁忌：一切血、葱、蒜、白萝卜。

方论：方中以羚羊角、钩藤清热凉肝，熄风止痉，共为君药；桑叶、菊花、黄芩、川楝子平肝熄风为臣；白芍、生地黄、甘草养阴增液以柔肝舒筋；川贝母清热除痰；茯神木、珍珠母宁心安神；甘草调和诸药，兼以为使。诸药合用，共奏平肝熄风、清热止痉之效。

六、肝肾亏虚（偏瘫）

即肝肾阴虚，肝肾二脏皆具"阴常不足，阳常有余"的特点，极易亏损，一荣俱荣，一损俱损，因而临床上多共存。主要表现为头胀，视物不明，五心烦热，腰膝酸软，肝肾亏损，半身不遂等。

主证：下元虚衰，虚阳上浮，痰浊上泛，舌强不能言，足废不能用及脊髓病变之偏枯，舌苔黄腻，脉沉迟细弱等。

中医辨证：肝肾亏虚，半身不遂。

治法：滋肾阴，补肾阳（阴阳双补），开窍化痰。

方药：地黄饮子汤加减。

熟地 10 克　肉苁蓉 10 克　巴戟天（去心）10 克　山萸肉（酒浸）10 克　炮附子 6 克　石斛 10 克　五味子 6 克　肉桂 6 克　茯苓 10 克　麦门冬 10 克　菖蒲 10 克　远志（去心）10 克

用法：上药共煎加姜 5 克、大枣 1 枚、薄荷 5 克，加水 800 毫升，煎至 400 毫升，不拘时服。

禁忌：服药期间忌芜荑、炙肉、荞麦面、猪肉、大蒜、黏食及生冷食物。

方论：方中熟地黄、山萸肉滋补肝肾之阴；石斛、麦冬养阴生津，兼清虚火；巴戟天、肉苁蓉、附子、肉桂温养肾中真阳。上述八味，阴阳并补，以治肾虚；再以菖蒲、远志、茯苓化痰开窍，交通心肾；五味子收敛耗散之真气；生姜、大枣和药调中。配合成方共奏补肾填精、化痰开窍之功。

689. 半身麻木

即半身肢体发麻，多由中气不足、阳虚自汗、脾肺气虚、气机失畅而致偏麻不适之症。

一、中气虚弱（半身麻木）

造成气虚的原因很多，如久病、重病或劳累过度而元气耗损虚弱；先天不足，后天饮食失调，中焦脾胃损伤而元气生成匮乏；老年精气日衰，中气虚衰而致半身麻木。

主证：半身发麻，头晕，少气懒言，疲倦乏力，自汗，劳累后上述诸症加剧，舌淡，脉虚无力。

中医辨证：中气不足，气血不畅。

治法：补中益气。

方药：神效黄芪汤。

黄芪 30 克　党参 30 克　蔓荆子 10 克　陈皮 10 克　白芍 10 克　炙甘草 6 克

用法：上药加水 600 毫升，煎至 300 毫升，分三次空腹服用。

禁忌：猪肉、海菜。

方论：方中黄芪、人参补中益气，大补脾肺，升提清阳，固表止汗；白芍、陈皮补血健胃，蔓荆子祛风解痹。全方合奏补中益气、祛风解痹之功。

二、营血亏损（半身麻木）

营血，即营有营养、营运的意思。指运行于循环中的血液，具有营养周身器官的作用，营血亏损也就是说营养周身各器官、各组织的营血亏损。各组织器官由于营血损亏，机能失调，气机失畅致以半身麻木等。

主证：肢体麻木，筋缓不能行走，眼目昏暗，头痛眩晕，耳鸣，眼干，畏光，视物昏花，急躁易怒。

中医辨证：营血亏损，气机失调。

治法：养血滋肝，柔肝舒筋。

方药：补肝汤。

生地黄 15 克　当归 10 克　白芍 12 克　枣仁 12 克　川芎 6 克　木瓜 10 克　甘草 6 克

用法：上药共煎加水 600 毫升，煎至 300 毫升，分三次服用。

禁忌：湿面、猪肉、海菜、葱、蒜。

方论：本方由四物汤加味而成，方中四物汤滋养阴血；木瓜、甘草酸甘化阴，柔肝舒筋，合用共奏养血滋阴、柔肝舒筋之功。

三、风寒外袭（半身麻木）

风与寒两种病因相结合所致的疾病。主要表现为恶寒重，发热轻，头身痛，鼻塞流涕等。

主证：肢体麻木，伴有头痛身痛，恶风寒，无汗，鼻塞流涕，舌苔薄白，脉浮紧。

中医辨证：风邪外袭，半身麻木。

治法：补气通阳，养血除痹。

方药：黄芪桂枝五物汤加味。

黄芪 10 克　芍药 10 克　桂枝 10 克　生姜 18 克　大枣 12 枚　人参 6 克

用法：诸药合煎加水 600 毫升，煎至 300 毫升，分两次服用。

禁忌：白萝卜、蒜。

方论：方中黄芪补气，桂枝通阳为君；芍药养血除痹为臣；大枣、生姜调和营卫为佐；人参助黄芪补气之力。全方共奏补气通阳、养血除痹之效。

四、肝风内功（半身麻木）

由于阴虚肝旺，肝火上炎，升发太过，阳动化风所致。肝阳上扰头目，眩晕头痛；肝阴不足，筋失所养，则肢体麻木；肝阳化火，煎熬津液成痰，蒙闭神明，气血不畅，半身麻木等症。

主证：半身麻木，眩晕头痛，舌体颤动质红，舌强不能语，脉弦数。

中医辨证：阴虚肝旺，阳动化风。

治法：平肝熄风。

方药：天麻钩藤汤加减。

天麻10克　钩藤10克　山栀子10克　川牛膝10克　石决明（捣）30克　黄芩12克　茯神10克　益母草30克　桑寄生12克　夜交藤30克

用法：上药共煎加水800毫升，煎至500毫升，分三次服用。

禁忌：醋、一切酸、生葱、生蒜。

方论：本方具有平肝熄风、清热安神功效，主治肝阳上亢，肝风的内动所致的半身麻木，头目眩晕，耳鸣眼花，震颤失眠，甚者半身不遂，舌红，脉弦数等。

（据现代科学药理试验，本方有降压作用，临床上对高血压眩晕，耳鸣目胀，心悸，健忘，失眠多梦，脉弦长有力等症有效。近用治高血压眩晕、神经衰弱等证属于肝阳上亢者亦有一定疗效。）

五、湿痰阻络（半身麻木）

湿痰阻络，指脾湿健运引起的多痰之症，临床表现为痰多稀白或黄滑而易出，身重体软，倦怠无力等。

主证：半身麻木，伴有身重，头昏沉，呕恶，胸闷不舒，舌淡苔滑，脉缓。

中医辨证：脾失健运，湿痰阻络。

治法：健脾益气，化痰通络。

方药：半夏白术天麻汤。

天麻10克　焦白术6克　甘草6克　白茯苓10克　生姜6克　大枣10克　橘红6克　黄芪15克　人参10克

用法：诸药合煎加水800毫升，煎至500毫升，分三次服用。

禁忌：雀肉、青鱼、菘菜、桃、李、一切酸、醋、白萝卜。

方论：方中半夏性温入胃，燥湿化痰，降逆和中；天麻入肝除风而治头眩；黄芪、人参入脾胃，补中益气，扶正祛邪；茯苓、苍术、白术、泽泻合用燥渗为长，可燥中湿而利湿邪从小便出，以治生痰之源；橘皮、麦曲理气升阳，和中消食；干姜辛热入胃，黄柏苦寒入肾，二药合用温中散寒而泻下火。诸药配伍，共成化痰祛风、补气温中、健脾调胃之功。

690. 瘫 痪

瘫痪是四肢运动功能丧失或障碍的称谓。四肢筋缓不能行走，外受邪热所致上肢或下肢酸软无力，手不能持物，足不能任地等。

一、肺胃津伤（瘫痪）

本症多因外感受热邪致以肺津亏耗，食辛热之物损伤胃津，使肺胃津枯，功能障碍而致。

主证：外感高温，高热灼蒸，鼻燥咽干，上下肢酸软无力，手不能持物，足不能任地，舌红少津，脉细数。

中医辨证：肺胃津伤，气机失畅。

治法：清燥润肺。

方药：清燥救肺汤。

桑叶 10 克　石膏 9 克　甘草 6 克　人参 6 克　胡麻仁（捣）6 克　阿胶（烊化）6 克　麦门冬 10 克　杏仁 9 克　枇杷叶 10 克

用法：上药共煎加 500 毫升，煎至 300 毫升，分三次服用。

禁忌：炒豆、鲤鱼、海菜、猪肉、菘菜、鲫鱼。

方论：方中桑叶轻宣润燥，石膏清肺胃燥热，共为君药；阿胶、麦冬、胡麻仁润肺滋液，同为臣药；人参益气生津，杏仁、枇杷叶泻肺降气，共为佐药；甘草调和诸药为使。诸药合用，使温燥之气得除，肺金之气阴得复，则诸症自解。

二、肝肾阴虚（瘫痪）

即肝肾亏损，肝肾二脏皆具"阴常不足，阳常有余"的特点，其极易亏损，一荣俱荣，一损俱损，因而临床上多共存，肝肾阴虚致虚阳外浮等。

主证：腰膝酸软，病势缓慢，逐渐上肢或下肢痿弱不用，舌红无苔，脉细弦。

中医辨证：肝肾阴虚。

治法：滋肾养肝，强壮筋骨。

方药：虎潜丸（汤）加减。

黄柏 15 克　知母 6 克　熟地 6 克　龟版 12 克　白芍 6 克　锁阳 6 克　橘皮 6 克　干姜 3 克　虎骨 6 克

用法：上药合煎加水 600 毫升，煎至 300 毫升，分三次服用。

禁忌：辛、辣、大蒜、葱、牛、羊肉。

方论：人之一身，阳常有余，阴常不足。黄柏、知母以滋阴，地黄、当归、白芍所以养血，牛膝能引药下行，锁阳能使阴精不泄，龟得天地之阴气最厚，故用于补阴，虎得天地之阳气最强，用以壮骨。陈皮行滞，干姜入肺中利肺气，入肾中燥下湿，入肝经引血药生血，同补阴药亦能引血药入气分生血。

三、湿热侵淫（瘫痪）

湿热浸淫临床常表现四肢或双下肢痿软无力，肢体灼热，得凉稍舒，身热不得等。

主证：四肢或双下肢痿软无力乃至瘫痪，肢体灼热，得凉稍舒，身热不扬，身重而痛，腹满少食，舌苔黄腻，脉濡数等。

中医辨证：湿热浸淫，痿软无力。

治法：清热利湿，强筋壮骨。

方药：四妙汤加减。

苍术 3 克　怀牛膝 10 克　当归 10 克　晚蚕砂 10 克　黄柏 10 克　防己 6 克　薏苡仁 16 克　玄参 10 克　龟版 15 克　生地 10 克

用法：上药共煎加水 600 毫升，煎至 300 毫升，分三次服用。食远服用。

禁忌：湿面、葱、蒜、牛羊肉、酒、辛辣。

方论：方中苍术燥湿健脾；黄柏清热燥湿；牛膝、薏苡仁、元参、生地、龟版、防己、当归补肝肾强筋骨，晚蚕砂滋阴凉肝。全方共奏清热利湿、强健筋骨之功，为治湿热痿症之妙剂。

四、寒湿浸淫（瘫痪）

寒邪是一种阴邪最伤人阳气，寒邪入络，就会发生筋骨痛。湿邪是一种重浊腻滞的阴邪，一般多因外感雾露，或经常在水中作业，或涉水淋雨，或居住湿地而起。因而寒湿之邪浸淫所致瘫痪在临床表现为：四肢或双下肢重困，腰膝酸楚，颜面浮肿或虚浮晦滞等。

主证：颜面水肿，或虚浮晦滞，四肢重困，腰膝酸楚，舌苔腻，脉缓。

中医辨证：寒湿浸淫，肢身痿弱。

治法：祛湿健脾，宽中理气。

方药：胃苓汤加味。

焦白术 15 克 厚朴 10 克 苍术 10 克 茯苓皮 10 克 泽泻 10 克 大腹皮 10 克 桂枝 10 克 甘草 6 克 陈皮 6 克 桑白皮 10 克 生姜 6 克 地骨皮 10 克

用法：上药共煎加水 800 毫升，煎至 400 毫升，分三次服用。

禁忌：酒、炒豆、醋、一切酸、厚味、葱、蒜。

方论：胃苓汤即五苓汤合平胃散而成，具有温化寒邪、健脾祛湿利水之功。

五、脾胃气虚（瘫痪）

脾胃气虚指脾胃的腐熟及运化功能减退。主要表现为食欲不振，腹胀，伴有眩晕，四肢痿软瘫痪，神疲乏力，面色淡白，消瘦腹泻等。

主证：四肢痿软瘫痪，食欲不振，腹胀伴有乏力，眩晕，面色萎黄，消瘦腹泻，消化不良，舌淡苔白，脉缓弱。

中医辨证：脾胃气虚瘫痪。

治法：补中健脾，益气升阳。

方药：补中益气汤加味。

黄芪 15 克 党参 15 克 炙甘草 6 克 当归 10 克 焦白术 10 克 升麻 10 克 柴胡 9 克 陈皮 6 克 六神曲 10 克

用法：加水 600 毫升，煎至 300 毫升，分三次服，空腹服用。

禁忌：猪肉、菘菜、生蒜、葱。

方论：本症治宜补中益气为法。方中用味甘性温之黄芪为主入脾肺，补中益气，大补脾肺，升提清阳，固表止汗；脾胃属土，虚则生湿，人参、白术、炙甘草甘温入脾，补中益气，以助黄芪之用，燥湿健脾，既能增强生血之源，又有培土生金益肺之功；配伍当归、黄芪（即当归补血汤）养血补肝；陈皮芳香理气和中而降浊；升麻、柴胡辛凉能升发清阳。诸药合用，共成补中益气、甘温除热、益气升清提陷之功。

六、肾阳虚衰（瘫痪）

此症多由素体虚弱，老年久病，或房劳过度，损伤肾阳所致。肾阳虚弱，气血运化无力，不能上达于面，肢体得不到阳气的温暖，卫阳也失去固表的能力而致肾阳虚衰瘫痪。

主证：四肢痿瘫，神疲乏力，面色淡白，便溏，头晕，耳鸣，苔白质淡，脉沉迟而弱。

中医辨证：肾阳虚衰，四肢瘫痪。

治法：温补肾阳。

方药：金匮肾气汤加味。

熟地 12 克 山萸肉 10 克 山药 15 克 丹皮 10 克 茯苓 10 克 泽泻 10 克 怀山药 15

克　附子片 15 克　仙茅 10 克　巴戟天 10 克　阿胶（烊化）10 克

用法：上药共煎加水 1000 毫升，煎至 500 毫升，分三次食远服用。

禁忌：羊肉、羊血、葱、蒜、白萝卜。如有咽干，口燥，舌红，少苔等肾水不足，肾火上炎症状者不宜用。

方论：方中地黄、山萸补益肾阴而摄精气；山药、茯苓健脾渗湿；泽泻泄肾中水邪；牡丹皮清肝胆相火；桂枝、附子温命门真火。诸药合用共奏补肾气之效。

七、瘀血阻络（瘫痪）

本症多由外伤后立即出现下半身瘫痪，二便失禁或秘结，不知痛痒等症。

主证：下半身瘫痪，不能站立，二便失禁或大便秘结，不知痛痒，舌有瘀点，脉涩。

中医辨证：瘀血阻络，瘀闭不通。

治法：活血祛瘀，行气止痛。

方药：桃红四物汤。

桃红 9 克　红花 9 克　当归 9 克　川芎 6 克　赤芍 6 克　狗脊 10 克　牛膝 12 克　鸡血藤 30 克　地龙 10 克　熟地 12 克　苏木 6 克

用法：诸药共煎加水 600 毫升，煎至 300 毫升，分三次温服。

禁忌：一切血、葱、蒜、萝卜。

方论：本方具有活血祛瘀、行气止痛功效，对外伤患者有气滞血瘀，肿痛者善佳。

八、肝郁血虚（瘫痪）

多因异常的精神刺激，导致肝的疏泄功能失常，而发生肝郁气结，甚则气滞血瘀。肝气郁结则肝失条达，气机不畅；由于久病，出血，或其它慢性疾病耗伤肝血，致以眩晕，面色不华，视物摸糊；肝血不足不能濡养肢体筋脉，故肢体麻木不仁，甚则瘫痪。

主证：病人多愁善感，喜悲欲哭，一遏怒则突发四肢瘫痪，面色无华，头晕，筋脉拘挛，舌色紫暗，脉细或弦涩。

中医辨证：肝血郁滞，筋脉失养。

治法：疏肝理气解郁，补养肝血。

方药：逍遥汤合甘麦大枣汤。

甘草 6 克　小麦 15 克　当归 10 克　柴胡 10 克　白芍 12 克　白术 10 克　薄荷 6 克　茯苓 10 克　煨姜 6 克　大枣 10 克

用法：上药共煎加水 600 毫升，煎至 350 毫升去滓，热服不拘时服。

禁忌：防恼怒，忌蒜、羊肉、湿面、鳖肉、醋、雀肉。

方论：方中柴胡疏肝解郁，小麦味甘微寒，养心安神合为君；当归、白芍养血柔肝，甘草甘平，补脾益气养心气，合而为臣；薄荷助柴胡以散肝郁，大枣性味甘温补中益气并润脏燥为佐；煨生姜温胃和中。诸药合用，可收肝脾并治、气血兼顾效果。（凡属肝郁血虚，脾胃不和者皆可化裁应用。）

691. 伤风（表虚发热）

因风致病，类似于感冒。在《伤寒论》中的太阳经中风症，多由本体正虚，风邪由口鼻侵入，客于肺经，因肺主皮毛，开窍于鼻。

主证：鼻塞，流清涕，打喷嚏，咳嗽，甚者头痛身热，微出汗，恶风，脉浮缓，苔白不渴。

中医辨证：本体正虚，风邪外袭。

治法：疏风解表（辛凉微温轻清剂）。

方药：防风和营汤。

玉竹6克　荆芥3克　防风6克　杏仁5克　陈皮5克　紫苏3克　生姜3克　白芍6克　白芷6克　香附6克　当归6克　牛蒡子6克

用法：上药合煎加300毫升，煎至200毫升，分二次温服。

禁忌：应避风。忌湿面、油腻食品。

方论：《经》言："风雨袭虚，则病起于风雨寒热，不得虚，邪不能独伤人"。方用甘平益气，治风淫头痛之玉竹为君；甘平泻火，补气之甘草为臣；微苦微温微辛之荆芥、紫苏、杏仁、前胡、桔梗等与辛凉之薄荷、牛蒡子为佐；更以辛甘微温之防风为使，宗风淫所胜，平以辛凉，佐以苦甘之旨，组合成方。因风邪甚浅，即以此祛风解表轻清剂为治。

692. 盗汗（阴虚）

指阴精亏损而招致的虚火亢盛，主要表现为烦躁易怒，阳亢热盛或潮热，手足心热，唇红口干，大便干燥，两颧潮红等。

主证：睡后出汗，醒后汗出自止，阳亢热盛，或潮热，手足心热，烦躁易激动，盗汗，小便少，大便干，舌红无苔，脉细数，津血亏虚之证。

中医辨证：虚火亢盛，阴精亏损。

治法：滋阴清热，固表止汗。

方药：当归六黄汤。

生地黄10克　熟地黄10克　当归10克　黄连3克　黄柏6克　黄芩6克　黄芪15克

用法：上药共煎加水500毫升，煎至300毫升，三次分服，空腹服，小儿减半。

禁忌：冷水、猪肉、葱、蒜、萝卜。

方论：方中当归养血，生熟地滋阴，三味养血补阴，从本而治；再用黄芩清上焦火，黄连清中焦火，黄柏清泻下焦火，使虚火得降，阴血安宁，不致外走为汗，又倍用黄芪，固已虚之表，安未定之阴。全方共用以补阴为主，佐以泻火之药，阴血安定，盗汗自止。故《兰室秘藏》称其为"盗汗之圣药"。本方荣卫兼顾，后世又用以治疗阴虚火旺之自汗症。

693. 自汗（阳虚）

本症指白天非劳动或气候炎热情况下的一种病理性出汗，多因体质虚弱，卫阳不固所致。

主证：醒时汗出，睡时收，非劳动时易出汗，面色发白，手足不温，怕冷易劳倦，小便清白，口唇色淡，口淡无味，食欲不振，舌质淡苔白而润，脉虚弱。

中医辨证：体素虚弱，卫阳不固。

治法：回阳固表，健脾调肾。

方药：参芪术附汤。

人参 10 克　黄芪 10 克　白术 10 克　附子 10 克

用法：上药加水 500 毫升，煎至 300 毫升，分三次服用。

禁忌：阴虚火旺，舌红咽干，脉数忌用。

方论：方中人参益气生津；黄芪益气补中；附子温经扶阳固表；白术能强健脾渗湿之效而防滑利下泄。全方共奏回阳固表、健脾调胃之功。

694. 遍体汗血（阴虚火旺）

汗血即血汗，见《血症论》。指所出之汗色淡红如血，症见通身血汗，甚者沾衣尽赤者。

主证：通身汗血，头晕，面赤口干，心烦唇燥，大便干结，小便黄赤，甚者迫血妄行，通身汗血之症，舌红苔少，脉数等。

中医辨证：阴虚火旺，迫血妄行。

治法：滋阴清热，凉血敛汗。

方药：加味六黄汤。

黄连 6 克　黄柏 6 克　大黄（酒洗）3 克　黄芪 6 克　黄芩 10 克　生地黄 10 克　熟地黄 6 克　杏仁 10 克　竹茹 6 克　地骨皮 6 克　蝉蜕 3 克　当归 10 克　甘草 6 克　白芍 10 克

用法：上药共煎加水 800 毫升，煎至 500 毫升，分三次分服，食远服。

禁忌：猪肉、羊肉、蒜、葱、白萝卜、鲤鱼。

方论：本方中当归养血，生地、熟地滋阴，三味养血补阴，从本而治；再用黄芩清上焦之火，黄连清中焦之火，黄柏清下焦之火，再用黄芪补虚，杏仁、竹茹、地骨皮、白芍、蝉蜕、甘草安未定之阴，收敛外泄之汗血，而助滋阴之药清热之效。全方共奏滋阴清热、凉血敛血止汗之功。

695. 黄　汗

黄汗，病名，出自《金匮要略·水气病脉证并治》。表现为头面四肢肿，身热，汗黏稠而色黄如柏汁，腰髋弛痛，两胫冷，身重痛，小便不利。即黄疸随汗而出，染衣成黄色等。

一、营卫壅闭（黄汗）

营卫是人体生活所必需的二种精微物质。营卫来源于水谷的精气，循行于脉道之中，是滋养人体的物质基础，其性活泼，无处不到，为人体的防御机能，覆布全身机表。若营卫发生病变，营卫壅闭，气机不畅，致以黄汗。

主证：口渴，身肿重困，发热，汗黏稠，小便不利，腰髋弛痛，黄汗如柏汁，脉沉迟等。

中医辨证：营卫壅闭，身肿重困。

治法：益气祛湿，和营泻热。

方药：黄芪芍药桂枝苦酒汤。

黄芪 15 克　白芍药 9 克　桂枝 9 克

用法：上三味药，以苦酒 200 克，水 800 毫升相和煮取 600 毫升，每次服用 200 毫升。

禁忌：油腻食品。

方论：方中黄芪味甘气温，为补气助阳之药；白芍、苦酒苦酸微寒，敛阴平肝和血凉血；桂枝温经通络。合方共奏益气祛湿、和营泻热之功。

二、湿热蕴滞（黄汗）

由湿热蕴滞，表现为头面四肢全身微肿，纳呆口苦，胁痛，发热，恶心，呕吐，腹胀厌食，小便黄赤，皆因肝胆系统一些病症而致。

主证：全身微肿，纳呆口苦，胁痛，发热，小便黄赤，恶心呕吐，舌苔黄腻，脉弦数。

中医辨证：湿热蕴聚，中气虚不能化生阴血。

治法：疏肝胆，利湿热。

方药：龙胆泻肝汤合玉屏风汤。

龙胆草10克　栀子（炒）9克　泽泻6克　黄芩（炒）10克　柴胡6克　生地（酒洗）10克　木通3克　当归6克　黄芪15克　防风6克　白术（炒）10克

用法：上药共煎加水800毫升，煎至500毫升，分三次温服。

禁忌：服药期间，忌服辛热食物，忌葱、蒜、青鱼、雀肉、菘菜。

方论：方中龙胆草善泻肝胆之实火，并能清下焦之湿热为君；黄芩、栀子、柴胡苦寒泻火，车前子、木通、泽泻清利湿热，使湿热从小便而解，均为臣；肝为藏血之脏，肝经有热则易伤阴血，故佐生地、当归养血益阴；黄芪、防风、白术扶正祛邪固表止汗，甘草调和诸药。二方合用，共奏疏利肝胆、清利湿热、固表止汗、扶正祛邪之功。

696. 汗出不止（亡阳）

亡阳是亡阴的进一步发展，表现为机能的衰竭。多由于大量出汗吐泻过多，体液严重丧失造成，临床上表现为大汗淋漓，手足逆冷，畏寒，面色苍白，口唇青紫，舌质淡，脉微欲绝等。亡阴是亡阳的必然结果，两者是同一疾病的不同发展阶段。

主证：外感发汗，汗出不止，热退而反恶寒，四肢拘急，屈伸不利，面色苍白，舌淡，脉微欲绝。

中医辨证：亡阳汗出不止。

治法：温经散寒，养血和营。

方药：桂枝附子汤。

桂枝10克　制附片（先煎一小时）30克　白芍15克　炙甘草15克　大枣10克　生姜10克

用法：方中附子先煎一小时后，再加水300毫升，煎至200毫升，分三次分服。

禁忌：海菜、猪肉、菘菜。

方论：方中桂枝散风寒，通经络，附子祛风除湿，温经散寒，二药相配，散风寒湿邪而治痹痛；生姜、大枣调和营卫，甘草补脾和中，白芍苦酸微寒补血平肝，养血和营。诸药合奏温经散寒、养血和营之功。

697. 半身寒冷（肾阳气虚，血脉痹阻）

肾阳气虚多由素体虚弱，或老年久病，或房劳过度损伤肾阳所致。肾阳虚衰，气血运化无力，肢体得不到阳气温暖，卫阳也失去了固表能力，故半身寒冷，面色淡白，苔白质淡，脉沉迟而弱。

主证：半侧寒冷（患者自头至足右半身或左半身不温）酸软无力，汗出时一侧也无汗，苔白质淡，脉沉迟而弱等。

中医辨证：肾阳气虚，血脉阻痹。

治法：温补肾阳。

方药：右归饮加味。

制附子（先煎）15 克　肉桂 6 克　怀山药 10 克　熟地 10 克　杜仲 10 克　枸杞 10 克　山萸肉 10 克　当归 10 克　细辛 3 克　炙甘草 10 克　菟丝子 10 克　鹿角胶 10 克

用法：上药加水 800 毫升，煎至 400 毫升，分三次食远服。

禁忌：葱、蒜、萝卜、一切血。

方论：本方系从《金匮要略》肾气丸加减衍化而来，所治之症属阳不足，命门火衰，或火不生土所致。方中除桂、附外，还增入鹿角胶、菟丝子、杜仲，以加强温阳补肾之功；又加当归、枸杞子，配合熟地、山药、山萸肉以增滋阴养血之效。其配伍滋阴养血之意义，即《景岳全书》所说"善补阳者，必从阴中救阳之意"。如阳衰气虚，可酌加人参；如阳虚精滑或滞浊便溏加酒炒补骨脂；如飧泄不止，加五味子、肉豆蔻；如脾胃虚寒，饮食减少，食不易化，或呕恶吞酸，加干姜；如腹痛加吴茱萸；如腰膝酸痛加胡桃肉，如阴盛阳虚加巴戟天、肉苁蓉或黄狗外肾。

698. 无 汗

无汗，症名。当有汗而不出汗者谓之"无汗"。

一、风寒表实（无汗）

太阳病是外邪侵袭体表，太阳伤寒脉紧无汗为表实症，多见无汗症。在治疗上用麻黄汤解表发汗。

主证：恶寒发热，头身痛疼，无汗而咳或喘，舌苔白，脉浮紧。

中医辨证：太阳伤寒，头身无汗。

治法：发汗解表，宣肺平喘。

方药：麻黄汤。

麻黄 9 克　桂枝 6 克　杏仁 9 克　炙甘草 3 克

用法：加水 300 毫升，煎至 200 毫升，分两次服用。

禁忌：表虚自汗，外感风热及体虚外感者均忌用。

方论：方中麻黄发散风寒，宣肺平喘为君；桂枝辛温解肌为臣；杏仁宣降肺气，止咳平喘为佐；炙甘草调和诸药为使。诸药合用，具有发汗解肌表、宣肺平喘之功。

二、表寒里热（无汗）

即内有里热，外感寒邪出现的症候群。表现为既有发热恶寒，身痛无汗的表实证候，又有口渴喜冷饮，烦躁多言，尿黄便干等里热证候。

主证：发热恶寒，肢体烦痛，烦躁，口渴，咽痛，咳嗽黄痰，脉浮紧。

中医辨证：表寒里热无汗。

治法：疏风散寒，扶正祛邪。

方药：玉竹羌活桔梗汤。

玉竹 10 克　甘草 10 克　桔梗 10 克　杏仁 10 克　苏叶 10 克　薄荷 10 克　前胡 10 克　陈皮 10 克　羌活 10 克　生姜 6 克　大枣 6 克

用法：上药共煎加 600 毫升，煎至 300 毫升，分三次服用，覆被取汗。

禁忌：避风寒。忌海菜、猪肉、菘菜、鲫鱼。

方论：体虚外邪易感，故用玉竹、炙甘草、大枣甘平以温补之；寒阴邪用羌活、杏仁、紫苏、陈皮、生姜等辛温以发散之；风为阳邪，故用桔梗、前胡、薄荷等苦平辛凉以宣散之。全方共奏疏风散寒、扶正祛邪之功。

三、寒湿束表（无汗）

系寒湿两种因素同时致病，发生的肌肉疼痛，关节挛痹之证。甚者湿邪困脾胃，或平素脾肾阳虚而致的水饮内停，多表现肢冷、畏寒、泄泻或浮肿等。

主证：头胀如裹，肢体沉重，骨节烦疼，畏寒微热，肌肉酸疼，无汗，脉浮。

中医辨证：寒湿束表无汗。

治法：祛风胜湿。

方药：羌活胜湿汤加味。

羌活 10 克　防风 10 克　独活 12 克　川芎 10 克　炙甘草 15 克　制附片 10 克　木防己 12 克

用法：诸药共煎加水 800 毫升，煎至 400 毫升，分三次服用。

禁忌：海菜、猪肉、菘菜。

方论：方中羌活、独活祛风湿，利关节；防风、藁本祛风除湿，发汗止痛，蔓荆子治头风疼痛；炙甘草调和诸药。合用具有祛风胜湿之效。

699. 汗出偏沮（是指左半身或右半身出汗而言）

汗出偏沮，出自《素问·生气通天论》，指人体半身出汗，古人认为是半身不遂的征兆。多由气血亏虚、寒湿痹阻、气机不畅、素体虚弱而致。

一、气血亏虚（汗出偏沮）

主证：半身出汗，少气懒言，倦怠乏力，面色苍白，夜寐不安，头晕目眩，手足麻木，舌淡，脉细弱或结代等。

中医辨证：气血亏虚，汗出偏沮。

治法：补气益血，养心安神。

方药：人参养荣汤加味。

黄芪 10 克　当归 10 克　桂心 10 克　甘草（炙）10 克　橘皮 10 克　白术（土炒）12 克　人参 10 克　白芍药 20 克　熟地黄 10 克　茯苓 10 克　远志（炒）15 克

用法：上药纳姜 10 克、大枣 10 克，加水 800 毫升，煎至 400 毫升，分三次服用，空腹时服用。

禁忌：葱、蒜、青鱼、雀肉、菘菜、醋。

方论：方中熟地、当归、白芍补血养阴，人参、茯苓、甘草、白术、黄芪补气益脾，且可阳生阴长，补气以生血；远志、五味子宁心安神；桂心能导诸药入营生血；陈皮理气，使诸药补而不滞。诸药组合成方，共成养血益气、宁心安神之剂，对气血亏虚，心神不宁诸症治疗善佳。

二、寒湿痹阻（汗出偏沮）

寒湿两种因素同时致病，发生的肌肉痛疼，关节挛痹之证，又称痛痹，由于治疗不当，病久不愈，成为顽固性的肌肤疼痛，关节挛痹，痛多固定，手足屈伸不利。

主证：手足屈伸不利，肌肉疼痛，关节挛痹，痛多固定，肢体沉重，汗出半侧。

中医辨证：寒湿痹阻，汗出偏沮。

治法：温散寒湿，活血通络。

方药：蠲痹汤加味。

当归（酒浸）15克　羌活15克　赤茯苓15克　黄芪15克　白芍药15克　防风15克　甘草6克

用法：上药共煎加600毫升，煎至300毫升，分三次空腹服用。

禁忌：鸡、猪、驴、马、鱼、飞禽、虾及煎炸油腻、荞麦、热面。

方论：本方当归、黄芪、姜黄气血双补，温散寒邪；羌活、防风祛风胜湿；白芍补血柔筋，赤茯苓胜湿利关节；甘草调和诸药。全方合用共奏温散寒邪、温经通络之功。

三、营卫不和（汗出偏沮）

营卫不和出自《伤寒论·太阳病》。一般是指表证自汗的临床表现，包括卫弱营强和卫强营弱两个类型。卫强营弱，属阳气郁于肌表内迫有热而汗出，表现为发热自汗，无热则无汗，卫弱营强，属卫弱汗自溢，无热而自汗。

主证：汗出偏沮，头痛，发热，恶风，身痛有汗，鼻鸣干呕，苔白不渴，脉浮弱。

中医辨证：营卫不和，汗出偏沮。

治法：解肌发汗，调和营卫。

方药：桂枝汤。

桂枝9克　白芍药9克　炙甘草6克　生姜（切）9克　大枣19枚

用法：上药共煎加水700毫升，微火煮取300毫升去滓，每服100毫升，服药后服热稀粥适量，以助药力。温覆一时许，遍身微汗者佳。若一服汗出病愈，停后服，不必尽剂；若不汗，更服，依前法；又不汗，后服小促其间，半日许，令三服尽，服一剂尽，病证犹在者，更作服；乃服二、三剂。

禁忌：服药期间禁食生冷、黏滑、肉面、五辛、酒酪、臭恶等物。表实无汗，表寒里热及湿病初期，见发热口渴忌用。忌海菜、菘菜、猪肉。

方论：本方证属腠理不固，风寒外袭，营卫不和。治宜辛温解肌，调和营卫，方中桂枝散寒解肌为君；白芍药敛阴和营，并为臣药；生姜助桂枝解肌祛邪，大枣和芍药和里调营，并为佐药；甘草益气和中，调和诸药为使。配合成方共奏解肌发汗、调和营卫之功。

700. 战　汗

在外感温病过程中，先战栗而后出汗一种现象。战汗是由于邪盛正虚所致，继而正胜邪而全身汗出，病趋好转；若正虚不能胜邪，战汗之后，气随汗脱，转为虚脱亡阳危证。所以战汗是邪正相争的表现。

一、伤寒欲解（战汗）

太阳伤寒欲解战汗。在外感热病中，先振栗而旋即汗出者称为战汗，为邪正相争的表现。

主证：欲解战汗，发热，恶寒，无汗，脉浮。

中医辨证：太阳伤寒欲解战汗。

治法：解肌发汗，调和营卫。

方药：桂枝汤。

桂枝6克　白芍12克　生姜6克　大枣10克　甘草6克

用法：上药共煎加300毫升，煎至200毫升，分两次服用，每次100毫升。若一服汗出病愈，停后服，不必尽剂。若不汗，更服，依前法。

禁忌：表寒里热及温热病初期，见发热口渴忌服用。服药期间禁生冷、黏滑、油腻、肉、五辛。

方论：本方证属腠理不固，风寒外袭，营卫不和。治宜辛温解肌，调和营卫，方中桂枝散寒解肌为君；白芍药敛阴和营，并为臣药；生姜助桂枝解肌祛邪，大枣、芍药和里调营，并为佐药；甘草益气和中，调和诸药为使。

二、疫留气分欲解（战汗）

温疫之邪稽留气分欲解战汗。发热甚，不恶寒或反恶热，或欲饮水，脉洪大，随即全身汗出，继而脉静身凉，此为疫留气分欲解除之象。

主证：发热恶寒，战汗，口渴欲饮水，肢体烦痛，脉浮大。

中医辨证：温疫之邪稽留气分欲解战汗。

治法：清热生津，和解余邪。

方药：柴胡清燥汤加味。

柴胡9克　当归9克　天花粉9克　生地12克　白芍10克　陈皮6克　灯心10克
甘草3克　知母10克

用法：纳入生姜5片、大枣10个，加水600毫升，煎至300毫升，分三次服用。

禁忌：猪肉、葱、蒜、萝卜、雀肉。

方论：柴胡清燥汤是由柴胡汤加知母、天花粉二味而成，具有和解余邪，清热生津的作用，对余热未清，津液已伤的症情颇为适宜。

701. 善太息

肝气郁结，甚则气滞血瘀，肝气郁结，则肝失条达，气机不畅，故精神抑郁，易怒善叹气，胁肋胀痛，气虚善叹气，纳呆，短气自汗，倦怠乏力等。

一、肝气郁结（善太息）

多因精神刺激，导致肝的疏泄功能失常而发生肝气郁结，气机不畅，故善太息。

主证：精神抑郁，易怒，胁肋胀痛，纳呆嗳气，大便失调，善叹气，舌色紫暗，脉弦涩。

中医辨证：肝气郁结，疏泄失常。

治法：疏肝理气解郁。

方药：柴胡疏肝汤加减。

柴胡6克　陈皮6克　川芎6克　枳壳（麸炒）6克　甘草2克　香附3克　薄荷6克

用法：诸药加水600毫升，煎至300毫升，食前分三次服用。

禁忌：防恼怒。服药期间禁食大蒜、葱。忌海菜、猪肉、菘菜、鳖肉。

方论：本方由四逆汤加川芎、香附，枳实改为枳壳而成。治疗因肝郁而致，胁肋痛疼，寒热往来，善太息善佳。

二、气虚（善太息）

气虚指肺气虚，动则喘咳少气，呼吸困难，另一方面指全身性衰弱，重病后，元气未复，症见面色无华，常欲叹息，纳呆，短气自汗，倦怠乏力等。

主证：纳呆，头晕，耳鸣，心悸，气短，叹息，面色发白，语声低沉，动者自汗，舌淡，脉虚无力。

中医辨证：气虚善叹息。

治法：补中益气。

方药：补中益气汤。

黄芪15克　陈皮6克　焦白术10克　升麻10克　甘草6克　人参10克　柴胡9克　当归10克

用法：上药共煎加水600毫升，煎至300毫升去滓，空腹进稍热服。

禁忌：阴虚内热者忌服。忌海菜、猪肉、雀肉。

方论：方中黄芪补中益气，升阳固表为君；人参、白术、甘草甘温益气，补益脾胃为臣；陈皮调理气机，当归补血和营为佐；升麻、柴胡协同参、芪升举清阳为使。综合全方，一则补气健脾，使后天生化有源，脾胃气虚诸症自可痊愈；一则升提中气，恢发中焦升降之功能。

加减：病甚劳役，热甚者，黄芪加至30克；咳嗽者，去人参；腹中痛者，加白芍药15克；若恶热喜寒而腹痛者，再加黄芩10克；恶寒冷痛，加桂心9克；头痛，另加蔓荆子9克；痛甚者加川芎6克；头顶痛、脑痛，加藁本15克。

702. 少　气

指言语无力，呼吸微弱短促，多为五脏气虚，尤以肺气虚，中气不足，肾气亏损为多见。也有因痰浊，水饮，食滞或气机阻滞而表现为少气。

一、热伤气阴（少气）

热伤气阴多因暑季伤暑，少气乏力，汗出，身热汗多，口渴，小便短赤，胸满气促，身热而烦，四肢困倦等。

主证：四肢困倦，身热而烦，精神短少，胸满气促，肢体沉痛，口渴，小便短赤，胸满气促，身热而燥，四肢困倦等。

中医辨证：气阴俱虚，感受暑湿。

治法：清暑化湿，益气生津。

方药：清暑益气汤。

黄芪 15 克　苍术 10 克　升麻 9 克　人参 6 克　泽泻 6 克　神曲（炒）9 克　橘皮 10 克　白术 12 克　麦门冬 10 克　当归身 10 克　炙甘草 6 克　青皮 9 克　黄柏（酒炒）9 克　葛根 9 克　五味子 9 克

用法：诸药共煎加水 800 毫升，煎至 400 毫升去滓，空腹服用。

禁忌：雀肉、青鱼、桃李、菘菜、鲫鱼。

方论：方中人参、黄芪益气固表；苍术、白术健脾燥湿，黄柏、麦冬、五味子泻火生津；陈皮、青皮、泽泻理气渗湿；当归养血和阴；升麻、葛根解肌升清；甘草和中。全方共奏清暑化湿、益气升津之功。脾胃不足者，少用升麻，少加柴胡；中满者去甘草；咳甚者，去人参；口咽干者，加干葛；汗少者，减少黄芪；心下痞少加黄连。

二、脾气虚（少气）

指脾的运化功能减退，主要表现为食欲不振，腹胀，伴有眩晕，倦怠无力，面色萎黄，消瘦，腹泻等消化不良证候。

主证：脾虚少气，面色萎黄，食欲不振，倦怠无力，懒言，纳呆，便溏。

中医辨证：脾气虚少气。

治法：补中益气。

方药：补中益气汤。

黄芪 15 克　党参 15 克　炙甘草 10 克　当归 10 克　熟地 10 克　柴胡 10 克　升麻 10 克　白术 10 克

用法：上药共煎加水 600 毫升，煎至 300 毫升，分三次空腹服之。

禁忌：一切血、葱、蒜、白萝卜、桃李、菘菜。

方论：参照全身症治善太息第二条。

三、心气不足（少气）

心气不足即心气虚。可出现面色发白，心动悸，闷气，气促，自汗，脉细弱或节律不齐，脉涩不畅或结代等。

主证：面色发白，心悸动，体倦乏力，气促，脉涩不畅。

中医辨证：心气虚少气。

治法：补心气。

方药：养心汤加味。

黄芪 15 克　白茯苓 15 克　茯神 15 克　半夏曲 15 克　当归 15 克　远志 6 克　辣桂 6 克　柏子仁 10 克　酸枣仁（炒）15 克　北五味子 10 克　人参 8 克　炙甘草 12 克

用法：共煎加水 600 毫升，煎至 300 毫升，分三次大枣汤送服。

禁忌：湿面、羊肉、饴糖、葱、蒜。

方论：心主血而藏神，心经气虚血不足，无以养神，则神不安，故见惊悸失眠，气短闷气，治当益气养血，补心安神。方中参芪以补心气，芎、归以养血，二茯、远志、柏仁、枣仁、五味以宁心安神，更用半夏曲和胃化痰以助运，辣桂辛散以制酸收，甘草调和诸药。诸药合用，共成益气补血、养心安神之功。

注：如水饮内停，怔忡心悸者，加用槟榔、赤茯苓。

四、肺气不足（少气）

肺气不足，一组肺气功能低下证候，劳伤过度，病后体弱，久咳伤气，均可导致肺气不足，主要表现气短，咳嗽，甚者喘促，呼吸困难，痰液清稀，疲倦懒言，声音低微，形寒怕冷，面色发白，自汗等。

主证：语声低微，呼吸微弱无力，疲倦懒言，气促舌淡苔白，脉虚弱。

中医辨证：肺气不足少气。

治法：补益肺气。

方药：补肺汤。

黄芪 30 克　甘草 12 克　钟乳 12 克　人参 12 克　桂心 12 克　生地 15 克　茯苓 15 克　白石英 15 克　厚朴 15 克　桑白皮 15 克　干姜 15 克　紫菀 10 克　橘皮 10 克　当归 10 克　五味子 10 克　远志 10 克　麦门冬 10 克　大枣 20 枚

用法：诸药共煎加水 1500 毫升，煎至 500 毫升，分三次服用。

禁忌：醋、炒豆、鲤鱼、葱、蒜、萝卜。

方论：本方主要以治疗肺气不足，逆满上气，咽中闷塞，寒从背起，口中如寒冰雪，言语失声，口舌干燥，不能饮食，以补益肺气而收功。

703. 凡汤火伤

凡因热汤，或火烧伤，不可用冷遏动。

主证：局部烧伤，热邪内攻。

中医辨证：汤火烧伤，热邪内攻。

治法：清热解毒。

方药：黄连白虎汤。

黄连 3 克　石膏 12 克　知母 10 克　甘草 5 克　淡竹叶 6 克　天花粉 10 克

用法：上药共煎加水 500 毫升，煎至 300 毫升，日服三次。（外用大黄细末麻油调）

禁忌：局部严格消毒，严防感染。

方论：方中黄连、知母、石膏清热除燥渴；甘草益气生津，天花粉滋阴清热散结，淡竹叶清心泻火散滞。诸药组合成方共奏清热解毒之功。

704. 梦魇猝死（痰浊内闭）

泛指痰浊引起闭证。痰迷心窍所致的抽搐癫狂，昏迷不醒，温热病湿热酿痰引起浊痰蒙闭心包也常引起昏迷不醒。

主证：梦魇猝死，僵卧呼叫不醒，苔多白腻，脉多滑。

中医辨证：痰浊闭窍。

治法：通关开窍。

方药：通关开窍散。

皂角末 6 克　半夏末 10 克

用法：加工细末吹鼻取嚏开窍。

禁忌：吹适量，不可太过。忌食羊肉、羊血、饴糖。

方论：半夏、皂刺合用除痰开窍，醒脑安神。

705. 跌压猝死（处伤昏迷）

跌压猝死，血损伤昏迷，曲拳紧抱。

主证：昏迷不醒，不省人事，脉微无力。

中医辨证：跌压猝死。

治法：用马尿灌之，没马尿可回龙汤（小孩尿）灌之，后再灌中药（鼻饲灌入法。）

方药：起死回龙汤。

桃仁 3 克　红花 3 克　麝香 1/5 克　酒大黄 3 克　童便 100~200 克

用法：加水 100 毫升，水煎并服。

注：人溺（15 岁以下健康男孩中段溺为佳，其味咸性寒，对阴虚发热、吐血、衄血、外伤出血，常奏惊人之效。）

706. 发斑红紫（阳明经血热）

阳明经血热，发斑红紫，口干渴，身热。

主证：口干渴，身热发斑红紫，小儿丹毒，面痈，痄腮。

中医辨证：阳明经血热，发斑红紫。

治法：清热解毒，舒气散滞。

方药：三黄消痈散。

生地黄 3 克　生蒲黄 2 克　姜黄 3 克　冰片 0.15 克　麝香 0.09 克

用法：上药共为细末，用白蜜、姜汁敷俱可。

禁忌：葱汁（麝香同葱共用能解麝香功能）。

方论：本方中生地味甘苦性寒能清热凉血，生津养血为君；生蒲黄味甘性平生用行瘀，利气消肿为臣；牛黄苦凉清热解毒消痈疖为佐；冰片辛苦微寒散火止痛，治疮毒溃疡，麝香辛温，通经活络消肿。全方清热解毒，消痈止痛，诸症自消。

707. 发黄明亮（脾蕴湿热）

多由脾蕴湿热，中焦气机升降失常所致。

主证：巩膜皮肤黄染，鲜明如橘子色，上腹部闷胀，饮食减少，厌油腻，恶心呕吐，发热口苦，倦怠无力，脉缓，舌苔黄腻等。（常见于急性黄疸型肝炎、急性胆囊炎、胆道阻塞等。）

中医辨证：脾蕴湿热。

治法：清热利湿退黄。

方药：茵陈蒿汤。

茵陈蒿 25 克　栀子 10 克　大黄 6 克　黄柏 6 克

用法：用水 1.2 升，先煎茵陈减 600 毫升，纳三味药煮取 300 毫升去滓，分三服，小便当利，尿如皂角汁状，色正赤，一宿复减，黄从小便去。

禁忌：阴黄不用。忌食羊肉、羊血、饴糖。

方论：方中茵陈清热利湿，疏利肝胆为君；栀子清泄三焦湿热，并可退黄为臣；大黄通利大便，导热下行为佐。黄柏助大黄增强导热下行之力，全方共奏清热利湿退黄之功，使湿热之邪从二便排出，湿去，热除，发黄自退。

708. 发黄紫暗（脾经受湿）

由寒湿两种因素同时致病，寒湿伤脾胃，平素脾肾阳虚而水湿停聚，主要症见饮食减少，上腹满闷，恶心欲吐，口黏不渴；或渴而不欲饮，头重如裹，身困肢沉，腹泻水肿，白带多，脉缓等。

主证：面发黄暗，恶心欲吐，口黏不渴，渴而不欲饮，身困肢沉，腹泻水肿，舌苔厚腻，脉缓等。

中医辨证：脾肾阳虚，寒湿伤脾。

治法：温阳化气，利水渗湿。

方药：桂枝五苓汤。

猪苓 10 克　泽泻 15 克　白术（炒）10 克　白茯苓 10 克　桂枝 9 克

用法：上药共煎加水 600 毫升，煎至 300 毫升，分三次温服。

禁忌：雀肉、青鱼、诸果、醋及一切酸。

方论：方中猪苓、茯苓、泽泻淡渗利水湿；白术健脾燥湿，桂枝解表化气温阳。诸药相配，使水行气化，表解脾健，则蓄水、痰饮所致诸症自除。

709. 疮痈初起（红肿痛痒）

疮痈，指皮肤、皮下组织的局部化脓性炎症。多由于过食膏粱厚味，内郁湿热火毒，或皮肤损伤，皮肤不洁，感受毒邪，以致经络阻塞，气血凝滞而成。初红肿高起，周围界限分明。祖国医学所谓痈，多指浅部脓肿。

主证：红肿高起痛疼，瘙痒异常，舌红苔腻，脉濡数。

中医辨证：感受热毒邪恶，气血凝滞。

治法：疏风祛湿，败毒泻火，活血消痈。

方药：消痈败毒汤。

金银花 21 克　当归 15 克　蒲公英 18 克　生甘草 9 克　荆芥 3 克　连翘 3 克　赤芍 10 克　红花 3 克　防己 6 克　黄芩 15 克　黄柏 10 克

用法：上药共煎加水 600 毫升，煎至 300 毫升，分三次微温服用。

禁忌：葱、蒜、辛辣、牛羊肉、菘菜。

方论：方中金银花、蒲公英、连翘消痈败毒，消肿散结；生地、黄芩、黄柏清热泻火，并能燥湿；当归、红花、赤芍、荆芥活血化瘀，散风消肿；防己助诸药增强燥湿祛风消肿之力。全方共奏疏风祛湿，清热凉血，泻火败毒之功。

710. 痈疽初起（白陷而不痛痒）

痈疽皆因荣卫不足，气血凝结，经络阻隔而生。

主证：不红不肿疙瘩僵，木硬不痛不热，疮根平大无光，七朝之后不溃腐，软漫无脓，舌淡，脉紧。

中医辨证：气滞寒痰，聚结肌肤。

治法：温化痈疽。

方药：宣扬撤疽汤。

麻黄 3 克　桂枝 15 克　乳香 6 克　黄芪 15 克　没药 6 克　远志 6 克　甘草 6 克　蔻壳 6 克　大枣 3 枚　煨姜 6 克

用法：上药共煎加水 500 毫升，煎至 300 毫升，分三次温服。

禁忌：冷凉食品。

方论：方中麻黄、桂枝解表温阳；黄芪、乳香、没药益气活血，消痈疽止痛；煨姜、白蔻壳、远志温中散瘀化痰；甘草调和调药。诸经合用，共奏消疽痈、温寒化痰之功。

711. 凡疮初起（无论红白寒热）

凡疮初起疮如粟，麻痒痛，主要因经血阻隔气血凝结。

主证：疮初起如粟，麻痒痛，舌红，脉涩而数。

中医辨证：疮初起，经络阻闭，内热毒盛。

治法：清热解毒，破血行气。

方药：黄连消毒汤加味。

黄连 6 克　黄柏 10 克　黄芩 10 克　生地 10 克　知母 10 克　大黄 10 克　栀子 10 克　当归 10 克　赤芍 10 克　红花 6 克　黄芪 6 克　连翘 10 克　苏木 6 克

用法：上药共煎加水 600 毫升，煎至 300 毫升，微温服用，每次 100 毫升，食远服用。

禁忌：辛辣，羊血、羊肉、牛肉。

方论：三焦积热，邪火妄行，故用黄芩泻肺火于上焦，黄连泻肾火于中焦，黄柏泻肾火于下焦，栀子通利三焦之火从膀胱而出。阳盛阴衰，火盛则水衰，故用苦寒之剂，抑阳而扶阴，泻其亢盛之火，而救欲绝之水，然非实热，不可轻投，而因气滞血瘀，当破血行气用苏木、黄芪、红花、赤芍以助之。

712. 疮后阳虚（气血双虚）

系由脾胃阳虚，卫气不足，或因长期服苦寒之药，阳气虚弱，脾胃机能衰退，致以气血双虚亏。

主证：食少体寒便滑，怕冷易出汗，面色发白，手足不温，舌质淡，苔白而润，脉虚弱等。

中医辨证：疮后阳虚，上气不足。

治法：温补气血。

方药：十全大补汤。

人参 5 克　茯苓 10 克　甘草 6 克　生地 6 克　当归 10 克　川芎 6 克　白芍 6 克　黄芪 10 克　肉桂 6 克　生姜 3 克　大枣 3 枚　白术（土炒）15 克

用法：上诸药共煎加水 800 毫升，煎至 500 毫升，食远温服，一日三次服之。

禁忌：白萝卜、葱、蒜、桃、李、面汤。

方论：本方是由四君子汤合四物汤再加黄芪、肉桂而成。方中四物汤、四君汤气血双补，更与补气之黄芪和少佐温煦之肉桂组合，则补益气血之功更著，本症属阳虚气血不足而又偏于虚寒。

713. 疮后阴虚（营血不足）

疮后阴虚即指疮后阴液不足，多表现为阳亢热盛，或潮热，手足心热，唇红口干，烦躁易激动，津血亏损之症。

主证：手足心热，唇红口干，烦躁易激动，小便黄赤，舌质红嫩无苔，脉细数等。

中医辨证：病后阴虚，营血亏损。

治法：滋阴养血。

方药：四物养营汤。

当归 10 克　川芎 5 克　白芍 10 克　生地 10 克　党参 8 克　茯苓 10 克　玉竹 6 克　麦冬 6 克　杏仁 10 克　金银花 10 克　连翘 6 克　竹茹 6 克　甘草 6 克

用法：上药共煎加水 600 毫升，煎至 300 毫升，食远微温服，一日三次。

禁忌：湿面、羊牛肉、葱、蒜、白萝卜、桃李、一切酸。

方论：本方是治疗营血亏虚，血行不畅的常用方剂。方中当归补血养肝，和血调经为君；熟地黄滋阴补血为臣；白芍药养血柔肝和营为佐；川芎活血行气，畅通气血，党参润肺宁心，杏仁、麦冬、金银花、连翘滋阴清热，生津养营。全方，补而不滞，滋而不腻，养血活血，可使营血调和。

714. 刀伤亡血（阴亡阳越）

刀伤出血过多，血亏体虚，体内血分不足，表现为面色苍白，头晕眼花，消瘦，心悸心慌，气短，无力，多因久病脏腑虚损或失血过多引起。

主证：刀伤亡血，口渴心烦，气喘乏力，头晕眼花，心悸心慌，消瘦，舌红少津，脉细数。

中医辨证：失血过多，阴亡阳越。

治法：滋阴养血，养阳益气。

方药：滋阴养阳汤。

麦门冬 10 克　人参 10 克　五味子 3 克　黄芪 10 克　枣仁 10 克　熟地黄 12 克　川芎 6 克　甘草 3 克　杭白芍 6 克　白茯苓 10 克　当归 6 克

用法：诸药共煎加水 600 毫升，煎至 300 毫升，食远温服，每日三次，每次 100 毫升。

禁忌：白萝卜、蒜、葱、雀肉、一切血、鲤鱼、一切酸。

方论：本方人参、黄芪补气生津液，麦门冬养阴生津共为君；当归、生地黄滋阴补血，白芍药养血柔肝和营，为臣；川芎、酸枣仁、茯苓、五味子宁心安神为佐；甘草调和诸药。全方共成滋阴补血，养阳益气，诸症自消。

715. 刀伤冒风（血虚筋失养）

由外伤所致的筋脉气血损伤。风邪侵袭，致以气机受阻，局部肿痛，机能障碍；失血较多，故血虚筋失滋养。

主证：发痉抽搐，局部红肿，疼痛难忍，强直性痉挛，口噤，角弓反张，舌淡，脉弦。

中医辨证：外伤风邪所侵，血虚筋失滋养。

治法：滋血，养肝，解痉。

方药：滋筋养血汤。

当归 10 克　熟地黄 12 克　白芍药 12 克　川芎 6 克　人参 6 克　五味子 6 克　麦门冬 9 克　钩藤 10 克　黄柏 10 克　知母 6 克　牛膝（酒洗）10 克　杜仲（酒洗）12 克　苍术 12 克　知母 6 克　薏苡仁 15 克　防风 10 克　羌活 10 克　甘草 10 克　天花粉 15 克　秦艽 10 克

用法：诸药共煎加水 1500 毫升，煎至 600 毫升，不拘时服。

禁忌：白萝卜、冷水、桃李、一切酸、羊血、猪肉、海藻。

方论：方中当归、熟地黄、川芎、杭白芍、黄芪、人参气血双补为君；麦门冬，五味子、黄柏、知母、牛膝、防风、羌活、钩藤活血柔肝解痉为臣；苍术、薏苡仁散风解郁。全方共奏养血，滋肝，解痉之功。

716. 刀伤溃烂（血瘀化脓）

由于刀伤久久不愈，肌肤溃烂流脓水，病灶紫暗，瘀血不散，以致血瘀化脓。

主证：伤口流脓水，病灶紫暗，舌淡，脉虚。

中医辨证：刀伤溃破，血瘀化脓。

治法：活血补气。

方药：黄赤龙风汤。

黄芪 30 克　赤芍 20 克　防风 10 克　龙骨 15 克　花蕊石 15 克　乳香、没药各 6 克

用法：上诸药加 500 毫升，煎至 300 毫升，分三次温服。

禁忌：葱、蒜、大枣。

方论：方中黄芪益气补虚损，固表排脓，治痈肿，赤芍、防风、乳香、没药活血化瘀，排脓生肌。

717. 跌打损伤痛（四肢头面）

四肢头面由于外伤，跌扑造成损伤痛疼。

主证：红肿痛疼，行动不便。

中医辨证：跌打损伤，经络瘀滞。

治法：活血化瘀。

方药：通瘀达滞汤。

红花3克　归尾10克　续断6克　荆芥3克　桃仁10克　丹皮5克　紫苏5克　白芨5克　竹茹5克　蚯蚓2条　乳香3克　没药3克　甘草3克　川芎3克

用法：上药共煎加水500毫升，煎至300毫升，服100毫升，食远分三次服用。

禁忌：一切血、葱、蒜、白萝卜。

方论：方中当归尾、桃仁、乳香、没药、红花、蚯蚓活血化瘀，祛瘀止痛为君；紫苏、荆芥、续断活血通络，益筋壮骨为臣；白芨生肌壮筋，川芎理气活血，散瘀止痛为佐；童便疗跌打损伤，血瘀作痛。全方共奏活血化瘀、消肿止痛之功。